U0297675

黄国健

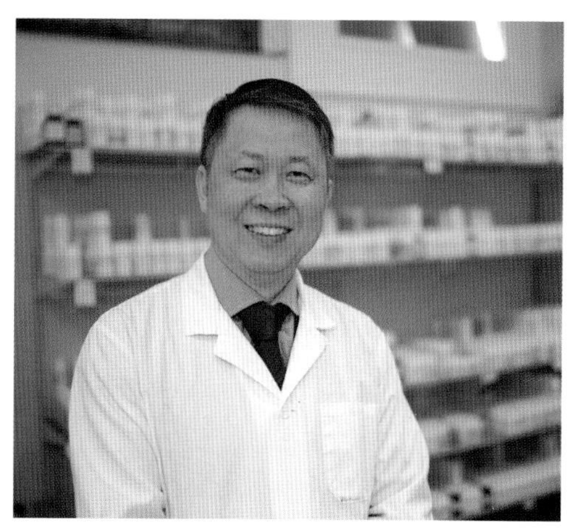

1983年进入南京中医学院（现南京中医药大学）中医系学习；

1988年毕业后在江苏省中医院内科工作；

1991年师从俞荣青教授，在南京中医学院攻读中西医结合肝胆专业硕士研究生；

1994年考入中国协和医科大学，攻读中国医学科学院中西医结合博士研究生，师从周舒教授从事肝癌的中西医结合治疗基础研究。后在北京中日友好临床医学研究所工作。

1998年受聘于加拿大马尼托巴大学医学院从事博士后研究。

2005年在温尼伯开设安康中医药针灸康复中心至今。

曾主编《实用单方治病指南》《针灸单穴应用大全》（1998年版），协编《中年人养生保健全书》，在国内外发表学术论文数十篇。擅长应用浮针、超微针刀、埋线疗法及中药外治方法治疗各种常见病及疑难病症。

现为加拿大安康中医药针灸康复中心主席，加拿大马尼托巴省专业针灸协会会长，加拿大超微针刀研究会会长，世界中医穴位埋线疗法学会加拿大分会会长，加拿大整体医学研究院副主席，世界华人中医论坛常务理事。

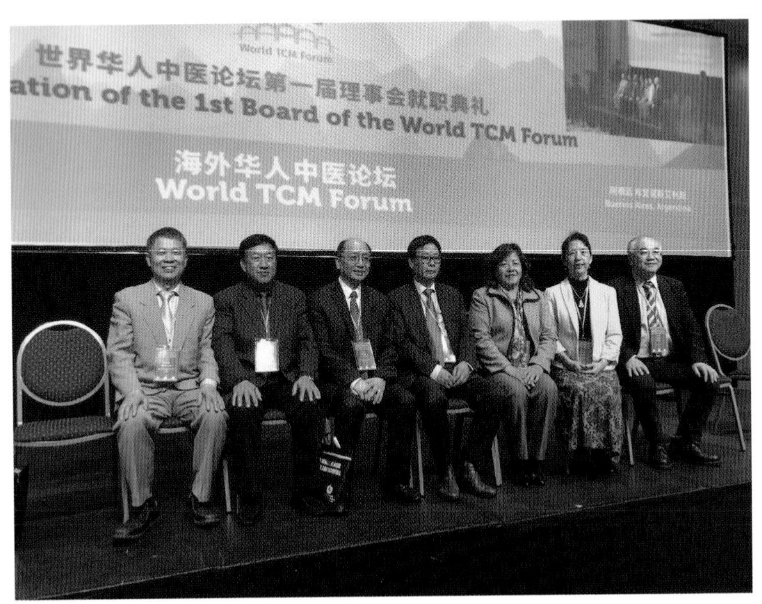

2018 年黄国健（左一）参加阿根廷布宜诺斯艾利斯海外华人中医论坛成立大会北美地区部分专家合影

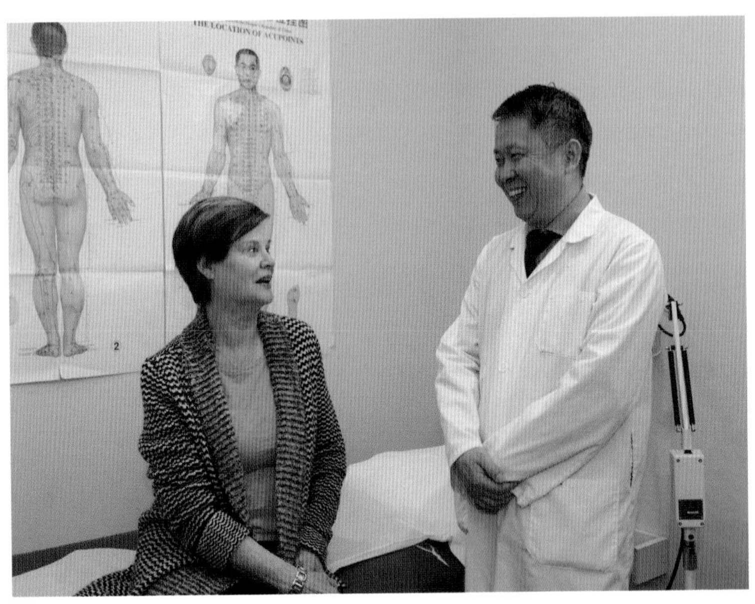

黄国健在诊所与病人进行交流

针灸单穴

应|用|大|全

黄国健 ◎编著

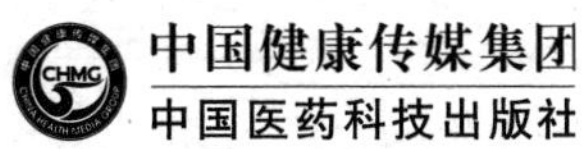

内容提要

本书为针灸单穴应用集成之作，收集以单穴为主治疗疾病的有效医案医话，涉及医案达1000余则，范围涵盖内、外、妇、儿、五官科等。所涉及的单穴包括十四经穴（181个）、经外奇穴（88个）以及阿是穴，还包括少量其他针法如刺血疗法、耳针疗法、全息疗法、头针疗法、腕踝针疗法等的穴位应用。可供中医针灸临床工作者、针灸学习及爱好者参考阅读。

图书在版编目（CIP）数据

针灸单穴应用大全 / 黄国健编著．— 北京：中国医药科技出版社，2020.3

ISBN 978-7-5214-1591-9

Ⅰ．①针…　Ⅱ．①黄…　Ⅲ．①针灸疗法—中医临床—临床应用　Ⅳ．① R246

中国版本图书馆 CIP 数据核字（2020）第 026704 号

美术编辑　陈君杞

版式设计　也　在

出版　**中国健康传媒集团** | 中国医药科技出版社

地址　北京市海淀区文慧园北路甲 22 号

邮编　100082

电话　发行：010—62227427　邮购：010—62236938

网址　www.cmstp.com

规格　880 × 1230mm 1/32

印张　16 1/4

字数　524 千字

版次　2020 年 3 月第 1 版

印次　2023 年 11 月第 2 次印刷

印刷　三河市万龙印装有限公司

经销　全国各地新华书店

书号　ISBN 978-7-5214-1591-9

定价　78.00 元

版权所有　盗版必究

举报电话：010-62228771

本社图书如存在印装质量问题请与本社联系调换

获取新书信息、投稿、为图书纠错，请扫码联系我们。

前　言

《针灸单穴应用大全》终于付梓出版了！这是一个充满艰辛、努力奋斗、坚持不懈、团结合作的结果，有理由为自己，为曾经在一起工作过、付出过汗水和心血的朋友们喝彩加油，喝上一杯庆功酒！

中医学博大精深，悠悠数千年的历史，为中华民族的繁衍昌盛做出了巨大的贡献。继承发扬光大中医学是我们这一代人义不容辞的责任和义务！早在20世纪50年代，毛泽东主席就对中医药学给予充分肯定，指出："中国医药学是一个伟大的宝库，应当努力发掘，加以提高。"这一评价表明，毛主席不仅把中医药看成是中国传统文化留给我们的一份珍贵遗产，而且特别强调要充分挖掘其现实价值。

笔者对针灸单穴的兴趣始于大学期间。1986年在江阴市中医院见习期间，看见带教老师用普通注射针头刺破患者的牙龈口腔交界黏膜的白色结节治愈急性腰扭伤，看见老师少商穴放血治疗急性咽喉疼痛等病案觉得惊讶不已，非常神奇，针灸治病竟然可以用一个穴位就可以取得如此神奇的效果。及至以后学习明代江瓘父子编纂的《名医类案》、清代魏之琇《续名医类案》、张锡纯《医学衷中参西录》以及医学报纸书刊上发表的许多针灸单穴治疗常见病和各种疑难杂病的成功案例，比如单个神阙穴治疗阳痿、晕车、荨麻疹及坐骨神经痛，百会穴治疗感冒、失眠、足底痛等等，每每拍案叫绝，激动兴奋，难以平静。我当时就有一个美好的心愿，如果能把这些临床验证有效的单穴治病的案例整理收集起来，出版发行，让更多的人了解针灸单穴治病的优势、特色和神奇的效果，造福广大人民群众，该是一件多么美妙的事情！

怎样收集整理针灸单穴呢？数千年来，记载于书、流传于世的针灸单穴有千百万个，哪个是真实有效的？哪些是以讹传讹的？必须甄别清楚，才能发挥针灸单穴治病的优势，而不至于贻害他人。所以去粗存精、去伪存真、真实有效是我们在传承整理单穴应用过程中必须把握的原则。循着这样的思路，我们确定了以医案为主体的形式去研究整理针灸单穴。国学大师章太炎曾说过："中医之成就，医案最著！"

中医针灸医案是中医医案的重要组成部分，是一代又一代医家通过不断的临床实践，逐渐总结出来的宝贵经验，它是中医理法方穴综合运用的具体反映形式，不仅是医疗活动的真实记录，而且还反映了医家针灸的临床经验及思维活动，是中医针灸理论不断发展的摇篮。完整的针灸医案能够充分地反映出临床医生是怎样观察患者的当时病情、怎样询问病史病情、怎样查体、怎样应用中医理论进行辨证、怎样合理处方用穴等等。所以，学习研究针灸医案对于培养提高针灸医生的学术素养和临床技能有着非常重要的作用。

为了收集单穴资料，经过数年的努力，在当时南京中医学院（现南京中医药大学）图书馆、大学生科协等的帮助下，笔者查遍了所有可能找到的报纸书刊，摘录了所能找到的所有有医案的针灸单穴的相关资料，汇成洋洋洒洒几十万字的文稿。

本书的编纂主要是在由笔者主编出版的两本书的基础上进行的。第一本书是《实用单方治病指南》，由南京大学出版社 1995 年出版（简称 95 南大版），分为两册——中药部分和针灸部分；第二本书是《中医单方应用大全》，由中国医药科技出版社 1998 年出版（简称 98 科技版）。而本次出版系将 95 南大版《实用单方治病指南》和 98 科技版《中医单方应用大全》之针灸医案内容合并整理而成。本次整理编排主要完成了以下几部分工作：

1. 将原来分散在两本书中的针灸单穴医案内容集中统一起来，拾遗补漏，相互补充，医案内容更加完整。

2. 将两本书中的体例合并，重新整理。95 南大版包含两章：第一章为腧穴学概论；第二章各论，编排以十四经为主，以经络循行方向编排穴位。在每个穴位部分，含有针灸穴位图片、概述、临床应用举例，同样以小标题的形式显示每个病案。如“1. 针刺尺泽穴治疗急性肠胃炎；2. 针补尺泽穴治疗急性腰扭伤；3. 针泻尺泽穴治疗牙痛”，每个案例后都加按语评述。98 科技版以十四经穴位名称的汉语拼音排列，内容包括：异名、经属、取法、功用主治；验案标题以中医西医病名直接标出。现在合并后的体例以 98 科技版为主，加入释名、刺灸法，取法改为定位解剖，去除了 95 南大版腧穴学概论部分，保留其现代研究，以及验案后的按语部分。同时我们对所有的穴位，包括所有经外奇穴的插图进行重新绘制加工，以方便读者理解学习。

3. 95 南大版的一大特色是在每个案例后面都加注了按语。这些按语是每一位编委会成员对这些医案认识和理解的产物，也是他们知识经验的结晶。所以在合并后仍然保留这些内容。由于编排的需要，不再分别列出他们的名字，而是集中展示。再次向原编委会成员表示深深的敬意和感谢！

4. 重新审定和校正过去书中存在的错漏之处，删除了个别内容不清晰不完整的医案，尽可能把各种错误降到最低。

5. 报纸书刊的引用格式，以98科技版为主。

6. 索引部分也做了略微调整，即在中西病名索引后的页码边上同时加入穴位名，方便读者查阅或记忆。

在完成本书的编纂工作之后，抚卷静思，感慨万千，既为多年努力耕耘有所收获而欣慰，也为本书可能存在的种种不足而遗憾，更为当年初生牛犊不怕虎的信心和决心而惊讶！本书的编纂是手段而非目的，作为抛砖引玉，希望有更多的人重视单穴的研究和应用，为降低医疗费用，减轻患者负担，充分挖掘中医学的伟大宝库，全面提高人民的卫生健康水平贡献力量。在此热忱地欢迎广大读者对本书提出宝贵的批评和建议。

最后，向所有曾经支持过我的朋友们表示衷心的感谢，感谢南京中医药大学的汪受传教授曾经给予的指导，向当时的南京中医学院学生处、图书馆、大学生科协表示感谢，向王书良、王州、王迎春、叶蓉春、印松杰、朱孜宜、仲崇文、陈勇、陈美萍、邵云、林敏、徐梦丹、胡拥正、赵芬、恽志平、钱培钢、黄芳、黄翠云、蒋文辉、万茜等大学生科协的同学在文字抄写中给予的帮助表示感谢！向提供医案的原著作者一并致以谢意！谢谢黄菡、景冉女士在本书后期的目录索引及插图绘制工作中的付出和努力；特别感谢旅居澳大利亚的著名书法家尤本林老师为本书题写书名！

黄国健

2019年4月17日

加拿大温尼伯安康中医药针灸康复中心

凡例

一、本书针灸单穴是指十四经穴、经外奇穴、阿是穴、其他穴位等。

二、本书中针灸单穴的编排参照新华字典，以十四经穴及经外奇穴名称的第一个字的汉语拼音字母顺序排列，第一个字相同时，按第二个字排列，并以此类推；同音字按音调顺序排列；阿是穴及其他穴位单独处理。

三、格式编排，十四经穴按异名、经属、取法、功用主治、验案、按语等顺序排列；阿是穴及其他穴位则直接罗列医案，其穴位的定位、取法等内容则在医案中体现。

四、验案的排列基本上按内、外、妇、儿、五官科为序，以先古后今为原则，皮肤科、骨科等纳入外科。

五、古代医案中的病名、称谓、计量等为保持作品原貌大多未作改动；现代报纸、书刊中所载医案部分内容、术语因体例需要做了调整；计量单位均按 SI 国际标准作了统一换算。为尊重原著，医案中病名基本沿用原病名，个别按有关标准进行了规范处理。

六、为查阅方便，本书后附有中医病证名和西医病症名索引。

目 录

十四经穴

经外奇穴

阿是穴

其他穴位

（一）耳部穴位

（二）手部穴位

（三）头部穴位

（四）腕踝部穴位

十四经穴

针灸单穴应用大全

八髎（上髎 BL31，次髎 BL32，中髎 BL33，下髎 BL34）

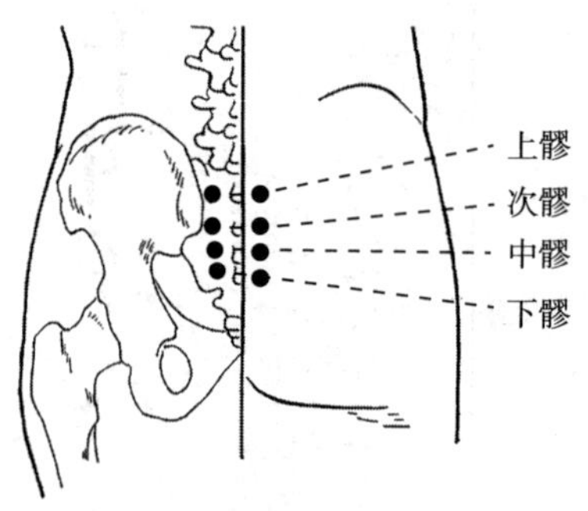

【释名】八髎包括八个穴位：上髎、次髎、中髎、下髎各一对。

【经属】足太阳膀胱经。

【定位解剖】俯卧，在骶部髂后上棘与中线之间，适对第 1、2、3、4 骶后孔处，在骶棘肌起始部及臀大肌起始部。当髂外侧动、静脉后支处；布有第 1、2、3、4 髂神经后支。

【功用主治】补益肾气，约束膀胱，止遗升提。主治遗尿，大小便不利，癃闭，遗精，阳痿，早泄，腰骶痛，脱肛，疝气，月经不调，痛经，带下，子宫脱垂，滞产等。

【临床应用】

1. 高血压

刘某某。1988 年 7 月 5 日就诊。诊断：高血压。该患者近半年来由于疲劳过度，头胀、眩晕、睡眠不安，血压 19.95/13.3kPa（150/100mmHg）。舌有黄苔，面色消瘦。针刺下髎，行针 1 分钟后头胀及眩晕减轻，针后 10 分钟测量血压为 15.96/10.64kPa（120/80mmHg）。

治疗方法：患者采取俯卧位，用 28 号 3 寸毫针，扶持进针，直刺 2.5 寸，用提插捻转手法。患者有触电样感觉，针感一直到足跟，再用震颤法，施手法约 1 分钟，不留针。

按语：膀胱经入脑，取膀胱经穴可以清脑明目，针刺下髎穴治疗高血压属上病下取之法。在前人以梅花针叩击腰骶部治疗高血压的启示下，本人用毫针选刺八髎穴。在长期实践中比较观察，八髎之中降压作用以下髎为著，故多用之。近 20 年来针刺下髎穴治疗高血压，即时降压作用甚好。每日 1 次，针刺后立即测血压，舒张压可降低 1.33~2.66kPa（10~20mmHg），收缩压可降低 2.66~3.99kPa（20~30mmHg）。共用此法治疗高血压 210 例，经 1 次治疗血压下降者 186 例，其中血压下降至正常者 154 例，25 例经 1 次治疗无效。以原发性高血压之即时效果最佳。[单穴治病选萃：151.]

2. 痛经

靳某，15 岁，学生。1986 年 11 月 2 日初诊。月经来潮后小腹疼痛 2 天。曾注射复方氨林巴比妥、口服去痛片均无效果，要求针灸治疗。刻诊：痛苦病容，神疲，面色苍白，下腹肌肤凉，按之疼痛，脉沉紧，苔薄白，舌质暗红。按下法取穴行针，行针后 7 分钟痛止。患者自觉小腹内畅通，如释重负。留针 20 分钟，面色转正常。

治疗方法：取次髎（双侧）穴。双侧髂骨嵴连线中点为第 4 腰椎棘突下，过第5腰椎，继续向下按骶正中嵴，扪到第2骶椎棘突下，旁开0.5寸进针；根据患者胖瘦灵活掌握，以进入第2骶后孔内为准。患者俯卧于床上，依下法细心取准穴位后，用30号毫针刺入，深度为2~3寸。当患者小腹内有沉胀或酸麻感时，用小幅度泻法捻转毫针，留针20~30分钟。留针期间行针1~2次。对寒凝型痛经加灸则收效更速。[翟秀英，等. 广西中医药. 1989，12（3）：29.]

3. 助产

畏某某，25岁，第一胎于1980年某月某日9时规律宫缩，宫口开入院，宫缩30秒/15~10分钟，每次阵缩时吵闹，诉说腰骶部酸痛，下腹部剧痛。至当日20时宫口仅开3cm，遂予针刺双侧次髎，诱导15分钟后宫缩增强至35~40秒/2分钟，腹痛消失，仅感骶部轻微酸胀，安静合作，21时45分宫口开全，35分钟后顺利分娩。[裴德恩，等. 中国针灸. 1985，5（2）：17.]

4. 产后尿潴留

（1）张某，女，24岁。1983年8月在某县人民医院妇产科住院分娩后，即出现小便癃闭，点滴不通，初导尿（每天4~5次）并保留导尿管以缓解病情，半个月后导尿不出，患者小腹膨隆，胀痛难忍，痛苦万分。疑是膀胱麻痹后坏死，有可能形成尿漏，建议手术。采用八髎穴深刺，行捻转手法，平补平泻，每5分钟行针1次，患者自觉针感直达会阴部，施术不到20分钟，即呼要解小便，旋即起针，患者翻身下床小解，小便倾注而下，置10余日后导尿管被冲击而出，约5分钟，2000余毫升积尿尽出州都，如释重负。

治疗方法：笔者体会运用八髎穴治疗妇科及泌尿、生殖系统疾病时，若针能从八髎穴透过骶前孔直达骨盆腔，则针感可直达会阴部，临床效果最好。所以临床施术时，上髎穴通骶前孔，应平第5腰椎棘突旁开1寸处，以60°角向下进针，刺向耻骨联合，深2.5~3寸；次髎穴通骶前孔，应平第1骶椎旁开1寸处，以65°角向下进针，向耻骨联合深刺2~2.5寸；中髎穴通骶前孔，在次髎穴直下0.5cm处，以70°角向下进针；向耻骨联合深刺1.5~2寸；下髎穴通骶前孔，可在中髎穴直下1.5cm处，即正中线旁开1.7cm处进针，向耻骨联合上缘深刺1.5寸。

按语：八髎穴位于骶后孔中，可以直刺，一般直刺0.8~1寸。根据病情需要，亦可深刺。在治疗疾病时，若能使针感向病灶处放射，则疗效更佳，如治疗妇科病、前列腺病等，应使针感向盆腔放射，治疗阳痿、遗精等，应使针感向阴茎部放射。[李素仁. 四川中医. 1989，7（12）：43.]

（2）史某，女，28岁。1981年2月7日入院。患者产后3天小便不通，已导尿4次，昨日下午4时至今日下午3时未能自解小便，小腹胀满，邀针刺。取双侧次髎穴，用泻法，留针5分钟，诉有尿意，继续行泻法10分钟后排尿500ml。当日晚8时许患者又欲尿不能，继针次髎而解，以后顺利排尿。[殷克敬，等. 陕西中医函授. 1988，(6)：33.]

百会（DU20）

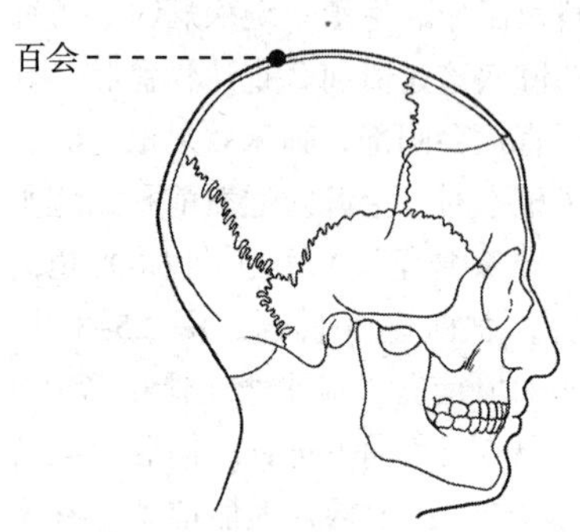

【释名】本穴为督脉、足太阳之会。头为诸阳之会，为手足三阳、督脉、足厥阴交会之处，故名百会。

【异名】三阳五会、天满、泥丸宫、巅上。

【经属】督脉。

【定位解剖】正坐，在后发际中点上7寸处；或于头部中线与两耳尖连线的交点处取穴。局部解剖有左右颞浅动、静脉及左右枕动、静脉吻合网；布有枕大神经分支及额神经分支。

【功用主治】清脑醒神，益气升提，回阳固脱。主治头痛，眩晕，高血压，厥证，癫狂，痫证，脱肛，泄泻，痔疾，子宫下垂，胃下垂，久泄，小儿脑瘫等。

【现代研究】①对血压有调整作用，对垂体性高血压有降压作用，对动物失血性休克有升压作用。②可使大部分癫痫大发作的脑电图趋于规则化。百会又有退热作用，对免疫功能也有一定影响。对胃的分泌功能有一定影响。如用重手法针刺巴氏小胃、海氏小胃狗的"百会"穴，对肉粉、组织胺引起的胃液分泌有抑制作用。③针刺百会对新生儿窒息有较好疗效。用电针救治呼吸衰竭患者也有一定疗效。④艾灸百会也有矫正胎位的效应。

【刺灸法】平刺0.5~0.8寸；可灸。

【临床应用】

1. 感冒

（1）郑某某，女，24岁。患流感，高热，头痛不止。服用解热镇痛药无效，针刺风池、大椎穴效果不明显。经用放射式针刺百会穴2次后痊愈。

治疗方法：用3根针同刺百会穴。中间一针沿皮透前顶穴（距百会穴前1.5寸处），另2针分别向两侧沿皮斜透左、右通天穴（距百会穴前1寸旁开1.5寸处）。进针1.5~2.5寸，中等刺激。留针5~15分钟，每天1次，2~3次为1个疗程。[尤勇. 赤脚医生杂志. 1977，（9）：22.]

（2）崔某，女，1岁半。1985年4月初诊。感冒后流涕20余天，色清质稀量多，不发热，食欲尚可，二便正常。检查：发育可，精神欠佳，指纹淡而浮现。证属风寒留滞，清窍不利。治以温经散寒利窍。以回旋灸法艾灸百会穴，每天1次，每次5分钟。治疗1次症状明显减轻，3次而愈。[高学礼. 山东中医杂志. 1991，10（4）：25.]

（3）韦某某，男，18天。患儿因肺炎于1985年12月28日入院。入院后经抗生素治疗，肺炎显著好转。1986年1月2日准备出院，但因当天又患感冒，一连3天，鼻塞、打喷嚏，哭吵不止，每次吮乳亦因鼻塞而吵闹不停，经检查除鼻腔有少许清涕外，其他无异常。乃按感冒常规给予药物治疗2天，症状未见缓解，后又加稀释的盐酸萘甲唑林滴鼻液滴鼻，当即通气，但数分钟后又鼻塞。遂改用灸法治疗。10分钟后鼻塞消失，夜能安睡，且能正常吮乳。2天后痊愈。

治疗方法：以艾条用温和灸法灸百会穴，为利于控制温度，防止烫伤患儿头皮，医者将食指及中指分别放置百会穴两旁，稍许分开，然后点燃艾条温灸。以医者中、食指能耐受热度为宜。一般灸10分钟左右。[龙锦. 中医杂志. 1987，28（8）：53.]

2. 中暑

赵某某，男，24岁，战士。于夏季烈日下操练，忽感头痛、恶心、大汗、面色苍白，晕倒在地，四肢厥冷，神志不清。取百会穴，与皮肤呈15°角，向前进针2寸，施螺旋刮刺法重刺，患者渐渐神清而复常。[张信. 中医函授通讯. 1983,（1）：41.]

3. 心悸

予旧患心悸，偶睹阴阳书，有云："人身有四穴最应急，四百四病皆能治之。"百会盖其一也，因灸此穴而心悸愈。后阅《灸经》，此穴果主心烦惊悸，健忘无心力。[历代针灸名家医案选注：46.]

按语：灸经即《黄帝明堂灸经》。

4. 心动过速

向某某，男，78岁，医师。患心动过速30余年，劳累或精神刺激即发病。伴胸闷、心慌、肢冷、汗出、寒战、脉细数，血压下降，甚至昏厥。每当出现此状，急用艾炷灸百会1壮，立刻心静肢温，诸证悉减，恢复正常。因多年来数次灸治，该患者头顶百会穴前后沿督脉约6cm长一段已灸瘢累累。1977年发作1次，未用灸治，在医院急救治疗10余天方好转。[卢静. 新疆中医药. 1988,（3）：35.]

5. 高血压

丁某某，男，50岁。主诉头晕、四肢倦怠。测血压24/16kPa（180/120mmHg），诊断为高血压。予以灸百会穴，艾炷如麦粒，每次3壮，间日1次。连灸3次后头晕消失，倦怠改善，血压降至22.7/13.3kPa（170/100mmHg）。[陈大中. 上海中医药杂志. 1955,（10）：33.]

6. 耳源性眩晕

胡某，男，51岁，退休工人。因一过性眩晕于1998年11月2日就诊。患者1周前突发阵发性眩晕，感觉天旋地转，伴有耳鸣、虚汗、恶心、欲吐等症状，20分钟左右开始好转。检查，神志清楚，五官端正，血压15.96/10.64kPa（120/80mmHg），脉细濡，舌苔薄白。初诊为耳源性眩晕，取眩晕穴针刺加艾灸，隔日治疗1次，连续治疗8次而愈。至今4年余未见复发。

治疗方法：取眩晕穴（百会）常规消毒后，用28号2寸毫针以15°迅速刺入1寸左右，用平补平泻手法，待局部产生针感或放射至耳根部时留针30分钟，每隔5~10分钟行针1次，每次半分钟，期间可加用艾灸 20 分钟，10 次为 1 个疗程。1 个疗程如不愈，休息 5 天后可行下一个疗程。[常见病信息穴一针疗法：162.]

7. **胃下垂**

（1）张某，男，56 岁，退休工人。1988 年 3 月 21 日初诊。纳谷不香、胃痛胀坠 3 年。食后脘闷，空腹隐痛，烦热嘈杂，气短懒言，大便虚秘，食生冷硬物及受寒、劳累后胃痛尤著，近 1 个月发作较频，乃至不能操持家务。诊见：面色苍白，形体消瘦，表情痛楚，言语无力，舌淡苔白，脉弱，按之腹部平软，胃脘部中度压痛，肝脾未及。上消化道钡餐造影，胃空无潴留液，呈无力型，胃小弯位于双髂嵴联线下 3cm。诊断：胃下垂。辨证：中气下陷，脾胃虚寒。治以五倍子膏百会穴敷贴，用药 1 料后，告知敷贴 5 天后，突觉腹部脏器有上升感，随之饮食剧增，胃脘舒适，诸症若失。为巩固疗效，嘱服补中益气丸调整月余，追访至今如常人。

治疗方法：五倍子 5g，蓖麻籽 10 粒捣烂如泥，空腹敷贴百会穴，胶布固定，每天 3 次，每次 7 分钟，7 天为 1 个疗程。疗效不显者可继用 1 个疗程。[贾士赛. 山西中医. 1991，7（6）：22.]

（2）赵某，男，37 岁，教师。因胃下垂于 2001 年 4 月 22 日就诊。患者自述餐后饱胀、腹痛伴有下坠感 2 年余，每当吃硬食或过饱后胃痛加重，平卧后好转，经常伴有恶心、呕吐、打饱嗝、嗳气、大便次数增多、浑身无力等症状。曾做 X 线拍片，显示胃下移 3cm 左右。舌尖红，苔薄白，脉沉细。诊断为胃下垂，取脏器下垂穴针刺加艾灸治疗，2 次后患者自觉上述症状减轻，5 次后胃痛等症状消失，9 次后痊愈。3 个月后随访未见复发。

治疗方法：针刺加艾灸法。取脏器下垂穴（百会）常规消毒后，用 1.5 寸毫针呈 15° 斜刺 1 寸左右，行捻转手法，然后取一条艾卷点燃后熏灸此穴，热度以患者能忍受为宜，时间大约 20 分钟。每日或隔日治疗 1 次，12 次为 1 个疗程。[常见病信息穴一针疗法：35.]

8. **慢性泄泻**

一富翁久患腹泄，药不能愈。予厚灸百会数十壮，泻即止。[历代针灸名家医案选注：18.]

9. **便血**

殷某某，男，36 岁，教师。主诉：大便出血鲜红，肛门不痛，大便经常硬结，已有 3 年，内服西药卡斯加尔，大便虽不硬，但便时仍下血。今天在大便未解之前，即有鲜血流出。体检：贫血，不脱肛，亦无痔疾。

治疗方法：灸百会穴 7 壮。第 2 天就诊时云："昨天大便 3 次，第 1 次血就少多了，第 2、3 次均无血。"当日又灸百会 7 壮，以后出血即停止，前后针灸 3 次，遂告痊愈。隔 5 个月后随访，未见复发。[吴国森. 上海中医药杂志. 1962,（4）：18.]

10. **尿失禁**

王某某，男，55 岁。右侧半身不遂，语言不利，神志不清，CT 扫描诊为左侧脑出血。使用中西药并配合针灸治疗2月余，病情基本稳定，神志、语言及肢体活动亦有恢复，唯小便失禁不见好转，求治于我。经用百会治疗2次即有尿意，治疗10次后完全恢复正常而告愈。

治疗方法：取百会穴，用1.5~2.5寸的不锈钢毫针，常规消毒后沿头皮向后刺入1~2寸，然后以每分钟200次左右的速度捻转，连续捻5分钟，休息5分钟，如此重复3次后起针。每天治疗1次，每10次为1个疗程。[莫名. 江苏中医. 1992,(3): 15.]

11. 失眠

（1）李某某，女，26岁，护士。1978年来，经常原因不明头痛，失眠，夜难入睡，睡则多梦。曾多次服中西药物治疗，效果不显，身体渐弱，影响工作和学习。笔者用百会穴，与皮肤呈15°角，向后进针2寸，深达帽状腱膜，有针感后，行大幅度捻转术，至全头部出现沉胀感，如压重物后，留针12小时，患者当夜入睡安然。每天1次，10次治愈。[张信. 中医函授通讯. 1983,(1): 40.]

（2）陈某，女，52岁，工人。1984年10月13日初诊。患者因疲劳过度，忽寐忽醒，甚则彻夜不眠3个多月，每晚需服安眠药方能入睡2~3个小时，同时伴有四肢倦怠、头晕、心烦、口微渴、不欲食等症。其脉虚弱，舌淡苔白，诊为失眠，证属气血亏损。取穴：百会，施以直接灸，灸壮如黄豆大。灸至10壮时局部开始发热，至32壮时热感沿督脉向前传至印堂穴处，40壮时头部发沉，约10cm×10cm一片如压重物，同时颈部酸困，左耳发响。灸后半小时头部热沉感渐消，自觉头脑清楚，当晚即能安睡4小时。四诊后每晚能熟睡6小时，头晕、心烦、口渴消失，饮食增进，精力充沛而愈。[郝少杰. 陕西中医. 1985, 6(9): 416.]

12. 偏头痛

（1）尤某某，女，23岁。患神经性头痛1年余，久治不愈，疼痛难忍，常不能入睡。用交叉式针刺百会穴2次后，疼痛减轻，并能入睡。后又经放射式针刺百会穴3次痊愈。

治疗方法：①交叉式刺法：用2根针向前向后（或向左右）以10°角刺入百会穴，进针1寸至1.5寸。体壮者强刺激，即施以大幅度的捻转提插，使局部产生强烈胀感；②放射式刺法：用3根针向前刺入百会穴。中间1针向前沿皮透前顶穴（百会穴前1.5寸处），另2针分别向两侧沿皮斜透左、右通天穴（距百会穴前1寸旁开1.5寸处）。进针1.5~2.5寸，中等刺激。留针5~15分钟，每天1次，2~3次为1个疗程。[尤勇. 赤脚医生杂志. 1977,(9): 227.]

（2）王某某，女，34岁，职员。1975年以来，经常头痛，以头顶部及两颞部明显，时有心烦易怒，胃脘部不适。取百会穴，与皮肤成15°角，向后刺入2寸，行捻转手法，至全头部出现沉胀感，如压重物时，留针20分钟，留针期间运针1次，施螺旋刮针法，重刺出针。每天1次。若两颞部痛重加胆经风池穴，7次治愈。[张信. 中医函授通

讯. 1983,(1): 41.]

13. 脑震荡后遗症

高某某，女，69岁。1988年1月20日初诊。患者2天前因摔倒后枕部触地，当时昏迷15分钟，醒后出现头晕、头痛、恶心呕吐，不能坐立，记忆力减退，四肢无力。经X光片检查排除颅骨骨折，诊为脑震荡。予输液抗感染，镇静止痛治疗，效果不显。笔者会诊：查舌红苔薄黄，脉沉细。予艾灸百会治疗，每日1次，4次而愈。

治疗方法：针刺后重灸百会穴。肝阳上亢引起的头痛，用三棱针点刺出血1~2ml。艾灸20~30分钟。

按语：运用百会穴治疗头痛20例，15例痊愈，显效3例，有效2例。艾灸百会穴治脑震荡后遗症及失眠症效亦佳。[单穴治病选萃：358.]

14. 癫证

徐某，女，37岁，工人。因离婚后出现精神抑郁、寡言少语、心慌、气短、出虚汗、幻觉等症状1年余，于2001年4月24日就诊。检查：表情淡漠，面色灰白，乏光，五官端正，呼吸平稳，心率每分钟86次，心律整齐，脉沉弦而数，舌尖略红，苔厚白。诊断为功能性精神病，取精神病穴针刺，用泻法，配内关穴，行平补平泻手法。每周治疗2次，连续治疗14次，患者神清气爽，谈笑自若，同时原有的心慌、气短等症状全部消失，临床治愈。4个月后随访未见复发。

治疗方法：取精神病穴（百会）常规消毒后，用2寸毫针呈15°角斜刺0.5~0.8寸，用泻法，当出现局部强烈针感时留针，每5~10分钟行针1次，每次10分钟。隔日治疗1次，10次为1个疗程。[常见病信息穴一针疗法：30.]

15. 狂证

（1）有二人患狂，有医僧为灸百会，愈。[历代无名医家验案：225.]

（2）韩贻未治永和一少年患风狂，百治不效。其父兄缚送求治，为之针百会二十针，升堂公坐，呼少年前来，命去其缚，予杖者再，杖毕而醒，问以前事，茫然不知也。[续名医类案：523.]

（3）王执中母久病忽泣不可禁，知是心病也，灸百会穴而愈。[续名医类案：528.]

（4）胡某某，男，22岁，工人。1986年4月23日初诊。家属代述：5天前因工作失误受领导批评，情绪抑郁，初则失眠，继而躁狂，不视亲属，答非所问，服氯丙嗪等药无效。诊见：精神痴呆，面红目赤，两手不停扰动，步履不稳，问之不语，舌红，苔黄腻，脉弦数。证属痰火上扰，蒙闭清窍。治拟泻火开窍法。经斜刺百会穴，用泻法，留针20分钟，隔3分钟运针1次。起针后患者即感脑清，躁扰之举明显减弱，经治1个疗程，患者神清达理，疾病告愈。[杜岁增，等. 国医论坛. 1994, 5(20): 29.]

16. 癫痫

王某某，男，38岁。1987年10月20日初诊。原因不明的癫痫病时发时止18年，近几个月加重，次数增多，发作时，先觉心悸、胸闷，旋即神昏抽

搐，口吐白沫，约10余分钟停止，即恢复常态。平时头昏多梦，否认外伤史。查：面色苍白，精神不宁，舌淡少苔，脉细无力。因突然发作，用艾条温和灸百会穴，其立即清醒，经治疗2月余，未曾发作。随访2年未复发。

按语：近年用百会穴治癫痫，实证热证多用针刺法，虚证、寒证多用灸法，取得一定效果。注意事项：小儿囟门未合者慎用。凡灸头顶，不得过7壮，缘头顶皮薄，不宜多。故临床多用艾条温和灸。[单穴治病选萃：363.]

17. 癔症性失语

李某某，男，28岁，农民。1965年10月初诊。家属代诉：因精神刺激突然不会说话已5天。以往曾有2次类似发作，均在本地以针刺合谷、内关、廉泉等穴治愈。本次发病后用上述方法治疗2次，未见效果。诊断为癔症性失音，当即针百会穴，于2分钟时患者叫喊抽痛，声音清晰有力，说话功能恢复。至今已有27年未见复发。

治疗方法：患者取坐位，以1寸毫针平刺百会穴，深约0.3~0.4寸，行捻转手法。针刺前暗示患者，针刺对本病有很好的疗效，然后再行针刺。当针已刺入适当深度，行捻转手法的幅度要加大，在捻针1分半钟时即可与患者问话，或教患者念痛、抽、麻之类单词，如患者惧针，亦可用指针治疗。即医者用右手拇指爪甲掐、揉患者百会穴，同样可获得疗效。21例患者均1次治愈。[王瑞恒. 山西中医. 1992，5（8）：48.]

按语：百会穴属督脉，位于头顶部，并从该穴入络脑。督脉为阳脉之海，百会为诸阳之会。取用该穴醒脑开窍，宁心安神，益气固摄；升阳举陷，温经散寒振阳，清泄热毒，多用于治疗癫狂、中风、癔症、脱肛、胃下垂、便血以及各种外感疾病。

18. 病毒性脑炎恢复期

杨某某，女，8岁。1988年9月上旬，因高热昏厥抽搐，在本地医院积极治疗无效，急转江苏徐州市某医院传染科，诊为急性病毒性脑炎，住院抢救20余天后脱险，但留下恢复期症状。大小便失禁，颈项强直，四肢痉挛，手足震颤频繁发作，口噤流涎，吞咽困难，似睡非睡，微有呻吟等症，一直处于半昏迷状态，该院会诊讨论决定，认为痊愈无望，动员家长带患儿出院。患儿出院第3天，经人介绍来我科求治，测体温39.8℃，其余症状同前。当即采用固定式灸架，取百会穴连续日夜施灸，不换穴位，症状渐缓，手足痉挛停止，能吞咽。灸至第3天早晨，患儿突然开口叫爸爸、妈妈，并要东西吃，家长喜出望外。此后艾灸减量，每天继续灸百会，上、下午各3小时，1周后患儿意识进一步恢复，并能扶物站立。[许红梅，等. 针灸学报. 1992，(3)：46.]

19. 腰扭伤

张某某，男，36岁，工人。1984年5月3日初诊。患者于早起端水时，突感腰部剧痛，不能活动，被家属送来我院外科诊治，诊断为急性腰扭伤，被介绍到针灸科治疗。见患者痛苦面容，弯腰而行，背不能伸，活动困难。查见

腰背部两侧腰肌紧张，压痛明显。针刺百会穴，向后下透刺，得气行针约 1 分钟，嘱患者活动腰部，疼痛明显减轻，腰背已可伸直。继续带针活动，5 分钟捻针 1 次，留针半小时，患者活动自如，疼痛全消，病愈而归。1 个月后随访未复发。[郑占武，等. 陕西中医函授. 1991,(5)：37.]

按语：急性腰扭伤，中间脊柱压痛、疼痛明显者即为伤及督脉，而两侧疼痛明显者为伤及膀胱经。取百会通行督脉脉气，又百会为诸阳之会，可通太阳经气，治疗太阳经脉受伤，两者兼顾，本病可愈。而足底疼痛红肿治选百会为下病取上之义，可清热泻火，通络止痛。

20. 足跟足底痛

（1）李某，女，57 岁。主诉：双足底痛 2 年余，每逢走路，下楼痛苦难忍，严重时夜间影响睡眠。检查：双足底无改变，压痛明显，舌质淡，苔白，尺脉虚弱。针刺百会穴，施补法，1 次告愈。随访 1 年多未复发。[王继元. 山西中医. 1986,(2)：37.]

（2）彭某某，女，24 岁。主诉：生第 3 胎后，由于下地过早出现双足疼痛，现已影响一般劳动。查：双足无病理改变，压痛不明显。舌质淡，苔白滑，尺脉虚沉。取百会穴施以补法，1 次痛减，2 次告愈。随访 3 年未复发。[王继元. 山西中医. 1986,(2)：37.]

（3）孙某某，男，48 岁。主诉：右足底疼痛 1 周，不能着地。检查：右足底全部红肿，压痛剧烈，舌质红，苔燥无津，脉略数。施百会穴泻法，立即痛减可着地走路，次日患者要求再针 1 次，并诉针后疼痛和红肿全部消退，但在第 5 小趾跖骨下有一块 2cm 大的圆形肿物，压之疼痛。仍施前法，次日肿物亦消失，压之不痛，随访半年未发。[王继元. 山西中医. 1986，2：36.]

21. 小儿受惊

徐某，男，2 岁。1988 年 3 月初诊。3 天前外出，被汽车喇叭声惊吓后，精神不振，渐而食欲呆滞，多寐困乏，睡眠不安，不时惊恐及夜啼，大便质稀，色黄绿相兼，每天 2~3 次，小便清。曾去某医院诊治，口服小儿消炎散，肌内注射卡那霉素等 2 天不效。检查：营养发育可，精神萎靡，囟门凹陷，指纹淡青，血常规、大便常规均无明显异常。诊为惊吓。证属惊恐伤神，清阳下陷。治以安神镇惊升阳。至晚待其入睡后，按顺时针方向旋灸百会穴 5 分钟。当夜平安入睡，次日精神转佳，食欲有增。至晚，照法再灸百会穴 1 次，患儿即大便正常，精神睡眠均正常。隔 2 天复查，囟门已复平，病愈。[高学礼. 山东中医杂志. 1991，10（4）：25.]

22. 小儿脱肛

（1）于某，男，8 岁，学生。于 1974 年 9 月初诊。其母代述：患儿因久坐寒湿之地玩要，当夜即感腹痛，意欲大便，随之脱肛。医嘱热敷及家长以手助纳回，但多次无效。笔者用百会穴给予针刺治疗而愈。

治疗方法：取百会穴，针与皮肤呈 15° 角，向后刺入 1.5 寸，深达帽状

腱膜，至患者头顶部乃至后头部均有沉涩胀感。留针20分钟，留针期间运针1次，施螺旋刮针法重刺出针。每天1次，2次获愈。随访1年未复发。[张信．中医函授通讯．1983,(1)：40．]

（2）乔某某，男，3岁。于1953年6月腹泻，久治不愈，以后大便时即出现肛门直肠黏膜脱出，每次便后需用手托回，经多方治疗不愈。外科决定手术治疗，患儿家长有顾虑。故建议用艾炷灸百会穴，每天2次，早晚在百会穴隔姜片灸3~5壮，试治1天后，大便时即不见直肠黏膜脱出，连续灸治7天痊愈。1979年和1981年11月随访未再复发。

治疗方法：取百会穴，在两眉间正中同后项部正中作一连线，与两耳尖上连线十字交叉处取穴。为了增加疗效，用鲜姜一片，厚约五分硬币，贴在百会穴上，把艾炷放在上面点燃，燃烧到患者感觉到热得不能忍受时为止，取下再换上1个艾炷，如此3~5次即可。亦可用艾条直接施灸百会穴，3~5分钟即可。[王树鹃．中级医刊．1984，19(1):51．]

23. 梅尼埃病

（1）涂某某，男，45岁，工人。于1974年10月突感眩晕、耳鸣，不能睁眼，自觉视物不清，身不能动，呕吐，诊断为梅尼埃病。经中西医治疗无效，立即直灸百会30壮，灸完即刻症状消失，至今3年半未复发。[许美纯．陕西新医药．1979，8(3)：61．]

（2）刘某某，男，40岁，干部。患者曾突发头晕，呕吐，不能睁眼，行走困难，左耳有闭塞感。经多方治疗行走时仍头眼不能左顾右盼，不能平视前方，更不能向后扭转，否则就会跌倒。经艾压灸2次后，症状消除。追访2年，未见发作。

治疗方法：①器材：艾绒，长方形小厚纸片，线香，火柴，龙胆紫。②取穴：取准百会穴，用龙胆紫作出标记，将穴位上的头发从根部剪去约中指甲大，使穴位充分暴露，以便施灸。嘱患者低坐矮凳，医者坐在其正后方的较高位置上，取艾绒少许做成黄豆大小的上尖下圆的锥形灸炷。首次2壮合并放在百会穴上，用线香点燃，当燃至1/2时，右手持厚纸片将其压熄，留下残绒，以后1壮接1壮加在两次的残绒上，每个艾炷燃至无烟为止（此刻最热）。每次压灸25~30壮，使患者自觉有热力从头皮渗入脑内的舒适感。施灸时应注意安全，防止艾绒脱落，烧损皮肤和衣服。[许美纯．中国针灸．1984，4(4)：14．]

（3）冷某某，女，36岁，干部。1978年以来，每因过劳感寒或情志不畅则感头痛、眩晕、眼花，时伴呕恶。取百会穴或百会透四神聪，有针感后，施大幅度捻转，至全头部出现沉胀感，如压重物，留针12~24小时，若呕恶明显，配内关、丰隆穴以和中化痰，每天1次，10次治愈。随访1年无复发。[张信．中医函授通讯．1983,(1)：41．]

（4）刘某某，女，35岁，干部。1963年10月8日初诊。主诉：头晕目眩，视物旋转，恶心，呕吐2次，不能进食，右耳鸣响如蝉叫，病已3天，经

某医院五官科诊为梅尼埃病，服用镇静药，无明显好转，求治于我院。患者闭目静卧床上，泛泛欲吐，稍微挪动则恶心加重，脉细弱，舌质淡红，舌苔薄白。当即艾灸百会穴，随灸随问患者感觉，患者逐渐可以睁眼视物，恶心消失，共灸50壮，诸症顿失，耳鸣减轻，胸部开朗如弃重物，可下地行走和进食。随后恢复正常工作。1984年9月28日随访，从治疗至随访22年未发。

治疗方法：①器材：市售艾绒（如无，可用陈艾叶除去杂质梗筋，搓成细绒）、弯剪、线香、火柴、凡士林、竹质压舌板。②取准百会穴，左耳鸣偏左0.5cm，右耳鸣则偏右0.5cm，双耳鸣则取正中，用弯剪剪去约1cm×1cm面积头发，抹少许凡士林，令患者端坐低矮板凳上，术者置高凳坐于患者身侧，将艾绒搓成细花生米大小艾炷，放置百会穴上，用燃着线香点燃，任其缓缓燃烧，患者感觉灼痛时，向术者诉痛，称为1报。如患者耐受力差，术者可用手指呈叩诊姿势，在百会穴周围轻轻叩击，缓解疼痛，延长灸灼时间。待患者3报后，用压舌板将燃烧着的艾炷压灭，除去艾尘，换上艾炷再灸，反复进行，一般需要施灸50~70壮，需时1小时，少者20~40壮，多者亦有100壮的。在施灸中，患者逐渐感觉头晕减轻直至消除，眼可睁开，恶心消除，胸部豁然开朗，微微汗出，全身有轻快感。施灸后，立即针刺足三里，行泻法，引灸火下行，可防灸后头痛，并可提高疗效。灸后嘱患者半个月内不洗头，以后洗头注意不要搔抓灸处，少数患者灸后形成灸疮，注意清洁疮面，不需特殊处理，1个月左右即可痊愈，大部分患者灸后不化脓，灸痂干结脱离，不影响头发生长。一般灸1次症状即可消失，个别未痊愈者1个月后重灸1次。

其他治疗：主要针对耳鸣、耳聋。针刺取穴：听会、耳门或听宫、翳风。病程长属虚证者配太溪、肾俞；病程短属实证者配外关、阳陵泉。药物：久病体虚配用六味地黄丸（汤）以补肾为主，新病体壮配龙胆泻肝丸（汤）以清泄少阳风热为主。[申旭德，等. 新疆中医药. 1985，(4)：30.]

按语：梅尼埃病是目前临床较为棘手的疾病，治疗无特殊方法。急诊科处理一般予呋塞米以利水，减轻内耳淋巴积水，缓解症状。灸百会穴治此病时必须排除高血压、低血糖、脑动脉硬化、颈椎病。灸治后必须立即针刺足三里（泻法）以引火下行，防止因灸火而致头痛。《圣济总录》云：“凡灸头顶，不过七七壮。缘头顶皮肤浅薄，不宜多。”又《太平惠方》：“若频，恐拔气上，令人眼暗。”有些患者灸过此数，偶尔出现头痛、面热等，针刺足三里即可。

24. 内耳眩晕症

傅某某，女，58岁。1989年2月26日来诊。眩晕时发近7年，今晨又突然眩晕，视房屋转动，不能睁眼，伴有呕吐，头重如裹，耳鸣、面色苍白，四肢不温，舌苔白微腻，脉弦细。诊为内耳眩晕证。按下法灸百会穴，1小时

后晕止，诸症开始消除，灸至 2 小时，对答如常人，活动如常，半年后随访无复发。

治疗方法：取准穴后，剪去穴区头发约中指甲大，选用合适大小的艾炷（艾炷大小依病情而定，最大黄豆大小，中炷如绿豆大小，小炷如麦粒大小）直接置于百会穴上，从顶燃烧无烟为止（此刻最热），医者用右手持压舌板迅速将艾炷压灭，压的力量由轻到重，患者顿觉有热力从头皮渗入脑内的舒服感，一般灸 40 分钟后，热力已从头皮渗入脑向颈椎放射，眩晕渐止，90 分钟，热力可放射上半身，直到全身发热，眩晕即可停止。一般灸至 120 分钟时为最佳。施术时应一壮一壮施灸，不得间断，如患者有烧灼痛，应鼓励坚持，灸后一般不化脓，不需处理，4~6 周灸痂自行脱落，新发自生。灸痂脱落之后，洗头或梳头时勿撞伤处，以免感染，如有感染化脓应按外科常规处理。

按语：运用此穴治疗内耳眩晕症 38 例，其中男 12 例，女 26 例，年龄最大 56 岁，最小 33 岁，病程最长 9 年（反复发作），最短 1 天。艾灸 120 分钟，症状立即消失者 32 例，好转者 5 例，1 例未能坚持，于 10 分钟停止治疗。在临床中发现本病发作时，患者百会穴周围处基本是麻木的，故百会穴处的麻木是该病的特殊阳性反应点，百会穴的知热感程度，是测量病情轻重的客观标准。随着施灸壮数的增加，患者麻木部位亦随之知痛，头重减轻，眩晕渐止。注意事项：本病应在发作时治疗，灸治后，禁忌饮酒、浓茶、咖啡等。［单穴治病选萃：356.］

臂臑（LI14）

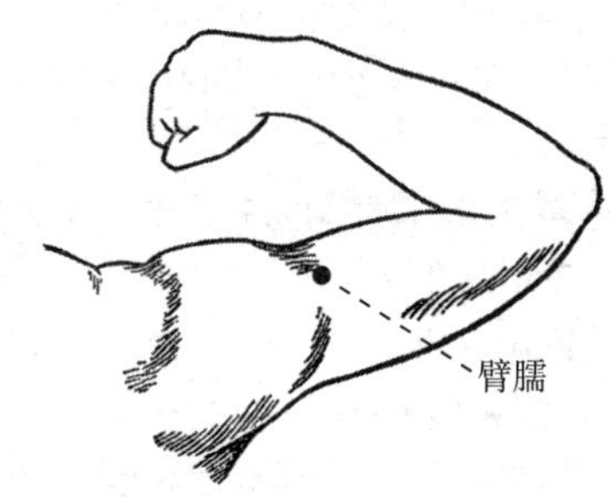

【释名】臂臑。臂，指穴所在的部位。臑，动物的前肢，为灵巧、好动之意，此指穴内气血物质为阳气。本穴位处臂部，穴内气血由大肠经各穴中上行的阳气聚集而成，阳气充盛而使臂能活动自如，故名臂臑。

【异名】头冲、颈冲。

【经属】手阳明大肠经。

【定位解剖】该穴位于臂外侧，在曲池和肩髃的连线上，曲池上 7 寸取穴。垂臂曲肘时，在肱骨外侧三角肌下端。局部解剖有：在肱骨桡侧，三角肌下端，肱三头肌外侧头的前缘，有旋后动脉分支，肱深动脉，布有前臂背侧皮神经，深层有桡神经本干。

【功用主治】舒经活络，清热明目。主治肩臂疼痛，瘰疬，上肢瘫痪，目疾等。

【现代研究】臂臑穴对乳腺手术有一定的镇痛作用。有人观察电针臂臑、内关、合谷等穴对乳腺扩大根治术、改良根治术或乳腺单纯切除术等，均有良好镇痛作用。并推测这种镇痛作用，可能是通过下丘脑外侧区实现的。如损毁下丘脑外侧区，可使电针效应明显下降，电刺激该区可提高痛阈，但电针镇痛效应减弱。这提示电针镇痛过程中下丘脑外侧区可能在一定程度上参与了作用。

【刺灸法】直刺0.5~1寸，或斜刺0.8~1.2寸；可灸。

【临床应用】

1. 痉挛性斜颈

梁某某，男，20岁，农民。1984年6月25日初诊。患者于1984年4月15日夜间突然发病。头颈部右侧肌肉抽动，并牵引头颈向右侧倾斜（约45°）；每次持续3~5秒钟，约间隔半分钟发作1次，发作时意识无障碍，睡眠中不发作。冀二院神经科诊断为痉挛性斜颈，予维生素合剂、安坦、谷维素和针灸治疗月余不见效而来我科治疗。取臂臑穴，向内下方斜刺1.5寸，捻转得气后留针30分钟。针刺4次告愈。时隔1年，旧病复发，症状同前，急来求治，仍依前法治疗2次痊愈。[贾维婷. 山西中医. 1987,（6）：12.]

2. 复视

王某，女，65岁，诊断为急性脑梗死，经住院治疗后，肢体症状基本缓解，明显遗留复视及视物不清症状。诊断为复视，治以益气活血、舒经通络，采用臂臑穴、合谷刺法治疗。待针刺得气后，以自觉酸胀感为度，治疗10次为1个疗程。以上述方法治疗1个疗程后，患者自诉视物较前清晰，复视症状亦有所改善，复视像距离缩小。连续针刺治疗3个疗程后，复视症状完全消除。[谢林，等. 针灸临床杂志. 2017，33，（7）：41.]

3. 视神经和视网膜发育不良

（1）缪某某，男，10个月。1989年6月17日母诉，患儿因早产，母发子痫大出血，行剖宫产产出时胎儿窒息，经抢救脱险。刻下患儿智力较差，不会讲话，颈软，低头无力，听力差，视物不清。眼科检查，诊断为“视神经和视网膜发育不良”。四肢活动可，但不能独坐和站立，胃纳，二便均正常，市儿童医院诊为“脑发育不全”。针灸治疗取百会、大椎、听会、翳风、合谷、阳陵泉、足三里、绝骨等穴，醒脑开窍促进肢体恢复外，用臂臑治疗视物不清，经1个月的治疗，患儿眼睛能看到东西，耳也能听到。经针刺半年患儿智力、视力、听力全部恢复正常，目前能扶物行走。

治疗方法：用28号或30号的1寸或1.5寸毫针，较强捻转手法，留针20~30分钟。在留针过程中行针1~2次，针尖方向向上，使针感上传。

按语：臂臑穴属手阳明多气多血之经，用此穴主要是疏通经气，促使气血流畅，目得血而能视，所以能明目。我院眼科曾用此穴治疗视神经萎缩和中心视网膜炎，获得满意疗效。[单穴治病选萃：38.]

（2）七岁患儿，体检时发现视力下降，此时已视力减退3年，诊断为“弱视”，辨证为气血不足、目窍失养。用毫针针刺肝俞、臂臑、养老以养血明目，治疗1个月后，患者视力有明显的提高。[谢林，等. 针灸临床杂志. 2017，33（7）：41.]

4. **急性视神经炎**

郝某某，女，24岁。双眼视力先后突然下降40余天。发病后曾在某医院住院，用青霉素、链霉素、激素、维生素、能量合剂、肌酐球后注射、中药等治疗，视力仍不断下降。后赴汉检查，武医附一医院及附二医院诊断为急性视神经炎（双）。视力左0.1，右0.4。入院后又经青霉素、毛冬青、烟酸、维生素、中药、5%碳酸氢钠静脉滴入治疗半月，视力仍无明显改善。后改用维生素 B_1 加维生素 B_{12} 双侧臂臑穴交替注射，每天1次，视力即明显逐日上升，其他药物基本停用。视力提到0.5（双）时，因故停止注射半个月，视力即不上升。后又开始臂臑穴注射。视力又逐日上升到1.0+（双）痊愈出院。[蒋顺复. 中西医结合眼科. 1986，6（4）：56.]

5. **角膜炎**

患者中年女性，右眼出现视物模糊、畏光流泪、头疼眼胀等症状，检查发现黑睛中央部有3颗乳白色星翳，夜间较重，苔白脉数，诊断为聚星障，采用臂臑穴针刺之后，头眼胀痛减轻，并配合中药治疗两周，随访1年未复发。[谢林，等. 针灸临床杂志. 2017，33（7）：41.]

6. **急性结膜炎**

（1）柳某某，女，43岁。主诉双眼肿痛不能睁开，流泪，分泌物多1天。检查：双眼明显肿胀，结膜高度充血水肿，诊断为急性结膜炎。针刺双侧臂臑穴，进针4~5寸，当即双眼睁开，次日再针1次，2天后痊愈。

治疗方法：《针灸大成》引《针灸明堂图》谓，本穴宜灸不宜针，针也不过0.3~0.5寸。近世《针灸学》（上海中医学院编）提出可针1~2寸。笔者采用的方法：患者以手叉腰，三角肌尽处尖端下后缘两筋之间凹陷处取穴。根据患者体质肌肉丰满情况，进针后正对肩髃穴向上斜刺2~5寸（有时针尖触及骨质也不必紧张）然后提插捻转。在止痛方面多收立竿见影之效。眼内异物感者，多顿感轻松，畏光者多能睁开。单眼患者针病侧，双眼患者双侧均针。留针5~10分钟，中间运针数次。自1978年以来笔者又开始以长封闭针头按下法进针后注射维生素 B_{12}、肌酐及眼清注射液等，治疗屈光不正及其他内眼病也收到一定效果。[蒋顺复. 中西医结合眼科. 1986，6（4）：16.]

（2）第一个病例男性患者，在1天前发现双眼红肿疼痛，双目不易睁开，检查发现球结膜及睑结膜充血，先从右侧针刺臂臑穴得气后施以泻法捻转。治疗后，患者全身汗出，双眼红肿疼痛减轻。第2个病例是两岁男童，双眼红肿，眼部有分泌物，发病有十来天，用泻法针刺双侧臂臑半小时，第3次来就诊的时候双眼浮肿及眼部分泌物已无。第3个病例是青年女性患者，两眼干涩畏光，红肿疼痛两天余，采用泻法针刺双侧太阳穴、臂臑穴半小时，双眼

疼痛、畏光、干涩等症状好转，又巩固1天，痊愈。[谢林，等. 针灸临床杂志. 2017，33,(7)：41.]

按语：臂臑属手阳明经，《针灸大成》谓之为“手阳明络，手足太阳、阳维之会”，其经筋“从肩髃上颈”。手足太阳经、阳维脉皆循行于颈部，并达于目周，手阳明经筋有病则“颈不可左右视”，手太阳经有病则“颈痛”，“颈筋急”。足太阳经有病则“项如拔，目似脱”，“目黄，泪出”，《铜人》也云：“臂臑去颈项拘急。”故臂臑常用于治疗颈项强痛，目疾。

7. 眼外肌麻痹

某男，53岁，平时工作繁忙，用眼过度，在持续工作数小时后发现视物模糊，伴有复视、额部疼痛等症状，诊断为左眼外直肌麻痹，西医常规治疗后效果不佳，后到中医院针灸科就诊，局部火针点刺，穴位注射腺苷钴胺注射液并用毫针针刺丝竹空、攒竹、神庭、颧髎、下关、太溪、太阳、臂臑、太冲、阳白、三阴交等穴位，面部穴位用斜刺，四肢穴直刺，并用红外线治疗仪照射患部，第3次来就诊的时候模糊症状减轻但仍有复视，继续治疗1个半月后患者视物清晰，恢复正常生活及工作，左眼外展运动也恢复正常。[谢林，等. 针灸临床杂志. 2017，33(7)：41.]

长强（DU1）

【释名】督脉之络，夹脊上项散头上，其分布路线长而作用强，故名长强。

【异名】气之阴郄、橛骨。

【经属】督脉。

【定位解剖】跪伏或膝胸位，于尾骨尖端与肛门连线之中点取穴。在肛尾韧带中；有肛门动、静脉分支，棘突间静脉丛的延续部；布有尾神经后支及肛门神经。

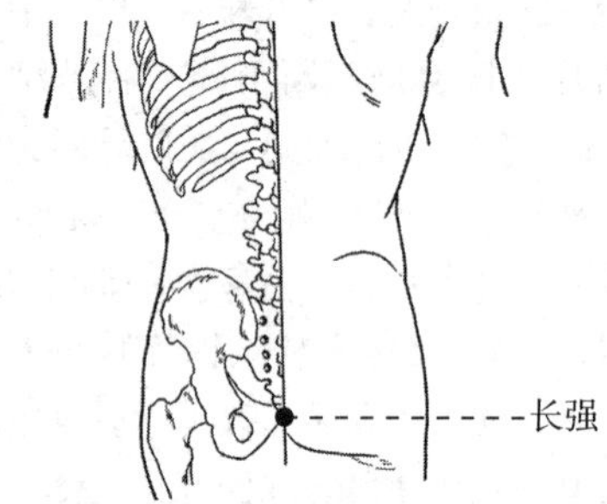

【功用主治】通调肠腑，安神止痉，消瘀散结。主治痢疾，泄泻，便秘，便血，癫狂，痫证，脊强反折，痔疾，脱肛，阴部湿疹等。

【临床应用】

1. 后头痛

张某某，男，25岁。患者头痛经常发作，痛位在后枕部，疼痛发作时两眼昏花，痛不可忍，劳累则易犯。患者身体瘦弱，平素精神不振，面色少华。1991年8月前来就诊。头痛，行步不稳，双手紧压后头部，呈痛苦面容，颈部不强直，全身不拘急，血压正常，心肺(–)。取长强穴，进针后强刺激，令患者深吸气，患者感到针感沿督脉上行到头部，头痛即止。随访数年未复发。[韩育斌，等. 陕西中医函授. 1991,(5)：39.]

按语：由于长强穴的特殊解剖部位，故针刺时应特别注意针刺方法。一般采用跪伏位或膝胸位，针尖向上斜刺，与骶骨平行，刺入0.5~1寸，不可过深，以防穿透直肠，引起感染。

2. 腰骶部疼痛

王某，女，34岁。1988年3月18日初诊。主诉腰骶部疼痛10年。1978年出现腰骶部疼痛，久坐或干重活后明显，常用封闭疗法，外贴膏药等治疗无效。妇科检查无异常。体检：第4、5腰椎两旁及骶部压痛，痛点固定。诊断：产后腰痛。指压长强穴，治疗3次，疼痛消失。1个月后随访未复发。

治疗方法：患者取膝胸卧位，术者右手食指戴上消毒橡皮手套，涂少许液体石蜡，慢慢插入患者肛门内，在长强穴处，拇指和食指指面相对，先用拇指顺时针方向揉50次，然后用食指肛门内上下滑动揉按10次，交替按揉4次，食指慢慢退出肛门，即让患者活动腰部2分钟。每3天治疗1次，3次为1个疗程。[毛代文. 云南中医杂志. 1989，10（2）：封3.]

3. 肛门寒冷

患者，男，58岁。1987年11月20日初诊。主诉：近1年余后阴（肛门）冷，腰部不舒，时觉寒气入腹，近日来不能坐椅，后阴阴寒加重，每天起床活动后，坐卧略适，胃纳尚可，恶冷食，大便溏，小便自利，检查后阴无异常变化。究其症因，素体虚弱，感受寒湿之邪，而致后阴冷。治以祛寒散湿，温补肾阳。取长强穴，以艾条雀啄灸10~20分钟，每天1次。经5次灸治而愈，随访半年未发。[张利永. 天津中医. 1988，（5）：12.]

4. 大便失禁

（1）于某，2岁，女。因麻疹后每于咳嗽或小便时有大便流出半年而就诊。检查未发现其他全身性疾病，肛门外观正常。诊断为肛门括约肌麻痹。取长强穴，以捻针法进针1寸深，随之即慢提紧按二进一退，计三度后起针。第2天小便时即无大便流出，但咳嗽时仍流，又按下法针之。第4天咳嗽时亦不再流便。为巩固疗效，又针1次而愈。[李枫，等. 中级医刊. 1966，（3）：174.]

（2）冯某，36岁，男。15天前因急性阑尾炎而行阑尾切除术，术后第2天大便失禁，经治不愈。查肛门外观正常，时有稀黄色软便自肛门排出。遂按下法针之。

治疗方法：同案4（1），隔日1次，针3次而愈。[李枫，等. 中级医刊. 1966，（3）：174.]

5. 腰脊髓膨出症术后大小便失禁

李某某，男，32岁。患先天性腰脊髓膨出症，手术后大小便仍失禁，于1989年11月初诊。取长强穴以下法治疗10余次，大便失禁已控制，遗尿也有明显好转。

治疗方法：取膝胸卧位，用28~30号毫针3~3.5寸，紧靠尾骨腹侧面刺入2.5~3寸深，捻转得气即可，不留针。

按语：治疗腰脊髓膨出症术后大小便失禁者10余例，经用长强穴，大便失禁均可治愈，小便失禁也有好转。用长强穴治遗尿 100 余例，当天有效者达 90% 以上。用此穴治疗癫痫 20 余例，凡属精神因素而患此病者疗效显著。[单穴治病选萃：331.]

6. 术后尿潴留

何某，女，31 岁，农民。混合痔伴发肛乳头状瘤，局麻下进行痔瘤切除术，术后当晚创口疼痛剧烈，小腹胀满，小便欲解而不出，经止痛药、针灸、电疗、热敷等方法均未见效果，后改用长强穴封闭一次，配合指压舌根法而见疗效。

治疗方法：左侧卧位，局部常规消毒，用 20ml 空针抽取 0.5%~1% 普鲁卡因 15ml（先做皮试），于长强穴刺入，得气后作扇形封闭，注毕出针后局部轻按数次，即感切口疼痛缓解，此时令患者一手食指压舌根，使恶心呕吐反射引起腹肌收缩、腹压增高，括约肌放松，这一系列动作有利于排尿反射，使小便通畅。[叶德超. 上虞中医. 1986,(1)：18.]

7. 肛裂

（1）刘某，男，23 岁，职员。主诉大便后疼痛、出血已 1 年，因 1 次大便干硬后引起。近来大便稀软，而症状如旧。局部检查：肛门前方有一肛门裂，长约 0.7cm，针后次日大便无疼痛及出血，针 3 次后检查肛裂已愈合，大便时无不适。

治疗方法：患者取左侧俯卧位：先消毒局部。术者以左手牵开患者左臀，暴露肛门；右手以针刺入长强穴，沿后上方即尾骨与直肠之间隙徐徐捻进，当针穿过肛门括约肌时，有坚韧之感觉，继续进针约 1.5cm，然后徐徐捻出，退至皮下，再行捻进，如此三进三退，即出针。

治疗方法：中须注意针尖位置，以免进入肠腔，引起局部感染。当针刺入皮肤时患者偶有疼痛，穿过肛门括约肌时则有胀、麻、酸痛、灼热等感觉，出针后患者甚感舒适、轻快。[张丘亮. 中级医刊. 1956,(1)：62.]

（2）带某某，男，35 岁，农民。主诉大便干燥，便时点滴出血并有剧烈疼痛 1 年余。检查：截石位见肛门 6 点处有一炎性哨痔，内侧有一长约 1cm 的菱形溃疡面并有血液渗出，12 点处有一长约 0.3cm 的新鲜裂口，诊断：陈旧性肛裂，采用长强穴位埋线法。3 天后复查，主诉无疼痛及出血，仅肛尾之间有坠胀感，即埋线的刺激感。10 天后复查症状消失，疮面愈合，无并发症，半年后随访，无复发。

治疗方法：患者采取侧卧位，显露术野。常规消毒后，用 1% 利多卡因于长强穴垂直注射，局部浸润麻醉。取 12 号或 14 号硬膜外麻醉针头，前端装入 1~1.5cm 长的 1 号肠线（已消毒）：刺入长强穴 2.5 寸，边退边推针蕊，使肠线完全埋植于皮下组织内。术毕覆盖敷料，保持干净、干燥，适当休息，避免剧烈活动。[姜效山，等. 中国针灸. 1992, 12（2）：10.]

8. 痔疮

辛未岁，浙抚郭黄崖公祖，患大便下血，愈而复作，问其致疾之由。予对曰："心主血，而肝藏之，则脾为之流。

《内经》云：‘饮食自倍，肠胃乃伤，肠澼而下血。’是皆前圣之言而可考者。殊不知肠胃本无血，多是痔疾，隐于肛门之内，或因饮食过伤，或因劳欲怒气，触动痔窍，血随大便而出。先贤虽有远血、近血之殊，而实无心、肺、大肠之分。又有所谓气虚肠薄，自荣卫渗入者，所感不同，须求其根。”于长强穴针二分，灸七壮，内痔一消而血不出。但时值公冗，不暇于针灸，逾数载，升工部尚书，前疾大作，始知有痔隐于肛门之内，以法调之愈。至己卯复会于汶上云：不发矣。[历代针灸名家医案选注：115.]

9. 肛门瘙痒症

陈某，女，35 岁，农民。自诉肛部瘙痒，皮肤粗糙增厚，反复发作 5 年余，经中西药多次治疗无明显效果，故来我科诊治。查：肛周皮肤灰褐色，呈鱼鳞状突起，触之质硬粗糙，诊断为肛门瘙痒症。经连续 3 次穴位注射后，瘙痒即止，复查局部皮肤变软而愈。

治疗方法：嘱患者左侧卧位，局部皮肤消毒，用 2ml 针抽取注射用水 2ml，接上 5 号牙科封闭针，对准长强穴垂直进针 2~3cm，当有酸重麻感觉（得气）后回吸无血即可缓慢推注，注入药液 0.5~1ml，然后出针，局部用消毒纱布覆盖，每周 1 次，连续 2~3 次。[叶德超. 上虞中医. 1986,（1）：18.]

10. 继发性闭经

洪某，女，34 岁，会计。于 1983 年 3 月 12 日就诊。患者自诉原因不明停经 5 个月，偶尔感觉小腹胀满、隐痛及烦躁，有时全身乏力。检查：脉弦细，舌质淡红，苔黄白。诊断为继发性闭经，经针刺闭经穴 3 次，配针刺三阴交穴 2 次而愈。3 个月后复诊月经周期正常。

治疗方法：取俯卧跪膝位，闭经穴（长强穴）常规消毒后，用 2 寸毫针刺入 1 寸左右，行泻法，强刺激，待出现针感后留针 30 分钟，每 5 分钟行针 1 次，每次行针 1 分钟，6 次为 1 个疗程。值得注意的是，闭经穴处于会阴处敏感区域，故针刺此穴一定要先施轻手法，待患者适应之后再渐渐加大刺激量。[常见病信息穴一针疗法：134.]

11. 小儿泄泻

（1）莉姆，柬埔寨人，女，9 个月。1978 年 4 月初诊。患儿自 1977 年 12 月以来反复腹泻，呈水样稀便，每天腹泻 3~4 次，甚则 6~7 次。曾服用无味氯霉素、多酶片、复合维生素等，半年来腹泻依旧不止。就诊时患儿形神衰惫，不思饮食，腹泻每天 3 次，呈水样稀便。大便镜检仅见少量食物残渣，舌苔薄腻，脉沉细。证属气虚湿滞。给予长强穴单刺，当日未见腹泻，次日大便成形。[恒健生. 上海针灸杂志. 1987,（1）：14.]

（2）王某，男，12 个月。1986 年 6 月 2 日初诊。患儿以人工喂养为主，由于喂食不规律而致腹泻，每天 10 余次，大便初夹有不消化的食物残渣，后如水样，苔白厚腻。病已半月余，乃脾虚腹泻。揉长强穴，3 次后腹泻减少，5 次后大便已正常。

治疗方法：患儿俯卧在家长腿上，暴露长强穴，医者用大拇指抹适量滑石粉或姜葱汁，用指端右旋揉200~300次，以长强穴局部潮红为度，每天1次。[骆祖齐. 安徽中医学院学报. 1987，6（3）：47.]

12. 小儿癫痫

郑某某，男，5岁。患癫痫抽搐，口吐白沫3年，曾在南京某部队医院作脑电图提示“癫痫”，虽服苯妥英钠、苯巴比妥钠，注射“715”5次仍不能控制发作，有时因受凉1天发作数十次。1977年8月就诊。点刺长强穴2次后发作停止，共针5次，嘱减药，现在苯妥英钠由原来每天2次，每次50mg，减为隔日1次，每次25mg，其他药物全部停服，半年后走访，一直未发作。

按语：从医典所查，用此穴深度多在2分~1.2寸之间，我临床体会深度2~3寸针感强疗效好，但必须注意针尖向上，紧靠尾骨内侧面斜刺。治疗腰脊髓膨出症术后大小便失禁者10余例，经用长强穴，大便失禁均可治愈，小便失禁也有好转。用长强穴治遗尿100余例，当天有效者达90%以上。用此穴治疗癫痫20余例，凡属精神因素而患此病者疗效显著。[梁继荣. 枣庄医药. 1978,（1）：26.]

13. 小儿脱肛

（1）马某某，男，4岁。于1964年春患麻疹后腹泻，屡治无效，终致直肠脱出，便后需以手还纳。取长强穴，针刺0.5寸深，强刺激不留针，共治17次而愈。[韩忠民. 黑龙江中医药. 1966,（6）：27.]

（2）樊某某，男，3岁。1983年12月7日初诊。根据家长口述，每次大便时肛门脱出，已有4月余。用下法治疗1次，3天后随访已愈。至今未发。

治疗方法：①药物：2%普鲁卡因2ml，复方奎宁2ml。器械：5ml注射器1只，8号针头1支，有齿短镊1把。②长强穴周围皮肤用5%碘酒及75%酒精消毒，用注射器吸取普鲁卡因2ml、复方奎宁2ml，混合后沿直肠和尾椎之间刺入长强穴，无回血缓缓注入药液，针头退出后贴上消毒敷料即可。[吴世懋. 绍兴中医药. 1986,（2）：24]

承浆（RN24）

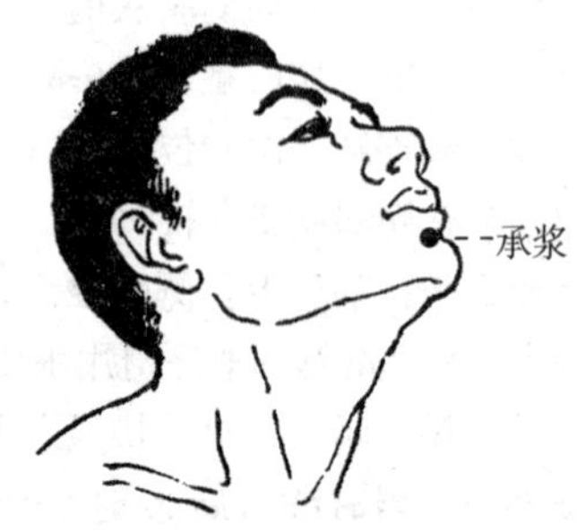

【释名】因居口下，口为水浆、饮食入口处，故名。

【异名】天池、鬼市、垂浆、悬浆。

【经属】任脉。本穴为足阳明、任脉之会。

【定位解剖】该穴在面部，正坐仰靠，于颏唇沟的正中凹陷处取穴。局部解剖有下唇动、静脉分支，布有面神经及颏神经分支。

【功用主治】本穴有舒通面部经气之功，生津止渴，开音利窍。主治消渴嗜饮，口眼㖞斜，唇紧，面肿，齿痛，齿衄，齿肿，流涎，口舌生疮，暴喑不言，胃脘痛，痛经等。

【刺灸法】斜刺 0.3~0.5 寸，可灸。

【临床应用】

1. 呃逆

张某某，男，60 岁，工人。于 1984 年 9 月 15 日初诊。自述于 1 周前因生气乃发呃逆，呃呃连声，经厂医治疗无效，且日渐加重影响食寐，而来就诊。现症：呃声频作，声宏有力，胸胁满闷，脉沉弦。证属肝气犯胃之呃逆。遂投以柴胡疏肝散、橘皮竹茹汤合方 3 剂，水煎，每天 2 服。3 天后复诊，自述服中药后效果不显著，于是改针灸治疗。取承浆配内关穴，承浆穴向下斜刺 0.3~0.5 寸，进针后快速捻转，待针感较强后留针 15 分钟，内关穴直刺 1~1.5 寸，进针后快速捻转得气后即出针。患者接受此法治疗后，可谓针到呃止，桴鼓相应，起针后约 3 小时呃逆复作，但势已缓和，此后又针 3 次则呃止痛瘥，不再复发。[李继安. 黑龙江中医药. 1991，(5)：41.]

2. 呕吐

刘某某，男，10 岁。1985 年 5 月 18 初诊，主诉 10 天前过食油条后恶心呕吐，胃脘胀满，时而作痛。于当地卫生所以中西药治疗，得药即吐，症不缓解，于是转来我院。现症：恶心呕吐，吐物为食物残渣及白涎沫，胃脘胀痛，大便臭秽黏滞，苔白厚腻，脉弦滑。证属食滞胃脘呕吐。治以消食导滞，和胃降逆。针药并用。针灸取穴承浆、中脘，承浆穴向下斜刺 0.3~0.5 寸，进针后快速捻转，待针感较强后留针 15 分钟，留针半小时，中脘直刺 0.5 寸，进针快速捻转，留针半小时，每天针 2 次，中药方选保和丸、平胃散合方，水煎，每于针刺后少量频服，以此法治之，未再见药入即吐现象。3 天后呕吐得止，他症渐除，胃纳始开，遂以保和丸善后而瘥。[李继安. 黑龙江中医药. 1991，(5)：41.]

3. 胃脘痛

张某某，男，26 岁，农民。以上腹部剧痛 2 小时之主诉来诊。患者于 2 小时前，在工作中突感上腹部胀痛，其痛不向他处放射，病后有欲嗳气但嗳不出之感觉，无呕吐，自服止痛片 2 片，未奏效，且疼痛逐渐加重，即来院诊治。查：患者呈痛苦貌，呻吟不绝，血压、心肺检查均正常，上腹部有压痛，拒按，舌苔白，脉沉，西医疑为“胃痉挛”，中医诊为气滞胃痛，当即给针刺承浆穴，用泻法，针后 3 分钟疼痛渐止，观察 1 日再未复发。[邱根全. 现代中医. 1990，3（2）：79.]

4. 颈部疼痛

李某，男，27 岁。1987 年 9 月 24 日就诊。诊断：颈部外伤。患者来诊前 1 天被撞伤颈部。来诊时颈部疼痛，不可左右转头。检查两侧肌肉痉挛，压痛明显。当时只针承浆一针，得气后快速捻针，每分钟达 150 次，针感以胀痛为主。捻针半分钟，嘱患者活动颈部数次。如此反复数次后，留针 15 分钟，其间行针 3 次，留针过程中嘱患者反复活动颈部。起针后患者自述疼痛消失，检查颈部活动正常。

治疗方法：用 28 号或 30 号毫针向上或向下斜刺 0.3~0.5 寸，得气后以捻转为主，小幅度提插为辅，留针 15~20 分钟。本穴针感以胀痛为主。

按语：颈项强痛取承浆为病在阳取之阴。颈部疼痛针承浆，又可避免在局部针刺时加重局部不适，有利于在行针时患者活动颈部。单纯选用承浆一穴治疗颈项强痛、运动不利，每用必效。轻者单取承浆即可，重者可配合后溪。或每日 1 次，针数日。承浆一穴不仅可用于颈部外伤后的疼痛，而且还可用于治疗落枕及颈椎病有颈部疼痛及运动不利者。[单穴治病选萃：329.]

5. 痛经

吴某某，女，20 岁，中药士。患者以少腹及骶部痛半天之主诉来诊。自述每于月经来潮即引起少腹及骶部疼痛，但能坚持工作。本次经血量较多，色黯有块，自感少腹发凉，其痛难忍，不能坚持工作。查体：患者舌质微紫，苔白，脉沉涩，诊断为痛经，系寒凝经脉兼有血瘀而致。即给针刺承浆穴，用泻法，留针 30 分钟，疼痛消失，未再复发。[邱根全. 现代中医. 1990，3（2）：79.]

按语：月经由胞宫所主，但与冲任二脉关系甚为密切。《素问·上古天真论》曰："任脉通，太冲脉盛，月事以时下……"若冲任瘀阻或寒凝经脉，使气血运行不畅，胞宫经血流通受碍，则"不通则痛"。针泻承浆可祛除任脉、胞宫中的寒邪、瘀血，使经脉气血通畅，血畅则痛止。

6. 小儿厌食

（1）赵某某，女，10 个月。家长代诉：患儿近 1 周不想吃饭，每顿吃 2~3 口饭，不喂她也不叫饿，不吃零食。检查：患儿精神尚好，发育良好，舌苔薄白，腹软。给患儿针刺承浆穴。第 2 天复诊，家长诉，患儿针刺回家后，食欲大增，一顿可吃半个花卷，一奶瓶藕粉。针 3 次后食欲正常。

治疗方法：用 1 寸毫针针刺患儿承浆穴 3~5mm，疾刺不留针，每天 1 次，5 次为 1 个疗程。[陈慧玲. 中国针灸. 1991,（3）：21]

（2）胡某，男，2 岁。因不思饮食 3 周，于 2001 年 8 月 21 日就诊。患儿母亲代述，患儿 3 周前因吐泻之后出现厌食，每次只能强行喝一些果汁。检查：患儿面色苍白，消瘦，舌质淡红，白厚苔，脉沉细。诊断为厌食症，取厌食穴针刺，快速行针 10 秒钟后出针，不留针，每日 1 次。经 2 次治疗后，患儿可以进少量稀食，治疗 4 次后进食基本正常，治疗 5 次后可自行进食。2 个月后随访未见复发。

治疗方法：取厌食穴（承浆穴）常规消毒后，用1寸毫针迅速刺入 3~4 分，行捻转补泻手法，留针 30 分钟，期间每隔 5 分钟行针 1 次，对 5 岁以下小儿或不配合之小儿，可疾速捻针 5~10 秒

钟后出针，不留针，每日或隔日治疗1次，6次为1个疗程。[常见病信息穴一针疗法：139.]

按语：承浆穴位于颏下，素以治疗面唇疾病为主。然任脉“循腹里”，经过胃脘。经脉所通，主治所及。针刺承浆穴可直接通调任脉经气。另外承浆为任脉、足阳明之交会穴。故刺之又可理气和胃，消胀止痛。同样道理，小儿厌食为脾胃虚弱，胃腑积滞所致。取承浆可调节胃腑功能，促进脾胃消化，增进食欲。临床研究表明，刺激承浆穴一方面可以治疗流涎，另一方面又可促进唾液腺的分泌。唾液中含有各种帮助消化的酶。此法方便、安全、实用。

7. 口舌溃疡

孙某某，女，40岁。1989年9月8日就诊。诊断：阿弗他溃疡。患者近10年来反复发作口内溃疡，每次1~4个不等，因疼痛妨碍饮食，同时有精神紧张及消化不良。查左右颊黏膜及舌尖上各有黄豆大边缘红之溃疡1个，以细三棱针点刺承浆穴皮肤后，挤出血约3ml，第2天复诊时只剩舌尖上者仍有轻微痛，又放血1次而愈。

治疗方法：用细三棱针点刺穴位皮肤后，双手拇、食、中三指挤出血1~4ml，小儿0.5~1ml。

按语：用此穴放血治疗阿弗他溃疡50例，1~2次治愈者24例，3~4次治愈者19例，其余7例于5次后治愈，但不能防止复发。此外对舌炎、流涎效果良好。流涎症多发于小儿，治疗隔天1次，5~10次后多能治愈。治疗时教其养成闭嘴的习惯则不易复发。[单穴治病选萃：329.]

承满（ST20）

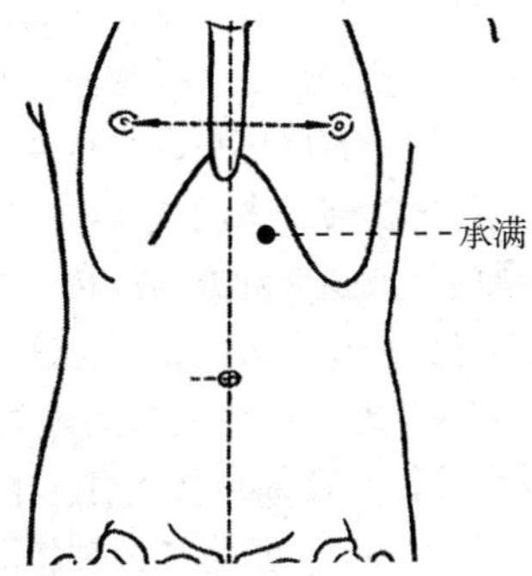

【释名】承，受也。满，满盛也。意为承受水谷至此已满，故名。

【经属】足阳明胃经。

【定位解剖】本穴位于上腹部，当脐上6寸，上脘旁开2寸。局部解剖有腹直肌、腹横肌，腹壁上动、静脉，第7肋间动、静脉之支，布有第7肋间神经分支。

【功用主治】本穴有理气和胃，消胀除满之功。主治胃痛，呕吐，腹胀，肠鸣，食欲不振，吐血，胁下坚痛等。

【刺灸法】直刺0.5~0.8寸；可灸。

【临床应用】

胃下垂

秦某某，男，39岁。自1976年1月份以来常感胃脘胀痛，食后下腹部坠痛，反酸，食欲尚可，大便时结时溏，有时头昏、疲劳，体重逐渐下降。3月份钡餐透视，见胃下极在髂嵴联线下7.5cm。经用长针治疗7次后，自觉症状及体征消失，体重增加 6 公斤，X 线钡餐造影见胃下极升至髂嵴线下 2cm。

治疗方法：①治疗前患者自备弹性腹带或布制腹带。②患者仰卧床上，医者在患者左侧，手持 28 号 7 寸长针，成 45° 角，从上腹部右侧的承满穴快速进针至皮下脂肪层后，并透向左侧的天枢穴，待患者有胀感后，再行强刺激手法，大幅度捻转，来回 7~8 次，然后将针柄顺时针或逆时针方向捻转，把针滞住向前进针相反的方向提拉（这时患者有上腹部空虚，胃往上蠕动的感觉）：用右手压往下腹部，从下往上推胃之下极。③退针时，每隔 5 分钟将滞针松开退出 1/3 再滞住，分 3 次提出，共提拉 15 分钟，快出针前将针柄提起成 90° 角，抖针 7~8 次后再出针。④将腹带从髂嵴联线前后固定。⑤嘱患者仰卧休息 30 分钟，再往右侧卧 20 分钟后，仍复原位睡 2~3 小时，然后回病房或回家休息。⑥疗程每周 1 次，共 3 次，最多不超过 10 次。巩固半年。

注意事项：①针前做好患者思想工作，取得患者配合；②针后患者要卧床休息 3 天，除吃饭上厕所外一般不下床活动，3 天后进行适当的腹部体操锻炼；③针后少食多餐，少吃稀的食物；④半年内不参加重体力劳动，腹带固定 1~2 个月；⑤重度胃下垂患者治疗不能一次提到正常位置，要分 2 个疗程治疗，以免患者感到上腹部胀痛不适，影响食欲；⑥为了巩固疗效，分别于疗程结束后半个月、1 个月、3 个月、半年各针 1 次；⑦半年后钡餐复查 3 次。[中国人民解放军第三 0 三医院理疗科：广西中医药，1981,（2）：27.]

按语：胃下垂是由于胃壁肌肉张力减弱，造成胃的位置下降、胃排空能力减弱，消化吸收不良所致。以胃脘胀满，食后胀甚为主症。中医认为脾胃气虚，中气不足，气虚下陷为其病机。长针刺激足阳明胃经之承满和天枢及其所经过的穴位，一针六穴，具有升提胃气之功效，可以促进胃肠蠕动，增强胃的排空功能，增进食欲，增加腹腔脂肪垫，同时通过刺激腹直肌、腹白线以增强胃韧带和胃肌张力、腹壁韧带的弹性，从而提高胃壁张力，使下垂之胃恢复到正常位置。

承泣（ST1）

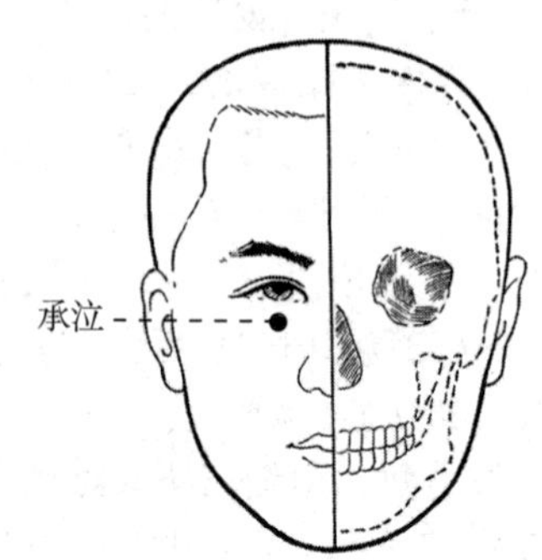

【释名】承，受也。泣，泪也、水液也。穴在眼睛下方，故名。

【异名】）鼷穴、面髎、溪穴。

【经属】足阳明胃经。为阳跷任脉足阳明之会。

【定位解剖】在面部，瞳孔直下，当眼球与眶下缘之间。布有眶下神经分支，动眼神经下支，面神经肌支，眶下动、静脉分支及眼动、静脉分支。

【功用主治】疏风明目，祛邪通络。主治眼睑瞤动，目赤肿痛，迎风流泪，夜盲等。

【刺灸法】正坐，两目正视，瞳孔直下0.7寸，当眼球与眶下缘之间取穴。直刺，嘱患者眼向上看，轻轻固定眼球，沿眶下壁缓缓刺入0.5~1寸，不宜过深。勿大幅度捻转提插，出针后局部压迫1~2分钟，以防出血。不可灸。

【临床应用】

1. 近视

李某某，女，14岁。视力减退2年，未配戴过眼镜，无遗传因素。于1968年8月10日来我院针刺治疗。检查：视力左0.5，右0.6。屈光度数左–0.50，右–0.50。眼底：双眼底正常。诊断为双眼单纯近视。针承泣透睛明，针第2次后，视力双0.6。针第5次后，视力左0.6，右0.7。针第10次后，视力双0.8。针第20次后，视力左1.0，右1.2。针第26次后，视力左1.2，右1.5。针后1年随访，视力双1.2。2年随访，视力左1.0，右1.2。治疗对象：年龄在20岁以下；治疗前检查，远视力不足1.0，而近视力正常者；治疗前屈光度检查在–3.0以下者。

治疗方法：用1.5寸（30号）的毫针从承泣穴进针，以30°角向睛明方向斜刺，刺入1寸左右，待眼区周围有酸胀感或流泪时，留针5分钟。针刺手法要轻，不宜大幅度捻转提插，出针后用棉球压迫局部1~2分钟，以免出血。每天1次，10次为1个疗程。[徐笨人，等. 黑龙江中医药. 1982,(2): 35.]

按语：承泣穴位于眶下缘与眼球之间，针刺时应嘱患者取仰卧位或仰靠坐位，医者一手抵住眼球使其上移，一手持针沿眶下缘缓慢直刺0.3~0.5寸，可做小幅度捻转，不宜提插，以防刺破血管引起血肿，禁灸。出针后应用干棉球压迫穴位1分钟，以防出血。如有出血，应压迫穴位3~5分钟，出血后局部甚至整个眼球都会留下青紫，1~2周后自行消散。承泣穴为足阳明胃经经穴，阳明为多气多血之经，故可调理气血。睛明为膀胱经与胃经之交会穴。针刺承泣透睛明，可同时激发胃经与膀胱经之经气，使眼区气血充实，而且膀胱经主筋所生病，故可缓解睫状肌痉挛，使视力增进。有报道，自1967年以来，采用针刺承泣穴治疗近视眼1100例，其中治愈226例，显效328例，好转419例，无效127例。本组治愈的226例，少者针刺1次，多者针刺40次，平均治疗次数为16次。治疗前的视力与针刺疗效有明显关系，治前视力在0.7~0.9者，治愈率为67.7%，而视力在0.1~0.3者，治愈率仅为5.5%。

2. 眼睑跳动

张某，男，37岁。1963年12月2日初诊。主诉：左眼睑跳动，呈持续性不间断的蹦跳，有时蹦跳伴有严重头痛、心烦，已1个多月，经治疗无效。眼科检查：VD=1.2，VS=1.2，眶周围无红肿，左眼睑呈有节律性不间断的跳动，按压不痛，眼球运动正常，角膜透明，其他亦无异常所见。诊断“左眼睑震颤”，因无特效药物及治疗方法，故转针灸科用针灸治疗。中医检查：左眼皮跳动频数，振跳时牵动眉际，有节奏性，跳动规则。舌质红，舌苔微黄腻，脉弦数。中医认为是由于身体虚弱，外受风邪侵袭所致。治宜疏风活络。

治疗方法：取承泣、攒竹穴，用捻转泻法，针刺得气后，承泣穴的针感可向下放射到下唇部（承浆穴处），攒竹穴的针感可传导至眼内，留针 1 小时。出针后，左眼睑停止跳痛，自觉有轻快感。第 2 天复诊时，自诉已愈，无任何不适。恐其再发，又针治 1 次，3 个月后随访未复发。[佟玉杰. 黑龙江中医药. 1965,（2）：16.]

承山（BL57）

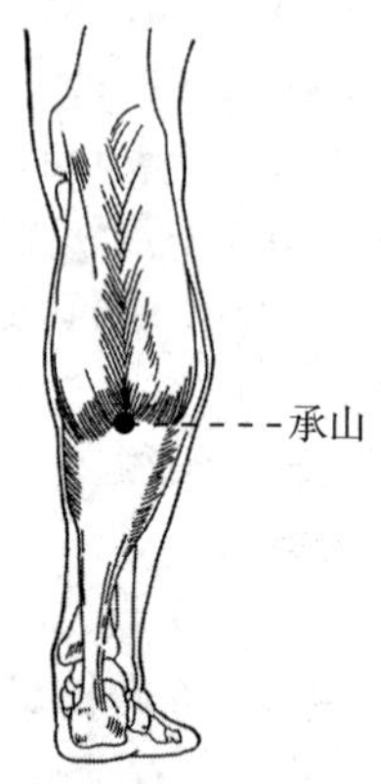

【释名】承，承受；山，山岭，形容腓肠肌。穴居腓肠肌隆起的肌腹之下方，故名。

【异名】鱼腹、肉柱、神官。

【经属】足太阳膀胱经。

【定位解剖】该穴在小腿后面正中，委中与昆仑之间，当伸直小腿或足跟上提时腓肠肌肌腹下出现尖角凹陷处。局部解剖有小隐静脉，胫后动、静脉，布有腓肠内侧皮神经，深层则为胫神经。

【功用主治】散寒止痉，祛邪散滞，通调膀胱经气，活络止痛，主治腰背痛，跟痛转筋，痔疾，便秘，痛经，落枕等。是体内祛湿要穴。

【刺灸法】直刺 0.7~1 寸；可灸。

【临床应用】

1. 胃脘痛

李某，女，19 岁。患者因食用凉稀饭后，突发胃脘部剧烈疼痛而就诊。诊见：面色苍白，手足厥冷，剑突下压痛明显，脉沉迟，苔白腻。诊断为胃痉挛。采用下法治疗，针刺后疼痛立止。

治疗方法：承山穴常规消毒，针刺 1.5~2 寸，行平补平泻法，留针 40 分钟，每隔 10 分钟行针 1 次。[薛浩. 四川中医. 1988，6（8）：41.]

2. 便秘

李某，女，79 岁。有胃下垂病史 20 余年，近 5 年经常便秘，严重时大便如羊粪球且带血丝。1986 年 10 月 12 日行针刺治疗，按下法治疗 1 次后，大便即通，再针刺 5 次，大便 1~2 天一行，疗效巩固，至今未复发。

治疗方法：选双侧承山穴，皮肤常规消毒，垂直进针 2~3 寸，得气后反复捻转提插 1 分钟，留针 20~30 分钟，留针期间每隔 10 分钟运针 1 次，刺激强度因人而异，隔天针 1 次，针 5~7 次停

针观察。[于春江. 吉林中医药. 1988,(2): 25.]

3. **神经官能症**

郭某，男，34岁，厨师。因失恋后出现失眠、健忘、幻觉、心慌、出汗，偶尔手指颤抖等症状，于1994年9月就诊。检查：患者面色灰暗，精神呆滞，心率每分钟90次，心律整齐，脉细数，舌尖红，苔薄白。诊断为神经官能症，取神官穴（即承山穴）针刺，强刺激，同时，配刺左内关及风池穴，行平补平泻手法。治疗5次后，患者睡眠明显好转，治疗10次后手指颤抖基本消失，治疗14次后所有症状基本消失，治愈康复。随访3年未见复发。

治疗方法：俯卧位。取神官穴（即承山穴）常规消毒后，用28号4寸毫针，快速刺入2.5寸左右，行平补平泻手法，使针感传至足趾处，留针30分钟，期间每5分钟行针1次。隔日治疗1次，12次为1个疗程。病史短且病情较轻者，可取一侧穴位，男取左，女取右；病史长且病情稍重者，可取两侧穴位。如患者伴有失眠，可加刺风池或大陵穴；如伴有心慌、气短、胸闷等症状者，可加刺内关或膻中穴等。[常见病信息穴一针疗法：29.]

4. **落枕**

陈某某，男，42岁。1991年5月6日就诊。2天前晨起后即颈项背部痛不适，俯仰转侧不灵，经局部按摩后反见严重，求治于余。即以下法施治，5分钟后疼痛若失，活动自如。

治疗方法：患者取站立位，治疗者用两手拇指按压其健侧承山穴，同时让患者头颈部缓缓进行前后左右俯仰旋转，每次按压约5分钟，以患者能忍受为度。轻症患者，按压后疼痛可立刻减轻或消除，重者3小时后重复按压，一般1~3次即愈。[高家亮. 四川中医. 1992,(3): 49.]

按语：足太阳膀胱经沿颈部两侧下行，其经气闭阻则产生颈项疼痛，活动不利等症状。刺激承山穴可疏通膀胱经气，舒解颈项筋急。治疗落枕亦有上病下取之意。治疗胃痉挛、便秘、痛经、痔疮等必须深刺1.5~2寸强刺激留针取效。

5. **腓肠肌痉挛**

（1）杨某某，男，27岁。在夏季一次割麦时，突然右小腿抽筋，痛苦异常。用下法立即解除。

治疗方法：患者坐或站着均可。术者位于患者一边，两拇指用力掐在承山穴上，其余两手四指紧抓胫骨。嘱患者将痉挛小腿伸直，腓肠肌痉挛即可解除。[宋厂义. 赤脚医生杂志. 1977,(5): 28.]

（2）楚某某，女，11岁，学生。两小腿肚疼痛已有32天，夜间尤甚，经省某医院诊断为腓肠肌痉挛。采取针灸、理疗、中西药治疗无效，来我院门诊治疗。查体：行走困难，两腿发凉，腓肠肌明显萎缩，承山穴压痛明显。遂用50%葡萄糖注射液20ml，分别注入两侧承山穴，每穴10ml。次日，穴位局部红肿热痛，患者夜间出汗、发热，体温38.2℃。第5天，局部反应逐渐好转，体温正常。第 8 天局部反应消失，小腿部情况良好，腓肠肌萎缩现象也得到改善。[任继高. 陕西中医. 1984，5(5)：37.]

按语：承山属太阳经脉，"主筋所生病"，可以治疗"腘如结，踹如裂，踝厥"等病证。承山又位于小腿肚之中间，刺该穴舒筋活络，温经散寒，使寒邪得除，痉挛、寒凉得解，用于治疗腓肠肌痉挛、下肢发凉等症。葡萄糖注射液可加强对穴位的刺激作用。

6. 痔疮

（1）王某某，男，45 岁。主诉：患痔疮 10 余年，近期加重。肛门视诊，不能确诊，决定用直肠指诊和肛门镜检查，刚触及肛门部皮肤，患者疼痛加剧，遂按下法针刺双侧承山穴止痛，针刺后疼痛消失，顺利地完成了肛门部检查。

治疗方法：患者取俯卧位，术者一手托患者足跟，嘱其用力着术者掌心，术者另一手拇指标记穴位，然后用 26 号 2 寸毫针，于承山穴快速进针约 1.5 寸，作强刺激捻转，每分钟约 350 次，以患者感到酸麻胀样针感向腘窝、小腿、足底部放散（多数向小腿、足底部放散），或局部胀痛为度，留针 30 分钟，5 分钟行针 1 次。[赵宝文. 中国针灸. 1986，6（2）：24.]

（2）李某某，女，35 岁。患者肛门部出现一圆形肿块，约 1.5cm × 2cm 大小，暗紫色，触痛明显，肛肠科确诊为血栓性外痔。经用"1"号注射液局部注射治疗，注射后数分钟，患者肛门部疼痛剧烈，呻吟不止，遂针刺承山穴，患者即时感到疼痛大减，留针 30 分钟，疼痛消失。以后未出现疼痛。[赵宝文，中国针灸，1986，6（2）：23.]

按语：足太阳经"别入于腘中……别入于肛"。痔是肛门局部静脉曲张引起的疾病。中医辨证属经络闭阻，气血壅滞。故泻承山可通络散瘀，消除肛门局部血肿胀，达到止痛目的。《马丹阳十二穴歌》载"承山名鱼腹……善治腰疼痛，痔疾大便难……穴中刺便安。"

7. 痛经

（1）姜某，女，24 岁。1984 年 6 月 17 日初诊。自述 5 年前，因经期动怒，每逢月经来潮即小腹胀痛难忍。曾服中西药，效不显，现症：经前或经期小腹胀痛，经行不畅，经量少，色黑有块，两乳房胀痛，舌暗有瘀点，脉沉弦。证属气滞血瘀型痛经。此乃郁怒伤肝，肝郁气滞，气机不利，经血滞于胞宫所致。治以理气活血，祛瘀止痛取穴：气海、太冲、三阴交、关元、天枢、中极。手法：泻法。经治 7 次不效。遂按马丹阳《十二穴主治杂病歌》中之承山穴，快速直刺 1.5 寸深，得气后，用泻法行针 2 分钟，留针 30 分钟，每 10 分钟行针 1 次。经治 1 次诸症悉减，连针 7 次而愈，至今未复发。[张代南. 辽宁中医杂志. 1989，(2)：26.]

（2）赵某某，女，19 岁，工人，未婚。1984 年 4 月 17 日下午来月经前数小时少腹疼痛剧烈，请某医治疗，经针刺三阴交、足三里、肾俞等穴半小时无效，又肌内注射复方氨基比林和地西泮各 1 支，1 小时后仍无效。此时患者在床上翻滚，高声叫痛，伴恶心呕吐。家人请余往诊，立即针刺承山穴，深 1.5 寸，强刺激约 1 分钟见效，3 分钟腹痛明显减轻，诉全身乏力，约 5 分钟后患者入睡，留针 10 分钟起针。当晚月经来潮无阻，见多量紫血块，次日坚持上班。[吴成善. 中原医刊. 1989，16(1):21.]

（3）戴某某，女，22 岁。1976 年 4 月某日上午就诊时，自诉经行不畅、少腹疼痛。针双侧承山穴，强刺激 1~2 分钟，并于留针间隙捻转，约一刻钟后，诉腹痛渐减，再留一刻钟后腹痛基本缓解。嘱下午再针 1 次。下午来时，说中午已下数块瘀血，腹痛已止，故不再针刺。[张安莉. 江西中医. 1983,(1)：43.]

（4）朱某某，女，22 岁。1984 年 10 月 21 日初诊。痛经 5 年，加重半年。昨天月经来潮，色黯红量少，少腹疼痛，如锥如刺，呼号痛绝，面白肢冷，食谷欲呕，舌苔淡白，脉沉涩，此属气滞血瘀寒凝。当即针刺承山穴，疼痛缓解，留针 30 分钟，面色转红，疼痛立止，下次月经来潮，又针 1 次，访至 1985 年 5 月底，未见复发。

治疗方法：令患者俯卧，以 6 寸毫针刺双侧承山穴，徐徐捻转进针，以有强烈针感为度，留针 15~30 分钟。效果：13 例患者，立即痛止者 11 例，缓解 2 例，有效率 100%。[田凤鸣，等. 河北中医. 1985,(6)：41.]

按语：痛经多为气滞血瘀，或寒凝胞宫所致，与肾的关系密切。肾与膀胱相表里，针泻承山穴可驱除腹中寒气，散解胞宫瘀滞，调理冲任气血，通则不痛。

尺泽（LU5）

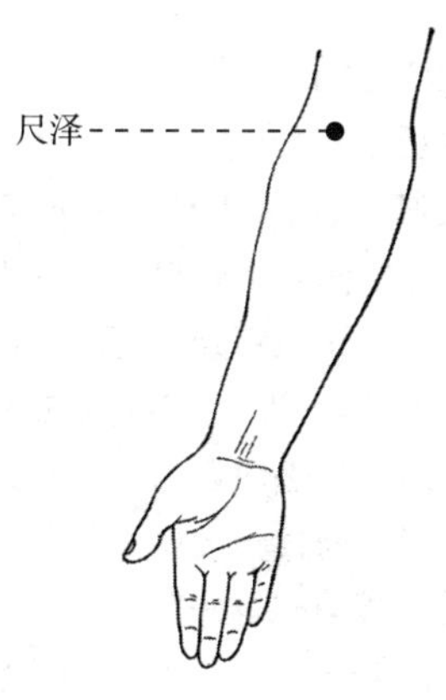

【释名】尺，指前臂部。泽，浅水低凹处。因其位置特点而名。《黄帝内经·明堂》杨上善注：“泽，谓陂泽水钟处也。尺，谓从此向口有尺也。尺之中脉注此处，留动而下，与水义同，故名尺泽。”

【异名】鬼受、鬼堂。

【经属】手太阴肺经。为手太阴肺经合（水）穴。

【定位解剖】微屈肘，该穴位于肘横纹中，肱二头肌腱桡侧凹陷中。局部解剖有头静脉，桡侧返动、静脉分支；布有前臂外侧皮神经，桡神经本干。

【功用主治】本穴具有清肺热，化痰湿，行气活血，止咳喘之功。主治咳喘，胸痛，胸闷，咯血，咳唾脓血，呕吐，泻痢，肘臂挛痛，牙痛，潮热，咽喉肿痛，舌干，小儿惊风，乳痈等。

【现代研究】据报道，对胎位异常的孕妇，艾灸尺泽穴可使腹部肌松弛，胎动活跃，具有一定的转胎作用。

【刺灸法】直刺 0.5~0.8 寸，或点刺出血，可灸。针感酸麻胀向前臂桡侧及拇指放散。

【临床应用】

1. 淋证

王某某，女，72 岁。1986 年冬患高血压合并蛛网膜下腔出血，左手足偏瘫，且并发泌尿系感染，膀胱失约，遗尿，溺时有灼热涩痛感，每晚遗尿 3~4 次，起床站立，小便自出。在县医院西医内科住院 2 周，脑出血症状已得到控制，泌尿系感染亦有好转（尿常规白细胞从 ++++ 减至 ++），但小便涩痛感及灼热感仍未消失，遗尿如故。邀余会诊针灸治疗。诊得脉弦细略数而虚，舌嫩红无苔，质微干，此肾阴不足，膀胱湿热之候。先清其湿热，遵经旨取左委阳，候得邪气至而泻之，当晚小便涩痛已减，睡眠亦较香；再遵《难经》“虚则补其母”的要旨，补肺金以生天之水，次日取左尺泽，候得“卫气”而补、导之。觉腰间有温暖感而去针，是日晚遗尿次数已减至 2 次；第 3 日再补尺泽，起立则溺的现象已能控制。出院后交替使用泻委阳、补尺泽（或照海）的方法，小便涩痛灼热感逐渐消失，小便已能自约。[黄建业. 成都中医学院学报. 1988，11（3）：22.]

2. 腰扭伤

廖某某，男，40 岁，农民。1966 年夏，在参加修筑水库时，因肩挑 120 公斤大石，负重过大，致腰肌劳损，腰痛，转身困难。时值我在水库工作队，夜间巡查，发现后即用随身携带之针具为其治疗。遵照《肘后歌》“尺泽能舒筋骨疼”的要旨，导补左尺泽，候得卫气至而导补之，令热气达于腰脊间，顿觉舒适，转动自如，数导补之，“气至”而去针。次日，竟能开工，复挑 70 公斤大石无碍。

按语：尺泽治疗急性腰痛早有记载，除《肘后歌》的论述以外，《针灸大成》曰：“挫闪腰胁痛，尺泽，委中，人中……”急性腰扭伤总为筋脉损伤，气滞血瘀所致，肺主气，导补尺泽可加强全身气血的运行，行气活血止痛。[黄建业. 成都中医学院学报. 1988，11（3）：21.]

3. 臂丛神经痛及桡神经痛

汪某某，女，40 岁。1989 年 9 月 1 日就诊。诊断：臂丛神经痛。患者近 1 个月来，从右肩至整个臂部钝痛，无法忍受，夜不能睡，被迫停止工作。针灸及中西药治疗皆无效，触痛明显，摄片证明颈椎骨质增生。用 10ml 注射器于尺泽穴络脉抽血 10ml 后，当夜睡眠好转，又连续放血 3 次，每天 1 次，疼痛明显减轻，恢复工作。

治疗方法：此处有头静脉入肘，用橡皮带扎住近心端后，则络脉怒张，用 10~50 ml 注射器，臂丛神经痛、桡神经痛每次抽血 5~10ml；红细胞增多症、肺水肿、高血压危象，每次抽血 100~220ml。

按语：近 40 年来用尺泽穴处络脉

放血，治疗臂丛神经痛及桡神经痛，每1~3天放血1次，每次出血5~10ml，5次后多能减轻症状。5次为1个疗程，有时需3~5个疗程，疗程间休息5天。本法还用于红细胞增多症、肺水肿、高血压危象。红细胞增多症，每次放血100~200ml，每周1~2次，10~14次后能改善症状。肺水肿及高血压危象，及时放血150~200ml，连续1~3次，可改善症状甚至消除之。[单穴治病选萃：4.]

4. 牙痛

王某，男，38岁。1990年6月13日初诊。自诉左侧上牙痛3天，经中西药及针刺治疗，难以奏效。症见左面颊红肿灼热，疼痛难忍，舌红，脉弦数。证属风火牙痛。针刺左侧尺泽穴，行泻法2分钟后疼痛顿减，行针15分钟疼痛消失。次日复针1次，肿消热退而愈[牟金友. 四川中医. 1992,(7)：53.]

按语：尺泽为手太阴肺经之合穴，肺与大肠相表里，故针刺尺泽可清泄阳明。临床上实邪蕴结肠腑所致呕吐、泻痢或风邪郁于阳明化火上扰所致牙痛都可取尺泽进行治疗，治疗多用泻法，用强刺激，多能立即见效。《难经·六十八难》指出："五脏六腑各有井、荥、输、经、合……合主逆气而泄。"《医宗金鉴》也曰："尺泽能治绞肠痧。"

冲阳（ST42）

【释名】冲，穴内物质运动之状。阳，阳气。

【异名】会原穴、趺阳穴、会屈穴、会涌穴、会骨穴。

【经属】足阳明胃经的原穴。

【定位解剖】在足背最高处，当拇长伸肌腱和趾长伸肌腱之间，足背动脉搏动处。在趾长伸肌腱外侧；有足背动、静脉及足背静脉网；当腓浅神经的足背内侧皮神经第二支本干处，深层为腓深神经。

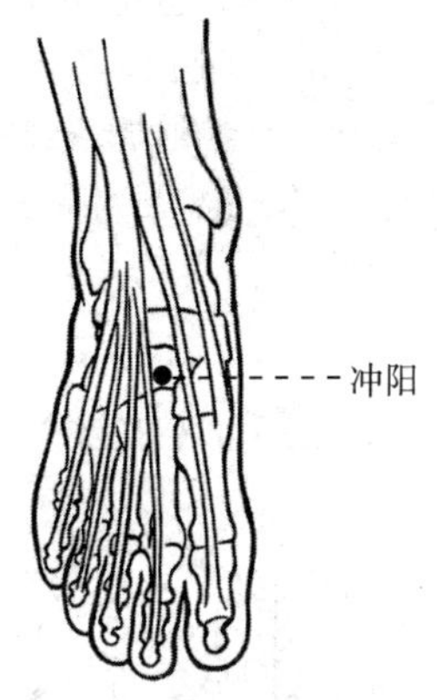

【功用主治】面神经麻痹，眩晕，胃痉挛，胃炎，风湿性关节炎，足扭伤，网球肘，牙痛等。

【刺灸法】仰卧或正坐平放足底。取患侧冲阳穴，避开动脉，直刺0.2~0.3寸。要求得气明显，行捻转手法，平补平泻。留针20~30分钟。

【临床应用】

肱骨外上髁炎

齐某，女，39岁，家庭妇女。因右肘关节屈伸疼痛半年，于2004年8月27日就诊。患者自诉从未打过网球，但经常做清洁地毯工作。检查：右肘形态正常，外上髁处、前臂伸肌群处压痛阳性，前臂旋前活动稍有受限，握拳试验呈阳性。诊断为网球肘，取右网球肘穴针刺，行泻法，留针30分钟，针毕后按揉痛点2分钟。经治疗5次后，疼痛全部消失。3个月后随访未见复发。

治疗方法：取网球肘穴（冲阳穴）常规消毒后，用2寸毫针直刺1寸，行捻转手法为主，避免深刺或上下提插手法，以防伤及动脉，待行针得气后留针30分钟，期间每5分钟行针1次，10次为1个疗程。一侧肘痛取健侧位，两侧痛取两侧穴位。[常见病信息穴一针疗法：121.]

大肠俞（BL25）

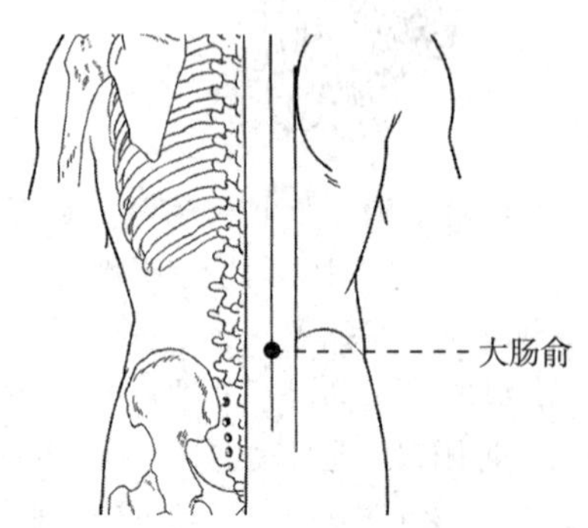

【释名】大肠，大肠腑也。俞，输也。大肠俞名意指大肠之气由此外输膀胱经。

【经属】足太阳膀胱经。

【定位解剖】俯卧，于第4腰椎棘突下，督脉旁开1.5寸取穴，约与髂嵴高点相平。穴下为皮肤、皮下组织、背阔肌、骶棘肌、腰方肌、腰大肌。皮肤有第3、4、5腰神经后支分布。在骶棘肌和腰方肌之间，有腰动、静脉经过。

【刺灸法】刺法：①直刺0.8~1寸，局部酸胀，有麻电感向臀部及下肢放散。②向下平刺2~2.5寸，透小肠俞，局部酸胀，针感可向骶髂关节放散。灸法：艾炷灸或温针灸5~7壮，艾条温灸10~15分钟。

【功用主治】通肠导滞，舒筋活络，散瘀止痛。主治腹痛，腹胀，肠鸣，泄泻，便秘，痢疾，腰脊疼痛等。

【临床应用】

1. 细菌性痢疾

（1）曹某，男，27岁，工人。1975年5月6日初诊。患者腹泻、腹痛2天，日解脓血便10余次，里急后重，发热发冷。曾在某市医院治疗内服泻痢宁、肌内注射黄连素未见好转。查：体温38℃；大便镜检：红细胞++，脓细胞+。诊为急性细菌性痢疾。经用下法深刺大肠俞2次治愈。

治疗方法：采用夹持进针法垂直进针，不捻转或小幅度捻转进针，可提插寻找麻胀感，针感至足或小腹均可，留针5~10分钟。[刘绍斌. 陕西中医. 1985，6（8）：367.]

（2）刘某，男，37岁，售货员。因腹痛、腹泻，于1998年7月20日就诊。患者于2周前发生红白痢疾，面色赤红，发热腹痛，里急后重，初泻稀便，继则腹痛加剧，下痢赤白，每日大便6~7次，脉浮数，舌苔稍黄。诊断为细菌性痢疾，取止痢穴（双侧）针刺，前后共治 5 次而痊愈。随访 3 个月未见复发。

治疗方法：止痢穴（大肠俞）常规消毒后，用 2 寸毫针以 45° 角向脊椎方向刺入 1~1.5 寸，行捻转手法，提插，以免伤及第 3 腰椎脊神经、第 4 腰椎动静脉分支血管，待局部出现酸、麻、胀感或向小腹部放射时留针 30 分钟，每 5 分钟行针 1 次，隔日治疗 1 次，10 次为 1 个疗程。轻症只针刺一侧穴位，重症可针双侧穴位，若伴有合并症可加刺其他穴位。[常见病信息穴一针疗法：72.]

2. 急性肠炎

骆某，男，49 岁，干部。1974 年 6 月 24 日初诊。今晨突然腹痛、肠鸣、腹泻，呈水样便，腹部不适，纳差。诊为急性肠炎，经下法针刺大肠俞 1 次治愈。

治疗方法：采用夹持进针法垂直进针，不捻转或小幅度捻转进针，可提插寻找麻胀感，针感至足或小腹均可，留针 5~10 分钟 .[刘绍斌．陕西中医．1985，6（8）：367.]

3. 肠梗阻

患者，男，46 岁。1968 年因患肠梗阻住院。症见腹痛呕吐，肠鸣便秘，脉弦数，苔黄厚。投调胃承气加味，辅以胃肠减压，2 天后仍未大便，病情加重，继用豆油 200ml，患者腹痛剧烈，大便不下。遂用针刺，令患者跪膝俯卧，取大肠俞、长强，深刺 1 寸，强刺激，得气后拟留针 20 分钟，仅 10 分钟二便俱下。[刘鸿达．天津中医．1986，(2)：22.]

4. 肛裂

王某某，男，22 岁，学员。1987 年 3 月 29 日初诊。患者既往有习惯性便秘史，自述昨晚排便时肛门灼热样疼痛。取膀胱截石位检查：位于肛门中线偏左有肛裂创面，较浅，裂口呈红色，按下法挑刺右侧大肠俞穴，嘱患者晚上用 1/5000 高锰酸钾坐浴，次晨排便时即感肛门疼痛减轻，共挑治 2 次，肛裂愈合。

治疗方法：①取穴：双侧大肠俞或其附近明显压痛点。②令患者取肛门截石位置，观察肛裂在肛门中线的位置。然后令患者反坐于靠背椅上，暴露腰骶部，术者左手拇、食指固定施术部位，右手持三棱针，用针尖挑破表皮，后用挑米钩的手法挑出数十条具有弹性的纤维组织并将其挑断，一般不出血或稍出血，最后用酒精棉球覆盖伤口，胶布固定，治疗期间可用 1/5000 高锰酸钾坐浴患处，肛裂位于肛门中线偏左侧者挑右侧大肠俞，反之挑左侧，位于肛门中线者挑双侧，3 天挑 1 次，3 次为 1 个疗程。[李建国．黑龙江中医药．1990，(1)：37.]

5. 痔疮

（1）李某某，男，25 岁。1988 年 7 月 20 日初诊。2 天前因过多食用辣椒，肛门旁忽生一肿物，大如黄豆，局部发红，不出血，疼痛较甚，行走不便。查其舌质红，苔黄厚，脉弦数。证属阳明燥热，血瘀阻络。治以清热化瘀。弹拨两侧大肠俞。弹拨后疼痛明显减轻，次日则肿物消除，无疼痛，行走如常而愈。

治疗方法：令患者俯卧，于大肠俞处（第4与第5腰椎之间腰阳关穴旁开1.5寸）皮肤酒精消毒后，用圆针或细三棱针，采用注射法进针，将针刺入0.5寸左右，术者拇、食指持针柄，中指持针体，向左右弹拨5~6下即可。术者指下感觉针尖拨动肌肉纤维为准。[国万春. 四川中医. 1991，9（2）：49.]

（2）张某某，男，20岁，学生。患内痔大便出血已2年，开始出血量少，后渐增多，甚者1次出血量约200ml，面黄肌瘦，头昏肢软，纳差，脉应手无力。经取大肠俞穴针挑1次，次日大便血止。随访3年未见复发。

治疗方法：嘱患者坐在靠背椅上，两手扶住椅架，暴露出背部皮肤，医者站在患者背后，用左手扶在患者左肩上，右手从患者脊椎第1胸椎旁大杼穴沿脊椎向下数到第16椎(即第4腰椎)：旁开1.5寸处便是大肠俞穴。用棉签蘸上紫药水，在此穴位上涂上标记。用碘酒、酒精常规消毒后，用三棱针挑破表皮，向内深刺，可挑出白色纤维样物，患者仅感微痛，不易出血。挑后以酒精棉球消毒，贴上胶布。每次挑一侧穴位，3~5天后再挑另一侧穴位，一般挑2次即可。

注意事项：①针挑后3日禁重体力劳动。②尽量不吃刺激性食物。③孕妇禁用。[程绍勋. 上海中医药杂志. 1987，（5）：20.]

（3）周某某，男，30岁。自述1980年因重体力劳动引起便血及脱肛，由于未及时治疗，病情逐年加重，至1983年下半年，每次脱肛须用手揉送入内。即用案5（2）方法治疗，5天共针挑2次。治疗后便血量少，日后血止。观察1年未见复发。脱肛亦大有好转。[程绍勋. 上海中医药杂志. 1987,（5）：20.]

大敦（LR1）

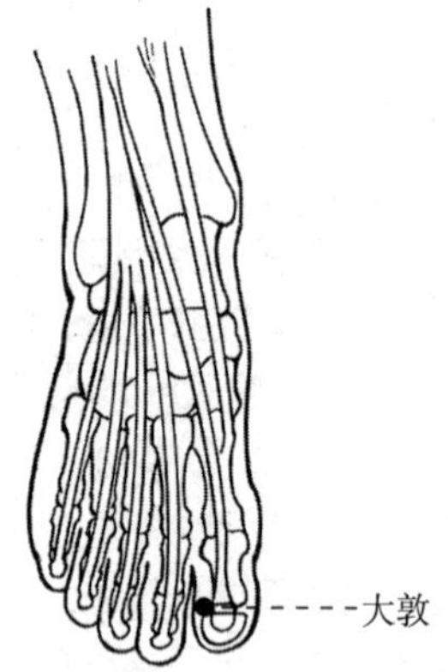

【释名】敦，厚也，穴在足大趾端外侧，其肉敦厚；又穴当厥阴之初，厥阴根于大敦，穴处脉气至博至厚，故而得名。

【异名】水泉、大顺。

【经属】足厥阴肝经，本穴为肝经井（木）穴。

【定位解剖】正坐或仰卧。在足趾，大趾末节外侧（靠第2趾一侧）趾甲根角侧后方0.1寸（约3mm处）。局部解剖有足趾背动、静脉，布有腓深神经的趾背神经。

【功用主治】利尿通淋，活血调经，开窍苏厥。主治小腹痛，淋证，遗尿，癃闭，尿血，癫狂，痫证，疝气（难复性疝、嵌顿性疝），阴茎疼痛，急性睾丸炎，附睾炎，高血压，月经不调，血崩等。

【现代研究】①对大肠运动有明显的调整作用，可使不蠕动或蠕动很弱的降结肠下部及直肠的蠕动加强。②可加强神门穴的降压效应。在人工造成动物大脑皮质运动区优势的情况下，针刺大敦可使大脑皮质抑制效应巩固。

【刺灸法】斜刺 0.1~0.2 寸，或用三棱针点刺出血；可灸。

【临床应用】

1. 突发性心区疼痛

苏某某，男，18 岁，学生。平素健康状况良好。一天下课后拟出室漫步，遂以双手扶住书桌两侧，从座位上站起，尚未立定，却突感心区暴痛，脸色苍白，汗出。证属卒心痛，即用三棱针（毫针也可）点刺大敦（双）放血，血出痛止，活动如常。［陈香白．广西中医药．1978，(4)：35.］

按语：大敦为足厥阴肝经之井穴。《灵枢·顺气一日分为四时》言“病在脏者，取之井”；《难经·六十八难》亦言“井主心下满”。《甲乙经》：“卒心痛，汗出。”无疑在大敦穴施术正合医经的选穴原则，故点刺出血确能治疗卒心痛。

2. 急性睾丸疼痛

项关一男子，病卒疝，暴痛不住，倒于街衢，人莫能助，呼予救之。予引经证之，邪气客于足厥阴之络，令人卒疝，故病阴丸痛也。予泻大敦二穴，大痛立已。夫大敦穴者，乃足厥阴之二穴也。［历代针灸名家医案选注：110.］

3. 嵌顿性股疝疼痛

李某某，女性，46 岁。主诉：阵发性腹痛已 7 小时，发现右侧腹股沟有一球样肿物，疼痛，按之不消失，呕吐 2 次，无排便。检查：体温正常，脉搏 86 次 / 分，血压 14.9/11.2kPa（115/85mmHg）。痛苦病容，呻吟不止。无明显脱水征，心肺正常，腹部稍隆，可见肠型，按之腹软，无压痛和反跳痛，肠鸣音增强。右侧卵圆窝处有一半球型肿物，轻度压痛，不能还纳。诊断：右侧嵌顿性股疝。经先用手法复位无效，改用针刺患侧大敦穴方法，15 分钟后腹痛消失，肿物还纳。后经择期行疝修补术得以证实。

治疗方法：取大敦穴，捻转进针，行平补平泻法，得气后留针并加艾条灸，直至被嵌塞还原为止。在针刺同时，用手法在被嵌塞物上轻轻按摩，帮助还纳。必要时肌内注射阿托品以缓解肠痉挛或肌内注射苯巴比妥钠以镇静。［应浩．中国针灸．1982，2(4)：34.］

4. 睾丸炎

张某某，男，43 岁，农民。两侧睾丸肿大坠痛已 2 年，疼痛放射到腰骶部。检查：睾丸肿大如鹅卵，触痛，皮肤紧张无光泽，无其他阳性体征。诊断为慢性睾丸炎。用三角灸灸双大敦穴 4 次，睾丸缩小 3/5，触痛及腰痛症状消失。

治疗方法：先取仰卧位，用三角

灸，艾炷如豌豆大，隔蒜片灸，灸至蒜片呈土黄色为止。取对侧大敦灸，即左睾丸肿大灸右大敦，右睾丸肿大灸左大敦。灸后若起疱者，隔 7~10 天，灸第 2 次；灸第 2 次无效时，应改用他法治疗。无起疱者，可间日灸 1 次，灸 3~5 次无效，停用本法治疗。[针灸临证集验：74.]

5. 强中症

李某，男，26 岁。自述半月前，与其未婚妻媾合时，被人撞见，遂致玉茎长兴不衰，经多方医治无效。观其形体健壮，面红目赤，玉茎青紫，舌红苔黄。问其所苦，言阴茎胀痛，溺黄且艰，口苦烦渴，大便数日未行。切其六脉弦数有力。证属肝经实热，即用毫针刺其双侧大敦穴，旋即得气，气沿小腿及股内廉传至玉茎，乃施以重泻法，持续行针 10 余分钟，当即射精 6~7ml，玉茎随之萎软。后随访 1 年，一切如常人。[林治虎．山东中医杂志．1989，8（1）：46.]

6. 阴茎疼痛

马某，男，34 岁。1990 年 9 月 28 日初诊。自诉就诊前 1 天，入房前洗浴因水温太低，房中突发阴茎部剧痛，排精不畅，排出后阴茎疼痛仍持续 1 小时左右。刻诊：阴茎冷痛，伴内缩，小腹拘急胀痛，时作寒战，苔白而润，脉沉弦。证属寒凝肝脉，气血凝结之房事茎痛，遂以三棱针大敦穴放血数滴，1 次获愈。[张润民．四川中医．1992，10（1）：50.]

按语：足厥阴肝经循阴器，络睾丸，抵小腹。临床上疝气、睾丸炎、淋病、子宫脱垂多责之肝经。《灵枢·经脉》指出足厥阴“循胫上睾，结于茎，其病气逆则睾肿卒疝，实则挺长，虚之别……则暴痒，取之所别也。”《千金方》：“主目不视，太息。又主卒疝暴痛，阴跳上入腹，寒疝阴挺出偏大肿脐腹中。”故针刺足厥阴肝经井穴大敦可疏利肝气以止疼痛、缓痉急。

大陵（PC7）

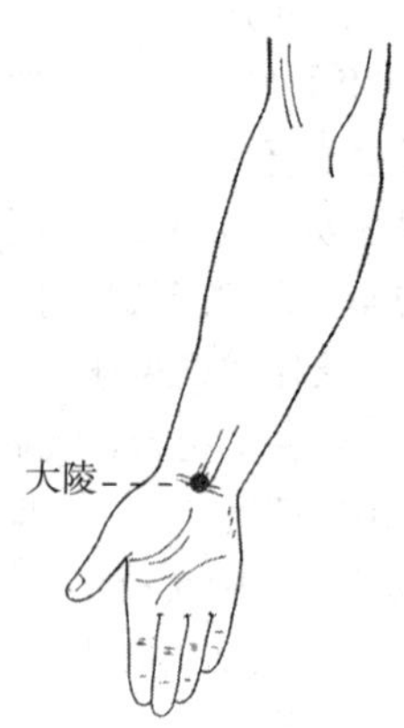

【释名】大，与小相对。陵，丘陵也、土堆也。此指腕骨隆起外形如丘陵，本穴在其后方，故名。

【异名】心主穴，鬼心穴。

【经属】手厥阴心包经。手厥阴心包经的输穴和原穴，属孙真人十三鬼穴之一。

【定位解剖】仰掌，腕横纹正中，在掌长肌腱与桡侧腕屈肌腱之间，有拇长屈肌和指深屈肌腱；有腕掌侧动、静脉网；布有前臂内侧皮神经，正中神经掌皮支，深层为正中神经本干。

【刺灸法】直刺0.3~0.5寸，可灸。

【功用主治】清心安神，开窍醒志，舒筋活络。主治心痛，心悸，心烦，胸中热，胃痛，呕吐，吐血，癫狂，痫症，喉痹，耳鸣，疟疾，舌本痛，善笑不休，目赤黄，喘逆，身热如火，头痛如破，短气胸痛，手挛不伸，疮肿瘙痒，指麻，心肌炎，胃炎，失眠，肋间神经痛，腕管综合征，踝关节扭伤，跟骨骨刺，足跟痛，趾骨骨折痛等。

【临床应用】

1. 咳嗽

王某某，女，23岁。感冒近1个月，经内服药物，感冒好转，但咽部略有不适，咳嗽频发，无痰干咳，全身困乏。检查：咽部发红，脉象细弱，针刺大陵穴以安神定志，鼓舞心气，宣肺止咳。针后5分钟症状好转，留针15分钟。连针3次，咳嗽告愈。[韩育斌，等. 陕西中医函授. 1991,(5)：39.]

2. 失眠

鞠某，男，商人。于2000年6月7日就诊。患者自2年前与妻子离异后开始出现失眠，夜醒来5~3次，每夜只能睡3~4小时，并有多梦、心慌及记忆力下降等症状，曾长期服用镇静安眠药。查体：脉沉细，舌质淡，无苔。诊断为神经衰弱，失眠穴针刺，用泻法，留针25分钟后，配用夹脊穴拔罐，经此法治疗8次后，患者睡眠已增至7小时以上，偶尔夜里醒1~2次，但很快就能再次入睡。1个月后电话随访睡眠正常。

治疗方法：取失眠穴（大陵穴）常规消毒后，用2寸毫针以45°角斜向掌心刺入0.5~1寸，行捻转手法或提插手法，使针感传至指尖处，留针30分钟，每5分钟行针1次，10次为1个疗程。对一些严重失眠者，除了针刺失眠穴之外，还可以在后背的夹脊穴，即第1胸椎至第5腰椎，各椎体棘突下旁开0.5寸处，涂以少许润滑油后拔火罐，并沿着两侧夹脊穴上下移动行走罐，直至沿线皮肤出现瘀血紫斑时停止治疗。[常见病信息穴一针疗法：58.]

3. 手指酸麻

黄某某，女，42岁。主诉：两手五指酸麻半年，经当地医院治疗无效，于1982年3月1日来诊。查：两手五指未见异常变化，舌苔薄白，舌质淡红，脉沉细。取大陵穴，针刺3次痊愈，1年后随访未复发。

治疗方法：用1寸长30号毫针，针尖向掌心方向刺入0.5寸左右，有触电感，酸麻至五指，即可出针，不留针，隔天针刺1次，10次为1个疗程，休息1周后再继续治疗。[沈德培. 中医骨伤科. 1986,(3)：36.]

4. 鸡爪风

王某某，女，37岁。患鸡爪风（右）：发作频繁，甚时每日可达4~6次，屡服药物及针灸不愈，邀余针治。取右侧大陵穴，浅刺，感麻窜放射后始捻针，痉挛立即得到缓解，每天1次，连针3次，病愈，随访3年未再复发。[何有水. 四川中医. 1990，8（8）：49.]

5. 踝关节扭伤

薛某某，男，64岁，农民。扛运

重物时，右踝扭伤，局部疼痛，行走不便。刺右大陵穴，留针 10 分钟，疼痛消失，行走如常。[陈得心. 上海针灸杂志. 1987,(3)：8.]

6. 足跟痛

（1）程某某，男，45 岁，干部。右足跟疼痛 8 个月余，早晨起床走路痛甚，X 线摄片检查右脚跟有 8mm 长跟骨骨刺，经针刺治疗 3 次，早晨起床走路已基本不痛，共治疗 8 次而愈。随访 7 年疼痛未再发。

治疗方法：取大陵穴（双侧可交替使用）：用平补平泻手法，使出现酸、麻、重、胀感，边施行针刺手法，边震跺患侧足跟，手法不宜太重，一般针刺 5~10 分钟疼痛即缓解。[赵怀儒. 河北中医. 1985,(4)：47.]

（2）朱某某，女，52 岁。两脚后跟疼痛年余，两脚走路不敢平放，X 线摄片检查：两侧足跟分别有 6mm 长骨刺，经针刺双侧大陵穴 5 次（方法同上案），走路两脚已能放平，共治疗 12 次告愈，追访 3 年未见复发。[赵怀儒. 河北中医. 1985,(4)：7.]

（3）尚某，男，49 岁，技术工人。因左足跟痛半年余，于 1997 年 9 月 3 日就诊。检查：左足跟形态正常，无肿胀，左足跟中心处有深压痛，跖韧带内侧缘有明显之压痛，踝关节活动正常。诊断为足跟痛（左），取右侧足跟痛穴针刺，行泻法，每 5 分钟行针 1 次。同时用手法点阿是穴 10 分钟。治疗后患者试走路顿感痛减，继续治疗 5 次，疼痛全部消失。3 个月后复诊未见复发。

治疗方法：取足跟痛穴（大陵穴）常规消毒后，用 8 号 1 寸毫针以 45° 斜向掌心刺入 0.5~0.8 寸，行捻转手法，待出现针感时让患者活动患足并跺震患侧足跟 1~2 分钟，急性痛可不留针，慢性痛可留针 30 分钟，每 5~10 分钟行针 1 次。根据病情轻重或病史长短设定 5~10 次为 1 个疗程。一侧疼痛取健侧穴，两侧疼痛取双侧穴。[常见病信息穴一针疗法：117.]

7. 跟骨下脂肪垫损伤

赵某某，男，27 岁。1987 年 7 月 10 日就诊。诊断：跟骨下脂肪垫损伤。患者 1 个月前，因跳远不慎，致使左腿疼痛，足跟不能着地，遂到我院外科诊治。双足正侧位片（包括踝关节），未发现骨折及跟骨骨刺，经外敷药物，肿胀消失，疼痛减轻，20 天后仍走路跛行，左足跟不敢着地，予针刺右大陵穴行捻转泻法，令左足跟着地，立效。留针 20 分钟，间歇运针，出针后痛止，走路如常。第 3 天按上方巩固疗效，临床治愈。

治疗方法：仰掌，刺入大陵约 1 寸深，得气后拇、食指捻转针柄用泻法。

按语：应用此穴治疗对侧足跟痛为“下病上取”“交经缪刺”之法，在临床上效果甚佳。每日或隔日 1 次，轻者 1~2 次愈，重者 3~4 次治愈。[单穴治病选萃：220.]

大椎（DU14）

【**释名**】“大”指高大，“椎”指脊椎骨。穴在第 7 颈椎棘突起最高处而得名。为人体阳经之汇，所有阳经在这里交汇的一大要穴。

【异名】百劳、上杼。

【经属】督脉。

【定位解剖】俯卧或正坐低头，于第 7 颈椎棘突下凹陷中取穴。有腰背筋膜，棘上韧带及棘间韧带；有第 1 肋间后动、静脉背侧支及棘突间静脉丛；布有第 8 颈神经后支。

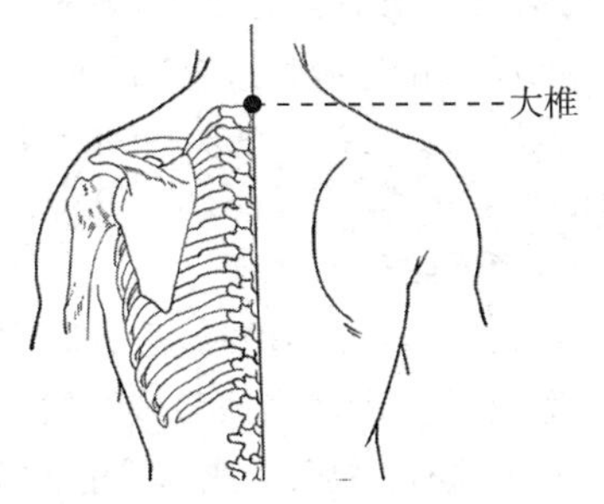

【刺灸法】针法直刺，深 0.5~1 寸。灸法：直接灸 5~15 壮，温灸 15~30 分钟。可放血。

【功用主治】清热解表，温阳通督。主治热病，疟疾，中暑，霍乱，咳嗽，喘逆，骨蒸潮热，五劳虚损，黄疸，癫狂，痫证，肩背痛，项强，腰脊强，角弓反张，小儿惊风，风疹等。

【临床应用】

1. 感冒

（1）俞某某，女，31 岁，饭店服务员。1981年6月19日初诊。患者低热、咳嗽、流清涕，服用中、西药治疗 1 周后症情不减。就诊时，恶寒、发热，咳嗽声音嘶哑，体温38℃，脉浮数，舌淡苔薄白而滑，诊为感冒（风寒）。遂停一切药物，在大椎穴上用温针刺泻法，第 1 次温针后，周身轻松，微汗出，当天热退，第 2 次治疗后诸症悉去而愈。

治疗方法：患者取坐位，俯身低首，充分暴露大椎穴，将已消毒的 2~2.5 寸毫针直刺进穴，得气后，待针感向上肢或脊柱上下传导后，再将 0.6 寸左右长的艾条装于针柄，由下部点燃，待其缓缓燃烧。[霍金山，等，武汉市中医医院院刊. 1982,（2）：51.]

（2）于某，女，52 岁。发热微恶寒，头痛咽干，颈项强痛，脉浮数，体温 38.3℃。中医辨证属风热型感冒。即针刺拔罐大椎穴，留罐 30 分钟后体温降低为 37.8℃，周身轻松。翌日又以下法治疗 1 次，诸症消失，体温降至正常。[姜爱芳. 山东中医杂志. 1992，11（3）：54.]

（3）陆某，男，39 岁，工人。头痛发热，鼻塞流清涕 1 天。咳嗽无痰，四肢酸痛，纳差无力，脉浮，舌苔薄白，体温 38.5℃。予隔姜灸 3 次，症状消失而愈。

治疗方法：患者俯卧或端坐低头，医者在其大椎穴用艾条温和灸，每次 20 分钟，或用隔姜灸，每次 3~5 壮。每天 2~3 次。均防止皮肤灼伤。流行性感冒属风热者禁用。[曹仁和. 江苏中医. 1986,（5）：33.]

（4）王某，男，31 岁，商人。于 1997 年 7 月 16 日就诊。因洗澡时水温太低而引发感冒、发热、咳嗽等症状 3 天。检查：体温 37.5℃，心率每分钟 94 次，面色红润，两肺未闻及干湿罗音，腹部平坦而柔软，无压痛，脉沉数，舌质暗红，苔薄白。诊断为风寒感冒。治疗选感冒穴，常规消毒后用三棱针点刺放血，予棉球压迫后，再用艾卷熏灸20分钟。治疗1次后退热，2次后咳嗽等症状全部消失而痊愈。

治疗方法：三棱针点刺加拔火罐法：取感冒穴（大椎）常规消毒后，用无菌三棱针迅速刺入感冒穴1~2mm，然后取中、小号继在感冒穴用闪火法拔罐3~5分钟，以拔出4~6滴鲜血为宜，去除火罐，再用干棉球压迫止血片刻。每2日治疗1次，病情严重或伴有高热者可每日治疗1次，3~5次为1个疗程。灸法：用艾卷点燃15~24分钟，温度以患者能耐受为度，避免皮肤烧伤。也可以取生姜1片置于感冒穴，然后取艾绒1堆放于生姜片上点燃，共灸3壮。[常见病信息穴一针疗法：9.]

2. 高血压

（1）郝某某，女，36岁，干部。患高血压病7年余，血压常持续在21.3~24.0/13.3~14.7kPa（164~180/100~110mmHg）。有头痛，以两颞为甚。眩晕，易怒，少寐多梦，面红目赤，伴有恶心等症状。舌质暗，苔薄黄，脉弦。中西药物治疗，效果不显，血压不稳定。于1979年10月要求针刺治疗。初诊血压24.0/14.7kPa（180/110mmHg），用大椎穴刺络放血治疗，半小时后，血压下降为20.0/13.3kPa（150/100mmHg），头痛减轻，全身轻快。二诊时血压22.7/13.3kPa（170/100mmHg），治疗后血压下降为19.7/12.0kPa（148/90mmHg），精神尚好，后坚持每周大椎穴刺络放血1次，共5次，血压稳定在17.0/12.0kPa（128/90mmHg）左右，上述症状基本消失。[申秀兰. 中原医刊. 1982,（2）：79.]

（2）徐某某，女，53岁，工人。清晨和家人争吵后，头痛如锥刺、刀割，抱头撞墙，心烦欲吐，口苦，面赤，血压21.3/12.0kPa（160/90mmHg）。施以平肝潜阳，清泻之法。遂针刺足窍阴、行间2穴，1小时后，头痛未见好转。改为大椎穴刺络放血治疗，半小时头痛即止，血压恢复正常。[申秀兰. 中原医刊. 1982,（2）：79.]

3. 颈性眩晕

赵某某，男，50岁，会计。主诉因挖菜窖颈部活动剧烈而致突发性眩晕。其头部向左侧转动眩晕增重，形成头部右视体位，走路、睡觉颈部均向右侧扭转。经本院放射科拍片，4、5、6颈椎均有骨质增生。曾服中药治疗，但效果不佳。经采用针刺大椎穴治疗，1次即觉眩晕减轻，3次后头部即可向左侧转动。治疗7次后痊愈。[徐威. 山西中医. 1990,（2）33.]

4. 失眠

张某某，男，47岁。1987年3月1日初诊。失眠2年余，起病劳虑过度，开始出现多梦易醒健忘，久之头晕头痛，近月余病情加重服药不奏效，彻夜不眠，心悸、肢倦神疲，饮食无味，面色少华，舌淡苔薄，脉细弱，精神萎靡，血压13.3/9.31kPa（100/70mmHg）。取大椎穴用下法治疗，当时患者躺在床上即入睡，醒后自觉全身轻松，头脑清楚。次日来诊，诉说昨日针后午睡3个多小时，晚饭后又有睡意，从晚8时一直睡到天明，头痛头晕基本消失。为了巩固疗效，连针3次痊愈。经随访2年来保持良好，再未复发。

治疗方法：用28号2寸毫针，令患者坐位，头略向前低，针尖向上斜刺1~1.5寸，当患者有针感顺脊椎向下时用捻转补泻法的补法将针柄向前推几下，然后提起针向左横刺，感向左肩部放散时，再将针提起到天部向右侧横刺，针感到右肩时，将针提到原位，轻捻出针，用干棉球按压针孔片刻。这时患者感到背部发热舒适。以思虑伤脾、心脾两虚引起的失眠针刺大椎穴效果好。［单穴治病选萃：348.］

5. 癫痫

郑某某，女，12岁，学生。于1969年4月突然抽搐1次，约2分钟左右自行缓解。以后几乎每月发作1次。某院神经科诊断为原发性癫痫。服用苯妥英钠与苯巴比妥，病情明显好转，半年发作1~2次。1972年7月劳累后又发作频繁，抽搐时意识丧失，咬破舌头，两手紧握，两眼上翻，缓解后昏睡。约每天发作1~2次，每次发作3~4分钟。继续服用原来的西药无效。遂转我院治疗。既往无一氧化碳中毒史，家庭中无类似患者。检查：眼球运动良好，无眼颤，眼底正常，颈软，四肢肌张力未见异常。头颅侧位X光片，未见异常改变。脑电图（1969.6.16）：全图以高中压1.5~3.OC.P.S及4.0C.P.S.8及Q节律为主，波形不整齐，呈杂乱慢节律。左侧明显高于右侧，并有明显之1.5C.P.S棘慢波。为不正常脑电图，符合癫痫。治疗：针刺大椎穴，隔日1次。针7次后，发作间隔延长，1周发作1次。针25次后，约4周发作1次，发作时间由原来3~4分钟缩为1~2分钟。针35次后，未再发作。为巩固和观察疗效，停服苯妥英钠与苯巴比妥，继续针15次，共针刺50次。自针35次后，一直未发作。1974年3月12日脑电图检查：大致正常。5年后追访，自针后一直未发作。

治疗方法：取大椎穴，选用26号2寸毫针（常规严格消毒）：由大椎穴进针，向上约30°角斜刺进针1.5寸深左右，若患者有触电样针感，传至肢体时，立即出针，勿反复提插。隔天针刺1次，10次为1个疗程；休息7天，继续针刺。一般需针刺3~4个疗程。［徐笨人，等. 中国针灸. 1982，2（2）：4.］

6. 类风湿性关节炎

马某某，男，49岁，干部。主诉：肢体关节及腰椎酸痛已有4年，痛无定处，以气候转变为甚，弯腰受限制，舌苔白，脉弦。诊断：痛痹。血液化验：白细胞5.4×10^9/L，中性0.73，淋巴0.27，血红蛋白110g/L，血沉40mm/h。经治疗12次后，复查血沉下降至8mm/h，症状基本消失。

治疗方法：①取穴：按中医分型：痛痹灸大椎；行痹及着痹灸大椎、阳陵泉。②取坐位，头稍前倾，艾条点燃后，对准穴位，与皮肤保持一定距离，

以患者能忍受为度，每穴灸30分钟，灸至皮肤潮红为度。[林幼珠，等. 福建中医药. 1986，17（6）：25.]

7. 落枕

陈某，女，41岁。2017年12月15日初诊。患者昨日晨起时发现颈部疼痛伴活动受限，自行予以奇正消痛贴局部贴敷，白天症状略有改善，夜间疼痛加重。刻诊：颈部肌肉僵硬，皮肤偏凉，颈部活动困难，舌淡红、苔薄白，脉弦紧。西医诊断：落枕；中医诊断：项痹（痛痹）。治疗：患者坐位，术者站其身后，取两根纯艾条，点燃，在大椎穴上离皮肤2~3cm进行雀啄灸。期间患者诉颈后有一股热流从大椎穴沿着颈椎向上传导。灸至40分钟后，患者诉颈后热流感觉消失，颈部活动明显好转，疼痛大减。治疗2次，颈部活动自如。[李丹丹，等. 浙江中医杂志.2018，53（11）：816.]

8. 颈扭伤

沈某某，男，58岁。1991年5月9日初诊。主诉颈扭伤2天，经某医推拿治疗，当时症状减轻，随后逐渐加重。现颈部及两臂不能活动，亦不能大声说话。检查：颈部呈强迫体位，痛苦表情，颈部活动受限，两臂不能抬举。遂令其坐于凳上，因两臂不能抬举而未做两手扶颈动作。随即以空心掌对准大椎穴如法拍打3下，当即患者两臂可以活动；又拍打3下，颈部活动正常，患者随即谈笑自如而愈。

治疗方法：令患者坐于凳上，两手抱扶于左右头颈部以松弛颈部肌群，颈部稍挺直。术者站在患者左侧，左手扶患者左臂，以右手空心掌（即五指并拢掌稍屈曲，使手掌形成一个窝状）对准大椎，“啪啪”几声。大多数患者活动颈部后均觉疼痛消失或明显减轻。如患者感觉颈部某点还有些疼痛，则须稍加用力再拍打3下，或在痛点稍加按摩，即可痊愈。[葛承兴. 浙江中医杂志. 1993，28（1）：35.]

9. 项背强痛

金某某，男，42岁，干部。2周前因淋雨受凉感冒，而致项背酸痛，头痛隐隐，颈项不灵活。服药治疗后，项背仍较僵硬和酸痛，舌苔薄白，脉弦。经用大椎穴刺络放血加拔罐治疗，半小时后颈项活动自如，酸痛消失。

治疗方法：常规消毒后，用消毒三棱针在大椎穴上横划1cm长的痕迹，以划破皮肤并有少许血迹渗出为度。迅速将火罐拔在此穴上，留罐5~10分钟。取罐时内有血液5~10ml为宜，用消毒干棉球擦净血迹，再敷盖消毒棉球或小纱布，用胶布固定，以防感染。每次治疗时可在原划迹稍上或稍下处治疗，但不宜在原划痕道上重复。[申秀兰. 中原医刊. 1982,（2）：79.]

10. 背寒身冷

（1）杨某，男，54岁。1990年4月21日初诊。患者6年来背寒身冷（夏天亦须戴帽、围毛巾和穿毛衣、毛裤），自汗，吃饭或稍活动则面颈部汗出如珠，历治罔效。舌苔薄白润，脉沉迟。用下法治4次后，背寒、身冷与自汗现象明显好转；又治疗10次，症状全部消失。随访15个月未见复发。

治疗方法：患者坐位，大椎穴常规消毒后，取1寸毫针向上斜刺0.5~0.8寸，中等刺激，得气后在针柄上嵌入艾炷1个，点燃，连灸3壮，每天1次。7次为1个疗程，可治疗1~3个疗程。［彭素兰. 中医杂志. 1992，33（3）：38.］

（2）张某，女，35岁。1990年3月28日初诊。患者5年前产后受凉，一直背寒身冷，早晚时作振栗。冬季穿厚棉衣裤、紧靠火墙仍有凉意，晚上须盖两床厚棉被；夏季仍须穿薄棉衣或毛衣裤，甚则复以厚被。常兼头项背部作痛，多处就治无效。舌质淡红有齿痕，苔薄白，脉沉缓。即予温针大椎治疗，2次后诸症明显减轻。3次后不慎受凉，各症又复如初。继用前法治疗加用走罐，治疗4次后，诸症告愈。随访1年未复发。

治疗方法：同上案。［彭素兰. 中医杂志. 1992，33（3）：38.］

（3）患者，时值1976年三伏，身盖5公斤重之棉被仍蜷缩一团而战栗不已。面白形寒，头晕乏力，四肢厥逆，身无暖气，干爽无汗，颈项冷楚板滞，时觉脊背凉气习习。测其体温35.5℃（口腔）：舌胖大而有齿痕，舌淡苔白而滑，脉迟缓，无头痛、鼻塞等症。时逾半月有余，病由夜半露天劳作，复又冷水洗澡而起。此阴寒外束阳气内遏之证。阳气被遏日久，必为阴寒所伤，以致心阳不振，阴盛阳衰。当取督脉温经回阳。遂用2寸毫针，刺入大椎穴1.5寸，又用艾绒裹于针柄上，点燃3壮，燃毕，通身汗出涔涔，扪其手足已温如常人，畏寒之症竟此而愈。［余茂基. 中医杂志. 1990，31（5）：43.］

11. 偏瘫肢冷

张某，素体阳亢，血压高时达29.3/16.0kPa（220/120mmHg），1987年11月患“脑出血”，抢救脱险后，遗留右侧肢体偏瘫及口眼歪斜，即行针灸治疗。至1989年7月，已能下地跛行，口眼已正，血压正常，患肢肌肉未见萎缩，但皮肤温度显较健侧为低，虽炎夏而毫无汗液，遇微风则觉寒彻入骨。患者肢体冷痛，有如浸冷水之感。阳气不振，寒从内生，阳为寒伤，气失温煦，以致寒凝血瘀，经隧不通，气不能行，血不能荣，故肢体颓废而不用。恐日久阳微，气血凝泣，关节僵化，难以屈伸，当急以温经回阳，行气活血，以冀阳回血行。遂温针灸足三里、条口、肩髃、曲池等穴，然半月后疼痛略减而肢体依然。寻思良久方悟：督脉为诸阳之海，而督脉温经回阳之力又首推大椎，于是针刺大椎穴，行烧山火手法，当即感觉针感传至腰际。3次后，上下肢始有汗出，6次后患肢出汗已透，温暖如常。［余茂基. 中医杂志. 1990，31(5)：43.］

12. 腰扭伤

侯某，女，28岁，工人。1983年10月14日初诊。主诉：昨天上午在车间抬重物，自觉腰部“咯”的一响，随而疼痛难忍，卧倒在地，不能弯腰及左右转动，用止痛片、跌打丸等药治疗效差，故来诊治。证见：患者表情痛苦，步履艰难。检查腰椎部位有明显压痛，活动受限，舌质暗淡，苔薄白，脉弦细。属急性腰扭伤。依下法治疗 1 次，疼痛减轻，又针 1 次，疼痛若失。1 个月后随访，再未复发。

治疗方法：取大椎穴，用 28 号毫针，套管进针法刺入 1 寸后，针尖沿脊椎长轴向下斜刺，施平补平泻手法，快速捻转使其得气。如针感迟钝，医者可用右手拳头轻轻叩打大椎至腰之脊椎 3 遍以导引经气，促使得气。得气后继续快速捻转，并令患者左顾右盼弯腰，其幅度由小到大，针刺与运动相结合。每天针 1 次，留针 15~30 分钟，连续针刺 3~5 天。[刘贵仁，等. 陕西中医. 1985，(8)：36.]

13. 感染性多发性神经根炎

莫某某，男，42 岁，干部。1986 年元月 23 日以肢体痿软无力收住院。患者 1 周前突然发热、怕冷，肢体不适，经某医院诊断为恶性疟疾。经肌内注射盐酸奎宁，口服盐酸氯奎片后，高热稍退，后又突然持续高热，恶寒，头痛，手足麻木发软，逐渐向远端发展，肢体软弱无力，又经某医院治疗，肌内注射维生素 B_1、B_{12} 仍无效，且症状日渐加重，手足软弱无力继续向远端扩散，转入我院治疗。检查：神清，精神差，颈强无力，左侧鼻唇沟消失，嘴向左侧㖞斜，四肢瘫痪，肌力 0~1 级，下肢尤甚，膝、腱反射消失，布氏征（+），克氏征（+）。实验室检查：白细胞 10.9×10^9/L，中性 0.76，淋巴 0.22，嗜酸 0.02，脑脊液：细胞数 6×10^6/L，葡萄糖 2.8mmd/L，潘氏反应（+），西医诊断为急性感染性多发性神经根炎。曾用激素、抗生素、维生素及加兰他敏等西药治疗无效。特邀中医会诊，症见面色萎黄，颈项强硬，口㖞斜，四肢软弱无力，下肢较上肢痿重，小便黄，大便干，舌红，苔黄腻，脉细数。辨为痿证。证属湿热浸淫，四肢痿废。治宜清热渗湿，舒筋通络。选大椎穴治之。手法：进针 1 寸，行大幅度捻转手法，针感必须向两肩、两肘及腰部放射，留针 30 分钟。每天 1 次，10 次为 1 个疗程，休息 1 周，再进行下 1 个疗程。5 个疗程后，临床症状和阳性体征消失，恢复正常工作。[贾永祥. 陕西中医. 1988，9(12)：555.]

14. 痤疮

陈某，男，26 岁。于 2001 年 12 月 14 日就诊。自诉面部痤疮 3 年余，曾服用中草药及多种雌激素治疗数月未见效。患者面部潮红，有散在绿豆大小之痤疮疹，一部分皮疹有小脓头，并形成轻度瘀痕，但无压痛，脉弦数，苔薄黄。诊断为青春期痤疮，取痤疮穴用三棱针点刺并拔火罐，待拔出 2ml 左右的鲜血时即起罐，擦去血迹后，再用 2 寸毫针针刺 1 寸，行泻法，留针 20 分钟，每 5 分钟行针 1 次，每周治疗 2 次。经 12 次治疗后，已基本治愈。

治疗方法：取痤疮穴（大椎）常规消毒后，用三棱针迅速点刺 2mm 左右，然后用闪火拔罐 14~15 分钟，以出血 0.5~1ml 为宜，如血量很多则应立刻取下火罐，擦去血迹，并用干棉球压迫穴位的针眼 2~3 分钟。如果病情需要，可待出血停止后继续拔火罐 10~15 分钟，但不要再拔出血液，起罐后注意针眼消毒。每周治疗 2 次，4 周为 1 个疗程。如需要继续治疗，中间应休息 1 周，再做下 1 个疗程。[常见病信息穴一针疗法：172.]

15. **荨麻疹**

患者，男，40 岁，农艺师。于 1983 年 12 月 20 日中午觉上身发痒，有散在风疹块，至晚疹块急剧增大，其色鲜红，周身皮损成片，伴有恶寒、发热，体温：39.2℃。自述因劳出汗当风所致。

治疗方法：强刺双合谷，未留针，仅痒感稍轻，继强刺大椎 1.5 寸，留针 5 分钟。得气后，自诉恶寒及痒感消失，起针后已见皮疹明显缩小，其色变浅，10 分钟后测体温为 38.1℃，安然入睡，次日凌晨，恢复正常。[孙凌杰. 天津中医. 1985,(4)：24.]

16. **面部丘疹**

黄某某，男，24 岁，学生。患者数年前面部偶有小疙瘩，每用手挤压时有乳白色胶状物溢出，平时稍多吃油炸、辛辣食物则疙瘩数量增多。近半月来，疙瘩数量明显增多并有痒感，自觉性急，口微干，小便短赤，大便日行 1 次，偏干。检查：面部见密集凸出皮肤表面的丘疹，红肿浸润并可见小脓疮，局部触痛明显，尤以双颊部为甚。舌偏红苔薄黄，脉弦滑。以下法治疗 2 次后，丘疹开始缩小，红肿已不明显，面部痒感消失，触痛（–）。第 3 次治疗后 2 天见患者面部唯留些小丘疹，感染小脓疮处未留下凹陷性瘢痕。

治疗方法：用三棱针在大椎穴处即第 7 颈椎棘突下点刺出血后，用玻璃火罐拔罐，待出血量有 1~2ml 即可把罐取下，2 天 1 次。[方伟. 福建中医药. 1992,(5)：57.]

17. **痛经**

李某，女，34 岁，工人。每值经前及经期小腹疼痛难忍，经血量少而色黯，时见血块。痛甚时，汗出淋漓，泛恶欲吐，需小腹热敷方可缓解。虽曾服用中药多剂，但始终未能治愈，以至痛经月月如故。患者于 1984 年 4 月 9 日因经期后起居不慎，当风受凉，以致左肩疼痛，上举及后伸旋转困难而就诊。笔者取大椎、肩髃、外关加艾灸，以疏风散寒、温经通络。治疗 10 余次而愈。不料患者次月经来，小腹疼痛大减。笔者认为大椎穴有治疗痛经之效，得以启发，独取其穴，予以针刺加灸 10 壮。经治疗竟除患者多年痼疾。针时患者曾有针感沿脊柱下传。[任耀武，等. 陕西中医. 1985，6（3）：131.]

18. **外耳道炎**

周某某，女，70 岁。1974 年 7 月 12 日夜间感到右耳外耳道肿痛，疼痛很快增剧，至次日下午波及整个右半侧面部，外耳道红肿堵塞。当地群众称之为“耳疔”（外耳道疖、外耳道炎）。即用下法挑治 1 次，当晚痛止，次日面肿消退，外耳道炎症也很快吸收。

治疗方法：用粗缝衣针（扎鞋底针）1 枚，取患者大椎穴（第 7 颈椎棘突与第 1 胸椎棘突之间）。用 75%酒精消毒针和局部皮肤。右手持针，刺入大椎穴 3mm 左右，然后左手捏起穴位周围皮肤，右手将针尖转向上，从离原来针处 2~3mm 处穿出皮肤，挑断中间的皮肉。两手在四周挤压，初挤出的血颜色较紫红，用药棉擦去血，再挤，再擦，如此 5~6 次之后，直至挤出的血色较淡为止。涂少许红药水以防感染。也可在挑刺之后，即用火罐拔之，使之出少量血。［刘为民. 赤脚医生杂志. 1976,（8）：18.］

胆俞（BL19）

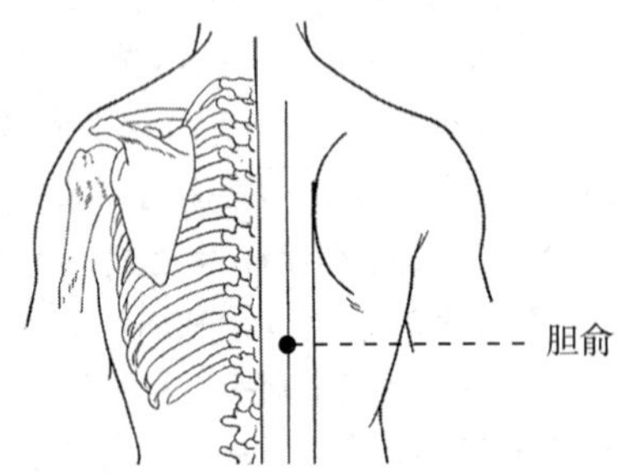

【释名】胆，胆腑也。俞，输也。胆俞名意指胆腑经气由此外输膀胱经。

【经属】足太阳膀胱经。

【定位解剖】俯卧，于第 10 胸椎棘突下，中枢（督脉）旁开 1.5 寸处取穴。布有第 10、11 胸神经后支的内侧皮支，深层为外侧支，并有第 10 肋间动、静脉后支的内侧支。

【刺灸法】斜刺 0.3~0.5 寸。艾炷灸 3~7 壮；或艾条灸 5~15 分钟。

【功用主治】疏肝利胆，利湿退黄。主治黄疸，胁痛，饮食不下，口苦，口干，咽痛，呕吐，胁痛，惊悸，胸腹胀满，骨蒸潮热，及肝火，胆囊炎，胃炎，肋间神经痛等。

【临床应用】

胆道蛔虫病

（1）孙某某，男，60 岁。1970 年 8 月 10 日上午因急性上腹痛 2 小时就诊。患者在地里劳动时，上腹部突发阵发性钻顶痛，痛时采取膝肘位。无溃疡病和胆绞痛病史。检查：不发热，心肺正常，肝肺浊音界存在，腹柔软，上腹剑突下压痛，无反跳痛，肠鸣音不减弱。诊断为胆道蛔虫病。患者就诊后，禁食，曾给阿托品等解痉、镇静剂。治疗 30 余小时，症状未能控制。当晚在胆俞穴注射 5％当归液，每穴 0.5ml，注射后 1 小时患者安静，腹痛缓解。次日用驱蛔灵驱虫 30 余条，至今未复发。［许毅. 赤脚医生杂志. 1975,（1）：36.］

（2）冯某某，女，48 岁。1973 年 7 月 23 日初诊。心窝部阵发性钻顶样疼痛，恶心，呕吐。检查：表情痛苦，辗转不安，心肺正常，腹部柔软平坦，无明显压痛。术者用指压法，按压双侧胆俞穴，当即止痛。后结合服驱蛔药等治疗，经追访无复发。

治疗方法：患者取俯卧或坐位，医者用两手拇指按压双侧胆俞穴（以患者能忍受为度）1~2 分钟，症状重者可重复按或延长按压时间。［孟繁荣，等. 吉林中医药. 1983,（1）：29.］

地仓（ST4）

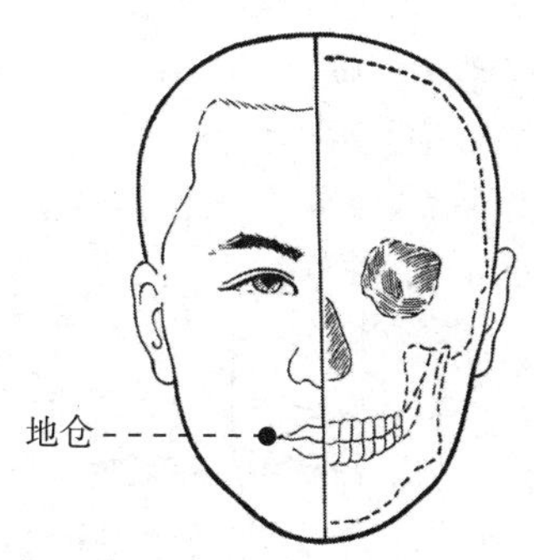

【释名】地仓，经穴名。出《针灸甲乙经》。

【异名】会维、胃维。

【经属】属足阳明胃经，阳跷、手足阳明之会。

【定位解剖】在面部，口角外侧，上直瞳孔。布有面神经及眶下神经的分支，深层为颊神经的末支，并有面动、静脉。

【功用主治】主治口眼歪斜，流涎，眼睑瞤动，齿痛，颊肿，及面神经麻痹，三叉神经痛等。

【刺灸法】斜刺或平刺 0.5~0.8 寸。可向颊车穴透刺。

【临床应用】

小儿流涎

陈某，男，15个月。母亲代诉，患儿近 4 个月来一直流口水。检查：患儿面色苍白，唇暗淡，手脚冰凉，舌质淡红，苔薄白。诊断为小儿流涎症，施针于流涎穴（左），出现针感后行平补平泻手法，留针 20 分钟，每 5 分钟行针 1 次，每周治疗 2 次。治疗 3 次后，患儿口水明显减少，面色转红，治疗 6 次后口水基本停止，再巩固治疗 1 次，患儿症状全部消失，且饮食佳，精神爽，临床治愈。随访 3 个月未见复发。

治疗方法：取一侧流涎穴（地仓穴）常规消毒后，用 1 寸毫针呈 15° 斜向颊车穴刺入 4~5 分，行捻转手法，待针感传向颊车处或耳后时，留针 30 分钟，每 5~10 分钟行针 1 次，针刺 7 次为 1 个疗程。治疗期间休息 3 天，再行下 1 个疗程。［常见病信息穴一针疗法：138.］

地机（SP8）

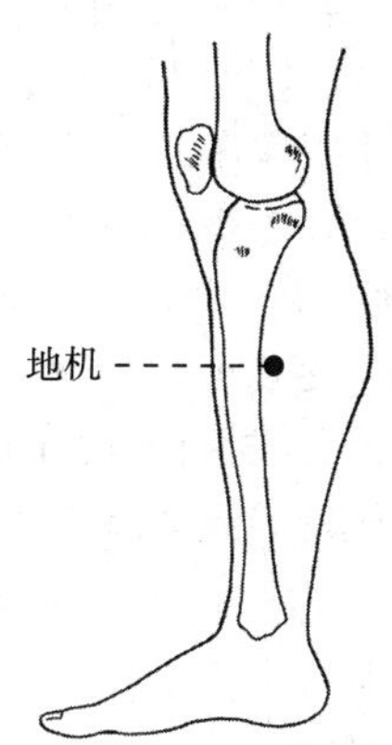

【释名】地，下也，指小腿或小腹部。机，机关、枢机也。本穴位于膝之机关，又主下部病症，故名。

【异名】脾舍、地箕。

【经属】足太阴脾经。足太阴之郄穴。

【定位解剖】阴陵泉下 3 寸，当阴陵泉与三阴交的连线上取穴。在胫骨后缘与比目鱼肌之间；前方有大隐静脉及膝最上动脉的末支，深层有胫后动、静脉；布有小腿内侧皮神经，深层后方有胫神经。

【刺灸法】直刺 1~1.5 寸。艾炷灸 3~5 壮；或艾条灸 5~10 分钟。

【功用主治】健脾利湿，活血祛瘀。主治腹胀，腹痛，食欲不振，泄泻，痢疾，小便不利，水肿，遗精，月经不调，痛经，女子癥瘕等。

【临床应用】

痛经

杨某，女，25 岁，未婚。1988 年 3 月 6 日初诊。诉：曾因经期受寒，近 3 个月来，每次月经来潮前小腹疼痛，腰困乏力，服止痛片后稍有好转，经血量少，色暗，伴心烦胸闷。查：患者表情痛苦，脐下小腹疼痛，经潮近日将至，舌质暗苔薄，脉弦细。诊断：痛经。即取地机穴，得气后行泻法，直刺 1.5 寸，捻转行针后，疼痛即刻缓解，留针 20 分钟，嘱每天上、下午各针 1 次，第 3 天经潮，再未疼痛。[殷克敬. 陕西中医函授. 1990,（4）：34.]

犊鼻（ST35）

【释名】犊，小牛也，脾土也。鼻，牵牛而行的上扪之处。《会元针灸经》："犊鼻者，是两膝眼如牛犊之鼻状，故名犊鼻。"

【异名】外膝眼。

【经属】足阳明胃经。

【定位解剖】屈膝，在髌骨下方，髌韧带外侧凹陷中取穴。皮下有股前皮神经分布。由髌下方髌韧带外侧深进，可抵关节囊。在关节囊的周围，有膝关节网，由旋股外侧动脉的分支，股动脉的膝降动脉、膝上下外和膝下下内动脉，以及前返动脉吻合而成。从腓总神经发出的膝上下外关节支与同名动脉伴行，分布于膝关节。

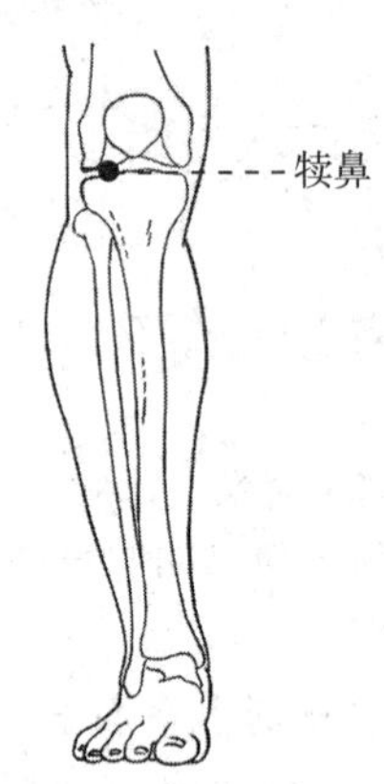

【刺灸法】直刺 1~1.5 寸。艾条灸 10~15 分钟。

【功用主治】祛风湿，通经活络，疏风散寒，理气消肿，利关节止痛。主治便秘，膝关节痛，脚气，风湿、类风湿性关节炎，膝骨性关节炎，外伤，膝部神经痛或麻木，下肢瘫痪等。

【临床应用】

1. 膝关节痛

（1）李某某，女，50 岁。1981 年 7 月以膝痛就诊。取犊鼻穴针之，3 次而愈。同时患者惊喜地诉说，其 1 年多的便秘也治愈了。此患者近 1 年多经常便秘，时轻时重，常用开塞露等药物通便。此次便秘有月余，不料竟随针而

愈，随访至今，1 年来未复发。[东颛. 中级医刊. 1982,(1)：38.]

（2）予冬月膝酸痛，灸犊鼻而愈。[历代针灸名家医案选注：28.]

按语：刺犊鼻应向内斜刺，刺入膝关节腔内，故屈膝是最佳针刺体位。一般可刺入 0.8~1.2 寸，可灸。

2. 便秘

（1）岳某某，女，7 岁。3 天未解大便而来就诊。生活饮食均无异常。取左侧犊鼻穴针之，留针 10 分钟，次日大便已通。[东颛. 中级医刊. 1982,(1)：38.]

（2）刘某某，女，35 岁，会计。因患阑尾炎服用四环素等抗生素约 3 个月之后出现便秘，近 1 年来全靠药物维持。1982 年 3 月 1 日起针刺右侧犊鼻穴，留针 20 分钟，共针 3 次，大便已通。随访 2 个月，大便自通。[东颛. 中级医刊. 1982,(1)：38.]

兑端（DU27）

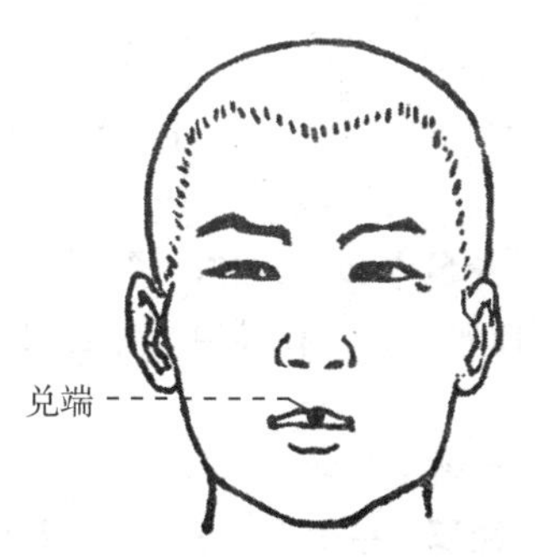

【释名】兑，为口；端，指人中沟唇端。穴在唇上端，故名兑端。

【异名】唇上端、壮骨。

【经属】督脉。

【定位解剖】正坐仰靠，于人中沟下端之红唇与皮肤移行处取穴。在口轮匝肌中；有上唇动、静脉；布有面神经颊支及眶下神经分支。

【刺灸法】斜刺 0.2~0.3 寸；不灸。

【功用主治】开窍启闭，清脑醒志。主治昏迷，晕厥，癫狂，癔症，消渴嗜饮，口㖞唇动，口疮臭秽，齿痛，口噤，鼻塞等。

【临床应用】

1. 癫痫

患者为一转业军人，过去有癫痫史。某次在就诊挂号时，因精神过分紧张，而突然昏厥倒地，四肢拘急，两手搐搦，项部强直，牙关紧闭，口吐涎沫，人事不省。当时针刺兑端穴，下针后，立即清醒过来，四肢柔软，全身缓解。[程绍恩. 天津医药杂志. 1961,(7)：159.]

2. 晕针

李某某，慢性下肢疼痛患者，经针灸治疗收效很大，当第 3 次针下肢足三里、阳陵泉两穴时，由于过强的刺激，出现晕针现象，患者感到心中难受，并有恶心呕吐、两眼发黑、颜面苍白、冷汗淋漓，全身抽搐晕倒于床上。针刺兑端穴，用手向上一推，患者立即清醒，以上晕针症状完全消失而恢复正常。[程绍恩. 天津医药杂志. 1961,(7)：159.]

二间（LI2）

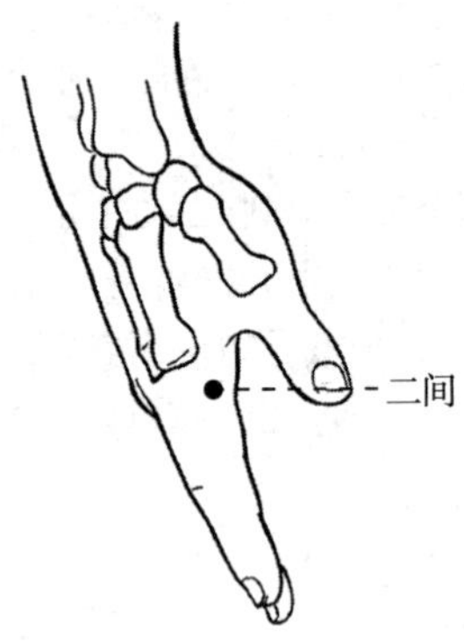

【释名】间者，隙也，指空隙处，又因本穴为本经第2个穴位，故名二间。

【异名】间谷、周骨。

【经属】手阳明大肠经。为手阳明大肠经荥（水）穴。

【定位解剖】食指桡侧缘，掌指关节前方赤白肉际处；握拳，约当第2指掌横纹头处。局部解剖有桡动脉的指背及掌侧动、静脉分支，分布有桡神经的指背侧固有神经，正中神经的指掌侧固有神经。

【功用主治】疏风解表，清热利咽。主治喉痹，颔肿，鼻衄，目痛，目黄，齿痛，口干，口眼歪斜，身热，嗜睡，肩背痛，肩关节周围炎，振寒等。

【刺灸法】直刺0.2~0.3寸，可灸。

【临床应用】

肩关节周围炎

孙某某，女，65岁。1987年9月10日初诊。右肩关节疼痛1年，近2个月来，疼痛加剧，夜不能寐，右手不能洗头洗脸，曾服中西药物治疗不效。检查：右侧肩关节外形未见异常，右肩胛冈上窝明显压痛，外展抬举70°时疼痛加剧，屈肘不能触及左肩。

治疗方法：取患侧二间穴，令患者微握拳，局部行常规消毒。拿用30号0.5寸长毫针直刺0.3寸，行小幅度捻转，待患者局部出现酸胀感后留针30分钟。起针后，患者自诉疼痛大减，嘱其右手外展上举，此时，右手可摸及头部。如法每天1次，针刺5次后，诸症消失，随访1年未复发。［桂清明. 四川中医. 1989，7（10）：10.］

耳和髎（SJ22）

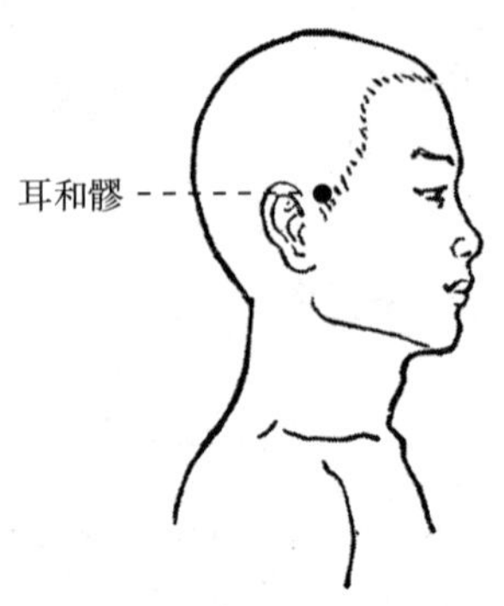

【释名】和，调和；髎，骨空。耳和则能听音，穴在耳前、骨后凹陷中，故名。

【异名】和髎。

【经属】手少阳三焦经。手足少阳、手太阳之交会穴。

【定位解剖】在耳门前上方，平耳

廓根前，鬓发后缘，当颞浅动脉后缘取穴。穴下为皮肤、皮下组织、耳前肌、颞筋膜、颞肌。皮肤有下颌神经的分支、耳颞神经、面神经分布。皮下筋膜较薄，内有耳颞神经、面神经的颞支及颞浅动静脉通过，耳前肌为皮肌，受面神经的颞支支配。针由皮肤、皮下筋膜直刺耳前肌，经包裹颞肌的颞筋而入该肌。颞肌属于咀嚼肌，由颞深前后神经支配。

【功用主治】祛风活络，消肿止痛。耳鸣，耳炎，牙关拘急，流涕，口㖞，瘈疭，头痛颊肿，面瘫，面肌痉挛，鼻炎，目眩，三叉神经痛，颞颌关节炎疼痛。

【刺灸法】刺法：避开动脉，斜刺0.3~0.5寸，局部酸胀。灸法：温针灸3~5壮，艾条灸5~10分钟。

【临床应用】

偏头痛

李某某，男，42岁。1987年7月12日初诊。左侧偏头痛已19年，曾经中西医多法治疗不效。昨晚疼痛又发，时欲呕吐。按下法治疗1次后疼痛减轻，3天后疼痛消失。随访1年未复发。

治疗方法：选鲜生姜片，厚度及大小如5分硬币。患者侧卧，皮肤常规消毒后，将姜片盖于手少阳三焦经耳和髎穴上，搓捏艾炷如半截橄榄大小，放姜片上灸。放灸1炷为1壮，换姜片再灸2壮，连续灸3壮。［韩长根. 四川中医. 1991，9（3）：34.］

肺俞（BL13）

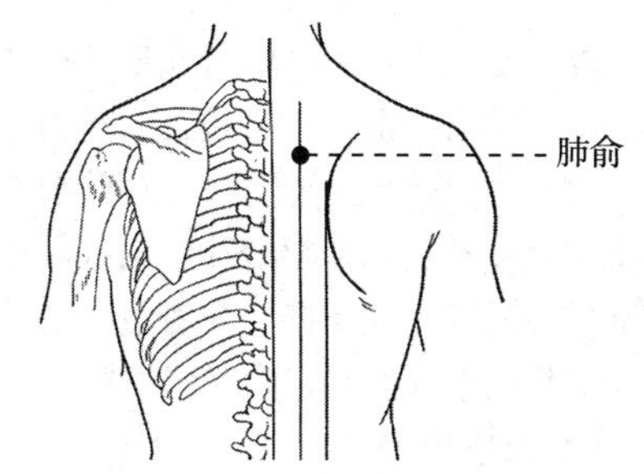

【释名】肺，指肺脏。俞，输也，是肺气转输的部位，故名。

【经属】足太阳膀胱经。为肺之背俞穴。

【定位解剖】俯卧位，于第3胸椎棘突下，身柱（督脉）旁开1.5寸处取穴。肺俞穴下为皮肤、皮下组织、斜方肌、菱形肌、骶棘肌。有肋间动、静脉后支的内侧支。分布着第3、4胸神经后支的内侧皮支，深层为外侧支。皮肤由第2、3、4胸神经后支的内侧支重叠分布。其胸腔内相对应器官是胸膜腔及肺，不宜深刺。

【刺灸法】一般向椎体方向斜刺0.5~0.8寸；针感可扩散至肋间及肩部。不可深刺，以防造成气胸。灸法：艾炷灸5~7壮，艾条温灸10~15分钟。

【功用主治】宣肺利气，止咳定喘。主治肺、胸、背等疾患。如咳嗽上气，胸满喘逆，头项强痛，自汗盗汗，肺痿痨瘵，骨蒸潮热，吐血唾血，腰脊疼痛，喉痹，眩晕，黄疸，呕吐，癫狂，瘈疭，瘿气，疠风。现代又多用以治疗支气管炎，支气管哮喘，肺炎，肺结核，咯血，胸膜炎，皮肤瘙痒症，胸背神经痛，背部软组织劳损等。

【现代研究】①针刺本穴可增强呼吸功能，使通气量、肺活量及耗气量增加。②夏季对肺俞进行直接灸或药物敷贴，可增强机体免疫能力。③对热带性白细胞增多症，可使嗜酸性粒细胞数随着症状好转而逐渐下降。④对冠状动脉粥样斑块的形成有一定的抑制作用。

【临床应用】

1. 咳嗽

刘某某，女，26岁。1983年3月受凉引起咳嗽，痰少，尤以夜间为剧，服枸橼酸喷托维林片和止咳糖浆无效，为其所苦不能成眠已两晚，使用下法，先予葱姜捣汁擦背部脊柱两侧，后将药粉敷贴肺俞穴（双侧）：当晚即安然入睡，一夜未咳，隔1天再贴1次，未服其他药物，咳嗽告愈。

治疗方法：①药物制备：附片、肉桂、干姜各20g，山柰10g。共研细末，装瓶备用。②用拇指在双侧肺俞穴用力按摩半分钟左右，使局部潮红，再将一小撮药粉放于穴位上，用医用胶布3cm×3cm贴牢即可，隔天换药1次。若属久咳者，先用生姜及葱白捣汁擦拭肺俞穴及脊椎两侧，效果更好。贴后局部发热发痒或起红色小疹，不需另作处理。[熊学菊. 湖北中医杂志. 1985,(1): 31.]

2. 哮喘

郭某某，男，10岁。自3岁开始即出现典型之哮喘症状，平时依赖激素及缓解平滑肌痉挛等药物维持，渐而药物逐渐失效，每多夜间发作而有濒死之感。远道来诊，体质消瘦，咳喘频频，哮鸣音数步外清晰可闻。呈轻度筒状胸，心音亢进急促，X线透视两肺亮度增加。当即进行左右肺俞鬃针埋藏，并嘱减药或停药。当晚未服药，竟未发作。又观察1周，症状平静而返回。半年后随访，已上学，未复发。

治疗方法：①材料准备：选取粗长之猪脊鬃一束，剪去两头，放入小锅中加入食碱或其他去污物加水煮沸，并不断换水，煮至水清无沫为度，取出晒干包好，再进行高压消毒备用，也可在煮沸消毒后，放入75%酒精中浸泡，随时取出。②治疗：a. 取猪鬃一根穿入6、7号消毒针头内，猪鬃的根部露出针座之外，猪鬃的梢部藏入针尖之内，不可颠倒；b. 穴位处常规消毒，用左手拇、食、中三指顺肌纤行走方向左右连皮带肉捏起，右手拇、食二指夹持针头底坐，从捏起肌肉之下方横行刺入，使针尖透出对侧皮外；c. 将露出在针头底座外面的猪鬃推出针孔外2~3cm；d. 随即放开左手，并顺手压住透出针尖之猪鬃，右手随即拔出针头，此时猪鬃即留在穴位下方之皮下深处，两头均露出于皮肤之外；e. 抬起猪鬃之末端，将猪鬃根部拉入皮内，以按之不触手为宜；f. 再用剪刀将猪鬃末端平皮剪齐，用手轻轻向外侧一推，猪鬃即完全埋入皮下组织内，不留任何痕迹，手术即告完成，全部治疗过程不超过2分钟。

注意事项：①术后无须保护覆盖，

可以洗澡游泳，偶可遗有轻度芒刺或不适感，不需任何处理；②效果最快可在24小时内出现，而在7~10天为最佳时期，如15~20天仍未收效者，即以无效论；③ 20天后可以重复应用。在3~6个月内可以吸收，不产生任何副作用。[周楣声. 中医杂志. 1988，29（1）：7.]

3. 手臂不举

乙卯岁至建宁。腾柯山母患手臂不举、背恶寒而体倦困，虽盛暑喜穿棉袄，诸医俱作虚冷治之。予诊其脉沉滑，此痰在经络也。予针肺俞、曲池、三里穴，是日即觉身轻手举，寒亦不畏，棉袄不复着矣。后投除湿化痰之剂，至今康健，诸疾不发。若作虚寒，愈补而痰愈结，可不慎欤。[历代针灸名家医案选注：29.]

4. 背痛

王某某，男，52岁，农民。1980年3月2日初诊。感冒服药后热退，但背部右侧肺俞穴处留一痛点，疼痛难忍，坐卧或转侧都需人照顾，曾服止痛药与激素类药，服药后痛虽暂缓，但过时痛势如前，已持续10多天，又经他医针刺痛点均无显效。检查：右肺俞皮肤色泽无变化，仅残留针痕数点隐约不清，局部平坦不隆起，但压痛敏感，并沿经络扩散，其他无明显改变，除右肺俞痛势外，别无所苦。我按家传“以痛为俞，异侧调补”针法，即持针按常规消毒后直刺左侧肺俞穴，连施补法，顿时上半身转动自如，右侧肺俞痛点若失。自此获愈，随访未发。[张杰堂. 上海针灸杂志. 1986,（2）：24.]

5. 过敏性鼻炎

谭某某，女，38岁，医生。患者5年来，不分四季，常感背部微恶寒，多汗，鼻腔发痒，随即连续打喷嚏，鼻塞流涕，流泪，头痛，脉浮弱，苔薄白而润。曾经五官科诊断为过敏性鼻炎，经多方治疗无效。后用艾条灸肺俞穴，1天2次，连续4次即大为好转，以后又连续灸4次，诸症告愈。随访3年，未见复发。

治疗方法：取肺俞，用点燃的艾条，在肺俞穴烘烤，缓缓移动而不令皮肤过烫，以免起泡。待患者局部感到温热为止，约30分钟。[周克照. 中医杂志. 1981，22（12）：8.]

丰隆（ST40）

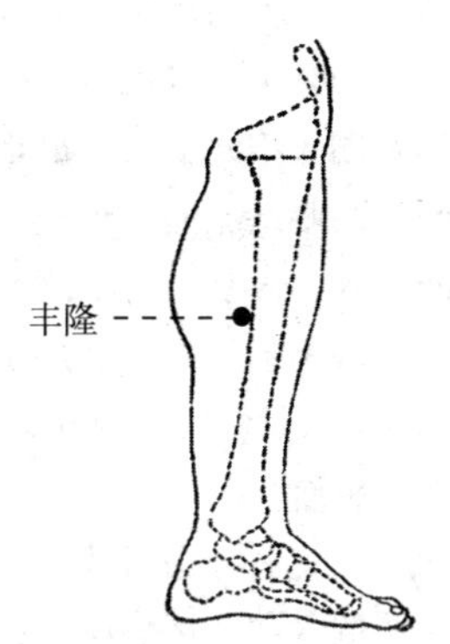

【释名】因穴处肌肉丰满，故名丰隆。

【经属】足阳明胃经。为足阳明胃经络穴。

【定位解剖】仰卧或坐位，位于小腿前外侧，当外踝尖上8寸，条口外，距胫骨前缘二横指（中指）约当犊鼻与解溪的中点处。局部解剖有趾长伸肌和腓骨短肌；有胫前动、静分支，分布有腓浅神经。

【功用主治】健脾和胃，祛痰通络，和胃降逆。主治咳嗽，哮喘，痰多，胸痛，胸闷，大便干结，头痛，眩晕，癫狂，善笑，痫证，下肢痿痹，瘫痪以及肌肉，关节疼痛，咽喉肿痛等。现代常用于治疗耳源性眩晕，高血压，神经衰弱，精神分裂症，支气管炎，腓肠肌痉挛，肥胖症等。

【刺灸法】直刺 1.0~1.5 寸；可灸。

【现代研究】临床研究证实电针丰隆穴在调理脾胃功能、调节血脂方面具有较好的临床疗效。

【临床应用】

1. 头痛

郭某某，女，33 岁，工人。1985 年 5 月 12 日初诊。主诉：头痛 8 年余，以前额和两侧太阳穴为重，严重时伴恶心、呕吐，两眼球胀痛，怕光，不能睁眼。夜间失眠、多梦，长期服止痛片和镇静剂，疗效不佳。查：血压 16/12kPa（120/90mmHg），眶上神经孔处稍有压痛。诊断：头痛。

治疗方法：针丰隆（双）：针感向下抵足，两颞骨前区疼痛明显减轻，复调针感向上过膝，疼痛顷消，两眼胀疼消失。连针 3 天，以巩固疗效。以后随访，头痛及眼球胀痛愈后未发。［何友信. 中医杂志. 1986，27（12）：48. ］

2. 面神经麻痹

杨某某，男，62 岁。1968 年 10 月 4 日初诊。自诉 2 天前早晨起床后，感觉右侧面部麻木、发紧，未在意，今日早饭后，觉右眼不能闭合，嘴歪，流口水。检查：右侧面部肌肉松弛，口角歪斜向左侧，右侧露睛，流泪，额纹消失，不能鼓腮吹气，吃饭时，食物滞于颊部，耳后略有压痛，味觉正常，舌苔薄白，脉沉紧有力。诊断：面瘫（周围性面神经麻痹）。治疗：祛风散寒，疏利经气。按下法治疗 10 次后而愈。随访半年未复发。

治疗方法：患者仰卧位，取丰隆穴，常规消毒后，用 3.5 寸长毫针快速刺入皮下，将针刺入 3 寸深度，得气后行捻转提插手法。留针 30 分钟，间歇行针 2~3 次。［王宪利. 辽宁中医杂志. 1991,（3）：32. ］

3. 眶上神经痛

眶上神经痛难治且常被误诊，我们应用针灸独取丰隆穴，中强刺激，治疗 11 例，取得较为满意的效果。11 例均为门诊患者，年龄 42~67 岁，女性 7 例，男性 4 例。病程最短 3 个半月，最长 9 年。所有患者均接受过中西医药物治疗，以及针灸和物理疗法，未见明显效果。在用本法过程中停用其他疗法。

治疗方法：患者仰卧，宽衣解带，闭目调息，全身放松，细心体验针感。医者精神集中，意守针柄达尖部，耐心观察并询问患者感及传导如何，并用另手循足阳明经向上轻轻叩击至头额，以达气至病所。如针下沉紧，甚至周围肌肉抽动，应减轻刺激量。此病症实证发病急而剧烈，甚者用头撞墙，拍打拧掐患处，脉紧或滑数，舌暗苔腻。属痰浊阻络、气血不通。用强刺激针刺患者额头痛对侧或两侧丰隆穴。进针后有“得气感”，开始提插伴旋转针 2 分钟，留针 5 分钟，再提插旋转 1 分钟，再留针 5 分钟，再提插旋转 1 分钟，再留 5 分钟，再提插旋转 2 分钟后缓缓起针，按压穴位片刻。虚实夹杂症病史长，面色㿠白，气短无力，头痛多在睡眠不好或劳累时发作，缓解后汗出、乏力、头晕并且感到极度疲劳，脉沉滑，舌淡苔厚腻，属痰浊阻络、气血亏损。中度刺激患者头疼对侧或双侧丰隆穴。进针后出现得气，开始捻转震颤达 2 分钟后留针 5 分钟，再捻转震颤 1 分钟留针 5 分钟，再捻转震颤 2 分钟后即可起针，按压穴位片刻。要根据患者体质捻转震颤，不提插。隔日 1 次，7 次为 1 个疗程。总有效率达 90% 以上。

按语：本病为邪犯颠顶前额，脉络受阻，郁于空窍，不通则痛。据“高者抑之”，“客者散之”，“病在上取其下”的原则，选用多气多血的阳明胃经治疗前额头痛，独取丰隆穴。丰隆系足阳明胃经络穴，其既可化有形之痰、无形之痰，又有活血降逆、健脾和胃之功效。我们认为独取丰隆针刺，可使机体气血充盈，消风痰、祛瘀血，气机畅达，脉络通畅，清空明朗，达到通而不痛。[单穴治病选萃：83.]

4. 颞颌关节炎

丁某某，女，45 岁，教师。1981 年 7 月 4 日初诊。诉：左侧下颌关节痛 1 月余，咬嚼食物时疼痛加重，伴有关节弹响，服安乃近、吲哚美辛后疼痛减轻，停药复发。既往有风湿痛病史。查：右下颌关节略高于健侧，压痛明显，皮肤色泽正常，张口仅容两指。诊断：右侧颞颌关节炎。

治疗方法：针丰隆（右），针感抵足，令患者活动下颌关节，疼痛消失，压痛减轻。复调针感向上过膝，压痛消失，留针 30 分钟，复行手法 1 次。连针 3 次，弹响消失。以后又复发 2 次，用下法治疗，愈后未复发。[何友信. 中医杂志. 1986，27（12）：48.]

5. 胸痛

王某某，男，60 岁，炊事员。1985 年 6 月 3 日初诊。诉：左侧胸痛 3 天，咳嗽、深呼吸时加重，夜间尤甚，不能入睡，既往有关节痛史，否认外伤史。查：左侧胸前贴有风湿止痛膏，锁骨中线第 4、5 肋间肌肉有明显压痛，范围 5~10cm。诊断：胸痛。

治疗方法：针丰隆（左），针感在穴周，胸痛明显减轻，再调针感，压痛消失。留针 20 分钟，复行手法 1 次，三诊后痛失，夜间安然入睡。1 年后随访未发。[何友信. 中医杂志. 1986，27（12）：48.]

6. 颈及足背痛

刘某某，男，54 岁，干部。1985 年 3 月 20 日初诊。诉：颈右前侧突然疼痛，转动时加重。右足背痛 2 天，步履困难既往有风湿痛病史。查：颈部右前侧胸锁乳突肌中段有轻度压痛，颈向左侧转动时疼痛加重。右足第 2、第 3 跖骨背侧有明显压痛诊断：①颈部肌肉风湿痛；②足背风湿痛。

治疗方法：针丰隆（右），针感抵足，颈部疼痛明显减轻，复调针感，活动自如，疼痛消失。足背压痛点明显减轻，步履如常。7 日后二诊，右足第 2、第 3 跖骨背侧稍有压痛，针右丰隆，针感抵中趾，压痛减轻，复调针感，压痛消失。留针 20 分钟。连针 3 天以巩固疗效。1986 年 4 月 27 日随访，愈后未复发。[何友信. 中医杂志. 1986，27（12）：48.]

7. 小腿肌肉风湿痛

马某某，男，22 岁，工人。1985 年 8 月 13 日初诊。患者前天下河游泳后，双下肢疼痛，步履困难。查：双下肢小腿屈伸两侧肌肉均有明显压痛，伸屈时疼痛，功能受限。诊断：小腿肌肉风湿痛。

治疗方法：针内关，疼痛、压痛消失，二诊时双下肢疼痛消失后未作。唯左足背伸屈时腓骨前侧肌肉仍有疼痛。查：左侧腓骨前外侧肌肉压痛明显。针左侧丰隆穴，针感抵足，令患者左足背伸屈，疼痛即消。留针 15 分钟。三诊：昨日针后痛消，不复针。1986 年 4 月 10 日随访，愈后未复发。[何友信. 中医杂志. 1986，27（12）：49.]

8. 高脂血症

郑某，男，47岁，工程师。因高脂血症于 1996 年 8 月 4 日就诊。患者从小就很胖，喜食不好动，但没有任何不适症状。当单位组织职工体检时发现，血清三酰甘油 233 mg%，胆固醇 258.50 mg%。检查：体态肥胖，舌质淡，苔白腻，脉沉濡。诊断为高脂血症，取降脂穴针刺，行泻法，经 12 次治疗后，三酰甘油降至 132.25mg%，胆固醇降至 197.84 mg%，临床治愈。半年后血脂复查未见复发。

治疗方法：取降脂穴（丰隆穴）常规消毒后，选用3寸毫针向下直刺2寸，施以提插手法，以泻为主，待出现酸胀沉紧之针感并向足趾处传导时，留针 30 分钟，每 5 分钟行针 1 次，1 次行针 0.5~1 分钟，隔日 1 次，12 次为 1 个疗程，期间休息 3 天，再进行下一个疗程。轻症任取一侧穴位，重症取双侧穴位。[常见病信息穴一针疗法：48.]

按语：面为阳明之乡。足阳明胃经循行分布于面部及额颅部。风寒阻络则气血不利，筋脉失养则成面瘫；痰浊上扰、清阳不展则成头痛；寒湿滞留经脉、肌肉，则局部肌肉酸胀疼痛。丰隆为足阳明胃经之络穴，别走足太阴脾经，具有健脾化湿之功效，为祛痰通络之要穴，痰湿（浊）得清，经气通畅，则疼痛自除。临床上本穴可用于任何部位的痰浊（湿）痹阻证。治疗方法多用泻法。另外，运用正确的针灸手法调气也是取效的关键。

风池（GB20）

【释名】因是搜风要穴，故而得名。

【异名】热府穴。

【经属】足少阳胆经。本穴为足少阳、阳维脉之会。

【定位解剖】该穴在项后，当枕骨

之下，与风府穴（督脉）相平，当胸锁乳突肌与斜方肌上端之间的凹陷中取穴。局部解剖有枕动、静脉；布有枕小神经之分支。

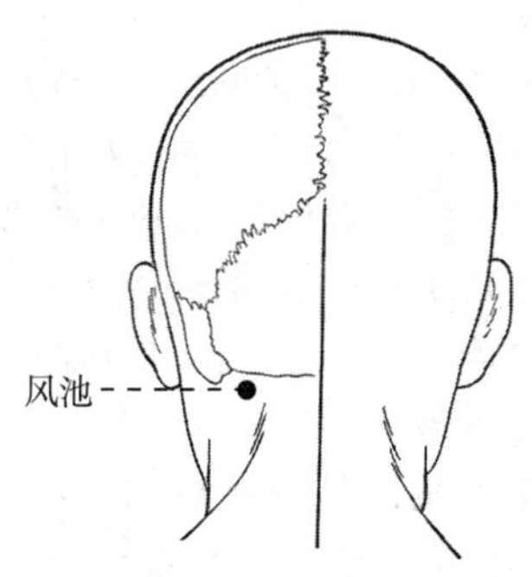

【功用主治】疏风清热，息风潜阳，安神助眠，聪耳明目。主治疟疾，热病，感冒，中风，头痛，眩晕，口眼歪斜，颈项强痛，目赤痛，目泪出，鼻渊，鼻衄，耳聋，气闭，音哑，瘿气等。

【现代研究】①临床研究表明，激光照风池、百会、风府等穴可使颅脑损伤者的微循环改善，脑部血流加速，且改善程度与症状改善成正比。②动物实验表明，针刺风池、足三里穴位，对家兔实验性脑震荡引起的颅压升高有下降作用，且具有较长时间的后效应。

【刺灸法】向对侧眼睛方向斜刺0.5~0.8寸；可灸。

【临床应用】

1. 感冒

（1）李某某，女，52岁。头痛，恶寒鼻塞，微热无汗，鼻流清涕，脉浮，苔薄白，诊为外感风寒。针风池2小时后，汗出热解。次日又治疗1次症状完全消失。[刘炳权. 中国针灸. 1983，3（3）：25.]

（2）吴某某，男，38岁。平素身体虚弱，怕风寒，每患感冒，多日不愈。头重，四肢倦怠，纳呆，自汗，脉细弱，舌质淡，苔白。灸风池十数次，体质渐佳。[刘炳权. 中国针灸. 1983，3（3）：25.]

2. 高血压

某某某，男，51岁，有原发性高血压史10年。近2个月来血压常在26.7/16kPa（200/120mmHg）左右，持续不降，用降压灵等药无明显效果。1982年10月28日头痛头晕加剧，血压26.7/16kPa（200/120mmHg）。经针刺风池、太冲20分钟后测血压24/14kPa（180/105mmHg）。观察2周血压未出现较大波动。[赵建琪. 天津中医. 1985，（1）：20.]

3. 呃逆

鲍某某，女，24岁，社员。因夫妻口角，情志不快，导致呃逆，已经6天。经x线、超声波检查，食道、纵隔、肝脾等均无器质性病变。在某某医院治之未效，遂来我院求治。初诊：除呃逆外，尚有口苦咽干，头昏目眩，苔薄黄，脉弦细等症。诊为神经性膈肌痉挛。证属肝气犯胃，胃气上冲。拟疏肝理气，和胃降逆之法，取内关、足三里、肝俞、太冲、膻中、天突诸穴，针之未效。改针风池，捻转约1分钟后，呃逆即止。留针30分钟，行针5次。次日复诊，自云呃逆症状显著减轻，再针风池而愈。[季明智. 中国针灸. 1982，2

（3）：45. ］

按语：神经性膈肌痉挛中医辨证肝气犯胃，胃气上逆。肝与胆相表里，刺胆经腧穴风池亦可肝理气，和胃降逆。

4. 失眠

沈某，女，56岁，退休教师。因失眠、多梦、胸闷等3年余，于1996年2月26日就诊。检查：面色苍白，精神欠佳，血压13.30/7.98kPa（100/60mmHg），脉细数，苔薄白。诊断为失眠症，取失眠穴（双侧）配内关穴针刺，经治疗2次后，自觉胸闷、多梦、乏力有所好转；5次后失眠明显好转，一夜可睡5~6小时；11次后，睡眠已增至7小时以上，临床治愈。半年后随访未见复发。

治疗方法：取失眠穴（风池穴）常规消毒后，用3寸毫针斜向对侧眼球方向刺入2寸左右，行捻转手法半分钟左右，待局部产生难以忍受的酸胀感时留针30分钟，每5分钟行针1次，隔日或3日治疗1次，12次为1个疗程。轻症取一侧穴位，重症取两侧穴位。注意失眠穴不宜深刺，以免伤及脑神经。［常见病信息穴一针疗法：59. ］

5. 癔症

吴某某，女，35岁。素有癔症，因小孩右臂挫伤，伴随来院就诊，久等着急而发病。患者坐地痛哭，四肢抽搐，脉弦，苔薄白。诊为癔症发作，为肝风上逆，神志受扰。治拟平肝息风。针内关、合谷、太冲、阳陵泉、人中诸穴未效。改取风池，捻转1分钟后，哭抽即止，诸症消失，恢复如常。［李明智. 中国针灸. 1982，2（3）：45. ］

6. 癫痫

有人患痫疾，发则僵仆在地，久之方苏。予意其用心所致，为灸百会；又疑是痰厥所致僵仆，为灸中管①其疾稍减，未根除也。后阅脉诀后，通真子有爱②养小儿谨护风池之说，人来觅灸痫疾，必为之按风池穴，皆应手酸痛。使灸之而愈。［历代针灸名家医案选注：41. ］

按语：中管：穴名，即中脘穴。

7. 头痛

黄某某，男，70岁。1987年2月12日就诊。头晕、头痛5年余，劳累时加重，伴神疲乏力，纳少，无寒热，舌淡，脉濡。血压13.3/8.0kPa（100/60mmHg），心肺、肝脾及血、尿常规正常。临床诊断为血管痉挛性头痛。属中气虚弱，治以调营卫，舒经络。用维生素B_{12} 50μg加注射水2ml，双侧风池穴注射。每天1次，连续治疗3次，头痛头晕症状消除。1年后随访，一直未复发。

治疗方法：①穴位选择风池穴（单侧或双侧）。②药物选择维生素B_{12}注射液，注射用水或10%葡萄糖注射液。③单侧注射用维生素B_{12} 50μg，双侧加用注射用水或葡萄糖液1~2ml。常规消毒后，用5号普通注射针头快速刺入穴内，有酸胀感（得气）后，回抽注射器无血者，快速注入药物。每天1次，3次为1个疗程。效果欠佳者重复1个疗程。［蒋映民. 广西中医药. 1989，12（5）：11. ］

按语：风池属足少阳胆经，为搜

风要穴，具有息内风、祛外风的双重作用。既可治疗内风引起的眩晕、头痛、高血压，又可治疗外感风寒的感冒、头痛等证。但针刺风池需严格掌握针刺的角度和深度。深度在1寸左右为宜，方向宜刺向下颌角或鼻尖较为安全。为求得好的治疗效果，要求针感向病所放射。

8. 偏头痛

（1）万某某，女，32岁，农民。患者头痛2年，每遇劳累或生气后发作，近半年来，发作次数增多，头痛加剧。发作时左侧颞部、眼眶、前额部疼痛剧烈，伴头晕目眩、恶心欲吐，坐卧不宁、茶食不思，彻夜不寐，久治罔效，痛苦不堪。于1990年4月14日又逢头痛发作，经人介绍求治于余。诊见：患者痛苦面容，抱头呼痛，汗出淋漓，面色苍白，舌质淡红，舌苔薄白，脉象细数，诊为血管性偏头痛。遂用下法深刺左侧风池穴，头痛立即消失，恶心欲吐等其他诸症悉除，仅针1次，病告痊愈，随访2年未复发。

治疗方法：取患侧风池穴，患者取端坐位，头倾低向对侧姿势，严格消毒，用28号2.5寸毫针，针尖平耳垂水平向对侧眼窝方向直刺，左手以酒精棉球挟持针体，右手持针柄，双手协同将针缓慢刺入穴位深处，当针尖刺至2寸（儿童1.5寸）深时，针下如刺橡皮样物（黄韧带），再将针轻轻进刺0.2~0.3寸，术者觉得针下有落空感，此时患者突然一颤动，并同时出现触电样感觉传至前额一侧，头痛即消失，同时退针。双侧头痛的也只针一侧风池穴即可，另一侧头痛也会同时消失。

注意事项：①严格消毒，谨慎治疗，适当深刺，一般尚无意外，但个别病例可有短暂晕针现象。②必须刺准穴位，如一次刺不准，可适当调整进针角度，只有出现理想针感，方能达到预期疗效。在针刺过程中，一旦发现患者突然一颤动，证明已刺及脊神经，理想针感也同时出现，此时应立即退针，切勿捻转提插，以免损伤血管神经。③证型与疗效的关系：儿童型偏头痛疗效最佳，其次是典型偏头痛和普通型偏头痛疗效较好，基底动脉型偏头痛疗效较差。[董自斌. 针灸学报. 1993，9（1）：19.]

按语：风池应向鼻尖或下颌方向斜刺，刺入0.8~1寸，严禁向上斜刺，以防刺中延髓及椎动脉。

（2）赵某，女，35岁。1964年8月1日就诊。诊断：偏头痛。患偏头痛7年。经常发作，每发作1次持续3~5天，痛苦难忍，曾多方求医，收效甚微。查体无其他异常。治疗每日针1次，连针5天即愈，至今未复发。

治疗方法：用28号或30号2.5~3.0寸毫针，刺入皮肤后，毫针的针尖斜向内上，向对侧眼窝方向深刺，如针尖触及骨质，可退针至皮下，变更方向，稍向外侧紧靠骨边缘深可达2.0~2.5寸。毫针所过之处有颈上神经节、迷走神经、舌下神经、副神经、舌咽神经、椎动脉、颈深动脉、枕大动脉、枕小神经等。针刺入时，多出现较强针感循胆经传导，外侧耳颞部，上部传至头顶，并向前传至前额直抵眼部。采取原处捻转手法 1~2 分钟，留针 30 分钟，每隔 5~10 分钟行针 1 次，一般针刺后头痛即止，或明显减轻，头晕头沉随之消失，立即感到头清目明。

按语：20 多年来运用此法治疗偏正头痛，不仅取得了即时止痛效果，而且很少有复发。每于疼痛发作前或发作时针之，轻者 1 次即愈，重者 3~5 次治愈，最长 2 个疗程左右均能达到痊愈。[单穴治病荟萃：250.]

9. 脑外伤后头痛

王某某，男，21 岁。1974 年 5 月 13 日就诊。诊断：脑外伤后头痛。患者于半年前，因摔伤，昏迷 1 小时多，后见恶心、呕吐，头痛，右下肢偏瘫，经笔者用针灸治疗，下肢告愈，唯头及眼部胀痛，看书及想问题时加重，怕吵闹，心烦，夜寐多梦，双下肢麻木。检查：体健，面带焦虑，后头有压痛，舌紫暗，前端有粟状红点，脉沉涩。辨证，证属瘀血内阻。处方：风池穴位注射复方当归液。按下法治疗，得气后缓慢推药，胀、麻、痛感自枕部向上放射至颞颌部、前额、眼眶。出针后针感持续 2~10 小时许。隔日注射 1 次，15 次为 1 个疗程。休息 1 周后，进行下 1 个疗程。3 个疗程后，诸症者失。随访 10 余年，仅深夜看书过久偶觉头痛，余无恙。

治疗方法：取无菌 2ml 注射器一具，6~7 号注射针头，局部常规消毒后，向对侧眼眶下角迅速进针后，徐徐刺入肌肉 1 寸许，得气后，回针检查无回血即缓缓推药（复方当归液），双侧各 1ml。

注意事项及禁忌：严格消毒，防止感染。得气后，应回抽无血再行推药。出针后有出血，速以干棉球压迫止血。空腹禁针，有发热应暂时中断治疗。

按语：风池穴具有祛风解表，清头明目，健脑安神之功。主治头部诸疾。复方当归液有补血、活血化瘀之功。本法针刺与活血化瘀药注射方法相配合，二者共同作用，对病变部位产生迅速而强烈的刺激，达到活血化瘀、疏通脉络、恢复机体正常生理功能之目的。[单穴治病荟萃：246.]

10. 枕大神经痛

（1）汪某某，女，40 岁。1987 年 10 月 24 日就诊。诊断：枕大神经痛。患者于 10 月 17 日发病，右侧后枕部疼痛，连及右耳后，昼夜不绝，夜不能入睡，经服镇静安眠药无效。兼见颈项不能转侧活动。经耳鼻喉科检查排除为该科疾病。患者曾于 3 年前发作一次，经针刺治疗半月后完全恢复。现检查枕骨粗隆下枕大神经分布处压痛明显。针刺右侧风池，酸胀放射至右枕及右颞部，疼痛基本消失。留针 30 分钟，第 2 天主诉夜晚可以入睡，但患处仍有轻微疼痛，又针 1 次疼痛消失。第 3 天巩固治疗，3 次痊愈。

治疗方法：用 30 号 2 寸毫针，针刺同侧，针尖向对侧眼眶内下缘刺入 1.2~1.5 寸，得气后轻度提插，捻转，使针感传导至同侧颊部，至患者疼痛明显减轻或消失。留针 20~30 分钟。

按语：近 10 多年来在临床应用此穴，对偏头痛及枕大神经痛的患者进行治疗，都能取得立即减轻或消失症状之效果。一般 1 天针刺 1 次，重者可 1 天针刺 2 次，轻者 1 次即愈，重者 2~3 天可好。[单穴治病荟萃：248.]

（2）张某某，男，40 岁。1983 年 7 月 4 日就诊。诊断：枕大神经痛。患者发病 7 天，7 天前突然出现右枕部疼痛，疼痛性质为持续性钝痛、阵发性加剧，并向右头顶部扩散，剧痛难忍，呻吟不止。检查：右枕部皮肤针刺觉过敏，局部有紧张感，右乳突与枕外粗隆连线的中点压痛明显，并向头顶放散。诊断：枕大神经痛。治疗：针刺风池。行针 2 分钟后疼痛基本消失，留针 60 分钟，每日 1 次，5 次治愈。

治疗方法：用 31 号 1.5 寸毫针，针左侧风池时针尖向右侧目锐眦方向进针，针右侧风池时针尖向左侧目锐眦方向进针，深度约 0.8~1 寸，得气后，押手的拇指按在风池穴的下方，刺手的拇指向前缓慢捻转 1~2 分钟，至局部酸、麻、胀感并向同侧头顶部或眼眶部放散为止，留针 20~60 分钟，留针期间每隔 10~15 分钟行针 1 次，以加强止痛效果。

按语：临床应用风池穴治疗枕大神经痛效果甚好，每日针 1 次，轻者 1~3 次治愈，重者 3~7 次即愈。此外，对颈项强痛、肩背痛、目赤痛、鼻渊、眩晕等病效亦甚好。注意事项：针法要根据患者虚实、病情轻重而异，对虚者、病轻者手法宜轻。加强手法时，一般采取原地捻转法，禁用提插法。对老年动脉硬化者，施行手法宜轻，以免引起深部出血。针刺入后，如无针感，可将针退至皮下，再改换进针方向，逐渐深入，如浅刺至 4~5 分即出现针感，还可继续深刺出现第 2 次针感，并较第 1 次更为强烈，对顽固性头痛疗效甚佳。[单穴治病荟萃：249.]

（3）孙某，女，46 岁，工程师。因枕后神经痛 2 年余，于 2002 年 1 月 28 日就诊。患者自诉 2 年前不明原因出现枕后部刺痛感，有时向头顶部放射，疼痛时服用止痛药无效。检查：痛苦表情，五官端正，左侧颈项韧带处明显压痛，左侧枕大神经区域明显压痛，颈椎活动未见异常。初诊为神经痛（左），取左侧枕神经痛穴（风池）强刺激，行泻法，每 5 分钟行针 1 次，30 分钟后起针。患者自诉疼痛好转，3 日后又针刺 1 次，约 10 分钟痛止；继续治疗 5 次而愈。半年后随访未见复发。

治疗方法：坐位或俯卧位。取患侧枕神经痛穴（风池）常规消毒后，用 3 寸毫针迅速刺入 2 寸，行提插补泻手法，以泻为主，待出现闪电样痛至头顶部时留针 30 分钟，每 5~10 分钟行针 1 次。病情较重者可取双侧穴位，每周 2 次，10 次为 1 个疗程。值得注意的是，针刺风池穴一定要讲究针刺方向。正确方向是针尖斜向内上方，并向对侧眼球方向深刺 2 寸左右，如针尖刺向对侧耳屏方向则很容易刺入颅腔而伤及椎动脉及延髓，因为此方向正与椎动脉从枕骨

大孔进颅腔方向一致，故进针时一定要注意解剖位置，以免出现意外。[常见病信息穴一针疗法：52.]

11. 下颌关节痛

张某某，女，45岁。自诉：左下颌关节痛月余，咬嚼食物时疼痛加重，并有关节弹响，服用吲哚美辛后痛减，停药后又复发，既往有风湿痛病史。查：左下颌关节略高于健侧，压痛明显，张口仅容2指。诊断：左下颌关节风湿痛。针刺左风池穴，令针感向面部扩散，留针30分钟，10分钟行针1次，加用艾条熏灸，其温热感传至病所。针灸之后即觉下颌关节处疼痛明显减轻，张口可容3指，翌日，关节处留有酸楚感，继续针刺3次，诸症消失，随访2个月未再复发。

治疗方法：风池穴的安全刺法是：向鼻尖平耳垂水平略斜向下刺，深度为1.0~1.5寸。针刺深达1.5寸时，针尖靠近枕下三角的外角或上角，与颈后神经丛，动、静脉丛，椎动脉关系密切，据此深度无不良后果。如超过，同时针尖略偏向内侧时，其后果严重，可刺伤延髓危害生命。[单穴治病荟萃：244.]

12. 面肌痉挛

（1）叶某，女，38岁。1987年12月3日就诊。诊断：左侧面肌痉挛。以眼区为重，开始仅为间断痉挛，近月余频繁抽动，影响工作和睡眠。经中药、封闭及针刺局部穴位效不佳。先取右侧风池穴，施泻法，使麻胀感至眼区，行针30分钟，留针期间行针2~3次，针后即觉眼部轻松、紧束感消失，抽动减小。20次后，抽动基本消失，仅情绪激动时有微弱抽动，巩固治疗10次而愈。

治疗方法：头略低，用28~30号2寸毫针，针尖朝向鼻尖，作小幅度提插，小频率捻转。一般进针1.5寸左右，有麻胀感放射至前额、太阳等部位即可。每日1次，留针30分钟，中间行针2~3次。

按语：对于面肌痉挛的治疗，先前多采用取患部穴位，如承泣、四白、攒竹、阳白等穴，效果均不太理想。一次治视神经萎缩患者，针风池后，自觉眼部发热，看东西较前清楚，眼部紧束感亦消失。故考虑到面肌痉挛多始于眼区，伴面部紧束感，遂用此穴治疗本病，效果明显，一般一侧面部痉挛患者，仅取一侧风池，左病取右，右病取左，10次后左右交换穴位，双侧痉挛可取双侧。治疗本病16例，治愈10例，好转4例，2例无效。日1次，10次为1个疗程，一般需3~4个疗程。[单穴治病荟萃：247]

（2）刘某某，男，23岁。于1985年5月11日来诊。右侧面肌痉挛12天，眼睑抽动连及口角，并有拘紧感。证属风寒稽留型。针右风池穴1次症状减轻，3次显效，5次而愈。

治疗方法：用28号或30号2寸毫针，左手食指按压穴位下方，针尖向鼻尖方向进针1~1.5寸，得气后，引丹田气至右手食指持针用力顶按，推而纳之，催气至同侧眼周，务使发热2~3分钟，每日1次，留针40分钟。注意勿向内上方刺入过深，免伤延髓，患者坐位闭目，细心体会针感；针刺前先用手指沿胆经叩击至前额3遍。

按语：针刺治疗面肌痉挛，宜远端取穴，气至病所。风池穴邻于颜面，气至病所无需通过关节，气至率较高（曾针风池50人，气至病所32人；针合谷穴43人，气至病所12人）。风池穴又为风邪所汇之处，针风池气至病所加热补手法，可温经散寒、祛风止痉，内风外风皆宜。但若此证日久，或属其他证型，应辨证配穴，风池一次难以胜任。用此穴治疗面肌痉挛20例，病程均在1个月以内，证属风寒稽留型。面瘫合并面肌痉挛者8例，半月以内者11例，均5次以内治愈；1月以内者9例，10次治愈4例，15次治愈4例，显效1例。［单穴治病荟萃：247.］

13. 眩晕

（1）宾某某，女，27岁。1989年5月18日上午因头晕欲吐3天，由其爱人扶着来诊。经四诊合参，诊为气郁型眩晕，以250g的维生素B_{12} 1支注射右侧风池穴，休息5分钟后，眩晕大减，可自己行步回家。次日，患者已能自己骑自行车来诊，按原方法再注射1次，眩晕症状未再复发。

治疗方法：用维生素B_{12} 1支（规格不限），以5号针头，在穴位常规消毒后，直接注入一侧风池穴内。注射不必找针感。注射后令患者静卧或静坐休息5分钟左右。用维生素B_{12}注射于风池穴内，治疗5例女性眩晕患者，有的立即见效，有的2~3次后症状消失，见效极快。［单穴治病荟萃：243.］

（2）贾某某，男，44岁。干部。头目眩晕不能行走3个月余。3个月前因情志不遂后觉眩晕、耳鸣、颈部不适，如虫爬感，并有麻木感。曾到省某医院、哈医大某院、省中医学院等地就诊，诊断为“冠心病”“脑部供血不全”“梅尼埃病”等，经服用多种中西药物治疗无效，来我室就诊。查：舌质紫暗，苔白，脉细缓，行走需人扶持。诊断：眩晕症。此属肝郁不疏，气血不调，清阳不升，浊阴不降所致。即取风池穴，应用平补平泻手法，得气后，使局部产生胀感，并令针感传至头顶部，留针30分钟，中间行针2次。针后即觉眩晕减轻，翌日就诊诉昨日午后，头清目明，但当日晨起后，又觉眩晕，但程度较前为轻，续用前法治疗10日，诸症基本消失，临床治愈。

治疗方法：风池穴的安全刺法是：向鼻尖平耳垂水平略斜向下刺，深度为1.0~1.5寸。针刺深达1.5寸时，针尖靠近枕下三角的外角或上角，与颈后神经丛，动、静脉丛，椎动脉关系密切，据此深度无不良后果。如超过，同时针尖略偏向内侧时，其后果严重，可刺伤延髓危害生命。笔者在临床实践中，选取风池作为主要穴位治疗眩晕症痹证等，取得较好的临床疗效。［单穴治病选萃：244.］

（3）李某，男，64岁，退休工人。于2002年8月21日就诊。患者主诉反复出现头晕、恶心、耳鸣3个月余，曾做脑血流图检查，示脑基底动脉供血不足。检查：舌质淡，脉细弱。取脑缺血穴针1次后，症状明显好转，治疗4次后基本治愈，又巩固治疗2次，患者半年未见复发。

治疗方法：取坐位或俯卧位。选脑缺血穴（风池）常规消毒后，用3寸毫针迅速刺入约2寸，行捻转手法，待针感传至眼区或头顶部时，可留针30分钟，每5分钟行针1次，每次10~15秒钟。轻度脑供血不足者只针刺一侧穴位，两侧交替进行；如病史长、病情严重者，可针刺两侧脑缺血穴。对年老体弱者，脑缺血穴宜深刺和重制，以免发生暴针等反应。[常见病信息穴一针疗法：44.]

14. 颈性眩晕

（1）彭某某，女，57岁。1990年5月8日初诊。患者头晕已3个多月，活动后加重，尤以活动颈部为著，西医诊为颈性眩晕，曾经住院2个月治疗未愈，今因郁怒，眩晕加重，每因翻身头晕增剧，伴恶心、嗳气（嗳气经服中西药24年未愈）：食欲欠佳，神疲懒言，面苍黄，舌紫暗，苔薄白，脉弦细。诊为眩晕（风阳上扰），嗳气（肝气犯胃）。当即给患者针刺风池穴，针入2寸，患者突感前头部串跳一下，随即眩晕增剧，前头痛，恶心欲吐，立即出针，嘱患者平卧休息。次日患者欣然告谢，眩晕已愈，连发作24年的嗳气也顿失，随访未发。[陈玉华. 上海针灸杂志. 1992,（1）：43.]

（2）米某某，女，27岁，工人。以头昏头项强痛伴恶心、背痛1年为主诉，于1983年10月15日就诊。检查：血压12/8kPa（90/60mmHg），神情，一般情况尚可，颈部活动不灵，颈4、5椎压痛（+），叩顶试验（+），臂丛牵拉试验（+），椎动脉扭曲试验（+）。辅助检查：脑血流图示：双侧椎基底动脉呈搏动性血流下降。X片示：正位颈4、5椎棘突排列不整，椎间隙增宽；侧位颈4、5椎呈“双边”“颈突”征；斜位：颈4、5椎间孔变小。诊断：椎动脉型颈椎病。取穴：风池（双）。针刺1个疗程后，头昏恶心消失，头颈强痛及肩背痛减轻，继治1个疗程后，上述诸症消失，症状、体征及检查为阴性，随访1年没有复发。[杜宏斌，等. 陕西中医函授. 1990,（1）：12.]

15. 落枕

（1）邵某某，女，36岁，农民。患者于1981年7月24日晚睡于潮湿的屋内后，觉颈项强痛，俯仰、转侧受限，来院求治。除上述症状外，并发现口眼微歪斜，项背不适，诊为落枕。即针刺风池穴（双）：进针30分钟后，患者自觉周身有灼热感，出针1小时左右，诸症消失，痊愈。[钟云朋. 四川中医. 1985, 3（6）：41.]

（2）贾某某，男，46岁，干部。患者于1980年6月20日晚，卧床看书，体位失常，约半小时许，顿觉颈项酸痛，前后左右活动不灵，热敷无效，次日晨来院就诊。检查：右侧颈项肌僵硬，稍动则痛，诊断为“落枕”。当即针刺左右风池穴，留针30分钟，疼

痛消失，活动自如。[钟云朋，四川中医，1985，3（6）：41.]

按语：体位不当，筋肉扭转，可使经脉损伤，经气不利，而发生颈部僵硬、活动困难。针取风池可疏通局部气血，通则不痛。

16. 慢性颈项疼痛

教某某，3个月前因骤然受寒，致左侧颈项强直连及脑后部疼痛，颈部活动困难，曾就诊于京、沪各大医院不效，遂来杭求治于楼老。楼老取左侧风池穴，用平补平泻手法，使针感由颈部上行放散至额，运针5分钟后出针，患者顿觉舒适，疼痛消失。[楼星煌．中医杂志．1985，26（10）：51.]

17. 颈部肌肉风湿痛

纪某某，女，48岁。自诉1周前因工作中汗出当风加之劳累，感觉左侧颈部板硬，跳痛，头部转侧不灵活，且转动头部时疼痛加重。查：左风池穴处压痛，舌苔薄白，脉沉细弦，颈部转动不能，痛处无红肿。诊为颈部肌肉风湿痛。治以祛风舒筋活络法。取风池穴（左侧）针刺得气后加艾条温和灸。留针30分钟，亦灸30分钟。针灸后即觉颈部轻松，可以轻微转动，疼痛减有五成。经下法治疗3次后，颈部疼痛消失，转动灵活而告愈。2周后随访，愈后未发。

治疗方法：风池穴的安全刺法是：向鼻尖平耳垂水平略斜向下刺，深度为1.0~1.5寸。针刺深达1.5寸时，针尖靠近枕下三角的外角或上角，与颈后神经丛，动、静脉丛，椎动脉关系密切，据此深度无不良后果。如超过，同时针尖略偏向内侧时，其后果严重，可刺伤延髓危害生命。

按语：风池穴属足少阳胆经，穴位脑后，与风府穴相平，因其穴性长于祛风，风为百病之首，故其功效较多，能解表、祛风、清头目、利官窍、疏通经络、运行气血、舒肝利胆、行气解郁。笔者应用此穴为主治疗内、外、五官、皮肤等各种疾病获满意疗效。[单穴治病荟萃：244.]

18. 慢性腰腿痛

周某某，女，40岁，农民。左腰腿痛半年，走路困难，每因天气变化则疼痛加剧。检查：左直腿抬高试验阳性，脉沉细，苔白。诊断：寒痹。经用其他腧穴治疗效果不明显，后加风池穴治疗7次，症状消失。[刘炳权．中国针灸．1983，3（3）：25.]

19. 腰椎骨质增生

李某某，男，45岁。患者于1984年8月8日晨，起床后感觉腰微胀疼痛。经活动一阵后，又觉轻快。上午办公时间较长，起身时，疼痛如前。下午遂来本科就诊。经摄片报告结果：腰4~5椎体唇样增生。其患者身体较胖，舌红，边有瘀点，舌苔白黄兼腻，小便正常，大便软，脉濡。诊断为，湿邪凝滞督脉所致的骨痹。治当除湿通络，化痰止疼。余用针刺风池穴，行针1分钟后，疼痛明显减轻，留针30分钟，每日1次，5次疼痛消失。

治疗方法：用28号3寸毫针向对侧眼眶内下缘刺进0.6~1.2寸深，得气后，拇指向后轻轻捻转，约 1~2 分钟，至患部疼痛明显减轻或消失为止，留针 30 分钟。在门诊工作中，凡遇到颈椎、胸椎及腰椎和尾骶椎的增生所致疼痛症，取此穴针刺治疗均有效。

按语：风池穴是足少阳胆经的腧穴，与阳维脉在后项侧交会，并在后项通于督脉。针刺此穴，其效可直接作用于腰椎（督脉），故可除湿通络，化瘀止痛。[单穴治病荟萃：245.]

20. 踝关节扭伤

刘某某，女，19 岁。1982 年 8 月 13 日初诊。右踝关节疼痛已 2 天，因夜晚走路跌入小坑内所致。查：外踝前外侧肿胀，踝外侧韧带及跟骰关节有压痛，跛行，动则牵引作痛。予以针刺右侧风池穴，深 1 寸，留针 15 分钟后，疼痛消失，行走自如。[花玉超. 中医骨伤科. 1986,（1）：30.]

21. 足跟痛

（1）徐某某，女，42 岁。1974 年 8 月 13 日初诊。主诉：当年 4 月 13 日从桌子上摔下来，当时头痛、恶心，后遗有足跟痛，行走困难，治疗多次不效。按压其双侧丘墟穴，均有压痛，属于胆经病变。"病在下者取之上"，针胆经风池穴（双）：针刺得气，直达足跟。起针后，试令走路，足跟已不觉痛。[针灸秘验：152.]

（2）杨某某，女，26 岁。1982 年 1 月 23 日初诊。两足跟底疼痛近半月，无明显外伤史。查：两足无畸形，两足跟底无肿胀，无跛行，唯足着地则足跟牵掣足心作痛，且感酸麻。治疗：取风池穴，将针刺入 1 寸许留针，来回行走 15 分钟后疼痛消失，步态正常。[花玉超. 中医骨伤科. 1986,（1）：30.]

（3）曲某某，女，46 岁，干部。1985 年 5 月 10 日初诊。主诉：双侧足跟痛 3 年多，加重 1 个月。症见走路以脚掌着地而缓行，痛如锥刺，按之益甚，喜温畏凉，脉沉细，舌质淡，苔白。X 线示双侧跟骨骨刺形成。采用透刺法，针至 8 次，左侧足跟痛止。后改直刺法取右风池，又针 5 次告愈。3 个月后，X 线示骨刺依然，但随访半年足跟痛未复发。

治疗方法：①直刺法：患者坐位，以 28 号 1.5 寸长毫针向穴位对侧目眶口之内下角刺入 0.5~1 寸深。得气后，行快速捻转 5~10 次，留针 50 分钟。每隔 10 分钟重复 1 次手法。此法用于单侧足跟痛。②透刺法：患者坐或立位，术者左拇指、食指捏住两侧穴，右手持 28 号 3 寸长毫针贴押手指爪甲刺入穴 2~3 分，随将针身横向对侧穴进 2~2.5 寸，但不要穿透皮肤表面。继而提插 3~5 次，再行大幅度捻转，其刺激量应以患者能耐受为度，留针 50 分钟，酌情复用手法。此法用于双侧足跟痛。[赵万成. 中医杂志. 1986，27（11）：35.]

按语：足跟为足太阳经所过之处，足太阳之脉"还出别下项"，透刺双侧风池，既可疏通少阳经气，又可疏通足太阳之气，为下病上取法。

22. 慢性荨麻疹

何某某，女，24 岁。面部风疹已 1 年，奇痒，色红，微热，复感风寒症状加重。脉浮缓，苔薄白。遂针风池穴，用泻法，3 次后痒症减轻；7 次后风疹全部消退。3 个月后随访未见复发。[刘炳权. 中国针灸. 1983，3（3）：25.]

23. **急性结膜炎**

李某，女，22 岁。门诊号：8190。1960 年 3 月 4 日初诊。主诉：两眼红疼已 3 日，3 天前发现左眼痒痛，羞明后逐渐加重，次日右眼亦出现红肿，两眼涩痛，分泌物增多。第 3 日，症状加重，来科治疗。查：两眼巩膜极度充血，眼睑水肿，右眼甚，眼眵多，影响闭合，两侧瞳孔等大。舌质淡，苔黄，脉数无力。辨证，证属肝胆火炽，治宜清肝胆而明目。处方：风池（双）。按下法治疗，针后患者自觉眼痛减轻，次日肿胀和结膜充血消失，共治疗 3 次痊愈。

治疗方法：令患者侧卧，两手抱膝，头尽量低向膝部，使颈部肌群处于紧张状态。穴区皮肤消毒后，以切刺法刺入穴区，得气后，术者右手中指弯曲，用中指第 2 关节沿风池穴上方胆经循行线经过枕至顶、额，循序轻轻叩打和推按，反复数次。然后，施疾徐泻法，使针感沿胆经向眼区放散，达到气至病所的要求。留针 20 分钟。注意针刺方向应向对侧翳风穴，但要与身体冠状面水平刺入，深度应以环枕后膜外为准，禁忌刺入枕大孔及髓内。一定按要求体位针刺，否则针感不理想。暴发火眼，西医学称急性结膜炎，中医称“天行赤眼”。以祛风清热，泻火解毒为治则。笔者以循按风池针治此症疗效捷速，多能治愈。

按语：风池，足少阳胆经穴位，手足少阳，阳维之会穴。对暴发火眼有祛风、清热、泻火的功能。加以循按手法使气至病所。此穴不但是治疗暴发火眼验穴，也是治疗其他眼病要穴。[单穴治病选萃：246.]

风市（GB31）

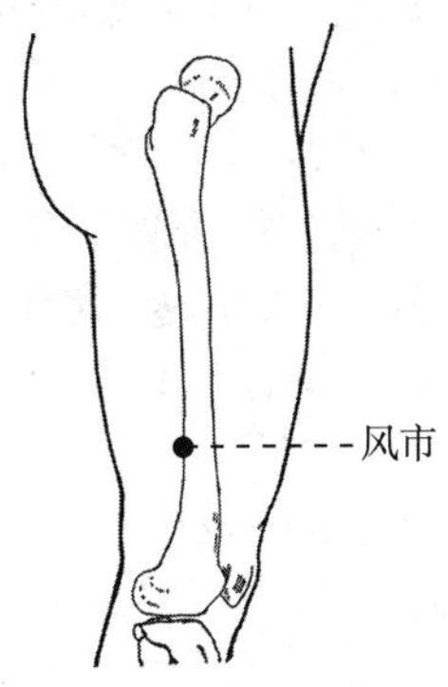

【释名】风：风邪；市：集市。穴在下肢风邪聚集之处，善治风痹，故名。

【经属】足少阳胆经。

【定位解剖】在大腿外侧部的中线上，当腘横纹上 7 寸。股外侧肌与股二头肌之间，当直立垂手时，中指止点处取穴。皮肤有股外侧皮神经分布。股外侧肌和股中间肌参与股四头肌的形成。该肌由股神经支配。旋股外侧动脉起自股深动脉的外侧壁，在股直肌深面分为上下支，下支营养股前外侧肌。

【功用主治】祛风散寒，舒筋通络。主治中风半身不遂，下肢痿痹及麻木，遍身瘙痒，脚气，头痛，面瘫，耳病等证。本穴为治风要穴。

【刺灸法】直刺 1~1.5 寸；可灸。

【临床应用】

1. 感冒

郑某，男，37 岁。1987 年 1 月 28 日初诊：患者因感受风寒，恶寒、发热，伴右侧头痛，胁肋胀闷，恶心，咽干，口苦，舌淡红苔白，脉浮弦紧。为邪郁少阳半表半里之间，予以和解少阳。取风市穴（先右后左），用泻法，得气后行针。患者言有一股凉气从右侧胁肋部自下而上行至头部，并入于眼中消失。自觉头脑清醒，全身轻快，恶心、口苦、胁胀消除，恶寒减轻，行针 5 分钟后，换针左侧。行针 3 分钟后起针。后续针 2 次而愈。[郑百武. 新疆中医药. 1988,(5)：32.]

2. 偏头痛

刘某某，男，67 岁。1986 年 7 月 20 日初诊。患者因家事生气后突发右侧头痛 1 周余，伴头沉重头皮麻木感，服中药 7 剂后痛有所减，但沉重麻木不除。查舌淡红，苔薄白，脉弦缓。取风市穴，手法用泻法，以通胆经气滞。进针得气，行针使针感上传。患者自诉痛处如有虫行，后如拳头大包块发胀。继续行针，块除胀消，有虫行感至面部，后有跳动发热感觉，行针 10 分钟起针，自觉头脑清爽、麻木消失。共 3 次病愈，每次均有针感上达头部。随访半年未发，笔者后用此穴治疗神经血管性头痛，及不明病因的各种头痛证 7 例，痊愈 6 例，明显好转 1 例，无 1 例不效。[郑武. 新疆中医药. 1988,(3)：32~33.]

按语：偏头痛为头部一侧所发生的疼痛，按经辨证属少阳头痛。针刺风市可疏通少阳经气，令头部气血通畅，头目清爽，属循经远道取穴。

3. 三叉神经痛

杨某某，女，47 岁。1986 年 7 月 25 日初诊。患左侧三叉神经痛数年，久治不愈，经常疼痛发作，不能忍受，此次病发月余在我院住院治疗，经服中西药痛止出院。出院后仍痛时作，疗效不固，求余针刺治疗。先予一般体针治疗 1 周，效亦不佳，后改取左侧风市穴，得气后行针，用平补平泻法，随后患者有热感如蚁行，沿胆经循行线直达左侧头面部，持续行针 5 分钟后针感消失。随访 1 年，疼痛未作。[郑百武. 新疆中医药. 1988,(3)：32.]

4. 面神经麻痹

梁某某，男，32 岁。1986 年 7 月 24 日初诊。患面神经麻痹，左侧眼斜症，住院治疗月余，口眼㖞斜症基本痊愈，但患侧面部板紧。经针刺服药不除，来院求治，取其左侧风市穴，进针得气，平补平泻手法行针，患者有热气缓慢行至面部，在面部来回跳动，持续约有 5 分钟，热感似进入耳中消失，继续行针 3 分钟起针，面部板紧感消失，口眼㖞斜症痊愈。[郑占武. 新疆中医药. 1988,(3)：32~33.]

按语：风市属足少胆经，为治风要穴，具有祛风散邪作用。中风偏瘫为风痰阻络，面瘫为风寒阻络，两者皆由风引起，针刺风市可通经络、畅气血、养筋脉。

5. **脑血栓形成后遗症**

张某某，女，47岁，家庭妇女，西安市潘家村人。1986年12月13日初诊。患脑血栓形成，右侧半身不遂症4年有余。现可行走，生活基本自理。惟感右侧半身麻木板紧，夜间较甚，曾多次针灸、服药，此症不除。先取足阳明穴、肝经之穴针刺2日无效，后改右侧风市穴，进针得气缓慢行针，患者述针感先下行至足，随后上行至颈部消失，如虫行，发胀，留针5分钟后起针。次日复诊言昨晚下肢和身麻感大除，上肢无改变。又增取外关穴，两穴同针，使外关穴针感只传肩部，共治5次症状消除，下肢活动较前有力，随访3个月，疗效巩固。自此以后，笔者每遇半身不遂患者施用此穴配合针刺，均能收到满意的效果。[郑占武. 新疆中医药. 1988,(3):33.]

6. **慢性腿痛**

癸酉[①]秋，大理[②]李义河翁，患两腿痛十余载，诸药不能奏效。相公推予治之，诊其脉滑浮，风湿入于筋骨，岂药力能愈，须针可痊。即取风市、阴市等穴针之。官至工部尚书，病不再发。[历代针灸名家医案选注：29.]

按语：①癸酉：万历元年（公元1593年）。②大理：明代官府名。

7. **痹证**

予冬月当风市处多冷痹，急擦热手温之，略止。日或两三痹，偶缪刺以温针，遂愈。[历代针灸名家医案选注：28.]

8. **坐骨神经痛**

耿某某，男，24岁。因搬石头不慎致腰部疼痛，并放射到右腿后侧脚跟，行动不便，局部无红肿，弯腰受限，抬腿试验阳性。诊断为坐骨神经痛。采用斑蝥灸右风市穴，灸疮Ⅱ度。起泡后患者即感疼痛减轻。第2天行动较前方便，3天后活动自如，仅灸1次痊愈。[陈英炎. 福建中医药. 1965,(1):41.]

按语：取风市治疗坐骨神经痛为局部与循经取穴，可疏通少阳经气，通络止痛。斑蝥灸虽较针刺痛苦，但见效快，尤其对顽固性患者疗效较好。

9. **耳鸣**

（1）任某某，女，25岁。1983年5月13日以无原因突发耳鸣、听力下降月余之主诉而收住入院。现症：左耳持续鸣响不断，听不清音响，唯拖拉机从身边经过时方闻及极小声音。耳鼻喉科会诊提示：左耳传导明显差。施以中药、针刺调治月余，症状减轻，听力有所恢复，查耳传导有进步，但症未消除且时复如初。停服中药，后取左侧风市穴，以3寸毫针直刺2.5寸左右，得气后行捻转手法，患者即有一股热气上行，灌入耳内，耳鸣顿消，听觉清晰。留针10分钟，针感未消失，针后症未再发。连针4次，耳科复查提示：左耳传导基本正常，听力亦正常。用此穴治疗4例不明原因耳鸣，均在5次而愈。[郑百武. 新疆中医药. 1988,(3):32.]

（2）李某某，女，53岁。耳鸣、耳聋半月余。患者平素血压高，因暴怒伤肝而致右耳失听，自觉耳中闷胀如棉花堵塞，鸣声宏大，渐觉左耳听力下降。电测听器测验听力：气导 60dB。伴口苦咽干，舌红，苔黄，脉弦数。拟诊暴聋。常规取听会、翳风等穴效果不显。依法针右侧风市穴，针尖迎着经脉方向刺入 1.5 寸，患者即觉针感向上传至髀厌，此时令其意念有经气由风市穴循经至耳中，每隔 5 分钟运针 1 次，10 分钟后即觉耳中刺痒，留针 30 分钟，起针后自觉耳鸣减半，经 3 次治疗而愈。[肖国良. 中医杂志. 1991，32（7）：36]

按语：足少阳胆经"入耳中"，暴怒伤肝，肝失调畅，肝胆气逆，少阳之气闭阻而致耳鸣失聪。刺其腧穴风市可平降气逆，调通少阳之气，使耳闭得除，耳窍得聪。

10. 突发性耳聋

单某某，男，26 岁。1990 年 8 月 10 日就诊。诊断：外伤性耳聋。患者于 2 天前，因被篮球击中左耳部后，即感左耳堵塞，听力丧失。西医检查，左耳鼓膜穿孔。令仰卧，取患侧风市穴，依下法针刺得气后，顿觉耳内通畅，堵塞感大减，听力亦有所恢复，患者半信半疑，言：是否与卧位有关，随令患者坐起体会，确感收到满意疗效，后又留针 30 分钟。

治疗方法：用 28~30 号 2.5~3 寸毫针，直刺 2~2.5 寸，提插捻转得气后，行针 1 分钟，留针 30 分钟，留针期间，行针 2 次。

按语：胆经之脉由头走足，其经脉下耳后，其支者，从耳后入耳中，出走耳前，与耳有着密切联系。耳聋堵不聪，与胆经经气闭阻有关。风市为胆经经穴，有通经络之功，故用之治疗因胆经经气闭阻而致耳失聪，耳鸣耳聋，收到良好效果。风市穴突发性耳聋，早有报道，吾于临床亦有所体会，曾治疗 2 例因外击后耳失聪患者，取得疗效。[单穴治病选萃：258.]

扶突（LI18）

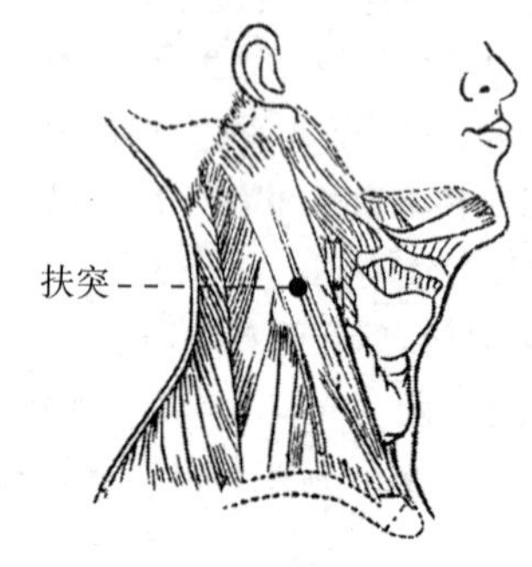

【释名】高起之处为突，铺四指为扶，四横指约等于 3 寸，该穴位于喉结突起旁开一扶，故名。

【异名】水穴。

【经属】手阳明大肠经。

【定位解剖】正坐，微仰头，在颈部侧面，结喉旁开 3 寸，约当胸锁乳突肌的胸骨头与锁骨头之间取穴。颈阔肌中，深层为肩胛提肌起始点；深层内侧有颈总动脉；布有耳大神经、颈横神经、枕小神经及副神经。

【功用主治】理气化痰，清热利咽。主治咳嗽，气喘，咽喉肿痛，暴喑，瘿气，瘰疬等。

【刺灸法】直刺 0.5~0.8 寸。注意避开颈动脉，不可过深。一般不使用电针，以免引起迷走神经反应。可灸。

【临床应用】

哮喘

汤某某，男，42岁，工人。发作性咳喘1年。因洗澡后受凉发病，每次发作持续2~3小时，每天发作3~4次，每年秋、冬、春季为重，烟、酒、虾、韭菜等均能诱发。缓解期则如常人，无气短等症。发作时检查：不能平卧，呈呼气性呼吸困难，听诊两肺布满哮鸣音，脉浮数，苔薄白腻。证属哮喘，为外感风寒，肺气壅滞所致。治以宣肺平喘。按表里经取穴，手太阴肺经之病，取手阳明大肠经穴。针扶突（双）：窜胀感由颈部向下传至胸内，胸内有热感，当即呼吸舒畅，喘息渐缓，听诊两肺哮鸣音完全消失。［蒋幼光．中医杂志．1985，26（5）：53.］

伏兔（ST32）

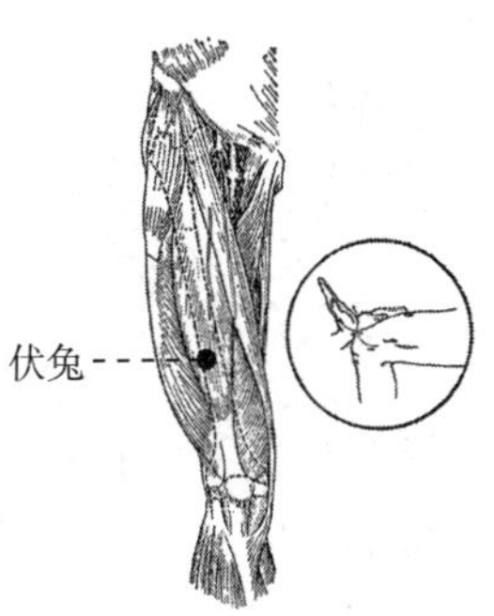

【释名】因穴在股前，肌肉隆起如兔伏状，故名。

【异名】外丘、外沟。

【经属】足阳明胃经。

【定位解剖】在大腿前面，当髂前上棘与髌底外侧端的连线上，髌底上6寸。简易取穴法：仰卧或坐位，屈膝成90°，用左手取右腿穴位，右手取左腿穴位。以手掌后第一横纹中点按在髌骨上缘中点，手指并拢压在大腿上，中指尖端处即为本穴。局部解剖有股直肌肌腹，旋股外侧动、静脉之支；布有股前皮神经，股外侧皮神经。

【功用主治】理气和胃，通络止痛。主治胃脘痛，腰腿痛，麻痹股膝关节冷痛，脚气等。

【现代研究】据报道，针刺胃痛患者的伏兔、足三里穴可使胃弛缓者蠕动增加增强，胃紧张者蠕动减缓减弱，胃痉挛者解除痉挛。

【刺灸法】直刺1~1.2寸；可灸。

【临床应用】

胃脘痛

王某，男，32岁，工人。有胃脘痛病史12年。今晨食剩饭菜后，胃脘部胀痛暴作，上班后即来求诊。现疼痛阵作，胀痛难忍，时有呕恶，口干不欲饮，舌红，苔白腻，脉弦紧。取右侧伏兔穴，以指作顺时针方向按揉，1分钟后，疼痛停止。［郭茂．陕西中医函授．1989，（5）：9.］

按语：患者素有胃病，胃之功能虚弱，食生冷不节之物后，导致胃的功能失调，胃气上逆则呕吐，胃气不行则胃脘胀满。伏兔为足阳明胃经腧穴，具有调理胃气，消胀止痛之效。取按之法方便效捷。

腹哀（SP16）

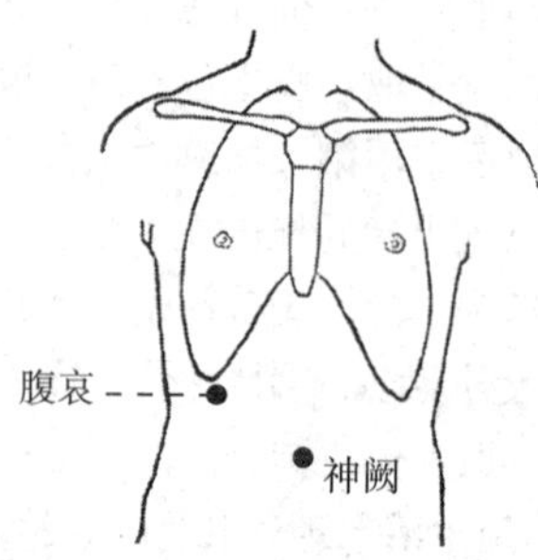

【释名】哀，哀鸣之声，是指由腹中痛剧而发出难忍之哀鸣，本穴概能除之，故名腹哀。

【异名】肠哀、肠屈。

【经属】足太阴脾经，为足太阴、阴维之会。

【定位解剖】仰卧，该穴位于上腹部，在脐上3寸（建里穴），前正中线旁开4寸取穴。局部解剖有腹内、外斜肌及腹横肌，布有第8肋间动、静脉，分布有第8肋间神经。

【功用主治】健脾助运，消胀除满。主治消化不良，便秘，痢疾，绕脐痛等。

【现代研究】针刺腹哀穴可促进胆道收缩，排出胆道内蛔虫。

【刺灸法】直刺0.5~0.8寸；可灸。

【临床应用】

胆道蛔虫病

常某某，男，58岁，农民。受凉后胃脘疼痛，时痛时止，继而右上腹阵发性绞痛，头汗出，四肢厥冷，伴有呕吐，发热。经本村医生治疗2天效果不理想，于夜间来我院急诊科就诊。经B超检查，胆道内有蛔虫，合并感染。给予输液、解痉镇痛、消炎等处理，效果不佳，遂邀余针灸治疗。运用下法针刺，振弹时，患者腹部剧痛，片刻痛势缓解，留针时入睡。后经B超复查，蛔虫退出胆道。对症处理2天痊愈出院。

治疗方法：患者仰卧位，先取准穴位，常规消毒后，选用1.5寸毫针捻转进针，得气后，术者右手拇食两指振弹针柄，使针身颤动，增强针感，扩大感传，止痛后留针30分钟。若反复剧痛，可继续行针，促使蛔虫排出胆道。[张志武. 中国乡村医生. 1992,（9）：15.]

按语：腹哀穴位于胆囊之募穴日月下，其内应胆囊，针刺此穴，可疏肝利胆，理气止痛。《铜人》曰：“治腹中痛。”

腹结（SP14）

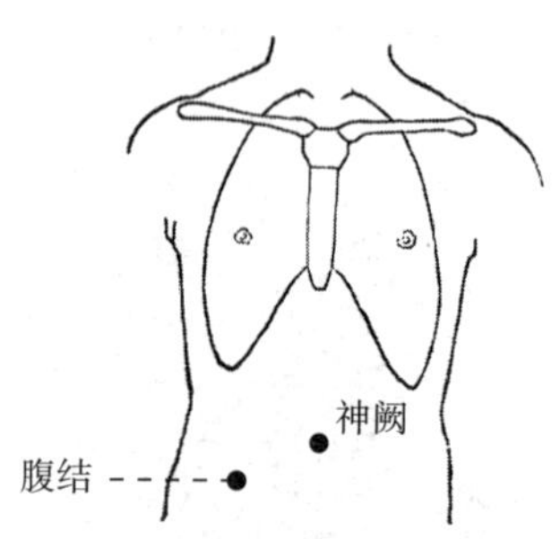

【释名】《医经集解》认为此穴为腹气之所结聚处，故名。

【异名】腹屈、肠窟、阳窟、肠结、腹出。

【经属】足太阴脾经。

【定位解剖】仰卧，其位于小腹，

大横下1.5寸，前正中线（气海穴）旁开4寸取穴。局部解剖有腹内、外斜肌及腹横肌，布有第11肋间动、静脉和肋间神经。

【功用主治】理气通便，消胀除满，止泻散结。主治腹痛，泄泻，便秘，绕脐腹痛，疝气等。

【刺灸法】直刺0.8~1.2寸；可灸。

【临床应用】

便秘

靳某某，男，62岁。主诉：20天来未解大便，有便意感，但欲解不能，服药、洗肠均无效，腹胀难忍，痛苦万分。在其左侧腹结穴处理1号皮内针，当天排便而病愈。［田维柱. 针灸学报. 1992,（2）：40.］

按语：腹结可除便结胀满，是临床治疗便秘的经验效穴，《针灸十四经穴治疗诀》载："大便虚秘天枢间，中极腹结连大横。"因其下为肠道所聚，故便秘腹胀者，针刺不可太深，以免伤及肠管。

肝俞（BL18）

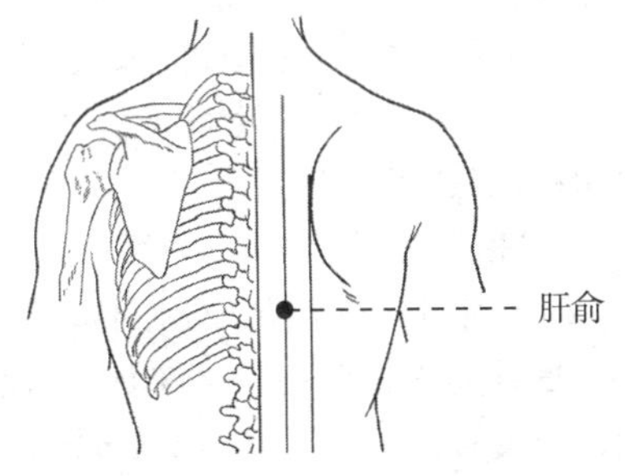

【释名】肝之背俞穴。

【经属】足太阳膀胱经。

【定位解剖】在背部，当第9胸椎棘突下，旁开1.5寸。布有第9、10胸神经后支的内侧皮支，深层为外侧支，第9肋间动、静脉后支的内侧支。

【功用主治】主治黄疸，胁痛，胃痛，吐血，衄血，眩晕，夜盲，目赤痛，青光眼，癫狂，痫症，脊背痛，急、慢性肝炎，胆囊炎，神经衰弱，肋间神经痛等。

【刺灸法】斜刺0.3~0.5寸。

【临床应用】

麦粒肿

李某，男，23岁，大学生。因右眼睑肿痛，于2003年4月8日就诊。检查：右上眼睑处有一绿豆大小的肿物，表面充血，中心有脓点，用棉签触压肿物有刺痛，视力正常。初步诊断为麦粒肿，取右侧麦粒肿穴针刺，用泻法，留针20分钟，最后用三棱针点刺放血3滴，共治疗2次后而治愈。5周后电话随访未见复发。

治疗方法：取麦粒肿穴（肝俞穴）常规消毒后，用三棱针挑刺患侧麦粒肿穴，使之放出4~5滴鲜血，然后用干棉球压迫针眼片刻即可。每周可挑治1~2次，轻症只挑刺一侧穴位，重症可挑刺双侧穴位，一般情况下挑刺2次即可治愈。［常见病信息穴一针疗法：167.］

膏肓（BL43）

【释名】病症隐深难治，称为"病入膏肓"，是穴能治虚损重症，故名。

【经属】足太阳膀胱经。

【定位解剖】平第4胸椎棘突下，督脉旁开3寸，于肩胛骨脊柱缘取穴。浅层布有第4、5胸神经后支的皮支和伴行的动、静脉。深层有肩胛背神经、肩胛背动静脉，第4、5胸神经后支的肌支和相应的肋间后动、静脉背侧支的分支或属支等结构。

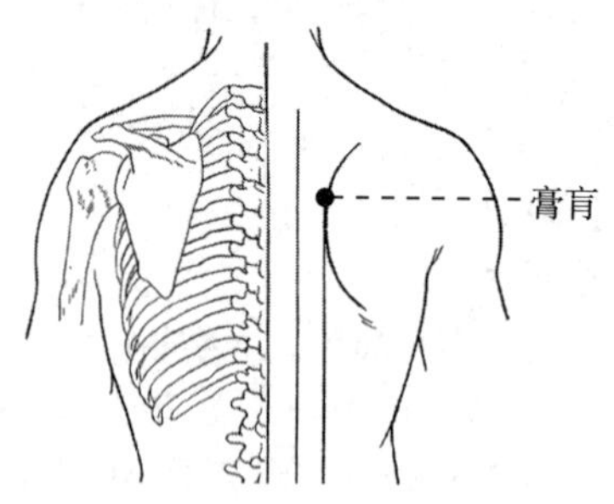

【功用主治】益气补虚，止咳定喘。主治肺痨，咳嗽，气喘，吐血，盗汗，健忘，遗精，肩胛背痛等。

【临床应用】

1. 疟疾

（1）余自许昌曹金狄[①]之难，忧劳危难，冲冒寒暑，过些东下。丁未[②]八月，抵泗滨，感痎疟。即至琴川，为医妄治，荣卫衰耗，明年春末，尚苦腹肿腹胀，气促不能食，而大便利，身重足痿，杖而后起。得陈了翁家传为灸膏肓愈，自丁亥至癸巳，积三百壮。灸之次日，即胸中气平，肿胀俱损，利止而食进。甲午已能肩舆出溺，后再报之，仍得百壮，自是疾证浸减，以至康宁。［历代针灸名家医案选注：49.］

按语：①金狄：指金兵入侵。②丁未：淳熙14年（公元1187年）。

（2）施某某，男，3岁。感染间日疟已半月左右，给服奎宁，由于病孩哭喊，服后即吐，无法服药，遂要求针灸治疗。针治疟疾，一般取大椎、陶道、间使、后溪等穴，在发作前1~2小时施术。病孩抱来正在寒战，恐此法无效，乃考虑膏肓有扶正祛邪之功，遂试刺双侧膏肓，谁知针甫下，略加施捻，寒战立止。［陈得心．上海针灸杂志．1983，(1)：46.］

2. 痨瘵

（1）叶余庆，字元善，平江人。自云："尝病瘵疾，其居对桥，而行不能度。"有僧为之灸膏肓穴，得百壮。后二日，即能行数里，登降皆不倦，自是康强。其取穴位，但并足重手，正身直立，勿令俯仰，取第4椎下两旁同身寸各3寸。灸时以软物枕头覆面卧，垂手附身，或临时置身，取安便而已。［续名医类案：268.］

（2）邵玉少时病瘵，得泉州僧为灸膏肓，一灸而愈。壬戌四月增记。［历代无名医家验案：225.］

按语：膏肓是治疗各种虚弱疾病的要穴，现代常用于治疗支气管炎、支气管哮喘、乳腺炎、各种慢性虚损性疾病等，艾灸的效果比针灸好。孙思邈曾在《千金方》中说膏肓"主羸瘦虚损、梦中失精、上气咳逆"等。

3. 哮喘

（1）有贵人久患喘，夜卧不得而起行，夏月亦衣夹背心。予知是膏肓病也，令灸膏肓而愈。［历代针灸名家医案选注：5.］

（2）张某某，男，19岁。自幼患支气管哮喘，长年反复发作，近年加剧，有吐血史。就诊前一直使用青霉素、链霉素，仍每星期大发作1次。于1983年9月来我科针灸。症见张口抬肩呼吸，听诊肺部满布哮鸣音，X线透视：两肺纹理增粗。体温37.5℃。视其病情危重，只为其针天突，尺泽、内关、足三里等穴，配以达肺草15剂煎服。半月后复诊，症状略缓解，然终不能根治，给予艾灸，为其灸膏肓7壮，回家1个月内穴上化脓，病未发作。穴上结痂2、3天又有轻微发作，再复灸膏肓7壮，先后又反复灸4次，症状控制未再发作。思去外省做工，恐气候关系复发，于1984年12月又来灸1次。随访，至今未再复发。［梁德裴．绍兴中医药．1986，（1）：42．］

膈关（BL46）

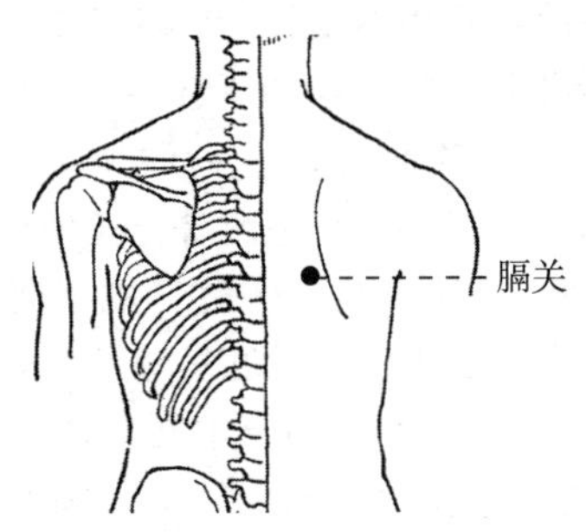

【释名】穴在膈俞旁，内应横膈，为治横膈疾患之要穴，故名。

【异名】阳关。

【经属】足太阳膀胱经。

【定位解剖】俯伏，在第7胸椎棘突下，至阳穴旁开1.5寸为膈俞，旁开3寸处为膈关。局部解剖有第7肋间动、静脉背侧支；分布有第7胸神经后支外侧支，第7肋间神经干。

【功用主治】降逆止呕，行气宽胸。主治呕吐，呃逆，嗳气，饮食不下，胸中噎闷，胸胁痛，脊背强痛等。

【刺灸法】斜刺0.5~0.8寸；可灸。

【临床应用】

呃逆

季某某，男，53岁。腰痛11个月，经医院确诊为多发性骨髓瘤。1985年8月20日夜10点钟，患者突发呃逆，持续至次日中午3时不止，滴水未纳。症见：面色㿠白，侧卧床上，夹被裹身，大汗淋漓，畏恶风寒，呃声不断，气不接续，手足不温。触摸左侧膈关穴痛不可忍，右侧阴性。即用右食指点准左侧膈关穴，令患者咳嗽一声的同时，余作指下揉按，5分钟后呃逆停止，汗出身冷消失。观察20分钟无复发。22日其女告知已进食，呃逆已愈。1986年9月14日追访呃逆未发。［韩迎春．大众中医药．1987，（1）：27．］

按语：呃逆是膈神经受刺激引起的膈肌痉挛。中医学认为此为胃气上逆所致。胃处中焦，上贯胸膈，以通降为顺。凡饮食不节、过食生冷辛辣，情志抑郁、脾阳不振、胃阴不足皆可导致胃气不降，气机逆乱而致呃逆。此穴在第7胸椎棘突下旁开3寸处，其下有交感神经胸7的神经节段，针刺该穴，可调整胃腑功能，通降胃气，治疗呃逆。

膈俞（BL17）

【释名】本穴因内应横膈，功可开通关格，故名。

【经属】足太阳膀胱经。为八会穴之血会。

【定位解剖】俯伏位，于第7胸椎棘突下，至阳（督脉）旁开1.5寸处取穴。局部解剖有第7肋间动、静脉背侧支的内侧支；布有第7或第8胸神经后支的内侧皮支，深层为第7胸神经后支外侧支。

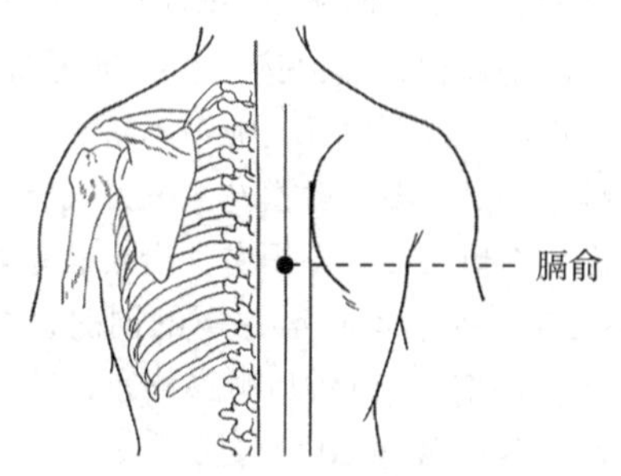

【功用主治】调营血，通经络，止咳平喘，和胃降逆，宽胸利膈。主治咳嗽，气喘，吐血，潮热，盗汗，胃脘胀痛，呕吐，呃逆，饮食不下，背痛，脊强，瘾疹，糖尿病，乳房疾病等。

【现代研究】

（1）生血止血作用。对实验家兔急性缺血性心肌损伤，有加速恢复的作用，而对急性心肌损伤有特异性。又有实验报告，用人工放血造成家兔的贫血状态，红细胞在 4.0×10^{12}/L 以下、血红蛋白65g/L以下，针刺“膈俞”“膏肓”，结果与对照组相比，大大提前纠正了贫血状态。

（2）对肺功能的调整作用。当一侧呼吸功能障碍，针刺膈俞，可使患侧受限的呼吸功能增强，使健侧因代偿而增强的呼吸功能降低，使两侧不平衡的呼吸功能运动达到平衡。

（3）降血压作用。对Ⅰ、Ⅱ期高血压降压作用较好。

（4）对血糖也有调节作用。正常人服用大量糖后，针刺膈俞等，可使血糖下降。对血糖偏低又可使之升高。对糖尿病的治疗亦有一定的疗效，特别是对非胰岛素依赖型糖尿病临床疗效较好。有报道，其总有效率高达90%左右。对胰岛素依型糖尿病则疗效较差。

【刺灸法】斜刺0.5~0.8寸；可灸。

【临床应用】

1. 呃逆

张某，男，27岁。1980年因生气后呃逆持续3个月余，以后每年发作5~6次不等，每次持续2周以上，曾多次住院治疗仍然复发。1986年2月15日再次发作，持续10天来诊。当即令患者尽量闭住呼吸，给予压迫眼球、针刺内关穴、口服颠茄酊等疗法未能缓解，即采用膈俞穴位注射1次，症状当即消失，随访至今未见复发。［张孟雄. 贵州医药. 1988，12（3）：136.］

2. 乳腺炎

高某，女，33岁。产后10天，右乳房胀痛，局部皮肤灼红，肿硬2天，伴有口干，发热，体温39℃，舌质淡红，苔黄，脉数。右肩胛内侧，相当于膈俞穴，有5个如粟粒状大小的红点，此处压痛明显。用三棱针点刺后加拔火罐，1 次痊愈。几年来未见复发。［徐风林. 吉林中医药. 1981,(2)：31. ］

3. 荨麻疹

（1）憎某某，女，31 岁。1988 年 10 月 7 日初诊。患荨麻疹 3 天，全身皮肤布满鲜红色风团，以四肢为重，颜面浮肿，曾用药无效。他人介绍来此治疗，用以下方法治疗后当即瘙痒减轻，当夜浮肿消失，全身片状风团消失 80%，2 次痊愈。随访 2 年未复发。

治疗方法：患者倒坐在椅子上，两臂、手放于椅背，取好穴位，常规消毒，用三棱针刺膈俞穴位 3~5mm 左右，拔针后随即用红外线真空罐拔 6 分钟，流出少量鲜血即可。［靳桂枝. 黑龙江中医药. 1991,(3)：45. ］

（2）高某某，男，38 岁。1988 年 9 月初诊。该患者因全身出荨麻疹，伴有胸闷、腹胀满，曾在某医院治疗，但仍反复发作。经药敏试验诊为冷空气过敏。用激素治疗成为肥胖之体。用膈俞穴点刺后拔真空罐（停止一切口服及注射药物），治疗 2 次，胸闷、腹胀症状消失，4 次全身疹团消失 60%，经治疗 13 次痊愈。［靳桂枝. 黑龙江中医药. 1991,(3)：45. ］

按语：因膈俞在第 7 胸椎棘突下旁开 1.5 寸处取穴，内应膈肌，功可开关通格。《释名・释形体》云：“膈，隔也，隔塞，下使气与谷不相乱也。”故取膈俞，可以通关格，开痞塞治疗呃逆。又膈俞为血之会，在心俞之下，肝俞之上，可以治疗血病。《素问・至真要大论》也曰：“诸痛痒疮皆属于心。”而且太阳在表，针之可泄热，在膈俞又有反应点，即天应穴，故取之治疗乳痈，以求清热泻火消肿散结之功。

公孙（SP4）

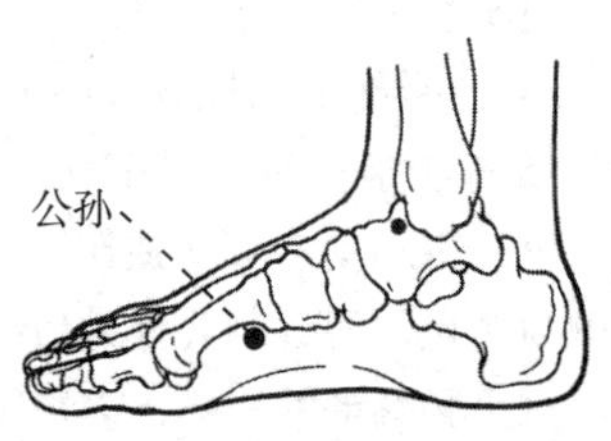

【释名】正经为公、为祖、为父，络脉为子、为孙。络脉从此处分川，故名公孙。

【经属】足太阴脾经。本穴为足太阴脾经络穴，又为八脉交会穴之一，通冲脉。

【定位解剖】在足内侧缘，第 1 跖骨基底部的前下缘，赤白肉际处取穴。穴下为皮肤、皮下组织、拇展肌（腱）、拇短屈肌。皮肤由腓浅神经的分支，足背内侧皮神经的内侧支和隐神经双重分布。皮下筋膜内有血管网及少量的脂肪。趾跖侧筋膜在足底部形成跖腱膜，前方止于跖趾关节囊和屈肌腱鞘。针经上述结构，进入拇展肌和拇短屈肌，该二肌由足底内侧神经支配。

【功用主治】健脾和胃，理气止痛，调理冲任。主治胃痛，呕吐，腹痛，腹胀，饮食不化，肠鸣，泄泻，痢疾，心烦，失眠，发狂妄言，月经不调，崩漏，带下，痛经，足踝肿痛，水肿，黄疸等。

【现代研究】据报道，针刺公孙、内关、梁丘等穴有抑制胃酸分泌的作用。也有实验表明针刺公孙，可使小肠液的分泌明显增加，小肠对葡萄糖的吸收率也明显升高，如刺其他穴位无此反应，说明公孙穴对小肠分泌和吸收功能具有一定特异性。对消化性溃疡患者进行X线胃肠检查时，观察到针刺内关、足三里对胃蠕动多有增强作用，尤以足三里为明显，而针刺公孙则胃蠕动多减弱。对小肠蠕动的影响，多数情况下表现为小肠蠕动增强，或对小肠运动有调节作用。据报道，以刺激动物内脏大神经所引起的皮质及皮质下诱发电位为痛反应的指标，电针"公孙"对皮质诱发电位有抑制效应。

【刺灸法】直刺0.5~0.8寸，可灸。

【临床应用】

1. 胃脘痛

（1）患者，男，76岁。1987年1月12日晚8点30分初诊。患者于当日晚饭后突感胃脘胀满疼痛，并逐渐加重。因素有心绞痛史，故自服速效救心丸无效，又服颠茄片，疼痛仍不减，请笔者前去诊治。查：患者呈痛苦面容，胃脘疼痛拒按，舌质略暗，苔白脉弦。当时是甲辛酉日甲戌时，经推算得知开公孙穴，并配双侧内关穴，主客相配，上下呼应，按时开穴，稍施手法疼痛顿时减轻，留针20分钟，疼痛缓解，随即出针。[郑于敏. 天津中医. 1988,（1）：5.]

（2）贾某某，男，46岁，工人。1975年9月9日初诊。主诉：从1966年开始胃痛，由于饮食停滞而发生，时轻时重。近数月经常作痛，大便溏泻，四肢倦怠，形体消瘦，其痛甚苦，服药、针灸治疗无效。诊见：面黄肌瘦，手足发凉，舌润无苔，舌边有齿痕，脉沉迟，右关尤甚。辨证：胃主纳谷，脾主运化，脾虚不能化谷则便溏；脾主四肢，则手足冷；脾主肌肉则形体瘦；其脉沉迟则主里寒。诊断：虚寒胃痛。治疗：其痛在胃，病因在脾。虚寒则宜灸之，用知热感灸，艾炷小如麦粒，灸脾之络穴公孙。每次灸10余壮，以知热为度。效果：灸1次痛减，共12次，手足渐温，大便成形，肌肉渐丰，胃痛痊愈。1年后随访，并未复发。[针灸秘验：36.]

2. 卵巢肿瘤疼痛

金某，女，38岁，教师。1980年7月3日16时初诊。患卵巢肿瘤，在一年半的时间内，曾做2次手术，复查局部疼痛，时发时止，诊为卵巢肿瘤恶性变。7月3日16时来我科作磁疗途中，突然疼痛难忍，面色发白，肢凉，心悸，呻吟之声不绝，脉虚细数。7月3日为丁丑日，16时为戊申时，值灵龟八法公孙开穴，究其证属虚寒冷痛，旋即刺入公孙一针并加温针灸，当即疼痛缓解，10分钟后疼痛消失。[姚康义，等. 武汉市中医医院院刊. 1980,（2）：29.]

按语：公孙为足太阴脾经络穴，其络脉别走足阳明；公孙又为八脉交会穴之一，通冲脉，冲脉起于胞中，与足少阴肾经及足阳明胃经并行，故冲脉与胃和肾有密切关系。因此公孙可治疗上腹及下腹部的各种病证，针刺或艾灸之具有温中补虚、暖宫散寒作用，使各种寒性疼痛（如虚寒胃痛，虚寒腹痛）得到迅速缓解。择日择时开穴是在经气旺时施治，疗效更佳。

关元（RN4）

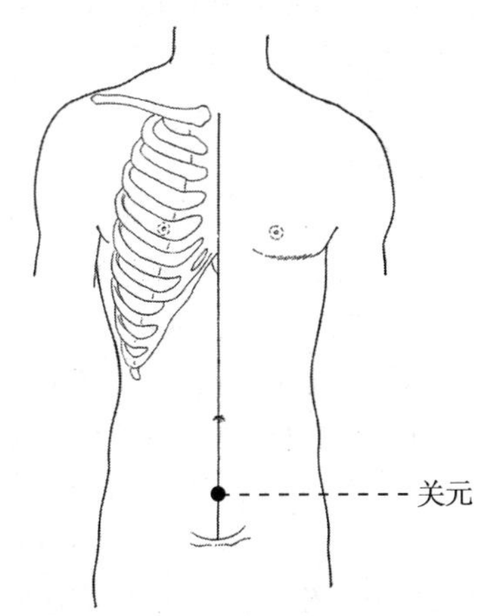

【释名】足三阴上行入腹者，必会于此处，有关之象焉，以任脉在中，而三阴共会之，有元之意焉，故曰关元。又为人身元阴元阳交关之处，是为关元。

【经属】任脉。关元穴是小肠的募穴，为足三阴、任脉之会。

【定位解剖】腹中线上，脐下3寸处。取穴时，可采用仰卧的姿势，关元穴位于下腹部，前正中线上，从肚脐到耻骨上方画一线，将此线五等分，从肚脐往下五分之三处，即是此穴。在腹白线上，深部为小肠；有腹壁浅动、静脉分支和腹壁下动、静脉分支；布有第十二肋间神经前皮支的内侧支。

【功用主治】温肾益气，补虚强身，调理冲任。主治霍乱吐泻，痢疾，便血，小腹疼痛，溺血，小便不利，尿频，尿闭，遗精，白浊，阳痿，早泄；中风脱证，虚劳冷惫，羸瘦无力，脱肛，疝气，月经不调，经闭，痛经，赤白带下，阴挺，崩漏，阴门瘙痒，恶露不止，胞衣不下等。

【现代研究】①针刺雄性小鼠关元穴，观察针刺对小鼠性腺器官和性腺激素的影响，提示针刺关元穴具有调整肾–天癸–冲任–胞宫（精室）生殖轴、下丘脑–垂体–性腺轴功能，在抗衰老养生治疗生殖病变方面有一定意义，且只有经穴才是针刺的有效刺激点。②取关元、足三里穴进行电针治疗，通过检测脾脏T淋巴细胞增殖指数，脾脏T细胞分泌白介素–2和白介素–2受体水平，CD+8T细胞表面CD+28分子（即CD+8CD+28T细胞）密度，提示电针强壮穴能调节T细胞免疫，延缓衰老，并能降低环磷酰胺对T细胞免疫的抑制效应，其作用途径可能是提高T细胞增殖能力、T细胞分泌IL–2及其受体水平，以及提高CD+8T细胞表面分子CD+28表达等。③电针治疗穴取关元、足三里，通过测定血清白介素–6、下丘脑室旁核（PVN）神经肽Y信使核糖核酸（NPY mRNA）、白介素–6受体的表达，比较各组之间的差异，提示电针关元穴可通过调节神经免疫功能对亚急性衰老大鼠起到延缓衰老的作用。④以电针针刺足三里、关元穴，测定心组织中NO含量、SOD活性及MDA含量的变化，结果表明针刺足三里、关元穴能够提高老年雌性大鼠心组织NO含量及SOD活性，降低MDA的含量，提示针刺老年雄性大鼠足三里、关元穴能够提高其心组织的抗氧化能力。

【刺灸法】直刺0.5~1寸；可灸。

【临床应用】

1. 晕厥

（1）王某某，男，41岁，医师。1986年2月17日9时，注射2%普鲁卡因局麻拔牙，注射后数分钟，患者发生心慌、胸闷、头晕、恶心，继而冒冷汗，面色苍白，急扶上检查床，血压为12.0/8.0kPa（95/60mmHg），脉疾数，心律每分钟120次以上。人中、涌泉、内关针刺后，血压仍下降至10.7/6.7kPa（80/50mmHg）以下。呼唤患者不能答应，脉微欲绝。急用3根艾条点燃灸关元，顿时汗渐收，血压不再继续下降，片刻后血压逐渐回升，10余分钟后血压升至11.7~12.0/7.6~8.4kPa（88~90/57~63mmHg），脉数，心律90~100次/分。灸半小时后，四末转温，额上、手足心微润，脉数稍有力，心律80~94次/分，血压稳定于12.0/8.0kPa（90/60mmHg），呼之能应，但头昏、目眩。持续灸2小时左右，恢复正常面色，血压16.0/10.7kPa（120/80mmHg），接近往常水平。心律70次/分，脉缓和有力，除有轻微虚弱疲乏感外，无任何不适。4小时后完全恢复如常人。[麻福冒. 中医急症通讯. 1988,(4): 4.]

（2）田某，女，6岁。不慎从1米高的土坎上失足跌下，当即晕厥。其父急送来就诊。边捏人中，边呼病孩，未见苏醒。但见病孩面色苍白，推摇呼唤捏穴，均不能应。检查触摸，未见骨折征象。急嘱其父置病孩于床，采取平卧位后，急用2根艾燃灸关元穴，2~3分钟后，眼睛能动，再灸数分钟后，呼之能应。继而给饮热白糖水200ml许，留观72小时后未有异常发现，完全恢复如常人。[麻福冒. 中医急症通讯. 1988,(4): 4.]

2. 尿潴留

卜某某，男，18岁，工人。1986年1月3日入院。患者因发热、咳嗽1周入院。住我院内科，诊断：伤寒。给予氯霉素治疗为主。患者住院期间，于1月11日加氢化可的松输液后体温骤降，12日体温由原来的40℃降至35℃，大汗出，20小时未解小便，腹胀难忍，用阿托品及维生素B_6治疗，小便仍未解，于下午1时半邀余会诊，解决其排尿问题。即嘱患者卧位，取关元穴，进针深浅以患者得气为度，用捻转和提插等手法给予较强刺激，针刺时间约1分钟，针后2分钟解小便1次，约250ml，色黄，无尿频、尿急和尿痛，后未再针刺，又解小便2次，约250ml，腹胀消除。[唐仕勇. 中医急症通讯. 1987,(9): 13.]

按语：还有用针灸关元穴治疗尿频，小儿遗尿，十二指肠溃疡疼痛，痛经，阳痿等取得非常好的疗效的报道。

3. 不孕症

白某某，女，35岁。1988年6月1日初诊。结婚3年余未孕。月经先期，色红量少，经前乳胀，下肢冷，舌尖红，苔薄白，脉细缓。妇科经输卵管造影和B超检查为输卵管过长扭曲积水，黄体功能不全。经中西药和去上海诊治未效。经关元穴埋羊肠线1次，月经停止未潮，查尿TT试验阳性、早孕。

治疗方法：①用28号或30号1寸半毫针，先直刺进针，得气后拇指向后轻微缓慢捻转，约1~2分钟，使针感下达到阴部，留针20分钟，5分钟行针1次，3次出针。②16号腰穿针，剪1寸长1~2号羊肠线埋藏在关元透中极穴位上，拔出后再取羊肠线1寸长，从关元原来针眼向两侧子宫穴各一针。1个月1次，3个月为1个疗程。[单穴治病选萃：294.]

4. 分娩疼痛

曾某某，25岁，护士。第3胎妊娠足月，右枕前位，于1960年1月15日入院分娩，宫口开全，自诉腹痛腰胀难忍，宫缩间隔5分钟，持续30秒，后采取电摩疗法，在关元穴上进行电摩，电摩时间为10分钟左右，电摩后腹痛腰胀马上消失，电摩后2分钟宫缩开始加强，间隔3分钟，持续1分钟，电摩后20分钟胎儿当即顺利分娩，母婴均好，产后出血不多，新生儿无窒息现象，第2产程只需时间25分钟。分娩后征询产妇对该疗法的意见，据称以前分娩速度没这样快，电摩后疼痛消失很快，分娩舒适，电摩后阵缩得到显著加强，效果比药物更好。[胡廷溢. 江西医药. 1961,(1)：29.]

光明（GB37）

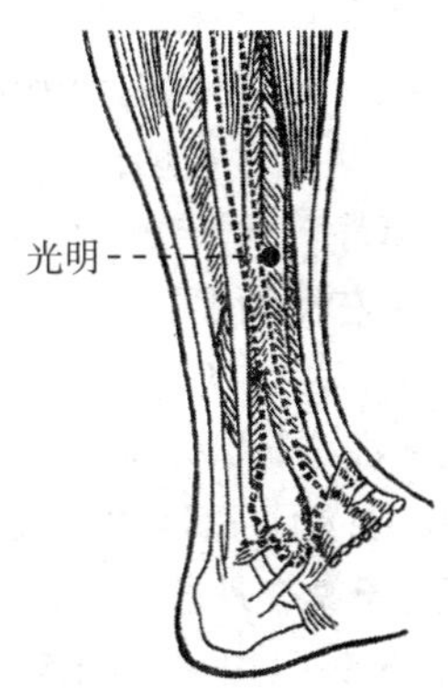

【释名】本穴为胆经络穴，别走足厥阴肝经，少阳厥阴主眼，肝开窍于目。本穴主治眼疾，有开光复明之功，故名光明。

【经属】足少阳胆经。

【定位解剖】在外踝尖直上5寸，当腓骨的前缘，趾长伸肌和腓骨短肌之间取穴。简易取穴：在外踝尖与膝腘横纹连线中点下4横指的腓骨前缘。局部解剖有胫前动、静脉分支；布有腓浅神经。

【功用主治】明目通络，消胀止痛。主治偏头痛，癫痫，目痛，夜盲，近视，眼痒，偏头痛，白内障，小腿痛，下肢痿痹，乳房肿痛，回乳，眼皮跳动等。

【现代研究】光明穴是嗜酸性粒细胞的敏感穴位。针刺光明和太冲，对青少年近视眼有效，针感到达眼部者有

38.2%，可合谷配太冲，外关配光明，隔日交替使用。针刺都采用手法运针激发感传，可提高视力和改变屈光度。

【**刺灸法**】直刺 1~1.5 寸；可灸。

【**临床应用**】

1. 面肌痉挛

王某某，女，32 岁。1989 年 6 月 19 日就诊。主诉：左侧面颊抽动 4 年余，曾服镇静药效不显，而来针灸治疗。检查，左侧面肌抽动，面色少华（常感头晕），舌质淡，苔薄，脉细小。证属气血亏虚，筋脉失养。针刺右光明穴 3 次后，抽动显著减少，共针 11 次而愈，至今已 7 个月未再复发。

治疗方法：用 30 号 1.5 寸毫针，刺光明穴，左病取右，右病取左，用泻法，每日 1 次，10 次为 1 个疗程。用此穴治疗 6 例面肌痉挛患者，有一定效果，3 例为血虚生风者已治愈，2 例为肝阳化风者，经治显效，1 例为面瘫后遗症病史 3 年，经治无效。［单穴治病选萃：267.］

2. 回乳

患者，女，40 岁，第 5 胎。孩子 1 岁因病亡，双乳胀痛已 5 天，仍无退奶现象，胀痛逐日加剧，经针刺右足光明穴后，第 2 天奶胀减轻，第 3 天完全消失，未曾用其他治疗。［延安县医院妇产科. 中医杂志. 1959,（7）：441.］

按语：光明穴乃足少阳之络穴，通肝经。妇人分娩后一年正值泌乳旺季，突然婴儿死亡，一者肝气不舒，而致双乳胀痛；二者乳停于内，无人吮吸亦会胀痛。治疗宜疏肝理气，调畅疏泄为主，故取光明穴。《腧穴学》第 5 版载有：光明主治目夜盲，乳胀痛。

3. 眼睑跳动

于某某，男，42 岁，工人。左眼睑不时跳动已月余，视物昏瞀。初针四白、攒竹、合谷不效。考虑为刺激量不够，即在针上通电 20 分钟，其眼睑跳动如初。复又针颧髎，症状不减。经细问病史，方知近来抑郁少寐，情志不畅，其脉弦细，舌质红，苔薄白。证属肝郁化火，乘脾所致。遂取光明（右侧），用泻法，针下患者即感眼目清爽，跳动顿失，留针 20 分钟而愈。［商双喜. 中国针灸. 1983，3（1）：7.］

按语：《素问·玄机原病式》载有"诸风掉眩，皆属于肝"，眼睑跳动属风，目者肝之外窍也。故治之以平肝息风为主，取光明穴。该穴属胆络肝，诸脏可调，刺之则诸经可通，风邪可去。

4. 青光眼

赵某，男，48 岁，中学老师。左眼隐痛，视物不清 2 周余。患者 2 周前开始出现左眼刺穿，继而出现隐痛或胀痛，看东西时模糊不清，曾去医院眼科诊治。诊断为青光眼，给予滴眼液治疗 2 周无效，于是来本诊所求治。取右侧明目穴，强刺激，用泻法，留针 30 分钟，起针前于患侧耳尖放血 2 滴，起针后患者即感目痛减轻。继续行针 4 次，右眼痛、视物不清完全治愈。3 个月后复诊未见复发。

治疗方法：取明目穴（光明穴）常规消毒后，用 2 寸毫针迅速刺入 1.5 寸，行提插手法，以泻为主，待出现酸、麻、胀感传至脚底时留针 30 分钟，期间每隔 5~10 分钟行针 1 次，每次 1 分钟，隔日治疗 1 次，10 次为 1 个疗程。单眼有疾针健侧穴位，双眼有疾针双侧穴位，如患者合并颈椎病或脑动脉硬化可加刺风池穴等。[常见病信息穴一针疗法：169.]

合谷（LI4）

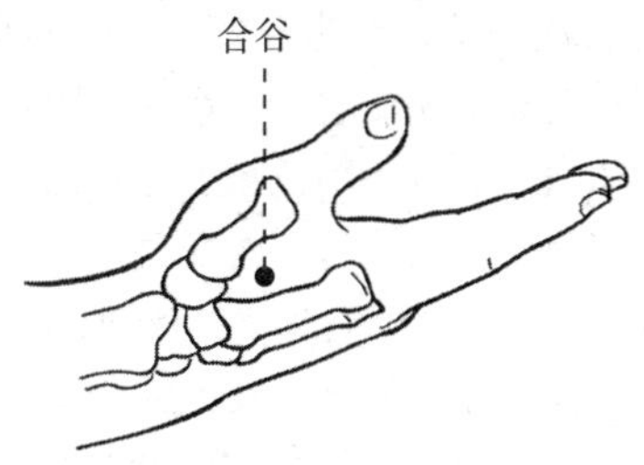

【释名】因两骨相合如谷，故曰合谷。

【异名】虎口，容谷，合骨，含口。

【经属】手阳明大肠经，为手阳明大肠经之原穴。

【定位解剖】在第 1、2 掌骨之间，约当第 2 掌骨的中点取穴。简便定位：以一手的拇指指骨关节横纹，放在另一手的拇、食指之间的指蹼缘上，屈指当拇指尖尽处是穴。局部解剖有第 1 骨间背侧肌，拇指内收肌，手背静脉网，分布有桡神经浅支的掌背侧神经，深部为正中神经的指掌侧固有神经。

【功用主治】清热解表，镇静止痛，通经活络。主治发热恶寒，无汗，多汗，咳嗽，胃痛，腹痛，便秘，痢疾，疟疾，头痛，眩晕，半身不遂，口眼歪斜，牙关紧闭，指挛，臂痛，面肿，疔疮，经闭，滞产，小儿惊风，痄腮，目赤肿痛，鼻衄，鼻渊，齿痛，耳聋，失音，咽喉肿痛，瘾疹，疥疮等。因合谷为全身镇痛、镇静要穴，又可退热解表，为针麻常用穴位之一。

【现代研究】

（1）对消化功能的调整作用。有人用 X 线重复摄影法观察，针刺谷谷可使胃蠕动波幅升高，加强胃的蠕动。对胃分泌功能的调整作用，可使原来的总酸度、游离酸度、胃蛋白酶偏低的患者，通过针刺合谷穴，很快恢复正常。

（2）对呼吸功能的调整作用。针刺合谷等穴，可使肺通气量增加，减少呼吸道阻力，缓解支气管、细支气管平滑肌的痉挛，支气管黏膜血管收缩，水肿减轻，从而改善肺通气功能，而达到平喘的目的。

（3）对血液循环功能的调整作用。有人报道，针刺合谷穴能改善冠状动脉血循环，使冠状动脉供血不足患者心冲击图复合波波幅明显降低。血管反应与手法轻重有关，如轻刺激可引起血管收缩反应，具有较长时间的后作用，但重刺激可引起血管扩张反应，说明针刺对血管的舒缩有不同反应。针刺能降低脑血管的紧张性，改善动脉弹力，提高搏动性，使脑部血液供应增强。

（4）对血细胞的影响。当白细胞偏低或偏高时，针刺的调整作用十分明显，原来白细胞偏高者，针刺后多见下降；原来偏低者，针后多见升高。也有报道，针刺合谷穴，可使血小板减少性紫癜和肿性全血细胞减少患者的症状好转，血小板上升。

（5）对内分泌的调整作用。据报道针刺合谷穴对甲状腺功能有调整作用。对甲状腺功能亢进的患者，针刺合谷穴，可使甲状腺体积缩小，症状消失，基础代谢率明显降低。

（6）对性腺功能的影响。据报道针刺合谷、石门等穴，可使子宫位置变更而达到避孕的目的。

（7）对体液免疫功能的影响。据报道针刺合谷、内关穴，可使正常人血清球蛋白含量上升，白细胞的吞噬功能增强。

（8）镇痛作用。电针麻醉，取合谷、内关，有较好的镇痛效果。针刺合谷可以提高人体的耐痛阈。

【刺灸法】直刺 0.5~0.8 寸；可灸。

【临床应用】

1. 腹痛

王某，男，25 岁。患感冒咳嗽已 1 周，突然又发腹痛，呈阵发性绞痛，发作时辗转翻侧，睡卧不安，经门诊观察治疗，诊断为肠痉挛。药物注射疗效不佳，要求针灸。查：腹部左侧天枢穴（足阳明胃经）有明显压痛，针右侧合谷穴，当即痛止。第 2 天虽仍有些痛，但已很轻微，能自行来针灸，连续针右合谷穴 3 次痊愈。［程国俊. 上海针灸杂志. 1982,（2）：31. ］

2. 呃逆

（1）王某某，男，35 岁。7 天前开始发生膈肌痉挛，连续打呃不止。每分钟 15~20 次，昼夜不止，影响饮食和睡眠。患者自诉 2 个月前曾有类似发作，仅持续 2 天，经服镇静药物配合针灸治疗而愈。此次发病后曾用前法治疗，但未获效。查：身体健壮，面容疲倦，血压、脉搏、呼吸均无异常。实验室检查：血白细胞 8.4×10^9/L，血小板计数 216×10^9/L，尿常规、肝功能化验均正常。

治疗方法：取 4 寸毫针 1 支，针合谷透后溪。针入约半分钟，呃逆即止。此时患者诉有头晕感。经询问，知其诊前尚未进食，考虑为饥饿引起晕针，嘱闭目静卧，随即取针。约 3 分钟后，患者头晕好转。5 天后患者特来告知，自 1 次针愈后打呃未再复发，进食及精神状态均恢复如常。［李文亮. 上海针灸杂志. 1983,（2）：20. ］

（2）曹某某，男，68 岁，工人。1987 年 12 月 12 日初诊。患者自述 1987 年 12 月 5 日感冒后诱发呃逆，吃中药、西药 5 天无效。现呃逆不止 8 天，声短频而有力，发作时伸颈仰头，面赤，口略渴，烦躁，便干，苔腻微黄，脉滑数。诊断：呃逆（胃热型）。经探寻双合谷穴有压痛，用 28 号 1 寸毫针对准压痛点，垂直快速刺入，进针后令患者意守双涌泉，施以提插捻转，用泻法，1 分钟后呃逆即止，针 1 次而愈，1 周后随访无复发。［朱广运. 针灸学报. 1992,（1）：57. ］

3. 胆道蛔虫病

葛某某，女，29 岁。上腹部发作

性疼痛1天，伴恶心呕吐，吐出蛔虫2条。入院时体检无特殊。诊断：胆道蛔虫病。次日上午8时30分及下午5时，均有上腹剧痛发作，呕吐4~5次，吐出蛔虫1条。上午发作时注射阿托品0.5mg，20分钟后仍无效，即针刺合谷，刺后痛止。当日下午5时，腹痛又作，再用针刺合谷而痛止。［高从光. 上海中医药杂志. 1965,（8）：35.］

4. 癔症

（1）左某某，女，25岁。1971年7月22日初诊。患者于劳动时突然倒地，大哭大笑，神志半清，手足痉挛，颜面潮红，两目红赤，脉大而数。邻居代诉：发作前曾叫胸闷，数天前劳动时，亦发作过一次类似病症，否认有精神刺激或其他有关病史。诊为心火烁肺型。本应泻合谷，为了筛选穴位，先以针刺内关试治，无效后，改泻合谷（双）而立愈。1个月后又同样发作1次，仅哭笑比前轻，当即泻双合谷即愈。共发3次，针治2次，追踪观察1年，未见复发。［陈维扬. 江西中医. 1980,（3）：66.］

（2）张某某，女，36岁。1983年5月初诊。患者生气后，突然右手紧握不能伸开，他人强行将手指扒开，随后握紧，日夜固拳不能干活。曾到某某医院诊为癔症。住院治疗50余天，不见好转，遂来我校门诊求治。症见右手握固，五指僵硬而痛，神清，语言正常，纳少腹胀，时有心烦郁闷，情绪紧张，唯怕终身残疾，脉弦，舌苔黄腻。拟行气疏风，通络镇痛之法。用毫针刺患侧合谷穴，行强刺激，患者叫苦不休，立即五指张开，再按推拿手法缓动关节，以运气血。约半小时后，手指伸屈自如。至今未发。［马绍初. 山东中医杂志. 1984,（3）：9.］

5. 痹证

镇南王妃苦风疾。秃鲁①御史②以③文中④闻⑤。文中丐诊候⑥，按手合谷、曲池而潜针⑦入焉，妃殊不知也。未几，手足并举。次日起坐如常。［历代针灸名家医案选注：28.］

按语：①秃鲁：人名。②御史：官名。③以：使，派。④文中：徐文中，字用和，元朝宣州人，善针术。⑤闻：往诊。⑥丐诊候：请求诊脉。⑦潜针：不让患者知道，把针藏起，暗以针刺入。

6. 肩关节周围炎

赵某某，男，42岁。1990年1月4日初诊。患者2周前午睡中因肩背受风，而左肩部时有酸、重及疼痛感。1周后肩痛加重，活动受限。查：左肩关节略有红肿，外展时肩髃穴明显压痛。X线摄片颈椎无异常。诊断：左肩关节周围炎（手阳明型）。取合谷穴施治，患者自觉疼痛顿消，肩关节活动轻松自如，痊愈而归。3个月后随访无复发。

治疗方法：①针刺部位：手太阴型取本经的鱼际穴，手阳明型取本经的合谷穴，手太阳型取本经的后溪穴，混合型根据疼痛部位，兼取上述有关经上的腧穴。②刺法：用28号1.5寸毫针，采取捻转泻法，留针20分钟，同时让患者活动患侧肩关节。每天针1次，7次为1个疗程，疗程间休息5天。［孙远

征，等. 中国针灸. 1992，12（1）：12. ］

7. **髋关节疼痛**

苏某，男，36 岁，商人。因髋关节疼痛于 2000 年 3 月 27 日就诊。患者自诉右髋关节扭伤后反复疼痛 3 个多月。检查：患者步态大致正常，右髋股骨头处有叩击痛，髋关节前屈及外展均有疼痛，足跟无叩击传导痛。诊断为右髋关节软组织损伤，取髋痛穴针刺，用泻法，待针感出现后，令患者活动患侧髋关节 2 分钟，然后再留针 25 分钟。前后共治疗 3 次，患者走路不痛，活动自如。

治疗方法：取髋痛穴（合谷）常规消毒后，用 2 寸毫针迅速直刺 1~1.5 寸，用泻法，待针感出现后边行针，一边让患者活动髋关节约 2 分钟，每 5~10 分钟行针 1 次，留针 30 分钟。急性痛 5 次为 1 个疗程，慢性痛 10 次为 1 个疗程。一则髋痛取健侧穴位，两侧髋痛取双侧穴位。［常见病信息穴一针疗法：111. ］

8. **股神经痛**

易某某，男，39 岁。患股神经痛，右侧腹股沟掣引膝关节疼痛，坐卧时均不能起身，走路困难，患腿随意动作，已失去原有的灵活性，时而向下打跪，痛而发麻，由人扶持来诊。给予针对侧合谷穴，症状立即减轻，行走自如，起坐如常，第 2 天即不需人扶。针至 9 次而愈。［程国俊. 上海针灸杂志. 1982,（2）：31. ］

9. **踝关节扭伤疼痛**

沈某，男，31 岁，售货员。因左踝关节疼痛于 1998 年 11 月 3 日就诊。患者 4 天前因走路不慎滑倒而扭伤左侧踝关节，现走路时疼痛加重。检查：左踝关节外踝处出现肿胀、青紫，皮下仍有瘀血，外踝处的软组织有广泛的压痛，踝关节屈伸活动时疼痛加重。取右侧踝痛穴针刺，行提插手法，待出现针感时，让患者活动患侧踝关节 2~3 分钟，当时，患者主诉其疼痛有所减轻，然后留针 30 分钟。起针后患者走路轻松很多，2 日后继续治疗 1 次而痛愈。

治疗方法：取踝痛穴（合谷）常规消毒后，用 28 号 2 寸毫针直刺 1~1.5 寸，行捻转手法，待出现针感后，令患者活动患脚踝关节 2~3 分钟，每 5 分钟行针 1 次，每次半分钟，留针 30 分钟。急性痛 5 次为 1 个疗程，慢性痛 10 次为 1 个疗程。对伴有风湿痛者，可配合艾灸阿是穴，以增强疗效。一侧踝痛取健侧穴位，两侧痛取双侧穴位。［常见病信息穴一针疗法：115. ］

10. **足跟痛**

程某某，女，50 岁，工人。1980 年 4 月 5 日初诊。患者足跟痛已 2 年余，走路受限，疼痛难忍，每遇阴雨天及劳累更剧。经 X 线摄片诊断为“双足跟骨骨质增生”，即按下法治疗，患者自觉在针后 5 分钟左右即感双足跟发热及轻松感。针刺 3 次疼痛基本消失。隔日治疗 1 次，2 个月后即告痊愈。1980 年 6 月 12 日经 X 线摄片复查，骨刺虽未消失，但骨尖端变钝。1981 年患者因脚扭伤又来我科就诊，询问足跟痛是否复发，据告未再复发。

治疗方法：取合谷穴向后约 1 寸处直刺，深约 1.5 寸左右，患者自觉有酸胀感为度，留针约 1 小时。[赵玉琴，等. 中医杂志. 1985，26（2）：60.]

11. 滞产

（1）张某，女，28 岁，教师。第 1 胎孕 40 周，规律宫缩 32 小时住院，40 分钟后宫口开全，待 70 分钟先露部仍不拔露，宫缩间歇 5~7 分钟持续 15 秒钟，产妇因腹痛难忍一夜未眠，饮食未进，故处于衰竭状态，立即消毒右手合谷穴注射催产素 0.4ml（4 单位）。2 分钟后出现强烈宫缩持续 60 秒钟，经反复 3 次强烈宫缩娩出一体重 3600g 男婴，5 分钟后胎盘娩出，产后出血 80ml。

治疗方法：用蓝芯注射器 6 号针头吸催产素 1ml，选择病例单侧合谷穴消毒后，按针刺手法刺入合谷穴找到疼痛、麻木最强点注射催产素 0.2~0.4ml（即 2 单位）。记录胎儿、胎盘及产后出血情况。[胡青萍，等. 中国针灸. 1991，（4）：13.]

（2）朱某，女，30 岁，家庭妇女，东帝汶籍华人。于 1999 年 3 月 6 日就诊。自诉预产期已过 17 天。诊断为过期妊娠，取双侧催产穴针刺，行强刺激手法，以泻为主，留针 30 分钟，每 5 分钟行针 1 次，当第 2 次行针时，患者自觉小腹部有收缩感，第 2 天继续针刺催产穴，大约 15 分钟后产妇自感胎动，并出现腹部隐痛，8 小时后患者在医院顺利产下一男婴，母子平安。

治疗方法：双手自然张开，向上，取一侧催产穴（合谷）常规消毒后，用 3 寸毫针直刺 1.5~2 寸，用平补平泻手法，待出现针感后留针 30 分钟，每隔 5~10 分钟行针 1 次，每日 1~2 次，3 日为 1 个疗程。如效果不佳，可加用至阴穴平补平泻，三阴交穴强刺激，用泻法，可明显提高疗效。1 个疗程后仍无效者，建议去医院诊治，以免发生不测。[常见病信息穴一针疗法：130.]

12. 产妇宫缩无力

沈某某，女，25 岁。1967 年 9 月 13 日入院。从晚 8 时许即破浆，至次日上午 10 时许，无宫缩反应。因患者畏惧手术，即刺右合谷，施烧山火手法，10 分钟后即分娩。

治疗方法：用 1.5 寸长毫针，当出现针感后，行烧山火手法 10~15 分钟。

按语：产妇宫缩无力，多由气虚无力使然。《针灸聚英》云："合谷妇人妊娠可泻不可补，补即坠胎。"可见补合谷，有益气增强宫缩的作用。近 50 年来，遇产妇宫缩无力刺合谷均能收效。[单穴治病选萃：28.]

13. 小儿流涎

张某，女，3 岁。1987 年 3 月 6 日初诊。其母诉流涎已 3 年，昼夜不已，夜里睡眠不实，流涎可浸湿枕头小半，伴纳差、消化不良。症见消瘦，发育差，口角流涎不止。给予下法治疗，当天晚流涎明显减少，5 天后停止流涎，3 个月后追访未复发。

治疗方法：取合谷穴（双侧）：用拇指按压，力量以小儿耐受为度，方法一按一松，每穴按压 5 分钟（约 300 次），两穴交替按压。然后用艾条雀啄灸法，每穴灸 5~10 分钟，每天 2 次，10 天为 1 个疗程。［王勇强. 内蒙古中医药. 1991, 10（3）：36. ］

14. 急性扁桃体炎

盛某，男，4 岁。患者 3 天前因感冒发热，咽喉疼痛，不易服药，肌内注射抗生素疗效不佳。查：体温 39℃，双侧扁桃体肿大，见黄色脓性分泌物，颌下淋巴结肿大，压痛，口臭，舌苔厚腻，脉数。实验室检查：白细胞 20×10^9/L，中性 0.8。治以发泡疗法，3 小时后起泡，并逐渐增大。起泡后热退身凉，咽部疼痛锐减，扁桃体红肿渐消。并随水泡增大而效果渐显，第 3 天即告愈。随访至今，虽偶尔感冒发热，但扁桃体未见肿大。

治疗方法：用大蒜茎加雄黄适量共捣烂为泥备用，将患者合谷穴部位常规消毒，敷部分雄黄蒜泥于合谷穴，用无菌纱布覆盖，单侧扁桃体炎敷同侧合谷，双侧敷双合谷。［何琦. 针灸学报. 1992,（6）：39. ］

15. 牙痛

（1）高某，女，32 岁。1976 年 6 月 12 日初诊。牙痛 1 周，痛如锥刺，伴有口臭，形寒身热，口渴便秘，经服中西药未效，病势加剧。诊见面色红赤，舌苔黄，脉洪数，证属阳明胃腑实热，治宜泻阳明胃热。

治疗方法：针刺合谷（双）：直刺 0.5 寸，采用泻法，留针 15 分钟，针刺 1 次后，诸症消失。［万桂华. 抚州医药. 1978,（2）：50. ］

（2）齐某，男，58 岁，会计师。因右侧下牙痛 1 周，于 2004 年 11 月 25 日就诊。检查：牙齿无缺损、无龋齿，右下牙床处有压痛，脉弦数，舌质红，苔略黄。诊断为风火牙痛，取右侧下牙痛穴行泻法，约 5 分钟后患者诉说牙痛停止，继续行针 3 次，隔日 1 次，牙痛症状消失。1 个月后电话随访未见复发。

治疗方法：取下牙痛穴（合谷）常规消毒后，用 2 寸毫针直刺 1~1.5 寸，用泻法，强刺激，以瞬间针感传至前臂、肘窝或面颌处为佳，留针 30 分钟，每 5~10 分钟行针 1 次，6 次为 1 个疗程。轻度牙痛，取患侧穴位，重度牙痛或两侧牙痛，取双侧穴位。对牙髓炎或牙周炎患者，针灸只能止痛，不能治本，建议牙痛缓解后尽快去口腔科诊治。［常见病信息穴一针疗法：152. ］

按语：合谷为手阳明大肠经原穴，手阳明经脉、经别循行于上臂外侧、肩、面颊、口、齿、鼻、咽喉等处，具有祛风散邪，清宣阳明热邪和清泻头面诸窍邪热等功效。而喉咙、口、齿、鼻、眼等头面部又多因风热、热邪等郁积或心（胃）火上炎所致。故合谷被公认为治疗头面、咽喉等疾患的常用穴。疏通阳明经气可治疗肩痛、面痛；清泻阳明（胃）火可治疗牙痛；疏风清热、消肿利咽则可治疗喉肿痛（乳蛾、喉痹）。针刺或艾灸合谷又可治疗脾虚湿盛之流涎。

大肠与胃相连，又同属阳明，在生理功能上相互协调，在病理上相互影响，“大肠病者，肠中切痛而鸣濯濯……”，“五脏有疾，当取之十二原”。

肠中绞痛（肠痉挛）当取合谷，胃气上逆之呃逆（膈肌痉挛）也可取合谷以通腑降逆。阳明又为多气多血之经，具有行气活血作用，行气可启闭开窍醒志，治疗精神病；活血则散瘀，易引起流产、坠胎，运用于临床则可催产、助产，并减少分娩时疼痛。手足阳明经相连，经气相通，故针合谷也可疏通足阳明经气，治疗足阳明胃经经气阻滞所发生的病证，如股神经痛。合谷穴近腕部，腕、踝（跟）上下相应，下病上取，刺合谷治足跟痛为巨刺法的临床应用。本穴治疗胆道蛔虫病也与合谷的行气活血作用有关。

合阳（BL55）

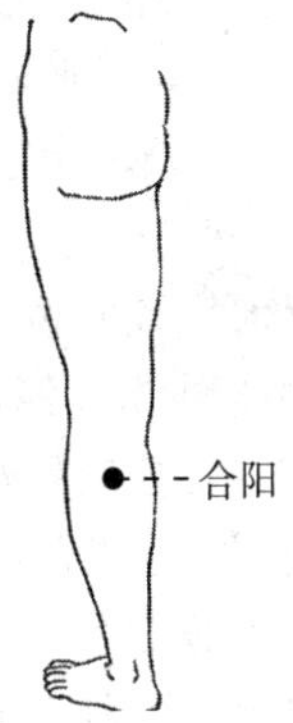

【释名】合，指会合，阳，指小腿后、上部。本穴正当小腿后上部，腓肠肌两头相会合处，故名。

【异名】利机。

【经属】足太阳膀胱经。

【定位解剖】该穴在小腿后面，在委中穴直下 2 寸处，当腓肠肌的两头之间凹陷中。局部解剖有小隐静脉，动、静脉；布有腓肠内侧皮神经，深层为胫神经。

【功用主治】疏经通络，强腰健膝，活血调经。主治崩漏，带下，睾丸炎，阳痿，腰脊痛引少腹，下肢酸痛麻痹，膝胫酸重肿痛，腨急，癫疾，瘛疭拘急，疝痛，腹上下痛等病证。

【刺灸法】直刺 0.5~1 寸；可灸。

【临床应用】

1. 腓肠肌痉挛

李某，男，35 岁。患者两小腿受凉后疼痛 3 天，行走困难。经外科诊断为腓肠肌痉挛。采用下法治疗，拔针后症状明显减轻，几小时后症状基本消失，第 2 天告愈。半年后随访未见复发。

治疗方法：取合阳穴作常规消毒，直刺 1.5 寸，用提插捻转平补平泻法，使针感放射至足底部 3~4 次，然后留针 30 分钟，每天 1 次。［薛浩．广西中医药．1989，12（2）：33.］

按语：合阳穴局部解剖在腓肠肌二头之间，布有腓肠内侧皮神经，深层为胫神经。《灵枢·经脉》“膀胱足太阳之脉……是动则病……腨如裂……是主筋所生病”，所以针刺合阳可以改局部神经的兴奋性，调整肌肉功能缓解痉挛。《素问·生气通天论》“阳气者……柔则养筋”。故针合阳可振奋阳气，缓解拘急痉挛。

2. 腰扭伤

孙某某，男，30 岁。于 1987 年 9 月 12 日来院就诊。因搬物不慎腰扭伤 1 天余，不能随意活动，咳嗽则疼痛加剧。检查，右侧腰部骶棘肌压痛明显，脉沉紧，舌质红，苔薄白。诊断：急性腰扭伤。取穴：合阳穴为主，配阿是穴。治疗经过：先针刺合阳穴，重用提插捻转泻法。复刺阿是穴时，令患者指出自己腰部活动感到最痛的部位，即阿是穴，针刺阿是穴，针至局部感觉沉胀麻木为度，行针 2~3 分钟左右，腰痛已止，病告痊愈。

治疗方法：用 28 号 2 寸半毫针，快速直刺进针 2 寸，得气后，施提插捻转，使触电样针感传至脚趾为佳。

按语：几十年来，采用针刺合阳穴治疗急性腰扭伤 120 例，1 次治愈（即症状完全消失，腰部活动自如）者 98 例，占 81.6%；针后仅有轻度疼痛，针 2 ~ 5 次获效者 22 例，占 18.4%，总有效率 100%。［单穴治病选萃：164.］

3. 痔疮

章某某，男，25 岁。1989 年 10 月 15 日就诊。诊断：混合痔。患者患痔疮已 2 年，发作时红肿疼痛出血，此次因走路多，喝水少，大便干燥，发作已 3 天。6 点和 9 点处各有混合痔 1 个，红紫色伴血痂。于双合阳穴之络结上点刺，各放血约 8ml，每日 1 次，2 次后症状消退。

治疗方法：成人此穴位处常有络结出现，点刺放血最方便。每次放血 5~15ml。小儿脱肛用细三棱针点刺穴位皮肤后，拔罐或挤血 0.5~1.5ml。

按语：合阳穴放血治疗痔疮、肛裂、脱肛，可有良效。成人痔疮或肛裂放血每日 1 次，3 ~ 5 次即愈或有显效，小儿脱肛 5~10 次效果明显，一般不需按疗程治疗。［单穴治病选萃：165.］

后溪（SI3）

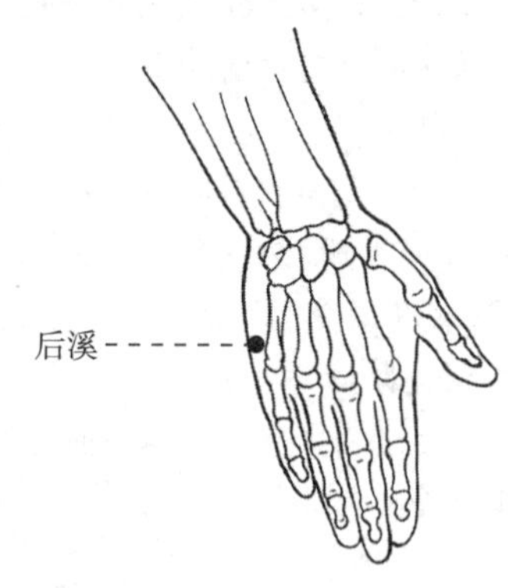

【释名】后，后方；溪，溪谷，《素问·气穴论》：“肉之小会为溪。”穴居小指本节后赤白肉际处，故名。

【经属】手太阳小肠经。本穴为手太阳小肠经之输（木）穴，又为八脉交会穴之一，通于督脉。

【定位解剖】该穴位于手掌尺侧，微握拳，当小指本节（第 5 掌指关节）后的远侧掌横纹赤白肉际处。局部解剖有指背动、静脉，手背静脉网；布有掌背神经（尺神经分支）。

【功用主治】安神清热，清头目，疏经通络。主治热病，疟疾，癫狂，痫证，盗汗，肘臂及手指挛急，颈项强痛，头痛，肩背部疼痛，腰扭伤，坐骨神经痛，耳聋，目赤，目翳，目眦烂，疥疮，荨麻疹，黄水疮，等。是手三针的重要穴位之一。

【刺灸法】直刺 0.5~0.8 寸；可灸。

【临床应用】

1. 癔症性瘫痪

某女，34岁。1984年10月来诊。自1983年8月动员做节育结扎术，心情即十分恐惧、焦虑不安，上手术台后即极度惶恐，手术顺利完成后，下手术台时发现双下肢不能动，随即哭泣不止，大吵大闹，收入院治疗。生活不能自理达1年多。检查，神志清楚，语言流利，双下肢膝反射、跟腱反射均正常，无病理锥体束征，肌肉不萎缩，肌张力正常，肌力零级，舌质红，苔白，脉细。诊断：癔症性双下肢不全瘫痪。治疗：患者取坐位，针后溪捻转用泻法，让患者站起来走路，当即颤抖着双腿迈出可喜的一步，遂令不要怕，继续往前走，当走到3、4步时，患者高兴得热泪盈眶，随即自如走了两三圈，自己下楼走到病房。

治疗方法：用28号1寸五分毫针直刺1寸深，得气后拇指食指捻转，用泻法约1~2分钟，令患者自己走路，至能走几步，再施手法捻转，当走路自由时出针。

按语：近25年来，运用后溪治疗癔症性双下肢不全瘫痪，均1次治愈。赢得声誉。另外，在治疗本症之前需暗示患者配合针刺方能奏效。[单穴治病选萃：113.]

2. 面瘫

赵某某，女，58岁，退休工人。1990年2月18日初诊。主诉：3个月前因感冒后出现右眼不能闭合，嘴角歪向一侧，言语不清，饮水即漏。随即住进市人民医院，予以常规针灸、中药同时治疗，近2个月时间，口角、面部见有明显改观，但右眼睑仍不能闭合，长时间的功能失调，出现眼轮匝肌萎缩，患者呈痛苦面容。后来转我科接受下述疗法，2次后自感眼睑肌活动较前明显灵活，共点刺治疗4次，3个月之久的眼睑松弛症状竟得以完全恢复，精神转佳，睡眠饮食均趋于正常。1年后随访疗效可靠，未见复发。

治疗方法：取后溪穴，令患者轻微握拳，常规消毒，术者持三棱针，左手捏住穴位两侧的肌肉，待酒精干后，迅速点刺该穴，使之出血，并两手用力挤压穴位，增加出血量，一般每次8~10滴为宜，两侧后溪穴均用此法。病程久者可适当加用梅花针叩打局部。一般症状只须点刺即可。隔日1次，5次为1个疗程。[安培祯，等. 中国乡村医生. 1992,(9)：16.]

3. 落枕

肖某某，男，37岁。自诉前日晨起时，即觉颈部酸痛，不能转侧，疼痛放射至右侧背部，头颈向左侧倾斜，经服中西药及外贴伤湿止痛膏未效。诊断：落枕。遂取一侧后溪穴，向掌心方向直刺1寸深，用泻法捻转行针，并令其左右摇动颈部。针3分钟，疼痛消失，颈部转动自如。

治疗方法：在后溪穴部位常规消毒后，直刺0.8寸深，得气后用泻法捻转1~3分钟。同时令患者做左右摇头动作，待患者自觉颈项活动轻松，疼痛有所减轻或直至消失时，徐徐退针，不按针孔。一般针刺一侧穴位1~2次即可获效。[杨富华．中国针灸．1985，5（3）：19．]

4. 手麻

徐某，男，52岁，越南籍华人。因右手指麻木3个月，于2001年7月24日就诊。检查：患者一般情况良好，右手环指及小指外侧痛觉减退，诸指关节活动正常，右肘内上髁处有压痛，颈椎活动正常，颈5、6及颈6、7间有轻度压痛，颈椎正侧位拍片未见异常。诊断为痹证，取手麻穴针刺（右），用泻法，强刺激，留针30分钟。经治疗2次后，患者主诉右手指麻木减轻，继续治疗4次，患者所有症状消失，临床治愈。2个月后随访未见复发。

治疗方法：患者取坐位或仰卧，暴露手麻穴（后溪穴），常规消毒后，用3寸毫针垂直刺入2寸左右，尖可透刺掌心处的劳宫穴，行强刺手法10秒钟后，再缓慢捻转针柄，同时令患者颈项及上臂做功能活动2分钟，然后留针3分钟，期间每5分钟行针1次，10次为1个疗程。一侧麻木取患侧穴位，重症或两侧手麻取两侧穴位。[常见病信息穴一针疗法：120．]

5. 后背发冷

关某某，男，40岁。1977年8月来诊。自述因新挖窑洞潮湿，致后背发冷已7年，每天暖背也不行。曾服中药、针灸无效。经笔者用下法针刺2次而愈。

治疗方法：以1寸毫针，快速刺入后溪穴，轻轻捻转数下，得气后用烧山火手法三进一退，紧按慢提，连续3次。同时让患者意念背后有一股火，从尾椎部直烧到后颈部。如此行针约5分钟后，患者即可真正感到整个督脉发热。再行针5分钟后，热感更强，并扩散到整个背部，即可出针。一般隔天针刺1次，1~3次一般可愈。[单穴治病选萃：114．]

6. 腰扭伤

（1）张某某，男，34岁，教师。因负重不慎扭伤腰部就诊。腰痛动则加剧，由人搀扶而坐下。检查：腰部无红肿及出血，按之痛剧，自行坐起较难，不能弯腰及后伸，舌红少津，脉弦。用下法治疗1次后痛减，能自行起坐弯伸腰部，3次而愈。

治疗方法：嘱患者倒骑在椅子上，两前臂内收屈曲，双手握拳置于椅子背上。术者左手拇指按住前谷穴，取双侧后溪，消毒后用30号1寸毫针直刺0.5寸深，强刺激，促使针感循经感传，得气后用“粤-1型晶体管综合医疗机”，选锯齿波形通电30分钟，输出强度以患者耐受为度。留针期间嘱患者由慢到快，由小到大，由轻到重进行腰部活动。[薛家骧．中级医刊．1989，24（8）：57．]

（2）杨某某，女，32岁。1986年5月17日初诊。患者洗衣时，不慎扭伤腰部，于当天急来我科求治。面容痛苦，腰部明显压痛，不能转侧，前俯后仰疼痛加剧，咳嗽，喷嚏均感疼痛。按下法针刺双侧后溪穴，1次痊愈。随访1年未再复发。

治疗方法：患者坐位，双手微握

拳，取第5掌骨小头后尺侧赤白肉际凹陷处针之。进针后令患者站起，再进行强刺激，一边捻针，一边嘱患者作前俯后仰及左右转侧活动，患者出汗即止，留针10分钟，再按下法行针1次，留针20分钟后缓缓出针。此法对高血压，心脏病患者不宜采用。[杨庆林. 四川中医. 1988，6（5）：48.]

7. 急性腰肋疼痛综合征

胡某，男，29岁，销售员。因急性腰扭伤，于2001年3月20日就诊。患者自诉1天前因搬运立柜时不慎扭伤腰部，以致不能弯腰和转动，甚至坐久了亦感到疼痛。检查：腰背部形态正常，腰椎活动弯腰15°，后仰20°，腰1~5椎间无压痛，右侧腰骶棘突处痉挛，压痛明显。诊断为急性腰肌扭伤，取腰肌扭伤穴针刺，行捻转手法，待出现针感传至腰部或上臂时，让患者站立并逐渐活动腰椎，如慢慢弯腰、旋转等功能活动，仅3分钟患者腰痛减轻，留针20分钟后起针，患者可以弯腰至70°，后仰36°，3天后再针刺1次而愈。

治疗方法：坐位或仰卧位。取腰肌扭伤穴（后溪穴）常规消毒后，选用2寸毫针直刺0.5~1寸，急性痛行捻转手法，慢性痛先捻转后提插，等出现针感传至上臂或腰部后留针30分钟，行针期间可让患者活动腰部。每5分钟行针1次，5~10次为1个疗程。伴有腰椎关节错位者，配合手法复位或加刺印堂穴或人中穴，可明显提高疗效。一侧腰痛取健侧穴位，双侧腰痛取两侧穴位。[常见病信息穴一针疗法：108.]

8. 坐骨神经痛

马某，男，45岁，干部。1989年4月28日初诊。右臀部疼痛月余，放射至大腿后侧，腘窝至足部。呈针刺样疼痛，起坐严重受限，近日则卧床不起，喜温拒按，苔薄白，脉紧。X片报告腰椎骨质无异常，生理弯曲未改变。取双侧后溪穴常规消毒，用1.5寸毫针刺入皮下后，施呼吸补泻之泻法。留针40分钟，中间每隔10分钟施行手法1次。同时嘱患者做下蹲、抬腿、弯腰等动作。5次告愈，追访1年未复发。[马彦伟. 陕西中医. 1991，12（6）：272.]

9. 荨麻疹

朱某某，男，48岁。患者于1982年初春患荨麻疹，全身瘙痒。经针后溪穴后，痒势好转，隔日又针1次，痊愈随访2年未再发。[王永录. 上海针灸杂志. 1985，(3)：35.]

10. 黄水疮

王某某，男，12岁，学生。面部环口生黄水疮半月有余。用三棱针在后溪穴放血1~2滴，隔天放血1次，连放3次，陆续结痂而愈。[王永录. 上海针灸杂志. 1985，(3)：35.]

按语：后溪为手太阳小肠经之输穴，又通于督脉，《灵枢・经脉》篇云："手太阳小肠之脉……至目锐眦。"其病则"目黄……颈痛"，其经筋"循颈"，病则"颈筋急"。足太阳之脉"起于目内眦……还出别下项"。其病则"项如拔，腰似折，髀不可以曲"，故取其后溪可以治疗目病、颈项强痛、腰痛及下肢后侧痛，是临床治疗落枕、急性扭伤、坐骨神经痛的常用穴。

荨麻疹为外感风热或脾胃积热，郁于肌肤而成，太阳主表，刺后溪可疏风清热，调和营卫，消疹止痒。小肠又与心相表里，《素问·至真要大论》曰："诸痛痒疮，皆属于心"，故泻后溪又可清心火、解毒邪，治疗面部黄水疮。后溪穴治疗各种颈背腰部及坐骨神经痛等痛症，均需要强刺激，同时要求患者做相应的运动，以尽快缓解肌肉的痉挛，取得事半功倍的效果。

环跳（GB30）

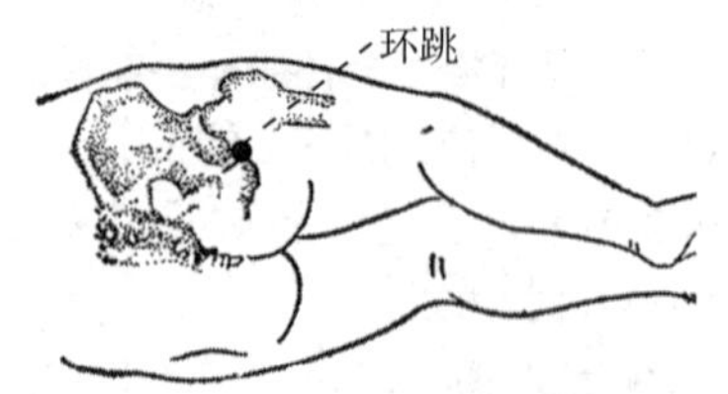

【释名】因其屈膝屈髋呈环曲，如跳跃状，故名环跳。

【异名】环谷、髋骨、髀枢、分中、枢中等。

【经属】足少阳胆经。本穴为足少阳、太阳二脉之会。

【定位解剖】该穴在股外侧部，侧卧屈股，当股骨大转子最凸点与骶管裂孔连线的外 1/3 与中 1/3 交点处。局部解剖有臀下动、静脉；布有臀下皮神经，臀下神经，深部正当坐骨神经。

【功用主治】祛风利湿，疏经通络。主治腰胯疼痛，半身不遂，下肢痿痹，闪挫腰痛，膝踝肿痛不能转侧，遍身风疹，荨麻疹，脚气，水肿等证。此穴亦为回阳穴之一，凡暴亡、诸阳欲脱者均宜取之。

【现代研究】

（1）对胃液分泌功能有一定调整作用。可使胃酸及胃蛋白酶高者降低，使低者升高。有实验报道，用甲状腺粉或硫氧嘧啶分别引起小白鼠甲状腺功能亢进或减退后，电针坐骨神经或环跳穴，可使甲状腺功能获得调整。

（2）有较好针麻效应。电针动物双"环跳"穴，可以使痛阈明显升高，同时使纹状体及下丘脑的亮 - 脑啡肽、甲 - 脑啡肽明显增加。有实验表明，电针足三里、环跳穴可减弱丘脑中央中核神经元对伤害性刺激的反应。

（3）有抗炎退热作用。减少炎症渗出，电针家兔坐骨神经（环跳穴）可使人工感染的腹膜炎渗出减少或停止。

【刺灸法】直刺 2~2.5 寸；可灸。

【临床应用】

1. 中风后遗症

王某，男，79 岁，因"右侧肢体活动不利，言语不清 2 周余"就诊。患者有 4 次脑梗死病史，2 周前无明显诱因出现右侧肢体活动不利，言语不清，于当地医院诊为"脑梗死"，现右侧肢体活动不利，言语不清，神志清，舌暗，苔白腻，脉弦滑。查体见：右侧肌力 3- 级，肌张力不高，右侧巴氏征（+）。西医诊断：脑梗死；中医诊断：痿证（气虚血瘀证）。治疗：先令患者侧卧屈股，3 寸毫针针刺患侧环跳，使针感向下肢传导，以麻电感窜到脚背且小腿后侧肌肉抽动3次为宜，不留针，然后仰卧位针刺极泉、肩髃、曲池、合谷、足三里、三阴交、太冲等，配合电针，留针20分钟。每天1次，治疗5次后右下肢肌力3+级，能站立20分钟；10次后下肢肌力5-级，可在陪护下行走300m。［郑渝凡，等. 湖北中医杂志. 2017，33（8）：118.］

2. 痹证

庚辰①夏，工部郎许鸿宇公患两腿风，日夜痛不能止，卧床月余。宝元局②王公，乃其属官③，力荐④予治之。时名医诸公，坚持不从⑤。许公疑而言曰："两腿及足，无处不痛，岂二针所能愈？"予曰："治病求其本，得其本穴会归⑥之处，痛可立而止，痛止必即步履⑦，旬日之内，必能进部⑧。"此公明爽，独听予言。针环跳、绝骨，信针而愈。不过旬日，果进部，人皆骇异⑨。假使当时不随王公之言，而听旁人之语，则药力岂能及哉？是惟在乎信之笃而已，信之笃⑩，是以获其效也。［历代针灸名家医案选注：78.］

按语：①庚辰：万历八年（公元1580年）。②宝元局：又称宝泉局。明代铸造钱币的机构。③属官：所属的下级官吏。④力荐：竭力推荐。⑤坚持不从：坚决不同意。⑥会归：指经脉会合聚集。⑦步履：行走。⑧进部：到工部，即上班工作。⑨骇异：惊奇。⑩笃：诚笃，虔诚。

3. 坐骨神经痛

张某，女，30岁。左侧腰腿痛3个月余。阴雨天加重，在当地医院X线拍片未见异常，抗"O"1∶700滴度（陆氏单位）：类风湿因子阴性，经治疗效差而前来针灸治疗。1980年10月24日检查：脊柱正常，腰椎3、4靠左侧有压痛，左腿直腿抬高试验（阳性）；跟腱反射减弱。诊断：坐骨神经痛。嘱患者侧卧位，患肢向上，取环跳穴，用捻进捻退手法进针3寸，患者感到局部有触电样感，且向大腿后侧及小腿外侧放射，直至脚趾。这样又持续行针3分钟，患者感到疼痛减轻，留针40分钟，起针后能自已翻身，并能站稳，共治疗4次而愈。2年后随访未复发。［陈学义. 陕西中医. 1991，12（2）：87.］

按语：环跳穴下有坐骨神经通过，在治疗局部及下肢病证时，应深刺2.5~3寸，并使针感向下肢放射，如果有电击样麻木感，说明针刺激了坐骨神经，此时应停止运针，并根据情况出针或留针。

4. 腰椎间盘突出

孙某某，男，44岁。患者于1个月前，因劳累突发右侧腰腿疼痛，不能行走，活动完全受限，咳嗽时疼痛由腰部向右腿远端放射，伴麻木。曾先后针灸、按摩、理疗、口服西药等治疗近1个月疼痛未见减轻。经兰州市某医院腰椎拍片，确诊为"腰椎间盘突出"。遂抬到我科住院。检查：强迫体位，表情痛苦，直立弯腰0°，直腿抬高右侧15°，右环跳、承扶、委中穴均有压痛，第3、4腰椎旁压痛，且疼痛向下放射，伴麻木，舌暗，苔薄白，脉弦。将下述药物1次注入右环跳穴。治疗2

次后，剧痛缓解，治疗10次后，疼痛消失，活动灵活。查：直立弯腰45°，直腿抬高右45°。2个疗程后，直立弯腰85°，右直腿抬高75°，临床症状完全消失，治愈出院。

治疗方法：①取穴：患侧环跳穴。②药物；骨宁液4ml，加10%葡萄糖6ml。③患侧环跳穴位局部常规消毒，用10ml注射器，7号注射针头吸入药液，然后换成6 1/2号的封闭长针头，快速进针进入皮下，缓慢至肌肉层，轻轻提插，待得气（针感向下肢放射）后，抽针管无回血时，将药液缓慢注入穴位。出针时，用小敷料按压穴位片刻后，胶布固定。④疗程：10次为1个疗程，每天1次，中间休息3天，再行第2个疗程。一般2~3个疗程。［王俊英，等. 四川中医. 1992,（6）：46. ］

5. 腰扭伤

陈某，男，46岁。1984年3月初诊。主诉：因搬运家具不慎将腰部扭伤，疼痛难忍，俯仰及行走困难。检查：患者不能直腰，第4、5腰椎及其两侧软组织均有压痛。遂针刺环跳穴，平补平泻，留针15分钟后疼痛大减，已能直腰。继针2次后疼痛消失，活动自如。

治疗方法：患者侧卧，屈腿，常规消毒穴位部皮肤。左手拇、食指将患者环跳穴处皮肤捏起，右手持1.5~3寸毫针快速刺入，进针1寸左右，患者有针感后，行强刺激1分钟（以患者能忍耐为度）；再留针10~15分钟，在留针期间可行针1~2次。经上述治疗后若还有余痛或痛不减者，可加刺委中放瘀血如豌豆大一点。［廖举才. 四川中医. 1986，4（4）：55. ］

6. 股骨头坏死

王某，男，58岁，因“左侧髋关节疼痛，伴左侧大腿后外侧痛5个月余”就诊。患者5个月前无明显诱因出现左侧髋部及大腿外侧疼痛，活动及阴雨天加重，于当地医院行MRI诊为“左侧股骨头缺血性坏死并左侧股骨颈骨髓水肿”，因惧怕手术，遂于我院门诊行针灸治疗。现症见：左侧髋关节疼痛，伴左侧大腿后外侧痛，舌暗，苔白腻，脉沉弦。查体见：下肢活动受限，直腿抬高试验（–），左侧跟臀试验（+），“4”字试验（+），左股骨头周围压痛（+），双下肢病理征（–）。西医诊断：股骨头坏死；中医诊断：骨蚀（肝肾亏虚，寒湿痹阻证）。治疗：令患者侧卧屈股，先用3寸毫针直刺环跳穴，使麻电感向足部放射，以看到小腿后侧肌群抽动为宜，后用3寸毫针依次针居髎、环跳和居髎二者连线中点，配合用1.5寸毫针直刺肾俞、阳陵泉、悬钟、太冲、昆仑穴。电针取环跳、阳陵泉，TDP灯照射20min。每天1次，治疗3次后，髋关节及大腿部疼痛明显减轻，且适逢阴雨天气，患者疼痛尚未加重，且步行距离增加。［郑渝凡，等. 湖北中医杂志. 2017，33（8）：118. ］

7. 膝骨关节炎

陈某，女，63岁，因“右膝关节疼痛，屈伸不利10余年”就诊。患者10余年前受凉后出现右膝关节疼痛，屈伸不利。查体见：右膝关节略肿胀，曲泉、犊鼻处有压痛，单膝下蹲试验(+)，弹响试验(+)，研磨试验(-)，舌淡红，苔白厚腻，脉弦。西医诊断：膝骨关节炎；中医诊断：膝痹（风寒袭络证）。治疗：先令患者侧卧屈股，用3寸毫针针刺患侧环跳，使针感向下肢传导，至少到达膝关节以下，行平补平泻，不留针；然后仰卧位常规针刺内外膝眼、阴陵泉、阳陵泉、足三里、曲泉、血海、太冲，配合TDP灯，留针20min。每天1次，治疗3次后疼痛明显减轻，治疗9次肿胀基本消失，关节活动明显改善。[郑渝凡，等. 湖北中医杂志. 2017，33(8)：118.]

8. 直肠脱垂

谭某某，男，28岁，工人。1974年5月15日初诊。患者1年前患痢疾未及时治疗，渐愈后每次大便时直肠脱出约5cm左右，疼痛流血，便后以手托扶上按方可回纳。经专科检查诊断为直肠黏膜不完全脱出。服药罔效。初诊时取左侧环跳，"拽拉升提"手法，1次后症状明显好转。复诊取右环跳，手法同前。2次后未再出现脱肛。随访1年未复发。

治疗方法：取环跳穴，首先直刺到2~3寸时，即有针感传导，在获得针感后，将针提至0.5~1寸深，针尖向肛门方向刺1~2寸，行小幅度提插捻转手法，使针感传至肛门。气达病所后，拇指向前单向顺经捻转，使肌肉纤维缠住针体后，和缓、有节律地向上拉针体，使针身牵动周围组织，患者即会产生牵动收缩之感。"拽拉升提"手法多用于脏器下垂的虚证，如子宫脱垂、直肠脱垂等。因本穴针刺校深，感应较强，操作时注意提插幅度不要过大，切忌手法过猛，刺激过强。[管遵惠. 云南中医杂志. 1982，3（3）：29.]

9. 急性睾丸炎，附睾炎

王某，男，35岁。1961年12月14日初诊。患者1周前右侧睾丸挫伤，当时仅有轻度疼痛。2天后，右侧阴囊红肿疼痛，伴恶寒发热。经注射抗生素后，热退，但阴囊肿胀疼痛不减，并放射到腹及腹部，伴下坠牵拉感，行走不便。诊断：右侧急性睾丸炎，附睾炎。针取环跳穴，行"拽拉行气"手法，治疗两次后，红肿消退，症状消失。

治疗方法：取环跳穴，首先直刺到2~3寸时，即有针感传导，在获得针感后，将针提至0.5~1寸深，针尖向前阴方向再进针1~2寸，行小幅度提插捻转手法，使针感传到前阴部。气达病所后，拇指向后单向逆经捻转，使肌肉纤维缠住针体后，和缓、有节律地摇摆针尾，以加强和控制感应的传导。"拽拉行气"手法适用于气血郁滞不通的实证和前后阴炎症疼痛，如睾丸炎、膀胱尿道炎、肛门术后疼痛、外泻等。因本穴针刺校深，感应较强，操作时注意提插幅度不要过大，切忌手法过猛，刺激过强。[管遵惠. 云南中医杂志. 1982，3（3）：28.]

会阴（RN1）

【释名】会阴，一名屏翳，在人体

肛门和生殖器的中间凹陷处，两阴之间，任脉别络，挟督脉冲脉之会。会阴，顾名思义就是阴经脉气交会之所。此穴与人体头顶的百会穴为一直线，是人体精气神的通道。

【异名】屏翳、海底、下极、金门、下阴别等。

【经属】任脉。

【定位解剖】截石位，于肛门与阴囊根部（女性为大阴唇后联合）连线的中点取穴。浅层布有股后皮神经会阴支，阴部神经的会阴神经分支。深层有阴部神经的分支和阴部内动、静脉的分支或属支。

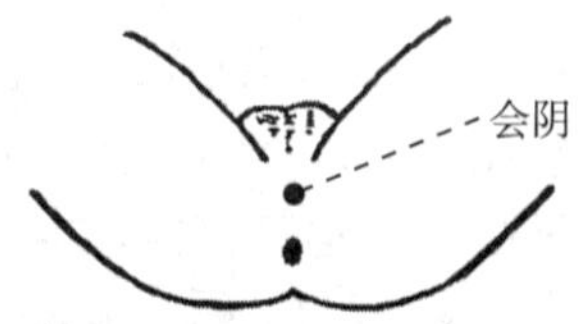

【功用主治】醒脑开窍，升提中气，调理冲任。主治溺水窒息，昏迷，癫狂，惊痫，小便难，遗尿，遗精，脱肛，疝气，痔疾，月经不调，阴挺，阴痒，阴痛等。

【临床应用】

1. 遗尿

时某某，女，17 岁。连续遗尿 12 年，多方诊治无效，面色皖白，腰膝酸软，四肢无力，大便溏薄，头晕，失眠健忘，头发早白，舌质淡，苔薄白，脉沉细。嘱其仰卧，两腿屈曲外展，先用针直刺会阴穴，再艾灸 5 分钟，然后将针退于皮下，以 15° 角向内上方斜刺，用艾灸 5 分钟，然后再退至皮下，以 15° 角向下方斜刺，再灸 5 分钟，连续 2 次而愈。随访 3 个月未复发。[徐以经. 浙江中医杂志. 1988，23（6）：246.]

按语：会阴穴位于会阴部，针感较强，故行针幅度不宜太大，孕妇禁用。

2. 阳痿

杨某某，男，28 岁，工人。患者自 1982 年结婚后，因房事不谐而导致夫妻关系不和，终日吵闹离婚，患者自述同房时阴茎勃起不够，未至射精阴茎便痿软不用，但入睡后则精液自遗。此乃肾虚阳痿不举，施以灸刺会阴穴疗法，经治 3 个疗程而痊愈。根据以脏补脏的原理，停针后嘱患者多食猪、牛、羊生殖器及肾脏等血肉有情之品以巩固疗效。1 年后随访夫妻和睦，并生一子。

治疗方法：同案 1。[徐以经，等. 国医论坛. 1989，4（16）：22.]

3. 郁证

王某某，男，35 岁，工人。因失恋而诱发精神病，10 余年每因精神刺激而发作，经中西药物治疗虽有暂时性缓解，但未获根治之效。1986 年 3 月 5 日求治，当时患者抑郁不乐，身疲乏力，失眠健忘，心悸惊恐，饮食不佳，喜静而恶见人，舌质淡，脉弦细。采用针刺会阴穴疗法 30 次而痊愈。1 年后随访未复发。

治疗方法：同案 1。[徐以经，等. 国医论坛. 1989，4（16）：22.]

4. 脱发

某，男，28 岁，工人。患者自 12 岁起，无原因地出现片状脱发，约半年后头发全部脱光。继之眉毛、胡须、腋毛、汗毛、阴毛渐渐脱光。曾先后去过上海、北京、武汉、济南、青岛、荷泽等地求治。经服中药、西药及土方、单验方治疗，均未见效，连毛孔亦不复存在，患者痛苦异常，经他人介绍，于1987年8月5日来诊。笔者用灸刺会阴穴疗法，每天灸刺1次，每次30分钟，经治疗20次后即出现毛孔，30次后便长出了眉毛、胡须、汗毛和头发，患者大喜。

治疗方法：令患者取仰卧位，两腿屈曲外展，会阴穴常规消毒后，先用针直刺1~1.5寸并灸5分钟，使患者有热流贯头面之感；次将针退至皮下，以15°角向上斜刺1~1.5寸，艾灸5分钟，使患者小腹部有热流动感；再以15°角向下斜刺1~1.5寸，艾灸5分钟，使患者腰背及双下肢有热流动感，每天刺灸1次，每次30分钟，6天为1个疗程，休针1天。［徐以经，等. 国医论坛. 1989，4（16）：22.］

5. 疝气

朱某某，男，34岁，理发员。1963年3月27日初诊。3年来时有头晕，足酸，过劳则腰痛喜按，曾有遗精，无阳痿，因搬家俱疲劳，发为右睾丸胀大如鸡卵，阴囊松弛下坠不坚，有碍行走。前医注射40万单位青霉素无效。脉弦细，舌苔薄白，胃纳、大小便正常。病已2星期，不分昼夜，气疝偏坠不收。单针会阴穴1次而愈。

治疗方法：患者仰卧屈膝，术者左手拇指紧按会阴穴下缘爪切，右手持毫针刺入该穴，进针约0.8寸深，得气后，其重胀感应上达睾丸精囊，将针提插捻转至重胀感相当难受时疾出针，急扪其穴。［韩鹤鸣. 江苏中医. 1965，(7)：26.］

6. 女子不孕

李某某，女，26岁。1982年3月19日就诊。主诉：结婚3年不孕。经某医院妇科检查，子宫体小而后倾，诊断为原发性不孕。患者17岁月经初潮，周期25~30天，每次行经4~5天，量少色淡。每于经前7~8天出现乳房胀痛，经来第1天腹痛。兼见性欲淡漠，臀腹俱冷，腰酸乏力，舌淡苔白，脉沉细无力两尺尤甚。证由禀赋不充，肾气虚衰，冲任不足，胞宫失养，难以摄精成孕。治宜温肾暖宫，调补冲任。嘱患者自灸会阴，1日2次，每次20分钟，1个月后即受孕，至期顺产一女婴。

治疗方法：患者屈膝仰卧，自持电灸器（为自制，用艾条代之亦可），置于会阴穴上，每次20分钟，一日2次。临床用该穴治疗不孕症、闭经、痛经及阴痒等久治不愈的痼疾，根据不同病因，施以针或灸，或针灸兼施，多获良效。［单穴治病选萃：285.］

7. 产后昏厥

有贵人内子，产后暴卒，急呼其母为办后事，母至，为灸会阴，三阴交各数壮而苏。母盖名医女也。［历代针灸名家医案选注：128.］

箕门（SP11）

【释名】箕，簸箕；门，门户。两腿张开，席地而坐，形似簸箕，开张如门，穴在其上，故名。

【异名】太阴内市。

【经属】足太阴脾经。

【定位解剖】其位于大腿内侧，当血海与冲门连线上，于血海穴上6寸，缝匠肌内侧缘取穴。局部解剖有大隐静脉，深层之外方有股动、静脉；布有股前皮神经，深部有隐神经。简便取穴法：坐位，将腿向前伸直、崩紧，可见大腿内侧有一隆起的鱼形肌肉（股四头肌），在肌肉尾端有一凹陷，即为本穴。

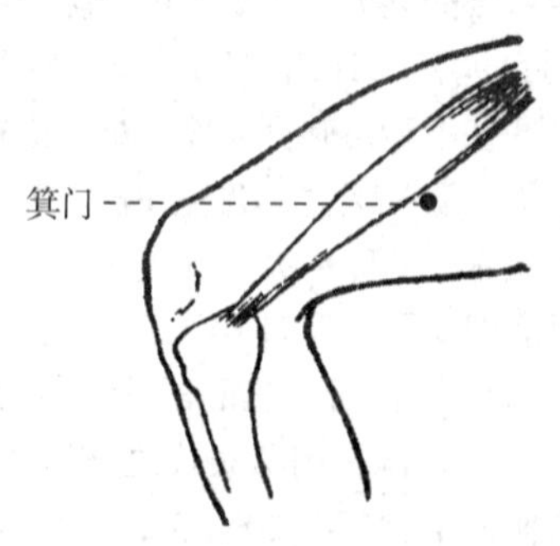

【功用主治】健脾化湿，通淋利尿。主治小便不通，遗尿，腹股沟肿痛，淋证等。

【刺灸法】直刺0.3~0.5寸；可灸。文献载本穴为禁针、禁灸穴。《素问·刺灸论》曰："刺阴股中大脉，出血不止死"；《医学入门》："禁针"；《循经考穴编》曰："禁灸。"临床应用不必拘泥于此，但应防止刺中股动脉。

【临床应用】

1. 术后尿潴留

（1）张某某，男，23岁，工人。1984年1月10日初诊。因痔疮并肛瘘行结扎手术后3天未曾小便，请会诊。患者辗转呻吟，烦躁不安，用手挤压下腹部欲自解。小腹胀满，耻骨上区膨隆高起，按之硬，叩诊浊音。用揉法于箕门穴，3分钟后即排尿约1000ml。共治疗2次，恢复正常排尿。[郭龙恩. 中医杂志. 1988，29（1）：60.]

（2）李某某，男，34岁，农民。患者于6月9日在骶麻下行肠脱垂固定悬吊术及肛门紧缩术，术后出现排尿困难，注射新斯的明，并配合热敷、诱导刺激，或针刺关元、中极、三阴交、阴陵泉等穴位，方有极少量尿液排出，小腹胀满，排尿困难不得缓解。6月12日下午6时，患者自诉1天未排尿、排气，腹胀难忍，欲尿不得出。诊见：患者小腹膨隆胀满，拒按，辗转反侧不得卧，表情痛苦，面色萎黄，周身汗出，神疲乏力，舌质淡，苔薄，脉弱。立即予以针灸治疗，以箕门为主穴，进针20分钟，排尿感明显增强，排尿液约700ml，同时得矢气数次，腹胀满得以缓解。用同样方法治疗2天，每天针刺1次，排尿困难、腹胀满等症消失。[杨松提，等. 中医药学报. 1990,（1）：57.]

2. 遗尿

王某某，男，12岁。1983年6月17日初诊。患者母代诉：每晚都尿床1次或1次以上。夜间睡觉唤不醒，尤其是劳累后，夜间尿床更甚，病已1年多，形瘦面黄，舌淡脉细。辨证属肾气不足，下元失固，膀胱失约。取箕门穴，直刺1寸左右，得气后行捻转补法，留针30分钟，5分钟捻转1次，连续7天为1个疗程，同法治疗5次痊愈，随访1年未见复发。[杨日和．北京中医．1988，(6)：40．]

按语：遗尿、癃闭（尿潴留）皆为小溲病变，为膀胱气化不利或膀胱失约所致，总属水液代谢失常。脾主运化，与水液代谢也有密切关系。《灵枢·经脉》曰："是主脾所生病者……水闭"；《灵枢·本神》也指出："脾气虚则四肢不用……实则腹胀，经溲不利。"所以取脾经腧穴箕门可以治疗泌尿系统病证。此穴较小腹部腧穴安全，尤其适宜于因腹部手术所致尿潴留患者。《千金方》曰："箕门治小便难"；《外台》也曰："箕门，治遗尿、鼠鼷痛。"

极泉（HT1）

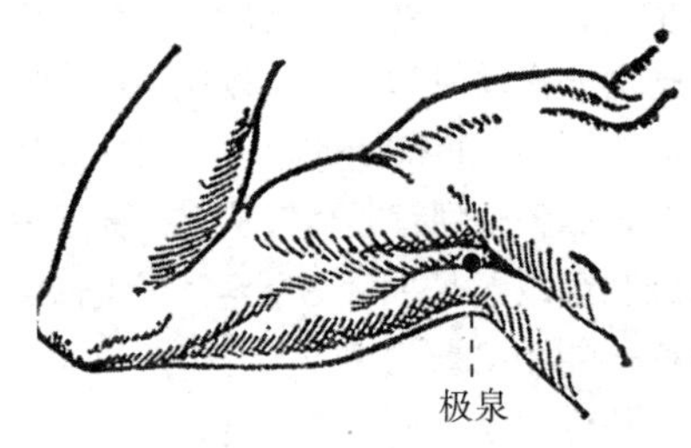

【释名】高之及甚为极，水之始出曰泉。心经经穴中，本穴最高，又为首穴。手少阴脉气由此而出，故名极泉。

【经属】手少阴心经。

【定位解剖】上臂外展，在腋窝正中，腋动脉跳动处取穴。在胸大肌的外下缘，深层为喙肱肌；外侧为腋动脉；布有尺神经、正中神经、前臂内侧皮神经及臂内侧皮神经。

【功用主治】宽胸理气，通经活络，补益心气，活血通络。主治心痛，胸闷，心悸，气短，心悲不乐，干呕，胁肋疼痛，咽干烦渴，目黄，瘰疬，肘臂冷痛，四肢不举等。

【刺灸法】刺法：避开腋动脉，向肩髃方向刺入0.3~0.5寸，直刺0.3~0.5寸，整个腋窝酸胀，有麻电感向前臂、指端放散，或上肢抽动，以3次为度。灸法：艾炷灸或温针灸3~5壮，艾条灸5~10分钟。

（1）避开腋动脉：以一手按住搏动的动脉，在动脉的内后缘进针。

（2）不宜大幅度提插：因为腋腔内组织疏松，且腋静脉由深筋膜包绕，保持扩张状态，如不慎刺中血管，会造成血肿。避免刺伤腋窝部血管，引起腋内出血。形成血肿应立即退针，先冷敷后热敷，以促进血肿消散。

（3）按摩极泉穴时，用力要均匀和缓。开始时可适当轻缓，后来再慢慢加大力量，以手臂上产生酸麻感为佳。按摩的同时，患者最好能配合深呼吸。

（4）沿着上臂内侧后缘，用拇指一次按揉下来，拇指放到腋窝下，从腋窝极泉穴开始，依次往下，一直弹拨到肘关节中间线上，一般感到疲劳、不舒服、病情加重时，随时随地可以按摩。

（5）轻度按摩可以保健，重度按摩可以急救。

【临床应用】

肩关节周围炎

余某某，女，45岁，干部。间歇右肩疼痛10个月余，夜间尤甚，喜用手扶捏患肢，肩部活动受限，受凉后症状加重，穿衣、脱衣均感困难，患者稍活动即感肩部疼痛如针刺，有时向肘部放射，经针灸、封闭、中医治疗不显。查：表情痛苦，患肩部无红肿，触之不热，肩部活动受限，手前举仅能触及额，后伸仅能触及患者臀部，内收仅能及健侧肩部。诊断：肩关节周围炎。采用指压极泉配合功能锻炼，治疗 5 次后疼痛消失，肩部活动正常。[王俊景. 陕西中医函授. 1992,（4）：42.]

急脉（LR12）

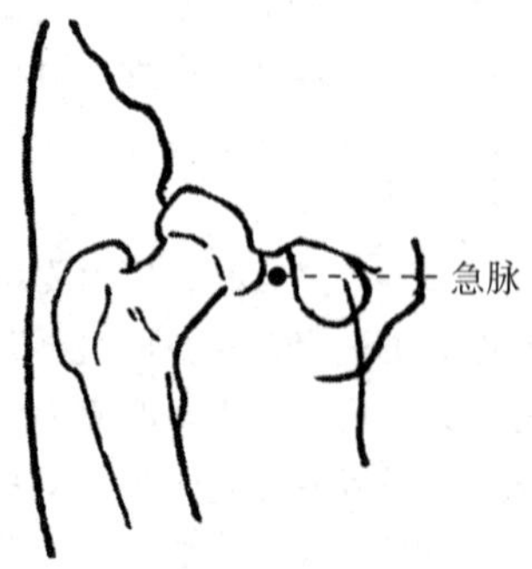

【释名】穴居阴旁动脉处，其脉冲动甚急，故名。《素问 · 气府论》王冰注："此两脉皆厥阴之大络行其中，故曰厥阴急脉，即睾之系也。"

【经属】足厥阴肝经。

【定位解剖】该穴在耻骨结节的外侧，当气冲外下方腹股沟动脉搏动处，前正中线旁开 2.5 寸。局部解剖有阴部外动、静脉分支及腹壁下动、静脉的耻骨支，外方有股静脉，布有髂腹股沟神经，深层为闭孔神经的分支。

【功用主治】疏肝理气，调经止痛。主治少腹、前阴等疾患。如少腹疼痛，疝气偏坠，茎中痛，阴挺，股内侧痛，睾丸炎，鞘膜积液，子宫下垂等。

【刺灸法】直刺 0.5~1 寸；可灸。

【临床应用】

腹痛

赵某某，女，50 岁。1986 年 8 月 15 日中午出现小腹拘急疼痛，逐渐加重，疼痛剧烈致昏厥。经检查，诊断为肠痉挛。因痛在小腹左侧，立即按压同侧急脉穴。施术后，疼痛完全消失，以后每次发作时，其女儿用下法按压即止疼。共 8 次痊愈。随访 2 年未复发。

治疗方法：在疼痛的同侧取急脉穴，如整个下腹痛可两侧同取。先让患者仰卧，伸直下肢，治疗者取穴后用大拇指指腹压在穴处，逐渐加力，至穴内似搏动非搏动时为适宜，按压 10 秒钟，即放松压力，再加压放松。每次放松压力时，患者感到有股热气从穴处向下放散到膝部或至足部。[何有水. 中医杂志. 1989，30（4）：28.]

按语：急脉穴属于肝经，位在气冲穴之外下方，前正中线旁开 2.5 寸，仰卧伸足取穴。《针灸穴名释义》"急脉能舒前阴及下腹筋脉拘急诸病"。肝经经过少腹，肝气逆乱，少腹拘急疼痛，故取本穴。

颊车（ST6）

【释名】颊，指面旁；车，指牙关。汉 · 刘熙《释名 · 释形体》："颊，挟也，面旁称也，亦取挟敛食物也。”“或曰颊车，亦所以载物也。”穴当颊部咬肌处，故名。

【异名】鬼床、机关、曲牙。

【经属】足阳明胃经。

【定位解剖】在下颌角前上方1横指凹陷中取穴，当上、下牙咬紧时，在隆起的咬肌高点。解剖部位在下颌角前方，有咬肌；有咬肌动、静脉；布有耳大神经，面神经及咬肌神经。

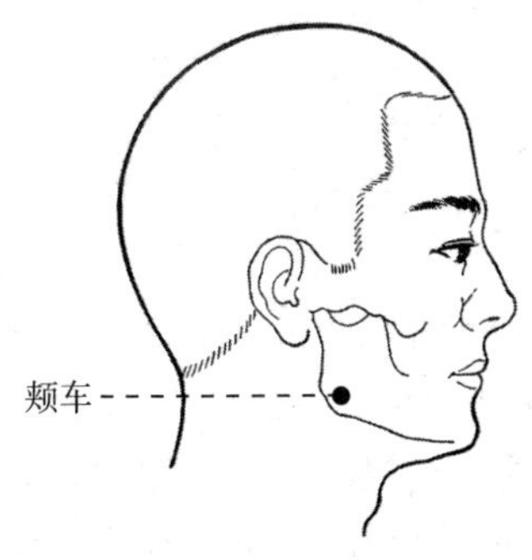

【功用主治】祛风活络，舒筋止痛。主治：口眼歪斜，口噤，失音不语，牙痛，含颊肿痛口急，颈项强痛，三叉神经痛，面神经麻痹，急性腮腺炎，牙髓炎，急性牙周炎，颞颌关节炎，咬肌痉挛。

【刺灸法】一般直刺0.3~0.5寸，或沿皮向前（地仓）透刺1~2寸。

【临床应用】

拔牙疼痛

刘某某，女，28岁。下颌右侧第1臼齿牙冠被龋蚀，根端处有漏管，经常反复疼痛。目前患牙已不疼痛，牙齿比较稳固，患者要求将患牙拔除。拔牙时，用2%的碘酒局部消毒，助手站在患者的背后，用拇指按压两侧颊车穴，至出现酸胀麻感觉后，即将患牙拔除，术后用棉纱条置于创口上紧咬1小时。拔牙时，患者安静、合作，手术进行顺利。［陈培桑. 中医教学. 1977,(3): 49.］

肩井（GB21）

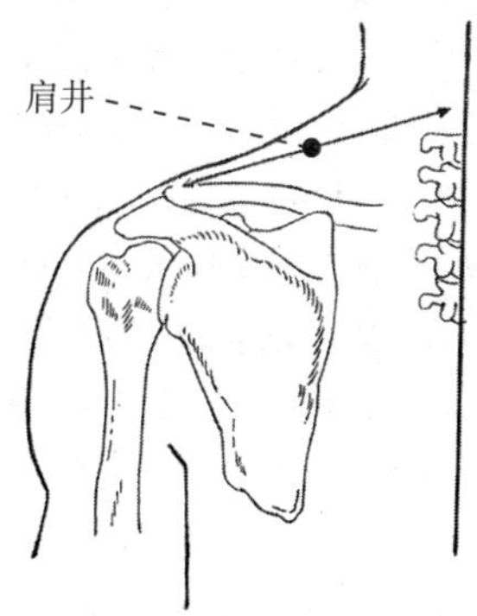

【释名】《会元针灸学》中记载：“肩井者，在肩部阳气冲出明显之处，而通于五脏，推荡瘀血，而生青阳之气，如泉涌出……四骨之间，如井之状，故名肩井。”

【经属】足少阳胆经穴，为手足阳明经与阳维脉之交会穴。

【定位解剖】局部解剖可见肩井穴位于锁骨与肩胛骨之间，斜方肌深层，被肩胛提肌、冈上肌等肩部肌群包绕，浅层布有锁骨上神经，颈浅动脉、静脉的分支或属支，肩胛背神经的分支。

【功用主治】肩背痹痛、上肢不遂、颈项强痛等肩颈上肢部病证；瘰疬；乳痈，乳汁不下；难产，胞衣不下。

【刺灸法】直刺0.3~0.5寸，深部正

当肺间，慎不可深刺。

【临床应用】

乳腺炎

章某，女，34 岁，销售员。因低热、乳房肿痛 3 天，于 1991 年 3 月 14 日就诊。检查：体温 37.4℃，心率每分钟 86 次，扁桃体和两肺均未见异常，左乳腺近乳头处肿胀、充血，有明显压痛，无波动感，腋下淋巴结无肿大。初诊为急性乳腺炎，取患侧乳腺炎穴针刺 0.6 寸，行捻转强刺激手法，留针 30 分钟。针刺 1 次后自觉疼痛明显减轻，治疗 3 次后痊愈。半年后随访未见复发。

治疗方法：取乳腺炎穴（肩井穴）常规消毒后，用 30 号 2 寸毫针直刺患侧穴位，进针 0.5~0.7 寸，用泻法，只捻转，不提插（因为提插手法或进针过深易刺破肺尖而导致气胸），使针感传至病变部位或胸肩部为宜，留针 30 分钟，每隔 10 分钟行针 1 次，对个别晕针患者可以以指代针，用拇指指尖切压乳腺炎穴 3~5 分钟，以感到酸、麻、胀痛为有效，可连续进行 3 次。［常见病信息穴一针疗法：85.］

肩髃（LI15）

【**释名**】肩端之骨曰髃，穴在峰之端，故名。

【**异名**】肩尖，中肩井，肩井，扁骨、髃骨、肩骨。

【**经属**】手阳明大肠经。手阳明、阳跷之会。

【**定位解剖**】在肩峰前下方，当肩峰与肱骨大结节之间取穴。上臂平举时，肩部出现两个凹陷，前方的凹陷就是肩髃穴。浅层布有锁骨上外侧神经、臂外侧上皮神经。深层有旋肱后动、静脉；布有锁骨上神经，腋神经。

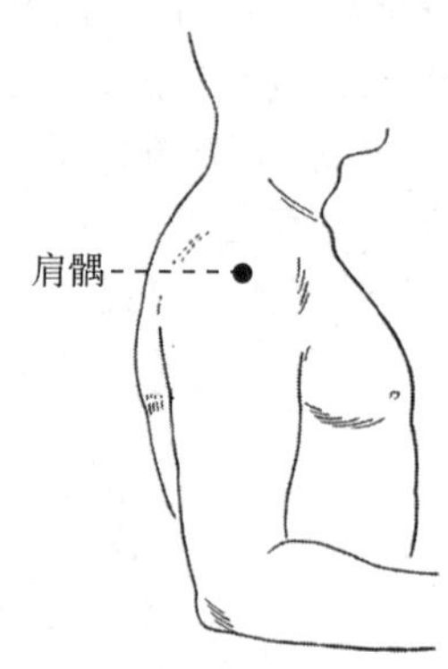

【**功用主治**】通经活络，理气散结。主治肩臂疼痛，手臂挛急，肩中热，半身不遂，风热瘾疹，瘰疬诸瘿等。

【**现代研究**】针刺肩髃等穴对食道癌手术患者有良好镇痛作用，并可缓解因开胸后引起的呼吸困难。血气分析表明，动脉血 pH、总缓冲碱、重碳酸盐、剩余碱、氧分压及二氧化碳分压等，术前、术中与关胸后各数据比较无明显差异。再将针麻组与全麻组比较，针麻组血压上升幅度大，而全麻组下降幅度小。说明针麻使血压基本稳定或偏高，有促进血液循环的作用。

【**刺灸法**】直刺或向下斜刺 0.8~1.5 寸。肩周炎宜向肩关节直刺，上肢不遂宜向三角肌方向斜刺。可灸。

【临床应用】

1. 痹证

隋①鲁州刺史②库狄嵚苦风患，手

不得引弓，诸医莫能疗。甄权[③]谓曰："但将弓箭向垛，一针可射也。"针其肩髃一穴，应时即射。[历代针灸名家医案选注：28.]

按语：①隋：指隋朝。②刺史：官名。③甄权：许州扶沟人，唐代名医，曾撰《明堂人形图》等书。

2. 肩关节周围炎

（1）盛某某，男，42岁。两肩胛关节疼痛已有10余年，天气变化时疼痛加重，曾经他院针灸及中西药治疗减轻，但经常复发。最近痛至两手不能上举，穿衣都感困难。诊断：肩胛关节炎（风湿性）。使用斑蝥灸，取双肩髃穴，灸疮。第2天症状显著减轻，活动不受限制，至第3天痛感完全消失，观察3个月未曾复发。

治疗方法：①斑蝥研碎成粉，先用1寸×1寸左右胶布，中心剪一小孔（相当于黄豆大）贴在穴位上，然后把斑蝥粉（以下统称灸料）放在剪孔上，再用1寸×1寸胶布盖上贴好。②灸疮形成分Ⅲ度：Ⅰ度：当患者治疗局部出现蚁动感（约半小时到1小时）即除去灸料，当时皮肤无色泽变化，6~8小时后接触面见有疙瘩样变，稍高于皮肤，患者无明显不适，2~3天消失，不留疤痕，适用于颜面及轻症患者。Ⅱ度：上灸料须1小时拿掉。局部有充血水肿，周围有炎症浸润，除痒感外，尚有透明液体，接触面有痛觉，一般7~10天痊愈，有色素沉着。Ⅲ度：上灸料后2~2.5小时除去。局部刺痛并出现水泡，须抽出液体，并用消毒敷料包扎，防止感染，有时水泡抽后重新涨满，须再抽，约2周左右痊愈，留有瘢痕。③穴位选择：以局部取穴为主，亦可循经取穴。[陈英炎. 福建中医药. 1965,（1）：41]

（2）杨某某，男，55岁，工人。1975年11月6日初诊。主诉：左肩疼痛，由受寒引起，病程月余。查：肘不能伸，屈肘抬臂只与肩平，前伸后伸均受限。

治疗方法：采用芒针，刺肩髃，1次可伸肘，2次能上举，3次诸症消失。[针灸秘验：141.]

按语：肩凝症又称五十肩、漏肩风，即肩关节周围炎。属中医"痹证"范畴，为风寒湿之邪入侵，痹阻经脉，气血运行不畅所致。手阳明之经过肩髃，取肩髃穴可温经散寒，活血通络止痛。寒为阴邪，病则入里，病位较深，取芒针可直达病所。临床经验还表明，长针刺肩髃不仅止痛效果好，且可以解除肩关节周围肌肉软组织粘连，改善其功能活动。使用斑蝥灸，在治疗期前必须与患者进行充分的沟通，使患者了解和接受可能的副作用，积极配合治疗以取得最好的治疗效果，避免不必要的医患纠纷。

3. 急性踝关节扭伤

江某某，4岁。1987年11月3日晚6时就诊。诊断：左踝关节挫伤。因乘坐自行车后架上，不慎将左足插入车轮而致足面挫伤，踝关节痛并有青肿，不能直立及行走。查未见骨折。予肩髃行针，5分钟后痛减，20分钟后可直立践行，45分钟后取针，即高兴自己走回家。次日踝未见肿，仍呈青色，踝关节功能正常，无跛行，7个月后复诊痊愈。

治疗方法：用30号0.5~1.5寸毫针，呈45°角斜刺进针，得气后，针感下传至手为最佳。平补平泻手法。留针45分钟，每隔15分钟行手法1次。每日1次，5次为1个疗程。笔者近年来用肩髃穴治疗急性踝关节扭伤，大多1~2次治愈。

按语：肩髃穴，属于手阳明大肠经，是阳明、阳跷之会穴。跷脉有交通一身阴阳之气，调节肢体运动的功用，主一身之路捷。取该穴可疏散经络风湿，活血化瘀，治疗急性踝关节扭伤。[单穴治病选萃：40.]

间使（PC5）

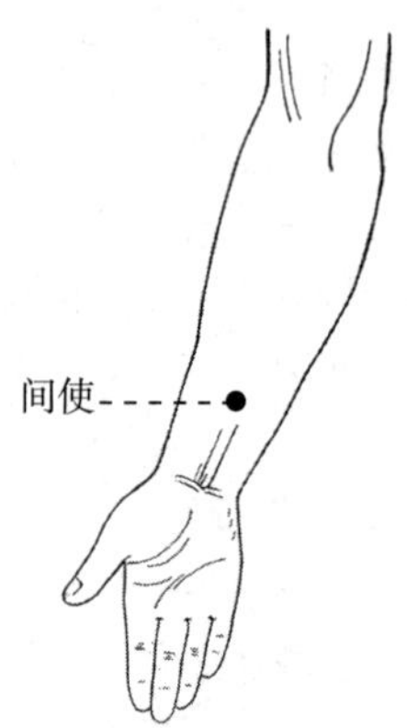

【释名】心包络系心主之脉，为臣使之官，由心君主宰，间有臣使之意，故以为名。

【异名】鬼路。

【经属】手厥阴心包经。本穴为心包经经（金）穴。

【定位解剖】该穴在前臂掌侧，当曲泽与大陵的连线上，腕横纹上3寸（内关上1寸），掌长肌腱与桡侧腕屈肌腱之间。局部解剖有前臂正中动、静脉，深层为前臂掌侧骨间动、静脉；布有前臂内、外侧皮神经，其下为正中神经掌皮支，深层为前臂掌侧骨间神经。

【功用主治】宽胸理气，安神定志，和胃截疟。主治热病，疟疾，胃病，呕吐，心痛，心悸，烦躁，癫狂，痫证，肘挛，腋肿，臂痛等。

【现代研究】

（1）对心脏功能的影响。对冠心病的治疗能增强心肌收缩力，减慢心率，改善心电图，使左心室舒张期终末压降低。有实验证明，电针内关和间使，可使冠脉流量和心肌血氧供应增加，使冠脉阻力、心肌氧提取率降低，最大冠状动、静脉血氧含量差值减少，心肌耗氧量降低，从而改善调整心肌对氧的供求平衡，有利于濒危区缺血心肌损伤程度的减轻，使心肌坏死区减少。

（2）电针内关、间使对体感诱发电位中与疼痛有关的成分有抑制作用。实验表明电针内关、间使对中指痛刺激有一定的镇痛作用。用反相累加和群体反相累加方法分离出受电针抑制的电位图，能直接地反映电针对痛刺激引起的体感诱发电位抑制的全貌，从而确证了上述结果。

【刺灸法】直刺0.5~1寸；可灸。

【临床应用】

癔症

（1）李某，女，35 岁，工人，已婚。因与其他同志发生口角而突然发病，时而痛哭流涕，时而仰面大笑，说唱谩骂，撕衣咬物，蹬足捶胸，倒地翻滚，手舞足蹈，带有戏剧性色彩，以博得旁观者的注意和同情。既往无精神失常病史。查体未发现其他阳性体征。针刺双侧间使穴，3 分钟后各症状即止。

治疗方法：采用 30 号或 32 号毫针。指切押手进针，直刺 1 寸深，强刺激，连续提插行针 30 秒钟，提插幅度 0.3 寸左右，先泻后补。有条件也可用电针，留针 10 分钟，起针后按压片刻。一般针刺单侧间使穴即可，按男左女右原则取之。如不见效可针刺双侧，方法相同。[屈传敏. 中级医刊. 1990，25（12）：46.]

（2）王某，男，24 岁，农民，因夜间在田野劳动时受惊吓而于次日晨突然发病，哭笑无常，似痴似呆，时而四肢肌肉抽搐，角弓反张，经当地卫生所针刺及注射盐酸氯丙嗪 25mg，效果不显著，急来本院就诊。既往患者有神经衰弱史。体检未见明显异常。诊断：癔症。针刺左侧间使穴，进针后行针 2 分钟见效，半小时后诸症即止。

治疗方法：同案（1）。[屈传敏. 中级医刊. 1990，25（12）：46.]

按语：间使穴属于手厥阴心包经，为该经经穴。《灵枢·经脉》："心主手厥阴心包络之脉，起于胸中，出属心包络……是动则病……喜笑不休。"可见治疗宜从本经取穴。西医学认为，癔症的治疗不能忽视语言的暗示作用，应恰如其分地解除患者的思想顾虑，树立战胜疾病的信心，这样可提高疗效。中医学中的"梅核气"和"脏躁"皆与癔症相类似，治疗可参照本法。

角孙（SJ20）

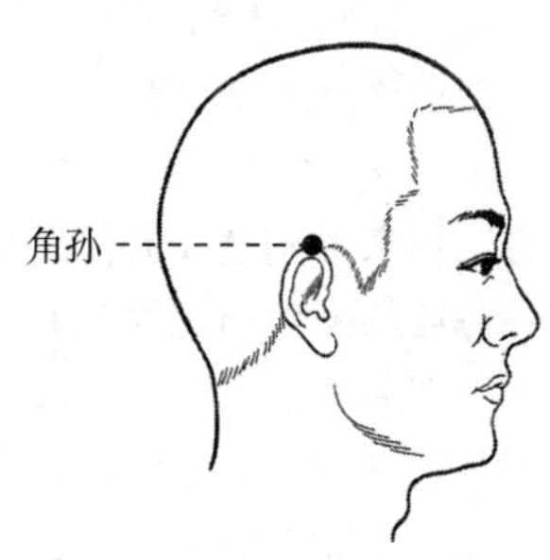

【**释名**】角指耳上角，孙即逊，隐遁的意思。以喻穴隐于发际，为耳上角所遮盖，故名。

【**异名**】耳角穴。

【**经属**】手少阳三焦经。手足少阳、手太阳之会。

【**定位解剖**】折耳在耳尖近端，入发际处取穴。有耳上肌，颞浅动、静脉耳前支；布有耳颞神经分支。

【**功用主治**】清泄郁热，明目止痛。主治头痛，耳部肿痛，目赤肿痛，目翳，齿痛，唇燥，项强，扁桃体炎，腮腺炎等。这个穴位对于着急生气后两肋胀痛、乳房胀痛也有益。

【**刺灸法**】向后或向下沿皮刺 0.3~0.5 寸，或点刺。艾条温灸 5~15 分钟，或作灯火灸。或按摩，在按摩完角孙穴后会打嗝，说明按摩起到作用。

【临床应用】

1. 急性扁桃体炎

刘某某，男，24 岁，战士。1978 年 2 月 5 日初诊。自述发热、畏寒、口干、咽部疼痛 1 天。吞咽时疼痛加重。检查：体温 37.2℃，咽部充血，双侧扁桃体充血 I 度肿大。用下法按摩 1 次疼痛即止，做吞咽动作或进食时均无痛苦。24 小时后检查：体温正常，咽部充血消失，扁桃体肿大已消退，自觉无不适感。

治疗方法：患者端坐，术者将大拇指附着于一侧或两侧角孙穴位上（如一侧扁桃体炎，按摩患侧即可）。施行旋转按摩手法，先轻后重，然后行前后弹拨法，最后循自上而下的顺筋手法。在按摩时可边旋转按摩边让患者做吞咽动作，当咽痛消失或明显减轻时，再施弹拨和顺筋手法，一般酌情按摩 1~5 分钟即可止痛，每天按摩 1 次。［樊叙林. 中级医刊. 1982,（12）：34.］

2. 流行性腮腺炎

丁某某，男，7 岁。1980 年 11 月 13 日初诊。双侧腮腺肿胀疼痛 2 天，有流行性腮腺炎接触史。查：体温 38.2℃，双侧腮腺中度肿胀，伴咽部充血，腮腺管口微红，腮腺肿胀面积为 2.5cm × 3cm，诊断：流行性腮腺炎。经点灼双侧角孙穴，1 天后体温恢复正常，腮腺缩小，疼痛消失。2 天后一切恢复正常。［高振群. 安徽中医学院学报. 1985，4（4）：42.］

睛明（BL1）

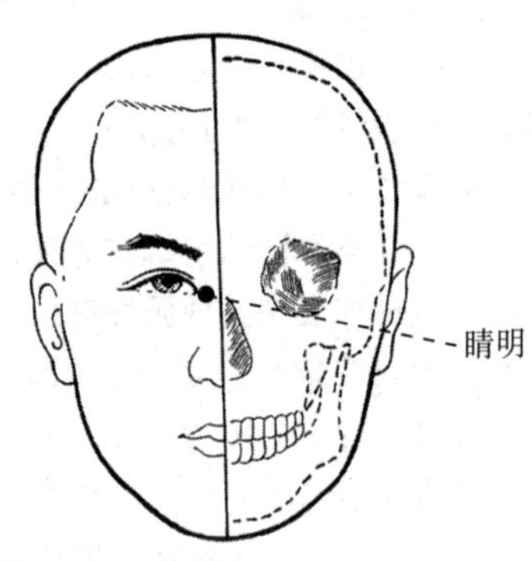

【释名】睛，眼睛；明，明亮。穴治目视不明，故名。

【异名】泪孔、泪腔、精明、目内眦。

【经属】足太阳膀胱经。

【定位解剖】于目内眦的外上方凹陷中取穴。穴下为皮肤、皮下组织、眼轮匝肌、上泪小管上方、内直肌与筛骨眶板之间。皮肤有三叉神经眼支的滑车上神经分布。皮下组织内血管有内眦动、静脉的分支或属支。其深层由致密结缔组织形成的睑内侧韧带，使睑板固定于眶缘上。营养眼球外结构的动脉来自眼动脉的终末支之一的额动脉。

【功用主治】清热明目，退翳散瘀，舒筋活络。主治恶寒头痛，目眩，迎风流泪，内眦痒痛，胬肉攀睛，目视不明，近视，夜盲，色盲，目赤肿痛等。

【刺灸法】仰卧、闭目，一手护住眼球，轻轻推向外下方，一手将平直细针在眼球与眶壁之间轻缓刺入 0.2~1.5

寸，遇有阻力或出现痛感时不宜再深入，出针后多加按压。行针时不可刺及眼球，也不宜紧贴眶壁或作捻转提插手法以免损伤血管引起出血。禁用灸法。

【临床应用】

1. 腰扭伤

李某某，男，45 岁。下蹲修自行车约 1 小时，即出现腰疼不能站立行走，曾用多种疗法无效。整日卧床，上厕所亦需人背。第 3 天以下法针刺，10 分钟后即能站立，半小时后能逐渐在病房内走动。次日针后，痊愈出院。

治疗方法：患者端坐或仰卧（后者用于恐针患者）：用毫针直刺双侧睛明穴 0.5~1.5 寸，待出现眼球酸、麻、憋、胀针感，然后施刮针柄法或小幅度轻旋转，5~10 分钟后，即可让患者活动腰部或做下蹲运动。这时患者即有腰部轻松感。数分钟后，再行运针。如此反复 3~5 次，大约需要半小时或更长一点时间，大多可显著止痛或完全止痛，活动接近正常，即可起针。有的患者起针后 1 小时左右，出现回跳（疼痛再现），但一般比针前轻松得多。若回跳严重，疼痛如故，则应考虑并发其他病症，如椎间盘脱出、腰椎结核、病理性骨折等，以便配合相应的疗法治疗。再者，针刺睛明穴时，刺入 0.2 寸深时亦有酸麻等针感出现，但效果远不如 0.5~1.5 寸深，眼球出现憋胀针感为好。对患侧睛明穴相对加重刺激量，可以提高疗效。[杨春成. 四川中医. 1984，2（3）：34.]

按语：刺睛明时，左手将眼球推向外侧固定，针沿眼眶边缘缓缓刺入 0.3~0.5 寸，不宜作大幅度捻转、提插，以免伤及眼动、静脉，引起出血；如有出血，应先用冷敷止血，待血止后改用热敷消肿。出针时，也应用干棉球压迫穴位 1~2 分钟，以防出血。不可深刺，如超过 1.5 寸时易损伤围绕视神经孔的总腱环并可累及视神经。若超过 2 寸时，针尖可达眶上裂，不但可能刺伤动眼、滑车、外展神经及三叉神经第一支眼神经，进而可穿过眶上裂而伤及大脑，以致造成严重不良后果。

睛明穴可以治疗多种眼科疾病包括见风流泪、斜视、复视等，尤其深刺睛明穴 1~1.5 寸常可以取得神奇的效果，马来西亚的谢奇教授在这方面有非常多的经验。

2. 近视

祝某，男，13 岁，学生。因双眼近视 2 年余，于 1996 年 11 月 23 日就诊。检查：右眼视力 4.5，矫正视力 5.0，左眼视力 4.6，矫正视力 5.1。以针刺双侧近视穴为主，兼刺太阳、四白穴（双侧），每 3 日治疗 1 次，治疗 6 次后右眼视力增至 4.8，左眼视力增至 4.8~4.9；治疗 12 次后双眼视力达到 5.1 以上，已摘掉眼镜。3 个月后复查未见复发。

治疗方法：正坐或仰卧位，闭目。取患侧近视穴位（睛明穴）。以右眼为例，取近视穴常规消毒后，医者左手将眼球推向外侧并进行固定，右手缓慢进针，靠近眶缘处直刺 0.5 寸左右，以小幅度捻转，不可提插。因为局部的软组织较疏松，毛细血管十分丰富，过度刺激易导致出血。针感出现后留针 30 分钟，每 5~10 分钟行针 1 次，12 次为 1 个疗程。鉴于近视眼的病因比较复杂，故治疗起来也比较困难，为提高疗效，作者常常配取数穴治之，如取太阳、球后、四白穴等，疗效可靠。总之，针近视时一定要小心谨慎，千万不可动作粗暴。［常见病信息穴一针疗法：164.］

经渠（LU8）

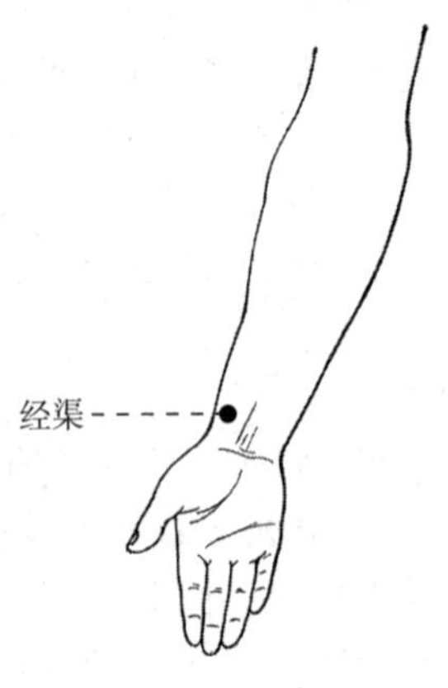

【释名】本穴属手太阴之经，当动脉所在，血气旺盛，所行为经，言其血气流注于此，流行不绝，位当寸口凹陷处，如似沟渠，故以为名。

【经属】手太阴肺经。为手太阴肺经经（金）穴。

【定位解剖】仰掌，在前臂掌面桡侧，桡骨茎突与桡动脉之间凹陷处，腕横纹上 1 寸。皮肤、皮下组织、桡侧腕屈肌腱与拇长展肌腱之间、旋前方肌；穴区浅层有前臂外侧皮神经，深层有正中神经肌支、桡神经深支和桡动脉分布。

【功用主治】宣肺利咽止咳，理气降逆。主治咳嗽，气喘，胸部胀满，掌中热，热病汗不出，手腕痛，胸背痛，喉痹，颈项疼痛等。

【刺灸法】避开桡动脉，直刺 0.2~0.3 寸或向上斜刺 0.3~0.5 寸；禁灸。《甲乙》云：不可灸，灸之伤人神明。

【临床应用】

颈项疼痛

张某某，男，30 岁，搬运工。1972 年 12 月 21 日初诊。因肩扛重物致胸、背及颈项酸痛。取经渠（左侧）穴，先直刺，深 0.3 寸许，得针感后，留针 5 分钟，再提针斜刺至列缺穴，得针感，留针 2 分钟起针。当针经渠时，胸背痛减轻，刺向列缺时，颈项酸痛皆除。1 针挑 2 穴，二病俱失。［手针新疗法：57.］

按语：经渠、列缺同属手太阴肺经，手太阴经从胸走手，其病可见胸痛、肩背痛；列缺为肺经络穴，其别走阳明，阳明经循行于颈部，所以针刺经渠透列缺可治胸背、颈项疼痛。就其疗效而言，列缺对颈项疼痛的效果更好。

鸠尾（RN15）

【释名】鸠：鸠鸟；尾：尾巴。鸠尾指胸骨剑突。胸骨剑突形如鸠鸟之尾，穴在其下，故名。

【异名】尾翳、臆前、神府、骭骭。

【经属】任脉。任脉络穴，膏之原穴。

【定位解剖】仰卧，两臂上举取穴。鸠尾在上腹部，前正中线上，当胸剑结合部下1寸。在腹白线上，腹直肌起始部，深部为肝脏；有腹壁上动、静脉分支；布有第六肋间神经前支的内侧皮支。

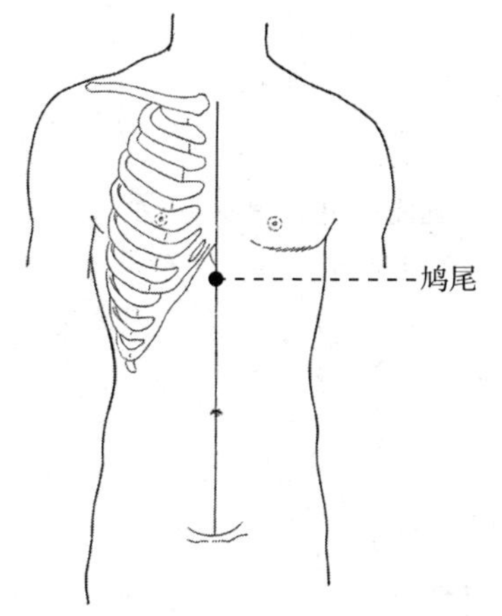

【功用主治】宽胸理气，和胃降逆。主治咳嗽，气喘，胸中满痛，呃逆，呕吐，反胃，胃痛，心悸，心痛，心烦，惊狂等。

【刺灸法】斜向下刺0.5~1.0寸。

【临床应用】

1. 癫证

姚某某，女，19岁。1974年9月中旬就诊。主诉（其母代诉）：精神错乱、言语失常2年。诊断：癫证（抑郁性精神病）。下放农村引起思想抑郁，以后变得沉闷、寡言、喜独处。伴长期失眠，有时烦躁不安。半年后病情加重，妄闻妄想，甚至不悦耳之言则惊厥、伴有四肢抽搐。每当遇刺激或劳累时发作。经多家医院治疗无效，故求针刺。检查：形体营养尚可，面色皖白，痴呆，见人不语或自言自语，答非所问，食少，大便秘结，小便黄赤，脉细数，苔腻微干黄。心肺，神经系统（-）。辨证：证由痰浊内生，蒙蔽心神，以致精神错乱、言语失常而成本证。处方：鸠尾。经针刺1次后，回答问题比前清楚，面部表情比前舒展；6次后，神志清楚，答合所问，言语较清楚，饮食转佳，续针至15次后，精神言语正常。后随访半年，表现正常。

治疗方法：患者仰卧后，先叩触肝脏位置是否正常，如无特殊，在胸骨剑突下5分处经严格消毒后，取30号毫针，嘱患者吸气时进针，针尖略微向下斜刺或直刺1~2.5寸，进针后针体轻微转动，稍停针，得气后可将针体上提留针15~20分钟，如未得气，术者可行小幅度捻转，待气至而留针15~20分钟；针入鸠尾，针感当向下或向两胁肋部放射，有时患者可见轻松的感觉。隔日针刺1次。

按语：鸠尾穴有安心宁神、宽胸豁痰之功，善治癫病。因癫证属阴，其病深，非深刺不能奏效，故鸠尾针刺深度达1~2.5寸，体格肥胖者还应适当加深以中病得气为度。近20年来，运用此法治疗抑郁性精神病、癔症等，屡获收效。注意事项及禁忌：针刺前先确定脾的大小，正常大小者方可针刺：针尖方向略斜向下；双臂上举或双手抱头仰卧姿势取穴，可使膈肌等上抬，下针或行针时禁止大幅度捻转或提插。［单穴治病荟萃：311.］

2. 胆道蛔虫病

张某某，男，19岁。1988年5月

15日就诊。患者清晨起床后突然发生上腹部偏右钻顶样剧烈疼痛，伴恶心呕吐，时发时止。就诊前疼痛已发生4次。检查：患者辗转不休，剑突下偏右有明显压痛，体温38℃，舌质红，苔薄黄，脉弦数。诊断：胆道蛔虫病。治当以安蛔止痛、宽中和胃。取鸠尾，经用下法针刺后疼痛立即停止，随访1月未发。

治疗方法：取鸠尾穴，局部常规消毒后，使针头顺任脉神阙穴方向徐徐刺入，至水分穴时止，随即施行大幅度捻转提插，强刺激。经针刺后疼痛立即停止。我在临床采用针刺鸠尾穴治疗胆道蛔虫病之疼痛10余例，均取得满意疗效。[单穴治病荟萃：312.]

3. 腰扭伤

崔某某，男，因抬麻袋装车时用力过猛，当即腰痛，活动受限，而来就诊。查：腰前屈30°，后伸10°，左侧腰大肌紧张，压痛。针刺后，在活动中痛减，至15分钟时，疼痛消失，弃棍自行回家，至今8个月未复发。

治疗方法：选准穴位，常规消毒后，用2寸毫针，在鸠尾穴处以10°角刺入1.5寸左右，待有酸麻胀感后，留针20分钟，在留针过程中，让患者作前屈后伸，左右侧弯动作，由小到大随活动而止痛。[李衡来. 中级医刊. 1984, 19（7）：64.]

按语：鸠尾穴下为肝脏，针刺不宜过深，肝肿大患者尤须注意。一般直刺或向下斜刺0.5~1寸。

孔最（LU6）

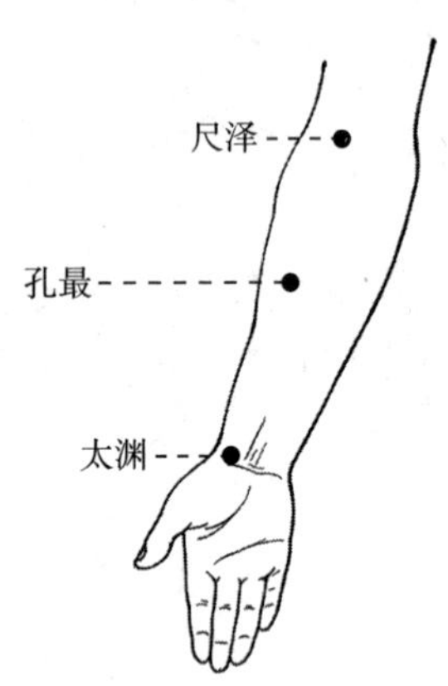

【释名】孔者，隙也；最者，聚也。意指本穴为肺经气血汇聚之处。

【经属】手太阴肺经。本穴为肺经郄穴。

【定位解剖】该穴在前臂掌面桡侧，当尺泽与太渊连线上，腕横纹太渊上7寸。局部解剖有肱桡肌及旋前圆肌，上端外缘为桡侧腕伸长、短肌，内缘有头静脉，桡动、静脉；布有前臂外侧皮神经和桡神经浅支。

【功用主治】清肺利咽，养阴止血。主治咳嗽，气喘，咯血，热病无汗，头痛，肘臂挛痛，痔疮，失音，咽喉肿痛等。

【刺灸法】直刺0.5~0.8寸；可灸。

【临床应用】

1. 咳嗽

赵某，男，49岁，工程师。于1996年4月16日就诊。患者咳嗽3个多月，近1个月以来症状加重。症见痰多黏稠，伴有胸闷、气短，舌苔厚腻，脉滑数。X线检查未见异常。诊断为咳嗽，取一侧止咳穴针刺，行泻法，留针30分钟，治疗1次后症状减轻，3次后痊愈。2周后随访未见复发。

治疗方法：选一侧止咳穴（孔最穴），止咳穴常规消毒后，用2寸毫针垂直刺1~1.5寸，施行快速提插捻转手法，使针感传至上臂或胸部时留针30分钟，每5~10分钟行针1次，隔日治疗1次或每周治疗2次。急性咳嗽5次为1个疗程，慢性咳嗽12次为1个疗程。［常见病信息穴一针疗法：10.］

2. 哮喘急性发作

郦某某，女，34岁，1989年1月12日初诊。患者哮喘急性发作2小时。证见气急，呼吸困难，张口抬肩，面白唇紫，肢冷，苔薄白，脉浮紧。自述有受寒史。双肺满闻哮鸣音。证系风寒引动伏饮，上干于肺，壅塞气道而发哮喘，治拟祛风散寒，肃肺平喘为先。取穴：双孔最穴。

治疗方法：针尖略向上，施以导气法，使针感沿肺经上传。行针5分钟后，患者诉气已平，肺部哮鸣音基本消失。［叶德宝. 中医杂志. 1990，31（5）：23~24.］

3. 肺结核咯血

赵某某，男，工人，36岁，1948年5月初诊。患肺结核咯血症，经宜兴、苏州大医院治疗好转，回家后一活动即吐血，再赴苏州博习医院治疗，院方需预交30担白米（那时社会物价不稳定）。赵未带巨款，不得入院。后经人介绍司前街有中国针灸治疗院，收治急慢性疾病，入院后，每日针灸治疗，病情好转，咳减轻，不吐血。一旬后，患者买了鳝鱼一盆，暗中打来黄酒，畅饮一番。不想饮后喉痒，吐出血丝，再吐就大出血，病友转告医师，由某医师前来抢救，咯血不止，同学张君急告承淡安老师，承老师见势急剧，于孔最消毒后，两手各刺一针，泻之。患者曰："胸中舒服多了。"咯血立止。同学问师曰："孔最止血之谜，何也？"承师曰："它是手太阴肺经的郄穴。凡肺病之失血，刺之立效。《图翼》云：主治咳逆肘痛，吐血失音等。凡是急性剧痛，奇痒，严重酸胀之处，痛在何经，当取该经之穴，均有特效。吾经过临床试用，均验。"承师之训，不为我云也。［承邦彦. 针灸学报. 1993，9（1）：26.］

4. 支气管扩张咯血

李某，58岁，农民。主诉反复咯血2年余，此次其咯血约200ml而就诊。经双侧孔最穴分别注射垂体后叶素2单位，4分钟后咯血完全停止。后经支气管碘油造影确诊为支气管扩张。取穴方法：先取腕、肘横纹之间（12寸）的中点（6寸），由该点向上量1横指（1寸），平齐该点寻摸到桡骨内缘，就是孔最穴。

治疗方法：取双侧孔最穴向桡骨内侧直刺5分到1寸3分，分别注射垂体后叶素2~5单位。［汤建武. 中国针灸. 1988，（5）：11.］

按语：孔最为手太阴肺经郄穴，多用于治疗肺经及肺脏的急性病证，如急性咳喘、咯血咳血、胸痛等。故以上三例用孔最穴治疗都收到了即时疗效。不仅解除了因呼吸困难所致机体缺氧，且避免了因大量出血所导致的支气管堵塞、窒息，所谓急则治其标。垂体后叶素穴位注射，可以发挥穴位与药物的双重作用，加强疗效。但血证终属危重证候，血止后当治其本，治疗原发病。急性病证以实证居多，或虚中夹实，故在治疗上应采用泻法，使针感向上传导，达胸部者疗效更佳。

昆仑（BL60）

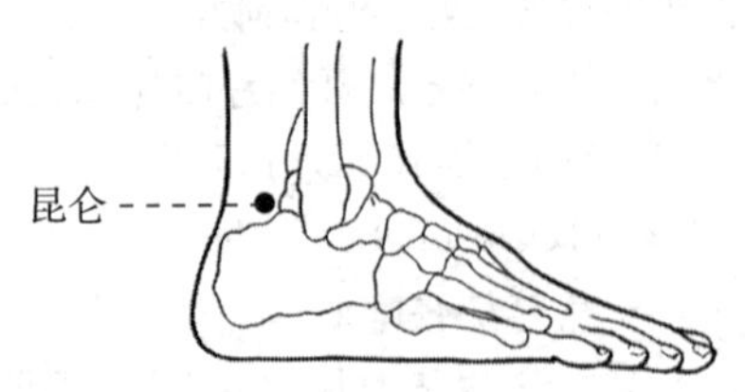

【释名】本穴在外踝骨高点之后方，又外踝骨突起状如昆仑，故而为名。

【经属】足太阳膀胱经。为膀胱经经（火）穴。

【定位解剖】该穴在足部外踝后方，当外踝尖与跟腱之间的凹陷处。局部解剖有小隐静脉及外踝后动、静脉；布有腓肠神经。

【功用主治】通经活络，安神止痛。主治头痛，目眩，项脊强，肩背拘急，腰尻痛，足腨肿痛，转筋，足心痛，脚气，寒热，疟疾，癫痫，衄衄，牙痛，胸满，咳喘，腹痛，泄泻，便秘，浮肿，小儿阴肿，小儿惊痫，难产，胞衣不下，风疹，痈疽，目赤，足搐搦，急性腰扭伤，甲状腺肿大，坐骨神经痛，下肢瘫痪，踝关节痛，滞产，胎盘滞留，胎位不正。

【现代研究】针刺昆仑可使不蠕动及蠕动很弱的降结肠下部及直肠的蠕动增强，并有便意。对原发性高血压，采用泻法，有降压作用。

【刺灸法】直刺 0.5~1 寸；可灸。

【临床应用】

1. 枕神经痛

付某某，男，38 岁。1978 年 12 月某日初诊。患者素喜晚上伏案工作至深夜，数天后后脑部疼痛甚剧，并时时牵引颈部不适，以致不敢低头和转动头部，以往有类似发作史。检查：枕大神经出口处（风池穴）有明显压痛点。诊断：枕神经痛。即针刺下肢两侧昆仑穴，强刺激并留针 20 分钟，出针后疼痛渐止。越数月，因感冒又诱发 1 次，仍取昆仑穴奏效。[张安莉. 江西中医. 1983,（1）：43.]

2. 后头痛

杜某某，女，27 岁。1989 年 10 月 23 日就诊。主诉：头痛 3 小时。患者因小孩有病劳累失眠，从晨起 5 点钟头痛而晕，不敢睁眼，以右侧后头痛为重，不能转颈，不敢转头，纳食好，大便干燥 2 日 1 行，小便黄，舌淡红，苔薄黄，脉弦。治疗经过：针刺左下肢昆仑穴后，头感轻松，强刺激捻转 1 分钟后，头痛明显减轻，嘱其头随意转侧，10 分钟后由不能转颈至转自如，留针 20 分钟后头痛消失。

治疗方法：用30号1.5寸毫针，直刺0.5~1寸，针感可传到足小趾尖。得气后，拇指向后轻微慢捻转1~2分钟，可提插捻转，至患者头痛明显减轻或消失，留针15~20分钟。

按语：运用昆仑穴治疗头痛，对后头痛止痛效果好。每日针1次，轻者1次治愈，重者3次治愈。[单穴治病选萃：170.]

3. 背曲

诸暨黄生背曲，须杖行，他医皆以风治之。汉卿曰："血涩也。"刺两足昆仑穴，顷之投杖去，其捷效如此。[历代针灸名家医案选注：114.]

4. 眉棱骨痛

（1）王某某，男，45岁，干部。1983年7月29日初诊。患者于7月25日晨觉右眉棱骨痛，痛势逐渐加重，到中午疼痛难以忍受，服用镇痛药无效。午后3时左右渐渐减轻，傍晚痛止。次晨又重新出现，闭目锁眉，呻吟不止，遂针患侧昆仑穴，用泻法（迎随补泻），针后疼痛立时减轻，15分钟后症状消失，后又针2次以巩固疗效，至今未再复发。

治疗方法：取穴：以病侧昆仑穴为主，如当时不见效者，改用健侧昆仑穴。治疗用1寸毫针，刺时务求达到"得气"。病程长者用平补平泻（迎随补泻）手法，病程短者用泻法，使患者疼痛立时减轻或消失。[席润成，等. 中国针灸. 1986，6（3）：41.]

（2）兰某某，男，32岁。晨起头目眩晕，继则左侧眉棱骨部（攒竹穴和鱼腰穴部位）窜痛，左眼球有压迫感，脉洪数，苔薄白。眉棱骨为膀胱经循行所过之处，膀胱经属足太阳经，太阳统一身之表，故针刺本经之昆仑穴。经针刺1次而疼痛消失。随访数月，未见复发。

治疗方法：单用针刺，不灸，行泻法强刺激，使其酸麻感上行至委中穴，下行至小趾。一般多不留针。[张万杰. 上海中医药杂志. 1966，(4)：149.]

5. 跖疣

（1）王某某，男，21岁，战士。自诉脚上长"鸡眼"走路疼痛已5月余，曾在某医院手术，切除2个，但术后瘢痕区仍痛，现肿物愈发愈多，影响走路，前来要求根治。诊见：右足趾及趾侧有约黄豆及绿豆大小不等肿物9个，表面呈刺状，粗糙不一，散在分布。左足1个，足跟部有2处术后瘢痕，触之均有痛感，诊断：多发性跖疣。按下述方法治疗，于第4次注射后即已不痛，第10次注射后疣已变软，有的呈半脱落或全脱落，变平，留有稍凹陷之痕迹，无触痛，步行自如而痊愈。唯原来术后瘢痕区仍有痛感，但较前为轻。追访半年多，未见复发。

治疗方法：先做普鲁卡因过敏试验，阴性后，用0.5%普鲁卡因溶液15ml，于两足昆仑透太溪穴（从昆仑进针直刺太溪穴）注射，每穴约3.5ml，每天1次。[李兆南. 赤脚医生杂志. 1977，(8)：47.]

（2）秦某，女，31岁，售货员。因足底长一肿物，于2001年4月28日就诊。患者自诉2年前开始在足底部长出1个绿豆大小的疣状物，现在已增至3个，虽然无痛，但有时穿鞋会感到不舒服。检查：右足外侧缘处长有3个绿豆大小的跖疣，表面粗糙不平，无压痛。诊断为跖疣，取穴针刺，行提插手法2分钟，以泻为主，然后起针再用火针点刺疣状物中心各1针，每周治疗1次，2周后疣状物明显缩小，3周后已完全脱落。

治疗方法：取患侧穴（昆仑穴）常规消毒后，用2寸毫针直刺0.5寸，捻转1~2分钟得气后留针3~5分钟即可出针。然后在足背中央从第1跖骨处向第4跖骨处皮下透刺并捻转1~2分钟，留针5分钟后再捻转1~2分钟即可出针。多数患者只需针刺1~3次即可治愈。治愈时间最短者20天，最长者60天，有效率可达100%，治愈率可达95%以上。［常见病信息穴一针疗法：180.］

6. 牙痛

王某某，男，24岁。自述右侧牙呈持续性疼痛，有松动感，1天不敢吃饭。检查：患齿周围充血，轻度肿胀，叩击剧烈疼痛。诊断：牙周炎。予针刺患侧昆仑穴，留针30分钟，每5分钟行针1次，疼痛立止。［刘致一．中医杂志．1962，3（2）：18.］

按语：昆仑为足太阳膀胱经的经穴，"所行为经"，即本经经气正盛运行经过的部位。《灵枢·经脉》载有"膀胱足太阳之脉……其直者，从巅入络脑，还出别下项……"且足太阳经筋亦有"其支者，为目上纲"。故根据"经络所通，主治所及""病在上者取之下"的原则，选取本经经穴昆仑穴治疗眉棱骨痛、枕神经痛、头痛等，易于得气，疗效明显。《针灸大成》曰："昆仑……主腰尻脚气……伛偻……"昆仑属火，亦可以治疗感受外邪而致气滞血瘀的背曲，血得热则行，缓解症状。

临床取昆仑穴治疣，其机制可能是因昆仑穴足太阳，而手太阳之别名曰"支正"，可以治疣。两者同属太阳，经气相通。《灵枢·经脉》云："手太阳之别，名曰支正……虚，则生疣，小者如指痂疥。取之所别也。"疣即生在皮肤上的小瘤。至于用普鲁卡因穴位注射治疗在于快速止痛。牙痛取昆仑穴治疗，古无记载，机制不明，但临床有效，不妨一试。另太阳经穴对牙痛引起的头痛几乎针到病除，针刺时注意避开动脉即可。

劳宫（PC8）

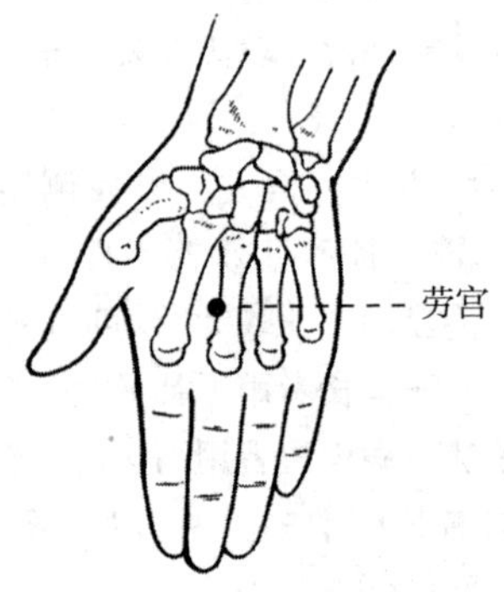

【**释名**】劳，劳作；宫，中央。手掌劳于把握，穴居其中，故名。

【异名】五里、掌中、鬼窟、鬼路、营宫。

【经属】手厥阴心包经。

【定位解剖】掌心横纹上，第 2、3 掌骨之间，握拳时，中指尖下取穴。简便取穴法：握拳，中指尖下是穴。穴下有掌腱膜，第 2 蚓状肌和指浅、深屈肌腱，深层为拇内收肌横头的起端、第 1 骨间掌侧肌、第 2 骨间背侧肌；正中神经的第 2 指掌侧固有神经及有指掌侧总动脉。

【功用主治】清心安神，醒脑开窍。主治热病，心烦，胸胁痛，胃脘痛，咳，呕吐，口疮，舌烂，口臭，癫狂抑郁，善怒，尿赤，衄血，食噎不下，掌中热，黄疸，目黄以及癔症，疲劳乏力，舌纵不收等。

【临床应用】

1. 胃脘痛

苏某某，女，32 岁。因吃凉拌黄瓜后，感到上腹部有凉感，胃脘部剧烈疼痛，速来我科治疗。检查：患者面色苍白，烦躁不安，出冷汗，剑突下明显压痛，脉沉迟，舌淡，苔薄白。诊断：急性胃痉挛。针刺劳宫穴，行针时患者感到有一股热流达胃脘部，疼痛立止。留针 40 分钟以巩固疗效。

治疗方法：劳宫穴常规消毒，针刺 0.5~1 寸深，行平补平泻法，留针 40 分钟，每隔 10 分钟行针 1 次。［薛洁．新疆中医药．1987,（1）：53.］

2. 舌伸不缩

周某某，男，12 岁。1975 年 2 月 14 日就诊。主诉（其母代）：舌伸出口外 6 小时。现症：患儿外感发热 1 旬，经服药、打针治疗热势已退，今晨突然发现精神痴呆，舌头伸出口外，静坐不动，舌淡，苔薄白，脉弦缓。脉症合参，证属心气不足，无滋养，筋脉弛缓之故。治宜补虚强心。针刺左劳宫，下针后针下感到满实松滑，拇指向前用力一顶，效如鼓应，舌收而愈。

治疗方法：用 1 寸或 1 寸半毫针，向手背方向直刺 5~8 分深，以针下满实，不涩不滞为度。留针 30~60 分钟，针下松滑为准。左右同刺。

按语：笔者自幼随父张振晖医师学医，目睹父亲运用劳宫穴治愈口、舌生疮、鹅掌风等病不胜枚举。笔者临床工作十几年来，袭用此穴治疗口舌诸病，也取得了较满意的疗效。［单穴治病选萃：222.］

蠡沟（LR5）

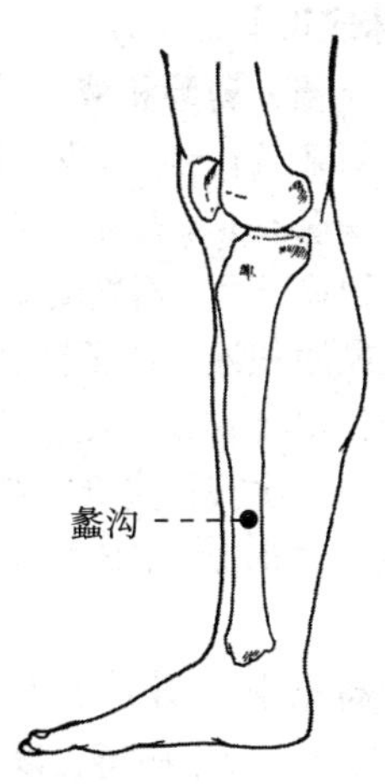

【释名】“蠡”即瓢勺，形容小腿肚，

穴居其前方沟中。《黄帝内经太素》杨上善注："蠡，力酒反，瓢勺也。胻骨之内，上下巨虚，有似飘勺渠沟，此因名曰蠡沟。"

【异名】交仪。

【经属】足厥阴肝经。络穴。

【定位解剖】在内踝尖上5寸，胫骨内侧面中央取穴。简易取穴法：从内踝尖直上量4横指，再上两横指（拇指），在胫骨内缘凹陷中，按压有酸胀感处是穴。穴下浅层布有隐神经的小腿内侧皮支和大隐静脉。

【功用主治】清肝泻热，调经通络。主治肝病，胁痛，少腹痛，疝痛，风疹，阴挺，月经不调，崩漏，带下，遗尿，小便不利，睾丸肿痛，阳强，腰痛，背拘急不可俯仰，足胫酸寒，肝炎，湿疹，阴痒，睾丸炎，子宫内膜炎，性功能亢进等。

【刺灸法】沿皮平刺0.3~0.5寸。艾炷灸3~5壮；艾条灸5~10分钟。

【临床应用】

1. 小儿睾丸鞘膜积液

（1）刘某某，男，3岁。患儿2岁时，其母发现孩子睾丸肿大。检查：左侧阴囊肿如鸡子大，透光试验阳性，诊断：睾丸鞘膜积液。即予针刺蠡沟穴。隔日复诊，积液减少，以后间日针刺1次，共针治7次获得痊愈。随访3年，未见复发。［杨淑青. 中医杂志. 1986，27（9）：21.］

（2）高某某，男，15岁。患儿7岁时睾丸肿大，有下坠感，以后逐渐增大，曾服中西药物无效，外科诊为交通性鞘膜积液，建议手术治疗。因患儿不愿手术，要求针刺治疗。检查：右侧阴囊如梨大，透光试验阳性。卧则入腹，立则下坠。予针刺蠡沟穴。隔天复诊，积液减少60%，再予按上穴针刺而愈，随访多年，未见复发。

治疗方法：取蠡沟穴进针0.5~0.8寸深，顺经脉循行方向，与皮肤呈15°角刺入，平补平泻法，隔日针治1次。［杨淑青. 中医杂志. 1986，27（9）：21.］

2. 男子阳强不倒

黄某某，男，38岁。自述结婚15年，爱人不曾怀孕生育，化验检查其精子活动度、数量尚可，唯性交时不射精，且持续3~4个小时，阴器坚硬不倒。经多方治疗均未获效，于1978年3月3日上午来本科就诊。患者身体壮实，舌苔黄质红，脉弦数，大便干，小便色黄，脉证合参，属肝经实热，法当清泻肝经实热，针刺蠡沟，用泻法，行针2分钟，留针30分钟，每天1次，经针治3次后，即能正常性交，射出精液，而后喜得一子。

治疗方法：用28号或30号2寸毫针，略向上斜刺进针1寸深，得气后，拇指向后捻转约1~2分钟，股内侧有明显的麻胀感，留针30分钟。用蠡沟穴治疗阳强不倒病例1例，在针刺时，股内侧必须有酸麻胀感，才能得到预期的效果。另外应用平刺0.5~0.8寸，或皮下埋针在蠡沟穴埋针治疗外阴瘙痒，效果亦很满意。［单穴治病选萃：281.］

厉兑（ST45）

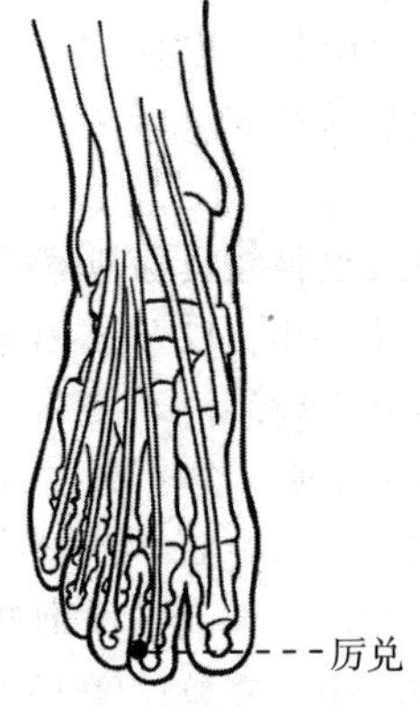

【释名】厉，履（鞋），指足部；兑，通锐，意为尖端。穴位于足趾的最前端，故名。

【经属】足阳明胃经，井穴。

【定位解剖】在第2趾外侧，距爪甲角0.1寸处取穴。有趾背动脉形成的动脉网；布有腓浅神经的足背支。

【功用主治】清热泻火，安神定志，消肿止痛。主治热病，梦魇，癫狂，足胫寒冷，面肿，口喎，齿痛，鼻衄，戒酒综合征等，是安神除梦的要穴。

【刺灸法】浅刺0.1~0.2寸，或用三棱针点刺出血。

【临床应用】

颜面疔

陈某某，女，16岁。主诉：右面部生一小疮，发热头痛1天，今天小疮渐大，局部疼痛，伴发热恶寒、恶心、心烦。诊见：面赤，舌干，脉数；面部右侧正当四白穴处有1小疮，周围漫肿发赤。实验室检查：血白细胞15×10^9/L，分类：中性0.75，淋巴0.25，诊断：颜面疔。治疗：面疔生于右四白穴，属胃经穴，针其右侧厉兑穴，留针20分钟，针后一切症状逐渐好转而消失。治疗后，实验室检查：血白细胞8.0×10^9/L，分类：中性0.71，淋巴0.29。第2天复诊，一切症状均消除，面上仅留一小疮，亦见缩小，无痛，疔毒自愈。[田维柱. 针灸学报. 1992,（2）：40.]

廉泉（RN23）

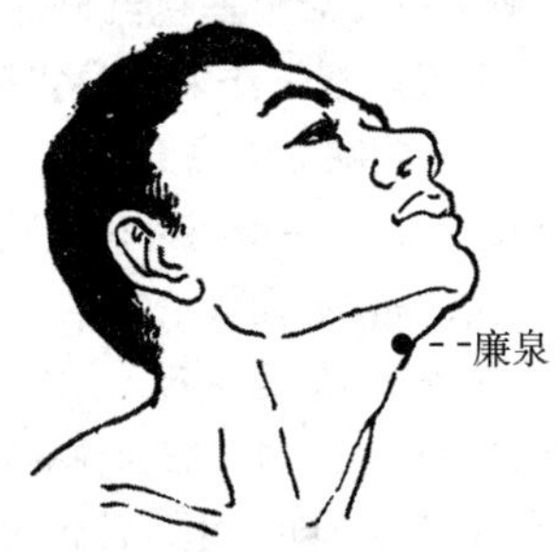

【释名】廉，同隅，潮水；泉，水泉。穴近舌下腺，与津液有关，故名。穴居舌骨上缘凹陷处，故又名舌本、本池。

【异名】本池、舌本。

【经属】任脉。为阴维、任脉之会。

【定位解剖】正坐，微仰头，在喉结上方，当舌骨的上缘凹陷处取穴。局部解剖有颈前浅静脉，甲状腺上动、静脉；布有颈皮神经，深层有舌下神经分支。

【功用主治】清利咽喉，通调舌络，消壅散滞。主治消渴，咳嗽，舌下肿痛，舌根急缩，舌纵涎出，舌强，中风失语，舌干口燥，口舌生疮，暴喑喉痹，聋哑等。

【刺灸法】直刺或向舌根方向斜刺0.5~0.8寸；可灸。

【临床应用】

1. 急性咽炎

（1）袁某，女，32岁，工人。1989年1月3日初诊。患者于3天前吃芝麻糖后出现咽喉干燥灼痛，以后疼痛加重，吞咽困难且有异物感，痰多色黄，口干，尿黄，曾自服牛黄解毒片、复方板蓝根等药不效而来我院治疗。检查：咽喉底部红肿，悬壅垂色红肿胀。诊断：急性咽炎。按下法取廉泉穴针刺。当麻胀针感传到咽喉疼痛部位时，患者自诉感到舒适，针后即感疼痛大减。嘱隔天针1次，3次后而告治愈。

治疗方法：取廉泉穴，用30号1寸针徐徐直刺1寸左右，此时咽喉疼痛部位若有麻胀感时即停止入针，用震颤手法加强针感，然后留针20分钟，在留针期间每隔5分钟行针1次。［吴志明. 云南中医杂志. 1989，10（4）：16.］

（2）胡某，男，46岁，工程师。因咽喉肿痛，声音嘶哑3天，于2000年4月21日就诊。检查：体温37.2℃，心率每分钟86次，咽喉部充血，扁桃体肿大，脉细数，舌质红，苔薄白。诊断为急性咽喉炎，取咽痛穴针刺，用平补平泻手法，治疗1次后，患者诉说咽喉痛明显减轻，治疗3次后，咽痛及声音嘶哑等症状全部消失。4周后复诊未见复发。

治疗方法：取咽痛穴（廉泉穴）常规消毒后，用2寸毫针迅速刺入0.8~1分，行捻转手法，当患者出现咽喉部酸胀感时留针30分钟，每隔3~10分钟行针1次。避免上下提插手法，以免伤及局部的血管、神经。［常见病信息穴一针疗法：154.］

2. 多发性神经炎吞咽障碍

任某某，男，12岁。因患多发性神经炎致吞咽障碍，于1978年10月4日住我院小儿科，经输液、抗菌素、肾上腺皮质激素、能量合剂、维生素B_1、B_{12}等药治疗16天无效。询知水不能入，入即打呛，靠鼻饲度生。于10月21日邀中医会诊。拔出饲管，令患儿饮水少许，即打呛频作，面红耳赤，泪涕俱下，痛苦不堪。待缓解后针刺廉泉穴。

治疗方法：当针刺廉泉穴至皮下后，左手拇指、食指、中指三指立即矫正针身呈弧形向舌根方向刺入，约1~1.5寸深，达到舌根部出现酸麻感后出针。患儿出针后饮水进食自如。后按“治痿独取阳明”之旨，经针合谷、曲池、肩髃、伏兔、足三里等穴后，患儿逐渐手可持物，足可行路。于12月2日痊愈出院。［宋宗俭. 云南中医杂志. 1981，2（3）：28.］

按语：吞咽困难若因咽部肌肉麻痹痿废不用所致，属于中医“痿证”范畴。廉泉穴位于喉部，刺之可使咽喉部肌肉收缩，改善吞咽功能。对于因中风、外伤及其他原因所致的吞咽功能障碍同样有效。治疗时，应向舌根方向刺入。

3. 功能性失语

张某某，女，9岁。家长代述因在学校与同学玩要时，不慎摔倒，右颞侧碰及木凳，站起后即失语，哭无音。患者于当日下午3时许来院就诊。经检查未见阳性体征。当时考虑为：功能性失音。忆及曾有针刺廉泉穴治愈癔症性失语的报道。随即按揉廉泉穴两侧，并以拇指甲轻掐廉泉穴。约3分钟后，令其试咳两声，马上语言如常，高兴而归。随访正常。[张校. 山东中医杂志，1990，9（2）：20.]

按语：《素问·大奇论》有"肝脉骛暴，有所惊骇，脉不至若瘖，不治自已"之论。突受惊恐，肝气郁滞，气机不利，舌络阻滞，舌肌活动不灵而成舌喑。取廉泉可宣郁疏闭，通调舌络，暴喑得除。

列缺（LU7）

【释名】列缺，指闪电。穴当腕部桡骨茎突后骨缝间，又为手太阴之络别行处，故名。《黄帝内经太素》杨上善注："此别走络分，别大经所以称缺。此穴列于缺减大经之处，故曰列缺也。"

【异名】童玄、腕劳。

【经属】手太阴肺经。为手太阴肺经络穴，又为八脉交会穴之一，通任脉。

【定位解剖】在桡骨茎突上方，腕横纹上1.5寸，侧掌取穴。简便定位解剖：两手虎口相交，一手食指压在另一手的桡骨茎突上，当食指尖端到达的凹陷中是穴。局部解剖有肱桡肌腱与拇长展肌腱，有头静脉及桡动、静脉分支；布有前臂外侧皮神经和桡神经浅支的混合支。

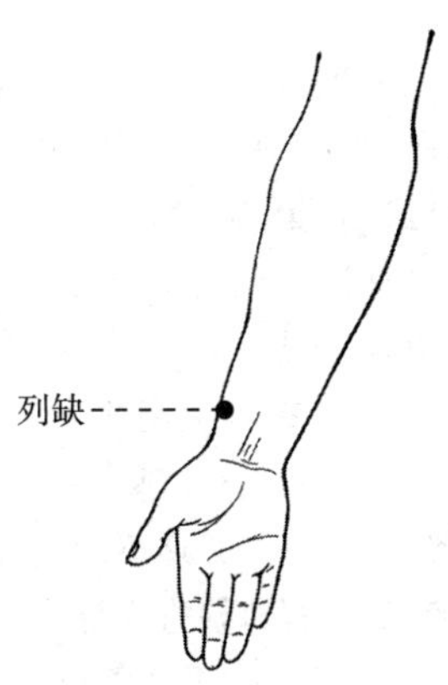

【功用主治】宣肺利气，通经活络，利水通淋。主治咳嗽，气喘，掌中热，半身不遂，项强，偏正头痛，惊痫，溺血，小便热，尿潴留，阴茎痛，遗精，遗尿，口眼歪斜，牙痛，咽喉痛等。

【现代研究】

（1）针刺列缺可使肺通气量得到改善，呼吸道的阻力下降，支气管平滑肌痉挛得到缓解，使支气管哮喘平复。针刺的平喘作用可能与针刺对自主神经功能、血中乙酰胆碱、组织胺和肾上腺素水平的调整有关，从而有利于细支气管痉挛的解除，支气管黏膜血管收缩，水肿减轻，通气功能改善。

（2）临床观察与实验研究表明：针刺列缺配肾俞或照海可增强肾功能，酚红排出量较前增多，尿蛋白减少，高血压下降，这种效应可持续2~3小时，再针刺仍有效。另有人报道，针刺列缺穴可引起膀胱收缩反应，使尿量增加。

（3）针刺列缺可调节血管的舒缩功能，有人通过血管容积描记方法，针刺列缺穴可引起小腿血管容积变化，出现血管收缩现象。

（4）以中渚、列缺为主穴，对眼科手术的镇痛效果比眼周穴位优越。

【刺灸法】向上刺0.2~0.3寸；可灸。

【临床应用】

1. 感冒后失语

胡某，女，38岁，营业员。患者于1982年5月10日骤患感冒高热数日，热退遗有声音嘶哑，并逐渐加重，终致不能发音，经五官科检查无异常，多方求治罔效，无奈求治于针灸科。检查：舌苔薄黄，舌质嫩红，脉弦细数。辨证求因，因于外感失治，热邪蕴肺，损气耗液，下必及肾，肾阴亏损，勿能上承濡润咽喉所致。治以清泄肺热，滋肾养阴。取列缺、照海（双侧），捻转进针，得气后施以补泻法，并留针守气30分钟，每隔5分钟运针1次，每次约1分钟，双侧穴位同时提插捻转，最后针感向上传。每天1次，针至7次而愈。[李历城. 黑龙江中医药. 1988,（4）：27.]

2. 肺炎

祝某，男，53岁，工程师。因胸痛、胸闷、咳嗽3天，于2003年8月17日就诊。检查：患者呼吸急促，两肺可闻及少许湿性啰音，脉细数，舌质红，苔薄白。诊断为肺炎，取肺炎穴针刺，用泻法。经过3次治疗后，患者自觉胸痛、咳嗽均有好转。治疗8次后，所有症状消失，临床治疗痊愈。

治疗方法：取肺炎穴（列缺）常规消毒后，用2寸毫针以10°角向上斜刺0.4~0.8寸，行捻转手法，强刺激，使针感传至拇指尖或肘关节处时，留针30分钟，每5分钟行针1次，10~12次为1个疗程。轻症取一侧穴位，重症取两侧穴位。伴有胸痛、发热等症状者，应配针刺肺俞、曲池穴等，可明显增加疗效，对病情逐渐加重者，应配合服用抗生素或送医院进行治疗。[常见病信息穴一针疗法：19.]

3. 偏头痛

工某某，女，55岁。1987年2月27日就诊。主诉：左侧偏头痛20天。头痛严重时自觉左颈及后头均痛，舌淡红，苔白，脉弦紧。治疗经过：针刺右手列缺2分钟后，左侧偏头痛消失。又留针15分钟，一年后访，头痛未再发作。

治疗方法：1寸半毫针，针尖向肘部斜刺0.5~1寸，针感可向下传至拇指，向上传至肘部。得气后，拇指向后轻微缓慢捻转1~2分钟，至患者头疼痛明显减轻或消失，留针15~20分钟。

按语：正如《四总穴歌》“头项寻列缺”,《医宗金鉴》列缺主治中也道：“偏正头痛治自痊。”列缺是手太阴肺经络穴，与手阳明大肠经相通。《灵枢・经筋》曰：“手阳明之筋……直者从肩髃上颈；其支者，上颊，结于颃；直者，上出手太阳之前，上左角，络头，下右额。”近20年来运用此穴治疗偏正头痛数百例，效果甚好，每日3次，轻者1次治愈，重者3次即愈。[单

穴治病选萃：7.]

4. 落枕

（1）赵某，男，36岁。1965年2月6日初诊。自诉睡起后，颈歪偏向右侧，活动受限，动则颈项疼痛，经服中西药未效，即来针灸治疗。

治疗方法：取列缺穴（双侧）：进针0.5~1寸，斜刺，强刺激，行提插捻转手法，并嘱作项部左右摇摆运动，10分钟后疼痛消失。[万桂华. 抚州医药. 1978,（2）：50.]

（2）张某某，女，49岁，干部。1978年8月29日初诊。主诉：颈项强痛5~6天，咳不痛，无外伤。患者面带愁容，俯仰困难，不能左右转侧，怕风。诊断：落枕（风寒入络）。取穴：列缺（双侧）：用捻转手法，捻转约20分钟出针，在捻转时，嘱患者作左右顾盼及前后俯仰活动，5分钟后病情减轻，患者自觉活动较前舒适。仅针1次，基本痊愈。[单乐贤. 江西中医. 1980,（1）：65.]

5. 遗精

刘某某，男，26岁。1988年11月20日初诊。主诉：遗精2年余，近一个月来梦遗频繁，每周少则2次，多则4~5次。伴有精神不振，身倦体乏，失眠多梦，头晕耳鸣，腰膝酸软，口干，小便频少而色黄，大便干。查：外生殖器无异常，舌质红，苔薄白，脉细数。诊断：梦遗（心肾不交）。治疗取列缺穴，埋针2周后，遗精次数明显减少，伴随症状也相应减轻，继治1周后，诸症悉除，遗精停止。随访1年未复发。

治疗方法：列缺（单）穴位常规消毒后，用28号1寸不锈钢毫针，逆经脉循行方向平刺入穴位，以局部产生酸麻胀感为度。令患者取不同姿势活动无影响时，以胶布固定，每周埋针3次，左右交替进行，留针12~18小时取下，每天睡前在胶布上按压数次，以加强针感。[刘喆，等. 中国针灸. 1992，12（6）：33.]

6. 尿潴留

王某某，男，10岁。于1958年7月31日突然小便不通、发热、烦躁、口渴不欲饮，立即赴儿科就医，后会同外科会诊，确诊为膀胱结石。采取导尿，因尿道太细无法插入导尿管，不但3次导尿失败，且因强刺激使阴茎肿大。当夜12时许请求会诊。当时患儿呼吸急迫，啼哭声嘶，腹部膨满剧痛，体温39℃，舌质红，苔黄，脉沉数。病情重笃，遂固定两上肢，逆经刺列缺约0.5寸深，配合提插补泻手法，3分钟后尿自行全部排出，当时腹部膨胀消失，哭声立止，半小时后入睡，次日晨测体温降至正常，病愈。[李恩唐. 黑龙江中医药. 1965,（1），41.]

按语：列缺穴治疗遗精遗尿等，皆取其通任脉，调理任脉经气以取效。治疗尿潴留，因其为手太阴肺经络穴，可以宣通肺气，提壶揭盖以排出潴留之尿液。

7. 乳腺炎

杨某某，女，23岁。产后15天一直未下奶，两乳房肿胀疼痛，伴有发热恶寒。检查：体温39.2℃，两乳房红肿坚硬，压痛甚剧，面红，舌赤，苔黄腻，脉数。取列缺穴，行逆经刺，以45°角进针，每5分钟行提插补泻1次，15分钟后乳汁自行流出约800ml；次日复诊，乳房肿胀和压痛基本消失，体温正常。[李恩唐. 黑龙江中医药. 1965,(1)：41.]

8. 小儿遗尿

（1）黄某某，女，5岁。从小尿床，每晚少者3次，多者4~5次，午睡时亦尿床。夜间不易唤醒，醒后惊慌哭叫。纳差神疲，面色无华。取列缺穴，常规消毒，施行皮内针埋藏，1次尿床次数减少，5次而愈。[程祥信，等. 辽宁中医杂志. 1981,(7)：13.]

（2）漆某某，男，12岁。1988年12月10日初诊。4年前患肾炎，经治半年而愈。后即夜睡遗尿，几经治疗，仍2~5夜遗尿1次。诊见：面白少华，神气虚怯，舌淡红，苔薄白，脉右寸弱。取下法连灸2个疗程，遗尿消失。随访2年未复发。

治疗方法：采用隔姜灸列缺，以皮肤感到灼热但能忍受为度。每天1次，每次双侧列缺各灸30分钟，5次为1个疗程。[王延凡. 中医杂志. 1992，33(1)：37.]

9. 鼻衄

王某某，男，21岁。自诉1983年起常流鼻血，曾在某医院2次住院治疗，仍无效。于1985年5月7日下午因鼻衄突然发作，经西医处理仍出血不止，求余用针刺治疗。刻下：脸色苍白，脉沉细。当即速刺左列缺穴，向上斜刺1.5寸，得气后，行平补平泻手法，2分钟后鼻衄渐止，随访1年未复发。[曾瑞林. 上海针灸杂志. 1987,(4)：42.]

10. 烟瘾伴慢性咳嗽

陈某，女，45岁，商人。于2002年9月9日就诊。患者自诉吸烟10余年，伴有慢性咳嗽，故要求戒烟治疗。检查：脉沉弦，舌尖微红，苔厚白。取戒烟穴(列缺)双侧针刺灸治疗30分钟，隔日治疗1次，共治疗7次，患者烟瘾已全部戒除。随访半年未见再吸烟。

治疗方法：取戒烟穴（列缺）常规消毒后，用1寸毫针向上斜刺0.5寸左右，行捻转手法，待出现酸、麻、胀感并向肘胸处放射时，留针30分钟，每5分钟行针1次，每次半分钟。留针期间，可用艾条熏灸15~20分钟。同时，也可让患者自用香烟熏灸，每次1支，每日2次。吸烟史长者，取两侧穴位；吸烟史短者，只取一侧穴位，或两侧穴位交替使用。[常见病信息穴一针疗法：75.]

按语：列缺为手太阴肺经之络穴，其别走手阳明，手阳明经筋从肩上颈，病则“颈不可左右视”。而列缺又有祛风散寒之功效，故可用于风寒入络之颈项强痛。《四总穴歌》云：“头项寻列缺。”鼻为肺之窍，手阳明经“上扶鼻孔”，针刺列缺可清肺泻热，凉血止血，治疗鼻衄。列缺又为八脉交会穴之一，通于任脉，任脉起于小腹，与足三阴经相交会；肺主一身之气，通调水道，故列缺穴可治少腹前阴病，包括遗精、遗尿、阴中痛等。《千金要方》载：“小便热痛，男子阴中痛，溺血精血出，灸列缺五十壮。”《灵枢·经脉》曰：“手太阴络脉……虚则……小便遗数。”采用埋针法治遗精、隔姜法治遗尿，皆因两者病史较长，需以调补为法。

梁丘（ST34）

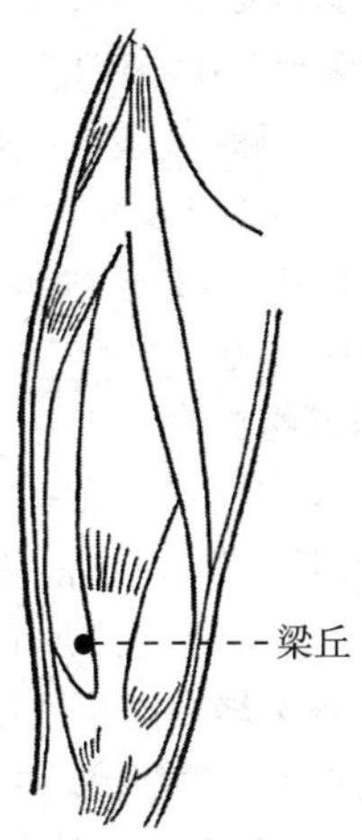

【释名】梁，横木，指髌底；丘，高突处。穴当膝髌上方股四头肌隆起部，状如梁丘，故名。

【异名】跨骨、鹤顶。

【经属】足阳明胃经，郄穴。

【定位解剖】该穴位于大腿前面，当髂前上棘与髌底外侧端的连线上，髌底上2寸，屈膝取穴。局部解剖有旋股外侧动脉降支，布有股前皮神经，股外侧皮神经及股神经。

【功效主治】本穴有和胃止痛，通经活络之功。主治膝痛，屈伸不得，鹤膝风，腰脚痛，冷痹不仁，胃炎，乳腺炎，膝关节炎，股外侧皮神经炎。

【现代研究】针刺梁丘对胃的运动功能有明显的调整作用。刺正常人梁丘可使胃蠕动减弱、减慢，但如合针刺足三里，则可使胃蠕动弱者增强，强者减弱，起良性双向调整作用。

【刺灸法】直刺0.5~1寸。艾炷灸3~5壮，艾条灸5~10分钟。

【临床应用】

胃脘痛

王某某，男，24岁，学生。1989年11月5日就诊。诉1小时前因食2个冷柿子后，感觉胃脘部不舒，继则疼痛难忍。伴呕吐清水。查：患者痛苦状，心肺（－），肝脾（－），剑突下上腹部肌肉紧张、拒按，舌淡，苔薄，脉弦数。急取双侧梁丘穴，向上斜刺1寸半，针用泻法，得气后即刻痛止，但仍有不时反酸水，再补承浆穴1针，诸症消失，留针15分钟，1次治愈。［殷克敬；陕西中医函授. 1990,（4）：3. ］

按语：郄穴为本经经气深聚之处，临床上主要用于治疗本经经行部位及所属脏腑的急性病证，尤以阳经郄穴的止痛效果为佳，故梁丘为治疗急性胃痛的首选穴，急病多实证，所以多用泻法，要求针感向上传导，针感达病所者效更佳。

灵台（DU10）

【释名】灵台，为古时君主宣德布政之地，喻心。穴在第6胸椎节下面，内应心，故名。

【异名】灵阳穴，肺底穴。

【经属】督脉。

【定位解剖】俯伏或俯卧，于后正中线上，第6胸椎棘突下凹陷处取穴。局部解剖有第6肋间动脉后支，棘间皮下静脉丛；布有第6胸神经后支内侧支。

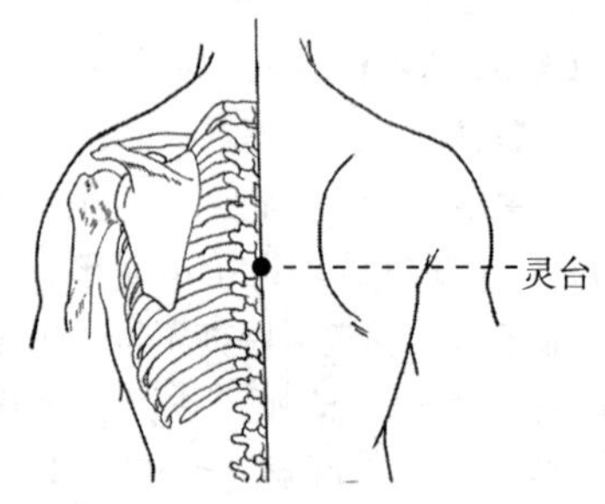

【功用主治】宣肺和胃，清热解毒，通络止痛。主治咳嗽，气喘，身热，项强，肩痛，背痛，胃脘痛，胃下垂，胆道蛔虫病，疔疮等。

【刺灸法】向脊柱方向斜刺0.5~1寸；可灸。

【临床应用】

1. 胃脘痛

王某某，男，35岁，农民。1988年8月11日初诊。主诉胃脘胀痛伴恶心呕吐半年，3天前因饮食生冷而使疼痛加剧，喜按喜暖，纳差，舌质淡，苔白厚，脉沉弦滑。经上消化道钡餐透视提示：慢性胃炎；十二指肠球部溃疡。患者久病，脾胃虚弱，又因饮食生冷，寒积于中，阳气被遏，不得舒展而致，遂用圆利针直刺灵台穴0.3~0.5寸，不提插捻转，立即出针，在针孔处拔火罐，留罐10~15分钟，疼痛消失。[李建欣. 针灸学报. 1992,(6)：41.]

2. 胃下垂

井某某，女，27岁。胃脘部疼痛反复发作3年余。诊见：腰腹厥冷，背部痛甚，食欲不振，身高1.65m，体重不到30公斤。X线所见：胃下垂达盆腔，体质虚弱。灵台穴有强度压痛，以补为目的小灸3壮，朝夕2次，5月7日再诊，背部疼痛见轻，按前法仍朝夕2次，每次灸3壮，5月20日复诊，面部有光泽，精神好转，灵台穴压痛减半，嗣后，隔日1次，针灸并用，7月1日恢复工作。[镰田秀吉. 浙江中医杂志. 1957,(10)：28.]

3. 胆道蛔虫病

蔡某某，男，24岁，工人。1987年3月26日下午4时许，突然感腹痛烦闷不舒，继则呕吐，呕吐物为黄色液体，痛势逐渐增剧，并呈阵发性疼痛。痛剧时在地上打滚翻转，叫声不休。西医诊为胆道蛔虫病，经治疗，疼痛未缓解，后转本科治疗。遂按压灵台穴，1分钟后，疼痛缓解。[张庆熙. 针灸学报. 1993，9(1)：封3.]

4. 胸背痛

患者，男，32岁。约2个月前，负重下山，绊石跌倒，伤及背部，从此时起，背胸部疼痛，起居困难，食道后侧有剧痛，不能进食，入某某医院，施第6、7脊椎穿刺。灵台穴有强度压痛，施灸7壮，施灸后5分钟，再检查灵台穴，压痛即减半，第7天出院，出院后仍灸治，再灸2天而愈。[镰田秀吉. 浙江中医杂志. 1957,(10)：28.]

按语：灵台穴在第6胸椎下，属督脉，为阳脉之海，阳之会。艾灸按压该经腧穴可以健脾益胃，温中散寒，升阳举陷，用于治疗脾胃虚寒之胃痛以及阳气下陷之胃下垂有效。西医学认为，胃受交感神经6~10支配。故位于第6胸椎下的灵台穴可以调节胃脘功能。临床上用于治疗胆道蛔虫病，解除胆道痉挛，缓解疼痛。

5. 跌仆闪挫致背腰痛

1947年5月某日，笔者与知友相逢于车站，见其动作异于平常，问其故，说他爱人失足跌倒车厢和月台之间而负重伤，现入医院治疗。我随她到医院探访，见患者身冷汗，痛苦呻吟，虽经治疗，未见好转，背部到胸部有绞痛，疼痛时时发作，背部有轻微擦伤。经X线检查，脊椎无变化，腹部和背部敷有纱布。当笔者要检查其背部时，因痛不让触手，在与灵台穴相对的前胸部膻中有强压痛点。由于笔者向来就注意灵台穴和所谓灵台点的联系，试按所谓灵台点，患者觉得不能忍耐，巧恰同室有患者烧艾自灸，借用其艾施灸7壮于右侧灵台点以观其变，约经5分钟，患者突然坐起伸腰，说已舒服得多，至次日恢复正常而出院。[镰田秀吉：浙江中医杂志. 1957,(10)：27.]

6. 肩凝症

神某某，36岁，女，农民。2年前患过神经痛，病已半年，腰冷甚，患者自以为过劳所致。右侧肩背部肿胀，有习惯性肩僵。去年8月分娩后，经各种治疗无效。灵台穴压痛强，灵台点周围均见强度压痛，左侧特强，取左侧灵台点施灸9壮，肩背部施以轻微的散针。第10天来诊，说不见好转，灵台穴左右的压痛一般强，左右灸，7天后再诊，仍说不见好转，检查见右侧压痛强，仅施灸于右侧，经过月余说已见愈，查其灵台穴，灵台点均无压痛。[镰田秀吉.江中医杂志. 1957,(10)：28.]

按语：跌仆闪挫，伤及筋脉筋肉，气血不通则痛。病家肩背痛，肩僵，腰冷甚，是寒湿之邪所作，在灵台穴有压痛。灵台属督脉，背为阳，督脉行其中，为阳脉之海而总督全身之阳气，对全身阳经脉气有统促之功。故当取灵台穴艾灸以温阳散寒，和畅气血，活络止痛。

命门（DU4）

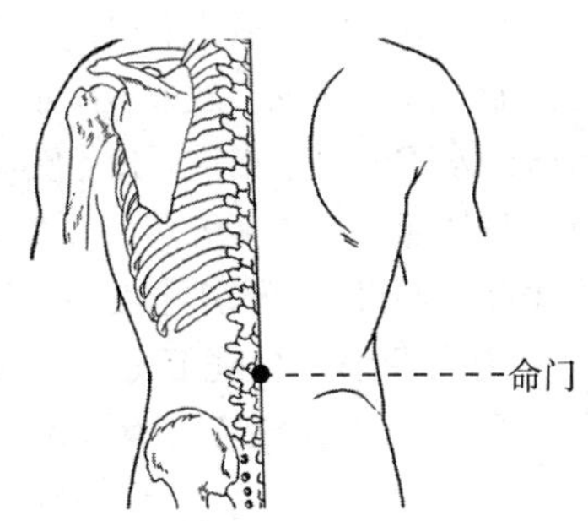

【释名】命，生命；门，门户；意指生命之门。穴两旁系肾俞，肾气为一身之本，故名。

【异名】属累、精宫。

【经属】督脉。

【定位解剖】俯卧，于后正中线，第2腰椎棘突下凹陷中取穴。位于第2、

3 腰椎棘突间。在腰背筋膜、棘上韧带及棘间韧带中；有腰动脉后支及棘间皮下静脉丛；布有腰神经后支内侧支。

【刺灸法】直刺 0.5~1 寸；可灸。

【功用主治】补肾培元，温阳益脾，壮腰补虚，调经止带。主治五劳七伤，虚损腰痛，泄泻，遗尿，尿频，遗精，阳痿，早泄，白浊；头晕耳鸣，癫痫，惊恐；赤白带下，月经不调，不孕等。该穴也是最常用的养生保健穴，用拇指按住命门穴，以感觉酸胀为度，揉动数十次。按摩命门穴有催情的作用，能改善性冷感，平衡和恢复性功能，还能有效地延缓衰老、推迟更年期。

【临床应用】

1. 疟疾

窦材治一人病疟月余，发热未退，一医予白虎汤热愈甚。窦曰：公病脾气大虚，而服寒凉，恐伤脾胃。患者曰：不服凉药，病何时得退。窦曰：《内经》云疟之始发，其寒也，烈火不能止；其热也，沐水不能遏。当是时良工莫能措其手。且扶元气，待其自衰。公元气大虚，服凉药退火，吾恐热未退而元气脱矣。因为之灸命门，烧五七壮。胁中有气下降。三十壮痊愈。[续名医类案：157.]

2. 自汗

一人每日四五遍出汗，灸关元穴亦不止，乃房事后饮冷伤脾气，复灸右命门百壮而愈。[续名医类案：366.]

脑空（GB19）

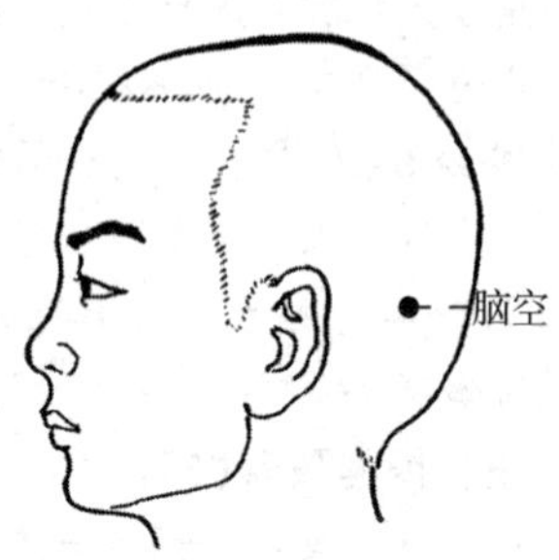

【释名】空，指孔穴。穴近脑，故名。一名颞颥，因其近颞骨而名。

【异名】颞颥。

【经属】足少阳胆经。

【定位解剖】在风池穴直上，头部枕外隆凸上缘外侧，头正中线旁开 2.25 寸，当头临泣与风池的连线上，与脑户、玉枕相平。在枕肌中；有枕动、静脉分支；布有枕大神经分支。

【刺灸法】向后方沿皮刺 0.5~1 寸。不灸。

【功用主治】清脑安神，息风定惊，明目通窍。主治热病，头痛，癫痫，惊悸，颈项强痛，目眩，目赤肿痛，鼻痛，耳聋，鼻窦炎，三叉神经痛，枕大神经痛，精神分裂症。

【临床应用】

眩晕

曹操患头风，发即心乱目眩，华佗针脑空立愈。[历代针灸名家医案选注：26.]

内关（PC6）

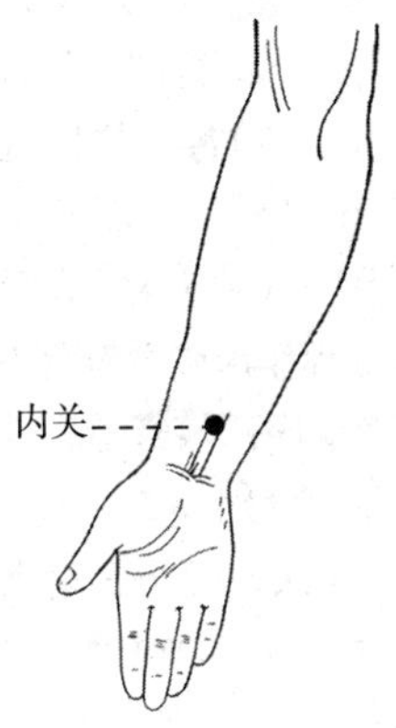

【释名】内，指内脏；关，指关隘。穴为手厥阴之络，与阴维脉相通。阴维有维系、联络诸阴经之作用，因“阴维为病苦心痛”，病位在里，故本穴为主治内脏疾病之要穴，故名曰内关。

【经属】手厥阴心包经。本穴为心包经络穴，又为八脉交会穴，通阴维脉。

【定位解剖】该穴在前臂掌侧，当曲泽与大陵的连线上，腕横纹上 2 寸，掌长肌腱与桡侧腕屈肌腱之间。局部解剖有前臂正中动、静脉，深层为前臂掌侧骨间动、静脉；布有前臂内侧皮神经，下为正中神经掌皮支，最深层为前臂掌侧骨间神经。

【功用主治】理气宽胸，安神宁心，和胃止呕。主治热病，哮喘，胸痛，胃痛，呕吐，呃逆，心痛，心悸，失眠，癫狂，痫证，郁证，眩晕，中风偏瘫，肘臂挛痛，产后血晕等。另该穴为针麻、镇痛常用穴之一。

【现代研究】

（1）对血液循环系统的影响。对心脏功能有明显的调整作用。有实验表明，心率在 51 次 / 分以下者，针内关穴，可引起心率加快。对于心律失常患者，其调整作用极其明显，如针内关（双）同对捻针，窦性心动过速者，常于针后 3~5 分钟，心率可由 150~200 次 / 分减至 70~80 次 / 分，但心动愈速，持续时间愈久者，收效愈迟，需持续捻针半小时以上。此外，对Ⅰ、Ⅱ期心功能不全效果显著。对Ⅲ期心功能不全，效果较差。在对风湿性心瓣膜病的治疗中，也充分显示针刺可改善心肌的收缩力。针刺“内关”穴能使心肌纤维收缩成分受损减轻，起到保护心肌、增强心肌收缩力以维持心脏泵血功能作用。电针内关穴能改善和保护缺血区心肌，增强心肌张力，使心肌收缩性能增强，阻滞并减少缺血区心肌的隆起，从而有利于心脏泵血功能的改善。对急性心肌缺血性损伤有明显的治疗作用。

（2）对神经 – 体液系统的影响。有动物实验表明，电针内关穴改善缺血性心肌损伤，可能与视前区 – 下丘脑前部（PO–AH）的功能有关系，有赖于下丘脑的完整性，如 PO–AH 损毁后，可使电针效应大为减弱。

（3）对高血脂的调节作用。对冠心病、高血脂有降脂作用，其作用机制可能在于调整内分泌系统和多种酶功能，亦可能影响肝及肠道中胆固醇和甘油三酯的合成、吸收和排泄。

（4）对胃肠功能的影响。有实验表明针刺内关，对胃酸分泌有抑制作用，对肠的运动有调整作用。

（5）对呼吸功能的影响。据报道，对呼吸衰竭患者，针刺内关、太冲等穴，对呼吸频率、节律和各种异常呼吸，均有一定改善。但对体质过弱、呼吸中枢损害严重、自动呼吸停止者无效。

（6）对免疫防卫系统的影响。针刺足三里、内关，可使吞噬细胞吞噬指数明显增高。

【刺灸法】直刺 0.5~1 寸；可灸。

【临床应用】

1. 慢性支气管炎

徐某某，男，67 岁。患老年性慢性支气管炎已多年，有烟酒史。近来发作较剧，咳甚剧，喘不甚，两脉弦紧，舌苔浊腻。取内关穴直刺，深 0.5 寸，留针 7 分钟，当时咳止喘平，后有半年未发。［手针新疗法：64.］

2. 神经性呕吐

耿某某，女，25 岁，技术员。1976 年 10 月 14 日入院。主诉：不间断饭后呕吐已 2 个月，因与爱人吵架，次日早饭后即恶心不适，随之将食物全吐。经本单位医务室肌内注射甲氧氯普胺未能止吐，曾至某医院给予内服镇静剂、针灸、封闭等各种治疗达 1 个月之久，虽有所好转，但饭后仍呕吐 2~3 口才舒适。经各种检查无异常发现。诊断：神经性呕吐。住院观察发现患者每次都在饭后洗碗时出现恶心呕吐症状，故采用饭后吐前给予针刺，并配合深呼吸。进针后 1 小时即无恶心呕吐之意，连续 3 次治疗，症状消失，休息 1 周痊愈出院。半年后随访未见复发。

治疗方法：患者吃完饭后，在未出现呕吐之前，立即行仰卧位，按常规取内关穴（双），消毒后快速进针，约 0.8~1 寸深，得气后，两侧穴位同时施雀啄术提插手法 10~15 次。在反复提插过程中，嘱患者作深吸气和深呼气 2~3 次，此时患者上腹部较舒适，并无恶心呕吐之感，随后分别在 5、15、30 分钟各重复雀啄术 1 次，30 分钟后出针。［熊新安. 中医杂志. 1981，22（11）：19.］

3. 胃脘痛

薛某，男，59 岁，退休工人。主诉：胃脘疼痛拒按 2 天，伴痛引腰背，1 昼夜时时作痛，痛势不减，前来就诊。查：患者痛苦面容，呻吟不已，舌苔厚腻，两脉沉细，治宜宽中和胃，佐以消导，遂取患者左侧内关穴，针尖向肩臂斜刺，运用捻转得气后，用力向上斜刺 1 寸许，采用迎随补泻法，使针感向上放射，留针 5 分钟，痛止。［阎金周. 针灸学报. 1992，（6）：41.］

4. 慢性泄泻

某，男，26 岁，工人。于 1998 年 10 月 4 日就诊。患者自诉大便时常泄泻，肠鸣 3 个月余。检查：腹部平坦，触之柔软，脐下略有压痛，反跳痛，听诊肠鸣音活跃，脉沉细，舌苔淡薄。诊断为腹泻，取止泻穴（内关）针刺，20 分钟起针后又给予火针点刺止泻穴 2 针，前后共治 2 次而痊愈。2 个月后电话随访未见复发。

治法：取止泻穴（内关）常规消毒，用1.5寸毫针直刺约1寸，行搭转手法，可强刺激，待出现针感向手指端放射后留针30分钟，每5分钟行针1次。轻度呕吐可不留，一旦症状消失即可起针。一般只针刺一侧穴位，男左女右，也可交替用穴，重症患者可针刺双侧穴位。[常见病信息穴一针疗法：69.]

5. 突发性心动过速

（1）一患者，以往有心脏病史，早搏频发。某日突然发作，呼吸急促，面色苍白，大汗淋漓，心率无法计数，经静脉推注毛花苷丙注射液1支，50%葡萄糖40ml，10分钟后心率仍难计算，乃试以针刺双内关，行平补平泻手法。至1分钟时，心率160次/分；再行针30秒，心率120次/分，仍留针至15分钟，心率为80次/分，呼吸平顺，汗止，面色转佳。[陈作霖. 上海针灸杂志. 1986,(4)：10.]

（2）陆某，女，34岁，工程师。1997年3月7日在墨尔本乘机飞往上海的途中，因气流颠簸和高空缺氧导致心慌、胸闷、憋气。检查：患者面色苍白，呼吸急促，面额冷汗，心率每分钟198次，心律整齐。诊断为阵发性心动过速，取调心穴针刺，行平补平泻手法，约2分钟后患者自觉心慌症状好转，检查心率每分钟160次，每5分钟行针1次。10分钟后心率降至每分钟150次，6小时后患者心率降至每分钟110次，到达上海虹桥机场时，患者可自己走下飞机。

治疗方法：取一侧调心穴（内关）常规调心穴消毒后，用2寸毫针，迅速垂直刺入0.8~1寸，行捻转手法，局部出现酸、麻、胀感并向指端或上臂、胸部传导时，留针30分钟，每5分钟行针1次。急性病可每日针刺1次，慢性病每2~3日针刺1次，10~12次为1个疗程。针刺时可两侧之穴交替进行。同时内关穴在治疗窦性心动过速，室性早搏等心律失常疾病都有较好的疗效。[常见病信息穴一针疗法：21.]

6. 狂证

祖某某，女，52岁。1979年春夏之交，因家事，精神抑郁已久，3天前因怒而发狂躁，不避亲疏，时而闭目鼾睡，状似昏迷，舌红少津，苔黄厚黏腻，脉滑利。中医辨证：阳狂。即针膻中、太冲、大椎、长强等，仍躁动定语，拒绝针刺。起针后，再针双内关，两侧同时捻转约5分钟，手足挠动渐止，叹气欲睡。遂留针1小时，起针后呈“痴呆状”，但能与医生点头辞行。次日复诊，已自来门诊亲诉其所苦。

治疗方法：用28号1寸长毫针直刺0.5~0.8寸，胸胁肋痛者用2寸长毫针，向支沟透刺1.7寸，得气为度。行针时，尖略向上努，并以左手指循经弹，则针感多可上传。手法除呕吐频繁，或食滞、胃扩张、欲吐不能者须予提插激气以降冲或促吐外，一般均宜用小幅度，或中等力度捻转，疏导经气1~3分钟，重者5分钟，并注意留针在得气状态中。起针后闭针孔。指针、激光、贴穴、穴注等法均可施行。

按语：内关针刺不宜过深。且进针

宜缓，以免刺伤神经、血管及肌腱，造成麻、痛等针刺后遗感，疗效亦差。近10年来，应用本穴治疗郁证、癫狂证等效果满意。此外对肋软骨炎、乳腺炎也有较好的疗效。笔者近年来对抑郁引起的心神躁扰不宁之患者，在用他穴少效时，运用本穴持续小幅度捻转，其镇定作用十分显著，一般初针即有明显效应，2~3次可以缓解。另外，笔者用内关穴治疗高血压、冠心病心绞痛、梅尼埃病、急性胃炎、妊娠剧吐、失眠、膈肌痉挛效果较佳。治疗梅尼埃病，初期效果较为明显，如果病情较重配合按摩风池穴也能收到较好的疗效。每日1次，3~4天自觉症状即消失。[单穴治病选萃：213.]

7. 偏头痛

钱某某，女，35岁。1988年11月29日初诊偏头痛反复发作10余年，加剧1天。自诉10余年来头痛反复发作，1周或数周1次，左右交替，常在月经来潮之前以及劳累、受凉后发作。本次发作由过劳引起。现患者左侧头痛剧烈，呈搏动性，按之痛减，左侧颞部可见脉动盛，舌边有瘀点，苔薄白，脉弦涩。证属偏头痛气滞血瘀型，治拟疏通少阳气机，行气活血止痛。取穴：右内关穴。

治疗方法：浅刺0.3寸，得气后，行快速捻转。行针1分钟后，头痛即止，患者面露喜色，观其左侧颞浅动脉搏动已复正常。留针20分钟，间歇运针。嘱隔日针1次，单取内关穴，以巩固疗效。共治疗10次，头痛未再复发。[叶德宝. 中医杂志. 1990，31（6）：23.]

按语：偏头痛属少阳头痛，因手足少阳循行于头之侧面，故治疗以少阳为主。内关属厥阴之络穴，通于少阳，亦可治疗偏头痛。

8. 落枕

赵某某，女，30岁，工人。因早晨起床后突感右侧颈项酸痛，并向右肩部扩散，颈项活动受限。检查：右侧颈部无外伤、红肿等病灶，局部压痛明显，采用针刺内关透外关穴位治疗后，疼痛缓解，颈项活动自如。[纪严森. 江西医药. 1980,（6）：15.]

按语：内关通阴维脉，外关通阳维脉。阴维脉维系全身阴经，阳维脉维系全身阳经。内关透外关，阴阳诸经得调，经脉通肠，气血得行，疼痛可止，故用于治疗急性腰扭伤。又内关为络穴，通于手少阳，手少阳“上出缺盆，上项”，故内关亦可治疗落枕。

9. 外伤性胸痛

（1）潘某某，女，12岁。因被拖拉机车厢板砸伤胸部，当即疼痛难忍，呼吸时尤甚。查：胸肋骨无骨折，内脏亦无损伤。患者惧怕针刺，笔者施拇指切于内关穴，食指切于外关穴，让患儿由小到大作深呼吸运动，5分钟后痛止痊愈。[张立新. 山东中医杂志. 1983,（3）：30.]

（2）周某某，女，42岁。因不慎从房上跌倒撞击胸部而致胸痛30余天。曾经按摩、注射青霉素、服单验方等法治疗，均未治愈，请笔者诊治。患者外伤后，起初胸部隐痛，继则逐渐加剧，胸部活动受限，咳嗽、呼吸疼痛如刺，卧床不能转侧，舌苔薄白，脉弦滑。证属气滞血瘀。取内关穴进针，行中强刺激手法，让患者作深呼吸运动，当即感觉疼痛减轻，呼吸通畅，10分钟后胸痛消失，唯两胁仍感疼痛，又配丘墟让患者配合深呼吸运动，针毕痛止。月余之疾，1次治愈。[张立新. 山东中医杂志. 1983,(3)：30.]

（3）周某某，男，28岁。骑自行车摔倒，撞击胸部，引起疼痛，局部脉络紫黯，举臂痛甚。取患侧内关穴，进针后施提插手法，同时令患者活动躯干，1次而愈。[许义忠，等. 浙江中医杂志. 1987，22（8）：371.]

10. 腰扭伤

李某某，女，54岁。1980年4月23日初诊。主诉：清晨挑水扭腰，疼痛剧烈，经服活络丹，云南白药，外贴伤湿止痛膏等，均未获效。症见腰痛颇剧，不能俯仰转侧及下蹲。查：脊柱无侧弯，腰椎无凸出，唯两侧腰肌有压痛。辨证：腰扭伤，脉络瘀阻，不通则痛。治法：行气活血，散瘀止痛。取内关透外关（双）：用1.5寸毫针从内关向外关透刺，施以泻法，留针30分钟，每隔10分钟行针1次。正当施针1分钟时，其感应随着手厥阴、手少阳经向胸胁部放射。10分钟后腰痛减轻，30分钟后腰痛消失，活动自如。[肖少卿. 中医杂志. 1991，32（11）：18.]

11. 乳腺炎

刘某某，女，27岁，农民。患者于1983年4月24日出现右侧乳房胀痛，次日加剧而来院求诊。检查：体温39.5℃，脉搏102次/分，右侧乳房下部皮肤发红，可触到直径8cm大小的肿块，压痛明显，右腋下淋巴结可扪及蚕豆样大小，活动，与皮肤无粘连，有触痛。实验室检查：血白细胞18.0×10^9/L，中性0.86，淋巴0.14，诊断：右侧急性乳腺炎。遂取内关穴针刺，患者当即感觉局部疼痛减轻，留针30分钟，每5分钟运针1次。在第2次行针后，自觉疼痛消失。第2天随访，体温正常，无不适感，肿块消失，已痊愈。

治疗方法：找准内关穴，皮肤常规消毒后，将毫针快速刺入皮肤，捻转到一定深度，待得气后，反复捻转提插2~4次。在行针过程中，边行针，边令患者轻轻按压肿块，待到疼痛有所减轻时，留针10~50分钟。在留针过程中，反复运针3~4次，即可出针。病程短，全身症状明显者，一般采用强刺激（以患者能忍耐为限），留针时间相对短些，每5分钟运针1次；病程长者或全身症状较轻者，一般用中度刺激，留针时间可适当延长，10~15分钟运针1次。

按语：内关治疗乳腺炎临床少见。但内关属手厥阴，循行通阴维脉，取之亦可宽胸理气泻心火。“诸痛痒疮皆属于心”，故针刺内关治疗乳腺炎亦有道理。目前临床常用局部围针加行间、内庭治疗。亦可用新鲜益母草芽加新鲜蒲公英捣汁外敷。[张应勤. 中国针灸. 1986，6（3）：8.]

12. 声音嘶哑

张某某，男，38岁。1天前因感冒、头痛、咳嗽、全身酸软而就诊于街道一摆摊医生。该医生进以党参、五味子、粟壳等。当天中午服药，晚间即发生音哑，翌日来诊，仍不能发音讲话，考虑系误补闭窍之咎，当即针刺内关穴（双），并欲留针5分钟，不料2分钟后，患者面色苍白，令其平卧，几分钟后，晕针现象解除，随之声音即复如常人。［莫名. 四川中医. 1987,（5）：18.］

按语：喉咙连于肺系，为声音之门户。凡外感或郁怒而失音者为“金实不鸣”，病程较短，属实证。久病阴虚或声带劳损者为“金破不鸣”，病程较长，属虚证。肺为金，心为火。火克金，金实不鸣，故泻心火以治之，可取手厥阴心包之络穴内关。

13. 急性扁桃体炎

陈某某，男，26岁。患者咽部疼痛三天，体温39.2℃，咽部充血，双侧扁桃体明显肿大，上披黄白色脓性渗出物，左颌下淋巴肿大，触痛。诊断：“急性扁桃体炎”。针刺内关一次，体温恢复正常，双侧扁桃体逐渐缩小而愈。［缪举才. 四川中医. 1984，2（1）：67.］

脾俞（BL20）

【释名】脾，脾脏；俞，输注；本穴为脾之背俞穴，故名。

【经属】足太阳膀胱经。

【定位解剖】俯卧，于第11胸椎棘突下，后正中线旁开1.5寸处取穴。在背阔肌，最长肌和髂肋肌之间；有第11肋间和肋下动、静脉后支；布有第11、12胸神经后支的皮支，深层为第11、12胸神经后支肌支。

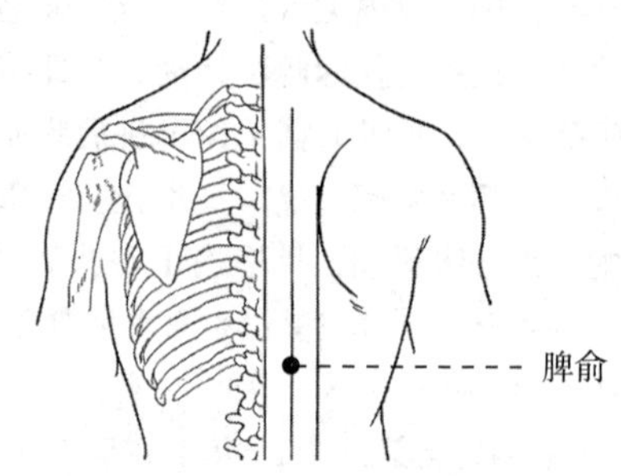

【刺灸法】刺法：向内斜刺0.5~0.8寸，局部酸胀，针感可扩散至腰间。不可深刺，以防造成气胸。灸法：艾炷灸5~7壮，艾条温灸10~15分钟。

【功用主治】补脾益气，健脾和胃。主治胁痛，腹胀，黄疸，呕吐，泄泻，痢疾，便血，完谷不化，水肿，背痛，贫血，进行性肌营养不良，肝脾肿大，慢性出血性疾病，肾下垂，月经不调，糖尿病，肾炎，小儿夜盲，荨麻疹等。

【临床应用】

1. 疟疾

有人患久疟，诸药不效，或教以灸脾俞，即愈。更一人亦久患疟，闻之，亦灸脾俞而愈。盖疟多因饮食得之故，故灸脾俞得效。［历代针灸名家医案选注：49.］

2. 胃脘痛

患者，女，35岁。胃脘痛半月，近日加剧，疼痛难忍，用中草药金铃子散、逍遥散、丹参饮、芍药甘草汤，失笑散等方药10余剂，并针刺中脘、足三里等穴，均疗效不显，又肌内注射阿托品，口服颠茄酊，反疼痛更甚，夜不能寐，遂更用针刺疗法。取脾俞、胃俞

针下痛止，顿感舒适，带针入睡。[刘鸿达. 天津中医. 1986,(2)：22.]

3. 化疗后慢性泄泻

陈某某，男，38 岁。1 年多来每天腹泻 2~4 次，由于肺癌术后化疗，大便增为每日 3~6 次，曾用其他疗法无效。用梅花针轻叩双侧脾俞 2 次后明显好转，治疗 4 次后大便每天 1~2 次，共治疗 15 次后疗效巩固。半年后随访，大便正常。[吴秀锦. 云南中医杂志. 1980,(6)：18.]

仆参（BL61）

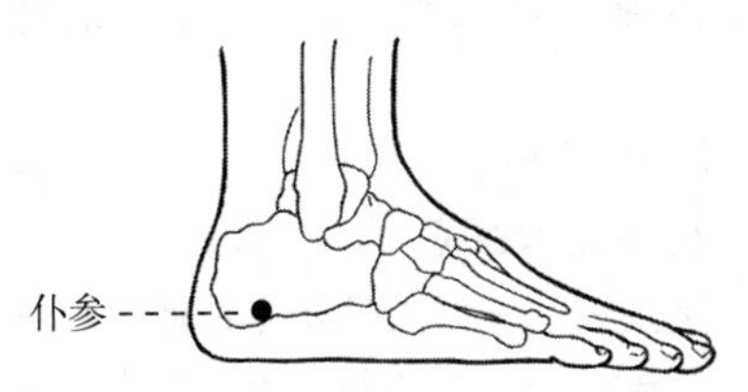

【释名】仆，仆从、御者；参，参与、参加。又，"参"与"骖"音义通。古代一车驾三马，两旁的称"骖马"，车旁陪乘的人称"骖乘"。穴当足跟后外侧，故名。

【异名】安邪。

【经属】足太阳膀胱经。

【定位解剖】该穴在足外侧部，外踝后下方，昆仑直下，跟骨外侧，赤白肉际处。局部解剖有腓动、静脉的跟骨外侧支；布有腓肠神经跟骨外侧支。

【功用主治】该穴有通经活血，止血止痛之功。主治下肢痿弱，足跟痛，霍乱转筋，鼻衄等。

【刺灸法】直刺 0.3~0.5 寸；可灸。

【临床应用】

1. 鼻衄

孟某某，男，44 岁，司机。1985 年 3 月 1 日初诊。恣嗜辛辣酒浆、膏粱厚味。曾屡发鼻衄，此次特甚。每 3~4 小时出血 1 次，衄则血出如注，塞鼻则血自口出。入院后以油纱布条填塞，输液，抗生素应用已得暂止。今下午 3 时卒然再发，血浸纱条而不止，邀余会诊。察血常规、血小板及出、凝血时间均属正常范围。舌尖红绛糜烂，脉洪数。略思忖之，酒客湿热内蕴，久而化火伤络，犹盈釜沸汤，岂不外溢？宜釜底抽薪，疏络止衄。急刺仆参，深 1 寸，以重泻得气，令气达足跟，留针 30 分钟。是晚 8 时去纱条，鼻衄未发。追访至今无反复。[张双善. 山西中医. 1987,(2)：42.]

2. 倒经

丁某某，女，19 岁，学生。1980 年 5 月 9 日初诊。月事初潮 4 年来，至期而不潮，必先鼻衄如泉，次日经水始来，色紫黑有块，伴腹如绞。每月如此，痛苦不堪。历经多医诊治，仍如故。今又值经期，鼻衄不止，已染两方手帕，详询病史，室女性躁复被抑郁，久郁化火，刑金灼窍，炽于血府，不循常道，逆上而溢，此衄乃成。当上病取下活络止衄。针仆参，深 8 分，以泻得气，令气达足跟。留针 40 分钟，衄得止。嘱以后每经汛前 1 天来针，均每刺本穴，凡 3 个月，经行衄止，潮汛如期，原痛经亦不药自愈。[张双善. 山西

中医. 1987,（2）：42. ］

按语：血得热则行，或因酒食辛辣过度、聚湿生热，或因肝气郁结、郁而化火，火性炎上，灼伤肺窍而成鼻衄。《灵枢·经脉》云："足太阳膀胱经主筋所生病者……鼽衄"；"足太阳络脉虚则鼽衄"。足太阳经筋"结于鼻"。因此针刺仆参可引热下行，使气血顺畅循于脉内。犹如釜底抽薪，炎上之火自平。

期门（LR14）

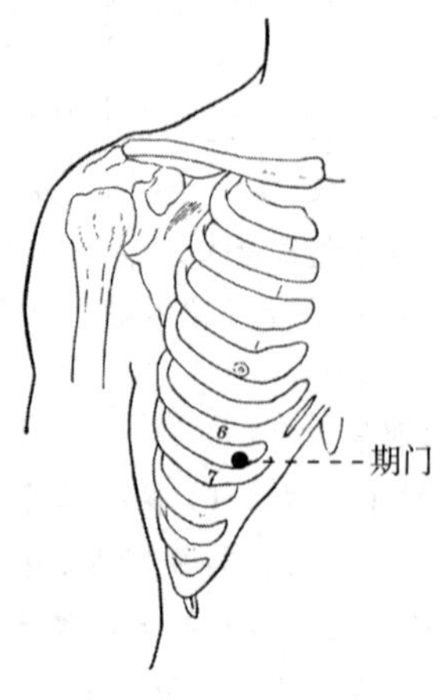

【释名】期，指周期，一周年称"期年"。《标幽赋》："太阴为始，至厥阴而方终；穴出云门，抵期门而最后。"十二经脉气血流注至此正值一个周期，穴又分列两厢，故称"门"。

【经属】足厥阴肝经。肝脏募穴。交会穴：足太阴、厥阴、阴维之会。

【定位解剖】仰卧，在锁骨中线上，当第 6 肋间隙取穴。有腹直肌，肋间肌；有肋间动、静脉；布有第六、七肋间神经。

【刺灸法】沿肋间隙向外侧横刺 0.5~1 寸，不可直向深刺。电针时深度以皮下至肌膜间为宜。艾炷灸 3~7 壮，艾条温灸 10~15 分钟。

【功用主治】疏肝理气，清热利胆，通经活络。主治胸胁胀痛、胸烦、胸胀、肝病、胁胀、胁下积聚、呕吐，咳逆，目眩而昏，善噫、胸中热，心痛，奔豚上气，不得息，疟疾，伤寒热入血室，痉，瘛，遗溺，霍乱泄注，喑不能言，妇人产后余疾，食饮不下，肋间神经痛，肝区痛，肝脾肿大，肝炎，胆囊炎，胆石症，胰腺炎，膈肌痉挛，胃神经官能症，乳腺炎，消化不良，乳腺增生。

【临床应用】

伤寒热入血室

宝鉴曰：一妇人病伤寒，遇夜则见鬼。许学士曰："得病之初，曾值月经来否？"家人曰："经水方来而病，作而遂止。"曰："此热入血室，小柴胡已迟，刺期门。"请善针者治之而愈。［历代针灸名家医案选注：1. ］

气海（RN6）

【释名】穴居腹部，为生气之海。因与胸中气海（上气海）相对，故又名"下气海"。

【异名】脖胦，下气海，下肓。

【经属】任脉。

【定位解剖】在脐下 1.5 寸，腹中线上，仰卧取穴。气海穴下为皮肤、皮下组织、腹白线、腹横筋膜、腹膜外脂肪、壁腹膜。浅层主要有第 11 胸神经前支的前皮支和脐周静脉网。深层主要有第 11 胸神经前支的分支。

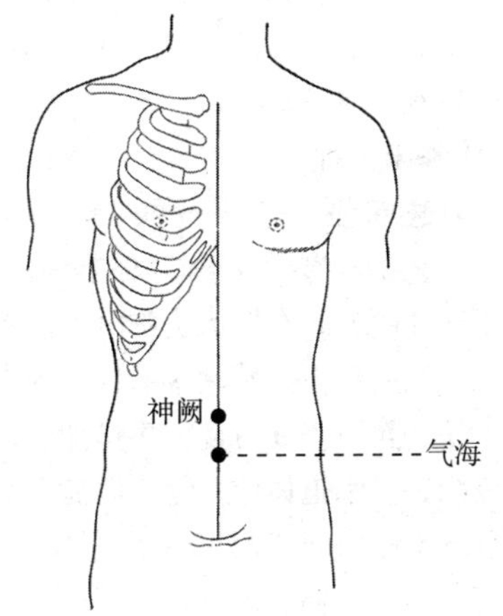

【刺灸法】直刺或向下方斜刺 1~1.5 寸。艾炷灸 3~7 壮，艾条温灸 15~20 分钟。针刺不宜过深，以免损伤小肠。女性正当子宫底部，月经期不宜深刺，孕妇禁刺灸。

【功用主治】培补元气，温肾散寒，调经止带。主治绕脐腹痛，水肿膨胀，脘腹胀满，水谷不化，大便不通，泻痢不禁，癃闭，淋证，遗尿，遗精，阳痿，疝气，月经不调，痛经，经闭，崩漏，带下，阴挺，产后恶露不尽，胞衣不下，脏气虚惫，形体羸瘦，四肢乏力，功能失调性子宫出血，尿潴留，肠麻痹，胃下垂，不孕症，男子性功能障碍。

【临床应用】

1. 虚羸

柳叔度言，吾养生无他术，但不以元气佐喜怒，使气海常温耳。今人既不能不以气海佐喜怒矣。若能时灸气海使温，亦其次也。子旧多病，常苦气短，医者教灸气海，气遂不促，自是每岁须一二次灸之，以气怯故也。［续名医类案：255.］

2. 腹痛

甲戌①夏，员外②熊可山公，患痢兼吐血不止，身热咳嗽，绕脐一块③，痛至死④，脉气将危绝。众医云：不可治矣。工部正郎⑤。隗月潭公素善，迎予。视其脉虽危绝，而胸尚暖，脐中一块高起如拳大，是日不宜针刺，不得已，急针气海；更灸，至五十壮而苏⑥，其块即散，痛即止。后治痢，痢愈治嗽血，以次调理得痊。次年升职方⑦。公问其故。予曰："病有标本，治有缓急，若拘于日忌⑧，而不针气海，则块何由而散？块既消散，则气得日疏通而痛止脉复矣⑨。正所谓急则治标之意也。公体虽安，饮食后不可多怒气，以保和其本；否则正气乖⑩而肝气盛，致脾土受克可计日而复⑪矣。"［历代针灸名家医案选注：8.］

按语：①甲戌：万历 2 年（公元 1574 年）。②员外，员外郎。官员。③绕脐一块：环绕肚脐有一硬块。④死：指晕厥。⑤工部：官署名。正郎：即郎中，官名。⑥苏：苏醒。⑦职方：官名。⑧日忌：忌针日。⑨复：恢复正常。⑩乖，错乱。⑪复：复发。

3. 痫疾

浦江郑文宗滞下①昏仆，目上视，溲注②，汗泄，脉大。此阴虚阳暴绝，

得之病后酒色。丹溪[3]为灸气海渐苏，服人参膏数斤愈。[历代针灸名家医案选注：17.]

按语：①滞下：痢疾的别名。②溲注：遗尿。③丹溪：朱丹溪。

4. 腰扭伤

张某，女，60岁。患者在做饭时，因转身突感腰部疼痛，腰部不能旋转俯仰，用药3天，效果不显，即在双气海穴连刺3针，行捻转手法2次，留针10分钟，当时腰痛减轻，过后基本症状消失。[王胜民. 陕西中医函授. 1992，(2)：封4.]

气海俞（BL24）

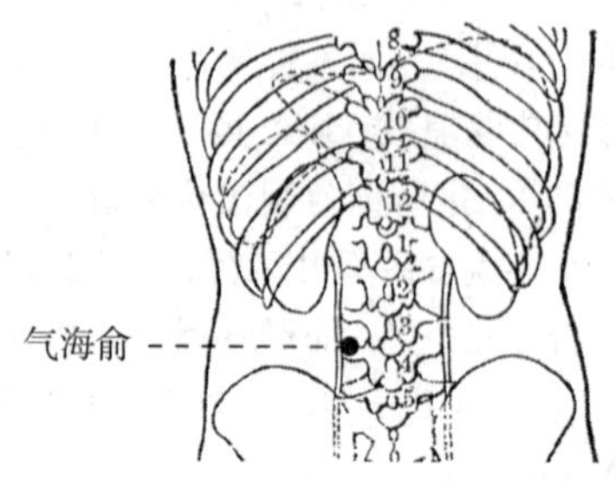

【**释名**】俞，通输。穴近脊柱最凹处（第3腰椎棘突），与腹部任脉气海穴前后相应。

【**经属**】足太阳膀胱经。

【**定位解剖**】俯卧，于第3腰椎棘突下，督脉旁开1.5寸处取穴。穴在腰背筋膜、最长肌和髂肋肌之间，有第2腰神经的后支内侧支，深层为后支外侧支、腰从，及第3腰动、静脉背侧支的内侧支。

【**刺灸法**】直刺或向下斜刺0.5~1.5寸。艾炷灸3~5壮，艾条温灸10~15分钟。

【**功用主治**】益气补肾，强腰壮骨。主治腰痛，腰扭伤，痛经，不孕症，月经不调，功能失调性子宫出血，痔漏，腿膝不利，下肢瘫痪。

【**临床应用**】

1. 腰扭伤

张某某，男，31岁。1987年3月5日下午2时半，在搬运货物时不慎将腰扭伤，当时患者只感到腰部轻微的疼痛和不适，至下午5时许，疼痛加剧，活动受限，呈强迫体位，经气海俞穴快速注射5%葡萄糖液15ml后，疼痛消失，腰部前屈、后伸、侧弯均无不适，随访半月无复发。[周天铎. 国医论坛. 1989，(4)：25.]

2. 继发性坐骨神经痛

马某某，女，30岁。右下肢剧痛已3日。患者已孕7个月，以“体位性低血压综合征”住我院妇产科。经引产后，出现左下肢痛，沿股外侧向足部放散，下床困难，只能扶物步行。直腿抬高试验：左90°、右45° 。外科会诊诊断为继发性坐骨神经痛。1978年8月1日我科会诊。查：其痛从腰髋部位沿胆、膀胱经向下放散，并伴麻木感。舌质黯红，苔白腻，脉浮缓。处方：主穴气海俞，配穴环跳、阳陵泉、悬钟，针均取左侧，每次配1~2次，施以疾徐泻法，气海俞要求产生第2种针感，留针30分钟，分3次后左下肢疼痛减轻麻木消失。共针6次，痊愈出院。随访2

年未见复发。

治疗方法：选26~28号4~6寸毫针，以指切法快速刺入皮肤，至皮下后向深部续针，抵腰横突时将针稍提豆许，施以针刺手法，可出现第一种针感——向腰下部或下腹部放散，此法适用于腰部病症。针提起后沿第4腰椎横突上缘深入，约至椎弓外侧，施以针刺手法，可出现第二种针感——从腰沿下肢后面向外踝或足尖放散，此法临床最常用，适用于各种疾病引起的下肢运动失常。在椎弓外侧继续深入，约至椎体背侧2/3水平处，施以针刺手法，可出现第三种针感——从腰经腹里向膝股内侧放散，此法适于妇科疾病。以上各法，产生针感后，根据病证虚实，加以灸、拔罐、电针、激光、微波等，一般留针20分钟。

按：笔者20年来用气海俞作为首选穴，对劳损腰痛、闪挫腰痛，各种疾病引起的下肢运动失常，如腰椎间盘突出、坐骨神经痛、脑血管病后遗症、截瘫、小儿麻痹后遗症、周期性麻痹、横断性脊髓炎、下肢神经损伤等，以及妇科疾患如痛经、功能性子宫出血、慢性盆腔炎、子宫前倾后屈、子宫脱垂等疾病疗效甚佳，尤其对下肢运动失常疗效显著。每日针1次，12次为1个疗程，一般6次即可见起色。[单穴治病选萃：147.]

气舍（ST11）

【**释名**】舍，住处。穴近气管，故名。

【**经属**】足阳明胃经。

【**定位解剖**】锁骨内侧端之上缘，当胸锁乳突肌的锁骨头与胸骨头之间取穴。布有锁骨上内侧神经，舌下神经及颈前浅静脉，深部为颈总动脉。

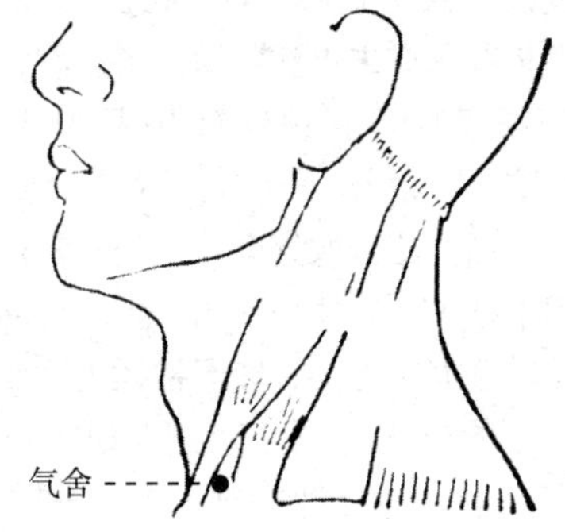

【**刺灸法**】浅刺0.3~0.5寸。艾炷灸3~5壮，艾条灸5~10分钟。

【**功用主治**】宽胸利咽，散结消瘀。主治喘息，呃逆，咽喉肿痛，瘿瘤，瘰疬，颈项强痛，肩痛等。

【**临床应用**】

胆道蛔虫病

张某，女，51岁。因右上腹部持续性疼痛，阵发性加剧10余天，于1964年9月27日住院。10多天来右上腹持续性疼痛，阵发性加剧，呈钻顶样，放射到肩背，辗转反侧，大汗淋漓，初于门诊注射镇痛解痉剂能暂时缓解，而后无效。伴畏寒发热，遂住院就医。既往20年来有间歇类似疼痛发作以及多次呕虫便虫史。诊断：①胆道蛔虫病伴感染；②慢性胆囊炎胆石症待排除。住院后给予合霉素控制感染，先后投服溴苯辛、颠茄酊、颠茄流浸膏、阿托品、苯巴比妥钠等，仍频痛不休，每日需间歇注射阿托品、苯巴比妥钠、氢溴酸东莨菪碱，仅能暂时缓解。10月6日，仍痛楚呻吟，予左侧气舍穴按压治疗，3分钟后疼痛即见消失，并教患者自行按压5分钟，以巩固疗效。嗣后未见复发，偶有微痛，自行按压气舍穴，立即告释，亦未再注射镇痛解痉剂，内服药物逐减。于1964年10月15日告愈出院。

治疗方法：取气舍穴，先在穴位左侧用中指尖加以揉按2~5分钟，至局部有酸麻胀痛感为度，续予按揉巩固5分钟，未效者于对侧或双侧同时加以揉按。一般1~5分钟即能显效，若5分钟后疼痛未减者，即停止治疗，列为无效。[陈良盛. 福建中医药. 1965,(6): 41.]

前谷（SI2）

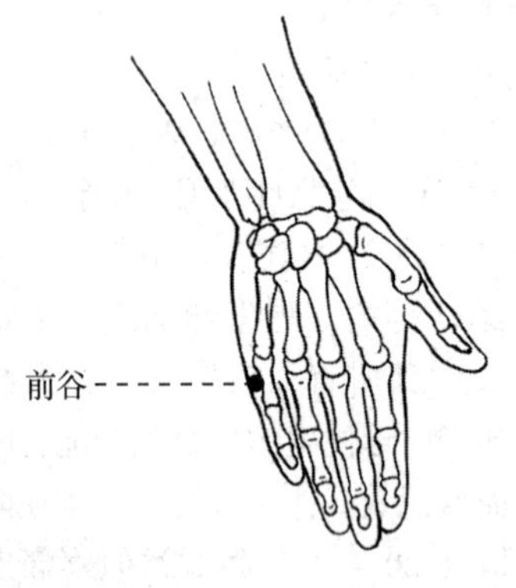

【释名】前，后之对；谷，山谷。第5掌指关节高突如山，前缘凹陷如谷，穴当其处，故名。

【经属】手太阳小肠经，荥穴。

【定位解剖】于第5掌指关节前尺侧，握拳时，当掌指关节前之横纹头赤白肉际取穴。布有来自尺神经的指背神经及指掌侧固有神经，及有自尺动、静脉的指背动、静脉。

【刺灸法】直刺0.2~0.3寸。灸法：艾炷灸或温针灸3~5壮，艾条灸5~15分钟。

【功用主治】安神定志，明目利咽，疏经通络。主治热病汗不出，疟疾，癫狂，痫证，耳鸣，目痛，目翳，头项强痛，颊肿（流行性腮腺炎），鼻塞，咽喉肿痛，产后无乳等。

【临床应用】

流行性腮腺炎

刘某，男，6岁。1985年3月12日因发热、畏寒、头痛、食欲不振和两腮肿大1天来我院就诊。查：体温38.6℃，两侧腮腺肿胀，表面灼热按之有弹性感，有压痛。两侧腮腺管红肿。心肺听诊正常。实验室检查：血白细胞7.1×10^9/L，中性0.52，淋巴0.48。诊断：流行性腮腺炎。经针刺双侧前谷穴1次后，当日夜间体温降至正常，第2天两侧肿大腮腺明显消退，第3天恢复正常。

治疗方法：取前谷（双）：弯曲小指取穴，采用快速垂直进针，进针0.1寸左右（至骨膜）：强刺激，来回捻转7~8次，不留针，双手刺法相同，隔天1次。[王俊清. 中级医刊. 1989，24（2）: 55.]

前顶（DU21）

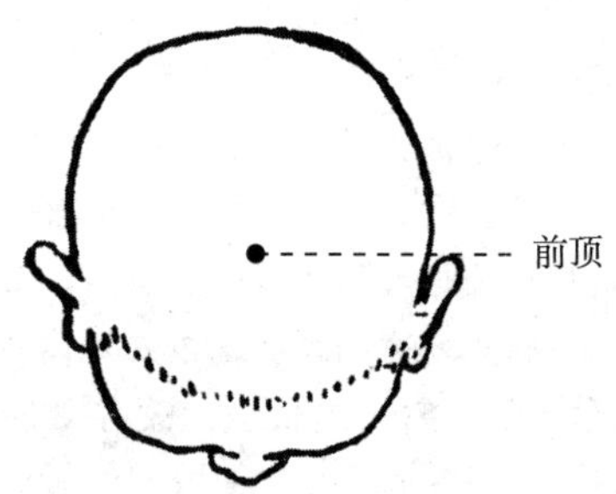

【释名】前顶，穴当头顶之上、百会之前，顶指巅，头之最高处。前与后相对，又与后顶相对应。

【经属】督脉。

【定位解剖】位于头正中线，入前发际3.5寸；或于百会穴前1.5寸取穴。当额神经分支和枕大神经分支的会合处，并有左右颞浅动、静脉吻合网。

【刺灸法】平刺0.3~0.5寸；艾炷灸3~5壮或温灸5~10分钟。

【功用主治】癫痫，头痛，眩晕，鼻渊，目痛，颜面浮肿，小儿惊痫等。《针灸甲乙经》："风眩目瞑，恶风寒，面赤肿。"

【临床应用】

尿频

安某某，男，56岁。1988年7月就诊。该患者因糖尿病在我院治疗。其间，又得口眼歪斜，故就诊于本科。自述小便频数，每小时3~4次，痛苦万分。余针此穴，行针约1分钟，自述头顶发热且有轻松感，留针半小时，次日已能坚持到2小时小便1次，经7次治疗，尿频治愈，每天小便4~5次。

治疗方法：用28号或30号1寸半毫针，沿头皮向囟会方向刺入，得气后，施以轻微捻转，约1分钟左右，至头顶出现热感为止，留针20~30分钟。

按语：20多年来，运用此穴治疗由肾气不足引起的尿频15例，疗效满意，每日或隔日针1次，轻者1次见效，重者3~5天获效。［单穴治病选萃：367.］

郄门（PC4）

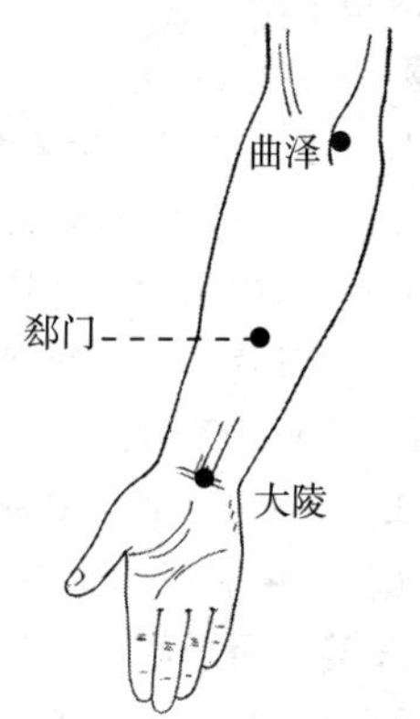

【释名】郄，孔隙；门，门户。穴当之郄，为神气出入之处，故名。

【经属】手厥阴心包经，郄穴。

【定位解剖】该穴在前臂掌侧，当曲泽与大陵的连线上，腕横纹上5寸。局部解剖有前臂正中动、静脉，深层为前臂掌侧骨间动、静脉；布有前臂内侧皮神经，其下为正中神经，深层为前臂掌侧骨间神经。

【功用主治】宽胸理气，活血止痛。主治心痛，心悸，胸痛，心烦，咳血，疔疮，乳痈，癫狂等证。

【现代研究】针刺郄门穴可改善心、肺的功能。在针刺家兔郄门、曲池 30 分钟时，对其实验性气胸的影响发现，在气胸形成后 60 分钟，其血氧饱和度比对照组明显升高。又如以多点式心外膜电极记录狗急性心肌梗死的心电图变化为指标，观察电针郄门的影响作用。结果表明，可明显降低 ST 段升高总和（Σ-ST），显著减少 ST 升高超过 2 毫伏的点数（N-ST）。

【刺灸法】直刺 0.5~1 寸；可灸。

【临床应用】

1. 胸痹

陈某某，男，48 岁。患者胸闷气短 1 年余，近月来加重，有时自觉闷痛或偶尔刺痛感。心电图示：冠脉供血不足。曾服复方丹参片、生脉冲剂等自觉症状稍减轻，近日仍感胸闷痛乏力来就诊，血压 22.7/13.3kPa（170/100mmHg），心率 80 次 / 分，两肺呼吸音稍粗，未闻及干、湿罗音，舌质红，苔薄白，脉沉细。诊断后休息 30 分钟心电图示：各导联 P 波顺序出现，P-R 间期 0.17 秒，电轴 -5°。QRS 波：RV5>2.5mV，RV5+SV1>4.0mV。ST 段：Ⅰ、Ⅱ、aVF 压低 1mV，aVL 压低 0.5mV，V5 压低 1mV，aVR 抬高 0.5mV。T 波：Ⅰ、aVF、V5 均倒置，aVR 直立。作心电图后即刻针刺郄门穴，取双侧直刺 1.0 寸，采用中等强度提插捻转手法，得气后留针 30 分钟，其间每 5 分钟行针 1 次，针后再作心电图观察对比，ST 段：Ⅰ、Ⅱ、aVF 压低 0.5mV，aVL 正常，V5 压低 0.5mV。T 波：Ⅰ导联较前倒置变浅。患者自觉症状较前好转。［殷克敬：陕西中医函授，1990,（4）：34~35.］

按语：郄门为手厥阴心包经之郄穴。“手厥阴心包络之脉，起于胸中……其支者，循胸出胁”。经脉所通，主治所及。故针刺郄门穴可以治疗心胸部疾病。临床常用于心痛、胸痛、心烦等症。临床研究也表明，该穴可改善心脏冠状血脉的血流供应，改善心脏的功能。

2. 乳腺炎

彭某某，女，32 岁。1979 年 3 月第 2 胎产后 40 天，乳母失其调养，复因所乳之子含乳而睡，口气焮热所吹，泌乳不畅，淤积于内，致两乳房肿胀痛已 3 天。刻诊：体温 38.6℃，两乳红肿，局部扪之灼手，内有硬结，触之痛甚，乳汁不行，无波动感。伴头痛烦躁，纳差口苦，便干溲黄。查血常规，白细胞总数 12×10^9/L，中性粒细胞 0.89。舌红苔黄腻，脉弦滑数。诊断为早期乳腺炎（双侧）。用生理盐水作双侧郄门穴注射。3 次后，仍感乳胀肿痛，泌乳不畅，继续作穴位注射改为每天 2 次。3 天后复查：体温正常，白细胞总数 8.6×10^9/L，肿块消失，乳汁已通，病瘥。

注意事项：治疗过程中，个别患者出现晕针现象，故注射后须按压同侧合谷穴 1~2 分钟以防备之。此法每天 1 次，必要时可每天 2 次。［朱润厚，等. 四州中医. 1987，5（3）：44~45.］

按语：乳痈为乳脉不通，乳汁瘀阻

而成。在尚未化脓之前，通过针刺循经穴郄门，可疏通乳腺，使淤滞之乳汁消散，肿块消退。用生理盐水穴位注射可增强穴位的刺激，加强疗效。

丘墟（GB40）

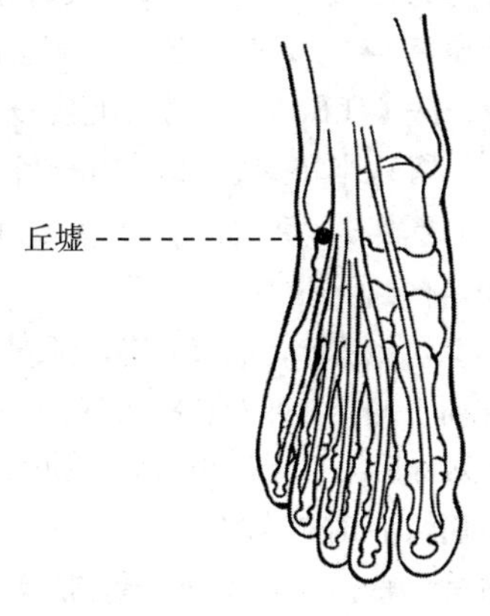

【释名】高处称丘，大丘称墟，意指外踝，穴在其下，故名。

【经属】足少阳胆经，原穴。

【定位解剖】在外踝前下缘，当趾长伸肌腱的外侧凹陷中取穴。局部解剖有外踝前动、静脉分支；布有足背中间皮神经分支及腓浅神经分支。

【功用主治】疏肝利胆，清利头目，舒筋活络。主治颈项痛，腋下肿，胸胁痛，下肢痿痹，外踝肿痛，疝气，目赤肿痛，目生翳膜等。

【现代研究】针刺丘墟对胆汁的分泌具有促进作用。据报道针刺造瘘患者的丘墟、阳陵泉、光明等穴后，胆汁流量明显增加。其他报道也指出，在X线和超声波检查下，针刺正常人或胆道系统疾病患者的丘墟穴，可使胆囊、胆道收缩，胆囊图像明显缩小。

【刺灸法】直刺0.5~0.8寸；可灸。

【临床应用】

1. 心动过速

患者，女，20岁，学生。心动过速已数月，心跳气短，周身无力，针前心率140次/分，针双侧丘墟透照海穴后，心率降至85次/分，其他症状亦大减，再针2次，心率降至正常，其他症状亦除。[李志道. 天津中医. 1985,(2): 30.]

2. 急性胆囊炎

商某某，女，67岁，退休工人。以右上腹疼痛5天，加剧1天住院治疗。查莫菲氏征（+）：白细胞15×10^9/L，中性0.70。诊断：急性胆囊炎。B超提示胆结石。经用氨苄青霉素、阿托品、654–2等抗炎解痉药物2天，无效。遂邀余诊治，经透刺，疼痛立止，留针1小时后，上腹按压亦不觉疼。

治疗方法：取2~3寸毫针快速刺入丘墟穴内，然后捻转，缓慢进针，针尖刺向内踝下1寸之照海穴，经骰骨、舟状骨、楔状骨之间而达照海皮下。若方向稍有偏差，或刺入部位不准，进针0.6~1寸时便会受阻，可稍退针，改变方向缓慢刺入。刺至照海穴皮下即可，不要刺穿，即以手指在照海穴处摸到针尖时再提一点。如换方向仍刺不进，可用左手将跟骨稍微活动，边动边进针即可刺入。根据患者耐受性用小幅度捻转震颤手法。敏感者可使针感直达脘腹，疼痛立止，留针30~60分钟，行针时间不限，至疼痛缓解为止。对止疼不明显者，可缓慢退针，寻找针感最明显处行捻转泻法，多能获效。[肖冠峰，等. 针灸学报. 1992,（6）：9.]

按语：“五脏有疾，当取之十二原”。胆石留滞，胆汁分泌排泄不畅可致胆区疼痛难忍，针刺胆之原穴可疏利胆气，恢复胆囊功能，促进胆囊运动，甚至排出胆石。

3. 头痛

某某某，女，30岁。因情绪波动出现右耳后持续性疼痛4天，拒按，不能梳头，不能右侧卧位，疼痛难忍，心烦，口苦，不寐，大便干，4天1行，舌尖红，苔薄黄，少津，脉弦数。证属肝气郁结，治拟疏肝利胆。

治疗方法：取丘墟穴，针尖直刺入骨缝中5分，行提插捻转法，使针感循胆经向上传导，留针15分钟，出针时摇大针孔，徐按针孔。针2次头痛缓解，再针6次头痛消失。[王贵华. 天津中医. 1993,（1）：45.]

按语：足少阳胆经下耳后，故耳后为少阳之分野，肝与胆相表里，情志不畅，肝气郁结，可致胆气不利，循经上犯，而致头痛（耳后痛）。刺胆经原穴丘墟，既可疏利肝气，又可通调胆脉，通则不痛，为上病下治取法。

4. 肋间神经痛

（1）王某某，男，17岁，学生。1977年3月8日就诊。患者于3月5日晨起，举起右臂，突然自觉右侧胸部烧灼样剧痛，历时数秒钟。一昼夜疼痛发作60余次。咳嗽、深呼吸、举臂均诱发疼痛，曾服氯氮卓、安乃近、醋酸泼尼松等未见效。检查：右第4肋骨下缘水平锁骨中线处及腋中线处压痛明显，余无特殊发现。针刺丘墟穴1次，右侧胸痛消失。

治疗方法：取穴：坐位或仰卧位，沿外踝前缘和下缘各作一条直线，交点处即为丘墟穴。左侧胸痛取右丘墟，右侧胸痛取左丘墟。直刺，对准内踝下缘，深1~1.5寸。持续大幅度捻转至痛止，留针半小时，每隔10分钟捻转1次。[郁忠尧，等. 赤脚医生杂志. 1977,（11）：11.]

（2）祝某，女，51岁，工程师。因胸痛1周于1997年8月19日就诊。患者感冒后第3天出现右侧胸胁部针刺样疼痛，有时放射至背部，咳嗽时疼痛加重。查体：心率每分钟82次，心律整齐，呼吸每分钟12次，右侧胸肋部无肿胀，第7、8肋骨处有轻度压痛，胸肋挤压征（-），脉弦细，舌质红，苔薄黄。诊断为肋间神经痛，取肋间神经痛穴（左）针刺，用泻法，15分钟后，患者疼痛有所减轻，共治疗4次而愈。3个月后复诊未见复发。

治疗方法：取肋间神经痛穴（丘墟穴）常规消毒后，用1寸毫针直刺0.7寸，先捻转，待针感传至同侧胁肋部，再给予泻法，留针30分钟，每5分钟行针1次，每2~3日治疗肋间神经痛一次，10次为1个疗程，交叉取穴。对伴有怕冷等症状者，可配合局部艾灸10~15分钟。对重症胁肋痛者，如用单次效果不明显，可选用丘墟穴透照海

穴，有立竿见影之功效。[常见病信息穴一针疗法：109.]

按语：肋间神经痛属中医胁痛范畴，经络辨证属少阳病变，为邪郁少阳，经气不利所致。此取丘墟和解少阳，疏通少阳经气，针到病除。针刺时，应活动胸部，配合咳嗽、深呼吸、举臂等动作，以促进局部气血的流通。

5. 带状疱疹

陈某某，男，47岁。主诉：左胸剧痛3天。3天前，渐出现肋间皮肤潮红，今见左第4肋水平分布集簇水疱，面积约10cm×5cm，基底及周围皮肤潮红，左腋窝淋巴结肿大且有压痛。苔薄黄，脉弦数。脉证合参，证属心肝经火邪湿毒凝结。治当条达肝胆经气，清上焦火毒。取穴：丘墟。治疗经过：左手固定丘墟穴，右手垂直进针，找到针感后，用捻转、提插法行强刺激，反复治疗约1分钟，患者述胸痛明显减轻，再如下述治疗1分钟，胸痛基本消失。当夜能入睡6小时，又治疗2次，能全夜安睡，水疱结痂，已无压痛。又3次后，开始脱痂病愈。

治疗方法：用28号或30号1寸毫针，垂直皮面进针，触及骨面后稍退针，用提插法找到针感后，左右等幅度捻转针柄5次，再上下等幅度提插5次，反复治疗至胸胁痛减轻或消失后出针，不闭针孔。

按语：缠腰火丹系指生于胸胁及腹部、颈部的疱疹性疾病。治当疏通肝胆经气，清泻上焦邪热，选取丘墟，常能立即止痛。[单穴治病选萃：272.]

6. 踝关节扭伤

（1）王某某，男，24岁。1985年10月14日晚，在下楼时不慎将右踝关节扭伤，当即不能行走，疼痛剧烈，于1小时后由他人背来治疗。查：右踝关节处已形成血肿，皮肤青紫，拒活动，呈痛苦面容，经丘墟穴快速注射5%葡萄糖盐水8ml后，疼痛基本消失，能下地缓慢行走。次日上午9时，又按下法重复治疗1次获愈。[周庆铎. 国医论坛. 1989，4（18）：25.]

（2）保某某，女，35岁，工人。患者不慎从楼梯上滑下，右踝关节内翻扭伤，疼痛不能行走，来骨伤科诊治，因妊娠5个月余，并伴有高血压，故不能内服伤药，转针灸科治疗。诊断：右踝关节距腓前韧带扭伤。予以针刺右侧丘墟穴，吸罐5分钟，治疗后患者即感疼痛减轻，足跟能着地慢步行走，隔日再按下法治疗1次，5天后疼痛和局部压痛均消失，关节活动正常。[程子成，等. 上海针灸杂志. 1984,（3）：9.]

曲池（LI11）

【释名】曲，屈曲；池，凹陷。穴在屈肘纹头外凹陷如池处，故名。

【异名】鬼臣、阳泽。

【经属】手阳明大肠经。合（土）穴。

【定位解剖】屈肘，在肘横纹外侧端凹陷处取穴。约当尺泽（手太阴肺经）与肱骨外上髁连线的中点取穴。肱桡关节的桡侧，桡侧伸腕长肌起始部，肱桡肌的桡侧，布有前臂背侧皮神经，内侧深层为桡神经本干（约在皮下1.3~3.3cm）及桡返动、静脉分支。

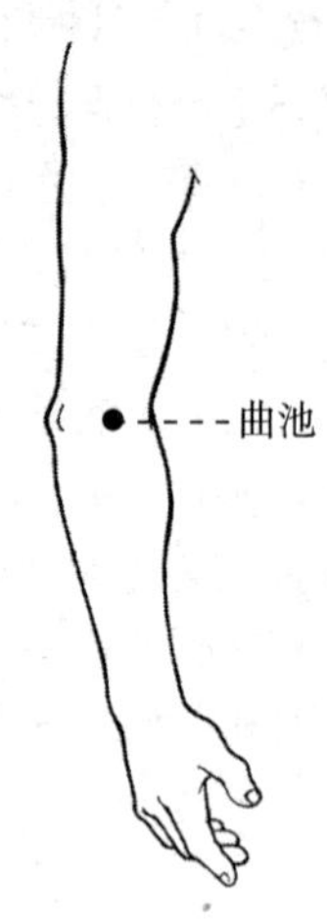

【刺灸法】直刺1~1.5寸或透向肘内侧（少海）1~2寸。

【功用主治】祛风散邪，清热利湿，散瘀明目，疏经通络。主治热病，疟疾，胸中烦满，高血压，腹痛吐泻，痢疾，癫狂，瘟疫，手臂肿痛，上肢不遂，手肘无力，瘰疬，疮，疥，瘾疹，丹毒，目赤痛，目不明，齿痛，咽喉肿痛等。

【临床应用】

1. 发热

陶某，女，30岁，护士。因上呼吸道感染发热2天，于1998年7月24日就诊。检查：患者面色潮红，精神佳，体温39.2℃，心率每分钟94次，两肺正常，舌质淡红，苔黄腻厚，脉滑数。诊断为上呼吸道感染实热证，取退热穴针刺（右侧），行泻法，留针30分钟，每分钟行针1次，同时选取大椎穴三棱针点刺，然后置无菌性玻璃火罐于大椎穴上2~3分钟，拔出7~8滴血，起罐后消毒穴位并用干棉球压迫。当日晚上患者体温已降至37.6℃，第二天又治疗1次，第三天患者体温恢复正常。

治疗方法：取退热穴（曲池），常规消毒后，用2寸毫针迅速刺入1.5寸，提插强刺激，行泻法，每5分钟行针1次，留针30分钟。轻症取一侧穴位，每2~3日治疗1次，重症取两侧穴位，每日治疗1次，5次为1个疗程。对高热不退者，可配合大椎穴三棱针点刺放血3~5滴，一般24小时后可迅迅速退热。［常见病信息穴一针疗法：16.］

2. 高血压

（1）赵某某，男，59岁，退休干部。患者1966年上半年以来，常感头痛、头晕，查血压22.7/16.0kPa（170/120mmHg），长期服用降压、降脂药物，多次查胆固醇均在7.51~8.80mmol/L，乙酸甘油酯2.59~2.82mmol/L，平时血压来回波动在20.0~22.7/13.3~16.0kPa（150~170/100~120mmHg），眼底动脉硬化期，经某医院诊断为高血压病。近2个月来，头痛头晕、耳鸣脑涨逐渐加重，时有鼻出血，心慌气短，胸闷不适，常感两手指端麻木，四肢乏力，于1978年10月4日因头痛剧烈，突发眩晕呕吐，半身活动不便前来就诊。检查：神志恍惚，略有烦躁不安，言语謇涩，双侧瞳孔等大等圆，大小便正常，眼底未见明显出血，口眼向右侧轻度歪斜，右上下肢无力，有轻度偏瘫现象，触觉无障碍，神经系统反射未见明显异常，左上肢桡动脉搏动不清，心界向左扩大，心电图显示：左心室扩大，冠状动脉供血不足。血压30.7/20.0kPa（230/150mmHg），舌质红，苔黄，脉沉细弦。临床诊断：①高血压脑病（轻度中风）；②高血压脑血管痉挛（中风痉厥）。立即针双侧曲池透少海，约20分钟后，患者安静舒适，神志说话转清楚，头痛、胸闷紧压感明显减轻，右侧上下肢可自主活动，但仍感无力，1小时后测血压为23.2/14.4kPa（175/108mmHg），其症状基本消失，病情稳定，随后以药物巩固疗效。[熊路虎. 上海针灸杂志. 1984,（2）：3.]

（2）张某，男，49岁，工程师。因头痛、头晕3个月，于2000年3月28日就诊。患者患有高血压6年余，有家族病史。检查：体形稍胖，五官端正，血压174/94 mmHg，心率每分钟96次，脉弦数，舌质红，苔薄黄。诊断为高血压，取降压穴配丰隆穴针刺，用泻法，强刺激。治疗2次后，患者自觉症状减轻，血压降至21.6/11.97kPa（162/90mmHg），治疗10次后，血压降至18.62/10.64kPa（140/80mmHg），且所有自觉症状均消失，临床治愈。半年后随访未见复发。

治疗方法：坐位或仰卧位。取降压穴（曲池）常规消毒后，用3寸毫针直刺0.5~3寸，可透刺至对侧穴位少海，使针感传至手腕或颈肩部位时，留针30分钟，每5分钟行针1次，12次为1个疗程。轻症只针刺一侧穴位，重症可针刺双侧穴位。如患者被诊断为高血压病或伴有高脂血症，可配丰隆穴深刺3寸，行泻法，以针感传至足踝部为宜。[常见病信息穴一针疗法：62.]

3. 呃逆

（1）李某某，男，24岁，工人。就诊前3天，因午饭进食过急突发呃逆，当时患者未加注意，呃逆持续到晚饭前未愈，来本院就诊，服用氯丙嗪及中成药治疗3天，无明显疗效而转我科。查：呃逆每分钟18~23次，表情痛苦，呼吸正常，脉搏略缓。予以2寸毫针捻转补泻法针刺左侧曲池穴位约半分钟，呃逆停止。患者治疗后间隔3天又发作1次，用同样方法复治1次，至今已2年多未见复发。[高速. 贵阳中医学院学报. 1985,（2）：18.]

（2）江某某，女，29岁，医生。呃逆断续发作2天，发作时每分钟15~20次不等，来本科时正当呃逆发作，当即针刺右侧曲池穴，呃逆即止，1个月后随访未复发。[高速. 贵阳中医学院学报. 1985,（2）：18.]

4. 肱骨外上髁炎

王某某，女，45岁。右肘疼痛已有3旬，疼痛拒按，内旋困难。曾作封闭，一度好转，劳后又发。检查：右肱骨外上髁压痛，伸肘旋前试验（+），X线片（-）。诊断：肘劳症（肱骨外上髁滑膜炎）。治疗，取右侧曲池穴，短刺法。针刺时疼痛即减轻，5次后疼痛消失。

治疗方法：爪切式进针向肱骨外上髁方向刺0.8~1寸深，用《灵枢·官针》中短刺法。上下摩擦刺激有酸胀感时痛症即刻缓解。每隔5分钟刺激1次，留

针 20 分钟或在短刺法后加温针 3 壮。笔者用针刺曲池穴的方法治疗网球肘，5~6 次即愈。[单穴治病选萃：34.]

5. 慢性膝关节疼痛

任某，女，30 岁，运动员。因双膝关节疼痛多年，于 1999 年 12 月 3 日就诊。检查：双膝关节明显肿胀，活动正常，双侧压宾征（+），右膝内侧副韧带压痛（+），麦迪征（–）。诊断为良性关节痛，取双侧膝痛穴（曲池穴）针刺，行强刺激法，并配合手法推拿点 15 分钟，2 次治疗后疼痛减轻，6 次治疗后疼痛完全消失，且压髌征（–），临床治愈。半年后复诊未见复发。

治疗方法：取膝痛穴（曲池穴）常规消毒后，用 28 号 3 寸毫针直刺 2~2.5 寸，行提插手法，待局部出现酸、麻、胀感时留针 30 分钟，每隔 5~10 分钟行针 1 次。急性痛 5 次为 1 个疗程，慢性痛 10 次为 1 个疗程。交叉取穴，即一顿痛取健侧穴位，两侧痛取两侧穴位。[常见病信息穴一针疗法：114.]

6. 腰扭伤

杨某某，女，20 岁。腰部扭伤已 2 月余，腰部活动时剧痛难忍。腰部红肿、酸痛，屈之更甚。服药效果不佳，取用曲池穴，使患者坐在凳子上半屈肘。直刺 2~3 寸深，强刺激，边捻转边叫患者做腰部活动。治疗后疼痛消失，活动自如。[王秋翔. 天津医药. 1976,（10）：518.]

7. 瘰核

戊午[①]春，鸿胪[②]吕小山，患结核[③]在臂，大如柿，不红不痛。医云是肿毒。予曰："此是痰核[④]结于皮里膜外，非药可愈。"后针手曲池，行六阴数[⑤]；更灸二七壮[⑥]，以通其经气，不数日即平妥[⑦]矣。若作肿毒，用以托里[⑧]之剂，岂不伤脾胃清纯之气[⑨]耶。[历代针灸名家医案选注：113.]

按语：①戊午：嘉靖三十七年（公元 1558 年）。②鸿胪：即鸿胪寺简称。是明代官署名。③结核：病名，出自《备急千金要方》。由风火气郁或湿痰气郁凝结而生肿块。④痰核：皮下肿起如核的肿块，多由湿痰流聚而成。结块多少不一，不红不肿，不硬不痛，用手触摸如同核状，软滑而移动，一般不会化脓溃破。好发于颈项和四肢部位。⑤六阴数：6 次。奇为阳，偶为阴，六是偶数，所以称"六阴"。⑥二七：即 14。壮：量词。⑦平妥：指结核消散。⑧托里：内托。扶助正气，托毒外出，防止内陷。⑨脾胃清纯之气：指脾阳和胃气。

8. 荨麻疹

杨某某，男，15 岁，学生。全身皮肤突然发生大小不等、形态不一的风团，色鲜红，数小时后皮疹成批发生，瘙痒难忍，皮肤划痕征阳性。经针刺曲池穴和外抹酒精蛋白液后，立即止痒，次晨疹块全部消退，愈后未留任何痕迹。

治疗方法：取 3 寸毫针刺双侧曲池，双手同时捻针，提插捻转，强刺激，间歇行针，共捻 3 次，局部有酸、麻、胀向上行的针感后，即出针。酒精蛋白液：95％酒精 300ml，鸭蛋 2 个，

用其蛋白，酒精倒入蛋白中调匀即可。［纪严森. 江西医药. 1982,（5）：62.］

9. 小儿惊厥

张某某，男，3岁。因高热39.5℃，发生惊厥，于1987年12月5日夜半就诊。每当惊厥发作时，患儿失去知觉，眼球上翻，大小便失禁，周身有节律性抽动，面部肌肉痉挛，口吐泡沫，舌向后缩，瞳孔反射消失，脉搏快而不整，先一侧抽搐，后两侧同时进行，持续5分钟，间歇10分钟复至。患母诉说，患儿对解热镇静药有过敏史，用后皮肤糜烂，甚至休克。余以强刺激针刺曲池穴，进针30秒钟时，患儿面部肌肉抽搐停止，但仍有四末颤动感，又针对侧曲池穴，诸症即消失，观察4小时未发。［黄祥云. 新疆中医药. 1988，24（4）：26.］

曲骨（RN2）

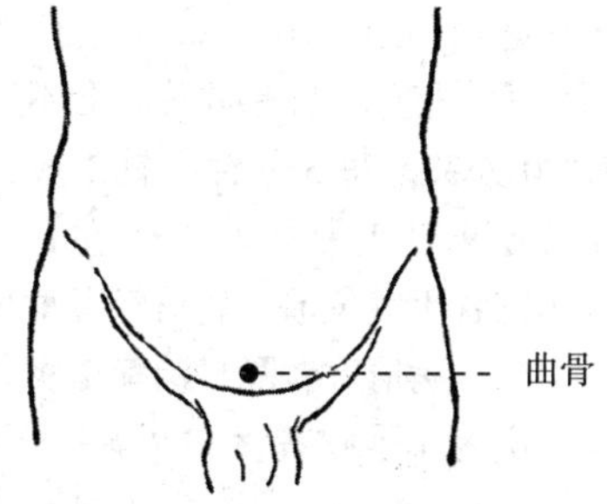

【释名】原指耻骨联合部，因其骨略弯曲而名。穴居其上，故名。

【异名】尿胞、屈骨、屈骨端。

【经属】任脉。为任脉、足厥阴之会。

【定位解剖】仰卧，于腹部中线，耻骨联合上缘凹陷处取穴。局部解剖有腹壁下动脉及闭孔动脉的分支；布有髂腹下神经分支。

【功用主治】清热利湿，利尿通淋，调经止带。主治少腹胀满，小便淋沥，遗尿，遗精，阳痿，阴囊湿痒，疝气，月经不调，赤白带下，痛经等。

【现代研究】

（1）对人体的泌尿系统有较明显的影响。据报道：针刺曲骨、关元、中极、膀胱俞等穴，对于膀胱神经支配完整的尿潴留患者，每次捻针均可引起逼尿肌收缩，内压升高；停止捻针则逼尿肌舒张，内压下降。而对于脊髓休克期患者，不论捻转与否，其膀胱内压均无变化。

（2）对人体的内分泌系统也有作用。有研究发现：男性不育症患者其血中绒毛膜促性腺激素（HCG）、血浆睾酮（T）均低于正常人（$P < 0.05$）。经针刺曲骨、大赫、三阴交，艾灸关元、中极等穴15天后，血中HCG及T均升达正常对照组水平。32例患者中有23例恢复了生育能力。

【刺灸法】直刺0.5~1寸，内为膀胱，应在排尿后进行针刺，可灸。

【临床应用】

1. 遗尿

阿卜杜萨穆德，男，18岁，职员。自幼遗尿，从未间断，每夜1~2次。体质瘦弱，偶有腰酸乏力。遂针刺曲骨穴，每天1次。第9次治疗时患者自诉夜尿仅1次，量极少，配以三阴交共治疗15次痊愈。

治疗方法：以曲骨穴为主穴。取28号1.5~2寸的毫针，以15°角向下斜刺，得气后行刮针法20~30次，将针退至皮下，再向左、右以35°角刺入肌层，行同样手法后出针。对10岁以上的患儿，如体弱、纳呆，可先行左右旁刺进行刮针法后，出针至原进针处的皮下，再向下斜刺，得气后留针15~20分钟。

按语：治疗遗尿症方法较多，均可取得不同程度效果，而曲骨穴治疗遗尿症效果更为明显，绝大多数患者治疗当日遗尿停止。作者报道，1983年6月~1989年12月应用曲骨穴治疗遗尿症129例。其中男77例，女52例，最大年龄20岁，最小4岁。痊愈71例，占55%，显效49例，占38%，其余9例占7%，症状减轻。[白秀荣. 中国针灸. 1985，5（6）：18.]

按语：曲骨穴位于下腹，其下有膀胱。故针前应嘱患者排空小便，孕妇禁用或慎用，针刺时要取得满意疗效，还应使针感向病变部位放射，可直刺0.5~1寸。

2. 带下病

（1）王某某，女，24岁。主诉半年来带下甚多，色白味腥。自觉精神欠佳，纳呆，小腹怕冷。曾经某医院诊为盆腔炎、附件炎，用抗生素治疗无效而来我处求诊。查舌淡苔薄白，脉细缓。中医辨证脾肾两虚，带脉失约。取曲骨穴留针1小时，灸半小时，当即热、麻感传至阴道。2次来诊，白带明显减少，仍按下法治之。1个疗程后家中随访，白带止，诸症大减。嘱其在曲骨穴用艾遵下法自灸2次，以巩固疗效。

治疗方法：患者排空尿液，取仰卧位，穴位常规消毒后，直刺或稍斜向会阴部2.5~3寸深。以有麻电感放射至阴道为佳。每10分钟捻针1次，用平补平泻手法，每3天针1次，每次留针1小时，2次为1个疗程。如寒湿带下，则加艾卷回旋灸半小时。湿热带下，只针不灸。[薛继龙. 中国针灸. 1987，（5）：17.]

（2）王某，女，39岁，商人。因白带多，于1999年5月17日就诊。患者近月来白带增多，较黏稠，稍有臭味，局部瘙痒，脉沉缓，舌淡苔厚白。经针刺加灸治止带穴（曲骨穴）2次后，自诉白带减少，5次治疗后白带明显减少，7次治疗后接近正常，已无臭味，临床治愈。2个月后随访未见复发。

治疗方法：针前嘱患者排空尿液。然后取止带穴（曲骨穴）常规消毒后，用3寸毫针迅速直刺2~2.5寸，行平补平泻手法，待产生针感并传至会阴处时留针30分钟，每5分钟行针1次。同时用艾条熏灸止带穴20分钟左右，但伴有热盛者不宜灸治。病情轻者每3日治疗1次，病情重者隔日治疗1次，一般4~6次为1个疗程。[常见病信息穴一针疗法：124.]

按语：脾主运化统摄，肾主生殖，与冲任有密切关系。脾肾两虚，冲任失调，带脉失约，可致带下不尽。针灸曲骨可补益脾肾，调理冲任，约束带脉，固冲止带。所以《铜人》曰，曲骨治“妇人赤白带下”,《针灸集成》亦曰：“赤白带下，曲骨七壮。”

曲差（BL4）

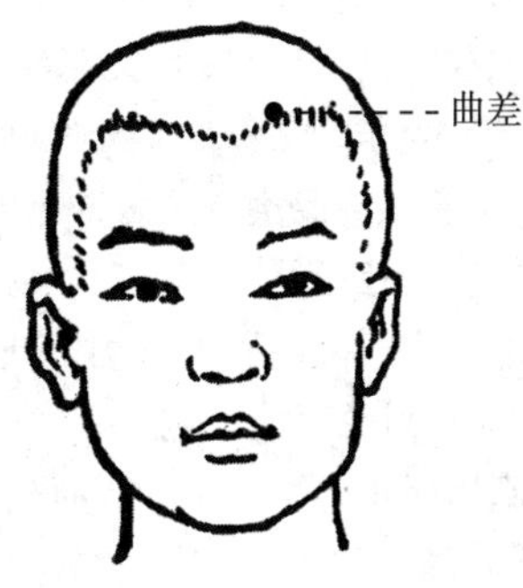

【释名】曲指拐弯，错出为差，该穴从眉冲之旁曲而外出，略有参差，故名曲差。

【经属】足太阳膀胱经。

【定位解剖】该穴位于人体的头部，当前发际正中直上 0.5 寸，旁开 1.5 寸，即神庭穴与头维穴连线的内 1/3 与中 1/3 交点。

【功用主治】头痛，鼻塞，鼻衄，目视不明。

【刺灸法】平刺 0.5~0.8 寸。

【临床应用】

鼻出血

张某某，女，69 岁。因鼻出血 4 天未止，于 1980 年 11 月 18 日求余针治。患者左鼻孔出血，曾用止血棉塞鼻、服用及注射止血药未效，每日出血量约 30~40ml，头痛头昏。经用曲差穴（左），10 分钟血止，随访 1 周未出血，后随访 2 年未复发。

治疗方法：用 1.5 寸毫针，斜向下刺 1 寸，得气后用滞针手法，留针至血止，一般 5~10 分钟即愈。近 20 年来，用此穴治疗鼻出血 67 例，1 次治疗痊愈 41 例，2 次治疗痊愈 22 例，3 次治疗痊愈 4 例，止血效果满意。[单穴治病选萃：131.]

曲泉（LR8）

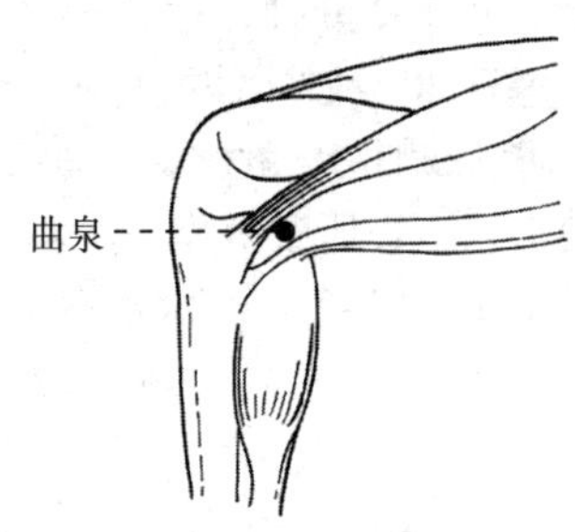

【释名】穴位于膝内辅骨下，大筋之上，小筋之下，考取此穴必须屈其膝，而该穴为足厥阴肝经合穴，阴合属水，水从泉出，因名曲泉。

【经属】足厥阴肝经。

【定位解剖】屈膝，当膝内侧横纹头上方，半腱肌、半膜肌止端的前缘凹陷处。在股骨内侧髁后缘，半膜肌、半腱肌止点前上方，缝匠肌后缘；浅层有大隐静脉，深层有腘动静脉；布有隐神经、闭孔神经，深向腘窝可及胫神经。

【功用主治】月经不调，痛经，带下，阴挺，阴痒，产后腹痛等妇科病症；遗精，阳痿，疝气；小便不利；膝膑肿痛，下肢痿痹。

【刺灸法】直刺 1~1.5 寸。可灸。

【临床应用】

带下病

罗某，女，29 岁。主诉：阴道瘙痒 1 年，伴有黄带，月经正常，大便软，小便黄，脉濡数，舌质红，舌苔黄腻。此为肝经湿热所致。法当清肝泻热。针刺曲泉，行针 1 分钟，留针 30 分钟，8 次即愈。

治疗方法：用 28 号或 30 号 3 寸毫针，直刺 1.5 寸，得气后，拇指向后轻轻捻转，约 1~2 分钟，针感一直传到阴部，留针 30 分钟，注意针刺不宜过深，以防刺破腘窝动静脉。针曲泉治疗无霉菌性阴道炎所致阴痒，效果甚好。每日针 1 次，轻者 8~12 次治愈，重者 15~20 次治愈。[单穴治病选萃：282.]

曲泽（PC3）

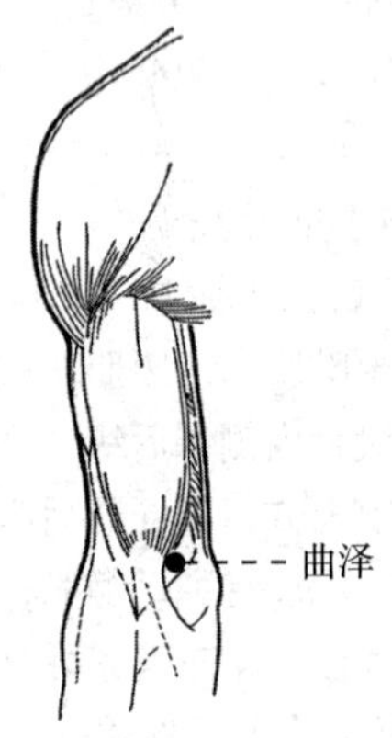

【释名】曲，弯曲；泽，沼泽。穴居肘弯凹陷处，脉气至此较“池”浅而广。

【经属】本穴为心包经合（水）穴。

【定位解剖】垂手仰掌，微屈肘关节，于肘关节前面隆起肌腱（即肱二头肌腱）的内侧缘处取穴。局部解剖有肱动、静脉，布有正中神经的本干。

【功用主治】本穴有行气宽胸，活血止痛之功。主治心痛，善惊，心悸，胃疼，呕吐，转筋，热病，烦躁，肘臂痛，上肢颤动，咳嗽，风湿性心脏病，心肌炎，急性胃肠炎，中暑，血栓闭塞性脉管炎，肘窝囊肿。

【刺灸法】直刺 0.8~1 寸，或用三棱针刺血；可灸。

【临床应用】

腿肚痛

龚某某，男，66 岁，店员。两侧腿肚遇冷后往往发生剧痛，犹如刀割，历时数年。当即刺双侧曲泽穴，1 次而愈。随访半年未复发。

按语：本证为寒客经脉、拘急而病，当承山主之。今刺曲泽穴获良效，为下病上取又一例证。其机制可能为：心主血脉，心包护其外。曲泽为手厥阴心包经之合穴，刺之可活血通络，祛除客于血脉之中寒邪。[陈得心. 上海针灸杂志. 1987,（3）：8.]

颧髎（SI18）

【释名】颧髎穴，出处：《针灸甲乙经》：“颧，一名兑骨。在面頄骨下廉陷者中，手少阳太阳之会，刺入三分。”《千金要方》作权髎。

【异名】兑骨穴，兑端穴，椎髎穴，

权髎穴。

【经属】小肠经，为手少阳三焦经、手太阳小肠经之交会穴。

【定位解剖】颧髎穴在面部，当目外眦直下，颧骨下缘凹陷处。正坐或仰卧位，于颧骨下缘水平线与目外眦角垂线之交点处，约与迎香同高。穴位解剖在颧骨下颌突的后下缘稍后，咬肌的起始部，颧肌中；有面横动、静分支；布有面神经及眶下神经。

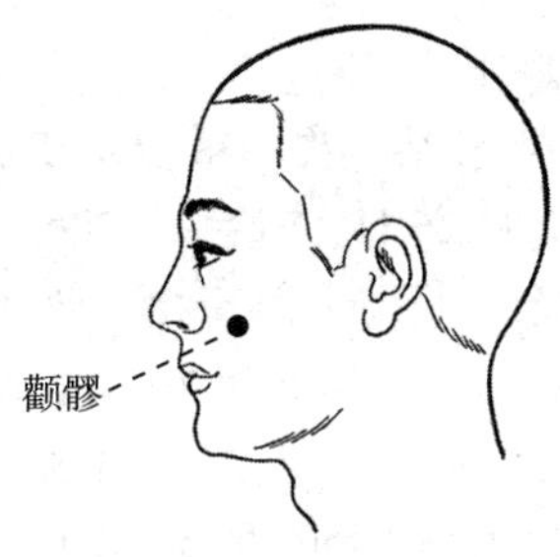

【功用主治】颧髎穴主治口眼歪斜，眼睑动，齿痛，唇肿，面神经痉挛，面瘫，面赤，目黄，目赤，面神经麻痹，三叉神经痛，口眼斜，颊肿，面肌痉挛，鼻炎，鼻窦炎，牙痛等。

【刺灸法】直刺 0.5~1 寸。禁灸。

【临床应用】

面肌痉挛

徐某，女，44 岁，个体经营者。因面肌抽搐于 2006 年 11 月 6 日就诊。自述右侧颜面肌肉没有任何诱因抽搐 3 个月余。每次抽动数分钟或数小时不等，每日反复发作，夜间入睡后停止，曾服用中药 30 余剂未见效。检查：五官端正，面色红润，右侧面肌可见连续性地抽搐样抖动，舌质淡红，苔薄白，脉沉弦。确诊为面肌抽搐。取患侧面抽穴（颧髎）针刺，留针 25 分钟，每 5 分钟行针 1 次，起针后加用局部火针点刺 3 针，治疗 2 次后，抽动明显好转，3 次后抽动基本停止，5 次后完全停止抽动而痊愈。1 个月后随访未见复发。

治疗方法：患者仰卧位或正坐位。取患侧面抽穴（颧髎）常规消毒后，用 2 寸毫针直刺 0.5~1 寸，或直达骨骼处，行泻法，待针感传至面颊深处时留针 30 分钟，每 5~10 分钟行针 1 次，隔日 1 次，10 次为 1 个疗程。对病史长、病情严重者可配合使用脉冲电疗机进行治疗，能明显提高疗效。[常见病信息穴一针疗法：39.]

人迎（ST9）

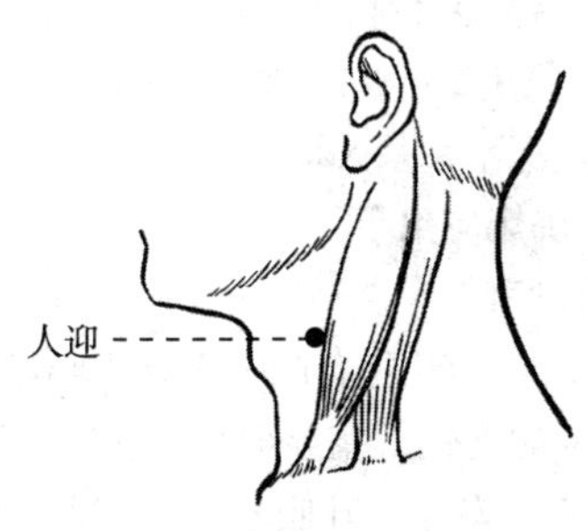

【释名】此处为古代切诊部位，为人气所迎会处，故名。

【异名】天五会、五会。

【经属】足阳明胃经。为足阳明、少阳之会。

【定位解剖】在颈部，与喉结相平，胸锁乳突肌前缘，距喉结 1.5 寸取穴。局部解剖有甲状腺上动脉，约当颈内、外动脉分歧处，颈前浅动脉，外为颈内静脉，布有颈皮神经、面神经颈支，深层为颈动脉球，最深层为交感神经干，外侧有舌下神经支及迷走神经。

【功用主治】宽胸利咽，散瘀消结。主治胸满喘息，饮食难下，高血压，瘰疬，瘿气，咽喉肿痛等。

【现代研究】①实验观察表明：针刺人迎可使肺通气量、肺功能增强。②针刺人迎可使心率减慢。③针刺人迎对脑电图有双向调整作用：原来节律、波幅较低者，呈现α节律及波幅增强，反之则使α节律减弱。④针刺人迎具有降血压作用，无论是甲状腺功能亢进引起的高血压还是实验性高压，针刺人迎都具有明显的降压作用，尤对收缩压的降压作用明显。⑤针刺人迎对甲状腺功能亢进有很好的疗效。

【刺灸法】避开动脉直刺0.2~0.4寸；禁灸。《铜人》曰："禁不可灸，刺入四分，过深不幸杀人。"

【临床应用】

1. 哮喘

徐某，年逾半百。素有哮喘宿疾，近因天时变幻，寒湿难避，复加工作劳累致哮喘发作。呼吸急迫，喉间痰鸣，咳嗽痰稀如泡，形寒无汗，苔白腻，脉浮滑。观其状，张口抬肩，二目如弹，急不可待，余以氨茶碱0.5ml于双侧人迎穴皮下注射，片刻喘定，呼吸如初。［刘炎. 针灸学报. 1992,（4）：45.］

按语：人迎位于颈部，其下有颈动脉，针刺时应避开动脉。具体做法是：一手通过触诊，按之探及颈动脉，然后将其推开，另一手持针沿气管与胸锁乳突肌之间直刺0.3~0.5寸。

2. 呕吐

李某某，女，36岁。1973年7月21日初诊。主诉：胃痉挛时常发作，已有6~7年，发病时，食后即吐，夜间泛酸，食物不消化，脉来沉数。此次呕吐，久治不愈，痛苦异常，因已用过多次针灸未效。遂用人迎洞刺，1次吐减少，2次吐渐止，4次痊愈。［针灸秘验：131.］

3. 高血压

（1）吴某某，男，38岁，工人。1972年12月26日初诊。主诉：高血压2年余，服用中西药物无效。诊见：神疲面黄，形瘦食少，消化不佳，脉来沉而无力，右关更明显。血压：20.0/14.4kPa（150/108mmHg）。辨为胃虚型高血压。采用人迎洞刺后，血压为18.7/12.0kPa（140/90mmHg），治疗11次血压降为17.1/12.0kPa（128/90mmHg），诸症消失。3年后随访，未发。［针灸秘验：196.］

（2）蒋某某，近年来常觉头晕头胀，二目昏黑，时欲泛恶，心悸失眠，近来症情犹有加重之势，舌红，脉弦长，曾于医院诊治，诊为高血压，那时血压为32/23.47kPa（240/176mmHg），余嘱其平卧，随以人迎穴针之，留针10分钟。起针后，觉心脑豁然开朗，精神明显好转，再测血压为26.7/22.4kPa（200/168mmHg），嘱其归家，每天早暮于此穴处按摩30次，可望诸症得以缓解。［刘炎. 针灸学报. 1992,（4）：45.］

4. 甲状腺功能亢进

马某某，女，19岁。1979年5月15日入院。主诉：心慌、气短、双眼外突9月余。1978年8月因生气大怒后，自觉心慌、气短，在本单位卫生所服盐酸普萘洛尔等2个月未效，转入沈阳某某医院检查，血清T4正常，[131]碘吸碘率1.0，诊断：甲亢。口服甲巯咪唑等药，后又转入某某医院治疗75天，服中西药效果均不理想。现在仍感心慌，气短，头晕，前颈部堵胀、发憋，怕热，多汗，疲乏，四肢震颤，易于急躁，易饥饿，食量多。双眼外突，眼球发胀，遂来我院就医。望诊：营养中等，发育正常，肢体活动自如，面色较白而有光泽，舌苔黄腻，舌质淡红。眼眶距102mm，左20mm，右21mm。闻诊：语言正常，发音正确而清晰，心率118次/分，心尖部有二级吹风样杂音，第一心音增强，颈动脉有明显的血管杂音，血压14.7/8.0kPa（110/60mmHg）。切诊：脉象弦细数，颈围32.5cm，颈部正中偏右有2.5cm×2.5cm结节一个。辨证：肝郁气滞，气郁化火，心脾两虚。诊断：甲状腺功能亢进。治则：疏肝理气，平肝泄热，养血健脾。

治疗方法：①取穴：人迎左右各1针，提插3次；②辅助穴：根据具体情况，随时可选用风池、攒竹、睛明、丝竹空、内关、神门、三阴交，均为双侧取穴。③手法：提插补泻法，平补平泻法。④治疗经过：患者自1979年5月15日入院后检查：基础代谢率+44%，通过102天治疗，到1979年8月25日甲亢的临床症状消失，突眼回缩，眼眶距98mm，左16mm，右17.5mm，基础代谢率+19%，于8月27日出院。1981年经追访，患者自出院后再未进行治疗，现在完全康复。[粟蕊. 黑龙江中医药. 1983,(3)：57.]

5. 气瘿

唐某某，近年来颈脖渐渐见粗，继之喉下起块，弥漫而对称，按之质软而无痛，吞咽时，肿块能随之上下移动，常感呼吸不畅，时有干咳声嘶之象。余取人迎透水突，行提插捻转而泻之，谓之消瘿散结之法。针后患者自觉喉松音清，欣喜自如。5年后一日，于路上巧遇患者，窥其面色白里透红，音高亢如歌手，如常人而无别。[刘炎. 针灸学报. 1992,(4)：45.]

6. 中风偏瘫

王某某，女，71岁。1979年10月初诊。代诉：6天前起床发现右侧肢体不能活动，曾用过中西药治疗。检查：神清，不能坐起，右侧肢体腱反射亢进，肌张力稍高，深浅感觉正常，上下肢肌力0~1级，未引出病理反射。诊断：脑血栓（右）偏瘫。以下法治疗1次后，右下肢能从床上抬起10cm，右手移动到脐部；治疗10次后，能扶床下地走，肌力提高到1级；治疗30次后生活自理，1年后随访，病情稳定。

治疗方法：患者平卧，取双侧人迎穴，常规消毒，以左手食、中指摸着颈动脉，避开颈浅静脉，右手持28号毫针快速刺入真皮，再缓慢进针，待患者感到有酸、麻、胀、沉时，用小幅度捻转，一般捻转约1~2分钟即可将针拔出。进针深浅度以患者颈围粗细为度。颈围为29~34cm，进针2~2.5cm；颈围35~42cm，进针2.5~4cm。一般10次为1个疗程，如无不适，则继续治疗，若感觉疲劳可休息2~3天。[吴义新，等．中国针灸．1982，2（2）：9．]

7. 臂痛

苏某某，男，58岁，农民。被雨淋后出现左臂疼痛，从肩至肘窜痛不已，夜间影响睡眠，伸举受限，穿衣困难。曾用伤湿止痛膏外贴无效。查：面色微黄，舌淡无苔，脉象弦缓。证属寒湿之邪，窜入经络。以下法治疗5次后痛减大半，针7次后肩臂部疼痛消失，举止如常。

治疗方法：取喉结穴（人迎），用28号1寸长毫针，针尖向颈椎直刺0.5寸左右（此穴深处有颈动、静脉，禁深刺，应根据胖瘦而定），有触电感麻至手即可出针，不留针。每3天针治1次，10次为1个疗程。休息3~5天，再继续治疗。[史春印．中国针灸．1983，3（2）：7．]

8. 脉管炎

沈某，年逾花甲。自诉年轻时身壮如牛，常徒步涉水，入冬犹能捕鱼捉鳖。然近年来常感下肢冰冷，麻木刺痛，步履时有颠簸停顿，遇天寒时则皮肤紫暗，趾甲高厚，趺阳脉微，苔白脉细涩，此乃年壮时寒湿久留，年迈时肝肾不足，以致阳明经脉气血痹阻凝滞而不通。即今之“脉管炎”是也。遂以人迎穴隔附子饼灸9壮，每周3次，以10次为1个疗程。间日不门诊时，嘱其自用艾条温灸人迎穴10分钟，待局部充血呈红晕状为度。3个疗程后，症情已见明显好转，步履有进，足背肤色暗红，趺阳脉按之可得。然痼疾难治，须缓图之。[刘炎．针灸学报．1992，（4）：45．]

9. 围绝经期综合征

朱某，女，50岁。近2年来常见头晕目眩，心烦心悸，面赤口干，气量小而易动怒；胸闷腹胀，嗳气频作，时有吞酸。月事3个月至半年而一至，量时多时少而不定，形渐胖而力不从。诊断：神经官能症，围绝经期综合征。诊其舌红质干，脉弦滑数，乃天癸将绝，肾气渐衰，精血不足，冲任亏虚之兆，肾阴不足，肝阳上亢之象，中医名之“脏躁”。遂以皮内埋针之法刺人迎，1周后头晕、心悸、胸闷、嗳气明显减轻，半个月后诸症基本控制。[刘炎．针灸学报．1992，（4）：45．]

按语：人迎属足阳明胃经，为足阳明、少阳之会，阳明为多气多血之经，故人迎具有行气活血、疏通经脉之效，对全身气血、阴阳的平衡具有重要作用。人迎穴位居颈部颈总动脉旁，可直接改善脑部血流供应，此处又为颈动脉窦所在处，能有效地调整人体血压，改善身体其他部位的血液循环。因而人迎穴可治疗中风偏瘫、高血压、气瘿、脉管炎等。足阳明胃经属胃络脾，故人迎穴又可健脾利湿化，宽胸利膈，理气消瘿，治疗哮喘、气瘿。

古时认为人迎穴禁不可灸，概因穴

居人迎脉处，灸之易动血升阳，所以对于因肝火、肝阳上亢引起的高血压、头晕等症应慎用，但对于因寒凝血脉所致的经脉痹阻之证，则可大胆使用，更可用附子温阳，艾绒温通，疗效更著。本穴位居大血管处，刺之应用手指将血管（动脉）推开，以免刺及动脉产生血肿；出针后应主动按压穴位1分钟左右，以避免出血。

人中（水沟）（DU26）

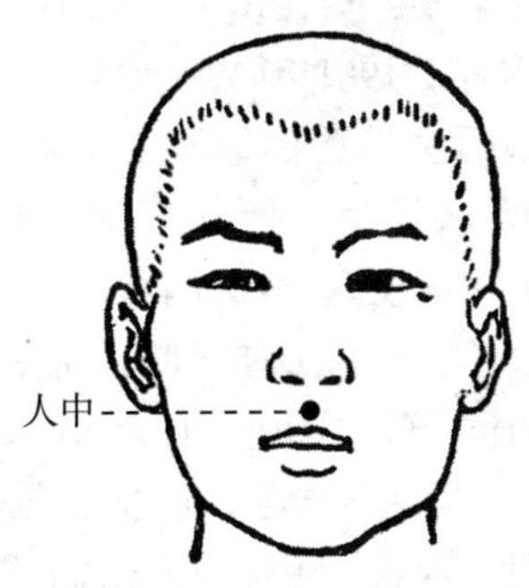

【释名】穴位于人中沟中，犹如水沟，故名。又该穴正当鼻下口上，亦天之下，地之上，取其人在其中，因名人中。

【异名】水沟、鬼客厅、鬼市。

【经属】督脉。本穴为交会穴之一，督脉、手足阳明之会。

【定位解剖】仰靠或仰卧，于人中沟的上1/3与中1/3交点处取穴。局部解剖有上唇动、静脉；布有面神经颊支及眶下神经支。

【功用主治】醒脑开窍，安神定志，苏厥止痛。主治霍乱，瘟疫，暑病，消渴，黄疸，风水面肿，昏迷，晕厥，癫狂，痫证，急慢惊风，脊膂强痛，挫闪腰痛，鼻塞，鼻衄，㖞僻，齿痛，牙关紧闭等。人中为急救首选要穴，止痛要穴，用于各种急证，尤以神志昏迷为独长。

【现代研究】

（1）针刺人中对呼吸功能的调整有相对特异性，针灸效应与呼吸中枢功能状态有关，对麻醉动物针刺“人中”可使呼吸运动时性增强。各种原因造成的呼吸暂停，针刺可使呼吸恢复。在呼吸周期的不同时刻针刺，效应不同。在吸气末期急刺，引起吸气动作加强；在呼气末期急刺，则引起呼气动作加强。

（2）针刺“人中”，对于各种实验性休克动物具有明显的抗休克作用，无论是创伤性休克，失血性休克，绝大多数可以恢复。

（3）针刺人中可使心功能增强，可使休克狗的心脏指数和心搏出量，在3小时始终稳定于基础水平的50%~60%；总外周阻力仅适度增高，说明针刺可使低心输出量、高外周阻力的血流动力学紊乱得到一定程度的纠正。并可改善内脏严重缺血状态。

【刺灸法】向上斜刺0.3~0.5寸，或用指甲按掐，不灸。

【临床应用】

1. 呃逆

龚某某，男，33岁。1985年4月17日初诊。患者于2天前出现呃逆，经中西药物治疗无效，而来我科诊治。现症：呃逆频作，胸膈间痛，恶寒，肢冷，咽痛，舌质淡，苔白润，脉弦滑。此乃寒气动膈之呃逆。嘱患者仰卧，予针刺人中穴，中强刺激，针入呃止，留针 20 分钟。后用香砂养胃丸以巩固疗效，随访 1 个月未见复发。[陈勇. 四川中医. 1985，3（2）：50.]

2. 便秘

李某，女，20 岁。1988 年 10 月 11 日初诊。自诉大便干燥 3 年余，便时肛门疼痛，时有鲜血。嘱其每日按揉人中穴数次。2 天后，便燥、便血已愈，自述经常按揉人中穴，大便通畅，未再复发。

治疗方法：用食指按揉人中穴，每日数次。运用人中穴治疗习惯性便秘，效果满意。[单穴治病选萃：374.]

3. 遗尿

（1）马某某，男，10 岁。1978 年 11 月 4 日初诊。患儿睡后不易唤醒，经常夜间尿床。有时强行叫起后，呈朦胧状态，但白天好动不肯休息，营养发育正常。取人中穴，常规消毒后，进针 0.3 寸，针尖向上，强刺激，得气后留针 10 分钟，隔日 1 次。开始治疗时患者不肯合作，经 5 次治疗后渐见效果，患儿很高兴，以后就能配合治疗，主动就诊。共治疗 20 次，不再遗尿，随访 4 年未发。[杜顺福. 上海针灸杂志. 1984，（2）：44.]

（2）李某某，男，13 岁，学生。从小尿床，间隔 1~2 夜尿 1 次，体瘦，营养中等。诊断：遗尿症。针人中 2 次，遗尿停止，随访半年未复发。

治疗方法：取人中穴，向鼻中膈方向刺 0.3~0.5 寸，行捻转手法，留针 30 分钟，10 分钟行针 1 次，每天 1 次。[针灸临证集验：72.]

4. 心肌梗死昏迷

李某某，男，68 岁，炊事员。夜间突发心肌梗死，剧烈心绞痛，伴呼吸困难，大汗淋漓，立即意识丧失，不省人事。当时因无法送医院抢救，采用拇指拳式点压人中穴法，急救约 2 分钟后，患者苏醒过来。[何世熙. 基层医刊. 1982，2（6）：21.]

5. 中风昏迷

肖某某，男，70 岁。素有高血压病史多年，1981 年 12 月 25 日与其邻居争吵后突然昏倒，不省人事，而抬入本院急诊室。测血压 28.0/16.0kPa（210/120mmHg），疑为脑溢血，而请神经科会诊。查：形体肥胖，面赤气粗，鼾声如雷，呼之不应，目合口噤，脉弦滑，因口噤舌苔未察，神经系统检查无明显阳性体征，疑为厥证范畴，即行针刺水沟穴治疗。用强刺激手法捻转约 20 秒钟后患者太息一声，随之加强捻转频率，患者顿时苏醒，睁眼讲话，整个治疗不到 2 分钟，未用任何药物而获痊愈。[向诗余. 武汉市中医医院院刊. 1985，（2）：34.]

6. 呼吸暂停昏迷

陈某某，男，4 岁。1976 年 6 月 5 日初诊。邻居代诉：患儿呼吸停止，面口紫绀约 10 分钟。发病前患儿健康，入睡后父母将其锁在房内而外出收麦。当患儿醒来不见父母，室内又无旁人即啼哭不止，当其开门时发现门已上锁，哭声更甚，当邻居听到哭声突然停止，即起开门，方见患儿已面口紫绀，呼吸停止，急速送来急诊。检查：面部、口唇紫绀，不省人事，呼吸停止，有心跳，脉微弱，诊断为气厥（晕厥）。立即针刺人中穴，手法捻转约半分钟，患儿哭声突出，约5分钟后，面、口紫绀消失，呼吸正常，一切恢复。[张登部．黑龙江中医药．1983，（4）：52．]

7. 脑震荡昏迷

麻某某，女，2岁。1977年9月12日初诊。患儿贪玩不慎，从约6m高处跌下，昏迷历时约1小时许，其母急抱来求治。检查：昏迷状态，呼之不应，瞳孔等大等圆，两肺呼吸音清，心律齐，心率100次/分，无病理性杂音，腹软，肝脾未触及，头顶部有轻度头皮擦伤，无颅骨及全身骨折现象。诊断：昏迷（脑震荡）。即速针刺人中，捻转后有反应随即嚎哭，逐渐意识恢复，肢体活动自如，起针后留院观察，3天后一切正常出院。3个月后随访，未留后遗症。[般克敬，等．陕西中医函授．1988，5：39．]

8. 一氧化碳中毒昏迷

沈某某，男，18岁。1971年某月在密室内做科研试验时发生一氧化碳中毒，重度深昏迷，送至淮口卫生院。当时症状：深昏迷，间歇性惊厥，潮式呼吸，两颧、口唇樱红。作人工呼吸无效，病情继续恶化。诊断：一氧化碳中毒（重度）。

治疗方法：取穴：人中。初用常规针刺无效，即将针斜向上刺1.5寸左右，强刺激，留针，保持强感应，直到患者意识恢复，症状完全消失才出针。进针后病情转化情况观察：针刺1.5寸后不断提插捻转，当即惊厥动作平息，停止捻转。到第2次惊厥发作又行针强刺激，这次惊厥程度减轻，时间减短。如此治疗数次后，惊厥次数逐渐减少，程度逐渐减轻。停止捻转提插，留针，患者神志也逐渐恢复正常，能认出周围的人。出针后鼻内流出少量血。整个治疗约30分钟左右。嗣后患者未作任何治疗，2周后完全恢复健康，无任何后遗症。[严明芳．成都中医学院学报．1980，（3）：36．]

9. 晕针

（1）陶某某，男，21岁。因患急性支气管炎出现咳嗽、痰中带血10余天，于1981年3月31日在接受注射用水穴位注射治疗约30秒后，诉说双目视物不清，随后迅速昏倒，颜面苍白，出冷汗，脉搏扪不清，心音听不到，血压测不出，不省人事，呼之不应，诊断为晕针。立即将患者放于平卧位，采用指压人中穴进行急救约1分钟左右，患者苏醒过来，以后脉搏、血压、心跳也随之恢复，头晕消失。[张生理．中医急症通讯．1988，（8~9）：3．]

（2）张某某，男，21岁。于1971年8月14日，因患急性细菌性痢疾，接受注射用水穴位治疗法而发生晕针，出现昏倒，呼吸暂停，口唇发绀，脉搏扪不清，血压测不出，心音听不到，不省人事，病情危急，迅速采用指压人中穴位和人工呼吸进行急救，约3分钟后

患者逐渐建立自主呼吸和恢复心跳、脉搏等，神志也逐渐清醒。[张生理. 中医急症通讯. 1988,(8~9): 3.]

（3）王某，男，37岁，教师。1997年4月21日因偏头痛就诊。患者因右侧头痛3年要求针灸治疗，当给予针刺太冲、合谷等穴2分钟后，患者突然晕倒。检查：面色苍白，意识不清，血压9.3/5.32kPa（70/40 mmHg）。诊断为晕厥性休克，立即取急救穴针刺，行强刺激针法，2分钟后患者逐渐苏醒，留针10分钟，患者可以站立起来，且面色恢复正常，测量血压为13.30/9kPa（100/65mmHg）。观察5分钟后患者安全离去。

治疗方法：取急救穴（人中）常规消毒后，用26号1寸毫针迅速斜向上方刺入0.5寸，用泻法强刺激，一边行针，一边观察患者的面部表情，当看到患者的嘴角或眼睑出现抽动，即表明针刺治疗有效，患者即开始苏醒，苏醒后可再留针5~10分钟，以巩固疗效。如在野外或公共场所，在没有针灸针的情况下，可用指甲代替，以指甲切按压急救穴，以重手法为主，可持续数分钟，一旦患者苏醒即可停止按压。[常见病信息穴一针疗法: 24.]

（4）李某，女，46岁，工人。1993年7月13日因献血后疲劳，突然晕倒在工作岗位上。检查：患者面色苍白，双目紧闭，神志不清，心率每分钟86次，脉细速而弱。诊断为虚脱，立即以指代针压迫虚脱穴，约1分钟后患者睁开眼睛，但仍不能答话，继续按压1分钟，患者可以转动头部，并可以讲话，休息片刻后可自动行走。

治疗方法：取虚脱穴（人中）常规消毒后，用28号1寸毫针，针尖斜向上方快速刺入2~3分，行捻转手法，出现眼皮及嘴角抽动时，留针15~20分钟，如病无反应，可继续刺激直至患者出现面部肌肉抽动或苏醒方可停止行针。注意在行针急救过程中，除了密切观察面部表情外，还要观察脉搏及心跳情况，如脉搏摸不到或心脏停止跳动者要采取心脏复苏术。[常见病信息穴一针疗法: 25.]

10. 四肢抽搐昏迷

陈某某，女，34岁。1982年1月18日初诊。因下班途中，在公共汽车上突然昏倒不省人事、四肢抽搐被乘客抬来急诊。值班护士疑为癫痫给肌内注射苯巴比妥钠0.2g，其抽搐不能控制，遂转神经科诊治，笔者又用10%水合氯醛30ml保留灌肠观察半小时，其抽搐仍不能控制。再诊：神志不清，目闭口噤，四肢频繁抽搐，翻滚不停，按压不住，口吐白沫，灯光下双侧瞳孔约4mm，无紫绀及尿失禁，脉弦数。此为痉证，即行水沟穴针刺治疗，行强刺激手法，约1分钟抽搐停止而苏醒。[向诗余. 武汉市中医医院院刊. 1982,(2): 34.]

11. 癔症抽搐

化栽满，女，19岁，科威特籍。1981年7月15日初诊。患者曾多次在考试时发生抽搐、失语、不能执笔。此次数学考试难以解答最后一题时出现上症，由其监考老师送来就诊（该老师于同一早上已送过3个类似发作的学生）。此乃癔症，用细三棱针刺水沟后，挤出血约1ml，当即症状消失，欢笑而去。

治疗方法：用细三棱针点刺该穴位皮肤后，双手拇、食、中三指挤出血1~3ml。

按语：在人中穴放血治疗癔症、昏迷、鼻出血3种情况很有效果。癔症于发作时放血能立即停止，但不能根治，曾对1例高中女学生治疗，10次发作皆有即效。曾统计过40例发作者，35例当时症状消失，5例2次后不再发。治昏迷轻者立苏，重者每天放血1~2次，连续1~5天多能清醒。黏膜破损之鼻出血，为局部原因引起者，当时有收缩血管止血作用。［单穴治病选萃：373.］

12. 癫痫

罗某某，女，38岁，汽车售票员。由于从车上摔下，头颅撞伤引起癫痫，一次在病房突然发作倒于床上，不省人事，同时出现严重的全身肌肉阵挛性抽搐，口吐白沫，四肢乱动，躯干抽得腾跳起来，病情十分危急，采用拇指拳式点压人中法急救，约数秒钟后，抽搐减弱、停止，患者呼一口长气后苏醒。

治疗方法：首先让患者平卧，头稍放低，足略垫高，触松领扣、腰带，医者站于旁侧，用右手拇指关节按压人中穴，其余四指捏成拳式，然后拇指用力压，给予强刺激，点压时应注意拇指关节稍向上滑推，点压约半分钟后，拇指用力上下滑动7~8下，以增强刺激量。然后放松拇指揉3~4下，再用力点压。如此反复治疗，直至患者苏醒。［何世熙. 基层医刊. 1982，2（6）：21.］

13. 癔症昏迷

苏某某，女，32岁。1981年3月2日初诊。患者上午8时与爱人争吵哭闹后突然昏倒，不省人事，四肢厥冷已6小时。查：神志不清，面色青紫，牙关紧闭，双瞳孔等大等圆，对光反射存在，两肺呼吸音清晰，心率72次/分，律齐，血压14.9/9.6kPa（112/72mmHg），体温36.9℃，脉弦滑。当即采取掐按人中穴，边掐边按，由轻到重，2分钟后，患者牙关渐开，眼珠转动，长叹一声，醒后如常。［周义民. 大众中医药. 1987，（3）：48.］

14. 癔症性失语

（1）王某某，男，45岁。1982年2月25日初诊。发病前2天因与家里人发生争吵后突然不语，不吃不喝，静而不动，经当地医院药物治疗无效而转来就医。诊察：神志清楚，问之不语，表情呆滞，无动作，无表情，木僵状，脉弦细，因检查不合作舌苔未视清，神经系统检查无明显阳性体征。予针刺水沟穴治疗，用强刺激手法，捻转过程中患者诉“痛”，并用手拒绝捻转，随着捻转频率增加，问话、对答如流，动作自如，拔针后要求饮水进食。［向诗余. 武汉市中医医院院刊. 1982，（2）：35.］

（2）原某某，女，25岁，服务员。1978年9月14日因争吵恼怒，引起大哭，继而失音。曾在本单位卫生所用药治疗无效，遂来我科就诊。经针刺人中穴，予中强刺激，大约半分钟即能发音，问答如常。［何金贵. 中医杂志. 1981，

22（12）：66.］

（3）患者，男，36岁，农民。1周前因夫妻争吵后入睡，次晨即不能说话，经某医院针刺哑门、合谷、内关等穴及口服西药，连治数日不见效果，而来求治。查：患者不能说话，只能用笔写及用手示意，听力正常，无神经系统阳性体征，排除因中枢神经病变而引起的失音。遂予28号毫针于人中穴斜向上方刺入，约刺入0.5寸深时，施以快速捻转之强泻法。同时令其张口发“啊、啊……”声音以诱导，当针刺入约0.8寸深，捻转约半分钟时，患者即能发出“啊、啊……”声，同时亦能减疼。停进针及施手法，留针20分钟后出针。患者语言恢复如前，连声称谢而去。随访未见复发。［李士杰. 实用中医内科杂志. 1989,（2）：46.］

（4）张某，女，49岁，家庭妇女。于1993年7月11日就诊。患者1小时前因与丈夫吵架生气而不能讲话，遂后被家属送来诊治。检查：神志清醒，肢体活动正常，脉细数，苔薄白。诊断为功能性失语症，取失语穴针灸，行强刺激手法，边捻转，边让患者回答痛不痛？不到2分钟患者便开口叫喊“啊……痛”，再继续问：“哪里痛？”患者回答说：“嘴唇痛。”再继续行针1分钟，患者又开始哭起来。留针25分钟后起针，患者顿觉豁然开朗，并握着医者的手，连连道谢，高兴而去。

治疗方法：取失语穴（人中）常规消毒后，用1寸毫针以15°斜向鼻中隔方向进针8分，行大幅度捻转手法。出现针感后，改成小幅度捻转手法，然后进行启发式问话，如问痛不痛？并让患者回答。若患者回答“不痛”后，即可留针25分钟。［常见病信息穴一针疗法：36.］

15. 癫证

（1）张某，男，25岁，工人。1973年11月20日初诊。其母代诉：患者因与家人吵闹精神遭受过度刺激，夜间失眠，头脑昏沉不爽，多静恶动，表情淡漠，精神抑郁不悦已半月。常躲在室内暗处喃喃自语，哭笑无常，语无伦次，消极悲观，多疑虑，纳食不佳，失眠逐渐加重，甚或彻夜不寐。检查：精神抑郁，寡言少语，回答问题不切题，答非所问。舌质淡红，苔白腻，脉沉弦。诊断：精神分裂症（癫证）。针灸取穴：主穴人中。配穴：百会、神门、丰隆、三阴交。人中穴斜向上刺，大幅度捻转，患者针感强烈，留针15分钟，每天1次。针6次后夜间已能入睡，昏沉感明显减轻，精神好转。继针6次后语言对答基本恢复常态，共针刺24次恢复健康，随访9年未复发。［张登部. 黑龙江中医药. 1983,（4）：53.］

（2）孙某某，男，70岁。中风后遗症患者，因左侧肢体偏瘫、语言謇涩半个月，于1990年12月初收住入院。患者从12月10日起，常常出现不明原因的发笑现象，每天数次，时作时止。12月12日，竟然连续狂笑十几分钟不能终止。时值笔者当班，病员家属急呼诊治，查患者狂笑不止，舌淡，苔白，脉弦，问其发笑原因，边笑边答：“不知道。”即取人中穴强刺激，狂笑顷刻停止。在留针过程中，患者受人挑逗，曾有数次小的阵阵轻笑。每遇笑发，就大幅度提插、捻转，予以强刺激，发笑即平。共留针30分钟，间断行针4次而愈。在以后的数月之中，一直未再出现过类似发作。[王启才. 中医杂志. 1991，32（6）：51.]

16. 腰扭伤

（1）陈某某，男，28岁，工人。1979年1月5日初诊。搬重物不慎扭伤腰脊，疼痛剧烈，不可俯仰、转侧，行动困难。检查：痛苦表情，脊柱生理曲度正常存在，腰肌紧张，腰4、5椎旁有轻度压痛，双下肢活动正常。诊断：腰部软组织损伤。针刺取穴：主穴：人中；配穴：委中。施以泻法，针人中穴时，医者一面捻针，一面嘱患者被动活动腰部，3分钟后起针，加刺配穴委中，用三棱针委中点刺放血少许，共治疗3次而愈。[张登部. 黑龙江中医药. 1983，（4）：53.]

（2）蔡某某，男，35岁，工人。1985年6月初诊。在家中弯腰拾煤铲而闪腰，顿时腰不能动，如线拽断，面色苍白，汗出如雨，被家人抬送我院按摩科，经手法治疗半小时，患者仍诉腰痛如断，不能起立，而转来我科。查：直腿抬高不能，腰骶部正中压痛敏感，予针刺人中穴得气后，患者顿觉腰断已续，如气流过，痛已减半，并能坐起，留针活动15分钟，步行回家，休息1周后，痊愈上班工作。

治疗方法：患者仰卧位、坐位、立位均可，先用拇指指甲在人中穴按压30秒钟左右，使其酸胀，常规消毒后，用30号1寸2根不锈钢针，在人中穴与皮肤成45°角，针尖朝侧上方交叉刺入0.5~0.8寸，使用捻转提插手法，得气后留针10~15分钟，针刺后立即嘱患者做晃腰、转腰、下蹲、抬腿等动作，开始活动时要手扶桌缘，活动时间与留针时间同，一般针刺后，以患者鼻尖出汗为佳。[王守东. 中医骨伤科. 1986，（2）：38.]

（3）董某某，男，45岁，市城乡建设处干部。1985年7月15日在家大便时，突然闪腰，腰痛似折，动辄更甚，咳时掣痛，不可俯仰，腰骶部压痛，被家人抬到床上平卧，既往有闪腰史，均手法治疗而愈。其爱人是骨伤科护士长，给予热敷和手法治疗无效，请余会诊。按脉沉，观舌红苔薄。余又给患者采用斜扳手法，其症状仍不减。经屡次治疗无效后，给患者交叉针刺人中穴，患者鼻尖出汗，嘱其起坐。患者应身而起，随即下地活动，15分钟后，患者自诉除腰部发板外，诸症皆无。第2天询问患者病况，已骑自行车上班。

治疗方法：同上案。[王守东. 中医骨伤科. 1986，（2）：38.]

17. 痛经

任某某，女，24岁，未婚。每逢经期，血流不畅，下腹部腹肌紧张疼痛难忍，卧床不起，因腹痛而难食、哭泣。自述用热水袋，服止痛片亦无效，适逢经期，痛苦不堪，特来求治。患者体质尚可，平素无病，心肺（－）。16岁初潮，至今月经期腹痛，白带不多，色正常。辨证属气血瘀滞，血脉不和，不通则痛。急针人中穴，针尖刺向鼻根部，让患者吸气，行吸气补法，患者自述下腹部腹肌缓解，疼痛即止，留针10分钟。一般来经前3天连针3次，每天1次，中等刺激。患者连针3个月，症状基本消除。[韩育斌，等. 陕西中医函授. 1991，（5）：39.]

按语：人中是督脉经穴，督脉与手足阳明之交会，为调整全身功能的要穴，临床应用范围甚广。因抑郁恼怒、气机失畅或气盛火炎、阳亢神乱或气逆痰阻，清窍被蒙而致失音以及中焦阳虚，气机逆乱，胃失和降而致呃逆都可取用人中，使气机调畅，阳气升展，升降复常，病证自愈。

“督脉起下极之俞”，“贯行背脊”，“总督周身之阳”，根据“经脉所过，主治所及”的原理针刺人中可通调督脉而止痛。正如《玉龙歌》所言“脊背强痛泻人中，挫闪腰酸亦可攻”。同时尚可调节肾、脑、脊髓等脏器功能，活利肢体关节，一穴多效。针刺人中，以使患者流泪效果最佳。《内经》曰：“三百六十五络，其气血皆上注于面而走孔窍。”故全身经络与孔窍有密切联系，而眼属孔窍，针刺时使之流泪可以调畅全身经络之气，加强活血祛瘀止痛的作用。留针期间一定要让患者进行多种姿势的活动，以利局部气血通畅。

痛经是由于各种原因所致的胞宫气血运行不畅，不通则痛。治疗以疏通经脉运行气血为主。胞宫位属任脉，任督两脉同出一源，任主阴，督主阳，取督脉人中穴以升展经气，推动胞宫气血流畅，脉络通顺，疼痛可止。

乳根（ST18）

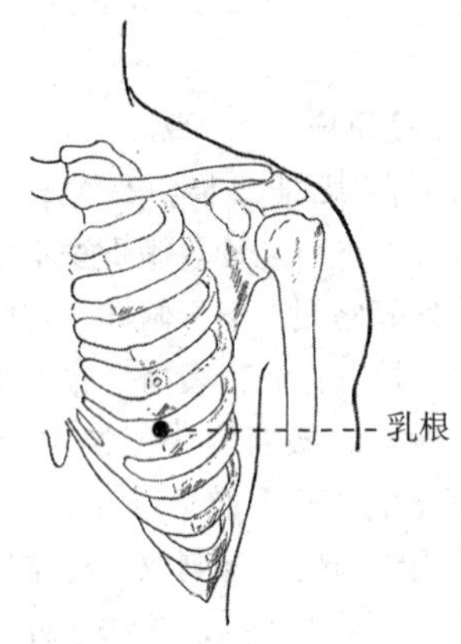

【释名】穴在乳房的基底部，故名乳根。

【经属】足阳明胃经。

【定位解剖】乳根穴位于人体的胸部，当乳头直下，乳房根部，当第5肋间隙，距前正中线4寸。

【功用主治】胸肺、乳房等疾患，如胸痛、咳逆、哮喘、乳痈、乳痛、乳少、呕吐、呃逆、食噎、霍乱转筋、难产、胎衣不下等。

【刺灸法】斜刺或平刺0.5~0.8寸。

【临床应用】

产后缺乳

余某某，女，27岁。产后15天因生气争吵乳汁突然减少。经多方治疗效果不佳。于1976年6月20日前来就诊。查体：平素身健，面色红润，体胖神充，舌质微红，苔薄白，脉弦而有力。属肝郁气滞型缺乳。用下法治疗1次后，乳汁分泌大增，2次后即可不添加牛奶哺乳，3次后，乳汁够吃有余。

治疗方法：患者端坐，全身放松，医者用左手握住患者右（或左）侧乳头，把乳房轻轻提起，取乳根穴。消毒后用2.5寸毫针，沿皮下徐徐向乳房中央进针1寸，用导气手法行针1分钟。使针感向四周放射后，退针至皮下，再将针尖向乳房内侧徐徐进针1寸，行针1分钟。再进1寸，行针1分钟，针感直达膻中穴，此时出现全乳房沉胀、满酸感，即可退针。

按语：乳根穴是治疗缺乳之要穴，可通经活络，行气解郁，笔者多年用此穴治缺乳之症，疗效甚佳。导气手法是一种徐入徐出、不具补泻作用的手法。进针至一定深度时，均匀缓慢地提插、捻转，上、下、左、右的力量、幅度、刺激强度相当。用导气手法可诱发出乳房自身的精气，增强乳汁分泌。此法尤对肝气郁结型见效快，疗效佳。[单穴治病选萃：63]

乳中（ST17）

【释名】因穴在乳头中央，故名乳中。

【异名】当乳。

【经属】足阳明胃经。

【定位解剖】穴在胸部第4肋间隙，乳头中央，距前正中线4寸。局部解剖有第4肋间内、外肌，胸外侧动、静脉，分布有第4肋间神经前皮支及外侧皮支。

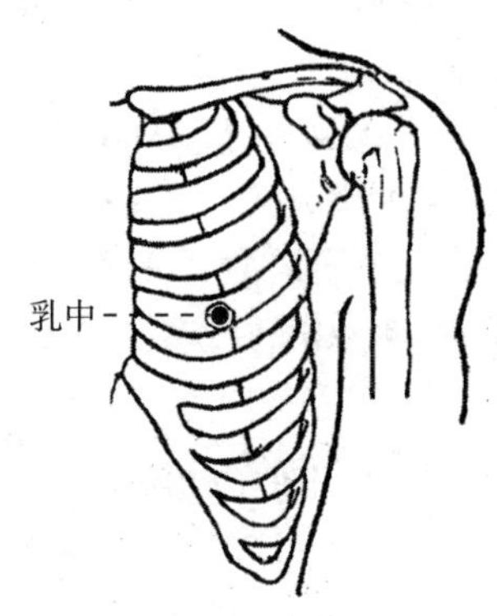

【刺灸法】此穴不针不灸，只作胸腹取穴的标志，但可作按摩取穴。《针灸甲乙经》载："乳中禁不可灸。"

【功效主治】调气醒神，明目通窍。能预防及改善母乳不畅，促进消化，治咳嗽，哮喘，咽喉肿痛，颈部肿大，锁骨上窝痛，乳汁分泌不足，癫痫，产后出血，月经不调，性冷淡等。

【临床应用】

呃逆

李某某，男，27岁。1周来持续呃逆，昼夜不停，经针灸，服用中西药物治疗无效。采用下法按摩后，当即缓解。随访2年，未见复发。

治疗方法：当患者发病时，解开上衣，露出两乳房，取乳中穴（即乳头中央，在锁骨中线第4肋间）。术者立于患者对面，用两拇指对称地轻压患者两乳中穴，先用左手拇指由轻到重，顺时针方向按揉右乳中穴20~50次后，拇指仍轻轻放在乳头上；再用右手拇指以同法按揉左乳中穴；然后分别用左、右手拇指，以逆时针方向，先后按揉右、左乳中穴 20~50 次。一般按摩停止后，呃逆也就缓解。[黄宇康. 赤脚医生杂志. 1977,(5)：29.]

按语：呃逆为胃失和降，胃气上逆所致。乳中为足阳明胃经腧穴，按揉之，可宽胸利膈，和胃降逆，此法简便、安全、有效。

三间（LI3）

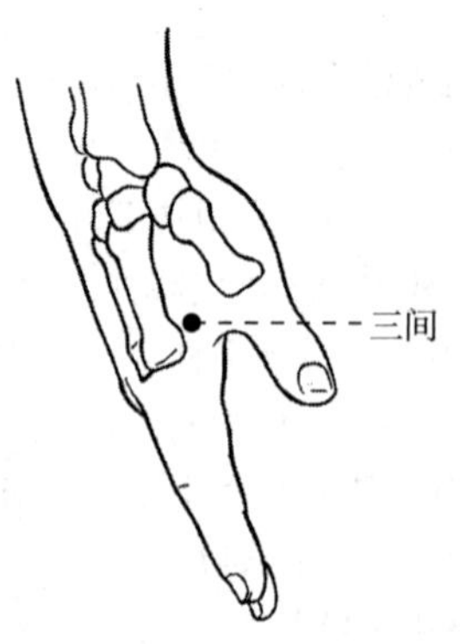

【释名】间，隙也，穴在手第 2 掌指关节后凹陷处，当本经第 3 个穴位，故名三间。

【异名】少谷、小谷、少骨。

【经属】手阳明大肠经。为手阳明大肠经输（木）穴。

【定位解剖】微握拳，在食指桡侧，第 2 掌指关节后，第 2 掌骨小头上方取穴。局部解剖有手背静脉网，指掌侧固有动脉，布有桡神经浅支。

【功用主治】疏风清热，利咽消肿，止痛。主治目痛，齿痛，咽喉肿痛，身热，腹满，肠鸣，便秘，颈项强痛等。

【刺灸法】直刺 0.5~0.8 寸；可灸。

【临床应用】

1. 眩晕

冉某某，男，57 岁。有脑震荡后遗症史 1 年半。现头昏痛，失眠多梦，经服中西药效不显。予以针三间穴，每天 1 次，左右手交替使用，1 周后痊愈。后用此穴治疗面瘫 10 余例，亦获良效。[张斯新，等. 针灸学报. 1993，9（1）：36.]

2. 失眠

李某某，男，45 岁。1984 年 5 月 10 日就诊。主诉：失眠已 3 年余。患者不寐胸闷，仅能睡 1 小时左右，精神反觉兴奋，纳呆，有嗳气，舌淡苔薄，脉细弦。此乃为“胃不和则卧不安”之症，拟和胃安中法治之。针刺三间穴，以轻缓提插法，使针刺感觉传导至掌心。隔日针 1 次，3 次之后始逐步奏效，针刺 10 次，胃和阳通气调中畅，睡眠明显好转。

治疗方法：近 10 年来还运用本穴治疗失眠症，催眠效果甚好。在留针 20 分钟过程中，必须经常进行轻缓的提插手法，使掌心有胀酸感，每日针 1 次，一般 3~4 次就能改善睡眠状态。[单穴治病选萃：24.]

3. 落枕

王某某，男，40 岁。1990 年 12 月 3 日初诊。昨日晨起突感右侧颈肩酸痛，活动时尤剧。检查：右侧斜方肌强直压痛（+），右肩井穴处压痛（+），诊为落枕。经下法治疗 1 次而愈。

治疗方法：取双侧三间穴，以28号1.5寸毫针向劳宫方向刺入0.8~1.2寸，进针后行逆向快频捻转，气至病所后令患者活动颈部。留针30分钟，隔5分钟行针1次。每天1次。[张益辉.四川中医.1992,(5)：52.]

4. 牙痛

朱某某，女，52岁，教师。因患急性喉炎于1986年4月21日入院治疗。患者住院后第2天，诉说因牙痛而夜间未有睡眠，经检查，患者左后下齿龈肿胀，下臼齿有叩击痛。即针刺三间穴，行呼吸补泻之法，5分钟后痛止，并述大便已5天未解，针后大便自下，其痛未再发作。[徐以径，等.内蒙古中医药.1988，7（4）：25.]

按语：《灵枢·经筋》曰："手阳明之筋，起于大指次指之端……其病当所过者支痛及转筋，肩不举，颈不可左右视"；《灵枢·经脉》云："大肠手阳明之脉……入下齿中，还出挟口"，"是动则病齿痛颈肿。"三间为手阳明大肠经输穴，经脉所通，主治所及，故可治疗颈项强痛、齿肿、齿痛；胃肠积热，可致牙痛、便秘，刺三间清胃火泻腑热，一穴治二症，故便秘、牙痛随之而解。另外三间治疗三叉神经痛也有非常好的效果。

三阴交（SP6）

【释名】为足太阴、足厥阴、足少阴三阴经之交会穴，故名三阴交。

【异名】承命、太阴，下之三里。

【经属】足太阴脾经。为足太阴、足厥阴、足少阴三阴经之交会穴。

【定位解剖】于内踝高点上3寸，胫骨内后缘取穴。局部解剖有屈趾长肌；大隐静脉，深层有胫后动、静脉，布有小腿内侧皮神经，深层后方有胫神经。

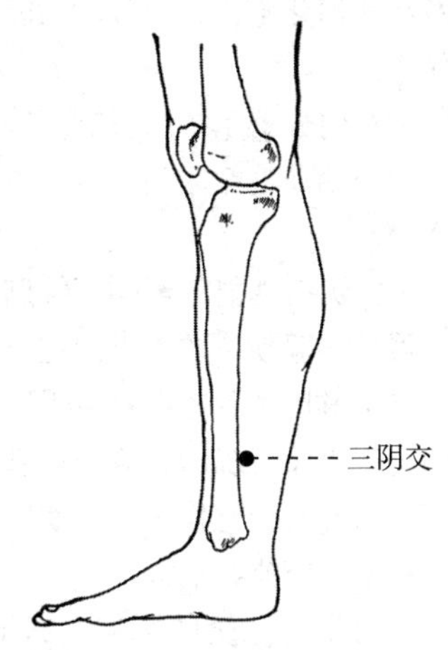

【功用主治】健脾助运，利湿消肿，补肾益肝，活血调经。主治脾胃虚弱，肠鸣腹胀，飧泄，消化不良，遗精，阳痿，水肿，小便不利，遗尿，失眠，头痛，眩晕，疝气，睾丸疼痛，阴茎痛，足痿痹痛，脚气，月经不调，崩漏，痛经，赤白带下，阴挺，经闭，难产，产后血晕，恶露不行，神经性皮炎，湿疹，荨麻疹等。

【现代研究】

（1）对心血管系统的影响。针刺三阴交可使阵发性房性心动过速、心房颤动以及室性早搏等得到缓解。使高血压者血压降低，低血压者血压上升，并都趋于正常。

（2）对消化系统的影响。在钡餐X线下观察，以胃角、胃下极在髂嵴连线下的距离、胃张力和潴留液为指标，针刺胃下垂患者的三阴交、足三里穴，各项指标在针刺前后均有明显改善（$P < 0.05$）；胃的形态、胃体与胃窦纵轴夹角以及胃蠕动也有不同程度的好转。对小儿消化不良、胃分泌功能也有调整作用。

（3）对内分泌系统的影响。针刺三阴交，对非胰岛性糖尿病患者，可使血糖下降。

（4）对免疫功能的影响。针刺“三阴交”可使实验动物的淋巴细胞显著增加，尤以T淋巴细胞增加较为明显。

（5）对泌尿系统的影响。针刺三阴交对膀胱张力有调整作用，可使原张力紧张者松弛，松弛者紧张。

（6）对生殖系统的影响。据报道，针刺三阴交可使孕产妇子宫收缩，也可使继发性闭经患者出现激素撤退性出血现象。对男性阳萎、精子缺乏症有一定疗效。

【刺灸法】直刺1~1.5寸；可灸。孕妇慎用，《铜人》云：“妊娠不可刺。”

【临床应用】

1. 慢性肾炎

吴某，男，31岁，售货员。口渴、乏力、腰酸腿软、多尿3年余，于1999年3月28日就诊。检查：患者面色灰暗，眼睑轻度水肿，双肾区叩击痛可疑；尿检结果：蛋白(+)，红细胞(±)，白细胞（+）；脉沉细，舌质淡红，苔厚白。诊断为慢性肾炎，取肾炎穴（双）针刺，配穴：足三里、肾俞、关元穴均用泻法，治疗3次后，患者自觉乏力、腰酸等症状好转，治疗8次后，患者自觉症状基本消失，尿常规检查血尿无异常，白细胞（±），蛋白（±）；继续治疗4次，患者症状全部消失，尿常规检查正常。

治疗方法：取肾炎穴（三阴交穴）常规消毒后，用3寸毫针直刺2~2.5寸，行泻法，使针感传至足趾或上传至大腿处时留针30分钟，每隔5~10分钟行针1次，隔日治疗1次，12次为1个疗程。疗程期满，休息5天，再继续下1个疗程。由于本病的病因复杂，治疗难度大，故除了取肾炎穴之外，最好配刺肾俞、足三里穴等。[常见病信息穴一针疗法：76.]

2. 肾绞痛

刘某某，男，成人。忽感腰部剧烈疼痛，摄片发现左肾有两粒豌豆大小结石，肌内注射盐酸哌替啶疼痛缓解，后疼痛又发作，卧床不起，患者要求用针刺止痛。笔者选用肾俞、三阴交。当强刺激左侧三阴交时，疼痛止，并安然入睡。留针半小时后出针，患者未再疼痛。[李乃琳. 四川中医. 1986，4（1）：55.]

3. 三叉神经痛

章某某，女，65岁。1年来发作性左侧面部刀割样剧痛，初诊为三叉神经痛。1981年1月28日故症复发，痛不可忍，自称此次复发由咀嚼食物碰到左侧颊黏膜而引起。脉沉弦，唇暗红，口不敢张，舌不能伸，左侧口角时溢黏涎，味腥，辨为湿热上攻，发为面痛，治以清利。针其左侧三阴交，刚一提插，即诉左腮发凉，随即痛止。[张世雄. 北京中医. 1985，12（1）：49.]

4. 颈项疼痛

哈某，医生。1983 年 6 月 25 日初诊。诉 2 个月来颈如落枕样疼痛，吞咽时颈痛加重，查：左侧下颌角后、胸锁乳突肌前有深部压痛，愿作针灸治疗。乃针左侧中渚，其痛未减，再针左侧三阴交，颈痛顿消。随访半年无复发。[张世雄. 北京中医. 1985，12（1）：49.]

5. 阳痿

马某某，男，25 岁。1977 年 5 月 6 日就诊。主诉：阳痿 2 年，加重年余。先后求医，诊为“性心理障碍性阳痿”，经西医以丙酸睾酮等性激素和中医补肾壮阳剂治疗，收效甚微。用本法，3 次显效，7 次而愈，观察至今未曾再发。三阴交针刺治疗阳痿，效果甚好！

治疗方法：用 2.5 寸毫针，垂直快速进入 2 寸，强刺激，以针感向上放射效佳。3 日针 1 次，1 个月一般可愈。[单穴治病选萃：95.]

6. 术后尿潴留

张某，男，36岁，个体经营者。因急性尿闭于 1997 年 12 月 3 日就诊。患者于 3 天前在墨尔本市一家医院行阑尾切除术，术后 3 小时发现小腹胀痛，不能排尿，遂行导尿管导尿。第三天因患者仍不能自行排尿而治。检查：患者小腹部膨隆，即诊为浊音，脉沉紧，苔白薄，舌质略红。确诊为术后尿滞留，取利尿穴（左）针刺，行强刺激手法，然后用手掌挤压按揉小腹部，大约 15 分钟后患者开始排出少量尿液，再用力按揉关元穴，5 分钟，患者排出大约 1400 ml 尿液，翌日排尿正常。

治疗方法：仰卧位。选利尿穴（三阴交穴）常规消毒后，用 3 寸毫针迅速刺入 1.5~2 寸，行提插捻转手法，以泻为主，使针感向大腿根部会阴部传导时留针 30 分钟，每 5 分钟行针 1 次。对一次不成功者两侧交替针刺。轻症只针刺一侧穴位，重症可针刺两侧穴位。据临床治疗观察，针刺治疗尿潴留的总有效率达 95% 以上。[常见病信息穴一针疗法：92.]

7. 产后尿潴留

（1）张某某，女，29 岁。第 1 次妊娠正常分娩。会阴无撕裂，产道无损伤，血压 16.7/10.7kPa（125/80mmHg）。分娩后 6 小时不能排尿，下腹胀痛，观察 2 小时仍不能自排，胀痛难忍，经导尿导出 650ml 左右，胀痛缓解。次日仍不能自行排尿，用 0.5%普鲁卡因 40ml 于耻骨联合上缘封闭无效，5 天后仍不恢复，后试用针刺三阴交穴，留针 10 分钟起针，40 分钟后自觉有排尿感，试行排尿，畅通排出，针 1 次恢复正常。[杨书兴. 中医杂志. 1957,（6）：323.]

（2）李某某，女，29 岁。1985 年 6 月 28 日第 1 胎足月妊娠。因产妇患妊娠中毒症，全身水肿，高血压（24/16kPa）（180/120mmHg），胎儿不入盆，产程进展慢，宫缩迟缓，准备剖宫产手术，备皮插导尿管，后因胎心不正常，即又正常生产，用扩宫法及胎儿吸引器助产致会阴 III 度撕裂，进行修补。后产生排尿困难，18小时未排尿，用大量降压利尿药利尿消肿，膀胱胀大至脐下2寸，有尿意但排不出，患者极为痛苦，想用导尿管排尿，患者不愿接受。后采取针刺治疗，取三阴交一穴用泻法，捻针得气，留针20分钟，并嘱患者坐起排小便，自己用手按压小腹部，医者用水诱导，施术后20分钟自行排尿。[高姬伟. 陕西中医函授. 1987,(4): 43.]

(3) 刘某某，女，23岁，产后3天未解小便，小腹胀痛，曾注射呋塞米及施导尿术，未能奏效。投以生化汤合五苓散，1剂后，腹胀稍减，但小便仍然不解，乃改用针刺疗法，进针8分深，腹痛即止。约1分钟左右，小便即通，留针15分钟后，尿量达1500ml。

治疗方法：患者取蹲位势，意欲尿之念，选三阴交，用1.5毫针，进针1寸，强刺激，留针15分钟即可。[谢炳全. 四川中医. 1986,(11): 37.]

8. 产后腹痛

贾某某，女，23岁。1986年4月23日初诊。患者3天前在家娩下一女婴后，小腹疼痛，未作处理而逐渐加剧。查：小腹膨满剧痛，不能抚慰。自述所下瘀血黯黑成块，量少，痛时呼叫呻吟，痛苦非常，2~3分钟疼痛1次，矢气稍舒，几乎辗转难以安卧。脉见沉涩，苔薄质紫。此系新产感寒致气滞血瘀，不通则痛。适值疼痛大作，笔者即在右侧三阴交穴上施术，1分钟后即见矢气痛缓，30分钟后已能安卧。后又给生化合失笑为方煎服。次日询知，昨日处理和服药后已下瘀血数块，腹胀消除，疼痛全失。[王伟. 四川中医. 1993,(3): 50.]

9. 痛经

李某，女，18岁。1991年10月7日初诊。患者经常痛经，每次痛不可忍。第3~4天方减轻。平时靠止痛类药片缓解一时。近来止痛类药疗效不显，疼痛难忍，翻于床上，嚎啕不绝，不能自止。笔者用下述方法按压30分钟后，疼痛立除。并告诉患者痛时用此法止之，没给任何药，近见之，得讯多年痛经已经大好转，不似先前痛状。

治疗方法：患者采取坐或卧位，医生双手握住患者一只脚的踝部，让大拇指叠压在三阴交穴位上，以每分钟80~120次的频率重力点压，时间10~30分钟，一般2~3分钟左右即可减轻或消除疼痛，必要时也可在另一侧三阴交穴上施术。痛止后可根据病情给药或作其他处理。[王伟. 四川中医. 1993,(3): 50.]

10. 难产

(1) 一26岁产妇，在国立第一医院住院，其母来谈，其女已3次进出分娩室，均于中途因宫缩微弱而停顿，3日来往返于病室、分娩室之间。今晨体温38.6℃，时有腹痛，主治医生考虑到母子安全，定于次日剖宫产，其母不同意手术，来求针灸一试。午后四时至病室，见一憔悴之产妇，体温38.7℃，全身疲倦，无食欲，触三阴交穴有明显小豆大凹陷，令助手与母亲频频于该穴施灸，患者感到舒适，7~8壮后产妇退热而入睡，经脉诊为肺肝相克，施以经络治疗。嘱醒后至明晨频频施以多壮灸2~3次，必能安产，而无需剖宫。产妇于晚8时醒来，诉饥饿，进食，施灸三阴交约百壮，倦而入睡，至半夜，产妇感觉欲产，虽告知助产士而置之不顾，说“预定明天剖宫产，不可能分娩”，产妇迫不能忍，即欲娩出，其母窥之已见儿头排临，立趋告助产士，取运输车及进分娩室已来不及，行在走廊安产一男儿。[福岛弘道. 日本中医资料. 1980,(3)：11.]

（2）一28岁初产妇，预产期已超过1周，精神负担甚重，经X线检查，发现骶骨畸形突起，儿头受阻，如不进行剖宫产，母子均有危险。于三阴交施灸多壮，在过预产期之第10天，无痛安产，母子均健。[福岛弘道. 日本中医资料. 1980,(3)：12.]

11. 小儿遗尿

（1）某男，12岁，学生。每晚遗尿5次，久治未愈。针刺双侧三阴交后，感传沿脾经直上，经冲门到达外生殖器，仅针1次，3周未出现遗尿，随访3年未发。[蔡宗敏. 上海针灸杂志. 1987,(2)：1.]

（2）张某，男，16岁，学生。患遗尿症16年。症见精神疲惫，形体消瘦，面色暗淡，小便清长，舌淡苔薄白，脉沉细无力。检查：体温36.5℃，血压13.5/9.5kPa（101/71mmHg），身高150cm，体重40公斤；隐性脊柱裂(－)，尿常规：蛋白（－)，镜检无异常发现。拟诊，肾阳不足，气虚弱型遗尿。遂用山莨菪碱16g，双侧三阴交穴位封闭，1个疗程痊愈。随访1年无复发。

治疗方法：三阴交常规消毒，用5~6号封闭针头直刺2.5~3寸，待有胀、麻、沉等针感时，将药水注入，每天1次，5次为1个疗程。[刘本善. 针灸学报. 1992,(6)：42.]

（3）吴某某，女，10岁。自6岁始尿床，1~2天1次，有时一夜达2次，熟睡时难叫醒，多在梦中排尿，虽然家长晚上尽力限制喝水，但未收效，曾用中西药治疗，疗效不佳，1986年11月12日起接受本法治疗2个疗程痊愈，随访至今未复发。

治疗方法：采用32号0.5寸毫针，患者取坐位或仰卧位均可。选准穴位（三阴交），常规消毒，用二指持针柄向股骨方向平刺（针尖朝上）。全部刺入针体，露出针柄，经消毒后用胶布固定，7天为1个疗程，若行第2个疗程治疗时，将针取出，休息3天后施行，依此类推。[张茵州，等. 山西中医. 1989,5（1）：56.]

12. 小儿隐睾症

李某某，男，12岁，学生。1981年9月15日因下腹部突然剧烈疼痛1小时就诊。检查：腹软，下腹压痛不明显，左皮下孔处见有鸟蛋大小半圆形肿物隆起一个，皮肤无发红，边缘境界清楚，表面光滑，触压胀痛加剧，呈特殊的睾丸胀痛感，向腹腔、腹股沟及阴睾放射。左侧阴囊内无睾丸触及，右侧睾丸无异常。诊断：左侧隐睾嵌顿。曾采用手法按摩试图回纳腹腔，但触之疼痛加剧，给予肌内注射盐酸哌替啶50mg，疼痛有所减轻，半小时后患儿下肢伸直时疼痛又加剧，故无法徒手复位，准备外科手术，家长不同意，决定采用皮下针治疗。

治疗方法：平卧位，取左侧三阴交，以75%酒精消毒皮肤，术者以左手拇食指绷紧皮肤，右拇食中指夹持28号不锈钢毫针，针尖露出0.5寸，对准穴位，垂直快速进针达皮下，轻轻提起针体证实针尖确实在皮下层，改为平刺，针尖朝上，进针达1.5寸，不捻针。无酸麻胀针感，仅有皮下异物感。5分钟后疼痛减轻，10分钟后腹痛逐渐消失，左皮下孔处肿物消失。留针20分钟，快速平拔针。患儿当即起床，活动如常。[郭佳士. 福建中医药. 1985,(3): 19.]

13. 早期白内障

杜某某，女，68岁。1983年4月12日初诊。诉半个月来眼睑浮肿，两眼如生翳膜，擦之不去，视物不明，常觉困乏，喜闭目而坐。脉沉细，舌淡无苔。诊为气血双亏，精不养目。治以扶虚明目。取三阴交、气海施以温针。次日复诊，诉两目明显清澈，精神转佳。但畏于针刺腹部，要求只针三阴交。遂顺其意，只于三阴交施温针，经治5次，一切复常。[张世雄. 北京中医. 1985,(1): 50.]

14. 咽喉肿痛

刘某某，男。今年9月于兰州开会期间，咽喉肿痛，每以多言和吞咽为苦，咽红，咽后壁有滤泡数个，诊为咽炎。乃刺其三阴交（双）：提插泻动数秒钟，咽喉顿感舒适，咽之痛除。[张世雄. 北京中医. 1985,(1): 49.]

15. 舌本强痛

方某某，女，45岁。1977年11月21日初诊。诉3年前丈夫去世，悲痛欲绝，数月后发现舌根硬，舌下似热水烫伤样疼痛，言语不利，屡治未效，脉沉弦，舌胖，质淡，苔滑。诊为肝郁乘脾侮肾，舌脉困滞失濡。治以疏理扶羸。取双侧三阴交施以温针，1次症减，3次减半，10次而愈。[张世雄. 北京中医. 1985,(1): 49.]

16. 梅核气

刘某某，女，医师。1982年在我院进修期间，诉1年多来患梅核气，咽喉如有异物，吐之不出，咽之不下，查无阳性体征，曾服中药多剂，未曾获效。予刺其双三阴交，得气后震颤行气半分钟许，咽喉异物感消失，日后随访无复发。[张世雄. 北京中医. 1985,(1): 49.]

按语：足三阴经脉起于足，交会于三阴交穴，复出三阴交穴行于少腹，结于阴器，交于任脉，会于曲骨、中极、关元，又分行于腹、胸、脘、胁等处，依据足三阴经的循行和肝脾肾三脏的生理、病理，三阴交可治疗由于肝脾肾三脏功能失常所致的消化、泌尿、生殖等系统的病证。健脾利湿，可治泄泻、水肿；补益肾气，可治产后尿潴留、小儿遗尿、难产；行气活血，可治痛经、产后腹痛、肾绞痛；清利湿热、滋阴降火，可治三叉神经痛；疏肝理气、化痰散结，可治梅核气。在治疗上，实证者用泻法，虚证者用补法，虚寒者加灸，绞痛者可加电针。

膻中（RN17）

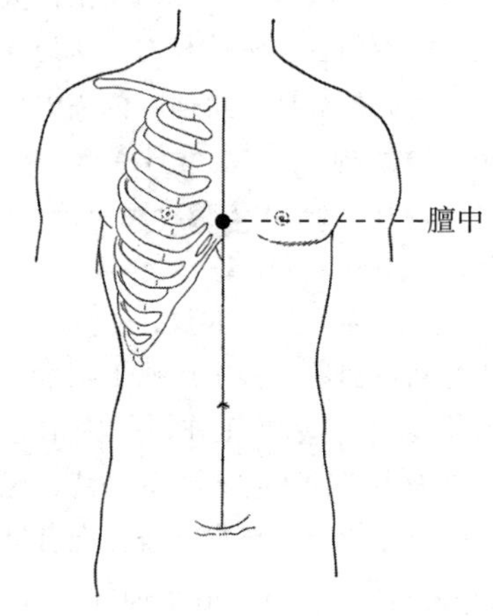

【释名】穴为心包所在处，喻为心主之宫城也，故而得名。

【异名】元儿、上气海、胸堂。

【经属】任脉。为心包之募穴，又为八会之一——气会。

【定位解剖】在两乳头之间，胸骨中线上，平第4肋间隙，仰卧取穴。局部解剖有胸廓（乳房）内动、静脉的前穿支；布有第4肋间神经前皮支的内侧支。

【功用主治】宽胸理气，止咳定喘。主治咳嗽，气喘，咯唾脓血，噎膈，胸痹心痛，心悸，心烦，产妇少乳等。

【现代研究】针刺膻中穴对心脏功能的调整有特异作用。有报道以膻中为主穴，沿皮下透向鸠尾，进针2.5~2.8寸，配内关、足三里。治疗冠心病、心绞痛总有效率为89.2%，显效为47.8%，硝酸甘油停减率93.6%。有人观察急性心肌梗死患者，以膻中、内关、三阴交为主穴，针刺后发现微血管有明显扩张（$P < 0.01$）；血中cAMP和cGMP的变化：cAMP针组与非针组针刺前后皆无明显变化，而cGMP针组针刺2小时后明显升高（$P < 0.01$）；非针组则变化不明显。说明针刺能改善急性心肌梗死患者的微循环障碍，降低心脏的前后负荷，减少心肌耗氧量，有利于缺氧时心肌的能量代谢，提高心肌收缩力，增加心血排出量，使心脏功能好转。

【刺灸法】平刺0.3~2.5寸，可灸。

【临床应用】

1. 咳嗽

（1）有一男子咳嗽，忽气出不绝声，病数日。以手按其膻中穴而应微，以冷针频频刺之而愈。［历代针灸名家医案选注：3.］

（2）某女，13岁。咳嗽10年，痰多，经多方治疗效果不佳，于1984年10月来诊。查：肺部闻及啰音，诊断为慢性支气管炎，予膻中穴注射维生素D 330万单位，未再采用其他疗法。1年后随访咳嗽咳痰消失，至今未复发。

治疗方法：患者取仰卧位，常规消毒膻中穴位的皮肤，用7号针头的注射器将维生素D 330万单位（1.0ml）全部注入膻中穴皮下，并出现皮丘，起针后用无菌棉球轻压针孔半分钟，以防药液流出皮外，注射1次即可。［李长学. 中国乡村医生. 1989,（3）：39.］

2. 哮喘

（1）蒋某某，女，30岁。1981年5月6日初诊。咳喘20余年，四季均有发作而以春秋为重。常由粉尘、寒冷、劳累所诱发。发作时先喘后咳，咳痰黄黏而有泡沫，偶带血丝，胸闷，心悸，常用止咳平喘药、抗生素及各种中药，曾在某医院做过脱敏治疗1年半，无明显效果。诊断为支气管哮喘。取膻中穴，以2%普鲁卡因、肾上腺素在膻中穴皮内作局麻，然后用手术刀切开皮肤约1cm及皮下组织，再用蚊式钳伸进切口，来回划动刺激骨膜约1分钟，然后敷以消毒纱布。治疗1次后咳喘即明显减轻，停服止咳平喘药，1周后在原切口旁再作1次割治，咳喘吐痰诸症均消失。3个月后随访无再复发。[李学武. 北京中医. 1985,（5）：42.]

（2）某女，28岁，已婚。近4年每次月经前5~7天，感胸闷气促，呼吸困难，面唇轻度发绀，经中西医抗喘药物治疗均无明显效果而于1981年8月入院。检查：呼吸困难，面唇轻度发绀，双肺可闻散在性干啰音，心（-）。实验室检查：血常规、血沉正常。胸片无异常发现，ECG正常。诊断为月经性哮喘。经输液、抗生素及皮质激素治疗3天无效而行膻中穴位植1号羊肠线，并服氨茶碱后很快缓解。此后追踪观察8年，每次月经前未再复发。

治疗方法：取膻中穴位，在1%普鲁卡因局麻下，行纵切口约1cm，然后用弯止血钳分离，剪去所有皮下脂肪组织，用刀柄反复重压膻中穴位3次，再将1号羊肠线2cm折叠植入穴位，缝合皮肤，5天后拆线。[谭智，等. 贵州医药. 1990，14（6）：345.]

3. 胸痛

（1）陈某某，女，40岁。因生气前胸疼痛3天。咳嗽、活动则痛剧，伏胸弯腰，痛苦面容，脉弦有力，诊为气滞胸痛。治以疏肝理气止痛。取膻中，用泻法，留针30分钟，行针4次，起针后疼痛减半，又针2次痊愈。[孙久合. 中原医刊. 1986,（5）：27.]

（2）刘某，女，28岁，工人。1984年4月9日初诊。胸中痹痛1年余，近10个月来不能坚持工作，每因情志不畅，或食用寒凉生冷之物尤甚，经X光、心电图检查无异常。查：患者呈慢性病容，面色苍白，情志抑郁，舌淡，苔白，脉细。于酉时取膻中穴，直接灸，每次5壮，每天灸1次，经2次灸治，症状减轻，再经3次治疗而愈。[刘炳权. 云南中医杂. 1986，7（3）：37.]

按语：灸能温通胸中经脉、通阳散寒，故能消痞止痛。八会穴之气会穴膻中，善理气机，对胸痹治疗有较好疗效。有报道用此法治疗胸痛30例，病程6个月内25例，1年以上5例，均系服药未效者，患者经1~2个疗程治疗而愈有28例，2例经治症状有所改善。

4. 突发性心动过速

朱某某，男，24岁。1978年6月初诊。患者在田间劳动，突发心烦气急，被人抬回家，邀我出诊。患者呼吸急促，满头大汗，唇指青紫，辗转翻滚，极度烦躁。脉见数疾（120次/分）。

患者平素体健，无心脏病史，诊为突发性心动过速。即予针刺治疗。首取膻中，向下斜取寸许，行平补平泻法。忽闻患者诉说已觉轻松多了。患者呼吸渐趋平静，脉搏已渐减慢。于是留针观察，隔2分钟捻转1次。不到10分钟，患者脉平气和，诸证消失。迄今数年未再发作。[朱国庆. 四川中医. 1985，3（2）：32.]

按语：膻中者气之会，心包之募。心包者心之外相也。心脏有邪，心包代而受之。心悸因劳而发作，则为“劳则耗气”，气虚“心无所依，神无所归”。故取膻中，益气宁心安神，心悸自平。然治疗时当注意手法不宜过强，否则会引起胸闷不舒。胸痹一病多因胸阳不展，气机阻滞而致。常见虚寒、痰浊、瘀血等证。本篇病案之一因患者情志不畅，食寒而甚，乃是虚寒之证夹肝气郁结，治当助阳散寒辅以疏肝理气。膻中穴为心包之募，又是气会，针之能宽胸理气，振奋胸阳，疏肝解郁，消散寒邪。故一穴即有效。《千金方》云：“膻中、天井，主胸心痛。”

5. 呃逆

（1）张某某，男，32岁。呃逆1周不止，中西医药治疗无效，采用下法1次而愈。

治疗方法：患者仰卧，全身放松，用拇指对准膻中穴，先轻后重，按压2~3分钟，呃逆顿止，以后未再复发。[徐岩，等. 浙江中医杂志. 1987，22（11）：493.]

（2）李某某，男，42岁，干部。1985年10月14日与家人争吵后突发呃逆，诊为膈肌痉挛，中西药物治疗均未奏效。于22日来我科就诊，采用下法治疗后，症状消失，4个月余随访，未见复发。

治疗方法：患者仰卧，全身肌肉放松，医者以拇指对膻中穴，先轻后重压颤2分钟左右，症状即可缓解。为了使疗效巩固，可让患者下肢伸直，双上肢向上伸时患者配合深吸气，上肢向下放时深呼气，上肢上下活动缓慢进行，这样反复3分钟左右，医者再压颤膻中穴2~3分钟即可结束手法。另4例用下法未能取得满意效果，笔者分别采用双手掌根重叠压颤膻中穴1~2分钟而愈。[朱立政. 按摩与导引. 1992,（3）：29.]

（3）马某某，男，48岁。1976年7月24日初诊。患者因患急性阑尾炎住院，作切除手术后第2天出现呃逆，喉间呃逆连声，声短而频，不能自制，进食、喝水、睡眠均受到影响。取膻中穴，用30号1寸毫针，斜刺进针，直达骨膜，进针后呃逆即止，留针1小时，呃逆未作，起针后仍安静。3小时后因食水果受寒，呃逆又作，再以前法针之又止，留针3~4小时，起针后入睡，次日清晨进食，呃逆未作。[李学武. 北京中医. 1985,（5）：42.]

6. 闭经

丁某某，女，37岁。1985年4月8日正值经期第2天，与他人打架后月经骤停，神情淡漠，倦怠乏力。经中西药治疗3个月未见好转。于1985年7月18日开始针刺膻中，治疗2个疗程，月经恢复正常，症状消失。

治疗方法：局部常规消毒后，用28号1.5寸不锈钢针呈10°~20°角向上刺入膻中穴，以刺到肌层或骨膜为宜，小幅度持续行针1~2分钟，局部出现胀、麻、痛并有轻度紧缩感，间隔5~6分钟行针1次，留针30~40分钟，每天1次，7天为1个疗程。[张仲前. 中国针灸. 1991,(5)：16.]

7. 产后缺乳

李某某，女，23岁。1990年4月2日初诊。产后第4天开始下奶，乳汁清稀，第5天乳汁渐多，但因外感风寒发热而回乳，热退后经服药未见好转，求治于针灸。患者一般状况良好，食欲佳。为高热伤津致使络不通，乳汁分泌受阻。针刺同下法，留针期间，用温针法灸膻中，10分钟后感到发胀，次日来乳汁增多，连续治疗5次而愈。

治疗方法：针入穴后轻轻捻转产生沉感，将针刺方向调向患侧，捻针使之感到乳房发胀效果佳。

按语：多年来运用膻中穴治疗乳汁缺少症120例，有效率100%，其中效果显著者占80%，多数患者1次即效。[单穴治病选萃：320.]

上关（GB3）

【释名】该穴在耳前，下关直上。相对于下关，故名上关。又少阳为主，阳明为客，如客与主人相聚，故又名客主人。

【异名】客主人。

【经属】足少阳胆经。本穴为手少阳、足阳明之会。

【定位解剖】在耳前，颧骨弓上缘，当下关穴（足阳明经）直上方取穴。局部解剖有颧眶动、静脉；布有面神经的颧眶支及三叉神经小分支。

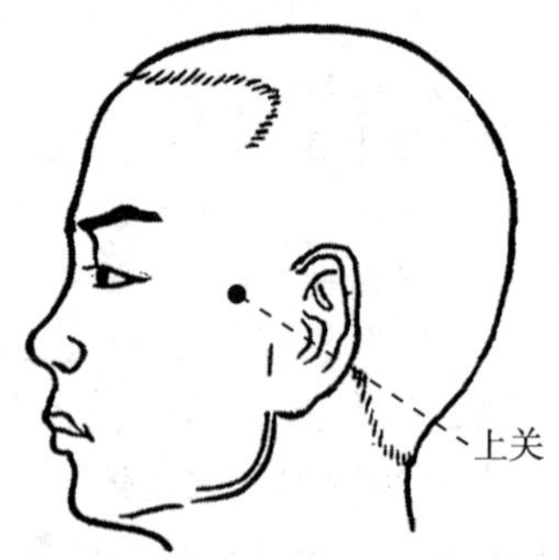

【功用主治】活血通络，利窍止痛。主治头痛，惊痫，耳鸣，耳聋，聤耳，口眼㖞斜，面痛，齿痛等。

【刺灸法】直刺0.5~0.8寸；可灸。

【临床应用】

手指麻木

王某某，女，28岁。1988年4月11日初诊。两手麻木3月余。患者4个月前，因产后不慎使用冷水洗衣，月后出现两手麻木，活动不能自如，曾到附近治疗3个月余均无效。查：舌质正常，苔薄白，脉弦缓。病因产后腠理空疏，寒邪乘虚而入，经络受阻，引起两手麻木。遂针客主人穴，进针1寸左右，捻转提插5分钟，留针10分钟，连针3次而愈。[王纪民. 四川中医. 1991, 9(4)：43.]

按语：客主人穴虽属足少阳胆经，

但手少阳三焦经亦过该穴，使两经气血相通。《灵枢·经脉》“三焦手少阳之脉……出走耳前，过客主人……是主气所生病……肩、臑、肘、臂外皆痛，小指次指不用”，手少阳三焦经气血不畅，肩臂肌肉失其濡养，故麻木不用，取客主人穴行气活血以治之。

上巨虚（ST37）

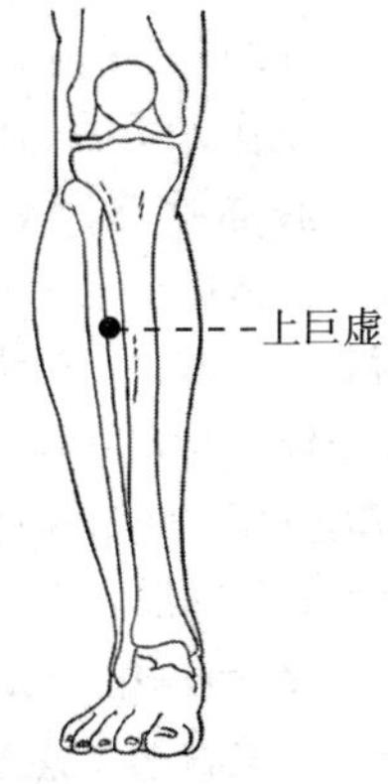

【释名】巨虚，谓胫骨外方大空虚处，穴在下巨虚之上，故名上巨虚。

【异名】巨虚上廉、上廉。

【经属】足阳明胃经。为大肠之下合穴。

【定位解剖】卧位或坐位，在犊鼻下6寸，当足三里与下巨虚连线的中点取穴。局部解剖有胫骨前肌；有胫前动、静脉，布有腓肠外侧皮神经及隐神经的皮支，深层为腓深神经。

【功用主治】调和肠胃，通络止痛。主治肠鸣，腹痛，泄泻，便秘，肠痈，肠梗阻，下肢痿痹，脚气，肩痛等。

【现代研究】

（1）对胃肠功能的影响。据报道，针刺上巨虚可使胃蠕动增强，对大肠蠕动亢进或紧张度增高者，针后可使之减弱。

（2）对巨噬细胞吞噬功能的影响。用墨汁定量比色法测定，电针家兔“上巨虚”“天枢”穴3次后，肝内巨噬细胞的吞噬能力于针后逐步增强，1周左右达到高峰，然后开始下降，2周左右下降至对照水平。

（3）对非特异性免疫功能的影响。电针家兔“上巨虚”“天枢”穴后，其血浆杀菌活力明显增强。针刺急性细菌性痢疾患者的上巨虚穴后，其血浆对痢疾杆菌的杀灭能力增强。

（4）对特异性免疫功能的影响。针刺健康人的上巨虚穴，连续12天后，血清IgG、IgA均有升高，但IgM基本无改变。对急性细菌性痢疾患者的血清总补体含量，针刺3天后较针前明显增高（$P < 0.01$）：直至针后第12天，仍有继续增高趋势。

【刺灸法】直刺0.8~1.2寸；可灸。

【临床应用】

1. 细菌性痢疾

王某某，女，68岁。1988年7月8日就诊。患者腹痛，泄泻2天。初感腹痛、泄下水样稀便，继则里急后重，便脓血，日行20次。粪便化验检查：红细胞，白细胞，脓细胞。体温39.5℃。舌红，苔黄腻，脉滑数。诊断：细菌性痢疾。治则：清热化湿、消积导滞、调和气血。取上巨虚（双），用经络电冲击治疗 20 分钟，治疗 10 分钟后患者自觉腹部发热，疼痛减轻。每日 1 次，连续 5 次里急后重消失，肉眼已不见脓血。大使 1 日 1 次，体温正常，粪便化验检查阴性，痊愈。

治疗方法：用 JJ 201 型中国经络诊疗器。打开电源开关，让患者手握输出线的一极，医者手握探头的另一极，在患者双侧下肢上巨虚穴处探测变阻点，并在变阻点上进行电冲击治疗。波形多采用疏密波。电流量用中等度或强刺激，以患者能忍耐为度。每日 1 次，每次 20 分钟，10 次为 1 个疗程。

按语：疾病变部位多在大肠，取上巨虚可通调大肠腑气，增强肠胃功能，清利湿热，调和气血。经络电冲击方法是经络学说和现代电子学相结合的产物，它不同于电针，而是在相关穴位区寻找变阻点作为治疗点。此法不扎针，而以低频脉冲电流在治疗点上治疗。无痛苦，无副作用，取穴少，男女老少皆宜。上巨虚为足阳明胃经腧穴，为大肠下合穴，因“合治内府”，又“大肠、小肠皆属于胃”，故针刺该穴可通利肠腑，治疗细菌性痢疾、肠痈等。笔者于 1988 年以来，用经络电冲击疗法对 19 例细菌性痢疾进行治疗，痊愈者 15 例，好转者 3 例，无效者 1 例。取得较为满意的效果。同时有报道该穴还可以治疗早期阑尾炎发作，慢性便秘，慢性腹泻等消化系统疾患，以及治疗肩关节疼痛效果也非常好。[单穴治病选萃：77.]

2. 肠梗阻

（1）朱某某，女，12 岁，学生。1970 年 9 月 3 日初诊。患者腹痛、未解大便 3 天，呕吐不能食，以前有便蛔虫史。查：下腹部腹痛，压痛拒按。心肺（–），肠鸣音存在，腹部透视可见液平面多处，诊断：肠梗阻。准备住院手术，邀针刺缓解疼痛，针双侧上巨虚，间歇行针，留针 2 小时，患者有便意，自行解出大便及蛔虫 20 余条，诸症缓解。[般克敬，等. 陕西中医函授. 1988,（6）：33.]

（2）马某某，男，50 岁，农民。1968 年 7 月 12 日初诊。回肠梗阻在本周内已手术 2 次，术后仍梗阻不矢气，3 天不便，腹痛呕恶，拟作第 3 次手术，患者与家庭犹豫之际，试邀针刺治疗，针刺双上巨虚，用泻法，留针 2 小时，间歇行针，渐有便意，但因腹有伤口无法用力排便，嘱家属用手指在肛门挖出一些粪块，随即解出大便而愈。[般克敬，等. 陕西中医函授. 1988,（6）：33.]

按语：运针时行泻法及留针时间长达 2 小时，是本法取效的关键。

3. 肩关节周围炎

张某，女，1987年11月20日初诊。患者自述右肩间断性疼痛 2 年，2 个月前因受凉疼痛加重，夜间尤甚。来诊前曾服止痛片，并行理疗、局部针灸等，效果不明显。查：右三角肌肿胀，肩髃穴处有一条索样的肿物，压痛明显。诊为：肩痹。属手阳明大肠经型。即针刺左侧上巨虚穴，针尖略向上，拇指向上捻转，施泻法，使针感上传为佳，每隔 5分钟行针1次，留针20分钟，在行针、留针的同时不停地活动患肩关节，1 个

疗程后肿块及疼痛消失，肩关节活动自如。随访至今，未曾发作。[田元生. 江西中医. 1991，22（5）：36.]

按语：上巨虚为大肠之下合穴，具有调整胃肠功能，行气导滞，促进胃肠蠕动，消除肠中梗阻，故治疗肠梗阻有立竿见影之效。肩痛阳明经型，病在大肠经，为邪阻经脉、经气不通所致，上巨虚属足阳明，手足阳明经经气相求，刺之可直接疏通阳明经气，为上病下取，右病左取的临床应用。刺远道穴，可方便患者在针刺过程中，活动肩关节，促进气血流通，还可以避免针刺对局部的损伤。

上脘（RN13）

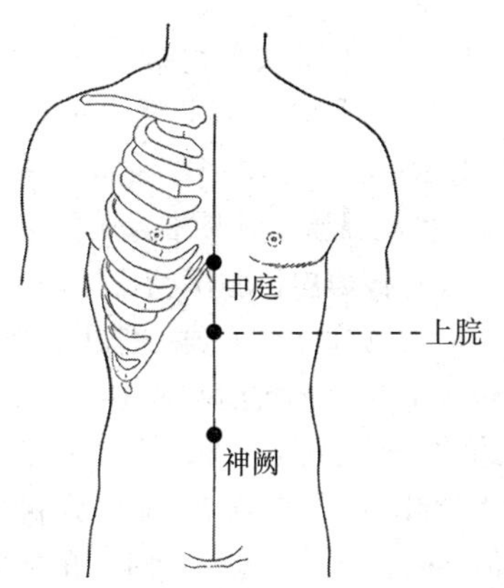

【释名】脘，指胃腑。穴近胃脘上部，故名。

【异名】胃脘、上纪、上管、胃管。

【经属】任脉。任脉、足阳明、手太阳之会。

【定位解剖】在脐上5寸，腹中线上，仰卧取穴。穴在腹白线中；深部为肝下缘及胃幽门部。神经：第7肋间神经前皮支内侧支。血管：腹壁上动、静脉分支。

【刺灸法】直刺1~1.5寸。艾炷灸3~7壮，艾条温灸15~20分钟。

【功用主治】健脾和胃，消食畅中。主治胃脘疼痛，腹胀，呕吐，呃逆，纳呆，食不化，黄疸，泄利，虚劳吐血，癫痫，梦魇等。现在常用于治疗胃炎，消化性溃疡，胃扩张，胃痉挛，胃下垂，胃扭转，贲门痉挛，食管癌，急性胰腺炎等。

【临床应用】

梦魇

一妇人因心气不足，夜夜有少年人附着其体，诊六脉皆无病。余令灸上脘穴50壮，至夜鬼来离床5尺，不能近。服姜附汤、镇心丹5日而愈。[历代针灸名家医案选注：46.]

上星（DU23）

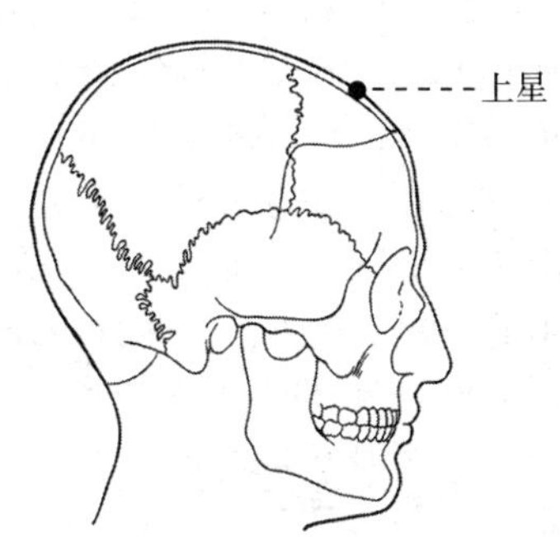

【释名】因其主治两目中痛不能视，功能升光明目，如星之居上，故名。又

解认为:《灵枢·九针论》"星者人之七窍",穴居面部七窍之上方,故名。又近额部,故称明堂、神堂、鬼堂。

【异名】鬼堂、明堂、神堂。

【经属】督脉。

【定位解剖】正坐仰靠,于头部中线人前发际1寸取穴。局部解剖有额动、静脉分支及颞浅动、静脉分支;布有额神经分支。

【功用主治】清利头目,宣通鼻窍,安神志。主治热病,疟疾,头痛,眩晕,癫狂,痫证,目赤肿痛,迎风流泪,面赤肿,鼻渊,鼻衄,鼻痔,鼻痈,小儿惊风等。

【刺灸法】平刺0.5~0.8寸;可灸及刺血。

【临床应用】

1. 失眠

叶某某,女,54岁,2003年8月10日初诊。患失眠症10余年,每天只睡3小时左右,多梦易醒,精神倦怠,时有心悸。舌淡,苔薄白,脉沉细而弱。中医辨证属心脾两虚,治以补气养血。取以直径0.3mm,长75mm毫针从上星穴沿皮透刺至百会穴,施以小幅度高频率捻转补法1min。然后留针40min,中途上星透百会再行手法1次。次日来诊,患者自诉一觉睡了5个小时。效不更方,以此方治疗2个疗程(20天),患者睡眠质量大为改观。[刘宝芳. 针灸临床杂志. 2007, 23(5): 38-39.]

2. 偏头痛

马某某,女,38岁,2005年5月26日初诊。患者患偏头痛10余年,有家族史,曾检查头颅CT示(-),诊为神经血管性头痛。此次因参加学校的一次考试,用脑过度而诱发。现左侧太阳穴、前额部、颞部跳痛,时发时止,偶有恶心。自服止痛药无明显疗效,遂请求针灸治疗。取穴:首取上星透百会,以直径0.3mm长75mm毫针从上星穴沿皮透刺至百会穴,施以小幅度高频率捻转补法1min。然后取太阳、悬颅、头维、风池、合谷,留针30min,中间上星透百会行手法1次。起针后诉疼痛消失。三诊后,患者诉疼痛时间及程度大为改善。如此治疗10天告愈。随访半年未复发。[刘宝芳. 针灸临床杂志. 2007, 23(5): 38-39.]

3. 老年腰椎退行性疾患

张某某,男,75岁,2004年10月4日初诊。患者腰部疼痛伴左小腿疼痛乏力3个月余,遇劳遇寒加重。腰椎CT示:L3-4,L4-5,椎间盘膨出,L5~S1椎间盘脱出,腰椎骨质增生。查舌淡红,苔薄白,脉沉弦。针刺取穴:肾俞、大肠俞、气海俞、秩边、委中、阳陵泉、绝骨、太溪。其中,大肠俞、秩边穴令针感放射到足部,同时辅以TDP照射。连续针刺3次后,症状稍好转但甚微。予第4次复诊时,在原穴基础上加上星透百会。以直径0.3mm长75cm毫针沿上星穴沿皮透刺至百会穴,施以小幅度高频率捻转补法1min。次日再诊,患者诉腰痛明显减轻。[刘宝芳. 针灸临床杂志. 2007, 23(5): 38-39.]

4. **颈性眩晕**

刘某某，男，54岁，某单位会计，2005年8月23日，初诊。患者头晕，时有恶心呕吐，伴颈部疼痛不适一月余。颈椎X光片示：颈椎骨质增生伴项韧带钙化。经颅多普勒超声检查示：椎基底动脉供血不足。取穴：选用直径0.3mm长50mm毫针由上星沿皮透刺至百会穴，施以小幅度高频率捻转补法1min，然后以直径0.3mm长50mm毫针针刺双侧风池、完骨、天柱及颈部夹脊以改善脑供血。连续治疗5次后，患者症状明显减轻，1个疗程（10天）后眩晕止。［刘宝芳. 针灸临床杂志. 2007，23（5）：38-39.］

5. **鼻衄**

（1）执中母患鼻衄，急取药服，凡平昔与人服有效者，皆不效。因阅《集效方》云："口鼻出血不止，名脑衄，灸上星50壮。"当疑头上不宜多灸，只灸7壮，次日复发，再灸40壮而愈。有人鼻常出脓血，予教灸囟会亦愈。［历代针灸名家医案选注：145.］

（2）刘某某，男，教师。1979年5月16日初诊。自述突然鼻出血不止，经打止血针、鼻塞纱条，血仍盈口而出。余即针上星时时捻转，3分钟血止，留针10分钟，观察半小时而血止。［卢静. 四川中医. 1985，3（3）：34.］

少府（HT8）

【释名】少，指手少阴心经；府，指神气所居处。穴属手少阴心经荥穴，居神门之后手掌中，故称"府"。

【异名】兑骨。

【经属】手少阴心经。为手少阴心经之荥（火）穴。

【定位解剖】在第4、5掌指关节后方，仰掌屈指，当小指端与无名指端之间取穴。局部解剖有第4蚓状肌，指浅、深屈肌腱，深层为骨间肌；有指掌侧总动、静脉，在第4指掌侧总神经（尺神经分支）分布处。

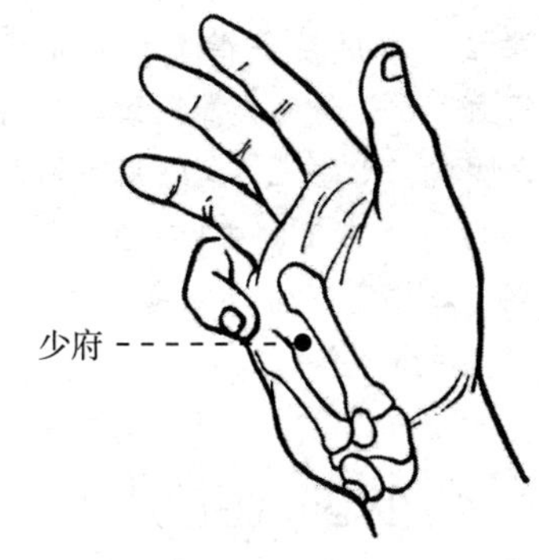

【功用主治】清心泻火，活血通络。主治心悸，胸痛，善笑，善惊，痈疡，小便不利，遗尿，手小指拘挛，掌中热，阴痒，阴挺，阴痛等。

【刺灸法】直刺0.3~0.5寸。禁用直接灸。艾条温灸3~5分钟。

【临床应用】

手指挛急

顾某某，男，58岁。1988年12月17日以中风收住我科。患者4个月前由高血压引起脑溢血，刻下：左侧肢体瘫痪，左上肢关节强硬，抬举平脐，左手挛急，屈而不伸，行走需人搀扶，语言不利，口㖞，舌质红，少苔，脉弦细。入院后在针刺其他穴位恢复肢体功能的同时，配合针刺少府穴。共针 29 次，左手柔软而不挛急，手指屈伸可握物，余症也减轻。

治疗方法：以 28 号或 30 号 1 寸毫针于少府穴处直刺 0.5~0.8 寸，行提插、捻转手法，患者有酸困、胀、痛之感，进针得气后挛急之手指即可伸直，患指柔软而不强硬。可每天 1 次或隔日 1 次。[刘群霞，等. 四川中医. 1992，10(6)：51.]

按语：中风后手指挛急为风痰阻络，气血不通，经脉失养所致。少府为心经之腧穴，心主血，刺少府可增加心主血的功能，使气血通畅，经脉得养，挛急之手指恢复正常。《针灸大成》载：少府“主手踡不伸”。

少商（LU11）

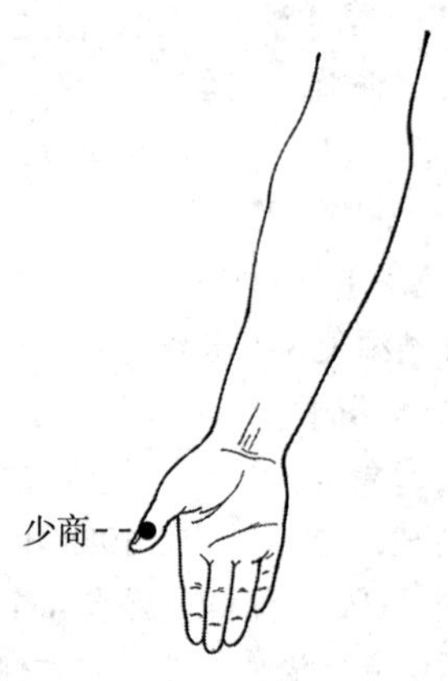

【释名】少，小也；商，五音之一，肺音为商。穴为肺之井穴，所出为井，言其脉气外发似浅小水流，故名少商。又解为：少，小；商，五音（宫、商、角、徵、羽）之一，与肺同属金。穴属手太阴肺经，位居肢体末端，脉气细小，故名。

【异名】鬼信。

【经属】手太阴肺经。为手太阴肺经井（木）穴。

【定位解剖】该穴在手拇指末节桡侧，距指甲角 0.1 寸。局部解剖有指掌侧固有动、静脉所形成的动、静脉网；布有前臂外侧皮神经和桡神经浅支的混合支，正中神经的掌侧固有神经的末梢神经网。

【功用主治】清肺利咽，开窍苏厥。主治咳嗽，气喘，小儿肺炎，中暑，呕吐，呃逆，中风昏迷，癫狂，鼻衄，喉痹，咽喉肿痛，重舌，牙痛，麦粒肿，指腕挛急等。

【现代研究】据报道，针刺少商等穴有助于一氧化碳中毒而致昏迷患者的苏醒，使血中一氧化碳性血红蛋白解离。实验证明：针刺组与对照组在针刺前后不同时期血中一氧化碳含量有显著差异。针刺组 53.8%，15 分钟后降至 25.5%；对照组由 45%降至 30%。动物苏醒时间，针刺组 4.4 分钟，对照组为 11 分钟。

【刺灸法】直刺 0.2~0.3 寸，或以三棱针点刺出血；可灸。

【临床应用】

1. 中暑

李某，女，20 岁，学生。因高热后晕厥，1999 年 2 月 20 日由他人送入诊治。检查：面色苍白，神志清醒，脉细数，舌质红，苔厚白。诊断为中暑，取中暑穴（右侧）针刺10分钟左右，患者自觉头晕、眼花、心慌等症状已基本缓解，再继续留针10分钟后患者自行站立，并自如地离去。

治疗方法：选中暑穴（少商）常规消毒后，用1寸毫针迅速斜刺入0.3~0.5寸，行捻转手法，以泻为主，待出现针感时留针10~15分钟，每3分钟行针1次，直至苏醒为止。对伴有发热大汗者，可采用三棱针点刺放血2~3滴。轻症只取一侧穴位，重症可刺双侧穴位。［常见病信息穴一针疗法：27.］

2. 呃逆

周某，男，45岁。1987年1月10日初诊。2年前因胃痛行胃修补术，愈合后出现呃逆不止症，曾服中药数剂，效果不佳，后取少商穴，直刺到有麻感为度，以中强刺激1~2分钟，有规则地改变刺激频率，反复3次。针2次后而愈。随访半年，未见复发。［吕长青. 浙江中医杂志. 1990，25（1）：21.］

3. 肿毒

唐刺史成君绰忽颔肿大如升，喉中闭塞，水粒不下3日。甄权以三棱针刺少商，微出血，立愈。［历代针灸名家医案选注：65.］

4. 小儿肺炎

徐某某，女，3岁。麻疹后合并肺炎，经当地医院抢救不效而来求治。患儿昏迷，面色灰黯，结膜反射消失，瞳孔对光反射迟钝，呼吸表浅，心音遥远，四肢不温，脉弱近无。余遂针左右少商，同时捻转，隔5分钟行针1次，15分钟后即见好转，又再按下法行针，共留针80分钟。翌日复针1次，即愈而出院。

治疗方法：穴位局部常规消毒后，以消毒之小三棱针或28号毫针，针尖略斜向上方，刺入0.1寸许。对急性肺炎高热、惊厥、呼吸急促者，疾刺疾出针，以出血为宜。若未出血者，医者可用拇指沿患儿鱼际向少商穴推压令出血；对病程长，出现呼吸困难、心衰、缺氧、休克者，需强刺激（强捻转），久留针（一般20~50分钟，多达2小时以上）。留针期间，初每5~10分钟行针1次，待复苏后每15~20分钟行针1次。［孙永春. 中国针灸. 1989,（2）：53.］

5. 咽喉肿痛

（1）太守叶，咽喉肿痛，痰涎不利，手足发热，喜冷饮食，用清咽利膈汤，不应。刺少商穴，喉少宽，痰从鼻出如胶，患处出紫血，稍宽，至7日咳出秽脓而愈。［历代针灸名家医案选注：149.］

（2）一男子咽喉肿闭，牙关紧急，针不能入，先刺少商两穴，出黑血，口即开；更针患处，饮清咽利膈散，1剂而愈。大抵吐痰针刺，皆有发散之意，故多效。尝见此证，不针刺，多致不救。［历代针灸名家医案选注：147.］

（3）吴某某，女，28岁，农民。咽喉干痒疼痛已2天。患者于3天前不慎受寒后，畏冷发热，全身不适，次日则感咽喉干痒作痛，日趋增重，饮食时疼痛明显，吞咽困难，声音嘶哑，小便短赤，无鼻塞、流涕及咳嗽现象。

服消炎药 2 天，症状未见减轻而求诊。查：体温 39℃，咽部潮红，双侧扁桃体肿大充血，未见脓点，脉浮数，苔薄黄。

治疗方法：取双侧少商穴，皮肤消毒后，用三棱针点刺出血。刺后约 10 分钟左右疼痛减轻，次日热退，咽部疼痛明显减轻，饮食流利，再针 1 次即愈［方金榜. 福建中医药. 1989,(1)：10.］

6. 鼻衄

(1) 洪某某，女，孕妇。自述右鼻孔流血不止已达 2 小时之久，立即将点燃的香烟灸右手少商穴，连续 3 次，片刻血止，后无再出血。

治疗方法：将点燃的香烟灸少商穴，至患者感觉疼痛方可将香烟离去，连续反复 3 次（若局部烫伤则涂上消炎软膏即可）。右侧鼻孔出血灸右侧，两个鼻孔出血则灸双侧少商穴。［洪宗碰. 厦门医药. 1980,(4)：44.］

(2) 常某，女，13 岁，学生。因鼻出血于 2002 年 8 月 20 日就诊。患者因经常用手指挖鼻孔，故多次发生右侧鼻腔流血不止。检查：面色红润，精神佳，右侧鼻孔处塞一棉球，有血迹，脉细数，苔白。诊断为鼻出血，取鼻衄穴（右侧）针刺加灸 5 分钟左右，鼻腔流血停止。针灸治疗 2 次，病情稳定，鼻出血停止，临床治愈。3 个月后随访未见复发。

治疗方法：取鼻衄穴（少商）常规消毒后，用 28 号 1 寸毫针迅速刺入 1 分，行捻转手法，留针 15 分钟，然后取艾灸卷点燃后熏灸患侧的鼻衄穴直到完全止血为止。但对鼻炎针刺无效的鼻腔大出血者，应选择棉球堵塞压迫法，或急送医院治疗，千万不可延误病情。轻症取患侧穴位，重症或两侧鼻腔同时出血者可取双侧穴位。［常见病信息穴一针疗法：160.］

7. 麦粒肿

王某，男，16 岁，学生。以左眼红肿疼痛 2 天来诊。查：左上睑水肿，尤以外眦部为甚，扪之可及 4mm × 4mm 大小硬结，触痛，睑结膜局限充血，余均正常。诊断：麦粒肿（左上）。于少商（左）点刺放血，嘱局部冷敷，2 天后水肿、硬结消失，痊愈。［顾文斌. 陕西中医函授. 1990,(2)：47.］

按语：麻疹热毒不能表散，郁于肺脏可致小儿肺炎，因小儿脏腑嫩，热毒熏蒸，伤阴耗血，易成肺炎重症、危症；麦粒肿俗称“偷针眼”，为风之邪客于眼或脾胃热毒瘀滞眼皮肤经络所致；鼻为肺之窍，足阳明胃经“起于鼻……下循鼻外”，风热犯肺或胃火炽盛，热邪上迫肺窍可成鼻衄；咽喉肿痛（急性扁桃体炎）中医称为“喉痹”“乳蛾”，也多为风热熏灼肺系所致。

以上诸症皆与风热、热毒有关，少商为手太阴肺经井（木）穴，刺之或点刺出血能疏风清热、解毒消肿、苏厥开窍，治疗由风热引起的各种病；又太阴与阳明相表里，肺经与脾经又同属太阴，刺少商在清肺经的同时，又可治疗因脾胃热毒引起的麦粒肿和胃热上迫所致的鼻衄。《肘后歌》云：“热毒流入心肺腑，须要金针刺少商”；《杂病歌》也云“咽喉肿毒又闭塞，水粒不下合谷得，少商兼以三棱针”。

少泽（SI1）

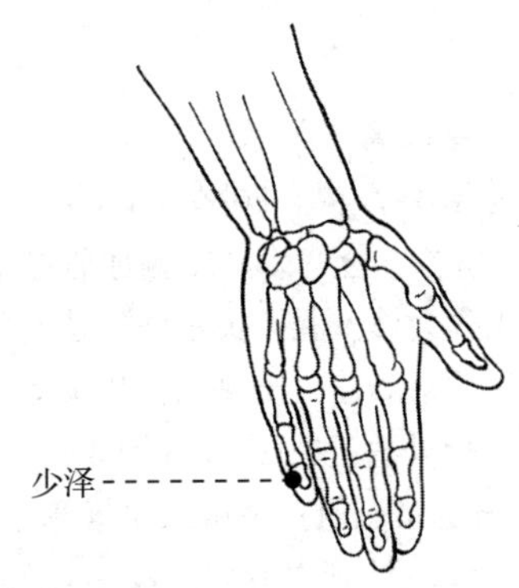

【释名】少，小也；泽，润也。穴为手太阳小肠之井，小肠主液，井穴脉气始出而微小，液有润泽身体之功，故名少泽。

【异名】小吉、小结。

【经属】手太阳小肠经之井（金）穴。

【定位解剖】该穴在手小指末节尺侧，距指甲角0.1寸（指寸）。局部解剖有指掌侧固有动、静脉，指背动脉形成的动、静脉网；分布有指背神经和指掌侧固有神经（尺神经）。

【功用主治】清热利咽，通乳苏厥。主治头痛，目翳，咽喉肿痛，乳痛，乳汁分泌减少，昏迷，还用于耳聋，耳鸣，鼻衄，项强，疟疾，黄疸等。

【现代研究】据报道，针刺少泽、膻中，可使缺乳妇女血中生乳素含量增加。电针少泽穴使垂体后叶催产素分泌增加。

【刺灸法】斜刺0.1寸，或以三棱针点刺出血；可灸。

【临床应用】

1. 尺神经疼痛

何某某，女，39岁。1989年8月11日就诊。诊断：右尺神经痛。患者有颈椎增生病史已2年，颈部有时疼痛，活动不便，近6天来右手从肘部以上开始沿尺侧到小指尖疼痛，有时肩部亦疼，夜不能睡，触痛明显。即按下法治疗，出血约1ml，每天1次，连续5次，疼痛明显减轻。又隔2~3天1次，疼痛消失，观察4个月无复发。

治疗方法：先揉搓小指数10次，使之充血，消毒后即以细三棱针点刺少泽穴，挤出血约0.5~1ml。

按语：近40年来用该穴放血治疗尺神经痛、尺神经麻痹有良效。尺神经痛多为颈椎疾病压迫所致，而麻痹多由外伤引起，在小指未挛缩前皆收效较快。每隔1~3天放血1次，5次为1个疗程，疗程间休息5天，共治2~4个疗程，多能改善症状。［单穴治病选萃：106.］

2. 小儿呃逆

陈某，女，3岁。1990年4月13日就诊。早饭后遇凉风吹，卒发呃逆，不能自止。遂以右手拇指、食指捏压患儿左少泽穴，以患儿能够耐受为度，当即呃止，继续按压1分钟巩固，未再发。［陈国献，四川中医，1990，（11）：52.］

按语：少泽属于手太阳小肠经穴，手太阳小肠经下膈、抵胃，故少泽可平降胃气，使呃逆停止。

申脉（BL62）

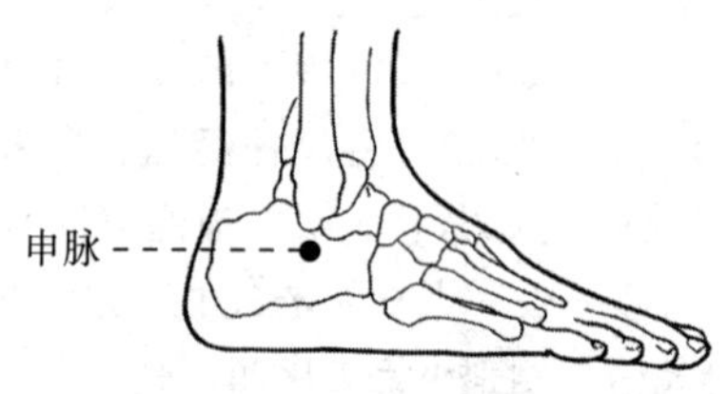

【释名】申，与伸通，含伸屈跷捷之意；脉，指阳跷脉。穴通阳跷脉，为阳跷所生，故名。

【经属】足太阳膀胱经。本穴为八脉交会穴——通阳跷脉。

【定位解剖】于外踝正下方凹陷中取穴。局部解剖有外踝动网；布有腓肠神经的分支。

【功用主治】安神定惊，强腰利膝。主治痫证，癫狂，中风不语，半身不遂，口眼㖞斜，角弓反张，头痛，目痛，项强，眩晕，失眠，腰腿痛，足胫痛，不能久立坐，脚气，泄泻等证。

【刺灸法】直刺 0.2~0.3 寸；可灸。

【临床应用】

1. 急性泄泻

周某，男，42 岁。1987 年 6 月 11 日初诊。自述 1 天前因食生冷，当晚即泄泻 4~5 次，粪便稀薄如水样，伴腹痛、肠鸣。检查：体温 36.8℃；脉搏 85 次 / 分，血压 14.7/10.7kPa（110/80mmHg），腹平软，脐周有轻度压痛。舌淡苔白腻，脉弦。大便常规：白细胞（++）。诊断：急性泄泻（寒邪侵袭肠胃）。即给予艾条灸双侧申脉穴，每穴 10 分钟，1 次而愈。

治疗方法：患者取坐位或仰卧位，取双侧申脉穴（外踝下缘凹陷中）：以艾条施雀啄灸使患者局部有温热感而无灼痛为宜，每穴灸 10 分钟，每天 1 次。[张登部，等. 四川中医. 1989，7（3）：封底.]

2. 肾绞痛

杨某某，男，26 岁。1980 年 7 月 16 日 9 时 45 分就诊。因输尿管结石绞痛，相邀会诊。鉴于灵龟法针法对痛症的治疗效果颇佳，于是决定用灵龟八法进行治疗处理。7 月 16 日为庚寅日，9 时 45 分为辛巳时，灵龟八法推算为“申脉”开穴。针刺申脉穴，痛缓而渐止。[姚康义，等. 武汉市中医医院院刊. 1980,（2）：30.]

3. 小儿泄泻

（1）某女，16 个月。腹泻 3 个半月，大便如水，完谷不化，日 10 数次，腹胀。查：大便常规示脂肪球（+++）。推拿 1 周效不显，服婴儿散等药脂肪球降为（+），大便次数仍在 8 次以上。灸申脉穴 1 次，便质变稠，次数减少到每天 3~4 次，灸 4 次痊愈。再灸 2 次巩固疗效。

治疗方法：用艾条悬灸申脉穴 10~20 分钟，以局部发热发红为佳，每天 1~2 次。为避免患儿不配合，可在患儿睡眠时灸治。[粘芙蓉，等. 针灸学报. 1992,（6）：38.]

（2）周某某，男 2 岁。自述 1 天前因饮食生冷，当晚即泄泻 4~5 次，便稀如水样，伴腹痛肠鸣。舌淡，苔白腻，脉弦。查大便常规，白细胞（++）。诊为急性泄泻，寒邪侵袭肠胃。即予艾条灸双侧申脉穴，每穴10分钟，1次而愈。

治疗方法：患者取坐位或仰卧位，点燃艾条后于双侧申脉穴施雀啄灸法，使患者局部有温热感而无灼痛为宜，每穴灸10分钟，每天1~2次。[张登部．中医杂志．1988，29（11）：7.]

4. 目内眦疼痛

宋某，男，40岁。右侧内眼角疼痛7天。自诉原因不明感右侧内眼角疼痛，呈刺痛感，视物尚清，但不耐久视，入暮则痛甚，重则影响睡眠。查：右目白睛内侧可见红丝，目内眦压痛，舌淡红，苔薄黄，脉象稍紧，辨为邪客跷脉，阻络内眦。治当直取跷脉，疏络蠲邪。取申脉（右），用平补平泻手法，得气后行针3分钟，留针30分钟，行针3次，针后目内眦压痛消失，患者自感目爽。半月后告知，仅此1次治疗即愈。[解乐业．针灸学报．1993,（1）：31.]

按语：申脉穴乃足太阳膀胱经穴，八脉交会穴之一，为阳跷脉起始处。盖泄泻多由肠胃虚寒，复感寒湿之邪，导致运化失常为病。故申脉穴可温补阳气，通调六腑，调和肠胃，阳气充则水津四布，小便通利，湿滞去而大便转实。

身柱（DU12）

【释名】身，身体。柱，支柱。穴当两肩胛冈之间，为背部负重支撑处。

【经属】督脉。

【定位解剖】俯伏或俯卧，于后正中线，第3胸椎棘突下凹陷中取穴。布有第3胸神经后支的内侧支和第3肋间动脉后支。

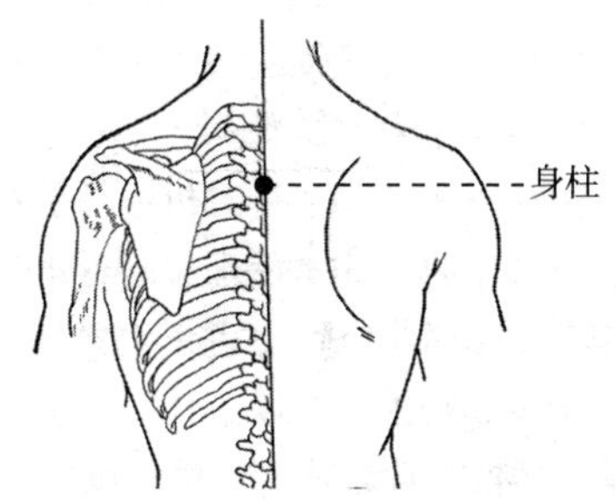

【刺灸法】向上斜刺0.5~1寸。艾炷灸3~7壮；或艾条灸5~15分钟。

【功用主治】宽胸理气，清热止痉，祛邪解毒。主治感冒身热，咳嗽，气喘，疟疾，腹痛，惊厥，癫痫，脊背强痛，肾绞痛，疔疮，百日咳，支气管炎，肺炎，肺结核，癔症等。

【临床应用】

1. 感冒发热

田某某，男，50岁。感冒发热2天，高热不退。2天前因着凉而患感冒，出现发热，恶寒、头痛、无汗。体温38.9℃，持续不退，口服对乙酰氨基酚片、静脉点滴青霉素无明显好转。诊见：面赤，舌淡，苔薄白，脉浮数。体温38.7℃，咽微红，扁桃体稍大。

治疗方法：取28号2寸毫针于身柱穴常规消毒后直刺，以有酸麻胀感为度，留针20分钟。针后症状逐渐好转，10分钟后汗出，热退身凉，全身感到舒服病愈。次日已上班。[田维柱．针灸

学报. 1992,(2)：40.]

2. 疟疾

张某某，女，28岁。患者妊娠3月余，又连日发生时冷时热症状，被诊为疟疾。由于妊娠不敢服用抗疟药物，遂来就诊。依下法针治、推拿1次即控制发作，次日又依法治疗1次而获痊愈，随访4年未见复发。

治疗方法：①治疗时机：一般在发作前1~2小时治疗，最理想的时机是在发作前1小时半。②患者正坐，背向术者，于第3胸椎下按取身柱穴（多数有压痛）。常规消毒后，左手将腧穴部位皮肤捏起，右手持三棱针点刺0.1寸许，随即以一手小鱼际按于患者风府穴部位，另一手的小鱼际按于尾骶部，两手同时用力推向针孔，如此反复推10次左右，推毕从针孔挤出3~5滴血液，擦净。[刘长修. 中国针灸. 1985，5（4）：8.]

3. 腹痛

吴某，男，11岁。1990年9月27日初诊。自述喝凉水后突发腹痛，恶心。病发10分钟来诊。患儿哭闹不安，脐上轻度压痛，其他无异常。用下法治疗1分钟痛止，待治疗完毕，诸症消失。嘱忌生冷，追访未再复发。

治疗方法：患者取坐位或侧卧位，双手抱胸，定出3~4胸椎间隙，医者拇指指尖与病者脊柱呈直角，甲面面向头缓缓加压，待感到椎体松动，椎间隙增大时持续按压2~4分钟，而后用拇指指腹轻揉所压之处1分钟。注意按压时用力不可过大以防指甲损伤皮肤。小孩按压持续时间以2分钟为宜。[李长城. 新中医. 1992，24（10）：34.]

4. 肾绞痛

刘某，男，40岁。1989年10月初诊。进城购物时突发右侧腰腹部绞痛，向会阴及右大腿内侧部放射，痛甚时伴呕吐。原有腰痛及血尿史，曾疑为肾结石。查：右肾区明显叩痛，面色苍白，汗出，恶心频频。考虑为肾及输尿管绞痛。按压身柱穴4分钟后缓解，12小时后复发，查小便见红细胞（+++），白细胞（+），上皮细胞少许，蛋白（±）。血常规正常，双肾B超见右肾盂积水。腹部平片，无阳性发现。转用中药加总攻疗法，住院治疗18天，排出0.2cm×0.5cm黄褐色结石1粒。复查肾脏B超，积水消失。

治疗方法：同案3。[李长城. 新中医. 1992，24（10）：34.]

5. 癔症性失语

许某某，男，31岁，工人。1983年2月13日初诊。家属代诉：1个多月前，因和邻居纠纷，精神受到刺激，突然不能说话，经几处医院诊治，未见效果，特来急诊。患者面容呆滞，抑郁不欢，不能言语，舌苔薄，脉弦滑。此乃郁怒难伸，肝木不能遂其条达之性，气失疏泄，反侮肺金，痰气交阻而致。治之以理气宣肺化痰之法。取身柱穴，以告痊愈。[郭耀康. 山西中医. 1985,(3)：28.]

6. 百日咳

（1）孙某某，女，4岁。主诉：阵咳已15天，现一昼夜咳8~10次，日轻夜重，咳时面红耳赤，有回声，不呕吐，咳后吐出白色黏液样痰。有百日咳接触史。曾服合霉素合并磺胺乳剂。也曾用针灸治疗，连续4次，但均未见效。查：体温36.6℃（肛），咽红，两肺呼吸音稍粗糙，其他无特殊发现。实验室检查：血白细胞18.7×10^9/L，中性0.18，淋巴0.79，酸性0.01，单核球0.02。用拔火罐治疗，连续3次即愈。2个月后随访，未复发。

治疗方法：取身柱穴。用普通白雪花膏瓶，口径3.7cm，高6.4cm，以普通卫生草纸作燃料（每次用1/8张）。拔前，先于局部放一块面片；（做成圆形薄片，略大于瓶口径）：以防烫伤。每次拔15分钟，如感剧烈痛者（一般不太疼），则可用手指将瓶口边皮肤压下，使稍有空气进入，即可减低负压，而减轻或消除疼痛感。治疗每隔2~3天1次，每次拔后局部有红肿及小的皮下出血点，经1~2天即可消退，无妨。[丁荣华，等. 中级医刊. 1960，(1)：23.]

（2）妻某某，男，5岁。1969年3月19日初诊。阵发性痉挛性咳嗽1个月。初期轻微咳嗽，流清涕，服感冒药治疗7天，咳嗽逐渐加剧，日咳10余次，每次持续咳嗽10~20声，有时咳后呕吐或咳呛出血。检查：心肺胸透无异常，体温37℃，白细胞18×10^9/L。诊断：百日咳。按下法治疗，挑刺、拔罐间日1次。挑、拔2次后咳嗽明显减轻，次数减少到5~10次/日。共治疗4次，症状消失。

治疗方法：取身柱穴局部常规消毒后，用三棱针挑刺出血，并用口径为1.5~2cm之火罐拔5~10分钟，隔天治疗1次。[针灸临证集验：223.]

神道（DU11）

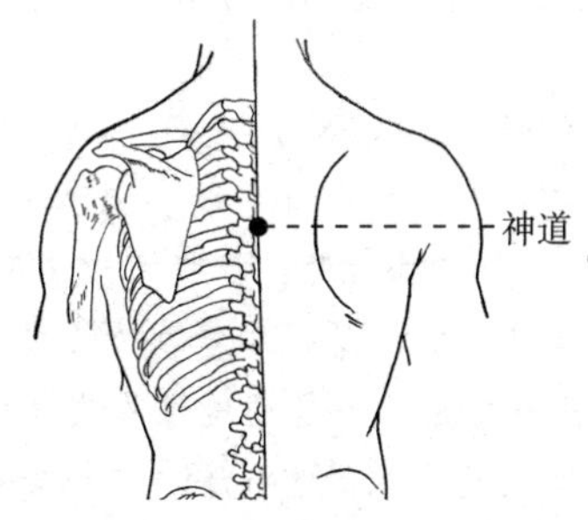

【释名】《管子·枢言》"道之在天者日也，其在人者心也。神道者，胸中之神气乃日与心之义也"；至谓其平齐心俞，下接灵台，为心神出入之道路，则其次焉。

【经属】督脉。

【定位解剖】在背部，当后正中线上，第5胸椎棘突下凹陷中。在腰背筋膜、棘上韧带及棘间韧带中；有第5肋间动脉后支，棘突间静脉丛；布有第5肋间神经后支内侧支。

【功用主治】心痛，惊悸，怔忡，失眠健忘，腰脊强，肩背痛，咳嗽，气喘。

【刺灸法】斜刺0.5~1寸。

【临床应用】

多梦

高某，女，25岁。1989年6月7日就诊。诊断：多梦。患者于攻读研究生中，功课繁忙，又准备出国英文考试，虽记忆力尚好，能入睡，但是梦多，通夜睡眠不宁。用细三棱针点刺该穴位皮肤后，拔罐吸出血约 15ml，隔 2 天 1 次，4 次后，梦明显减少，又 5 次后睡梦基本消失，考试成绩佳。

治疗方法：用三棱针点刺穴位皮肤后拔罐，并留罐 20~30 分钟，吸出血 10~25ml。

按语：用刺络放血，能改善多梦、神经官能症、抑郁症症状，隔 2~3 天 1 次，5 次为 1 个疗程，疗程间休息 5 天，需 2~4 个疗程。治疗多梦收效较快，在 1 个疗程之后，多数病例可收到良好效果，有的达到无梦的程度。神经官能症及抑郁症，治疗 2~4 个疗程之后，能使紧张思维放松，逐渐活跃起来，主动对周围事物感兴趣。[单穴治病选萃：340.]

神门（HT7）

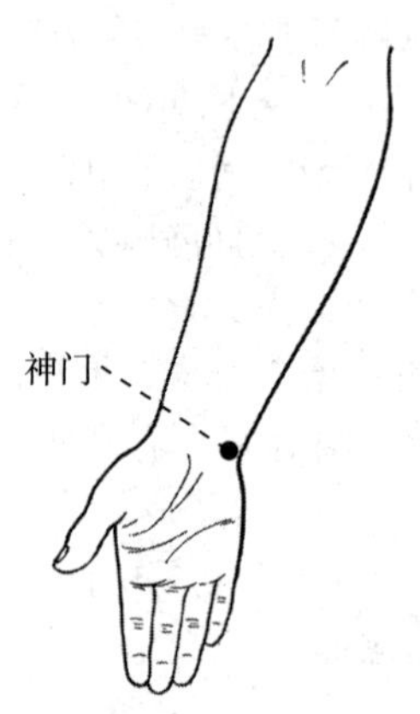

【释名】心者，君主之官，神明出焉，心藏神，主神，穴为心气出入之处，故名。

【异名】兑冲、中都、兑骨、锐中。

【经属】手少阴心经。为手少阴心经之输（土）穴，又为心经之原穴。

【定位解剖】仰掌，在尺侧腕屈肌腱的桡侧，腕横纹上取穴。局部解剖有尺动脉，布有前臂内侧皮神经，尺侧为尺神经。

【功用主治】补益心气，镇心安神定志，清热开窍。主治心痛，心烦，恍惚，健忘，失眠，嗜睡，惊悸，怔忡，痴呆，悲哭，癫狂，痫证，目黄胁痛，掌中热，呕血，吐血，大便脓血，头痛眩晕，失音，咽干不嗜食，失音，喘逆上气，足底痛等。

【现代研究】

（1）据报道，当给家兔注射垂体后叶素造成急性心肌缺血时，针刺“神门”。可明显缩短心动过速的恢复时间，减轻心电图波形损害程度。临床研究也表明：针刺冠心病、心绞痛患者的神门穴，可使 P 波、R 波、P–R 间期和 Q–T 间期的持续时间延长。

（2）据报道，当给狗注射垂体后叶素造成垂体性高血压时，刺“神门”有明显降压作用。

（3）据报道，以神门、阴郄、通里、百会、大陵等穴针治癫痫，可使部分病性脑电图趋向规则，或使病性脑电波电位降低。

（4）据报道，针刺神门可增强肺功能，使肺通气功能增强，对心源性喘息，针刺神门可立刻降低呼吸频率。

【刺灸法】直刺 0.3~0.5 寸；可灸。

【临床应用】

1. 失眠

李某，男，29 岁。1981 年 5 月 24

日就诊。半个月前工作紧张且精神创伤而突发失眠，日渐加重，服安眠镇静类药物仅能浅睡 2~3 小时，醒后头晕胁胀，自觉紧张，口咽干，近夜通宵不寐。查：面目赤，倦容，唇干，舌红少津，苔薄黄，脉弦数。诊断：单纯性失眠症。治疗经过：取卧位，如法针神门，留针时有睡意，30 分钟后起针。当夜未服药自然入睡，7 小时醒后解乏，头晕消失。共针 2 次治愈，月后随访，睡眠正常。

治疗方法：用 1 寸毫针刺入 6~7 分，行捻转兼提插，产生酸、麻或触电感传至肘或小指为宜。刺入皮下后，治虚证针尖偏向掌，治实证针尖偏向肘。留针 30 分钟。亦可用艾条睡前作温灸。

按语：本病例系情志不畅心神不安，故睡卧不宁。针刺神门穴能清心宁神，而获愈。针灸神门穴治疗 84 例单纯性失眠（失眠 1 周以上，不伴有其他疾病，主要表现入睡难、睡眠短、多梦、早醒），治愈 76 例，有效 3 例，无效 5 例。[单穴治病选萃：104.]

2. 嗜眠症

钱某某，女，29 岁，农民。1982 年 4 月 12 日初诊。患者于 1 年前常感困倦，时时欲睡，并逐渐加重，以至难以控制，每每急不可待，不择地点而坐卧入睡，呼之能醒，醒后又睡。曾多处就医，查脑电图未见异常，叠进中西药物收效不显，甚为苦恼。

治疗方法：取神门穴（双侧）：消毒后以 28 号 1 寸毫针刺入，行泻法，得气后留针 30 分钟。每 5 分钟行针 1 次，每天针刺 1 次。如法针刺 7 次后虽有困意，但可以控制。共治 10 次获愈。随访 2 年余未见复发，可正常劳动。[陈福连. 江苏中医. 1985,(11)：38.]

3. 癫证

耿某某，男，38 岁。1982 年 2 月 28 日就诊。诊为癫证。代诉，患者数月前因与邻人发生争执，甚受委屈，发为是症。诊见患者神志痴呆，目不转睛，喃喃独语，语无伦次，脉弦滑。治以神门透大陵，平补平泻，留针片刻，患者即喜笑颜开，神志如故。患者唯恐日后再犯，请求再针 2 次，从此未犯。

治疗方法：用 28 号 1.5 寸针向大陵方向刺入 1~1.3 寸，以透刺至大陵穴为度。笔者运用神门穴治疗各种神志疾病，取得良好效果。针刺方向为自己所创。与诸书记载不同。

按语：笔者遵《灵枢·九针十二原》："五藏有疾，当取之十二原"之明训，多年来每遇到心神失常之疾病，必以神门为主穴，都取得了较满意的疗效。注：神门穴国家标准取法：在腕部，腕掌侧横纹尺侧端，尺侧腕屈肌腱的桡侧凹陷处。[单穴治病选萃：105.]

4. 踝关节扭伤

黄某，女，31 岁。1988 年 11 月初诊。右踝关节疼痛 5 天。5 天前走路不慎扭伤右踝部，当时疼痛难忍，曾到外科封闭 2 次，又用正骨水、云香精外擦，仍不见效。检查：右踝关节内侧稍肿胀，压痛明显，背伸、跖屈受限。X 线片未见异常。经针刺对侧（左）神门穴，留针 30 分钟，出针后疼痛消失，患足活动自如。

治疗方法：取患处对侧神门穴或阳谷穴。取神门穴时仰掌，取阳谷穴时屈腕。常规消毒后，用 1 寸毫针快速进针。针神门穴时，针尖向大陵穴方向斜刺。提插捻转，得气后留针 30 分钟。留针 5 分钟嘱患者做跳跃动作，每天 1 次。[侯士文. 广西中西药. 1991，14（4）：171.]

5. 足心痛

一患者左足心（相当于涌泉穴处）疼痛 1 年余，疼痛沿足少阴经之脉上行至内踝与跟腱之间，只能以前足掌着地步行，足跟履地时疼痛加剧，并有筋牵掣痛，经内外各科治疗未效。X 光摄片亦未见有跟骨骨刺。余意“足少阴之脉起于足小趾下，斜走足心……循内踝之后，别入跟中”。乃以下病上取之法，取同名经手少阴心经之神门穴（左）。针后疼痛立止，步行如常，仅针 1 次而愈，随访无复发。[陈作霖. 上海针灸杂志. 1986,（4）：10.]

6. 线型扁平苔癣

毛某某，女，39 岁。2 月前，在胆囊摘除术后第 2 天，左手腕内侧（即神门穴处）出现一小块皮疹，不日即沿臂、肘内侧后缘向上呈现 0.2~0.5cm 之带状蔓延，过腋前皱襞上胸，至乳房 5cm 处；向下从腕部过掌尺侧缘。皮损区呈暗红色，丘疹已相互融合，搔痒。临床诊断为线型扁平苔癣。因病与手少阴心经之循行基本一致，诊为“循经综合征 – 手少阴心经征”。

治疗方法：采取交叉取穴法。针右侧神门穴 70 次。上述痒感完全消失，苔癣样病变基本消退，仅遗留少许色素沉着斑点。[陈克勤. 吉林中医药. 1981,（1）：14.]

按语：神门，为手少阴心经之输、原穴，具有安神之功效，是临床治疗失眠、心悸等的常用穴，阳入于阴则寐，若阴分过多则嗜睡，泻神门可泻阴气振心阳，使心之阴阳趋于正常和调。足心属肾经分布部位，手足少阴经气相通，下病上取，刺神门可疏通足少阴经气，使足底痛缓解。扁平苔癣，为皮肤病，《内经》中有“诸病痒疮，皆属于心”之记载，本证的发病部位又恰在手少阴心经之循行经路上，刺神门一方面安神以止痒，另一方面活血以消疹，故疗效满意。

神阙（RN8）

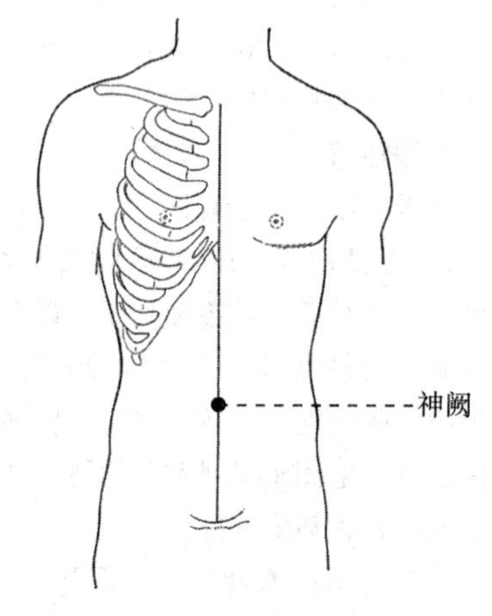

【**释名**】因穴当脐中，胎儿从母体获取营养而具形神，喻为元神之阙门，

故名。

【异名】脐中、环谷、气舍、维会。

【经属】任脉。

【定位解剖】仰卧，于脐窝正中取穴。局部解剖有腹下动、静脉，布有第10肋间神经前皮支的内侧支。

【功用主治】温补下元，回阳固脱，调理肠胃。主治中风虚脱，四肢厥冷，尸厥，形惫体乏，绕脐腹痛，水肿膨胀，脱肛，泄利，便秘，小便不禁，五淋，妇女不孕等。为临床急救穴之一，但宜多灸。

【刺灸法】禁刺；可灸。

【临床应用】

1. 哮喘

刘某某，男，66岁。1981年7月20日初诊。患喘息20余年，每遇烦劳加重，气短而不续，喘息时伴大汗出，经常怕冷。初诊时仍穿棉衣，平素形体消瘦，精神疲倦，面色青黯，面部、目窠略有浮肿，舌质淡，脉沉细。用下法温肾纳气。大灸神阙2次，大汗辄止。灸6次后喘息顿减，经20次如法施灸即能平卧，精神和体力明显好转。是年冬季亦无犯病。

治疗方法：先用凡士林涂脐中，再用麻纸置于穴上，纸中央（即穴中心）放3~5mm厚的小颗粒青盐，然后用压舌板压平，放置大艾炷（下宽1~1.5cm，高2cm）。［梁波．陕西中医函授．1986，（3）：31．］

按语：神阙一般不作针刺穴位，可用于间接灸，最常用的是隔盐灸，功效温肾壮阳，回阳固脱。

2. 过敏性哮喘

王某某，女，35岁。自述感冒引起哮喘20余年未愈。面颊红润，形盛，咳喘多痰，喉鸣、喉痒，上脘痛，泄泻，无论冷热均发病。月经正常。查出过敏源，但无良法。病退在家，曾服中西药少效，教试自我拔罐，3个月拔罐57次，病愈上班。

治疗方法：准备玻璃罐头瓶1个，大于脐眼的塑料瓶盖1个，酒精棉球若干，装瓶备用。治疗时用1枚大头针扎入塑料盖，将酒精棉球插到大头针尖上点燃，立即将玻璃瓶罩在上面。待吸力不紧后，一手向一边斜拔罐，一手把贴罐口的皮肤往下按，空气即进入罐内可取下。可连拔3次，或1次。3天为1个疗程。若拔罐后水疱，可涂上紫药水。1个疗程完后停3天。病不愈可再拔火罐。荨麻疹1~3个疗程：过敏性鼻炎5~7个疗程，哮喘视病情轻重而定。另一个拔罐参考经验是：患者自觉火罐吸上脐眼无抽样感觉即停止拔罐，可达到病愈目的。

按语：1968年我访得一位民间医生运用神阙穴治荨麻疹有67年经验。我学得此法后治荨麻疹、过敏鼻炎、哮喘总计1357例，疗效满意；拔罐治哮喘65例，痊愈42例，发作次数减少、症状减轻23例。神阙穴拔罐，我们初步体会，认为有强壮和抗过敏的作用。功效能回阳固脱，调理气机，健脾胃，固根本。拔火罐温真阳，振脾阳，补气育阴，敛气平喘，扶正祛邪。真阳足则肺气实，邪不可干。阴血足则虚风消。

阴平阳密，脉气调和，气不逆动，喘咳自愈。[单穴治病选萃：303.]

3. 呕吐

姜某，男，37岁。酒后感寒突发呕吐，起病急骤，每隔半小时呕吐1次，均为胃内容物，兼发热恶寒，舌苔薄白，脉浮紧。证属感受风寒，扰动胃腑。遂取吴茱萸5g研为细末，以酒和为泥状，摊纸敷脐，半小时后呕吐停止，神气清爽而愈。[马凤友. 云南中医杂志. 1992，13（1）：41.]

4. 呃逆

肖某，男，45岁。每于感寒则呃逆不止，呃声沉缓有力，得热则减，厌食冷物，舌苔白，脉迟缓，此为胃中寒冷。遂用丁香5g为末，以醋调为泥状，摊纸敷脐，15分钟后，呃逆停止。按此法每晚1次，共用半月，数年沉疾竟愈。[马凤友. 云南中医杂志. 1992，13(1)：41.]

5. 晕车

郑某某，女，学生。每乘汽车均发生严重晕车呕吐现象。此次乘车一整天，因事先在脐部贴了伤湿膏未发生呕吐，只有轻微的恶心现象。

治疗方法：在乘车前先用伤湿膏贴好脐窝，如乘车超过1天，第2天必须另换1张贴上。[吴以繁. 广西中医药. 1978,(1)：31.]

6. 胃脘痛

鲍某，女，38岁。于晚饭后暴饮冷水，至深夜时突觉胃部剧痛，痛苦异常，呈阵发性发作，大汗出，面色苍白，畏寒喜暖，得热痛减，舌苔白，脉弦紧。家属代诉平时有多次发作，经检查无异常发现，多次用药未能根治。施用敷脐法温胃散寒，行气止痛。遂用独头蒜1个，鲜姜4片，共捣至泥状，摊纸敷脐，30分钟后，自觉脐部温暖，有气流窜动，1小时后痛止，起居如常。[马凤友. 云南中医杂志. 1992，13(1)：40.]

7. 腹痛

（1）予旧苦脐中痛，则欲溏泻，常以手中指按之少止，或正泻下，亦按之，则不痛，它日灸脐中，遂不痛矣。[历代针灸名家医案选注：9.]

（2）蒋某某，男，36岁。1967年秋天，某日中午吃饭时，突然肚腹绞痛难忍，跑医院急诊室呼救，余进行检查，无阑尾穿孔及胃穿孔症状。诊毕，令仰卧，神阙消毒后，直刺1寸，泻之，疼痛立止。[承邦彦. 针灸学报. 1992，8（5）：38.]

（3）张某，男，56岁。1978年7月10日初诊。患肝硬化10年，腹痛半月余，尤以夜晚痛甚，痛如针刺，伴有腹胀、气短、大便秘结、小便短少、纳呆喜暖。查：腹部膨隆如覆盆状筋暴露，皮色晦暗有瘀斑，四肢不温，舌紫暗，苔黄厚，脉沉细涩。诊断：寒湿瘀积性膨胀证。治疗：以麝香0.5g用两层纱布包裹，置于神阙穴，然后用热水袋局部加热至40~50℃。上述方法治疗5小时后，患者肠鸣音加强，自觉腹内若天翻地覆，似热汤上下翻腾，雷鸣大作。12小时便下黑色脓血样物少许，至24小时，黑便盈盆，便后患者自觉体轻神爽痛消。遂以益气补血化湿之品

调之而愈。[王磊. 吉林中医药. 1989,(4): 21.]

8. 痢疾

（1）王某某，女，48 岁。腹痛、下痢已 3 天，日泻 5~10 次，先便稀粪后便脓血，里急后重，体温 38.2℃。大便培养发现痢疾杆菌，服合霉素 3 日效果不显，要求针灸治疗。灸神阙，每天 1 次。第 1 次灸 60 分钟，灸后患者即感腹痛明显减轻。次日复诊：腹痛显著好转，偶尔微痛，下痢减少到每天 2~3 次，仍有里急后重感，灸法同上。一诊：大便稀并有少量黏液，余症均消失。又灸神阙 30 分钟而愈。

治疗方法：取仰卧位。医者手持点燃艾条，用回旋移动法（燃点在距施灸部位一定距离的空间位置上做圆圈式移动，移动速度视临床需要而定）灸烤神阙部位，每次施灸 30~60 分钟，灸至腹内温热、腹痛症状减轻或消失为度；燃点与施灸部位的间距应根据患者的耐热程度而定。[针灸临证集验：140.]

（2）李某某，男，30 岁。食蝇叮鲫鱼，夜半以后，大便数次，里急后重，晨起发热 38.5℃，大便量少而见白赤，肛门灼热而痛，有下垂感，苔黄腻，脉滑数。饮食不洁，影响脏腑致大肠传导失司，湿热相搏，气血凝滞脏腑，脉络受损。取行军散撒于脐中，填平，上放蒜片，然后施灸 9 壮，每天 2 次，2 天后即愈。

治疗方法：诸葛行军散末，撒入脐孔以填平为度，上置薄姜片 1 枚（也可用大蒜），枣核大小艾炷施灸 5~9 壮。[刘炎. 针灸学报. 1993，9（1）：28.]

9. 慢性泄泻

（1）予久患溏利，一夕灸神阙三七壮，则次日不如厕，连数夕灸，则数日不如厕。[历代针灸名家医案选注：18.]

（2）张某，男，52 岁。2017 年 10 月 11 日初诊。患者 2 个月前饮冰镇啤酒后出现腹部疼痛，大便次数增多，呈水样便，日均 5~6 次，胃纳差，夜寐不安。曾去当地私人诊所治疗，具体治疗经过不详，症状略好转，大便次数减少，日均 3~4 次，大便不成形。自诉平时体质偏弱，冬天手脚怕冷，腰膝酸软，胃纳差。刻诊：神志清，精神软，面色黯黄，体瘦，腹冷喜暖，腹痛肠鸣，舌淡、苔白，脉沉细。西医诊断：慢性肠炎；中医诊断：泄泻（脾肾阳虚）。治疗：患者仰卧位，将提前炒好备用的粗盐填满肚脐（神阙穴），大艾炷放置粗盐上，点燃，等患者感觉肚脐灼热微疼痛时更换艾炷，共灸六壮。治疗 1 次后，患者诉大便次数减少，腹痛减轻，共治疗 10 次，患者诉大便次数正常，大便成形，腹痛消失。[李丹丹，等. 浙江中医杂志. 2018，53（11）：816.]

10. 便秘

（1）刘某某，女，40 岁。2 年来，经常患大便秘结，头目眩晕，腰酸腿困，形体消瘦，面色苍白，气短乏力，皮肤干燥，舌苔薄白，脉沉细缓。长期服用果导或蓖麻油，以解便秘之苦。药停则便秘如旧。1975 年 11 月，改用秘结散贴敷神阙穴，加艾炷灸之。12 小时后，觉腹部温暖舒适，便秘已行，每天用药1次，连续贴药3天，大便已无秘结之苦。

治疗方法：药物：甘遂9g，元寸0.3g，食盐5g（炒）；制法：3药混合，碾为细末，为1次量。用法：取药末撒布穴内，以艾叶揉碎做成圆柱形，放药物上面，用火点燃灸之。一般5~7壮即可。如症轻用药末撒穴内，盖以纱布，胶布固定，亦有效。［穴位贴药疗法：46.］

（2）岳某某，男，63岁。1981年3月15日初诊。患者于1978年8月由西医诊断为习惯性便秘。常用泻药或灌肠缓解症状，停药后大便仍不能自解，服中药汤剂亦不能痊愈。现患者已6天不解大便，面白神疲，肢倦懒言，食欲减退，恶心，口苦，精神萎靡，头晕乏力，全身酸痛，舌淡嫩，苔白，脉弱。证属气虚便秘。肺脾气虚，运化失职，大肠传导无力所致。因患者首次用针，试刺神厥下0.3寸，加足三里，留针15分钟，灸神阙。出针后患者即有便意，即时登厕排便，自感舒畅。按下法针灸，隔天1次，并辅以中药，补气健脾，润肠通便。此后患者大便通畅，食欲增进，诸症痊愈。［刘鸿达. 天津中医. 1986,（2）：22.］

11. 肝硬化腹水

（1）吴某某，女，46岁。5年前患过“黄疸”病，经治疗后好转。后因营养不良，劳动过重，肝区常痛，胃脘胀满不舒，时有呕恶。1973年10月，腹水严重，腹围达80cm，就诊后改用中药腹水散，贴敷神阙穴外治。第1天，尿量2400ml，腹水减轻。连续贴药1周（每天换药1次）：腹水基本消失，腹围70cm，恢复正常，嘱注意营养和休息，善后调理。

治疗方法：①药物：商陆、大戟、甘遂各等分；②制法：混合粉碎为末，过筛。③用法：每次取药末5~10g，撒布穴内，盖以纱布，胶布固定。每天换药1次。［穴位贴药疗法：41.］

（2）患者杨某某，曾患虫臌之症，日前经商劳累，神疲不已，腹水又作，胸闷腹胀，动则气迫，阴囊肿亮，溲少而黄，苔白腻，脉滑数。证属肺脾肾通调输布蒸化无权，三焦决渎失司，膀胱气化不畅所致。当以行气通水为先，用下法贴脐，3天后腹水见减，嘱再贴5次，水消乃去。然痼疾难愈，自当保重，遇事当适可而止，以防再发。

治疗方法：麝香1.5g，甘遂12g，轻粉2g，蝼蛄5只，均研细末，加入陈酒拌匀成糊贴脐，3天可见效。［刘炎. 针灸学报. 1993，9（1）：27.］

12. 腰痛

梁某某，男，50岁。1979年6月8日初诊。患者腰脊部冷痛重着年余。百天前涉水冒雨，当晚即感腰痛，拘急不能俯仰。检查时腰部活动受限，行走呈伛偻状。舌苔白腻，脉沉紧。大灸神阙21壮，当即腰部即能活动，腰痛大减。后经1天病瘥。

治疗方法：先用凡士林涂脐中，再用麻纸置于穴上，纸中央（即穴中心）放3~5mm厚的小颗粒青盐，然后用压舌板压平，放置大艾炷（下宽1~1.5cm，

高 2cm)。[梁波. 陕西中医函授. 1986,(3):31.]

13. 水肿

薛某某，男，65 岁，农民。1980 年 4 月 2 日初诊。患者 1 个月前突然觉面部浮肿，两下肢肿胀，经某医院用青霉素，利尿剂治疗 2 周无效，经他人介绍邀余诊治。诊见：患者面色灰白，面目微肿，病后形寒怕冷，腰部冷痛酸重，精神不振。肿胀以两下肢尤为明显，按之凹陷，腹满，尿少，舌淡苔白腻滑，脉沉细。尿常规检查：外观浅黄微混，蛋白（+)，红细胞（+)。辨证为肾阳衰弱，阴盛于下所致之阴水证。用大艾炷灸神阙 7 次，症状悉除，病得痊愈。尿常规检查均为阴性。

治疗方法：先用凡士林涂脐中，再用麻纸置于穴上，纸中央（即穴中心）放 3~5mm 厚的小颗粒青盐，然后用压舌板压平，放置大艾炷（下宽 1~1.5cm，高 2cm)。[梁波. 陕西中医函授. 1986,(3):31.]

14. 尿潴留

(1) 王某，男，52 岁。患神志病 3 个月，近 1 个月来小便不畅，每次不能排空，5 天来完全不能自解，持续导尿，服中药数剂亦不能自行排出小便，求余诊治。刻诊：患者面容痛苦，胁肋腹胀满疼痛，苔薄，舌红，脉弦。证属七情内伤，气机郁滞。遂用独头蒜 1 个，栀子 3 枚，盐少许，捣烂，摊纸贴敷脐部。敷后 1 小时，患者自感有热流自脐传向阴部，即有尿意，试便即通。[马凤友. 云南中医杂志. 1992，13（1）：40.]

(2) 王某某，男，57 岁。患小便不通已半月，依靠导尿通便，腰酸腿软，四肢厥冷，胸脘气闷，面色无华，小腹胀满，睡卧不安，舌苔薄白根腻，舌质淡，脉细弱。予以癃闭散贴敷神阙穴，内服甘草水，24 小时后小便通利。第 2 天又敷药 1 次而获愈。

治疗方法：①药物：甘遂 15g、甘草 15g、生姜 15g、葱白适量。②制法：将甘遂 1 味碾为细末，另将甘草加水煎取汁，再将葱姜捣融如膏。甘遂与甘草不能混合，须认真检查千万不能掺杂。甘遂只作外用，不作内服。用法：将甘遂末撒布穴内（只取药末 5g 即可)：以葱姜膏贴在上面，盖以纱布，胶布固定后，可将甘草汤饮下。[穴位贴药疗法：45.]

(3) 沈某，年逾七旬而体壮，一日突然尿闭不下，经导尿乃去。嘱家属速取等量白矾、盐研末，授其填脐围脐之法，旬后此症复现，急用之，数分钟后即见排尿。

治疗方法：白矾、盐各 7.5g，研匀，以纸圈围脐填于内，滴冷水于药上，治疗前列腺肥大所致小便不通。[刘炎. 针灸学报. 1993，9（1）：28.]

15. 遗尿

周某某，男，38 岁。1973 年 11 月 21 日初诊。患者尿床 28 年，曾多方求治均无效。经西安某某医院检查，均无阳性体征。28 年前患者患“脑炎”后，每晚尿床 1~2 次不等。婚后 10 余年夫妻关系不和睦，吵嘴时常发生，患者精神负担沉重，经常因此病而陷于极度苦闷之中。后经其亲友介绍邀余诊治。视诊所见：面色白，神疲，畏寒怕冷，若下午饮水，夜间小便次数增多，尿清长，舌质淡，脉细弱。辨证为肾阳亏虚，下元不固，膀胱失于约束所致。经艾炷灸神阙3次，诸症悉除，竟获全功。随访2年疗效巩固。

治疗方法：先用凡士林涂脐中，再用麻纸置于穴上，纸中央（即穴中心）放3~5mm厚的小颗粒青盐，然后用压舌板压平，放置大艾炷（下宽1~1.5cm，高2cm）。[梁波. 陕西中医函授. 1986,(3): 31.]

16. 乳糜尿

姚某某，男，38岁。1年来小便混浊，如脂如膏，但无疼痛感，每遇劳动过度，则病情加重，面色萎黄，皮肤枯燥，舌胖嫩，苔白腻，脉濡无力，曾服萆薢分清饮、固精丸多剂无效，于1975年8月就诊后，采用白浊散敷神阙穴治疗，每天贴药1次，连续治疗半月痊愈。

治疗方法：①药物：龙骨、虎骨、蛇骨、乌附片、广木香、丁香、乳香、没药、雄黄、朱砂、胡椒、小茴香、五灵脂、夜明砂、两头尖、青盐各等分，元寸少许；②制法：以上诸药，除元寸另研外，余药混合粉碎为末，过筛备用；③用法：先取元寸0.2g放于神阙穴内，再取药末5g，撒布于元寸上面，盖以槐皮；穴周围用荞麦面加水调和圈住，以艾炷放槐皮上点燃灸之，待热气透入腹内，止灸。每天1次，病愈为止。[穴位贴药疗法：59.]

17. 遗精盗汗

王某某，男，26岁。于20岁结婚，婚后3年，患骨蒸夜热盗汗，咳嗽，多痰，频频遗精，皮肤干燥，下午两颧发红，头晕目眩，腰膝酸软，精神疲惫，因服药打针时间已久，常常苦恼，舌质嫩红，脉细数。于1973年10月用虚劳散贴穴治疗2个多月后，已能参加轻微劳动。坚持治疗4个多月，并配服滋阴益气丸剂，诸症基本消失。

治疗方法：①药物：川乌、乳香、没药、续断各15g，明雄10g，朱砂15g，元寸0.5g；②制法：诸药除元寸另研外，其余诸药混合粉碎为末，过筛；③用法：先取元寸0.2g，放入穴内，再取药末15g撒布于元寸上，盖以槐皮，上放预制艾炷点燃灸之，至患者腹中作响，大便下涎物为止，隔天1次。灸后只服米汤食白粥，饮少量黄酒，以助药力，至愈为止。[穴位贴药疗法：66.]

18. 自汗盗汗

某患者，男，60岁。1953年9月21日诊。诊断：盗汗。患者自入冬以来，每夜入睡后即通身出汗，醒后汗止，夜夜如斯，经服中西药未见好转。予用五倍子敷其神阙穴，只1次而盗汗止，自此以后从未复发。

治疗方法：取五倍子炒焦研粉，醋调敷神阙穴，外用胶布固定，日换1次。

按语：神阙属任脉，居腹前正中央，与命门穴遥对，一属阳，一属阴，本穴为神气通行出入之门户。今取五倍子以醋调外敷，取其酸收之性和穴位之能，故能使阴阳交泰、气血调和。因此对自汗、盗汗有特效。余在临床上治自汗或盗汗均用此法，一般1~3次可愈。［单穴治病选萃：302］

19. 神经衰弱

张某，女，36岁，销售员。于1998年7月23日就诊。患者自述失眠、多梦、记忆力下降，伴有心慌、胸闷1年余。检查：脉细弱，舌质淡，苔薄白。诊断为神经衰弱，取神衰穴（神阙）针罐治疗2次后，患者睡眠增加2小时，治疗8次后，所有自觉症状均消失。半年后复诊未见复发。

治疗方法：患者取仰卧位。神衰穴（神阙）彻底消毒后，用28号2寸毫针直刺0.5~1寸，用平补平泻的手法，不宜深刺或提插，以避免伤及内脏及腹主动脉。待出现局部酸胀感时留针20分钟，每5分钟行针一次。起针后，再用一中号火罐拔罐10分钟，隔日治疗1次，10次为1个疗程。［常见病信息穴一针疗法：28.］

20. 中风昏迷

（1）徐平中风不省，得桃源主簿为灸脐中五百壮始苏，更数月乃起。郑纠云有一亲表中风，医者为灸五百壮而苏，年八十余，使徐平灸三五百壮，安知其不永年耶。［续名医类案：33.］

（2）付某某，男，56岁。1971年4月5日初诊。因饮酒方兴，卒然倒地，昏不识人，急被友人扶上床榻。2小时后急速入院，面色灰黯，口张手撒，大小一便时而自遗，四肢发凉，脉细弱。血压未测及。此乃真阳外越之候，急用大艾炷重灸神阙，复1小时后眼开方醒，经2次施灸神志清醒症情好转，血压回升至12/9.2kPa（90/70mmHg），后经针灸4个疗程（每疗程10次）病瘥。

治疗方法：先用凡士林涂脐中，再用麻纸置于穴上，纸中央（即穴中心）放3~5mm厚的小颗粒青盐，然后用压舌板压平，放置大艾炷（下宽1~1.5cm，高2cm）。［梁波. 陕西中医函授. 1986,（3）: 31.］

（3）黄某某，男，54岁，工人。1978年10月24日下午4时初诊。代诉：患者午饭后自觉头昏，乃上床休息。3时许，家人呼之不应，视之已昏不知人，急送我科求治，证见患者目合口开，撒手遗尿，面色青白，舌短气促，冷汗淋漓，手足厥冷，脉伏欲绝。灸1壮，患者毫无反应，2壮将尽，患者始有呻吟，逐渐气息平缓。继服参附汤，次日神志恢复，遗留右侧偏瘫，后经针灸中药治疗半年多而愈。近期随访，患者健壮，仍可从事工作。

治疗方法：原料按通风“太乙神针”配方，即硫黄6g，乳香、沉香、松香、桂枝、杜仲、枳壳、皂角、细辛、川芎、白芷、独活、穿山甲、雄黄、丁香、全蝎各3g。将上药碾成细末，加麝香3g，与上等陈艾绒90g和匀密闭。或购市售有药之艾条，将杂物除去，加入麝香少许和匀待用。方法：根据灸穴部位和疾病的不同，可将艾炷搓成大小不等的圆锥体。注意艾绒宜用力搓紧，达到掷地不散，先搓成纺锥体，然后压平一端即成。治疗时将艾炷放于灸治的穴位或痛点上，点燃艾炷，徐徐按压附近穴位以减轻灼痛，当艾炷燃烧将近，患者灼痛难忍时，急用先备之金属盒（小针盒之类）速压至灭。［卢静. 新疆中医药. 1988，23（3）：35.］

21. **癫痫**

（1）乡邻李氏次子，幼起患有痫疾，年年月月必有发作，每发则卒然昏仆，头破血流，不省人事，四肢抽，牙关紧闭，双目上视，口吐白沫，喉间羊鸣，俗称“羊痫风”。求医数年少效，近常服西药镇静剂，其人表情呆滞，麻木不仁。余嘱其以丹参、月石、苯妥英钠中西药结合之法敷脐。3个月来，李持之以恒，间虽曾有2次发作，然症情明显减轻，复用半年已不见复发。

治疗方法：取丹参、月石各1g，苯妥英钠0.25g，共研细末，可分10次用。敷脐，每周换药1次。［刘炎. 针灸学报. 1993，9（1）：27.］

（2）杜某某，男，16岁。患痫证已3年，开始每月只发病2、3次，逐渐增多至每月10余次，就诊时每月发作在15次以上，有时1天发作2~3次，由于病情发展严重而停学，但体质较强，面色赤红，口唇干燥，舌质红绛，舌苔黄腻，脉弦滑数。曾多次服用“白金丸”“定痫丸”，可以减轻症状，但不能控制发作。采用定痫散，加入马钱子粉、明矾粉，敷贴神阙穴位，并配合服用定痫丸，连续治疗3个月，基本控制发作。

治疗方法：①药物：芫花50g（醋浸泡1天），明雄6g，胆南星10g，白胡椒5g；②制法：混合粉碎为末，过筛；③用法；取药末10~15g，填放穴内，覆以纱布，胶布固定，3~5天换药1次，连续3个月为1个疗程。附注：在治疗期间，忌油腻、猪肉及刺激性食物。［穴位贴药疗法：67.］

22. **阳痿**

（1）王某某，男，37岁。1969年9月6日初诊。患者曾恣情纵欲，青年时误犯手淫。婚后10年，阳物萎软，不能勃起曾多方求医，鲜有效验，精神极度苦闷。诊见：面色灰白，头目晕眩，精神萎靡，腰膝酸软，手足不温，小腹发凉，体态虚胖，舌淡，苔薄白，脉沉细无力。此乃肾阳不足，下焦虚寒之证。拟以温补肾气，振奋元阳之法。火灸神阙30壮，灸至身热。约历35次守治，10年之病苦顿而获效。经治月余，阳物渐举，继而勃起挺坚，性生活满意。次年其妻生一爱娇，夫妻如获至喜，甚为欢快。

治疗方法：先用凡士林涂脐中，再用麻纸置于穴上，纸中央（即穴中心）放3~5mm厚的小颗粒青盐，然后用压舌板压平，放置大艾炷（下宽1~1.5cm，高2cm）。［梁波. 陕西中医函授. 1986，（3）：31.］

（2）王某某，男，40岁，教师。7年前因工作劳累，忧思过度致阳事不兴，或举而不坚，同房每多不成，伴有腰酸腿软，二便不利。遍用温肾壮阳，补益心脾、舒肝解郁、清热利湿、理气活血等类中药数百剂而无效，反每致口舌生疮、双耳胀痛，苔薄黄，质红，脉弦尺弱。证属命门火衰，兼夹郁热。治用振阳散加生山栀15g研细末，每用3g，津液调膏，外敷神阙，胶布固定。隔天1次，15次后又能行房，但茎不坚，继用2个疗程乃愈。

治疗方法：振阳散（生硫黄、白蒺藜、细辛各30g，吴茱萸15g，穿山甲10g，冰片5g，共研细末）每次取3g，津液调膏，外敷脐中，胶布固定，2天一换，命门火衰加阳起石30g，内有郁火加山栀15g。[刘炎. 针灸学报. 1993，9（1）：29.]

23. 手足无力

予年逾壮，觉左手足无力，偶灸神阙而愈。[历代针灸名家医案选注：55.]

24. 坐骨神经痛

王某，女。患坐骨神经痛多年，艾灸神阙穴数次即愈。同时，还把她夜眠两腿抽筋（拘挛）的宿疾也治好了。

治疗方法：患者仰卧，在肚脐上铺盐填平，约如铜板厚，用黄豆大的艾粒，视患者壮弱与病情轻重，酌灸5~30壮不等，或更多。也可用艾条熏灸10~30分钟，但疗效较差。可隔天1熏，或每天熏灸1次。灸后皮肤若起水泡，可用消毒针头刺破放水，外涂龙胆紫，敷以纱布，防止感染。[何世刚. 上海针灸杂志. 1983,（1）：34.]

按语：坐骨神经痛及各种痛症多属中医痹证范畴。痹证多因风寒湿邪痹阻经脉，流注关节，不通则痛。治当益气温阳，通经活络，则风寒可散，湿邪得祛。神阙为元神之所居，温灸此处振奋一身之阳，又艾香温走窜，通经行血，全身痹阻，悉然消除。

25. 关节痛

（1）何某某，偶因饮食不慎，致上吐下泻，服药无效。让家属隔盐灸神阙20壮，不仅吐泻立止，且已患5年之久关节痛亦随止。又因吹电风扇，关节痛又犯，遂每隔3天1灸，艾灸6次而愈，后20年之久未发。[何世刚. 上海针灸杂志. 1983,（1）：34.]

（2）王某，患关节痛多年，医药无效，虽在某医院针灸治疗3年，终难根治。用艾灸神阙之法1次即显著好转，续灸5次即愈，并能巩固不发。[何世刚. 上海针灸杂志. 1983,（1）：34.]

26. 荨麻疹

（1）林某某，男，45岁，干部。全身皮肤发痒，有散在风团，以背部皮肤最甚。诊断为荨麻疹。经治疗2次后，皮肤发痒明显减轻，疹子大部分消退。因患者当时大量饮酒，致使症状又复加重，复经神阙穴拔罐2次痊愈。

治疗方法：停用所有的抗过敏药物，治疗时患者仰卧，将酒精棉球着火后迅速投入罐内，随即取出，乘势将罐扣在脐部（神阙穴）：待3~5分钟后将火罐取下，再进行第2次、第3次拔罐，每天连续拔罐3次，3天为1个疗程。顽固者要治疗2~3个疗程。[杨玉玲. 中国针灸. 1983，3（2）：48.]

（2）柳某某，女，50岁。1980年元月9日初诊。全身瘙痒3年，皮疹色淡，爪抓后皮疹呈地图状。近3个月来脐周隐隐作痛，每遇风冷瘙痒反复发作，痛苦不堪。舌淡，苔薄白，脉细弱。辨证为风寒侵袭太阳，客于肌肤而发为瘾疹。大灸神阙3次而愈。随访几年未见复发。

治疗方法：先用凡士林涂脐中，再用麻纸置于穴上，纸中央（即穴中心）放3~5mm厚的小颗粒青盐，然后用压舌板压平，放置大艾炷（下宽1~1.5cm，高2cm）。[梁波. 陕西中医函授. 1986,(3):31.]

按语：荨麻疹多因外感风邪或肠胃积热而致。治疗多以疏风清热和营为主。神阙穴属任脉，任为阴脉之海，足三阴又与任脉会于神阙。此处拔罐，疏风清热和营。

（3）盛某，男，19岁，学生。于2002年9月27日就诊。患者于1周前出现皮肤瘙痒，前胸后背及四肢出现大小不等的丘疹，舌质略红，苔白，脉沉数。诊断为荨麻疹，取荨麻疹穴先针刺后拔罐，经3次治疗后风疹全部消失。1个月后随访未见复发。

治疗方法：取荨麻疹穴（神阙）常规消毒后，用1寸毫针迅速刺入5分左右，行捻转手法，待局部出现酸、麻、痛、胀时，取大号火罐于荨麻疹穴闪火拔罐，可连续拔3次，每次间隔3秒钟，最后留罐15~20分钟。起罐，起针后如无出血即可结束治疗。病情不重者2~3日治疗1次，病情较重者可每日治疗1次，10次为1个疗程。[常见病信息穴一针疗法：173.]

（4）张某，男，31岁，工人。于1999年2月17日就诊。患者皮肤瘙痒，起大小不等的粉红色风疹块，遇冷加重，得暖则缓，苔薄白，脉浮紧。按风疹，取过敏穴针刺加火罐疗法，1次治疗后风疹好转，2次治疗后所有风疹块消退。

治疗方法：取过敏穴（神阙）常规消毒后，用1寸毫针直刺0.5~0.8寸，得气后行捻转手法，待局部出现酸、痛、胀感时，用大号火罐在过敏穴闪火带针拔罐5分钟，轻者隔日治疗1次，重者每日治疗1次，3次为1个疗程。闪火拔罐时一定要看清过敏穴上的针具，避免碰到针体，以免发生不测。取下火罐后仍可继续留针20~30分钟，期间每5分钟行针1次。[常见病信息穴一针疗法：175.]

27. 月经不调

余某某，女，21岁，已婚。患月经后期，脐腹疼痛，曾作血寒血虚治疗，服药十余剂不效。舌苔淡腻，舌边有瘀斑，脉沉涩。用调经散敷穴治疗，于月经期贴药5次，第2次月经来潮已正常，腹亦不痛。

治疗方法：①药物：乳香、没药、血竭、沉香、丁香各15g，青盐、五灵脂、两头尖各18g，元寸1g（另研）；②制法：诸药除元寸另研外，其余混合粉碎为末过筛；③用法：先取元寸0.2g放于穴内，再取药末15g撒布元寸上面，盖以槐皮，槐皮上预先钻一小洞，穴周围用面糊围住，以艾绒捏炷，放于槐皮上点燃灸之。[穴位贴药疗法：70.]

28. 崩漏

夏某某，女，25岁。产后2月余，

忽患子宫出血病，若断若续，频频漏下不止。面色萎黄，屡服中西药，未见效果。嘱患者仰卧，取神阙穴（即脐中央），铺满食盐，以艾炷放于上面灸之，计 7 壮而愈。愈后经过 2 月余之联系追访，情况良好，未见复发。本院妇产科采用隔盐灸法已治愈 30 余例。[叶治范. 福建中医药. 1959,（4）：17.]

29. 痛经

柴旦卓葛，女，21 岁。1971 年 9 月 6 日初诊。2 年前月经期因突然冒雨，遂即腹痛，几不能支，嗣后每次来月经则有规律的小腹冷痛，有时伴少腹两侧抽痛。患者从 1969 年病后，常腰脊酸痛，小腹发凉，热敷后疼痛稍缓，常年怕冷。经血量少，色淡，偶有小血块，舌苔白腻，舌边有 2 个小瘀点，脉沉紧。用大艾炷在每次行经前 2 天施灸神阙，经灸治 4 次，2 个月经周期，腹痛止，诸症除。

治疗方法：先用凡士林涂脐中，再用麻纸置于穴上，纸中央（即穴中心）放 3~5mm 厚的小颗粒青盐，然后用压舌板压平，放置大艾炷（下宽 1~1.5cm，高 2cm）。[梁波. 陕西中医函授. 1986,（3）：31.]

30. 子宫脱垂

安徽一村妇，家境贫寒，育 6 女 1 男，因产后过早操持家务，复因房事多，中气受损，冲任不固，带脉失约，不能系胞，致内胞垂脱。刻下：面带忧容，神疲乏力，少腹坠胀，小便频数，带多。下身奇臭无比，医者每多不敢近身。乡里人闻之无不退避三舍。乡间有一名医，授以五倍龙冰之方，嘱其自调后敷于脐中少腹处，且用白矾稀盐浸水，清洗外阴。3 个月后医行路时忽闻远处道谢之声，窥之乃村妇也。问之，知症已瘥矣。

治疗方法：煅龙骨 12g，五倍子 12g，冰片 3g。上药研细末，调拌香油，外敷脐中、归来，每 3 天换 1 次。[刘炎. 针灸学报. 1993，9（1）：21.]

31. 产后腹痛

付某，女，30 岁。产后 10 天，因感寒凉而突发腹部剧痛。查：腹壁硬，按之皆痛，以右下腹为著，面色苍白，四肢厥冷，周身汗出，舌淡，苔白腻，脉沉细弦。诊为寒湿侵袭型腹痛。治疗以鲜姜切成薄片，敷于神阙穴，燃艾条灸之。行上述治疗 10 分钟后痛减。20 分钟后腹痛消失，一切如常。[王磊. 吉林中医药. 1989,（4）：22.]

32. 产后尿潴留

罗某某，女，25 岁。孕 29 周临产，于 1979 年 12 月 2 日入院。入院时检查为足位，施臀牵引术，会阴侧切助产娩一男婴。产后小便一直不畅，每次不能排空，12 月 7 日开始完全不能自解。经肌内注射青霉素、链霉素、新斯的明、0.25%普鲁卡因肾囊封闭，持续加导尿管（4 小时开放 1 次）及服中药等已 27 天不能自行排出小便。于 12 月 29 日邀我科会诊。查：患者痛苦面容，腹胀如鼓，大汗淋漓，舌质淡，苔白，脉弦滑有力。证属寒凝气阻，膀胱气化失调。遂取神阙艾灸。烧艾炷 3 壮后，患者即顺利排尿。第 2 天患者精神大为好转，又灸艾炷2壮，第3天病情告愈，出院。

治疗方法：葱白2根，食盐20g，艾绒适量。先将食盐炒黄待冷备用。葱白洗净捣成泥，用手压成0.3cm厚的饼1块。将艾绒捻成蚕豆大小圆锥形艾炷，备1~4炷。先将盐放入神阙穴填平，将葱饼置于盐上，再将艾炷放在葱饼上，尖朝上。点燃，使火力由小到大，缓缓燃烧，待皮肤有灼痛感时，即更换1炷，直到温热入腹内时，即有便意，为中病。小便自解之后，可再灸1~2炷，以巩固疗效。［杨灵泉. 中国针灸. 1986，6（4）：4. ］

按语：神阙，顾名思义为人之元神所居，灸之可回阳救逆。《肘后备急方》载有"救卒中恶死，灸脐中百壮"。又任脉行于腹中，上、中、下三焦皆涉及，晕车呕吐是因舟车颠簸，胃气不降上逆所致，而尿潴留则因膀胱气化不利，升清降浊失职之故。故药物敷贴神阙可调和阴阳诸经，和顺经脉气血，气机平畅，水道复常。

33. 小儿嗜眠症

吴某，男，5岁。1963年3月上旬，吴父抱孩来医院，请张某某主任医师诊病，说孩子已睡了两昼夜不醒，张行各部检查都很正常，一无病态。说孩子疲劳过度，睡足后会自醒的。吴父见孩子呼呼沉睡，呼醒后，头一歪又睡着了。又去和桥医院检查治疗，诊查后，说无病。孩子母亲心神不安，又来我院求治，余思经过检查无病变，是否脏器堵塞，引起脑神去昏糊也。嘱前来院一视，其父抱至，仍见呼呼沉睡不醒，以脐中消毒后，针刺0.5寸泻之，孩子呼痛而醒，乃起针，孩泣要饭吃，立在地上，随父返家，翌日过访，孩子活泼良好。［承邦彦. 针灸学报. 1992，8（5）：38. ］

34. 小儿泄泻

（1）马某，女，6个月。1986年3月5日初诊。患儿于出生后1个月开始腹泻，便中夹有黏液，每天7~10次，5个月来曾在儿科住院3次，大便镜检有少许白细胞及脂肪球。选用中西药治疗无效。刻诊：面白唇淡，精神萎靡，囟门轻陷，呃逆频频，有时呕吐，睡中露睛，按之腹软，肠鸣辘辘，大便清稀，夹有黏液，舌质淡，苔薄白，指纹色淡。证属脾胃虚寒。采用脐疗治之。

治疗方法：①药物：五倍子（炒黄）、干姜各8g，吴茱萸、丁香、地榆各5g；②用法：以上药物共研为末，装瓶备用。取药置脐上，覆盖纱布，用胶布固定，24小时后取掉。连用3次后，呃逆、呕吐已止，大便每天1~2次，便中黏液消失。续用3次，大便已趋正常。嘱再用3次，以巩固疗效。半年后随访，自用药后患儿脾胃强健，大便一直正常。［中医百花园：320. ］

（2）张某某，女，3岁。1986年7月14日初诊。患儿泄泻3月余，大便稀水样，每天2~3次，腹胀，经服用中西药治疗月余，效果不佳。经艾灸神阙穴，每天2次，连用5天后大便成形，饮食增加，继改用每天1次，连用5次而痊愈。［王自有. 陕西中医函授. 1989，（6）：26. ］

（3）刘某某，男，5岁。1980年3月29日初诊。患儿因消化不良，重度脱水，在某某医院给予补液停食治疗，并服参苓白术散、婴儿灵、胖得生等无效，又刺四缝、足三里、天枢、中极等穴，亦无济于事。泄泻日渐加重，急来我院针灸门诊求治。症见：精神恍惚，颈无力，头歪向一侧，面色灰白，四肢厥冷，无力行走，唇干，舌苔斑剥，下利清谷。证属脾肾阴阳俱虚，中气不摄。当用灸法。

治疗方法：取神阙穴，隔盐，隔姜艾炷灸，每次2大壮，以皮肤红润为度，喂食炒小米面粥，每天灸1次，共灸4次痊愈。[焦增文. 河北中医. 1985，（1）：45.]

35. 小儿脱肛

王某某，男，4岁。1982年9月4日初诊。其母代诉：患儿腹泻20余天，多方调治腹泻停止。遂后在大便或咳嗽时肛门脱出1寸许，大便后或咳嗽缓解时肛门即可自行还纳。患儿平素面色萎黄，纳差，睡后露睛，舌淡，苔薄白，脉细弱。辨证为脾气下陷证。治当补益中气，升阳举陷。用大灸神阙之法10次，诸症悉除。

治疗方法：先用凡士林涂脐中，再用麻纸置于穴上，纸中央（即穴中心）放3~5mm厚的小颗粒青盐，然后用压舌板压平，放置大艾炷（下宽1~1.5cm，高2cm）。[梁波. 陕西中医函授. 1986，（3）：31.]

36. 小儿厌食

嘉定有一六龄童者，长期厌食不纳，已达数月之久。父母急切求医而少效。观其面色黯黄，精神萎靡，毛发焦枯，肌肤甲错，腹凹如舟，干瘪消瘦，四肢不温，舌淡脉细。此乃疳疾也。乃良久厌食，脾胃有损，气阴不足，脏腑气血乏于濡养所致。余嘱其父母循下述敷脐之法，直待纳进善食而止。2年后书信随访，诉其生长发育已与同龄儿童无异也。

治疗方法：炒神曲10g，炒麦芽10g，焦山楂16g，炒莱菔子6g，炒鸡内金5g。共研细末，加淀粉2g，以白开水调成稠糊状，临睡前贴于脐中，绷带固定，第2天早晨取下，以治疗小儿厌食消瘦。[刘炎. 针灸学报. 1993，9（1）：30.]

37. 小儿夜啼

家乡有一仇姓者，其爱子夜啼已有旬日，仇氏不明医理，笃信巫婆，每于临晨张贴“天皇皇，地皇皇”红纸于桥间路旁，一周仍未获解。余叹嘱以朱砂、五倍子敷脐之法，1日见效，2日轻，5日收功。从此仇家欣喜不已，乡邻夜间也得安宁。

治疗方法：朱砂0.5g，五倍子1.5g，研末，再与适量捣烂的陈细茶拌匀，加水少许，捏成小饼状，敷于脐中，胶布固定。每晚更换1次，每次24小时。[刘炎. 针灸学报. 1993，9（1）：30.]

38. 小儿脐风

枢密孙公寸六生子数日，患脐风已不救，家人乃盛以盘盒，将送诸江。道遇老媪曰：“儿可活。”即与俱归，以艾灸脐下，即活。[历代针灸名家医案选注：141.]

39. 小儿惊厥

王某，男，4岁。1956年夏季某日下午，天闷热，王孩在场上树下突然跌倒，两目上视，呼吸停止，面色苍白，手足痉挛，神志不知，王父跑奔医院呼救，余诊脉微细，心音微弱，诊为惊厥证。余在神阙消毒后，直刺0.5寸，泻之，王孩呼痛而醒，神志清醒良好如常，嘱服清凉饮料而愈。[承邦彦. 针灸学报. 1992，8（5）：38.]

40. 小儿麻痹症后遗症

邓某某，男，5岁。1970年1月4日初诊。患儿1个月前患病，遂左下肢不能站立。经市某某医院诊断为“脊髓灰质炎”，用西药治疗未效，后又服中药收效甚微。当时来医疗队求治。检查：左下肢肌力0级，左下肢不能站立，小儿精神萎靡，面唇色白，汗出清冷，四肢欠温，左下肢发凉，色青，怕冷，小便清长，舌淡，脉浮细。经艾炷大灸神阙20次，左下肢活动如常。

治疗方法：先用凡士林涂脐中，再用麻纸置于穴上，纸中央（即穴中心）放3~5mm厚的小颗粒青盐，然后用压舌板压平，放置大艾炷（下宽1~1.5cm，高2cm）。[梁波. 陕西中医函授. 1986,（3）：31.]

41. 小儿体弱

（1）王某，女，8天。该女孩因其母怀胎时体弱多病，于1982年2月13日未足月提前降生。生时体重2.4公斤，发育较差，出生后第8天，脐带自然脱落而按下法灸神阙穴3次。经随访，灸后至今，虽系人工喂养，但身体较健壮，脾胃功能很好，也很少生病，现系3年级学生，智商中等。

治疗方法：先将食用面粉用水和成较硬如鸡蛋大的面团，捏成直径约4cm、高约2.5cm形似碗状、底部稍薄的“面碗”，然后用火柴棒将碗底穿插5~7个梅花形小孔，碗背底部向上扣放在出生约7天后的新生儿肚脐上（脐带自行脱落后可施治）：再取黄豆粒大的艾炷放在碗底小孔上，以脐部皮肤潮红为度，隔天1次，连灸3次即可。本法在出生后20天前施灸最佳，满月后其效果不甚理想。[王建德，等. 陕西中医. 1992,（7）：319.]

（2）李某某之女。1987年4月初诊。代诉：患儿妊8个月娩生，娩生后无哭声，无吸吮力，嗜睡。检查：无生理缺陷，重2.25公斤，皮皱发稀，体瘦，呼吸微弱，心音弱，生命难以维持，仅以“尼可刹米”等兴奋剂治疗，疗效不著。只依母乳点滴喂养，维持生命，至接诊时，患儿大致情况仍同前。遂取艾绒适量，制成枣核大小的柱状。使用前，先在神阙穴放食盐少许，铺匀，上置比脐稍大的薄纸片1张，中间开孔（以防烧伤肚皮）：然后将艾炷对准纸孔灸脐，每次灸3壮，隔天1次，共灸9壮，患儿体温上升至36.5℃，哭声转宏，眼动灵活，吸吮强而有力，食乳量增加，一般情况明显好转。日后随访，体健。[常维全. 山西中医. 1990，6（4）：38.]

42. 美容护肤

杭州余某，官端而肤白，沪人称之谓“小白脸”是也。青年时与吾为友，时隔15年，忽一日前来看望吾，仍肌肥肤亮。余甚慕之，问其美容之法，谓君以少许小珍珠数颗，磨粉，调和敷脐，每月1次，每次周日旬时即可。余观珍珠较贵，遂改用珍珠层粉敷脐效之，亦验。

治疗方法：珍珠数颗磨粉或珍珠层粉10~15g，以水调成糊状敷于脐中，每周更换1次，每月敷1~2次。[刘炎. 针灸学报. 1993，9（1）：30.]

43. 养生保健

吾见义父翁医，耄耋之年，鹤发童颜，身轻灵健，思维敏捷。知余也为医者，甚欣，诘其健身保健之法，谓曰："恬淡虚无，精神内守，病安从来？""节衣素食，少房保精，与世无争，知足常乐……另可以人参少许，磨粉调和，常敷脐部，每月1次，可保长寿，余每用之故也。"脐乃丹田之所，参有补气之功，气足精半，自保长寿。后翁逾九十乃去。

治疗方法：人参1支，研成细末，取少许和蜜（或水），调成糊状，敷脐。[刘炎. 针灸学报. 1993，9（1）：30.]

按语：任脉行腹中，总任诸阴，为阴脉之海。神居腹中，为元神居住之处。取该穴施灸可激发阳气，振奋精神，散寒通络，健脾益气，升阳举陷。《针灸大成》主"腹痛绕脐"，"主泄利不止……小儿奶利不绝……"，《针灸资生经》载有"泄泻宜先灸脐中"。故神阙隔姜、隔盐施灸不但可治虚寒胃痛，泄泻，细菌性痢疾，脱肛，还可治疗少腹阴冷，寒凝痛经，阳痿，早泄，宫寒不孕等症。自古至今，诸书皆载神阙禁针可灸。《针灸甲乙经》云"禁不可刺，刺之令人恶疡遗矢者，死不治。"神阙穴在脐之正中，其深部为小肠，有腹壁下动、静脉，古人谓不可针，也许是因此处凹入皮肤易于感染，易伤及小肠而致腹腔炎，故禁针。今有病案报道认真消毒，针刺神阙，救多人于沉疴，实是创举。但笔者认为，针该穴首先要严格消毒，其次不能进行大幅度提插。

神藏（KI25）

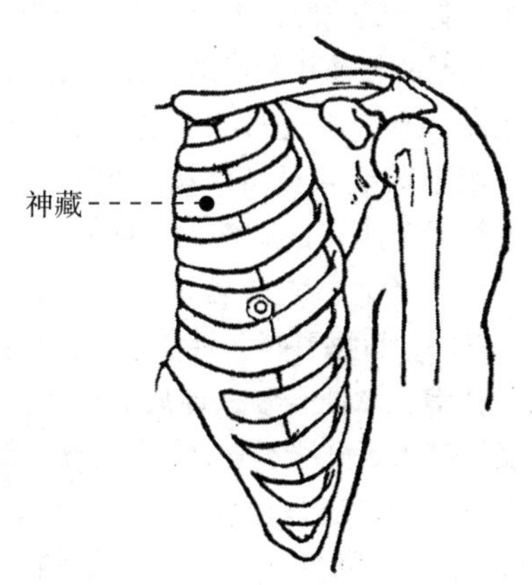

【释名】心神居藏之处。

【经属】足少阴肾经。

【定位解剖】在胸部，当第2肋间隙，前正中线旁开2寸。在胸大肌中，有肋间外韧带及肋间内肌；有第2肋间动、静脉；布有第2肋间神经前皮支，深层正当第2肋间神经。

【功用主治】咳嗽，气喘，胸痛，烦满，呕吐。

【刺灸法】斜刺或平刺 0.5~0.8 寸。可灸。

【临床应用】

心绞痛

姜某某，男，54 岁。1971 年 11 月 5 日就诊。主诉突然胸部剧痛不已。该患者于 1971 年 10 月 14 日，因高血压，冠心病入院，入院时 23.94/15.96kPa（180/120mmHg），叩诊心界稍大，听诊心音弱，心电图示 T 波普遍低平，S–T 段下降，诊为高血压、冠心病。用中药对症治疗病情稳定。于 1971 年 11 月 5 日 3 时，突然胸骨后剧烈疼痛，痛如刀割，折向左肩臂放射，心慌气短，大汗淋漓，胸前紧迫感，十分恐惧。笔者立即取来硝酸甘油片和亚硝酸异戊酯，患者拒绝用药，自述过去常常发生心绞痛，用上药症状虽然缓解，但几天之内，头晕头胀，四肢乏力，精神不振，要求针灸治疗。查痛苦面容、神志清楚，气喘，口唇青紫，舌质暗红，苔白腻，脉细。脉证合参，证属心阳不足，寒凝气滞所致血涩不通，瘀阻脉络。治宜活血化瘀，通络止痛。治以神藏穴，用 28 号 1 寸毫针，呈 45° 角或 60° 角向胸骨方向刺入 0.5~0.8 寸，拇、食指捻转，用泻法。约 1 分钟，患者胸中刺痛胀满随即消失，即刻出针临床告愈。

注意事项及禁忌：必须向胸骨斜刺，不得深刺和直刺，以免刺透胸壁，刺伤纵隔或心肺。因针感强烈，孕妇禁针。有出血性疾患或肺气肿患者禁用。针刺后症状稍减轻，出针仍心区疼痛，应提示心肌梗死。

按语：神藏为心神之所居与心阳藏聚之处，有振奋心阳，通调脉络，活血化瘀止痛之功效。尤以镇痛效果为佳。心绞痛未发之前针神藏可预防。发作时可使症状消失。发作后可延缓再次发作。如果连续针刺神藏穴，可使 T 波全部提高，直到近正常水平，S–T 段下移恢复。［单穴治病选萃：196.］

肾俞（BL23）

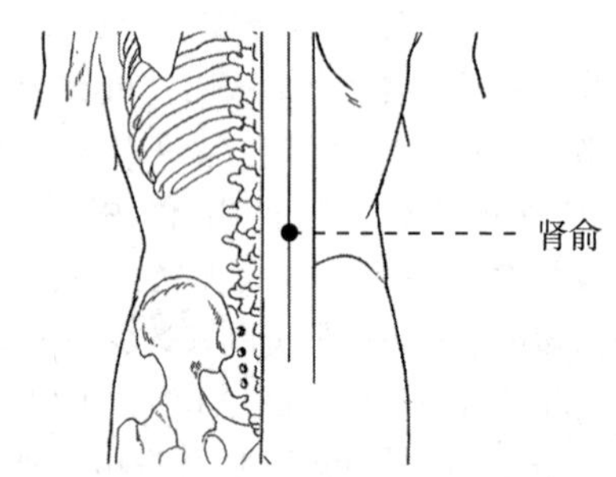

【释义】俞，通输。穴与肾脏相应，为肾的背俞穴。

【异名】高盖，精宫。

【经属】足太阳膀胱经。

【定位解剖】俯卧，在第 2 腰椎棘突下，命门旁开 1.5 寸处取穴。在腰背筋膜，最长肌和髂肋肌之间：有第 2 腰动、静脉后支；布有第 1 腰神经后支的外侧支，深层为第 1 腰丛。

【刺灸法】直刺或向下、向脊旁斜刺 1~2 寸。艾炷灸 3~7 壮，艾条温灸 10~15 分钟。

【功用主治】益肾填精，强壮腰脊。主治虚劳羸瘦，面目黄黑，腰痛，耳鸣，耳聋，遗精，滑精，脚膝拘急，水肿，小便不利，尿血，头重身热，足寒如冰，月经不调，赤白带下，阴中痛，腹泻，消渴，久喘久咳，足挛，欲呕，心痛如悬，两胁引痛，小腹急痛，面赤热，小便浊赤，遗尿，手足不遂，精冷无子。还用于治疗肾炎，肾绞痛，蛋白尿，肾下垂，贫血，脊髓灰质炎后遗症，高血压，糖尿病，尿路感染等。

【临床应用】

1. 尿频

陈书林云，余司药市，仓部轮差诸君请米受筹，乡人张成之为司农丞监史同坐。时冬严寒，余一二刻间两起便溺。问曰："何频数苦此？"答曰："天寒自应如是。"张云："某不问冬夏，只早晚两次。"余谂之曰："有导引之术乎？"曰："然。"余曰："旦夕当北面因暇叩请。"荷其口授曰："某先为李文定公家婿，妻弟少年遇人有所得，遂教小诀。临卧时，垂足解衣闭气，舌拄上腭，目视顶门，乃提缩谷道，手摩擦两肾俞穴各一百二十次，以多为妙。毕即卧，如是三十年，极得力。"归禀老人，老人行之旬日，云真是奇妙。亦与亲旧中笃信者数人言之，皆得效。［历代笔记医事别录：519.］

2. 肾绞痛

杨某某，男，24 岁。1985 年 4 月 17 日 20 点 10 分急诊。主诉右腰痛已有 5 小时，呈阵发性剧痛，向阴部、大腿内侧放射。同年元月曾有类似发作，市立某院、某某附院均诊断为右肾结石。刻下绞痛发作，泛恶呕吐。查两侧肾区均有叩击痛，尿检脓细胞 0~1，红细胞 +++，尿蛋白微量。临床诊断：肾绞痛（右尿路结石）。处理：右肾俞毫针刺，泻法。令患者左侧卧，在肾俞（右）处指切进针，缓慢斜向脊柱方向，探及骨缘而下，针进 2.5 寸左右时患者说了一声"好了"，疼痛突然若失，几乎是针进痛止。留针半小时快然而返。

治疗方法：令患者侧卧，绞痛侧在上。定好穴位按常规消毒，指切进针，缓向脊柱缘刺入 2~2.5 寸，以滞针法维持针感，或接上电脉冲 1 小时许。留针期间反复易换波形、频率，并适当加大强度。注意事项：勿直刺过深，以免伤及肾脏。

按语：针刺本穴关键必须深刺，斜向脊柱，要求刚好擦其骨缘。进针可达 2.0~2.5 寸（成人）。有时按法针刺"到位"，患者有疼痛若失感。若针虽"到位"，但仍感疼痛不舒，只须稍加调针即可，多能见效。要求病家配合，肌肉松弛，医生手法宜轻宜巧，宜慢宜稳，不可因求效心切而猛然下针。笔者在开展针灸急症时常运用该穴治疗肾绞痛，即时止痛效果甚好。曾在南京中医学院学报上报道 22 例疗效观察，即时痛比率占 77.3%，缓解率占 22.7%。［单穴治病选萃：146.］

3. 疠疡

一人面黑肿，左耳下起云，紫如盘蛇，肌肉中如刀刺，手足不知痛。询其所以，因同僚邀游，醉卧三日，觉左臂黑肿如蛇形，服风药渐减。今又发。余曰："非风也，乃湿气客五脏之俞穴，前服风药，乃风胜湿故，当暂好，然毒

根未去。”令灸肾俞二穴各百壮，服换骨丹一料，全愈，面色光润如故。［历代针灸名家医案选注：120.］

4. 腰痛

（1）壬戌岁，吏部许敬庵公，寓灵济宫，患腰痛之甚。同乡董龙山公推予视之。诊其脉，尺脉沉数有力。然男子尺脉固宜沉实，但滑数有力，是湿热所致，有余之疾也。医作不足治之，则非矣。性畏针，遂以手指于肾俞穴行补泻之法，痛稍减；空心再与除湿行气之剂，一服而安。公曰：“手法代针，已觉痛减，何乃再服渗利之药乎？”予曰：“针能祛病，公性畏针，故不得已，而用手指之法，岂能驱除其病根，不过暂减其痛而已。若欲全可，须针肾俞穴，今既不针，是用渗利之剂也。岂不闻前贤云：腰乃肾之府，一身之大关节。脉沉数者，多是湿热壅滞，须宜渗利之，不可用补剂。今人不分虚实，一概误用，多致绵缠，疼痛不休。大抵喜补恶攻，人之恒情也。邪湿去而新血生，此非攻中有补存焉者乎？”［历代针灸名家医案选注：11.］

（2）舍弟腰痛，出入甚艰，予用火针，微微频刺肾俞，行履如故。［历代针灸名家医案选注：12.］

（3）许知可因淮南大水，忽腹中如水吼，调治得愈，自此腰痛不可屈伸。思之，此必肾经感水气而得，乃灸肾俞三七壮，服麋茸丸愈。予谓腰痛不可屈伸，灸肾俞自效，不服麋茸丸亦可。［历代针灸名家医案选注：12.］

（4）杜某某，男，42岁。早年即患有腰痛。1968年秋，突然腰痛加重，且有遗精现象。经下法治疗3次痊愈，遗精现象亦随之消失。

治疗方法：患者取坐位，抱肘趴在自身的膝上。用30号或32号毫针针肾俞穴（双）：一般微斜向椎体，深1.5~2寸，勿令过深，轻轻提插，患者自觉酸、麻、胀、痛均强烈，嘱其勿动。每5~6分钟行针1次，针感可达腹股沟处，留针半小时左右起针。［薄连生. 赤脚医生杂志. 1977,（10）：16.］

（5）何某某，男，62岁。1990年5月30日初诊。腰痛时时发作，不能伸屈，历经治疗效果不佳，诊为腰大肌劳损。查：腰部双侧肾俞穴处，均有明显压痛点。针刺肾俞穴，针感传至腿、膝、足，疼痛立减，续治7次，痛除而愈。［范立新. 四川中医. 1991，9（6）：49.］

5. 痛经

仲某某，女，21岁。痛经3年余，来潮前每有恐惧感，采用灸架熏灸，连续3个经期，症状大有缓解，但并未完全停止，停灸后症状又重现。再采用熏灸法控制症状后，于骶骨上方压痛明显处，采用鬃针埋藏，术后症状完全消失，未再复发。

治疗方法：在巩固疗效或防止发作时应用。选取双侧肾俞或命门，也可在腰骶部寻取压痛穴埋藏。［周楣声. 中医杂志. 1988，29（7）：4.］

石关（KI18）

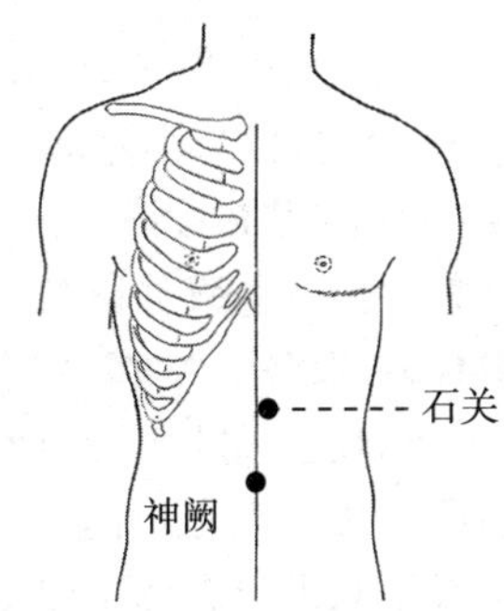

【释名】不通为石、为关。该穴主治大便闭塞，气结肠满，妇人不孕，故名。

【异名】石阙。

【经属】足少阴肾经。

【定位解剖】在脐上3寸，任脉旁开0.5寸处，仰卧取穴。穴在腹直肌内缘，有腹壁上动、静脉分支；布有第9肋间神经。

【刺灸法】直刺1~1.5寸。可灸。

【功用主治】活血行瘀，理气止痛。主治呕吐，腹痛，便秘，产后腹痛，妇人不孕等。

【临床应用】

癥瘕

张子和治一童子，入门状如鞠躬而行，张曰：此疝气也。令解衣揣之，二道如臂。其家求疗。先刺其左，如刺重纸，剥然有声而令按摩之，立软，其右亦然。观者嗟异。或问之，曰：石关穴也。[续名医类案：215.]

石门（RN5）

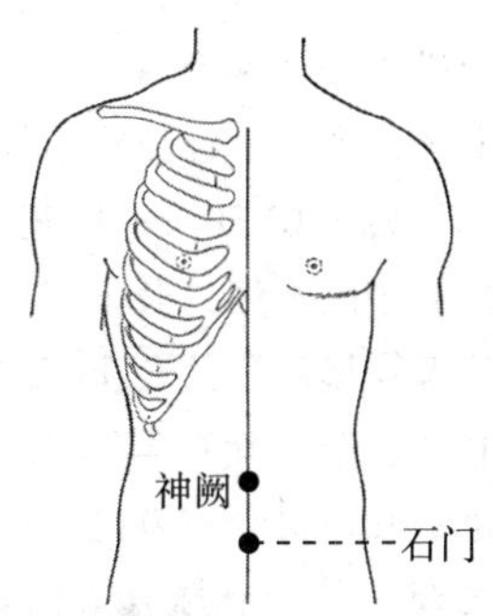

【释名】石，含坚硬之意，主治“少腹坚痛”；又刺灸本穴可“使人绝子”，盖女人不通人道者名石女，亦寓此意，故名石门。

【异名】利机、精露、丹田、命门。

【经属】任脉。为三焦之募穴。

【定位解剖】在脐下2寸，腹中线上，仰卧取穴。局部解剖有腹壁浅动、静脉分支，腹壁下动、静脉分支；布有第11肋间神经前皮支的内侧支。

【功用主治】温补下元，温肾散寒，调经止带。主治腹胀，泄利，绕脐疼痛，奔豚疝气，水肿，小便不利，遗精，阳痿，经闭，带下，崩漏，产后恶露不止等。

【刺灸法】直刺0.5~1寸；可灸。孕妇慎用。

【临床应用】

1. 腰痛

夏某某，男，28岁，中捷友谊厂司机。1973年1月8日来诊。主诉，1971年10月患肾盂肾炎。现尿道痛、尿频等症状均消失，惟腰痛难忍，久治未效，已 13 个月不能工作。脉数，形体颇壮，尿常规化验：蛋白（+）。检查第 4 腰椎有压痛，缪刺石门穴，当时痛止。患者说曾经住院个月，吃药 180 多剂，均未效，今天 1 针止痛，他还不敢相信真能治好。10 日该厂邵某来治病，说夏某某的腰已不疼，开车出去了。11 日夏某某来复诊，自己开车来的，已经痊愈，上班工作。[针灸秘验：136.]

按语：任脉总任一身之阴，督脉总督一身之阳。取任脉腧穴石门调任脉，诸阴诸阳气血皆调。又三焦募可调整三焦气机，理气止痛，腰痛可解。

2. 尿路感染

治疗方法：用 30 号 1.5 寸毫针，以舒张进针法，迅速刺入穴位，针尖略为向下，使针感如触电般的向前阴部放射，留针 20 分钟。

笔者在治疗急性尿路感染时采用本法，疗效甚好。针刺后，患者大都感到尿痛、尿急的现象减少。每日针 1 次，一般在 4~5 次即能控制病情。然后隔日针 1 次，10 次为 1 个疗程，以巩固疗效。[单穴治病选萃：296.]

3. 截瘫尿闭

李某某，男，28 岁，工人。主诉，10 天前劳动时腰部被砸伤，两腿失去知觉，大小便不通。经我院 X 光摄片，显示第 3 腰椎压缩性骨折，呈楔样变，椎体向前移位 1.5cm 许。诊断为腰椎骨折合并截瘫尿闭，住院治疗。留置导尿 10 天后尿道感染，体温 38℃，西医予以抗生素治疗。拔掉导尿管后又出现尿闭，遂要求我科会诊并配合治疗。中医查体，少腹膨胀，双下肢感觉运动消失，被动位，舌苔黄腻，脉弦数。证属督脉不通，膀胱气机受阻，导致尿闭。遂针刺石门穴，并按下述之法加压，小便随即排出。27 次以后小便自行排出。而且下肢到目前已能依杖慢步。

治疗方法：患者取仰卧位（准备好排尿用具）：取脐下 2 寸石门穴，用 3 寸毫针向下斜刺，进针深 2 寸，运用泻法。当即嘱患者意守石门穴，用力排尿，术者用双手于患者少腹由上向下逐渐加压，小便即可排出。如此法反复多次，待尿排净后拔针，每天可针 1~2 次。[刘无忌. 中国针灸. 1984，4（5）：6.]

按语：石门穴属任脉，为三焦募穴。三焦可通调水道，《针灸大成》“石门……主伤寒，小便不利……”又任脉行于腹中，与足三阴会于下腹部，取石门亦可调整诸阴经气机及前阴诸症。故取石门治疗小便不利当应手而解。针刺时注意针尖方向，以免刺破膨胀之膀胱而致腹腔炎症。

4. 节育

谭某某，女，36 岁，棉纺厂干部。就诊时间 1983 年 1 月。主诉：婚后已生两胎，近年来因避孕不当多次受孕刮宫，精神和身体受到很大痛苦，迫切要求节制生育。内科、妇科检查无特殊发现。月经周期 3~4/20~28，量不多，色褐有块，行经时腹痛，就诊时经水已净 2 天，遂按下法针刺，连针 3 次，预计可终生节育，观察至今未孕。

治疗方法：针刺前对受术者进行内科和妇科一般检查，尤其应注意子宫有无病变及月经周期。针刺时受术者仰卧，两下肢伸直。在腹正中线脐下 2 寸选准石门穴。用 2 寸毫针快速刺入皮肤后，再缓缓进针，直至得气，方可停止进针，行泻法 30 秒，然后留针 30 分钟，中间按上述行针 1 次。出针要快，用干棉球压迫针眼。每月针 1 次，连续 3 个月。

体会：笔者认为妇女生育绝育的关键在于冲任二脉的盛衰。任脉、冲脉同起胞中，起于会阴，上至阴部，沿腹正中线经脐上行，在循行过程中与各阴经联系，故为阴经总会。凡精血津液为任脉所司，为人体任养之本，又具荣养胞胎作用。冲为血海，妇女以血为本，太冲脉盛，月事以下，太冲脉少，则经断无子。笔者用泻法针刺石门穴，导致任脉虚，太冲脉少，任冲二脉不协调。尽管阴阳相合，两神相搏，孤阴独阳，阳不化气，阴不成形，故不能孕也。［赵柯. 中国针灸. 1991,（1）：20.］

按语：《针灸大成》有“妇人禁针，禁灸，犯之绝子”。《针穴名释义》“石门可绝生育”。不能生长谷物的土地称为石田，生理发育不全，不能生育的女性称石女。本穴刺之有能使人不孕之说，借喻为不能生殖之处也。又冲任二脉同源异流，“任主胞胎”，“冲为血海”，“太冲脉盛……故有子”。今针泻石门可泻冲脉以致太冲脉衰少而无子，故用于节育。

食窦（SP17）

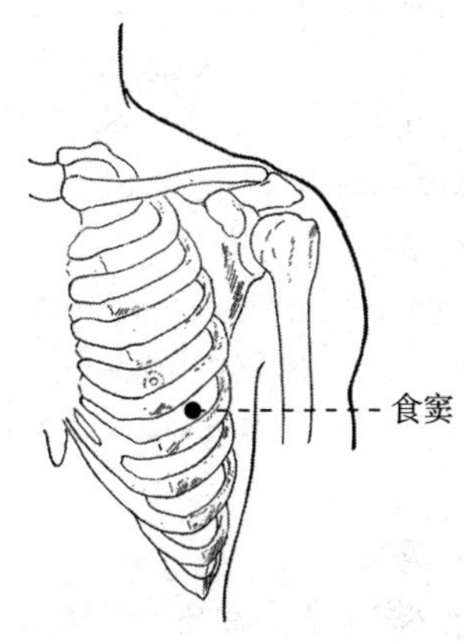

【释名】 食，饮食；窦，孔隙，指穴位。此穴主治饮食方面的病症，故名。

【异名】 命关，食关穴。

【经属】 足太阴脾经。

【定位解剖】 仰卧，于中庭（任脉）旁开 6 寸（乳根穴旁 2 寸），第 5 肋间隙中取穴。穴下有前锯肌，深层有肋间内、外肌；第 5 肋间神经外侧皮支；胸腹壁静脉。

【刺灸法】 沿肋间隙横刺 0.3~0.5 寸。艾炷灸 3~5 壮，艾条温灸 10~15 分钟。

【功用主治】 理气和胃，降逆止呕。主治胸胁胀痛，腹胀肠鸣，翻胃，食已即吐，噫气，水肿，哮喘等。

【临床应用】

1. 疟疾

一人病疟月余，发热未退。一医与白虎汤，热愈甚。余曰：“公病脾气大虚，而服寒凉，恐伤脾胃。”患者曰：“不服凉药，热何时能退？”余曰：“内经云，疟之始发，其寒也，烈火不能止，其热也，冰水不能遏，当是时。良工不能措其手，且扶元气，待其自衰。公元气大虚，服凉剂退火，吾恐热未去而气脱矣。”因为之灸命关，缘五七壮，胁中有气下降，三十壮全愈。[历代针灸名家医案选注：49.]

2. 多汗

一人每日四五遍出汗，灸关元穴亦不止。乃房事后饮冷伤脾气。复灸左命关百壮而愈。[历代针灸名家医案选注：13.]

3. 黄疸

一人病伤寒，至六日，微发黄，一医与茵陈汤，次日更深黄色，遍身如栀子。此太阴证误服凉药而致肝木侮脾。余为灸命关50壮，服金液丹而愈。[历代针灸名家医案选注：21.]

手三里（LI10）

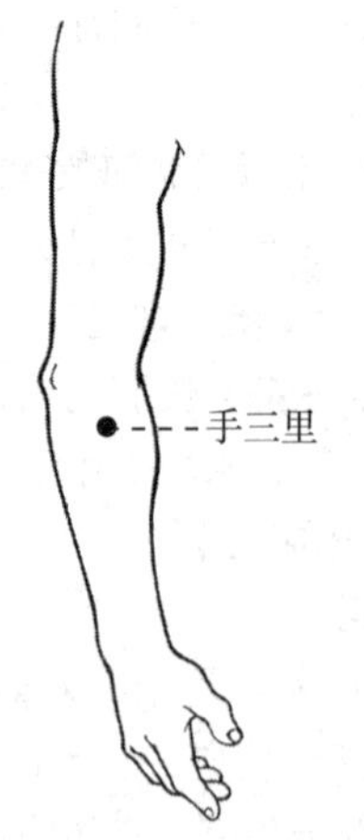

【释名】手，上肢。穴居前臂，与下肢足三里相对应而名。

【异名】上三里、鬼邪。

【经属】手阳明大肠经。

【定位解剖】位于前臂背面桡侧，当阳溪与曲池连线，肘横纹下2寸。局部解剖有桡腕短伸肌，桡侧腕长伸肌，深层为旋后肌，有桡返动脉分支，分布有前臂背侧皮神经及桡神经深支。

【功用主治】调肠腑，通经络，清头目。主治腹痛，腹泻，胃痛，头痛，眩晕，偏瘫，手臂麻痛，坐骨神经痛，喉痹，急性腰扭伤，齿痛，失喑，瘰疬，舌痛，眼目诸疾等。

【现代研究】

（1）对胃肠功能的调整作用。据报道，在X线钡餐下观察，针刺手三里可使胃肠蠕动加强。用阻断血流法，针刺手三里，可使直肠蠕动加强。也有报道针刺手三里可见空肠、回肠蠕动发生即时性改变，蠕动强者减弱，弱者增强。对家兔的实验观察也证明针刺手三里穴对大肠蠕动功能有明显的调整作用。

（2）镇痛作用。针刺手三里可使皮肤痛阈升高。动物实验和临床研究表明：尾核在针刺镇痛中有一定作用。电针家兔的手三里、合谷、足三里、臂臑，能在尾核中记录出诱发电位，反应中心在尾核头部背侧，刺激尾核和电针穴位，均可使痛阈升高，且在镇痛中有协同作用。实验还表明手三里镇痛作用与下丘脑外侧区有关，损毁该区，可使电针臂臑、手三里的针刺镇痛效应明显减弱。

【刺灸法】直刺0.5~0.8寸；可灸。

【临床应用】

1. 眩晕

张某，男，16岁，学生。因近日学习紧张，睡眠不足，于今晨起床时，突觉天旋地转，睁眼即感眩晕恶心、呕吐。查：心肺（-），血压17.3/9.3kPa（130/70mmHg），眼球震颤，脉弦，苔厚腻。诊断：眩晕。治以急取左侧手三里，针尖指向手少阳三焦经。得气后患者渐感头脑清晰，慢慢睁开双眼，然后取中渚、太溪、印堂，1次告愈。1周后随访未复发。［粗针疗法：78.］

按语：针刺方向很重要。需要刺向手少阳三焦经。

2. 呃逆

张某某，男，23岁。早上仓促上班，到医院后即呃逆频作，呃声高亢，洪亮，呈持续性，急取左手三里，针尖指向大肠经。10分钟后呃逆逐渐停止，其后未复发。［童建庭. 成都中医学院学报. 1989，12（1）：21.］

3. 颞颌关节痛

郭某，男，32岁，职员。因右侧颞颌关节疼痛1年余，于2003年8月17日就诊。检查：面部形态正常。初诊为右颞颌关节功能紊乱征。取左侧颞颌关节穴针刺，行泻法，同时，用火针点刺颞颌关节痛穴2针。治疗1次后，其疼痛略减，治疗6次后，其疼痛大减，又治1次，疼痛全部消失，张口自如，临床治愈。3个月后复诊未见复发。

治疗方法：取颞颌关节穴（手三里穴）常规消毒后，用2寸毫针直刺1.5寸，行捻转手法，泻多补少，待局部出现酸、麻、痛、胀时留针30分钟，期间每5分钟行针1次，10次为1个疗程。对病史长、病情重者可在下关穴处寻找压痛点，如配刺下关穴或阿是穴（压痛点），可明显提高疗效。一侧疼痛取健侧穴位，两侧疼痛取双侧穴位。［常见病信息穴一针疗法：118.］

4. 颈项疼痛

王某某，男，38岁。1979年6月8日初诊。患者项强7个月。7个月前因感受风寒致左颈强痛，当地中药及针灸治疗至今未愈，仍感颈项强痛，活动受限。取左侧手三里，用毫针沿桡骨背侧面向手太阳经方向深刺1.5寸，如下法行针。并嘱患者活动颈项。行针约1分钟时，患者即感到颈项强痛减轻，颈项活动度加大，留针30分钟后出针。治疗6次后痊愈。

治疗方法：针刺时针尖从桡骨背面向手太阳经方向深刺1~1.5寸，针刺深度至少要透过手少阳经，行捻转手法，以针感向肩颈传导为佳，配合活动颈项部。［钟蓝，等. 四川中医. 1993，（3）：12.］

5. 臂丛神经痛

特某某，男，45岁。主诉：右手前臂疼痛麻木3天。3天前右手前外侧开始麻木疼痛，呈持续性，逐渐加剧。曾用可的松、舒筋丹、中药治疗无效，故求针治。于1979年1月25日初诊。查：面色萎黄，右手前臂外展受限，局部无伤痕，皮色正常，苔白，脉弱，未见病理反射。诊断：臂丛神经痛。

治疗方法：用粗针，选用不锈钢毫针（针长4寸，直径0.7mm），刺手三里（桡神经刺激点），刺激3~5次即起针，2次痊愈。又针1次以巩固疗效。［粗针疗法：125.］

6. 肩关节周围炎

吴某某，男，60岁，退休工人。左侧肩臂疼痛2个月余，加重3天，不麻，不痒。患者于2个月前开始出现左肩疼痛，经按摩后告愈。近日因受凉诱发，肩关节疼痛活动受限，甚则牵扯左项及背疼痛。查：左肩疼痛，功能受限，上肢外展45°，屈伸正常，内旋30°，上举120°。肩关节周围有广泛压痛点，牵拉手臂，肩关节剧痛。诊断：肩关节周围炎。

治疗方法：指针手三里，指尖垂直向下。得气后令患者作肩部各种活动，5分钟后改用针刺，继续活动半小时，如此前后共治疗4次，关节疼痛消失，活动正常。［粗针疗法：78.］

7. 桡神经损伤

徐某某，农民。1979年在劳动时因木头掉落致右上肢损伤，当时前臂青紫疼痛，活动受限，腕下垂。经医院治疗后青紫消失，但腕仍下垂，手指不能运动，前来诊治。查：右腕下垂，略能抬起，手指内收弯曲，不能伸直，拇指不能外展，前臂伸力减弱，前臂背侧面感觉明显减退，手和手指的背面一部分感觉减退。诊断：桡神经损伤。

治疗方法：以3寸长0.5mm直径粗针强刺激手三里穴，不留针。5诊后腕部渐觉有力，手指略可伸直，拇指活动自如，前臂感觉恢复正常，手和手背感觉恢复正常。为巩固疗效又针3次获愈。［粗针疗法：77.］

8. 膝关节痛

谢某某，男，28岁，工人。双膝关节冷痛10年。每于冬季或阴天加重，上下楼尤难，保暖热敷则减轻，疼痛不游走。查：左膝关节不红不肿，右膝关节浮肿，浮髌试验阳性，阳陵泉穴有压痛。诊断：风湿性关节炎。治以针刺左右手三里，针尖指向尺骨鹰嘴。得气后，令其到室外活动。半小时后出针时，自述疼痛大为减轻。嘱回去后艾灸双侧阳陵泉，如此坚持治疗4次，肿消痛减而愈。随访1年未复发。［童建庭. 成都中医学院学报. 1989，12（7）：20.］

9. 腰扭伤

（1）周某某，男，47岁，建筑工人。1984年2月26日初诊。因抬东西不慎，听到腰部“喀嗒”一声，即感腰部疼痛如折，俯仰不能，转侧不利，喷嚏或咳嗽疼痛加重，被人抬来就诊。查：腰部活动明显受限，其他无异常。诊断：急性腰扭伤。针刺手背腰痛穴（左）：疼痛减，能弯腰活动，起针15分钟后诸症依然。按压手三里穴，腰痛即消失，乃予针刺手三里穴（左）强刺激，腰部功能完全恢复。留针半小时而愈。

治疗方法：手三里穴常规消毒，用28~30号2~3寸针，直刺1~2.5寸，以穴下酸沉感扩散至整个上臂为佳。针感出现，腰部疼痛即可消失。嘱患者活动腰部，作俯、仰、蹲、侧屈等反复活动，留针30分钟。每5分钟行针1次，强刺激，以患者能耐受为度。治疗过程中一般不配他穴，针治1次不愈者，也可根据疼痛部位配穴。[郭龙恩. 浙江中医杂志. 1991，26（6）：280.]

（2）阎某某，45岁。3天前打扫卫生，因用力不慎，腰部扭伤，突然剧痛难忍。咳嗽及深呼吸时疼痛加重。经本单位医务室大夫按摩后好转，但仍不能俯仰及侧屈。又就诊于某体育学院，经针灸局部及按摩2天，疗效不显而来我院求医。查：腰部疼痛，功能障碍，前屈15°，后伸0°，左右侧屈5°，左右旋转10°，舌质淡，苔薄白，脉细软涩。诊断：腰扭伤。

治疗方法：指针手三里，指尖指向手太阳小肠经，得气后，令患者作前后俯仰、侧屈、旋转活动。当即疼痛大减，自感活动如常。半小时后查上述指标，前屈90°，后伸30°，侧屈20°，旋转30°，1次告愈。1周后随访，未复发。[童建庭，成都中医学院学报. 1989，12（1）：20.]

10. 急性扁桃体炎

（1）张某，男，26岁，工人。因外感风寒，热毒结于咽喉，恶寒发热，咽喉肿痛。咽喉双侧扁桃体红肿结块，不能咽下唾液。经服四环素3天不见好转前来求治。诊断：急性扁桃体炎。针刺手三里，用透天凉手法，施针片刻，针处发凉，针感传到双颊部，当时痛止，并能吞咽唾液。后又间歇施针20分钟。第2天来诊扁桃体红肿消失，复针前穴2次痊愈。

治疗方法：取手三里穴（双侧扁桃体炎取双手三里，单侧扁桃体炎针患侧手三里）。用透天凉手法，或平补平泻手法，针感传至咽颊部效果最好。[冯纯礼. 中国针灸. 1987，7（3）：6.]

（2）李某，女，16岁。因急性扁桃体感染3天，于1993年5月24日就诊。检查：体温38.4℃，右侧扁桃体3度肿大，左侧Ⅱ度肿大，有少许脓性分泌物，脉细数，舌质红，无苔。诊断为乳蛾，取双侧乳蛾穴针刺，行泻法，留针30分钟，针后再用三棱针点刺一侧穴位放2~3滴鲜血。治疗1次后，患者体温降至37.7℃；治疗2次后体温正常，扁桃体恢复至Ⅰ度，吞咽正常；治疗3次后完全治愈。

治疗方法：取乳蛾穴（手三里穴）常规消毒后，用2寸毫针直刺1.5寸左右，得气后用泻法，或平补平泻手法，以针感传至咽喉部效果为佳，留针30分钟，每5分钟行针1次，针后可在针眼处拔火罐3~5分钟，可见部分血水和组织液从针孔处溢出，这对排毒泻火具有重要作用，可明显提高治愈率。一般轻症只取一侧穴位，重症可取两侧穴位，隔日或3日治疗1次，10次为1个疗程。[常见病信息穴一针疗法：163.]

按语：手三里穴属手阳明。阳明为多气多血之经，具有行气活血，通经活络，消肿止痛之作用。其经脉“循上廉……上肩……从缺盆上颈”，经别“上循喉咙”，其病则“喉痹，肩前臂痛，大拇次指不用”（《灵枢·经脉》），故手三里可治疗肩痛，前臂麻痹不用，咽喉肿痛，急性腰扭伤。《铜人》曰：“手三里治手不仁，肘挛不伸。”《甲乙》云：“腰痛不得卧，手三里主之。”手阳明经又上头面，其经筋“络头”。手三里能疏通头部气血，平肝潜阳，止眩晕。风湿性关节炎所致膝关节疼痛为寒湿阻络所致，多影响关节的活动。阳主动，其病多在阳经，而以足阳明经为主，手足阳明经气相通，取手三里为上下相应取穴法，亦称巨刺法。上面的大部分案例的治疗，针刺方向基本上都刺向手太阳小肠经以求得气至病所。

俞府（KI27）

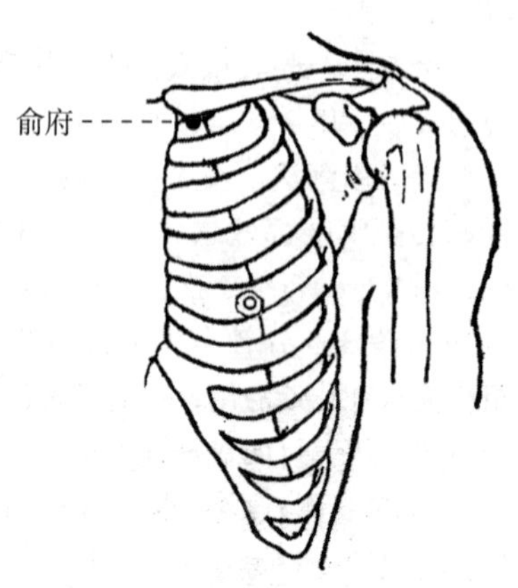

【释名】俞，转输；府，会聚。足少阴肾经脉气由此会聚而转输至胸中，故名。

【经属】足少阴肾经。

【定位解剖】在锁骨下缘，任脉旁开2寸处取穴。穴下是胸大肌（深层为肺脏），布有锁骨上内侧神经及血管胸内动、静脉分支。

【刺灸法】横刺0.3~0.5寸，不可深刺。艾炷灸3~5壮，艾条温灸5~10分钟。

【功用主治】宽胸利肺，止咳定喘。主治胸痛，咳逆上气，喘不得息，呕吐，胸满不得饮食，咯血，胸膜炎等。

【临床应用】

心律失常

归某，男，31岁。3年前患心肌炎以来，出现胸闷，心悸，头晕。心电图提示：快速房颤。曾发作4~5次，经药物治疗及休息后缓解。此次发病前，患感冒后尚未恢复正常，因上班往返疲劳，当即有胸闷，心悸频繁发作，气短、头晕、乏力，一夜后症状加重，于1977年11月29日来院急诊。检查：一般情况差，神清，精神疲惫，痛苦病容，舌暗红，苔薄，脉促，血压14.67/9.3kPa（110/70mmHg），两眼球及双手无震颤，颈软，甲状腺不肿大，心率150~200次/分，心律绝对不齐，房颤，胸透（-）。心电图诊断：心房颤动。

治疗方法：取俞府穴，沿第1胸肋间，向璇玑方向，呈45~55°角缓慢进针，得气后，须向右颈项部及左肩放射，采用平补平泻法，持续3分钟后，胸闷、心悸诸症悉消，心电图即转为窦性，心律P-QRS-T波群按顺序出现，节律规则。留针15分钟出针，观察40分钟，房颤未再出现。门诊随访8年，未见复发，多次心电图检查正常。［王哲身. 中医杂志. 1986，27（9）：30.］

素髎（DU25）

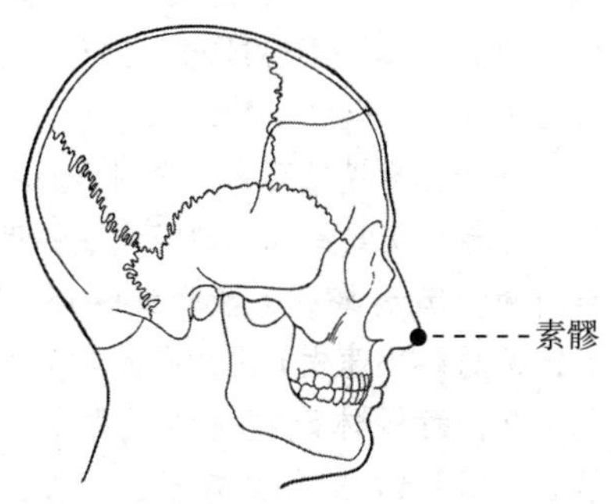

【释名】白色称素，肺应白色，且开窍于鼻，素又有原始之意，古代将鼻看作一身之始。髎泛指孔穴，穴当鼻尖，故名。另解为：素，有本始的意思；髎，指穴位。人之胚胎，鼻先结形，为人身本始，故名。又释“素”为白色，肺开窍于鼻，属金而应白色。穴居面部正中鼻端，故又称面王、鼻准、准头。

【异名】面王，鼻准，准头。

【经属】督脉。

【定位解剖】正坐仰靠或仰卧，当鼻背下端之鼻尖处取穴。局部解剖有面动、静脉鼻背支，布有筛前神经鼻外支（眼神经分支）。

【刺灸法】向上斜刺 0.3~0.5 寸；或点刺出血；不灸。

【功用主治】开窍启闭，醒脑苏厥。主治惊厥，昏迷，新生儿窒息，鼻塞，鼻衄，鼻流清涕，鼻渊，酒渣鼻，还可治疗麦粒肿，暴发火眼，霍乱吐泻，心中缭乱等。

【现代研究】

（1）针刺素髎对新生儿窒息有较好疗效。电针对呼吸衰竭也有较好疗效，对呼吸频率、节律、各种异常呼吸有改善。有报道针刺素髎引起呼吸变化的阳性率为 92%，而非穴位点则无此变化。

（2）对休克有良好的治疗作用。有人筛选升压较强的穴位，素髎是其中之一。有报道：家兔失血性休克实验中，针刺素髎，艾灸百会，可使动物的嗜酸性粒细胞锐减 2/3 以上，并使血液稀释，组织对氧的利用率增加。

【临床应用】

1. 霍乱

霍乱之证，宜兼用外治之法，以辅药饵所不逮。而外治之法，当以针灸为最要。至应针之处，若十宣、中脘、尺泽、足三里、阴陵、承山、太溪、太仓、太冲、公孙等穴（约略举之未能悉数），习针灸者大抵皆知。惟督脉部分，有素髎穴，刺同身寸之三分出血，最为治霍乱之要着。凡吐泻交作，心中缭乱者，刺之皆效。诸针灸之书，皆未言其能治霍乱。世之能针灸者，间有知刺其处者，而或刺鼻准之尖，或刺鼻柱中间，又多不能刺其正穴。两鼻孔中间为鼻柱，《内经》王注，谓此穴在鼻柱之上端，则非鼻准之尖，乃鼻柱中间可知。然刺未中其正穴者，犹恒有经验，况刺中其正穴乎。盖此穴通督脉，而鼻通任脉，刺此一处，则督任二脉，可互相贯通，而周身之血脉，亦因之可贯通矣。[医学衷中参西录：303.]

2. 鼻衄

张某某，女，17岁，学生。1985年8月13日初诊。因患鼻衄，久治未愈，经常头痛头晕，疲乏无力，面色萎黄，月经正常，舌质红，苔薄黄，脉弦数。辨证为肝脾蕴热，气血上逆。针刺素髎，向上斜刺0.7寸深，得气后，略施捻转，留针30分钟，起针而愈。随访未再复发。[张广亮. 青海医药杂志. 1986,(3)：47.]

3. 酒渣鼻

曾某某，男，43岁。1973年11月3日就诊。其人酷嗜酒，长期以来，鼻尖发红如樱桃，世人常叫曾红鼻。大便干，小便时黄，舌质红，苔微黄，脉微数，诊断为酒渣鼻。用素髎穴隔蒜炎，每天1次，6次而愈。

注意事项及禁忌：鼻尖皮肤嫩，注意换蒜片，以防灼伤鼻尖。鼻尖有轻微溃破者禁忌。余20多年前患酒渣鼻，内外用药，经年不愈，乃用毫针（26~28号，0.5寸）刺鼻尖素髎穴（针尖略向上，刺入3~4分，以鼻中隔出现胀感为度）。每日1次，每次留针1小时左右（带针午眠）。出针时，轻轻捻转，缓缓退出，不按针孔。在留针过程中，鼻头红色范围逐渐收缩至针孔周围（直径0.2cm左右），其余部分颜色接近正常。出针1小时后，针孔周围的红圈又逐渐扩大到整个鼻头。每天反复如是，而鼻头的颜色却越来越淡，坚持针治月余遂愈。本病多因肺胃积热上蒸，复遇风寒外束，血瘀凝结而成；或因嗜酒，酒气熏蒸所致。毫针虽微，但能“通其经脉，调其血气”。进针皆以快为贵，但徐出而不按针孔，是为泻法，《内经》所谓“疾而徐则虚”是也。故能泻肺胃之积热，化凝结之瘀血。取素髎者，肺开窍于鼻，胃脉狭鼻，经脉所过，穴位所在，主治所及也。[单穴治病选萃：369.]

按语：有报道用素髎穴刺络放血治疗酒渣鼻、嗅觉障碍、幻嗅症3种疾病皆有效。酒渣鼻初发者放血5~15次之后，每隔2~4天放1次，有的能基本恢复正常，病程长而症状厉害者隔2~5天放血1次，5次为1个疗程，疗程间休息5天，2~4个疗程之后症状亦能减轻。治疗嗅觉障碍急性者效果最佳，每天放血1次，2~5次即可，慢性者隔2~4天放血1次，5次为1个疗程，2~3个疗程之后其嗅觉恢复或改善。对幻嗅症如香味、腥味等，连续治疗5~15次之后，有的停止半年至2年不复发。

4. 麦粒肿

黄某某，男，40岁。1978年5月20日初诊。左眼睑下外1/3处有一硬结，色暗红，轻微压痛。诊断：左眼睑麦粒肿。行素髎穴点灸1次后，痒痛大减，次日疼痛硬结消失。

治疗方法：取素膠穴，用塑料电丝粗细的麻绳1根，点燃一端，对准素醪穴快速灸一下即可。[邓成英. 四川中医. 1987，5（4）：52.]

按语：素髎属督脉，督脉为诸阳之会。针灸素髎可清热凉血，解表利湿。临床上外感风热或脾胃湿热而致营卫失调，气血凝滞，热毒壅阻于眼睑皮肤、经络之间发病的麦粒肿以及肝脾蕴热，气血上逆所致的鼻衄可取素髎进行治疗。多用针刺泻法，一泻则诸症可去。

率谷（GB8）

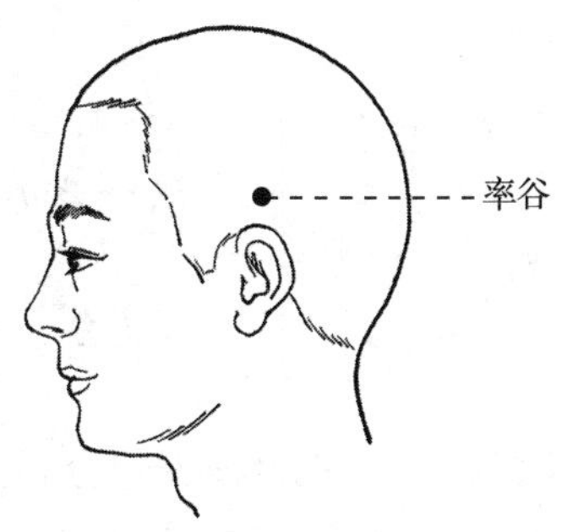

【释名】率，牵动；谷，一作“角”。穴在耳上角咀嚼时牵动处，故名，其状又如蟋蟀隐状，所以又名“蟀谷”。率角，率骨，蟀谷。

【经属】足少阳。

【定位解剖】足太阳、少阳之会。在头部，正坐或侧伏，在耳廓尖上方，角孙穴之上，入发际1.5寸处取穴。布有耳颞神经和枕大神经吻合支，及颞浅动脉、静脉顶支。

【功用主治】祛风热，利胸膈，镇惊除烦。主治偏头痛，目眩，耳鸣，呕吐，惊痫，耳聋，感觉性失语。

【刺灸法】沿皮刺0.3~0.5寸。艾条灸5~10分钟。

【临床应用】

脑血栓偏瘫

黄某，女，63岁，家庭妇女，越南籍澳洲华人。于2001年4月9日晨，突觉头晕不适、左上下肢活动受限而就诊。检查：血压134788 mmHg，神志清楚，左鼻唇沟变浅，舌稍偏右，腱反射右侧存在，左侧消失，病理反射阳性，左上肢肌力0级，下肢肌力I级，脉弦，苔薄腻。诊断为脑血栓偏瘫（左侧）。治疗以针刺为主，取主穴：右侧偏瘫穴配穴：右合谷、曲池、中平、昆仑穴等。治疗1次后，左上肢肌肉可以收缩，左下肢肌力I级，直腿抬高30°，治疗4次后，可以扶拐走路，治疗12次后可以自己走路。

治疗方法：选健侧偏瘫穴（率谷）常规消毒后，用1寸毫针平刺0.5~4.8寸，采用提插捻转法，体弱者行平补平泻法，体质强壮者行泻法，强刺激。总之刺激强度要视体质、病情轻重及患者的忍受程度而定。针感以肩部出现酸、麻、胀、热等感觉为宜，留针30~60分钟，每10分钟行针1次，10次为1个疗程。个别患者也可延长留针时间12~24小时，但应向患者及家属讲明留针及起针时的处置情况。为提高治疗效果，也可以选用直流脉冲电疗仪连结针柄进行治疗，但电流不要过大，以免造成局部灼伤。[常见病信息穴一针疗法：42.]

水道（ST28）

【释名】本穴为胃经水液通行的道路，故名。

【经属】足阳明胃经的腧穴。

【定位解剖】在下腹部，当脐中下3寸，距前正中线2寸。当腹直肌及其鞘处；有第 12 肋间动、静脉分支，外侧为腹壁下动、静脉；布有第 12 肋间神经（内部为小肠）。

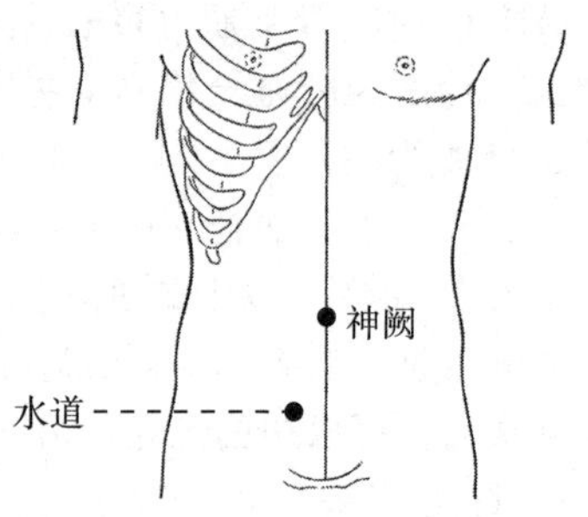

【功用主治】小腹胀满，小便不利，痛经，不孕，疝气。

【刺灸法】直刺 1~1.5 寸。

【临床应用】

鞘膜积液

王某，男，11 岁，学生。因睾丸肿大 3 年，于 2001 年 7 月 28 日就诊。检查：患儿阴囊肿大如核桃大小，表面光滑，触之呈囊状，无压痛，手电透光试验阳性。诊断为睾丸鞘膜积液，取鞘膜积液穴针刺，进针 1 寸，行泻法，留针 35 分钟，同时用艾条熏 15 分钟。每周治疗 2 次，4 次为 1 个疗程。治疗 1 周后患儿自诉下坠感消失，且阴囊肿胀明显缩小，治疗 3 次后阴囊大小已恢复正常。半年后随访未见复发。

治疗方法：取鞘膜积液穴（水道穴）常规消毒后，用 2 寸毫针直刺 1.5~1.8 寸，行泻法，待针感出现后留针 30 分钟，同时用艾卷灸之，以穴位局部感到温热为宜，至起针时为止，每 2 日治疗 1 次，10 次为 1 个疗程。一侧有病，针灸患侧，两侧有病，针灸两侧。[常见病信息穴一针疗法：145.]

水分（RN9）

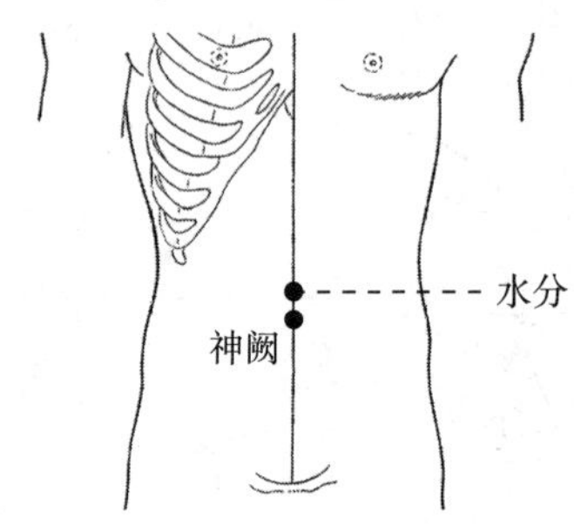

【释名】水，水液；分，分利。穴居脐上一寸，内应小肠，其作用为“分清别浊”而利水。《针灸资生经》：“此穴一名分水，能分水谷故也。”

【异名】中守，分水。

【经属】任脉。

【定位解剖】在脐上 1 寸，腹中线上，仰卧取穴。穴下为腹白线中（深层为小肠），布有第 8、9 肋间神经前皮支内侧支及腹壁下动、静脉。

【刺灸法】直刺 1~1.5 寸。艾炷灸 3~7 壮，艾条温灸 15~20 分钟。

【功用主治】健脾和胃，利湿消肿。主治脊强，里紧，腹中拘紧痛，肠鸣，胃虚胀，不嗜食，绕脐痛，水肿，鼻出血及肾炎，胃炎，肠炎等。

【临床应用】

水肿

（1）俚医为季生治水肿，以药饮之久不效。以受其延持之勤，一日忽灸水分与气海穴，是早观面如削矣，信乎水分能治水肿也。[历代针灸名家医案选注：

20.］

（2）有人因入水得水肿，四肢皆肿，面亦肿。人为灸水分并气海，翌日朝，视其面如削矣。［历代针灸名家医案选注：20.］

太冲（LR3）

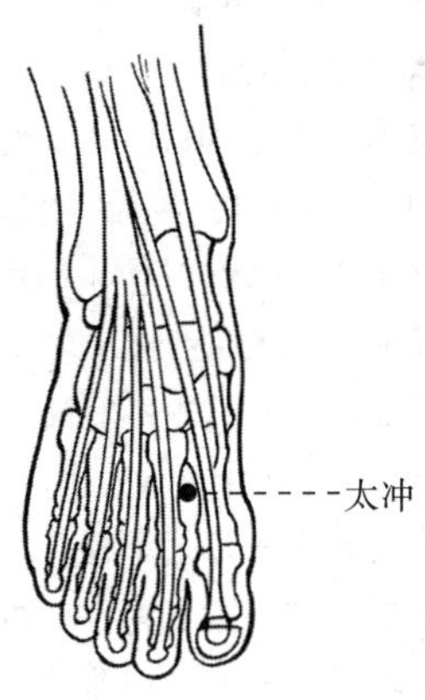

【释名】阴经原穴皆名“太”，盛大之意；“冲”指要冲。本穴为足厥阴之原穴，血气充盛而名。

【经属】足厥阴肝经。本穴为肝经输（土）穴，又为本经原穴。局部解剖有足背静脉网，第1跖背侧动脉；布有腓深神经的跖背侧神经，深层为胫神经足底内侧神经。

【定位解剖】该穴在足背侧，足第1、2跖骨结合部之前凹陷中取穴。在拇长伸肌腱外缘；有足背静脉网，第一跖背侧动脉；布有腓深神经的跖背侧神经，深层为胫神经足底内侧神经。

【刺灸法】直刺0.5~0.8寸；可灸。

【功用主治】疏肝平肝，息风潜阳，养血柔筋，调血调经。主治头痛，眩晕，癫狂，痫证，胁痛，腹胀，呕逆，癃闭，遗尿，膝股内侧痛，足跗痛，下肢痿痹，月经不调，崩漏，小儿惊风，咽喉干痛，目赤肿痛等。

【现代研究】

（1）对人体的胆道系统有调整作用。施行胆囊切除术和肝胆管探查术的急性胆道疾病患者，皮下注射吗啡后，刺太冲可使胆内压力迅速下降，且效应优于足三里、阳陵泉。

（2）针刺四氯化碳中毒性肝损害模型的足三里、太冲，可减轻药物的损害，具有护肝作用。

（3）据临床观察，肝病严重时，可在太冲穴出现以结节为主的反应物。

（4）在针刺临床研究中发现：以太冲单穴针麻，施行甲状腺手术，具有较高的优良率；在针麻施行胃切除过程中，快速针刺太冲、公孙，可以减轻切腹膜反应，重刺激捻提太冲、足三里，可抑制牵拉反应。

【临床应用】

1. 呃逆

李某某，工人。患者于2天前吃饭时因感风寒，遂发呃逆不止，并引胸胁及胃脘部疼痛，夜寐不安，遍求药物无效，而来我科针灸，先予天突、膈关、胃俞等穴，仍不止，后改用太冲穴，治之立止，观察20分钟未复发，后又诊他病，询知此后未作。［刘钦华．江西中医．1992，23（2）：61.］

按语：呃逆病机为胃气上逆，故不论病因如何，总与气机逆乱有关。太冲为肝经腧穴，肝主疏泄，司气机升降，刺太冲以疏肝理气，和胃降逆。

2. 暴怒昏厥

安某某，女，56岁。1984年1月5日就诊。就诊时昏厥1小时。患者因暴怒而昏厥，牙关紧闭，四肢抽搐，家属急来请出诊。诊视患者，面色口周发青，两目紧闭，牙关紧闭，手足抽搐发凉。予急刺太冲穴，强刺激捻转2分钟后，手足抽搐止，张口大哭后，面色渐转红润，继续强刺激捻转，留针20分钟，拔针而愈。

治疗方法：用30号1.5寸毫针，向足背斜刺5分至1寸，针感可传至足大趾。得气后，拇指向后强刺激捻转约1~2分钟，至症状明显减轻，神醒窍开后，留针15~20分钟。

按语：原穴对内脏功能有非常重要的调节作用，本症取肝经原穴太冲，疏肝理气、通调气机、醒脑开窍，其症而愈。运用此穴治疗惊病气厥证，效果甚好。［单穴治病选萃：276.］

3. 神经衰弱眩晕

患者，女，40岁，干部。于1982年春天初诊。素有神经衰弱史，近来头痛，眩晕，心烦意乱，懒言，舌边尖红，脉弦细而数。针太冲透涌泉后，诸症悉除。［李志道. 天津中医. 1985,(2)：29.］

4. 癔症性失语

孙某某，女，45岁。平素性急易怒，1986年6月与其夫发生口角，暴怒之下昏倒在地，醒后失语，随即来我科就诊。问其病，则只能叭叭呀呀，示其胸闷，心悸，喉塞，舌强难伸，彻夜难眠，寐则惊醒，舌尖鲜红，苔黄，脉弦数。诊断：暴瘖之证（肝气郁结，心火亢盛）。治以清泻肝火，宁心安神。取太冲、通里，均用泻法。进针后连连得气，留针守气。10分钟后，神志安定，后在舌尖部点刺出血，随即患者惊叫一声，舌即缩回，舌体运用自如。［李为诚. 黑龙江中医药. 1988,(4)：28.］

5. 高血压眩晕

某某某，男，50岁，工人。素有高血压史。就诊时，眩晕，目不欲睁，头胀痛，有如箍状。针刺太冲透涌泉后，头痛眩晕等症立即消失。［李志道. 天津中医. 1985,(2)：29~30.］

按语：“诸风掉眩，皆属于肝”，针泻肝经输穴太冲平肝息风潜阳止晕。太冲透涌泉更有“一箭双雕”之功，依病在上者取之下，则在头者取之足，泻涌泉又可引血下行，平降风阳。

6. 眶上神经痛

姜某某，男，25岁，汽车司机。10年来经常发作性左侧眶上骨痛，剧烈如钻刺，时发时止，恶心呕吐，心烦不寐，服止痛药无效。冷敷面部或戴上墨镜疼痛略能缓解，眼科及神经科检查无异常发现，诊为眶上神经痛。经针刺患侧太冲，震颤行气2分钟，疼痛立止，治3次而愈，随访1年无复发。［张世雄. 北京中医. 1982,(2)：27.］

7. 急性扁桃体炎

（1）陈某某，女，32岁。1991年9月6日初诊。患扁桃体化脓4天，体温39℃，在某卫生院肌内注射青霉素3天无效，后改为输液，1星期后仍高热不退，来卫生所就诊。单用生理盐水双侧太冲穴封闭，当天下午体温降至38℃，咽喉疼痛减轻，每天1次，3天而愈。

治疗方法：生理盐水双侧太冲穴注射，每穴5ml，直刺进针0.3~0.5寸，斜刺达0.6寸，每天1次。[张宏刚，等.中医药研究. 1992,(3)：31.]

（2）葛某某，女，24岁。因高热、咽痛6天而入院。曾在工厂卫生所肌内注射青、链霉素3天未见好转，转来我科治疗。入院查体：体温39.2℃，急性热病容，双侧扁桃体度肿大、充血，表面有脓性分泌物覆盖。实验室检查：白细胞总数12.3×10^9/L，中性粒细胞0.78。诊断：急性化脓性扁桃体炎。即用生理盐水双侧太冲穴注射，2小时后汗出，4小时后体温下降至37.3℃，症状减轻，次日再注射1次后，症状及局部炎症基本消失。共注射2次，住院4天，痊愈出院。

治疗方法：患者取卧位或坐位，双脚平放，注射部位常规消毒，用10ml注射器抽吸生理盐水6ml，小儿用量酌减，直刺或斜刺入太冲穴，深度1.5~2cm，患者有酸、麻、胀感时迅速推入生理盐水3ml，两侧共6ml。每天1次，根据病情注射1~4次。[郑全野.赤脚医生杂志. 1976,(9)：24.]

按语：太冲属足厥阴肝经，其脉“循喉咙之后，上入颃颡”，又肝为血脏，司贮藏和调节血液之职。气为血帅，血随气行，血液的升降皆从乎于气，因此具有疏肝理气作用的太冲，又兼活血祛瘀作用。急性扁桃体炎多为感受风热之邪，郁于咽喉，灼伤络脉，气血瘀阻所致，故可针刺太冲治疗。古人亦有记载，如《标幽赋》“心胀，咽痛，针太冲而必除”;《马丹阳十二穴歌》“太冲足大趾……咽喉并心胀……针下有神功”。应用生理盐水穴位注射则是为了增强刺激量和延长刺激时间，至于其他的机制还需进一步研究。

太溪（KI3）

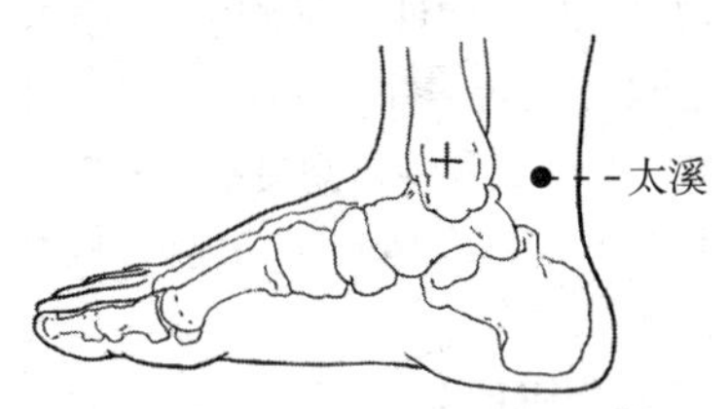

【释名】太，指盛大；溪，指山间的流水。足少阴脉气出于涌泉，流经然谷，至此汇聚而盛大，故以为名。

【异名】吕细。

【经属】足少阴肾经。为肾经输（土）穴，又为肾经原穴。

【定位解剖】在足内踝与跟腱之间的凹陷中取穴。局部解剖有胫后动、静脉；布有小腿内侧皮神经，胫神经。

【刺灸法】直刺0.5~0.8寸，可灸。

【功用主治】补肾益精，壮腰利咽。主治头痛，眩晕，咳嗽，气喘，胸痛，咯血，消渴，失眠，健忘，遗精，阳痿，小便频数，腰脊痛，月经不调，咽喉干痛，齿痛，耳鸣，耳聋等。本穴为回阳九穴之一，凡暴亡及诸阳欲脱者均宜用之。

【现代研究】

（1）改善肺呼吸功能。如针刺郄门、太溪、鱼际，可改善因开胸而引起的纵隔摆动，其效果远比肺门周围神经封闭优越。

（2）对肾功能有一定影响。有报道，针刺太溪、列缺等穴，可使肾泌尿功能增强，酚红排出量也较针前提高，尿蛋白减少，高血压也下降，这种效应维持 2~3 小时，个别可达数日，浮肿也减轻，对肾炎患者有一定治疗效果。

（3）对嗜酸性粒细胞有一定影响。如在同一患者身上，同一手法，针刺太溪，留针 2 分钟。则见嗜酸性粒细胞减少 33.5%；若留针 10 分钟，则减少 42%。

【临床应用】

1. 厌食综合征

刘某某，女，40 岁。主诉：因抑郁，进食日益减少已半年，曾多方协治，未发现有任何器质性病变，但已轻度酸中毒，遂为之纠正，出院后，仍厌食，每日勉强进食少许，即脘痞异常，甚则呕吐，精神萎靡，面色无华，懒言而语声低微，短气乏力。查，舌淡红，苔白微厚，脉沉弱。用益火培土法为之刺足少阴，刺太溪，未及 20 次，病已。

治疗方法：用 30 号 1 寸毫针，正指直刺，行提插捻转，使其得气有如鱼吞饵之沉浮，随即出针。[单穴治病选萃：189.]

2. 尿频

（1）蔡某，男，50 岁。因中枢神经梅毒而于 1963 年 1 月 28 日入院。患尿急、尿频已 3 个月。每天小便 40 多次（约 30 分钟 1 次）。曾用中药和针灸治疗未效。尿常规检查：微黄，透明，弱酸性，上皮细胞少许。24 小时尿量 1500ml。

治疗方法：针刺双侧太溪穴，进针得气后留针 20 分钟。第 2 天复诊时，每天尿次已减为 7 次。为巩固疗效，再予针刺双侧太溪穴。此后，在住院 4 个月中，尿频未发。[李竹芳. 上海中医药杂志. 1966,(3)：117.]

（2）用某，男，48 岁，工人。于 1999 年 4 月 13 日就诊。患者自诉尿频半年余，每日 15 次之多，夜间 3~5 次不等，经多方求治未见效，精神十分痛苦。诊断为尿频症，取针刺尿频穴，先捻转，后提插，使出现针感传导至大腿或小腿时留针 30 分钟，每 5 分钟行针 1 次。治疗 2 次后，每日排尿减少至 6~7 次，治疗 6 次后，减至每日 5~6 次，夜间 1 次，后巩固治疗 2 次告愈。3 个月后随访未见复发。

治疗方法：取尿频穴（太溪穴）常规消毒后，用 1 寸毫针直刺 0.5~1 寸，运用平补平泻手法，待针感出现后留针 25 分钟，留针期间行针 3~4 次，每周治疗 2~3 次，10 次为 1 个疗程。轻症取一侧穴位，重症取两侧穴位。[常见病信息穴一针疗法：45.]

按语：太溪穴属肾经之原穴，膀胱与肾互为表里。又太溪属土，土克水。临床上小便频数者多因湿热下注，膀胱气化不利而致。湿热蕴结，酿而成石则为石淋。故取太溪穴可益肾培源，疏通肾、膀胱之气机，利湿清热，气化复，小便利，痛自止。

3. **癔症性瘫痪**

昊某某，男，25岁。1982年1月20日由两人抬来就诊。患者遇事精神紧张，复感寒凉，于昨晨解小便时突然倒地，神志清楚，两下肢即不能动弹。经急诊观察、神经内科处理、腰穿及各项常规检查均正常，药物及暗示治疗均无效。患者神情萎顿，两下肢呈弛缓性瘫痪，苔薄白微腻，脉缓。即取足三里、绝骨二穴，用脉冲电针仪刺激，10分钟后下肢仍不能活动，改刺太溪，用“阴刺法”，针感强烈，嘱活动下肢即稍能伸屈，继加用电针，选连续波，频率500次/分，强度调至刻度2，10分钟后出针，即能下地行走，步履如常。[张慰民. 上海针灸杂志. 1983,(4)：39.]

按语：癔症临床多见，以急诊科为主。致病因素以情志为主，药物治疗往往无效。针刺治疗该病临床效果显著，可选用腧穴也较多，如人中、合谷、内关、涌泉。治疗同时应配合语言暗示，这样效果更好。可使用的语句如“你这样的病我见得多了，一针就好；马上就能下地行走，马上就能说话”等。“阴刺法”的治疗手法：双侧同时进针，向外踝方向针入5分，施手法即可。

4. **偏头痛**

吕某某，女，42岁，干部。10年前因恼怒抑郁而引起颠顶痛。2年来又增添后头发木，伴头晕，耳鸣，视物模糊，腰膝无力，夜寐不宁等症。每逢用脑过度或恼怒抑郁时加剧。查：两脉弦硬，舌质微红，苔薄白，诊为肝郁化火，耗伤肾精所致。遂针刺太溪以益精生髓，涵养肝木，交通心肾。未及10次而告愈。[张士杰. 中国针灸. 1984，4(1)：4.]

5. **手腕疼痛**

孙某，女，29岁，马来西亚华人。因跌倒引起右腕关节肿痛4小时就诊。检查：右腕关节肿胀，轻度瘀血，屈伸活动轻度受限，腕掌横纹处压痛明显，X线拍片未见骨折。诊断为腕关节挫伤，取左腕痛穴针刺，用泻法，以每分钟150转的速度捻转，使针感迅即产生，并传至足趾，留针30分钟，每隔5~10分钟行针1次。30分钟起针后，患者活动右腕，感觉疼痛明显减轻。隔日又治疗1次，疼痛完全消失。

治疗方法：正坐垂足或平卧位。取腕痛穴（太溪穴）常规消毒后，选用2寸毫针速刺入腕痛穴1寸左右，行提插手法，待针感出现后留针30分钟，每5分钟行针1次，每周治疗2~3次，5次为1个疗程。慢性痛者每周治疗1~2次，10次为1个疗程。一侧痛者针刺健侧穴，两侧痛者针刺双侧穴。[常见病信息穴一针疗法：98.]

6. **输尿管结石**

方某某，男，30岁，司机。1980年春初诊。主诉：患输尿管结石已4年，近日绞痛发作，腰痛沿右少腹向会阴部放射，伴口苦不爽，恶心，呕吐，冷汗，便秘，尿黄及血尿。曾服中西药治疗无效。查：面色苍白，右肾区有叩击痛，舌质红，苔黄厚腻，脉弦滑。曾于某医院查尿常规，可见大量红细胞及脓细胞。X线腹部平片，右侧输尿管可见1cm×1cm之结石阴影。据此诊为下焦气化失司，湿热蕴结，消灼阴液，凝结而为砂石。遂予清利湿热，化石通淋。取三阴交（泻）以清利湿热，用膀胱募中极以助气化。针刺后疼痛当即缓解，遂约其每天针刺1次。至第6次，口苦黏腻不爽、尿赤浑黄、便秘等症皆已改善而未发作绞痛，惟肾区不适感及叩痛依旧，尿常规检查仍有红细胞。舌微红，苔白微厚，脉沉涩。此乃湿热标实已解而肾虚之本未复，改刺双侧太溪穴，用补法，以益肾之精气。针至第5次，患者自觉右腹部坠痛且似有物向下移动，为之摄X线腹部平片，显示结石已降至膀胱，继续针至第16次时，结石排出。[张士杰. 中国针灸. 1984，(1)：4.]

7. 无脉症

赵某某，男，54岁，军人。患者于1976年11月左上肢发现紫斑，继而右肩臂发凉，乏力，左桡动脉及肱动脉搏动减弱，至1976年12月10日因左桡动脉搏动完全消失，左足背动脉搏动亦明显减弱而由张家口转来北京某院，诊断为复发性大动脉炎，住院治疗4个月无效，遂来我单位诊治。刻诊：头昏，口苦，记忆力减退，左上肢发凉，酸麻，无力，运动后及入夜加剧。大便秘结，小便短数。查：左寸口及肱动脉搏动均消失，左趺阳脉及太溪脉搏动明显减弱。舌体肿大，色微红。诊为气弱血滞，脉道不充。遂投以当归四逆与补阳还五汤加减为治。服药20剂，诸症减轻而桡动脉等搏动却时隐时现，后又为之针刺太溪穴，未及20次痊愈。通过此例，鉴于针刺效果显著，故于治疗其他无脉症患者时，均采取单纯针刺，不给药物，均获得显著疗效。[张士杰. 中国针灸. 1984，4（1）：4.]

8. 跖疣

（1）赵某，女，18岁。1984年9月12日初诊。右足底跖疣12个，大如黄豆，小如米粒，以足底前部为多。经用下法治疗3天，小个跖疣消除，大的变软。仅用2周时间而治愈，至今未发。

治疗方法：取2%普鲁卡因4ml，于患侧太溪穴刺入，进针后使之“得气”。并使之传到疣的部位，即刺激后的酸、麻、胀感要由太溪穴传导向足底疣的部位，此时方可推药。如未出现传导感就推药，则疗效不明显。[王志润. 北京中医学院学报. 1991，14（2）：27.]

（2）窦某某，男，1957年4月20日初诊。左脚掌部生一鸡眼已2年，行走时疼痛。用0.5%普鲁卡因10ml，在太溪穴封闭。每周封闭1次，注射至第4次疼痛消失，注射至第8次后，鸡眼自行干枯脱落。

治疗方法：先作普鲁卡因过敏试验，呈阴性后，在患侧太溪穴（位于内踝后侧的凹窝）处，先用碘酒消毒，再用酒精脱碘后，取0.5%~1%的普鲁卡因8~10ml作太溪穴封闭，进针后针尖稍斜向外踝深约2~3cm，将药液推入。

［杨书起．赤脚医生杂志．1976,(8)：14.］

(3)尹某某，44岁。有脚鸡眼多年，经多次治疗，均疗效不佳。经下述方法封闭治疗3次，鸡眼脱落，随访未见复发。

治疗方法：患者坐位，取太溪穴，皮肤消毒后，将备好的普鲁卡因4mg(4ml)及654-2 2mg注入穴位。拔针后要适当按压局部，每周注射1次，可连续注射3次。一般1次即愈。［尹宝生．中国乡村医生．1989,(9)：40.］

9. 痛经

候某某，女，32岁，干部。行经腹痛已3年，近1年来月经后期，量少，色紫有块。就诊时为行经第2天，除腹痛外，尚伴有肢冷、恶心等症状。查：脉沉微弦，舌质微红，苔薄白，面色青。诊为气滞血瘀。遂补气海、泻三阴交以理气活血化瘀通经。针刺后，腹痛虽减轻，但面青肢冷，恶心欲呕未见缓解，脉按之已不显弦象，而举之反弦("夫浮而弦者，肾不足也")。遂改刺太溪穴用补法，针20余次病已。迄今2载，痛经未作。［张士杰．中国针灸．1984, 4(1)：4.］

按语：《傅青主女科》谓"经水出诸肾"，故月经与肾的关系尤为密切。太溪乃肾经之原穴，针刺之，补肾益水，培养冲任；又肾经经过腹之中部，可调理气机，通络止痛。故可以补益阴血，活血化瘀，治疗血虚夹瘀的痛经。

10. 抽动秽语综合征

邵某某，男，12岁。1986年7月18日来诊。主诉：反复交替发作无目的性之皱眉、眨眼、龇牙、努嘴、扭颈、耸肩及上肢之突然而迅疾之抽动，伴喉内不时发出喀痰之声近1年，无明显睡眠障碍，夜惊，遗尿及运动性不安，性格偏于固执，任性，易激惹。既往，发病前无明显保护性意义之防范动作，模仿及各种急慢性精神因素等诱因。曾作神经科检查，未发现任何器质性病变。学习成绩优良。查：舌红，苔中心厚腻而黄，脉浮滑。辨证：肾者主水，肝开窍于目，脾主肌肉四肢而开窍于口，肾居坎位，水火寓其中，坎中水火不足则肝失所养而动风，脾失温煦而肉瞤，故法当调肾以治，针双太溪穴。一诊后，除目时上翻及时时眨眼外，余症皆除，二诊后，目上翻及眨眼频率亦大减。四诊后，诸症消失。

治疗方法：用30号1寸毫针，正指直刺，行提插捻转，使其得气有如鱼吞饵之沉浮，随即出针。

按语：根据西医学，此例似为局部抽搐症，临床较常见，应用中西药物治疗其效果皆欠佳。而应用针刺治疗多例，效果满意。注意事项：该穴之取法，以《灵枢·本输》"太溪，内踝之后，跟骨之上陷者中也"为准。得气宜以鱼吞饵之状为佳，盖鱼吞钩者，有如鱼吞钩饵之浮沉，有如鱼吞钩而欲挣脱之状，非止针下沉紧。(张士杰)［单穴治病选萃：189.］

11. 牙痛

黄某某，女，68岁。1979年10月26日初诊。自觉牙龈疼痛已半月余，每在午后及劳累后加重。检查：无龋齿，牙龈无红肿，舌光红无苔，脉细数。拟为阴虚牙痛。针太溪（双）。3 次后疼痛消失。[陈作霖. 上海针灸杂志. 1982,（1）：32.]

按语：太溪穴又名“吕细”，为肾经输穴、原穴。阴虚牙痛者因“肾主骨”，“齿为骨之余”，肾阴不足，虚火上炎而致。《通玄指要赋》“牙齿痛，吕细堪治”。针刺太溪以益肾滋阴，肾阴得复，阴火得降，治病之本。“骨藏精，生髓充脑”，治疗肝肾不足的头痛亦可用太溪穴。

太渊（LU9）

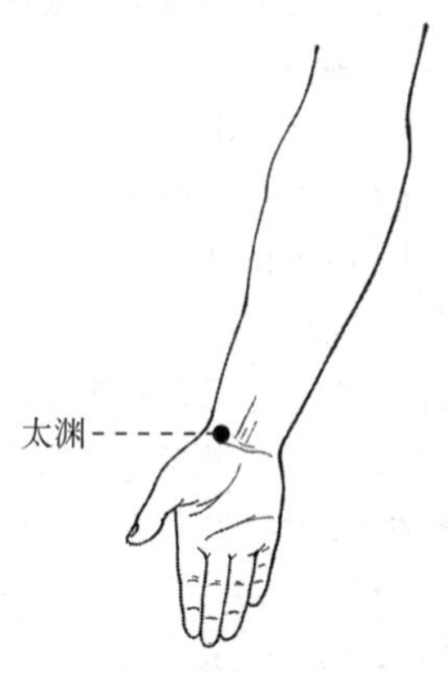

【释名】太，大也；渊，深也。言其脉气所大会，博大而深，故名太渊。

【异名】鬼心、太泉、大泉。

【经属】手太阴肺经。为手太阴肺经输（土）穴，原穴，又为八会穴之脉会。

【定位解剖】仰掌，该穴位于腕掌侧横纹桡侧，桡动脉搏动处，局部解剖有桡动、静脉；布有前臂外侧皮神经和桡神经浅支混合支。

【刺灸法】避开桡动脉，直刺0.2~0.3 寸；可灸。

【功用主治】补肺益气，通经复脉。主治咳嗽，气喘，咳血，呕血，烦满，胸背痛，缺盆中痛，喉痹，噫气，呕吐，无脉症，手腕无力疼痛等。

【现代研究】

（1）太渊为八会穴之一的脉会，对血液的运行失常及出血等疾患有较好疗效。临床观察表明：针刺太渊对咯血、脑出血、高血压均有较好止血、降压作用。

（2）太渊又是肺经的输（原）穴，对肺功能有明显的调整作用。有人利用流速仪和气流阻断器分别测定针刺太渊、肺俞等穴实验前后气道的阻力，结果显示：吸气和呼气阶段气道阻力的增高均有下将，尤其以呼气时下降更为明显，说明太渊可改善肺功能。

【临床应用】

呃逆

张某，男，58 岁，工人。3 个月前作胃十二指肠疡术，近 2 周来呃逆频作，3 天前加重。症见呃声低弱，连连不断，呼吸短促，每天发作 10 余次，每次约半小时，痛苦难忍，不得纳眠。舌质淡，苔薄白，脉沉细。证属脾胃阳虚，胃气上逆。针刺双侧太渊穴，1 次呃逆顿止，只针 3 次，随访未见复发。

治疗方法：患者仰卧，取双侧太渊穴，进针后提插捻转 3~5 分钟，留针30 分钟。[唐丽亭. 云南中医杂志. 1984，5（3）：15.]

天鼎（LI17）

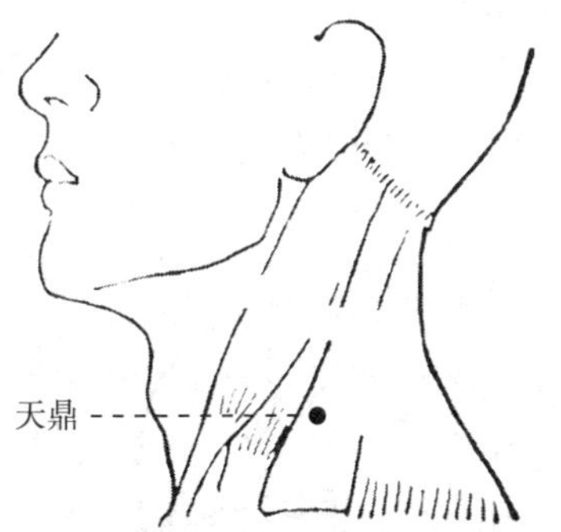

【释名】天，指高处；鼎，古代烧煮食物的三足器皿，用以形容头部以及颈椎和两侧的胸锁乳突肌。本穴在颈部，属阳明大肠经，主通调消化水谷，故名。

【经属】手阳明大肠经。

【定位解剖】正坐微仰头，在扶突穴直下1寸，当胸锁乳突肌后缘取穴。穴在胸锁乳突肌下部后缘，浅层为颈阔肌，深层为中斜角肌起点；有颈外浅静脉；为副神经、颈皮神经在胸锁乳突肌后缘穿出处，深层为膈神经的起点。

【刺灸法】坐位，头转向对侧，浅刺0.2~0.5寸，不可向下方深刺。以防造成气胸，按压天鼎时可将臂丛上干压迫于手指第6~7颈椎的横突前缘之间，患者可感到肩顶部和同侧上肢麻木。艾炷灸3~5壮，艾条灸5~10分钟。

【功用主治】理气化痰，清热利咽。主治呃逆，暴喑，咽喉肿痛，瘿气，梅核气，瘰疬等。

【临床应用】

1. 呃逆

（1）高某某，男，43岁。患者为急性坏死性胰腺炎术后第22天，呃逆不止第7天，经服解痉剂及穴位注射治疗不效，请我科会诊。按下法治疗，针后10分钟呃止。但于当晚又发呃逆，次日继针1次呃止，随访1周未复发。

治疗方法：取双侧天鼎穴，患者取平卧位，经常规消毒后，避开颈动、静脉，以28号2寸毫针刺入穴位，用小幅度提插手法，使针感传至膈肌，接通G6805电针仪，可见患者上腹部随电针仪的脉冲电流刺激同步抽动，可以此检验针刺针感传导方向是否正确。每天用连续波治疗1~2次，每次30分钟。[刘林，等. 中级医刊. 1992，27（10）：64.]

（2）石某某，女，27岁，农民。1984年11月8日初诊。因情志不畅而发呃逆2月余，呃声响亮，连续不断，严重时每5分钟作呕20余次，影响说话和饮食，多方医治无效。来诊后采用点按天鼎穴法（术者以中指指腹对准天鼎穴点按2分钟），呃逆顿止。2周后随访，未见复发。[赵荫生. 吉林中医药. 1986，（4）：16.]

2. 肩关节周围炎

刘某某，男，52岁。1980年3月21日来诊。主诉：右肩痛，上肢不能抬举20天。由于睡卧露肩，醒后右肩有冷痛感，抬臂受限，曾自拔火罐、热敷及理疗10次，肩痛稍轻，但活动受限，右上肢前移约70°，外展45°，后伸约15°，不能做摘帽动作。查体：

右肩外观无红肿胀，肩关节周围及臂臑前廉压痛，苔薄白，脉弦。诊为：漏肩风（肩周炎）。治疗，取右侧天鼎穴，用毫针捻转刺入1寸许，患者自觉颈部胀且微痛，同时有胀麻感贯肩部，沿上肢外侧前缘经肘、腕直达食指端，若触电样，当即出针。让患者立刻做上肢抬举动作，见：右上肢前移90°，外展90°，后伸约45°，略低首可自脱帽。翌日复诊时，右上肢前移、外展已正常，唯后伸、上举仍受限。再如法施针，经3次治疗，右上肢抬举挥动正常。观察1周未复发。

治疗方法：患者昂首正坐，臂下垂，以1.5寸毫针捻转直刺入0.8~1.0寸，得气后有麻胀感由颈沿手阳明经传到食指端为度，不留针，将针捻转退出。当即让患者做上肢抬举动作，以视效果。其遗留针感常持续10~20分钟。每日施针1次。笔者30年来用此法治疗漏肩风患者多例，平均治疗3~5次，痊愈率80%，有效率为100%；其中1次即愈者约占20%以上。尤对肩关节功能障碍者恢复上肢抬举功能更为显著，而止痛效果次之，病程越短，效果越佳。

注意事项：因从解剖部位上看，天鼎穴靠近颈动脉、臂丛神经，下有锁骨下皮神经和膈神经分支，故勿深刺、勿捣针、勿向下斜刺，以免刺破血管造成局部血肿，或胸痛不适，或出现气胸。

按语：漏肩风一症，即肩关节周围炎。多由外感风寒之邪，客阻经络，致气血凝滞不行，发为痹痛。因其病位在手阳明，故取天鼎穴。天鼎穴据诸典籍所载，尚无治肩痛之说，此为本人多年之临床经验，其效卓然，为此介绍。[单穴治病选萃：42.]

天井（SJ10）

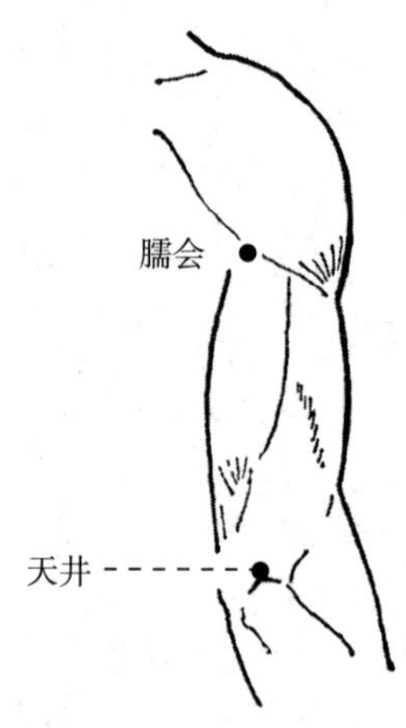

【**释名**】土地出入为井，穴在尺骨鹰嘴之上居天位，其处凹陷颇深，犹似深井，故名。

【**经属**】手少阳三焦经，合（土）穴。

【**定位解剖**】该穴在臂外侧，屈肘时，当肘尖直上1寸凹陷处。局部解剖有肘关节动、静脉网；布有臂背侧皮神经和桡神经肌支。

【**刺灸法**】直刺0.5~1寸，可灸。

【**功用主治**】泻火安神，散结通络。主治偏头痛，胁肋疼痛，颈项疼痛，肩臂痛，耳聋，瘰疬，瘿气，癫痫等。

【**临床应用**】

落枕

李某某，女，20岁。早晨起床后

感颈部右侧疼痛，不能左转。检查发现颈右侧肌群痉挛强直，诊为落枕。经施以下法后，疼痛立减，颈部活动范围增大。第2次治疗后，颈部右侧疼痛全消，活动自如。

治疗方法：局部消毒后，用1.5寸毫针针刺患侧天井穴，针尖朝上捻转，行强刺激，得气后，嘱患者活动颈项，每隔1分钟行针1次，再嘱患者逐渐增大颈部活动范围，行针5次后出针，每天1次。[朱署名. 四川中医. 1990,(8):49.]

按语：患者右侧颈部疼痛，按循经取穴的原则，取手少阳三焦经之穴位治疗。天井穴为三焦经之合穴，针刺天井穴有舒筋通络，调和气血之功，可治落枕。如《针灸资生经》所言“天井疗颈项及背痛”。在得气后，嘱者活动颈部，可以加强治疗效果。

天容（SI17）

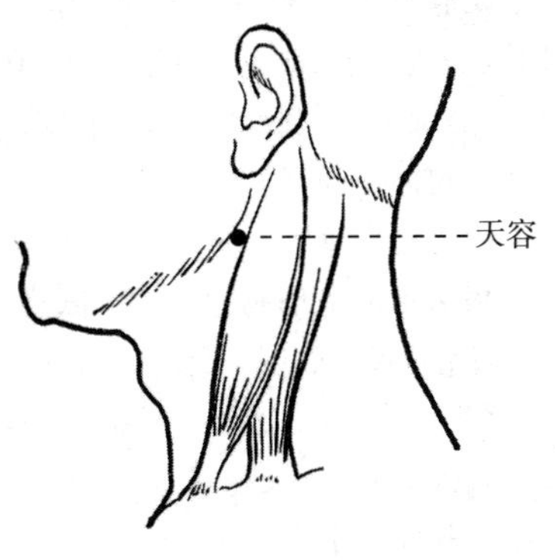

【释名】天，指上部；容，容纳，指咽喉部能“容”物。穴居颈部近咽喉处，故名。另有解为，手太阳小肠经由此而入面容，故名天容。

【经属】手太阳小肠经。

【定位解剖】正坐，平下颌角，在胸锁乳突肌的前缘凹陷中取穴。穴在胸锁乳突肌上部前缘，二腹肌后腹下缘。浅层有耳大神经前支、面神经颈支、副神经，深层为交感神经干的颈上神经节。前方为颈外浅静脉及颈内动、静脉。

【刺灸法】仰卧，将肩部垫高，充分暴露颈部。先用左手摸清血管搏动位置，在胸锁乳突肌内缘与血管之间进针，以40°的倾斜角向后、向内、向上缓缓刺入1~2寸。禁用直接灸，艾条温灸10~15分钟。

【功用主治】消肿利咽，增音开窍。主治呕逆，瘿气，颊肿，咽喉肿痛，耳聋，耳鸣，咽中梗阻等。

【临床应用】

1. 梅核气

孙某某，女，48岁。1979年9月13日就诊。主诉：嗓子堵塞感半年多。1979年1月20日晨起发现自家猪已死，疑是邻居药死，在院中指桑骂槐，激怒邻人，将其打伤，终日愤懑，余怒不消。2个月后，自觉喉中有物阻塞，咳之不出，咽之不下，但不妨碍饮食。每因生气症状加重。伴有胸闷，嗳气，饮食不佳，失眠多梦，口苦咽干。诊见，面色黄而无华，精神不振，咽峡部充血，咽喉部按之无物。颈部X摄片，无异常发现。间接或直接喉镜检查、食道镜检查均无所见。舌质红苔腻，脉弦滑。处方：天容。按下法治疗，1 次告愈。随访 1 年未再复发。

治疗方法：用 26 号 4 寸毫针，左手持针身，右手持针柄，快速刺入天容穴约 1~2 分深，徐徐向对侧天容穴针刺，当针至对侧天容穴时稍捻转，得气后再徐徐出针。注意，针尖接近咽喉时要小心谨慎，稍有咳嗽立即出针，如未见咳嗽，可继续进针直至对侧天容。

按语：笔者在治疗咽喉肿痛、失音等症时选用天容穴，收效神速，偶遇梅核气患者试之，立效。遂弃常规穴位，每每 1 次告愈。天容穴可通调咽喉部经脉，因心经“上挟咽”，脾经“挟咽”，肝经“循喉咙之后”。故针天容可疏肝理气，清火化痰。[单穴治病选萃：121.]

2. 癔症性失语

马某某，女，32 岁。平素性急易怒，8 个月前曾与其夫发生口角，随后失语，经针刺人中、哑门等穴及药物治疗皆阙效。改用指压天容，强刺激半分钟后，患者长叹一声，并诉指压部位酸胀疼痛，旋即音语如常人。

治疗方法：令患者仰卧于治疗台上，术者站在患者头部一方，以食指尖对准天容穴，向患者对侧耳廓方向按压，用力要均匀，由轻到重，食指可以略作旋转动作，每次按压半分至 1 分钟。如无效，可稍停片刻，再重复进行 1~2 次。根据病情需要，可按压单侧，亦可双侧同时进行。[项平. 中医杂志. 1984，25（2）：47.]

天枢（ST25）

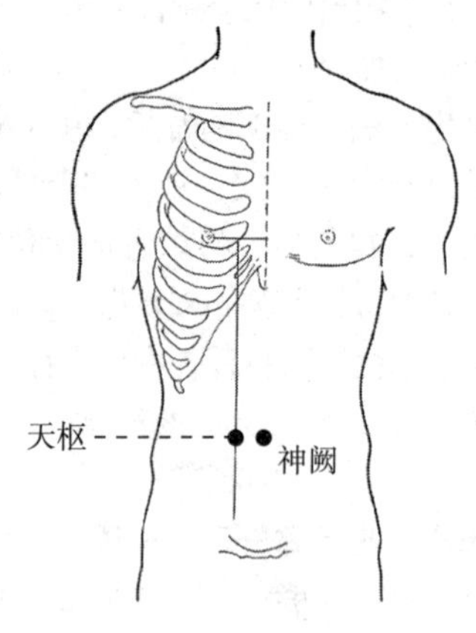

【释名】枢指枢纽，脐上应天，脐下应地，穴在脐旁，为上下腹之交界，天地之气相交之中点，职司升降之功，故名天枢。

【异名】长溪、谷门、循际、长谷、长鸡、循元、补元、大肠募、长维。

【经属】足阳明胃经。为大肠经之募穴。

【定位解剖】仰卧，在脐中旁开 2 寸取穴。局部解剖有腹直肌、第 10 肋间动、静脉分支及腹壁下动、静脉，布第 10 肋间神经分支。

【刺灸法】直刺 0.8~1.2 寸；可灸。

【功用主治】理肠通腑，消胀止泻。主治绕脐腹痛，痢疾，呕吐，腹胀，肠鸣，癥瘕，泄泻，便秘，肠痈，痛经，月经不调，疝气，水肿等。

【现代研究】

（1）针刺天枢穴可调整肠功能：据报道，电针急性细菌性痢疾患者的天枢穴，于针后3分钟内，肠鸣音就有明显变化，有的增强，有的减弱，但于针后15分钟后，肠鸣音均明显降低，停针后又恢复到针前水平。

（2）以天枢为主穴，配合肾俞、三焦俞等穴，治疗泌尿结石，排石率达50%。

（3）针刺天枢可提高免疫功能：针刺实验性细菌性痢疾动物的天枢、内关、足三里等穴，机体内抗体的产生速度较对照组提前4天，其凝集效价也提高2倍。对急性细菌性痢疾患者，针刺天枢、气海等穴，免疫球蛋白（IgG、IgA、IgM）均有不同程度升高，针刺后3天增高最为明显。IgA在针后12天仍较前高43%，但IgM于针后5~7天即开始下降。

【临床应用】

小儿泄泻

胡某某，男，2岁。1987年12月4日初诊。母诉：泄泻已1周，每天5~8次，稀而色黄，有时啼哭，饮食减少，但不发热。检查：营养发育中等，指纹至气关，腹胀，肠鸣音亢进。大便常规：白细胞（+），黏液（++）。此为饮食不当所致，治宜调理肠胃，疏畅气机。取天枢穴用28号毫针点刺后，拔罐吸血约1ml，每天治疗2次，当夜泄泻即止，以后未再发。［喻喜春. 中医杂志. 1988，29（11）：5.］

按语：天枢为大肠募穴，为肠腑之气集聚之处，刺之可调节肠腑功能，助消化，止泄泻，由于小儿好动，不易与医者配合，多用不留针的方法。

天突（RN22）

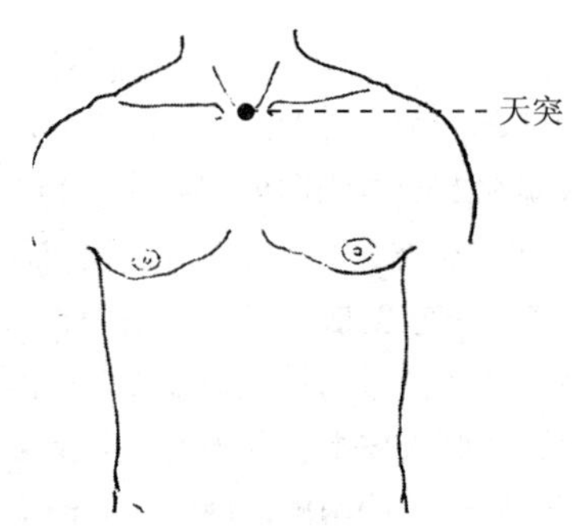

【释名】天，指位置高；突，为灶突。本穴能通利肺气，故名。

【异名】玉户、天瞿。

【经属】任脉。

【定位解剖】正坐仰头取穴。位于颈部，当前正中线上，胸骨上窝中央，在左右胸锁乳突肌之间，深层左右为胸骨舌骨甲状肌；布有皮下颈静脉弓，甲状腺下动脉分支，深层为气管，再向下，在胸骨柄后方为无名静脉及主动脉弓；布有锁骨上神经前支。

【刺灸法】先直刺0.2~0.3寸，然后将针尖向下，紧靠胸骨柄后方刺入1~1.5寸。可灸。

【功用主治】理气宽胸，止咳平喘。主治咳嗽，哮喘，胸中气逆，咯吐脓血，噎膈，咽喉肿痛，暴喑，舌下急，梅核气等。

【临床应用】

1. 咳嗽

（1）施秘监①尊人②患伤寒咳甚，医告技穷，施检灸经，于结喉下灸三壮即

瘥，盖天突穴也。[历代针灸名家医案选注：3.]

按语：①秘监：官名；②尊人：父亲。

（2）患者，男，5岁。因感冒后咳嗽1月余，夜间为重，经中西医治疗症状未见减轻，改用10%葡萄糖 VB_1 液（1ml 葡萄糖液含 VB_1 3mg）注射后而愈。

治疗方法：取天突穴，用2ml的注射器及4或5号的针头，以45°角由下往上迅速刺入皮下，左手拇、食指分别固定于胸骨下凹两侧，翻转针头向下与皮肤约成25°角，向胸骨柄上凹的后缘刺入，当针碰到胸骨上凹的后缘时，即可缓慢注入药液。

按语：天突穴位于胸骨上窝，其下有气管，再向下，在胸骨柄后方为无名静脉及主动脉弓，故针刺时应特别小心。应先直刺0.2~0.3寸，然后向下沿胸骨柄后缘、气管前缘缓慢向下刺入0.5~1寸。不宜过深，也不宜向左右刺，以防刺及锁骨下动脉及肺尖。[彭文生. 陕西新医药. 1976,（6）：20.]

2. 咳痰不爽

范某，女，62岁。于1984年冬患咳痰不出，用中西药治疗无效，针刺天突时只能一时松解，痰堵喉咙，咳咯不出，胸背部自觉阵阵发冷。经用下述手法后，痰即排出。并将此法教于患者及其亲属，嘱其进行自我治疗。

治疗方法：患者坐在靠背椅上，医者立于患者右侧，左手扶住患者头顶，右手掌心朝下，拇指指腹点天突穴（位于胸骨柄上凹陷部），拇指指背贴喉，向下用力，拇指指腹作一起一落的点穴手法，但手不要移动，反复数次后，再用拇食二指贴喉两侧，向上推动，促使患者产生咳嗽。如此手法后，即可引起患者产生不可抑制的连续咳嗽，即可将气管内痰块排出。如咳痰后，胸部仍憋胀，可再经点捏，直到胸部舒适为止。[芦学仁. 内蒙古中医药. 1987,（2）：35.]

3. 哮喘

路某某，女，28岁。患哮喘8年，每于秋冬季复发。正值秋收季节，劳作1天，当晚回家后哮喘大作，张口抬肩，不得卧，喉中痰鸣声不绝，口唇青紫，苔薄白，脉浮紧，针刺天突进针1寸，用泻法，约2分钟喘，痰鸣声停，行针半小时离去，随访2年未复发。

治疗方法：用1.5寸毫针，先直刺2分深，继而针尖向下，沿胸骨柄内后缘刺入0.5~1寸，每5分钟行针1次，根据病情决定所用补泻手法，留针30分钟。

按语：我在临床上运用天突穴治疗多种病症，均收到较好效果。[单穴治病选萃：324.]

4. 呃逆

（1）黄某某，男，39岁，教师。因呃逆连声，常早上缓和傍晚频急，时发时止已达5个月之久，于1973年10月17日来诊。用灯火灼灸天突穴，呃逆稍停，发作减轻，1周后再在原部位重灸1次即愈。

治疗方法：取正坐仰头靠位，在天突穴处用50%桉叶煎剂消毒皮肤后，即取1小段蘸着桐油或食油的灯心草，点燃着火迅速灼灸，当灸即皮肤时，可听到轻微的“拍”声，大部分灸后灯火即灭。灸后保持清洁，同时涂上穿心莲软膏，预防感染，轻者灸1次，重者1周后再灸1次。[唐桂文. 陕西新医药，1975,(1)：51.]

（2）韩某，男，60岁。3天前行胆囊切除术，随后发生呃逆，邀余会诊。按下法诊治，呃逆立即消失。

治疗方法：医生用拇指按压天突穴，向内下方缓慢均匀用力，同时让患者作吞咽动作，约1分钟左右，患者觉局部酸重感及憋闷感为止。或后嘱其饮几口热水，平静休息，呃逆即止。[潘学敏. 大众中医药. 1989,(1)：6.]

（3）邵某某，男，42岁。因患支气管炎，支气管哮喘而入院。服用硫酸沙丁胺醇、氨茶碱等药物后1小时出现呃逆，呃声重着、有力，持续不止，不能自止。曾予肌内注射阿托品等解痉无效而到我科就诊。先予针内关、足三里不效，改用按揉天突穴，2次后呃止。[单新文. 四川中医. 1990，8(4)：50.]

5. 痰厥

（1）岁在甲寅，客居大名之金滩镇。适有巡防兵，自南乐移成武邑，道出金淮。时当孟春，天寒，雨且雪，兵士衣装尽湿。一兵未至镇五里汗，因冻甚，不能行步，其伙舁之至镇，昏不知人，呼之不应，用火烘之，且置于温暖之处，缩宿未醒。闻愚至镇，曾用点天突穴法，治愈1人，求为诊治。见其僵卧不动，呼吸全无。按其脉，仿佛若动。以手掩其口鼻，每至呼吸之顷，微觉有热，知犹可救。遂令人扶起俾坐，治以点天突穴之法，兼捏其结喉。约两点钟，咳嗽20余次，共吐凉痰碗半，始能呻吟。亦饮以干姜而愈。

治疗方法：点天突穴以治痰厥，善针灸者，大抵知之。而愚临证体验，尤曲尽点法之妙。穴在结喉（项间高骨）下宛宛中。点时屈手大指（指甲长须剪之），以指甲贴喉，指端着穴，直向下用力（勿斜向里），其气即通。指端当一起一点，令痰活动，兼频频挠动其指端，令喉痒作嗽，其痰即出。[医学衷中参西录：148.]

（2）一妇人，年二十许。数日之前，觉胸中不舒，一日忽然昏昏似睡，半日不醒。适愚自他处归，过其村。病家见愚喜甚，急求诊治。其脉沉迟，兼有闭塞之象，唇动。凡唇动者，为有痰之征；脉象当系寒痰壅滞上焦过甚。遂令人扶之坐，以大指点其天突穴，俾其喉痒作嗽。约半点钟，咳嗽十余次，吐出凉痰1碗，始能言语。又用干姜6钱，煎汤饮下而愈。[医学衷中参西录：148.]

6. 癔症性失语

李某某，女，30岁，农民。1981年6月15日与老人争吵后，一夜未入睡，次日起床不能说话，经某某医院药物治疗无效。20天后来院就诊。诊见：神志清楚，精神尚佳，饮食正常，能理解问意，但不能回答，查无器质性疾病，脉象弦数。经针刺天突穴，约1分钟后患者即能说话。

治疗方法：取天突穴，进针0.2寸后，将针尖向下沿胸骨后直刺1寸，手

法平补平泻。[李述先. 中医杂志. 1982, 23(6): 60.]

7. 百日咳

顾某，男，3岁。1976年5月12日初诊。阵发性痉挛性咳嗽，夜间发作频繁，在短促连续痉咳后伴有特异的深长回吼声，咳嗽终止时常有呕吐已20天。有百日咳患儿接触史。检查：体温正常，胸部透视心肺无异常。诊断：百日咳。用注射用水1.5ml天突穴注射，次日阵发性痉挛咳嗽明显减轻，已无深长回吼声及呕吐，后又注射1次症状消失。

治疗方法：在胸骨柄上缘皮肤区常规消毒后，用2ml的注射器装上$5^1/_2$一号针头吸取注射用水1.5ml，从胸骨柄上缘呈45°角斜向胸骨柄后缘进针约1cm深度即达天突穴，在较大儿童患者有酸胀感，回吸无血时即可注入注射用水，隔日注射1次。[郑建中. 安徽中医学院学报. 1988,(7): 38.]

8. 急性喉阻塞

（1）李某某，男，70岁。长期患帕金森病，衣食均需他人料理。某日喂食西瓜时不慎阻塞于咽喉，导致急性喉阻塞。先拍其背部，冀瓜块能迅速咽下，无效；又用手指压金津、玉液2穴，希能吐出，仍无效。急以拇指重掐天突穴数次后，咽喉部发出“咕噜”声响，随即吐出瓜瓤2块。5分钟后，恢复正常。[李明智. 上海针灸杂志. 1983,(2): 42.]

（2）鲁某某，女，28岁，社员。素患慢性喉炎。某天在田间锄草时，感到喉咙发痒而呛咳，并逐渐加重以致呼吸困难，唇绀、手足发凉，额角冒冷汗，不能说话，当即送至我院抢救。听诊为吸气性哮鸣音。诊断：痉挛性喉阻塞（喉痉挛）。立即用指针法，捏按天突穴，3分钟后，呛咳渐止，气促、紫绀、肢冷等症均得解除。复针天突、太渊、肺俞、太溪、涌泉等穴而愈。[李明智. 上海针灸杂志. 1983,(2): 42.]

9. 梅核气

（1）梁某某，女，48岁。1980年7月4日初诊。主诉：因生气逐渐觉得咽喉内有一异物，吞不下，吐不出已3年。经其他医院中西医药物治疗无效。检查：患者面色苍白，体虚胖，舌苔白腻，肺肝两脉沉细。超声波检查正常，无器质性病变。遂用下法治疗，1次告愈，随访3年未复发。

治疗方法：患者正坐位仰头，在胸骨上窝正中取穴。先直刺0.2~0.3寸，然后沿胸骨柄后缘缓慢向下刺入0.5寸，留针20分钟，每5分钟行平补平泻手法1次，以针感气流下行为度。[杨春普. 中国针灸. 1988, 8(1): 44.]

（2）杜某，女，16岁。因咽喉部异物感，于1997年10月3日就诊。患者诉说3天前与同事吵架后，就觉得喉咙里像有个东西，既吐不出来，又咽不下去，曾看中医吃药3天未见效。检查：肺部听诊未见异常，脉滑数，舌质淡红，苔白厚。诊断为梅核气，取梅核气穴针刺，行平补平泻手法，留针25分钟，中间行针3次。起针时，患者自觉胸部豁然开朗，阻塞感消失。

治疗方法：取梅核气穴（天突穴）常规消毒后，用30号2寸毫针以30°

向下斜刺 0.2~0.3 寸，然后调整针体于垂直方向并沿胸骨柄后缘位置向下垂直刺入 1~1.5 寸，有针感后留针 25~30 分钟，留针期间每隔 3~10 分钟行针 1 次，用平补平泻的手法，以针感下行至胸心部为佳。行针时一定不能过深，不可捻转，不可捣刺，以免伤及动脉及肺炎。［常见病信息穴一针疗法：156.］

天牖（SJ16）

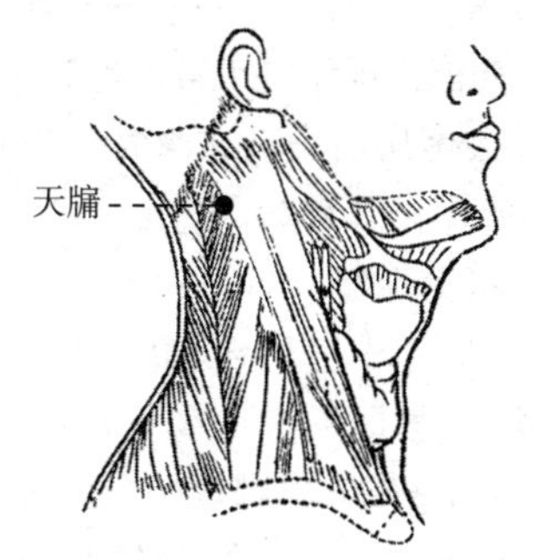

【定位】在颈侧部，当乳突的后下方，平下颌角，胸锁乳突肌的后缘。

【解剖】在胸锁乳突肌后缘；有枕动脉的肌支，耳后动、静脉及颈后浅静脉；布有枕小神经本干，深层为副神经，颈神经。

【主治】头晕，头痛，面肿，目昏，暴聋，项强。

【刺灸法】直刺 0.8~1 寸；可灸。

【临床应用】

耳鸣耳聋

翁某某，男，56 岁。1984 年 6 月 25 日来诊。自诉：因今年 4 月某日夜间，因受惊骤起两耳鸣响，以右侧为重，终日不休，甚则如棉絮阻塞不闻声音。曾服药和用高压氧治疗 10 次不见效，面色红赤，神情忧郁，烦躁，苔薄，质淡红，脉弦细。证属营阴素亏，情怀不畅，复受惊郁怒，致肝胆元气郁结，气郁化火，壅塞清窍。治以舒肝解郁，滋阴降火。取穴：听会、翳风、外关、太溪、太冲、足临泣，每日 1 次，经 10 次治疗后耳内阻塞感仍不减，遂改用天牖穴针 5 次后阻塞消除而愈。

治疗方法：用 30 号毫针，直刺 0.6~1 寸，使针感上达于耳根部。该穴为经验方，运用于临床治耳鸣耳聋确为有效。［单穴治病选萃：232.］

天柱（BL10）

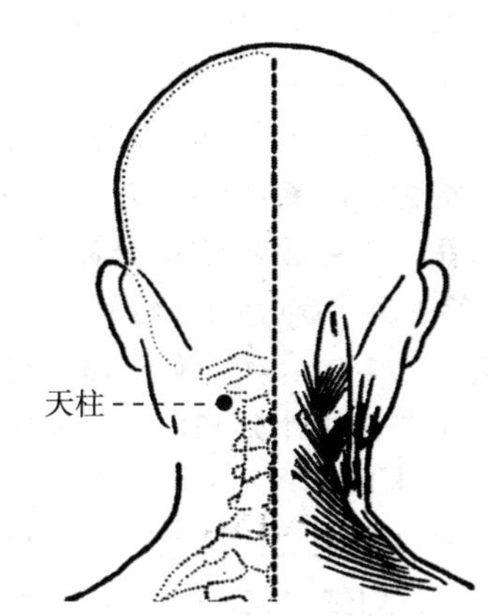

【释名】项后两筋有似擎天柱，穴在其处，故名。

【经属】足太阳膀胱经。

【定位解剖】在哑门（督脉）旁 1.3 寸，当项后发际 0.5 寸内斜方肌之上侧取穴。在斜方肌起始部，深层为头半棘肌；有枕动、静脉干；布有枕大神经干。

【刺灸法】直刺或斜刺 0.5~0.8 寸，不可向内上方深刺，以免伤及延髓。

【功用主治】疏风散邪，缓急舒筋。主治头痛，项强，眩晕，目赤肿痛，鼻塞，不知臭香，咽肿，肩背痛，足不任身等。

【临床应用】

1. 失眠

申某某，女，28 岁。主诉：失眠 2 年。患者 1955 年 5 月因剖宫产时失血过多，连续 7 天未睡，口服镇静安眠药及睡联疗法 1 个月，无效，故来就诊。检查，面色及眼睑苍白，口唇淡而无泽，皮肤粗糙，血压 10.64/5.32kPa（80/40mmHg），脉搏 100 次 / 分。血色素 58，红细胞 320 万，白细胞 4300，白细胞分类：中性 54%，淋巴 36%，单核 10%。舌淡，苔净，脉细弱。诊断：失眠，贫血。治疗取天柱穴捻转进针，施以补法，出针后施灸 30 分钟，每日 1 次。第 1 次治疗后，患者回家 2 小时后入睡。第 2 次治疗，施灸 10 分钟患者即入睡，连续针灸 12 次，睡眠基本正常。半年后复查；面色红润，舌淡红，苔净，脉细缓，血色素 12，红细胞 480 万，白细胞 8200，白细胞分类：中性 63%，淋巴 34%，单核 3%。诸症皆除。

治疗方法：左手食指固定穴位，右手持针，捻转进针 1.5 寸，提插寻找肢麻电感，施用补法，大指向前食指向后搓捻，反复 3 次，每次提插搓捻各 9 次，闭针孔起针。续用艾条在天柱穴施艾 30 分钟。用天柱穴治疗气血两亏型失眠取得满意疗效。［单穴治病选萃：135.］

2. 腰扭伤

王某，女，43 岁，军医。扫地时不慎扭伤腰部，当即不能活动，晚上痛更甚，翻身困难，不能入睡，翌日来针灸治疗。检查：右侧第 3 腰椎横突处触痛明显，腰肌紧张，活动受限。诊断：急性腰扭伤。针双侧天柱穴约 2 分钟，自述腰部舒适，疼痛减轻，嘱活动腰部，做前俯后仰、左右转侧的自身运动，功能当即恢复正常（疼痛大减），共针 2 次疼痛消失。［何周智．云南中医杂志．1984，5（1）：31.］

3. 跟腱挫伤

贺某，男，25 岁。1983 年 4 月 7 日初诊。2 天前早晨起床不慎扭伤左踝关节，即感左足跟腱部疼痛，屈伸困难，压痛明显，但局部无红肿，走路呈跛行，直立时或低头时疼痛加剧，当即取左侧天柱穴，进针 1 寸，行平补平泻手法，留针 15 分钟起针后，即觉症状明显好转，每天 1 次，2 次痊愈。［薄智云．上海针灸杂志．1986,（2）：29.］

天宗（SI11）

【释名】天，高处；宗，宗仰。古以日月星辰为天宗，穴在上背部肩胛高处，故名。

【经属】手太阳小肠经。

【定位解剖】正坐，在岗下窝中，约在肩胛冈下缘与肩胛下角之间的上

1/3 折点处取穴，上与秉风相对。在冈下窝中央冈下肌中；有旋肩胛动、静脉肌支；布有肩胛神经。

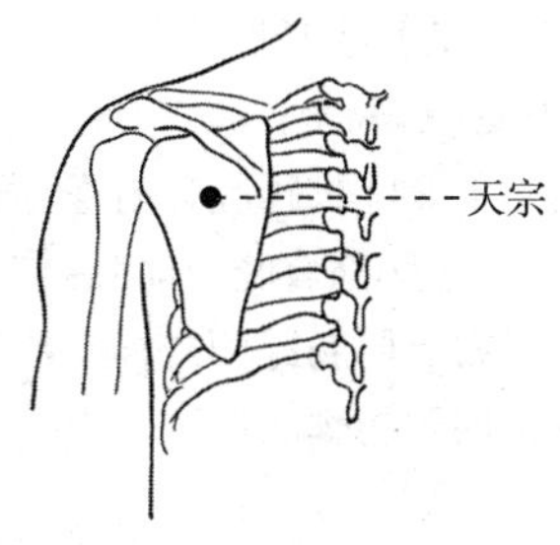

【刺灸法】向下外侧斜刺 0.5~1.5 寸。艾炷灸 3~5 壮，艾条温灸 10~15 分钟。

【功用主治】舒筋活络，缓急止痛。主治肩背痛，肩胛骨酸痛，肩关节周围炎，慢性支气管炎，呃逆，落枕，肠痉挛等。

【临床应用】

1. 呃逆

王某，男，79 岁。1988 年 12 月 5 日初诊。因晨起外出受寒引起呃逆，初尚能耐受，至晚呃声频作，不能言语，面色紫暗。遂施指压天宗法。3 次后，患者长出一口气，言痛快至极，已能述其苦，至 10 次，呃逆已停。2 小时后，呃逆小作，再次施治，告毕，至今未发。[魏修华. 山东中医杂志. 1991，10(4)：51.]

2. 落枕

赵某，女，30 岁。1989 年 8 月 18 日初诊。自述颈部疼痛，僵硬，转动不灵 1 天。患者于 1 天前夜卧乘凉感风寒，清晨起床后突感颈部酸痛、僵硬，活动障碍。曾在家局部热敷，贴伤湿止痛膏等治疗，效果不佳来诊。查：患者表情痛苦，头颈呈前倾斜位，右斜方肌与胸锁乳突肌紧张，右天宗穴压痛明显。诊断落枕。按下述方法治疗 5 分钟毕，颈项部疼痛立即消失，颈椎活动自如。次日患者相告，病已愈。

治疗方法：患者坐于方凳上，医者位于其背后，用一拇指端或屈曲的拇指指间关节桡侧在患侧天宗穴做揉法，先轻揉 1~2 分钟，再逐渐加大指力按揉，至局部达酸、麻、胀、痛“得气”明显时，嘱患者做自我颈椎前屈、后伸、左右侧屈及环旋运动各 2~3 遍，活动幅度由小到大，然后再轻揉天宗穴 1~2 分钟结束。不愈者再指揉健侧天宗穴，方法同上。每天 1 次，治疗期间停用其他疗法。[王道全. 江西中医. 1992，23(5)：49.]

3. 肠痉挛

李某，男，6 岁。突然腹中绞痛而就诊。查：心肺（－），腹软，按痛，肠鸣音亢进，X 线检查(－)，大便常规(－)。诊断：肠痉挛。经指压天宗穴，疼痛即刻缓解，继续按压，疼痛停止。

治疗方法：患儿正坐，医者站于背后，双手搭在患儿肩上，拇指按揉天宗穴至酸胀麻感，手法可轻可重，按压时间不等，一般以腹痛消失为度。[陈性双. 四川中医. 1991，9（7）：49.]

4. 乳腺增生病

王某某，女，39 岁。1978 年 4 月 15 日就诊。诊断：乳腺增生病。该患者两侧乳房内侧肿块已 2 个多月。右侧约 4cm × 5cm，左侧约 5cm × 5cm，质地不硬，光滑，皮色正常，边界清楚，与周围组织不粘连，推之活动。两侧天宗穴均有明显压痛点，予针刺两侧天宗穴温针，每日 1 次，10 次为 1 个疗程，休息 3 天，再针第 2 个疗程。治疗 47 次，两侧乳房肿块均消失。

治疗方法：取坐位或卧位，首先用拇指尖在天宗或天宗穴周围处按压，寻找压痛点。找准压痛点后即针刺压痛点。如压痛不明显者，针刺天宗穴即可。用 28 号 1.5 或 2 寸毫针，直刺至肩胛骨，得气后，拇指向后，食指向前轻微捻转，使针感向肩部或胸前传导，留针，再取约 2cm 长艾条一段，套在针柄上端，使其下端距皮肤约 3cm，点燃艾条下端，使热力透过针体传入穴位。可视病情用，每次不超过 3 段，待艾燃尽后即可出针。

按语：天宗穴与乳房前后相对。临床证明，多数乳房疾患，多在天宗或其周围有明显压痛。天宗为小肠经穴，小肠经入缺盆、络心，诸痛痒疮皆属于心，因心与小肠相表里，故天宗穴温针具有消瘀散结、理气通络功效。治疗乳腺病效果满意。治疗乳腺增生病 51 例，痊愈 38 例，占 74.5%，显效 6 例，占 11.8%，有效 3 例，占 5.9%，无效 4 例，占 7.8%，总有效率为 92.2%。如能坚持治疗，均能取得较好效果。同时治疗急性乳腺炎也有非常好的效果。[单穴治病选萃：119.]

条口（ST38）

【释名】穴处胫骨前肌，狭长如“条”；又居胫腓两骨之间，按之虚大有“口”，故名。本穴有温经散寒，舒筋活络之功。主治小腿冷痛，麻痹，跗肿，转筋，臂痛等。

【经属】足阳明胃经。

【定位解剖】本穴在小腿前外侧，当犊鼻下 8 寸，距胫骨前缘一横指（中指）。局部解剖有胫骨前肌；有胫前动、静脉。布有腓肠外侧皮神经及隐神经的皮支，深层为腓深神经。

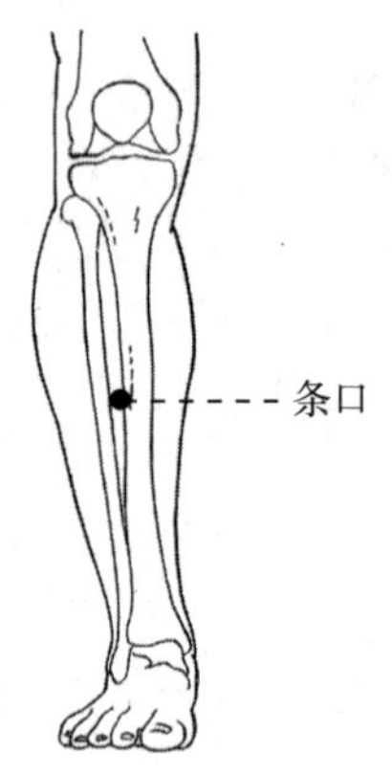

【刺灸法】直刺 1~2 寸。艾炷灸 3~5 壮，艾条灸 5~15 分钟。

【功用主治】调畅气血，活络止痛。主治脘腹疼痛，小腿冷痛，麻痹，跗肿，下肢转筋，肩臂痛等。

【现代研究】据报道，针刺条口对室性早搏有一定疗效。

【临床应用】

1. 肩臂痛

李某某，男，51 岁，职员。1971 年 3 月 6 日初诊。患者在“斗批改”运动中被扭伤左臂，常年疼痛，日轻夜重，不能上举，后背（背伸），特别是突然下垂时，疼痛剧烈，影响穿脱衣袖和睡眠。经用一般针刺月余，疼痛不减。在少顷按摩后，针刺右侧条口穴，边行针边嘱其作左臂上举、下落、后伸、外展等活动，行针2次，汗出较多，当夜疼痛加重。至16日，依法共针刺5次，左臂疼痛消失，活动自如，临床告愈。[陈佃夫. 中医研究. 1984,(2):30.]

2. **肩关节周围炎**

（1）赵某某，55岁。左肩关节疼痛，活动障碍已3个月，虽服止痛药物未见疗效。检查：见左肩关节后侧片状压痛，运动障碍，上举受限至70°，外展受限至45°，不能背伸。诊断：肩关节周围炎。用26号3寸毫针，取条口透承山穴，用上传导手法，针感传至腹股沟部。当即肩痛明显减轻，令其活动，即能上举100°，外展80°，背伸30°。[中国人民解放军后字243部队二院门诊. 陕西新医药. 1972,(5):42.]

（2）郭某，女，47岁。1991年7月12日初诊。右上肢突然不能活动，用手托起则剧烈疼痛，梳头穿衣不能自理38小时，摄颈椎、肩胛片均无异常，诊为肩周炎。经服醋酸泼尼松无明显好转而求余诊治。诊见：肩周软组织有压痛，手臂旋转，上举受限，舌红绛，苔薄白，脉弦滑。予下法治疗，5分钟后疼痛消失，恢复功能活动。

治疗方法：取患肩对侧的条口穴，以30号毫针进针得气后，提插捻转强刺激，约3~5分钟，肩部产生热感时起针，并嘱患者缓慢摇动上肢，直至旋转无受限、无疼痛为止。[冯桂梅，等. 吉林中医药. 1992,(3):25.]

按语：肩痛、臂痛为局部经气阻滞所致，手阳明大肠经“上臑外前廉，上肩”，其病则“肩前臑痛”；其经筋“上臑，结于肩髃”，病则“肩不举”。故肩、臂疼痛与手阳明大肠经密切相关。条口穴归属足阳明经又为大肠之下合穴，手足阳明经气相通，故刺条口穴可舒通手阳明经气，使肩、臂经气通畅，活动正常。

听宫（SI19）

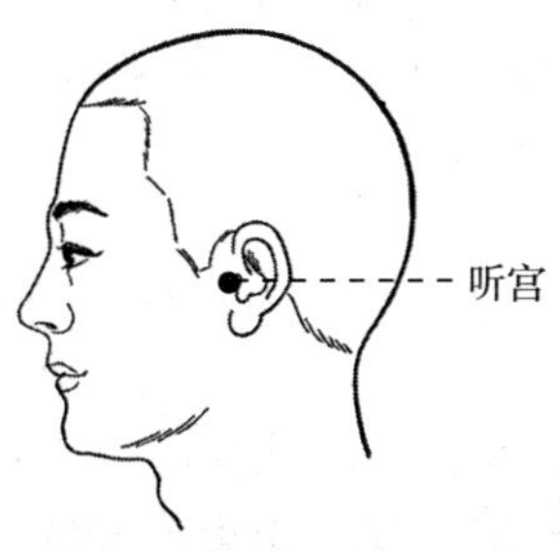

【释名】耳司听，宫居中。穴位于耳屏前中央，故名。

【异名】多所闻。

【经属】手太阳小肠经。手足少阳、手太阳之会。

【定位解剖】在耳屏与下颌关节之间，微张口呈凹陷处取穴。穴下为皮肤、皮下组织、外耳道软骨。皮肤薄，由下颌神经的耳颞神经分布。皮下组织内除耳颞神经外，还有颞浅动、静脉。针由皮肤、皮下组织，到达外耳道软骨处，深刺可达第一、二颈椎体前缘之间。

【刺灸法】张口直刺1~1.5寸，局部酸胀，可扩散至耳部及半个面部。禁直接灸。艾条温灸10~15分钟。

【功用主治】调和气血，聪耳利窍。主治耳鸣，耳聋，聤耳，失音，癫狂，痫证，齿痛，下颌关节痛，聋哑，眩晕（梅尼埃病），中耳炎，外耳道炎，面神经麻痹，下颌关节炎，三叉神经痛等。

【临床应用】

1. 颞颌关节炎

马某某，女，51岁。主诉：10天前因用左侧磨牙咬核桃壳致使耳前疼痛，伴有弹响，咀嚼困难。检查：一般情况尚佳，仅在左听宫穴有明显压痛，张口和咀嚼困难。经"枝川注射液"听宫穴注射1次告愈，半年后随访未再复发。

治疗方法：药物配制：用0.9%氯化钠注射液1ml，加地塞米松磷酸钠5mg混匀成"枝川注射液"共2ml。治疗患侧听宫穴先用2.5%碘酒穴区消毒，然后用75%的酒精脱碘，采用侧卧位或坐位均可，患者张口用5号注射针头，针尖不能有倒钩，对准听宫穴快速刺入皮下，然后缓缓捻转进针，均匀提插，以防创伤性出血，待患者有针感后徐徐推入药液，即可出针。针刺深度是5号针体的全长即2cm。穴位注射次数限为1~3次，每隔4天穴位注射1次，治疗50例，痊愈42例，有效率100%。[吴穆. 上海针灸杂志. 1993,(1)：34.]

2. 牙痛

杨某某，男，73岁。主诉，牙疼近2个月，以右侧上牙痛为重，咀嚼困难身体一般，痛齿不动摇，无孔，舌淡，苔薄白，脉沉滑。

治疗方法：取双侧听宫穴，以消毒毫针，速刺进针，得气后留针20分钟，隔10分钟捻转提插1次，痛止。4天后右牙又痛，取右听宫、中冲、商阳3穴。针法、时间同前，痛止而愈。[吕善政. 黑龙江中医药. 1966,(2)：41.]

3. 耳源性眩晕

张某某，男。1987年3月2日初诊。主诉：经常眩晕发作12年。患者发作眩晕为突发、旋转性，有时伴恶心、呕吐，发作时需卧床休息，头稍动即引起天旋地转。眩晕发作短则半个月1次，长则半年至1年1次。眩晕发作时双耳有闷胀，并有耳鸣，无听力减退。最近1次发作在1周前。头昏，步态不稳，需家人扶持走路。检查：自发性眼震。头向右侧倾时有三度水平性眼震。昂伯试验阳性（向右侧倾倒）。闭目前进试验，向右侧偏离中线，不敢张目固视，头昏昏然。针听宫穴，当进针至3cm深时患者诉局部酸麻胀感较甚，再稍进针，并施以快速持续捻转强刺激。患者大呼：右耳听力闭塞。此时改用小幅度捻针8~9下，针尖稍稍后退，留针10分钟，患者眩晕明显减轻。共治6次，眩晕完全消失，追踪观察1年余，未再发作。

治疗方法：患者取侧卧位，用31号3寸长毫针，针尖向后下进针1.5~2寸深，使局部酸胀，并扩散至半侧面部，有时有鼓膜向外膨胀的感觉。用听宫穴治疗耳源性眩晕65例，7天为1个疗程，第1疗程治愈17例，第2疗程治愈38例。在治愈的病例中，35例随访1年未发作。20例发作次数显著减少，且症状明显减轻。10例疗效不住。以前庭性眩晕效果较好。[单穴治病选萃：123.]

4. 突发性耳聋

张某，女，39岁，工人。因夫妻之间吵架后突发右侧耳鸣、耳聋，于2001年4月14日就诊。检查：一般情况尚可，心率每分钟76次，血压14.63/9.31kPa（110/70 mmHg），脉弦细，舌质淡红，苔白。诊断为耳聋，取右耳聋穴针刺，行捻转手法，以泻为主，待局部出现剧烈针感时留针30分钟。治疗2次后，患者诉说耳鸣有所减轻，耳聋改善不显；治疗5次后耳聋亦有好转，同时加服六味地黄丸；治疗8次后耳聋明显好转；治疗10次后耳聋、耳鸣基本消失，临床治愈。3个月后随访未见复发。

治疗方法：令患者张口，用1寸毫针直刺患侧耳聋穴（听宫穴）0.5~0.8寸，行捻转手法，每5~10分钟行针1次，留针30分钟。对一些病情较为严重或病史长者还可以配合电针进行治疗，10次为1个疗程。[常见病信息穴一针疗法：166.]

听会（GB2）

【释名】穴在耳前陷中，当经气会聚之处；耳主听，故名。位当牙关之后，又名“后关”。

【异名】后关、听呵。

【经属】足少阳胆经。

【定位解剖】在耳屏间切迹前，当听宫（小肠经）直下，下颌骨髁状突后缘，张口有空处取穴。

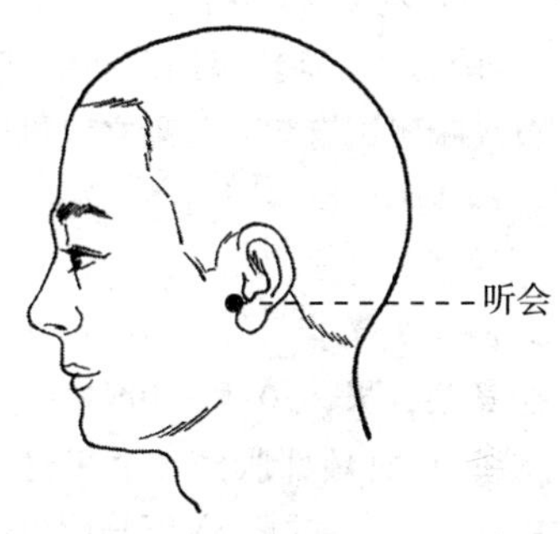

【刺灸法】微张口，直刺或向内、向上斜刺0.5~1.5寸。艾条温灸3~5分钟。

【功用主治】驱邪散滞，宣通开窍。主治耳鸣，耳聋，聤耳流脓，齿痛，下颌脱臼，口眼歪斜，面痛，聋哑，中耳炎，面神经麻痹，三叉神经痛，梅尼埃病，哮喘，颞颌关节炎等。

【临床应用】

1. 哮喘

高某，因两耳鸣响，伴有呼吸促迫、气急不平，来我科要求针灸治疗。患者诉哮喘已在内科诊治，治耳鸣即可。余拟同时针刺治疗，遂针听宫、听会、外关、太溪，进针后不久，患者诉呼吸松快，哮喘已平，余初以为可能与太溪穴有关，因肾主纳气，太溪为足少阴肾经之输土穴，有助肾纳气之功。一诊时症仍同上。哮喘仍发作，余遂对上穴逐一筛选，先取太溪，留针 5 分钟，哮喘未见好转；续针外关、听宫两穴，哮喘不见好转，再针听会穴，针入才 1 分钟哮喘渐平。二诊时，为了避免它穴对哮喘治疗的协同作用，乃仅取听会 1 穴，针入 1 分钟，气喘即平。为此余遍阅针籍，未见听会穴有治疗气喘之记载，余亦百思不得其解，但在临证时，听会对气喘屡试有效，乃录之以供同道验证。[陈作霖. 上海针灸杂志. 1986,(4): 10.]

2. 颞颌关节炎

嵇某某，男，50 岁。1983 年 12 月 30 初诊。左面颊部胀痛 2 个半月，咀嚼时更甚，逐渐加剧，曾于某门诊部口腔科诊治，诊为腮腺炎可疑。以往有类似发作史。检查：左耳垂后肿胀，压痛，扪之有囊样感，腮腺导管触及增粗，按压腮腺区无液体渗出。苔薄白，脉弦。曾给予抗生素，维生素 C 等皆未效，故求治于中医。中医认为该病系热毒内蕴，阻塞经脉，邪恋绵绵，经久难愈。法当清热解毒，针药并治。取听会一穴，用泻法，向后斜刺，留针 20 分钟。翌晨复诊，患者自觉咀嚼不痛，进食亦适，针后似有水液渗出。检查：左耳垂后肿势消失（与健侧对照）。随访 2 个月未复发。[沈荣福. 上海针灸杂志. 1984,(3): 21.]

按语：患者 50 岁，左面颊部胀痛 2 个半月，咀嚼时更甚，根据症状和体征，应该是颞颌关节炎的可能性更大。

3. 耳鸣

某，女，44 岁，售货员。于 2000 年 2 月 9 日就诊。患者自诉无明显诱因出现耳鸣 4 个多月，同时伴有头晕、目眩、腰酸腿软等。检查：舌质红，苔薄白，脉细数。诊断为耳鸣，取耳鸣穴针刺（双侧），配刺双肾俞、双太溪、双关元穴等共 18 次，耳鸣消失，头晕、腰酸等症状基本消失，临床治愈。半年后随访未见复发。

治疗方法：取耳鸣穴（听会穴）常规消毒后，用 28 号 2 寸毫针直刺 0.8~1 寸，行平补平泻手法，虚证以补为主，实证则以泻为主，以针感传至内耳深处为佳，留针 30 分钟，每 5 分钟行针 1 次，10 次为 1 个疗程。对伴有肾虚症状者，可加刺肾俞穴或太溪穴，可明显提高疗效。一侧耳鸣取患侧穴位，双侧耳鸣取双侧穴位。[常见病信息穴一针疗法: 170.]

4. 暴发性耳聋

王某某，男，16 岁，彝族，学生。患者 2006 年 4 月 10 日突然发生双耳听觉障碍，以左耳甚，住我院五官科检查诊为："神经性耳聋"，并住院治疗。经过 4 天的治疗后，疗效不显，于 15 日来我科就诊，予见其面红耳赤，问其病况患者无反应，均由其父母手势告之，并让其书写出自觉症状，口干苦、心烦、夜寐不安、小便黄、大便干，望其舌质红、苔薄黄，脉象弦数，属肝胆火旺，上炎而犯耳窍，取穴：听会、翳风为主，配以阳陵泉、太冲，均用泻法。患者经过一次治疗后，听力有所改善，其症均减，继续依上方治疗共疗 10 天后，病情已恢复正常，以后随访一年，

疗效巩固。[沙剑轲，等. 中国民族民间医药. 2007,(6)：375.]

5. 神经性耳痛

邓某某，女，44岁，汉族，教师。患者右耳心疼痛已三年余，2006年10月12日在我院五官科检查治疗，诊为“神经性耳痛”，经用中西药后效不明显，于10月17日来我处就诊，见患者面色萎黄、心烦、时有失眠、手足心发热、口干不畏饮、目干涩、腰疼、小便黄、舌质红干、少苔中裂，脉象细弱微数，此肝肾阴虚、虚火上火所致。取听会、翳风为主，配三阴交、太溪、行间，均采用平补平泻手法，第2天，患者自述针后当夜耳疼大减、好睡，次日中午又觉耳疼复作，其余症状有所改善，继续运用上穴治疗3次后，耳痛已止，病情转愈，因考虑其属阴虚火旺所致，就给予知柏地黄丸服用以巩固疗效。后患者又到医院看病，询问其病，耳痛未再发。[沙剑轲，等. 中国民族民间医药. 2007,(6)：375.]

6. 梅尼埃病

张某某，女，36岁，汉族，工人。患者头眩晕时发时止已一年余，经我院五官科诊为“美尼尔氏综合征”，经服过中西药治疗（药物不详），疗效不显，于2006年6月25日来我处就诊，症见眩晕、耳鸣、恶心，不思饮食，口干苦，胸胁苦满，情绪易怒，舌质红，苔黄，脉弦数，为肝郁化火，风火上犯于耳所致，取听会、翳风为主，配以内关、风池、足三里、阳陵泉、行间，采用泻法，留针30分钟，二诊时头眩晕、耳鸣减轻，恶心已止，饮食好转，舌质红，苔薄黄，脉弦微数，仍取上穴治疗7次后，病情已基本痊愈。因本病表属肝火上炎，其象为实症，然其本乃属阴虚，故予杞菊地黄丸滋阴潜阳，调治其后。[沙剑轲，等. 中国民族民间医药. 2007,(6)：375.]

通里（HT5）

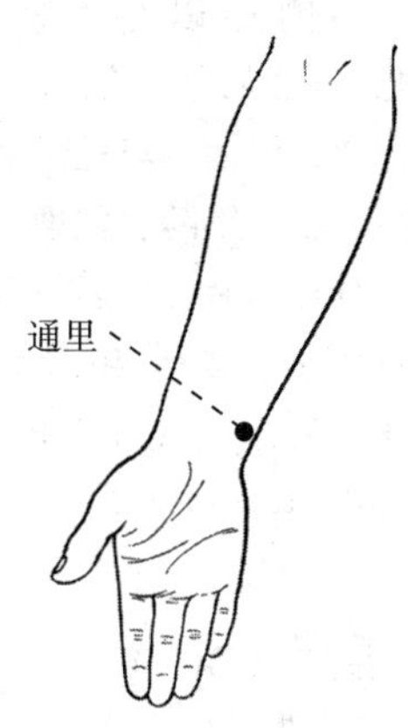

【释名】通，通达；里，虚里，指心。穴属手少阴心经，与心相应，故名。

【经属】手少阴心经。络穴。

【定位解剖】仰掌，在尺侧腕屈肌腱的桡侧缘，腕横纹上1寸。在尺侧腕屈肌腱与指浅屈肌之间，深层为指深屈肌；有尺动脉通过；布有前臂内侧皮神经，尺侧为尺神经。

【刺灸法】直刺0.3~0.5寸；可灸。

【功用主治】清心安神，通络开窍。主治暴喑，舌强不语，心悸怔忡，悲恐畏人，头痛目眩，妇人经血过多，崩漏，肘臂内后侧痛，心律失常，房颤，急性舌骨肌麻痹，神经衰弱，癔症等。

【临床应用】

癔症性失语

患者，女，21岁。1978年4月9日晨由其父陪同来院就诊。其父代诉：女儿在外学习，于8天前突然不会说话，随即在当地医院就诊，但无效果。后又到地区医院、长治市各医院诊治3天无效，亦未确诊，甚感焦虑。取心脉之络通里穴（双侧），以泻手法，当留针20分钟时，问患者能否语言，即点头示意会说，让其说话，只是微笑，面带喜悦。随问姓名、年龄、住址、生活等情况，患者对答如流，叙述了病史及治疗经过，如常人。留针40分钟时起针，随访近3年再无复发。［靳晋生. 山西医药杂志. 1981，10（3）：53.］

通天（BL7）

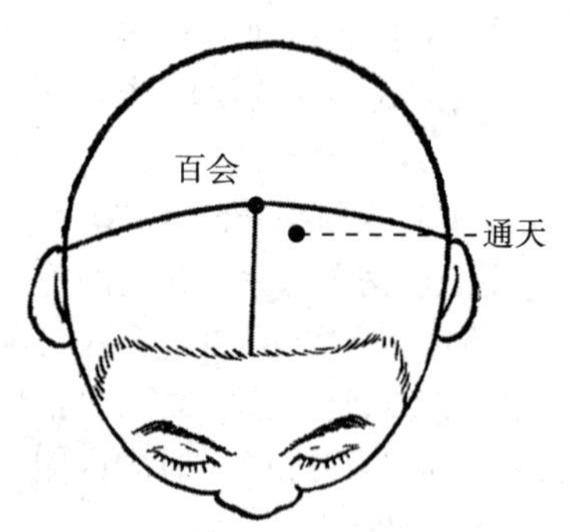

【通天穴】位于头部，当前发际正中直上4寸，旁开1.5寸。

【取穴方法】取正坐位，闭上双眼，先取百会穴，在百会穴向上量1寸处再旁开1.5寸处，按压有酸胀感。

【穴位解剖】有帽状腱膜；有颞浅动、静脉和枕动、静脉的吻合网；布有枕大神经分支。

【主治病症】治头痛、眩晕等；鼻塞、鼻渊、鼻衄、鼻出血等。

【临床应用】

急性鼻炎

陈某，男，21岁。1984年3月19日就诊，鼻塞、喷嚏两天，畏寒、头痛、鼻内发痒、流白色脓涕。检查：体温38.2℃，鼻黏膜充血、红肿，表面大量脓性分泌物。苔薄白，脉浮紧。证属外感风寒，肺气不宣，治拟疏邪宣窍。诊断：急性鼻炎。处方：通天穴。方法：以30号1.5寸毫针在两侧的通天穴向前下平刺，进针0.5~0.8寸，局部出现酸胀感，用双手快速小幅度捻转1分钟，使酸胀感扩散到整个鼻部，并微微出汗，留针5分钟再捻转，如此3次后出针。患者即感症状明显减轻。下午再次就诊，施以同样方法，次日上午再来时，诸症皆除。

治疗方法：用30号1.5寸毫针向前下平刺，进针0.5~0.8寸，得气时酸胀感扩散至整个鼻额部，留针15分钟，中间小幅度快速捻转3次，每次1分钟。

按语：该穴位于颠顶，上通天气，“天气通于肺”，肺气通于鼻，膀胱经又通鼻窍主开，故通天有宣通鼻窍，开肤祛邪的作用。用此穴治疗急性鼻炎效果甚佳。鼻炎发作时，轻者每日1次，重者每日2次，大多数患者经1~2次治疗鼻部症状消失，2~3次治疗即能痊愈。

该穴用于急性鼻炎，应采用较强的刺激，但对慢性肥厚性鼻炎效果较差。[单穴治病选萃：131.]

头维（ST8）

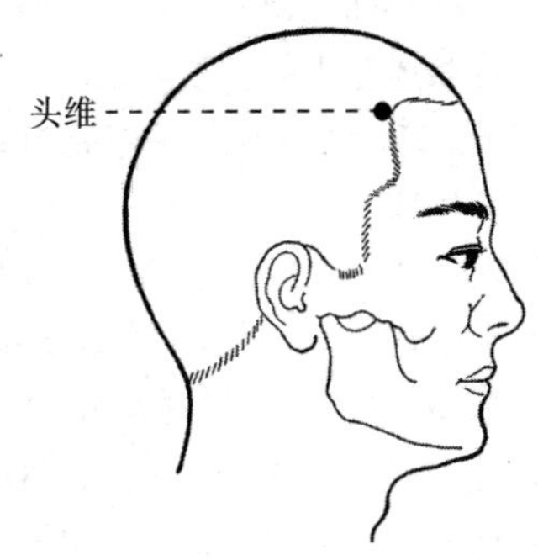

【释名】穴在头部发角，为头之维，故名。

【异名】颡大。

【经属】足阳明胃经。足阳明、少阳之会。

【定位解剖】当鬓发前缘直上入发际0.5寸处取穴，距神庭穴4.5寸。取定穴位时，一般采用正坐或仰靠、仰卧姿势，头维穴位于人体的头侧部发际里，位于发际点向上一指宽，嘴动时肌肉也会动之处。在颞肌上缘帽状腱膜中；有颞浅动、静脉的额支；布有耳颞神经支及面神经颞支。

【刺灸法】向后上方或侧下方沿皮刺0.5~1寸。

【功用主治】清脑醒窍，止眩定晕。主治头痛，眩晕，眼痛，视物模糊，迎风流泪，眼睑跳动，前额痛，偏头痛，精神分裂症，功能失调性子宫出血，脱发等。

【临床应用】

高血压头痛

李某某，男，40岁。患原发性高血压已5年，1972年10月15日突然剧烈头痛似裂，伴头晕恶心，继则四肢麻木，视觉模糊，血压25.33/16kPa（190/120mmHg）。诊断：高血压脑病。针刺头维穴，捻转5分钟，血压降至20/13.33kPa（150/100mmHg），留针2分钟后又速捻针3分钟，血压降至18.67/12kPa（140/90mmHg），取针休息片刻，即告痊愈。[张志勇. 浙江中医杂志. 1981，19（10）：469.]

外关（SJ5）

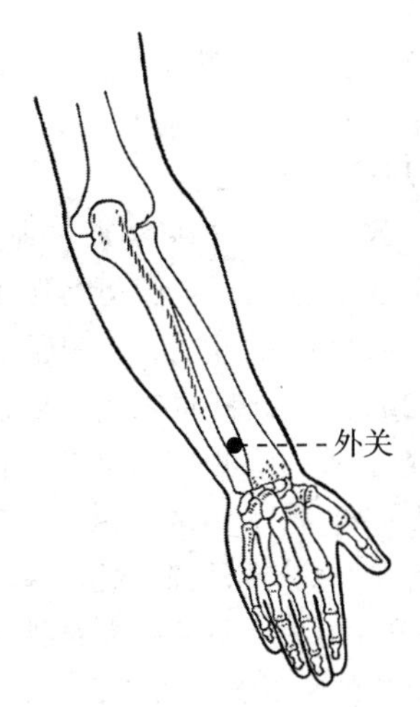

【释名】穴在前臂伸侧面，所以称“外”，由腕上至此犹如关隘之要，故名。与内关相对。又因该穴通阳维，有维系、联络诸阳经之作用，因“阳维为病苦寒热”，病位在外，故此穴为主治四肢、躯干疾患之要穴，与内关相对，故曰外关。

【经属】手少阳三焦经。络穴，又为八脉交会穴，通阳维脉。

【定位解剖】该穴在前臂背侧，当阳池与肘尖的连线上，腕背横纹上2寸，尺骨与桡骨之间。局部解剖有前臂骨间背侧动脉和掌侧动、静脉；布有前臂背侧皮神经，深层有前臂骨间背侧及掌侧神经。

【刺灸法】直刺0.5~1寸；可灸。

【功用主治】解表退热，和解少阳，通经活络。主治发热恶风，关节酸痛，胸满拘急，半身不遂，腰脚拘挛，偏正头风，手足顽麻，眼中冷痛，瘰疬结核，耳鸣耳聋，臂痿不仁，肘腕酸重，胁肋疼痛，腹痛便秘，五指尽痛不能握物，感冒，落枕，腰扭伤，肺炎，腮腺炎，中耳炎，遗尿，腕下垂。

【现代研究】

（1）对治疗青少年近视眼有效。针刺外关和光明，针感可达眼部的占38.2%，并可提高视力，改善屈光度。

（2）有一定镇痛作用。如以家兔用钾离子透入法测痛，电针一侧“合谷”及“外关”，分弱刺激、强刺激两种，针刺20分钟的痛阈提高率分别为150%和140%。弱刺激易被纳洛酮对抗，但强刺激不能被纳洛酮对抗，而且血浆皮质醇、去甲肾上腺素、环磷酸腺苷含量都显著升高，与弱刺激组有显著差异。说明内啡肽不是应激镇痛的主要原因，它与弱电针即一般电针镇痛机制有所不同。

【临床应用】

1. 落枕

（1）张某，男，21岁。夜间睡眠不慎，第2天起床时，觉颈部疼痛，并向肩部及上臂放散，上肢伸举受限，穿衣困难。查：面色微黄，舌淡无苔，脉弦缓。证属风寒阻络。治以祛风散寒通痹。以下法针刺外关穴，疼痛当即减轻，活动自如。

治疗方法：穴位常规消毒，以毫针直刺0.5~0.8寸深，进针得气后行提插捻转泻法2~3分钟，然后留针，并嘱患者作颈部左右旋转、前后活动，可同时在疼痛局部加用电兴奋，强度以患者能耐受为度。［衣振云. 吉林中医药. 1986，（6）：17.］

（2）张某某，男，33岁，教师。患者颈项强直不适3天，左转不利，活动受限，疼痛以右侧为甚。查：局部肌肉紧张，无红肿，胸锁乳突肌与斜方肌之间压痛明显。诊断：落枕。为病在少阳经。治以疏通少阳经气为主。取右侧外关穴，用泻法。针后嘱患者活动颈部，5分钟左右症状基本消失，唯局部感酸痛。再以局部轻刺不留针，酸痛消失而愈。［冯琼华. 云南中医杂志. 1987，8（4）：34.］

2. 肩关节周围炎

（1）宋某某，女，47岁，农民。右肩关节酸痛半月余，夜间为重，外展、外旋、抬高均受限制，得温则轻，得寒则剧。针对侧外关穴后疼痛立即减轻，前后摇摆幅度增大，共治疗4次而愈。

治疗方法：坐位，取外关穴，刺入 0.5~0.8 寸，施捻转手法，持续行针，边捻针（2~3 次 / 秒）边嘱患者活动患肢关节，活动量逐渐加大，至最大限度为止。活动方式分前后摇摆及肩关节旋转。每天治疗 1 次。[针灸临证集验：163.]

（2）崔某某，女，47 岁，干部。左肩痛半年余，穿衣梳头困难。查：肩端明显压痛，臂内旋、外展、上举都受到一定的限制，上举不过 70°，脉弦紧，舌淡，苔薄白。证属风寒夹湿阻滞经脉。遂选左侧外关穴，行泻法，经 5 次治疗，肩关节活动已恢复正常，但时有隐痛。休息 2 天，续针 3 次，隐痛消失。走访至今，未见复发。[吕中先. 浙江中医杂志. 1992，27（6）：261.]

3. **胸胁挫伤痛**

张某某，男，35 岁，工人。1 个月前在井上提水时用力不当，致右侧胁肋疼痛，咳嗽、呼吸时疼痛加剧，睡觉翻身受限，经中西医治疗病痛无减，来求针治。查：右侧第 4、5、6 肋区有明显压痛，舌质暗。遂选右侧外关穴，行泻法，强刺激，捻转 270°，120 次 / 分，令其口吸气，鼻呼气，留针 20 分钟，每隔 5 分钟运针 1 次，每次 200 转，共针 3 次症状消失，随访未复发。[吕中先. 浙江中医杂志. 1992，27（6）：261.]

4. **腰扭伤**

（1）钱某某，男，39 岁，电工。因触电跌伤后腰痛，不能转侧，用下法治疗 3 次而愈。

治疗方法：①单纯针刺双侧外关穴，有的患者单针一侧外关穴就有效果。如果在腰部扭伤范围内找到压痛点，或者在患者自觉疼痛明显处下针，与外关穴结合起来，疗效更加满意。②按常规用 75% 酒精消毒，针刺压痛点时，要使针感上下扩散，酸、麻感觉明显，甚至超出病变范围，稍留针或不留针，出针后立即在双外关穴处下针，加强针感后留针。同时嘱患者保持针位不变，腰部试作前后、左右、转侧或下蹲动作。一般留针 15~20 分钟，每 5 分钟加强针感（行针）1 次。此时患者自觉腰部痛止，效果稍差者也感到痛势大减。[夏栋荣. 赤脚医生杂志. 1975，(5)：38.]

（2）黄某某，男，25 岁，工人。1985 年 10 月 6 日初诊。因提重物不慎将腰部扭伤，动则疼痛难忍，夜卧不能翻身，行走不能直腰，翌晨来院就诊。查：第 4、5 腰椎横突旁压痛明显，不能前腑后仰、左右旋转。诊断为急性腰扭伤。用下法治疗 1 次，疼痛完全消失。

治疗方法：患者取坐位，以患侧手臂手掌朝下平放在桌上，穴位常规消毒后，医者左手拇食指将患侧外关穴处皮肤稍捏起，右手持 3 寸毫针沿皮刺入外关，并透向三阳络穴，进针 2 寸左右，留针 5~10 分钟，留针期间行强刺激手法 2~3 次，并嘱患者作前俯后仰、下蹲起立、左右旋转、深呼吸等动作。经下法治疗后仍有局部酸痛者，可配针罐疗法。[郭万寿. 四川中医. 1987，5（3）：39.]

5. **腰痛**

朱某某，男，56 岁，木工。腰痛

持续8个月，服中药数十剂，腰仍不能直立，时轻时重，用前法治疗13次而愈。

治疗方法：①单纯针刺双侧外关穴，有的患者单针一侧外关穴就有效果。如果在腰部扭伤范围内找到压痛点，或者在患者自觉疼痛明显处下针，与外关穴结合起来，疗效更加满意。②按常规用75%酒精消毒，针刺压痛点时，要使针感上下扩散，酸、麻感觉明显，甚至超出病变范围，稍留针或不留针，出针后立即在双外关穴处下针，加强针感后留针。同时嘱患者保持针位不变，腰部试作前后、左右、转侧或下蹲动作。一般留针15~20分钟，每5分钟加强针感（行针）1次。此时患者自觉腰部痛止，效果稍差者也感到痛势大减。[夏栋荣. 赤脚医生杂志. 1975,(5): 38.]

按语：外关透三阳络治疗急性腰扭伤临床少见，本经输穴相透亦较少见。外关是络穴，通于阳维，阳维脉可维系联络全身之阳。三阳络傍依会宗与手三阳经皆有联系之意，与三阴交可以互通，会宗者为前臂诸阳脉会聚之宗主。故取外关透三阳络，可调节全身阳经及督脉经气。腰痛、急性腰扭伤，病在阳，在太阳，督脉。今通调其气血，畅其血脉，其病可愈。另观其取穴本义，该法对肩漏风、落枕亦有效。

6. 腰髋痛

李某某，男，54岁，农民。腰及左髋痛3月余，劳累及受凉后加重，弯腰及走路后疼痛明显。查：腰前屈不能超过30°，证属痹痛。取外关穴，以下法治疗3次痊愈。

治疗方法：左侧外关穴，行泻法，强刺激，捻转270°，120次/分，令其口吸气，鼻呼气，留针20分钟，每隔5分钟运针1次，每次200转。[吕中先. 浙江中医杂志. 1992, 27(6): 261.]

按语：外关属手少阳，乃其络穴，通于阳维脉。“阳维之脉，脉与太阳合腨下间，去地一尺所”与《难经·二十八难》“阳维起于诸阳会也”。诸阳会即指阳维所交会的头、肩部各穴。又阳维有维系联络全身阳经的作用，《八脉八穴治症歌》云：“肢节肿疼膝冷，四肢不遂头风，背胯内外骨筋攻，头项皆痛……独会外关为重。”故取外关穴可疏通、振奋阳脉经气，散寒活血通络，调整头、颈、肩、背、腰、胁部气血运行，从而达到止痛缓解症状之目的。临床多用于落枕、胁痛、肩关节周围炎、腰痛等。

7. 遗尿

瞿某，男，13岁。1965年8月9日初诊。自幼遗尿，每夜2~3次，梦多，胃纳呆，面色萎黄，苔白腻，脉细数。取外关穴（双），施捻转结合迎随补法，针后针尾燃艾炷，留针30分钟。至8月22日，已不再夜尿。再用原法治疗1次以巩固疗效。9月20日随访，未再复发。[史鹏年. 上海中医药杂志. 1966,(2): 43.]

按语：小儿遗尿多因肾阳不足，肺脾气虚所致。肺虚通调水道失职，脾虚不能运化水湿，肾虚不能固摄尿液。肺脾肾三者都赖三焦气化而维持正常功能。三焦经循属三焦，“经脉所至，主治所及”，取三焦经之外关可通调水道，增强气化功能。另该穴为络穴，通心包络，手少阳三焦经又散络心包。故外关又可以清神宁志，减少夜梦扰乱，遗尿可止。

8. 牙痛

有老妇人旧患牙痛，人教将两手掌交叉，以中指尽处为穴，灸七壮，永不痛。恐是外关穴也，穴在手少阳，去腕后二寸陷中。[历代针灸名家医案选注：155.]

完骨（GB12）

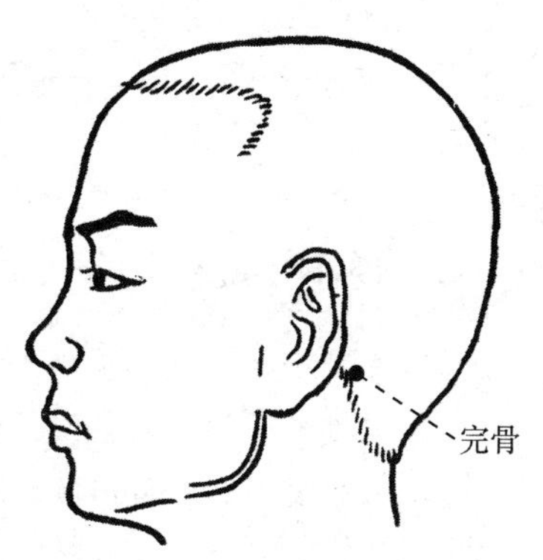

【释名】耳后发际之高骨谓之完骨，穴当骨下凹陷中，故名。

【经属】足少阳胆经。

【定位解剖】在乳突后下方凹陷中取穴。

【刺灸法】直刺或斜刺0.5~1寸。灸1~3壮，或艾条灸5~10分钟。

【功用主治】清神安眠，舒筋止痛。主治头风，耳后痛，牙床急痛，项肿不可俯仰，颊肿引耳，喉痹，疟疾，癫狂痫症，足不收失履，偏风，手足挛痿，失眠，面瘫，流行性腮腺炎，脑发育不全，脑瘫，癔症等。

【临床应用】

1. 落枕

陈某，男，48岁，教师。3天前晨起时突觉左侧颈部疼痛，颈项转侧不利，疼痛波及左肩部，活动时头及左肩疼痛加剧。查：颈部活动极度受限，左侧颈部及左肩胛骨上缘有明显压痛，诸颈椎棘突无偏歪，无压痛。诊断为落枕。

治疗方法：针刺左侧完骨穴，针尖向耳垂方向刺入1.5寸，行泻法，使针感向下传导，留针期间令其活动颈部，针后约10分钟疼痛消失，颈部活动正常。[仲跻尚. 上海针灸杂志. 1986,(3)：31.]

2. 牙痛

仲某某，女，48岁，农民。左侧上牙痛3月余，昼夜疼痛，无休止之时，咀嚼时疼痛加剧。查：左侧上牙有龋洞，牙根松动，牙龈红肿发炎。诊断：龋齿，牙龈炎。

治疗方法：针刺左侧完骨穴，针尖向左上齿龈方向刺入1.5寸，行泻法，使针感传导至左上齿龈，针后5分钟疼痛消失。[仲跻尚. 上海针灸杂志. 1986,(3)：31.]

腕骨（SI4）

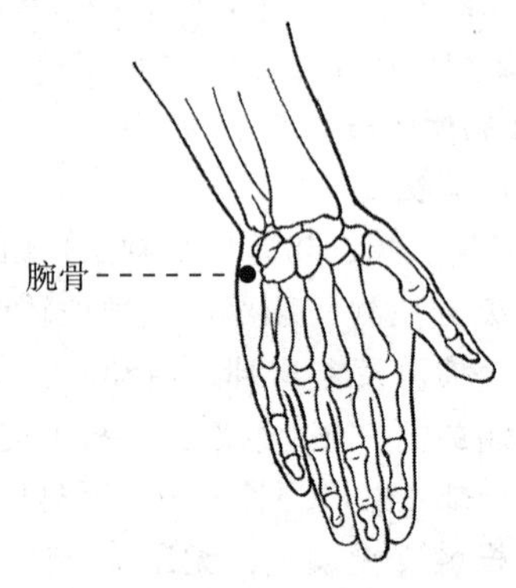

【释名】穴居手外侧豌豆骨处而得名。

【经属】手太阳小肠经。原穴。

【定位解剖】在腕前方，位于手掌尺侧，三角骨的前缘，当第 5 掌骨基底与钩骨之间的赤白肉际处。局部解剖有腕背侧动脉（尺动脉分支），背静脉网及尺神经支。

【刺灸法】直刺 0.3~0.5 寸；可灸。

【功用主治】祛邪清热，通利关节，安神定志，增液消渴。主治惊风痫，狂惕，口噤，项强，肘臂不能屈伸，指挛臂痛，手腕无力，目流冷泪，目翳，耳鸣，鼻塞，鼽衄，喉痹，颊肿引耳，消渴，腰痛，颈项颔肿，热病汗不出，黄疸，疟疾，头痛，胁痛，呕吐以及胆囊炎，肘腕及指关节炎，糖尿病，胃炎等。

【现代研究】据报道，针刺腕骨穴可使不蠕动或蠕动很弱的降结肠下部及直肠的蠕动增强，并有便意感。局限性刺激腕骨穴，可引导出皮层诱发电位，与非穴位区有显著差异。

【临床应用】

腰髋痛

奚某某，女，成人。1972 年 6 月 9 日初诊。诉因插秧长时间弯腰致两侧腰臀部酸痛，不能下蹲。取腕骨穴（左），直刺 0.3 寸许，留针 5 分钟，使针感沿小指上行至腋下、臂外侧肌上。针后腰臀两侧肌肉酸痛消失，可下蹲。［手针新疗法：74.］

按语：腰髋酸痛，病在足太阳，《灵枢・经脉》曰："膀胱足太阳之脉……是主筋所生病……腰尻……皆痛。"手足太阳经气相通，腕骨为手太阳之原穴，取该穴可疏通太阳经气，气血通畅，筋肉得以濡养，则酸痛可去，故《杂病穴法歌》云："腰连腿疼腕骨升。"

委中（BL40）

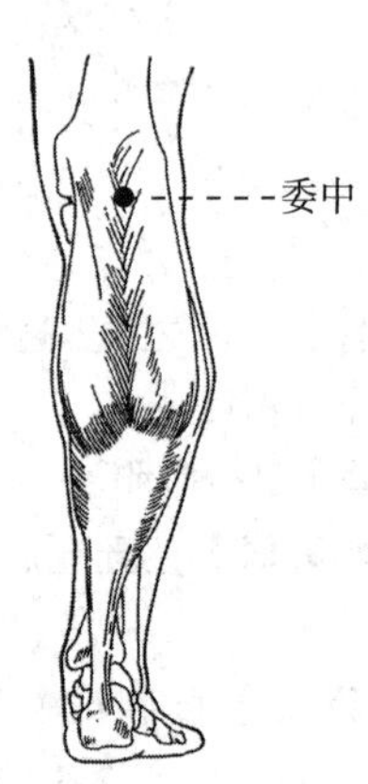

【释名】穴在腘窝横纹中央，委曲

而取，适当本穴，故名。《灵枢·本输》：“委中，腘中央，为何，委而取之。”

【异名】血郄、委中央、郄中、曲瞅内。

【经属】足太阳膀胱经。合(土)穴。

【定位解剖】当腘窝横纹中央，于股二头肌腱与半腱肌腱的中间，俯卧取穴。局部解剖有股腘静脉、腘静脉，布有股后皮神经，正当胫神经处。

【刺灸法】直刺0.5~1寸；或三棱针点刺出血，可灸。

【功用主治】凉血解毒，舒筋活络，醒神泄热。主治疟疾，腹痛，吐泻，腰痛，遗尿，癃闭，半身不遂，下肢痿痹，腘筋挛急，疔疮，发背，丹毒等。

【现代研究】

（1）对膀胱压力有一定调整作用。一般可使膀胱内压力有不同程度的下降，而对松弛性膀胱或尿潴留者可使之升高。

（2）对体温有一定调节作用。人工造成家兔细菌性腹膜炎，使白细胞计数上升，针刺“委中”后可使白细胞向相反方向变动，以致白细胞总数逐渐恢复正常。但如果给家兔腹腔注射金黄色葡萄球菌，动物体温下降时，电针坐骨神经或针刺“委中”后，可使体温升高或恢复正常的时间提前。

【临床应用】

1. 脑震荡后遗症

李某某，男，46岁，农民。去年冬因脑后受撞击引起昏厥，经针刺苏醒后，时感头痛，绵绵半年，屡服止痛片无效。近来头痛加剧，如锥似刺，经某医院神经内科检查，诊断为脑震荡后遗症(头痛)。于1990年4月来我院求治。查：舌暗红，边有瘀斑，脉弦涩。中医辨为瘀血头痛。

治疗方法：暴露两腘窝委中穴，常规消毒后，于静脉怒张处放紫血约3ml，刺后患者头痛大减。3天后复诊，诉头痛显著减轻。此后隔3天放血1次，先后共放血4次，头痛痊愈。随访2年，未曾复发。[李明智. 中国针灸. 1982，2(3)：45.]

2. 尿潴留

范某某，男，65岁，农民。1986年9月9日初诊。患者以肝硬化伴轻度腹水而入院，近一周来，复感外邪，持续发热。续致小便欲解不得，曾3次导尿乃解。患者神情淡漠，腹胀如鼓，按之较硬，大便数日未解。舌绛，苔腻略黄，脉弦而紧。此乃热入营血，邪无出路，三焦气化失常所致。

治疗方法：取俯卧位，点刺委中出血，加拔火罐，出血约5ml，即有尿意。随即转侧卧位，稍加按压少腹，配以耳穴指切法，片刻小便畅通，排尿约800ml，腹胀消失，其他症状有所缓解。[陆惠新. 中医杂志. 1987，28(9)：45.]

按语：癃闭之证病在膀胱，合治内腑。《灵枢·邪气脏腑病形》有“膀胱病者，小腹偏肿而痛，以手按之即欲小便而不得……取委中央”；《类经图翼》也有“……委中者血郄也，凡热病汗不出，小便难……取其经血之愈”之说。故取委中出血泻热，解表邪之约束，利膀胱之经气，则气化畅利，小便自出，癃闭可解。

3. 胸壁挫伤

刘某某，男，47岁。挑担时不慎跌跤，引起右肋部疼痛5天，说话声高、咳嗽均感疼痛。曾在某医院针灸科针刺支沟、阳陵泉等未见显效，遂来我院就诊。查：左侧第8肋间当锁骨中线处压痛明显，胸廓挤压试验（-）。听诊呼吸音正常，舌质稍紫，脉弦，体温37.2℃。诊为胸壁软组织挫伤。

治疗方法：暴露委中穴，取腘窝静脉怒张处，常规消毒后，以三棱针放紫血约2ml，放血后，肋痛显著减轻。2天后复诊，令患者作深呼吸、咳嗽动作，已不觉胸肋疼痛，再次于委中穴处放血而愈。［李明智．中国针灸．1982，2（3）：45．］

4. 腰扭伤

（1）陈某，女，29岁。1978年8月21日初诊。主诉因不慎扭伤腰部，弯腰不利，勉强动作则疼痛难忍。诊为闪挫腰痛。取委中穴，以三平针法，即以委中为中心，左右各刺1针。进针得气后，一边行针，一边嘱患者深呼吸，如此动作，约5分钟出针。仅治1次，疼痛消失。［单乐贤．江西中医．1980，（1）：65．］

（2）方某，女，49岁。1984年8月2日初诊。2天前因在家搬动水缸扭伤腰部，疼痛难忍，不能转侧。其女用平板车拉来就诊。以三棱针点刺双侧委中穴后（使出血），即时痛失。施以局部痛点按摩，贴镇江膏药后，患者自行走回家，腰痛未再发。［吴义才．安徽中医学院学报．1988，7（2）：43．］

（3）王某某，男，33岁，工人，于1984年10月5日就诊。患者因卸物时腰部闪挫，疼痛剧烈，夜痛更甚，翻身需要人帮助，痛感向大腿放射，行走艰难。第2天由家属携扶来诊。检查：左侧腰大肌紧张，压痛明显，仰俯与转侧功能障碍，拾物试验阳性。二便正常。诊断：急性腰扭伤。

治疗方法：委中双侧放血后，令患者活动腰部，患者顿觉症状消失，可步行回家，随访未再复发。［李德明．江西中医．1988，19（2）：47．］

（4）张某某，女，1988年8月10日就诊。患者昨日搬物不慎，扭伤腰部。现腰部剧痛难忍，不能步履，X线检查：腰椎无异常。体检发现，左委中穴皮色紫暗，周围静脉怒张，取注射器在一暴露静脉中，抽血5ml后，患者疼痛无任何改善。5分钟后又在左委中穴上，用三棱针点刺拔罐，放血近5ml后，患者即感腰部舒适，疼痛明显减轻。笔者又以同样的两种方法，治疗一例肘关节急性扭伤患者，结果同上，抽血没有任何不良反应。［田元生．江西中医．1991，22（3）：52．］

5. 坐骨神经痛

王某某，女，35岁，工人。1985年12月5日初诊。患者右侧坐骨神经痛已数月，屡进中药及施以推拿其痛不减。今晨起疼痛加剧，动弹不得，呻吟而来。查：右侧臀部、大腿后侧、腘窝、腓肠肌压痛甚剧，右下肢直腿抬高试验60°。舌偏红，苔薄，脉弦紧。

遂取三棱针点刺委中（右）出血，加拔火罐，留罐10分钟，出血约10ml，当即疼痛大减，活动自如。唯小腿轻度酸胀不解，再以后溪穴针刺，边捻针边活动，留针15分钟，小腿已无胀感。3次后腰腿疼痛完全消失。[陆惠新. 中医杂志. 1987，28（9）：45.]

按语：委中为足太阳合穴，又为血郄。太阳经少气多血，“从巅入络脑”，行于腰背，再至大腿后侧而下。取委中放血，可疏通本脉经气，活血通络，祛瘀生新，畅通气血，则痛去自安，用于治疗腰痛、下肢痹痛、头痛等。《四总穴歌》曰“腰背委中求”；《马丹阳十二穴歌》又曰“委中曲瞅里……腰痛不能举……针入便安康”。

6. 疖肿

（1）一省椽，背项常有痤疖，愈而复生。戴人[①]曰：“太阳血有余也。”先令涌泻之，次于委中以针出紫血，病更不复作也。[历代针灸名家医案选注：65.]

按语：①戴人：指张子和。

（2）张某某，男，46岁，干部。1986年6月4日初诊。患者于1个月前，项后发际处起2个豌豆大小疖肿，顶尖白而根部漫肿发红，瘙痒疼痛，头部活动受限。曾经某医院注射青、链霉素7天，疗效甚微。后由外科行脓肿切开引流术，术后1月许，发际处又起1个类似术前之疖，遂来我院求诊。施以络刺疗法，隔天1次，共治3次，10天后痊愈。随访1年未再复发。

治疗方法：嘱患者站立，两手扶于桌上，将膝腘部挺直，就其两腘部之范围内（即委中穴周围）寻找青紫色之络脉（即小静脉血管）。找出后，先将青紫色络脉处用75%酒精局部消毒，然后用消毒针灸毫针直刺紫色络脉，紫黑色之血随之流出，任其自止。若不易寻出紫色络脉时，可先用手在患者两腿部拍击4~5下，则有青紫络脉显出。隔天1次，一般3次即愈。[宋其瑞. 内蒙古中医药. 1990,（1）：11.]

7. 牙槽风

丘经历，宋益都人，妙针法。刘汉卿郎中[①]患牙槽风，久之颔穿，脓血淋漓，医皆不效。经与针以委中及女膝穴[②]，是夕脓血即止。旬日后，颔骨脱去，别生新者。其后张师道亦患此证，亦用此法针之而愈。[历代针灸名家医案选注：155.]

按语：①郎中：指医生。②女膝穴：经外奇穴，位于足后跟正中线上，跟骨中点。

8. 牙痛

江某某，男，48岁。1959年6月25日初诊。主诉右侧下齿槽肿胀已历4~5天，咀嚼不便，局部疼痛，夜间较重，不能入寐。查：右侧面颊下颌部肿胀，似口含糖果状，微有寒热。

治疗方法：先针左委中，后针右委中，手法采用迎而夺之之泻法，针尖向上，针感上达臀部，留针1小时。针后疼痛即消失，仅1次而愈。[吴国森. 江苏中医. 1962,（6）：25.]

9. 鼻衄

张某某，男，60岁。1984年9月20日初诊。患者感冒后咳嗽1周不解，入夜加剧。昨起双侧鼻腔出血，时止时作。今晨又出血约50ml，经本院五官科诊治，用凡士林纱条填塞。后患者不能忍受鼻塞之苦，自行将纱条拔去，当即出血不止约300ml。其家属急邀余诊治。脉弦紧而数。遂取立位，点刺委中出血数滴，1分钟后血止。[陆惠新. 中医杂志. 1987，28（9）：44.]

按语：《类经图翼》有载“衄血不止……取其经血之愈”。委中乃合穴，合治逆气而泄。点刺委中放血有清泻内火，引血下行，凉血止血之妙，血热妄行之鼻衄正当宜。同样“由内郁湿热，外兼受风相搏而发也”的发际疖肿亦可取委中，上病下治，以清热解毒泻火凉营，疮肿可除。

络刺是《灵枢·官针》中所介绍九刺之一，“络刺者，刺小络之血脉也”，是浅刺体表的细小络脉使其出血的一种方法。多用于实热证。《素问·调经论》曰：“神有余，则泻其小络之血，出血，勿之深斥，无中其大经，神气乃平。”目前临床常用的三棱针、皮肤针、滚筒重刺出血法皆属本法。

下关（ST7）

【释名】关者，机关、牙关，穴在下颌关节前牙关处，颧弓下缘，故名下关。

【经属】足阳明胃经。本穴为足阳明、足少阳之会。

【定位解剖】在耳前方，颧弓下缘凹陷中，当下颌骨髁状突的前方，闭口取穴。局部解剖有面横动、静脉，最深层为下颌动、静脉；布有下颌神经耳颞神经支，深层为下颌神经，面神经颧支。

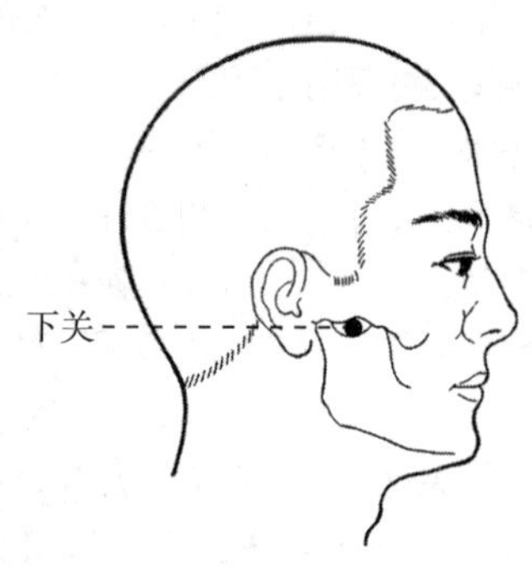

【刺灸法】直刺0.3~0.5寸；可灸。

【功用主治】调和气血，活络止痛。主治齿痛，面痛，耳聋，耳鸣，聤耳，牙关开合不利，口眼歪斜，眩晕等。

【现代研究】据报道，针刺下关穴对大脑皮层运动区有一定影响，重刺激多引起运动从属时值增大，即大脑皮质运动区内产生抑制过程，但在健康人中，抑制过程产生较弱；给患者轻刺激，半数在大脑皮层引起兴奋过程，半数引起抑制过程，健康人只有少数引起抑制过程。说明因刺激强度的不同引起的效应也不同。

【临床应用】

1. 面瘫

汪某，女，67岁，退休工人。于2001年9月4日就诊。患者于昨晨外出散步时，因感受凉风后自觉左侧面部沉紧感，继而出现口眼斜至右侧，甚至刷牙时患侧漏水。检查：患者左眼裂变小，结膜充血，嘴角及鼻唇沟向右侧斜，脉沉弦，舌质紫红，苔薄白。诊断为面神经麻痹，取健侧面瘫穴针刺，行泻法，留针30分钟，并配合患侧艾灸四白、颊车、下关、鱼腰穴等，每穴3分钟，最后火针点刺患侧下关穴。治疗2次，患者未有明显好转，治疗4次后，患者感觉左面部温热感，口眼㖞有好转，继续治疗3次后，患者除了有轻度流眼泪外，口眼㖞斜基本治愈。半年后随访未见复发。

治疗方法：取健侧面瘫穴（下关穴）常规消毒后，用2寸毫针直刺1~1.2寸，行泻法，其强度视患者的体质与忍受程度而定，待针感传至牙龈或嘴角处即可留针30分钟，每5~10分钟行针1次，每2~3日治疗1次，12次为1个疗程。由于面瘫多与寒气阻瘀脉络有关，故此症如能加刺患侧鱼腰、四白、下关、颊车穴等效果更佳。对火盛者，以三棱针点刺患侧耳尖穴放血3~5滴。对寒盛者，如能配以火针、点刺面瘫穴、鱼腰、四白、下关、太阳穴等，效果更突出。[常见病信息穴一针疗法：42.]

2. 呵欠频作

韩某某，女，34岁。1976年4月3日初诊。患者早晨7时许服抗疟药伯氨奎宁、乙胺嘧啶，均系常规预防量，半小时后即感疲倦乏力，时作呵欠，继则逐渐加重，甚则流泪，10时许即往某医院就诊。经注射镇静剂（药名不详）、针灸等治疗，嘱回家休息、睡眠后会自行缓解，但至中午仍不能入睡，且呵欠更频繁而作，妨碍说话和进食。午后又伴见头昏、心烦、四肢发麻及轻度颤抖，遂来我院急诊。既往无神经官能症史。查：神经系统未引出病理反射。当即给予针刺安神开窍、镇静通关之涌泉、颊车、神门等穴，症状毫无改善，继刺双侧下关穴，患者诉针感上、下放射时，频发7小时之呵欠即霍然而止。[张乃清. 陕西中医. 1984，5（10）：36.]

3. 足跟痛

刘某某，女，45岁。1984年4月6日就诊。诊断：双足跟疼痛。患者因穿高跟鞋爬山后足跟疼痛1星期，足跟不能着地，行走困难。曾内服镇痛药及外擦药酒，普鲁卡因局部封闭，未见减轻。针刺下关穴，行针1分钟后，令患者顿足和行走，当即疼痛消失，翌日复诊，诉行走时仍有轻微疼痛，但能忍受，共3次治愈。

治疗方法：用30号或32号1寸半毫针，直刺进针1寸左右，轻微捻针至疼痛减轻或消失为止，留针15~20分钟。1971年经友人介绍，我应用此穴治疗足跟疼痛近百例，一般当即见效，最多2~3次治愈。但对骨质增生者无效。[单穴治病选萃：57.]

4. 慢性鼻炎

孙某，男，20岁，大学生。双侧鼻孔堵塞、流涕3年余。检查：双鼻腔通气不良，鼻甲黏膜充血水肿，表面附有血迹。诊断为慢性鼻炎，取鼻炎穴针刺，用泻法。治疗3次后，自觉上述症状好转，6次后鼻腔通气明显改善，治疗10次后鼻腔通气基本正常，鼻涕明显减少，临床治愈。半年后随访未见复发。

治疗方法：取鼻炎穴（下关穴）常规消毒后，用8号3寸毫针直刺1.5~2寸，行泻法，得气后留针30分钟，每5分钟行针1次。急性期6次为1个疗程，慢性期12次为1个疗程。一侧鼻腔患病，取健侧穴位，两侧交替；两侧鼻腔患病，取双侧穴位。［常见病信息穴一针疗法：159.］

5. 牙痛

（1）施某某，女，15岁。经常患牙痛，最近3天，牙痛甚剧，右腮部肿胀，不能咀嚼食物，坐卧不宁，脉弦数，舌苔白腻微黄，大便干，口干渴不欲饮，头晕目眩。证属胃有湿热，肝火上攻所致。予以针刺下关透地仓，疼痛即止，次日肿胀消失而愈。［任继文. 黑龙江中医药. 1965,（2）：42.］

按语：呵欠一症，中医辨证属气虚范畴，西医学认为此与大脑缺氧及皮层抑制有关，下关为足阳明胃经经穴，位居牙关处，阳明为多气多血之经，现代研究已证明，针刺下关可改善大脑皮层的兴奋－抑制状态，故呵欠随针而瘥。《灵枢·本输》曰："刺上关者，呿不能欠，刺下关者，欠不能呿。"

牙痛多为胃火上炎所致，足阳明胃经"入上齿中"，刺胃经腧穴下关可消炎去肿定痛，《千金方》云："牙齿龋痛，下关，大迎……"

（2）李某，男，51岁，厨师。上牙痛3周余，咀嚼时加重，伴有纳差、失眠，大小便尚可，舌苔黄白，脉弦滑。诊断为牙痛，取上牙痛穴针刺，用泻法，大约5分钟后牙痛即止，20分钟后起针顿减。前后共针刺3次牙痛消失。随访2个月未见复发。

治疗方法：取上牙痛穴（下关穴）常规消毒后，用28号2寸毫针迅速刺入0.6~1寸，出现针感后留针30分钟，每隔5分钟行针1次，隔日或每日治疗1次，急性疼痛5次为1个疗程，慢性疼痛1次为1个疗程。如患者伴有下牙痛可加刺患侧合谷穴。取患侧穴位。［常见病信息穴一针疗法：151.］

下巨虚（ST39）

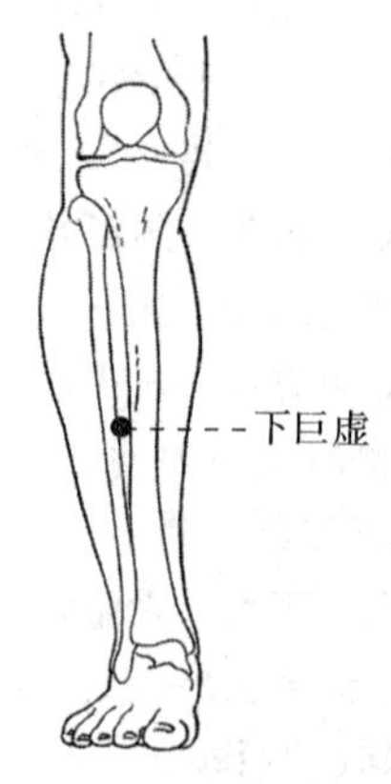

【释名】因穴居空虚之处，位在上廉之下，故名下巨虚。

【异名】巨虚下廉、下廉。

【经属】足阳明胃经。为小肠之下合穴。

【定位解剖】该穴位于小腿前外侧，在犊鼻下9寸，条口下约1横指，距胫骨前嵴约1横指处，当犊鼻与解溪的连线上取穴。局部解剖有胫骨前肌，趾长伸肌，深层为拇长伸肌，有胫前动、静脉；布有腓浅神经分支，深层为腓深神经。

【刺灸法】直刺0.5~1.0寸；可灸。

【功用主治】通肠化滞，通经络，和胃畅中。主治泄泻，痢疾，小腹痛，乳痈，下肢痿痹，下肢麻木，大便脓血，肩臂痛，肩关节周围炎等。

【现代研究】针刺胃炎、溃疡病、胃癌患者的下巨虚穴，可见电波幅增加，亦使胃癌不规则的波形变得规则。在X线下观察，针刺下巨虚，可使胃的蠕动增加。

【临床应用】

1. 肩关节周围炎

杨某某，男，44岁。左肩因受风寒，疼痛已3年多。近1个月疼痛加剧，夜不能寐，活动受限。曾服抗风湿药物以及理疗、局部针灸等治疗效果不显。查：左三角肌轻度萎缩，前屈60°，外展30°，后伸15°。诊断：漏肩风。予以针刺下巨虚穴，疼痛当即减轻，并让患者活动患肢，作外展、上举、内旋等各种动作，配合按摩松解肩关节肌肉群，隔天1次，共治疗4次，疼痛消失，前屈90°，后伸30°，外展90°。1年后随访，肩关节活动正常，肩痛未再发作。

治疗方法：以下巨虚为主，用捻转泻法，进针1.5寸左右，留针10~15分钟，同时让患者活动患肩。对漏肩风患者同时要配合局部按摩。隔天1次，5次为1个疗程，最多2个疗程。[杜萍. 中国针灸. 1986，6（4）：19.]

2. 下肢麻木

王某某，男，17岁。左侧大腿麻木，患病2年多来，多方医治无效。查：以胃经的伏兔为中心，有一块20cm×15cm的感觉麻木区。经压痛法选刺同侧下巨虚穴，针后针感上达病所，麻木面积当时缩小一半。以后每天针治1次，每次针后麻木区都立即缩小，5次后痊愈。2年后随访未见复发。[彭印高. 新疆中医药. 1986,（1）：47.]

按语：伏兔与下巨虚同属足明胃经。大腿部伏兔周围麻木为局部经脉阻滞，气血运行不畅，经脉失养所致。取同名经之下巨虚穴（有压痛）可以疏通足阳明经气，使气血运行通畅，经脉得以濡养，同时阳明为多气多血之经，其腧穴还有补益气血作用。肩关节部有手三阳经通过，其运动与阳明的功能有密切关系。经脉气滞，则局部疼痛、活动受限，手足阳明经气相求，小肠又合于下巨虚，故刺下巨虚一穴可同时影响到手阳明、手太阳经气血的运行。肩部按摩可加强其作用，经脉通畅，疼痛可止。

陷谷（ST43）

【释名】因穴居骨间，陷下如谷，故名陷谷。

【异名】陷骨。

【经属】足阳明胃经。输（木）穴。

【定位解剖】在第2、3跖趾关节后方，2、3跖骨结合部之前的凹陷中取穴。局部解剖有第2趾骨间肌，有足背静脉网；布有足背内侧皮神经。

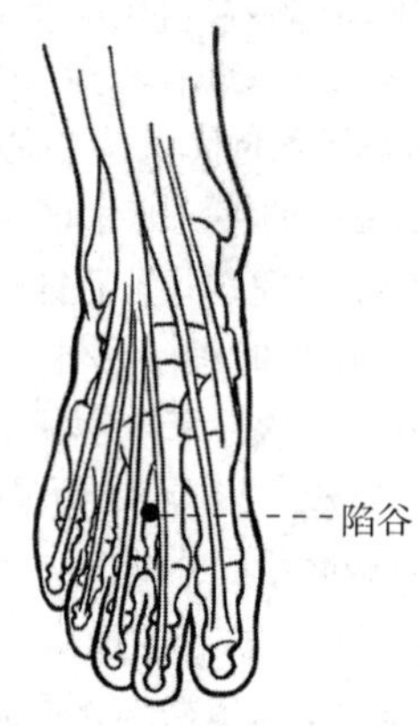

【刺灸法】直刺 0.3~0.5 寸；可灸。

【功用主治】清热泻火消肿，清利头目，通络止痛。主治面目浮肿，水肿，肠鸣腹痛，足背肿痛等。

【临床应用】

急性眼结膜炎

周某某，女，38 岁。于 1976 年 9 月 14 日觉两眼刺痒，有异物感，次日眼科诊断为急性眼结膜炎。查双眼球结膜发红，眼睑水肿充血，自觉沙涩羞明，头痛，纳差，脉浮数，舌质淡红，苔白中心夹黄，2 天未大便。诊为暴发火眼。即用消毒过的 2 寸 26 号毫针 2 根分别刺入双足陷谷透涌泉穴（勿穿透皮肤，以在涌泉穴处可见到搏动的针尖为宜），用透天凉法反复运针，18 分钟后患者称眼睛几乎没刺痒、沙涩感，运针半小时后头痛消失，乃出针。针后第 2 天自觉无不适感，经眼科复查病愈。［王松荣．中医杂志．1987，28（12）：29.］

按语：足明胃经，起于鼻旁，经过目下。陷谷系足明胃经“输”穴，善治面目浮肿，目赤肿痛，热病等症。《千金方》：“面目痈肿，陷谷、列缺。”配少阴肾经井涌泉更加强了清火泄热之功，使火热从下焦而出。除了穴位的特性外，针刺的手法也起相当重要的作用，由于本证属实热证，且热势较盛，故用大泻法透天凉无疑其效如鼓应槌。

心俞（BL15）

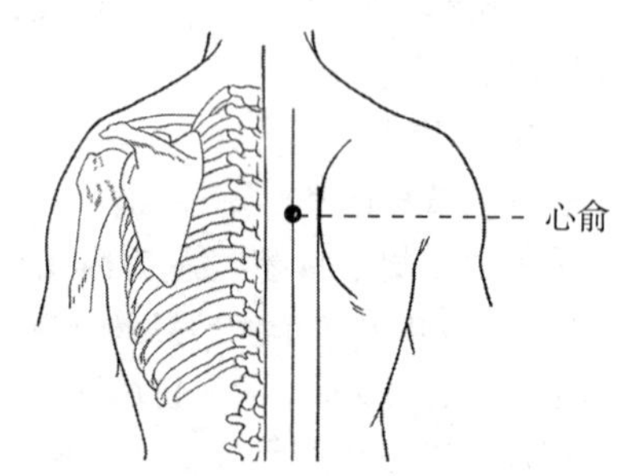

【释名】穴与心相应，为心的背俞穴。

【经属】足太阳膀胱经。

【定位解剖】俯卧位，于第 5 胸椎棘突下，神道（督脉）旁开 1.5 寸取穴。

【刺灸法】向下或脊旁斜刺 0.5~0.8 寸。不可过深，以免误入胸腔损伤肺脏。艾炷灸 3~5 壮，艾条温灸 10~15 分钟。

【功用主治】养心安神，除烦定痫。主治寒热、心痛，心胸烦闷，咳嗽，吐血，呕吐，不食，疟疾，癫狂痫，盗汗，失眠，健忘，短气，腹胀满，食不消化，鼻衄，胁下痛，多涎，善噎，黄疸，心懊侬，背痛，心虚惊惕，便血，噎膈，发背，目痛，目昏，白睛赤红，虚劳。现代多用于治疗心脏疾患，下消化道出血，神经衰弱，癫痫，精神分裂症，肋间神经痛，支气管炎，心律失常。

【临床应用】

1. **冠心病**

刘某某，男，50岁，驾驶员。患者自1985年以来，每逢心情不舒或工作劳累则出现心悸胸闷，继则晕厥倒地，瞬间苏醒，全身疲倦，出冷汗，头晕目眩，10分钟左右缓解。服用硝酸甘油可以缓解，否认“病窦”病史。近2月来，由于工作劳累，症状加重，发作频繁，不能坚持工作而于1986年3月4日中医以“胸痹”收住入院。入院后心电图示：“窦性心动过缓，心率50次/分”；超声心动图提示：“左房略大”；胸透示：“心影呈靴状改变”；阿托品试验阳性，提示窦房结功能障碍。24小时心电监测示：窦房结有停搏现象。西医诊为冠心病、病态窦房结综合征。住院期间，先后用归脾汤、瓜蒌薤白半夏汤、生脉饮、附子细辛汤以及复方丹参片、复方硝酸甘油片、654–2、硝苯地平片、复方三七片、消栓通络片等药，心率始终不能增加。复查心电图，结果均为窦性心动过缓，心率最多不超过52次/分。住院治疗130天，于7月12日出院。患者出院后第2天，要求针灸治疗。时值盛夏，脉象沉迟，舌苔薄白，心率48次/分，证系心阳不足。宜用壮心阳之法。取心俞穴，用3公分长之艾炷直接灸，两穴各灸9壮。灸毕，心率增至78次/分，脉象较前有力，沉迟现象消失，心悸胸闷、气短头晕诸症顿觉全除。敷以灸疮膏，每日清洁疮面，更换膏药。至第5日，疮面出现少量白色脓液，继续每日换药，心率始终维持在72~78次/分之间，至1个半月后灸疮愈复。每月随访，至1987年12月，患者一直坚持正常工作，未再出现头晕、心悸、晕厥症状，心率维持在66次/分左右。［申旭德. 新疆中医药. 1990，31（3）：43.］

2. **水肿**

一人遍身赤肿如锥刺，余曰：“汝病易治。”令灸心俞、肺俞四穴各100壮，服胡麻散①一料而愈。但手足微不随，复灸前穴50壮，又服胡麻散2料，痊愈。［历代针灸名家医案选注：29.］

按语：胡麻散：浮萍500g，黑芝麻125g，薄荷60g，牛蒡子、甘草各30g研末。

3. **产后缺乳**

刘某某，30岁，教师。分娩半月内乳汁充足，从分娩第16天起突然乳汁减少，并有乳房胀痛、胸闷不舒等症状。针心俞（双）2次后，乳汁分泌恢复正常。

治疗方法：患者正坐垂肩，头微前倾。取心俞穴，先直刺0.3~0.5寸，施捻转和刮针手法，产生酸麻胀感后，将针提至皮下，再以30°角分别向脊柱和肾俞方向刺0.8~1.2寸，短促行针。两侧心俞穴均用此法针刺，起针后各拔火罐10~15分钟，隔天治疗1次，一般2~3次即愈。［针灸临证集验：213.］

囟会（DU22）

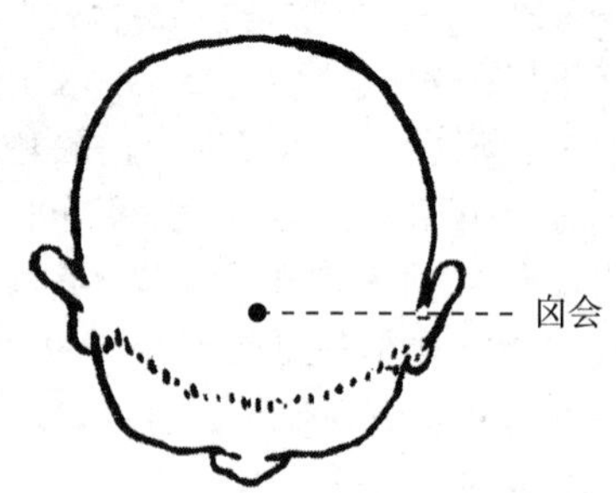

【释名】囟，颅囟。会，会合。穴当前囟（额囟）所在处。

【异名】囟上、囟门、顶门。

【经属】督脉。

【定位解剖】正坐或仰靠，于头部中线入前发际2寸处取穴。在帽状腱膜中；有左右颞浅动、静脉吻合网；布有额神经分支。

【刺灸法】平刺0.3~0.5寸，小儿禁刺；可灸。

【功用主治】醒脑开窍。主治头痛，目眩，癫疾，嗜睡，面赤暴肿，鼻渊，鼻衄，鼻痔，鼻痈，小儿惊风等。

【临床应用】

1. 头冷，酒后头痛

予少刻苦，年逾壮则脑冷，或饮酒过多则脑疼如破，后因灸囟会穴，非特脑不复冷，他日酒醉脑亦不疼矣。［历代针灸名家医案选注：7.］

2. 头热痛

有士人患脑热痛，甚者自床投下，以脑柱地，得或冷水粗得，而痛终不已，服药不效。人教灸囟会而愈。热痛且可灸，况冷痛乎。［历代针灸名家医案选注：6.］

3. 偏头痛

有人久患头风，吾令灸囟会即愈。［历代针灸名家医案选注：27.］

4. 鼻衄

有士兵患鼻衄不已，予教令灸囟会而愈。［历代针灸名家医案选注：146.］

行间（LR2）

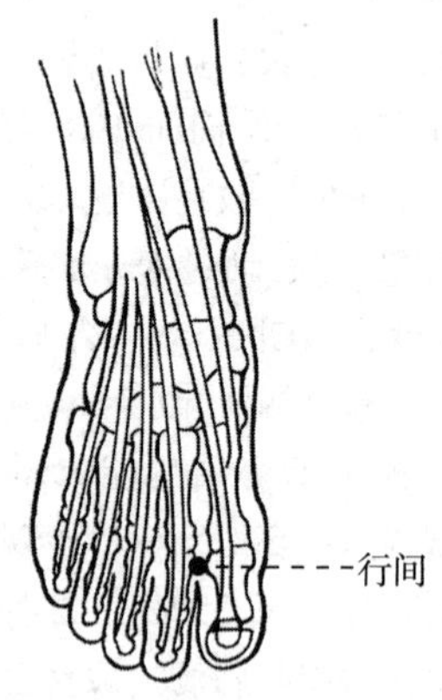

【释名】行，循行；间，喻脉气行于两趾间，故名。

【经属】足厥阴肝经。荥（水）穴。

【定位解剖】该穴在足背侧，当第1、2趾间，趾蹼缘的后方赤白肉际处。局部解剖有足背静脉网，第1趾背侧动、静脉；当腓神经的跖背侧神经分为趾背神经的分歧处。

【刺灸法】直刺0.5~0.8寸；可灸。

【功用主治】清肝泄火，通利下焦，息风潜阳。主治咳嗽，呃逆，头痛，胁痛，眩晕，中风，癫痫，瘈疭，失眠，遗尿，淋证，疝气，月经过多，闭经，痛经，白带，阴中痛，足跗肿痛等。现代常用于治疗高血压，青光眼，结膜炎，睾丸炎，功能性子宫出血，肋间神经痛，宿醉不适，眼部疾病，腿抽筋，夜尿症，肝脏疾病，肋间神经痛，月经过多等。

【临床应用】

1. 胃脘痛

刘某某，女，46岁。1988年1月27日下午1时许因食入凉饭菜后突然胃脘剧痛而被送来急诊。患见抱腹翻滚，痛哭呻吟，拟为过食生凉引起的胃痉挛。立即予以针刺行间穴，行针后患者呕吐，直至把所食食物吐完，胃脘疼痛立即缓解。

治疗方法：取任一侧行间穴常规消毒后，用1.5寸毫针（或缝衣针，注射针头）快速捻转进针，针尖略针向病所方向，深度约1~1.4寸，强刺激，得气后持续捻转约30秒即可。必要时每隔3分钟捻转1次或加取对侧行间穴。留针30分钟，多数能在1~10分钟内完全缓解。［苏建华．中西医结合杂志．1991，（4）：234．］

2. 前阴臊臭

一富者前阴臊臭，又因连日饮酒，腹中不和，求先师①治之，曰：“夫前阴足厥阴之脉络，循阴器出其挺末。凡臭者，心之所主，散入五方为五臭②，入肝为臊，此其一也。当于肝经中泻行间，是治其本；后于心经中泻少冲，乃治其标。”［历代针灸名家医案选注：118．］

按语：①先师：指张洁古。②五臭：即臊臭、焦臭、香臭、腥臭、腐臭五种臭味。

3. 鼻衄

陈某某，男，23岁。患者高热、小腿疼痛、鼻出血2天，以钩端螺旋体伤寒流感型入院。入院仍高热，鼻衄血多势急，脉滑数，苔黄。经与五官科会诊，用凡士林纱布填塞，血仍渗出不止，且患者不能忍受鼻塞之苦，自行将纱条拔出，当即出血200ml左右。遂针刺行间，施泻法，2分钟后，出血停止。

治疗方法：取行间穴，用不锈钢毫针，采用泻法（强刺激），深寸许，留针3~5分钟。左鼻出血，针刺右足行间；右鼻出血，针刺左足行间。两鼻均出血，即针刺两足行间。［程珍祥．中国针灸．1984，4（6）：5．］

按语：鼻衄主要与肺胃两脏有关。因肺开窍于鼻，阳明胃经起于鼻之交，但与肝也有密切关系。如肝火上犯于肺，木火刑金，亦可导致迫血妄行，而为鼻衄。据《内经》“病在上取之下”和《难经·六十八难》“荥主身热”，则针刺行间能清降肝火，使肺胃之火失援，血随之而下，鼻衄自止。

4. 癔症抽搐

姚某某，女，37岁，营业员。于1987年1月11日晚饭后突然全身抽搐，肢体拘挛。家人当即用缝衣针刺人中、十宣等穴位无效，送来本院急诊。问诊有癔症史，拟为癔症复发，如法针刺行间穴，抽搐痉挛立止，稍事休息后自行回家。

治疗方法：常规取行间穴，用平补平泻法，强刺激。[苏建中. 陕西中医函授. 1991,(3)：37.]

5. **癔症失明**

李某某，男，29岁，农民。1982年3月19日初诊。素性急躁，与妻争吵，突然双目失明。检查：神志清，口吃；视力：双目黑蒙，瞳孔对光间接、直接反应均好，屈光间质及眼底无明显病变。诊断：单发性癔症性失明。

治疗方法：取仰卧位，两腿伸直，常规消毒后用毫针刺双侧行间穴，轻度刺激边捻转边询问患者视力状况。15秒后自觉视力有所恢复，40秒后视力恢复正常，霍然而愈。[杨红甫. 吉林中医药. 1984,(5)：28.]

按语：中医认为癔症与肝有关。肝主疏泄，司情志活动。情志异常，郁怒伤肝，肝失调畅，肝气郁结则发为癔症。肝气通于目，肝气和则目能辨五色；肝气失和则"䀮䀮无所见"。肝气郁结可致阳亢化风发为抽搐，取肝经荥穴行间则既疏肝理气，调和气血，治双目失明，又清肝泄火，息风止痉治疗抽搐。治疗过程中都应用强刺激手法，并配合心理暗示与疏导。

6. **头外伤眩晕**

贾某某，女，27岁。1991年3月9日就诊。患者于1个月前因外伤致头晕心慌，眼前有黑影飘移。曾在当地及外地医院服西药治疗，诸症未减。证见头晕，眼花，耳鸣，眼前有黑影飘移，日夜不停，舌质紫暗，苔黄厚，脉弦细。证属肝阳上亢，阳动生风，用1寸针刺双侧行间穴，针尖向上斜，用泻法，间断捻转针柄，当即诸症消失。隔日针刺1次，留针30分钟，连续治疗7次，痊愈而归。[张志国. 针灸学报. 1992,(6)：41.]

按语：眩晕为肝阳上亢，扰动清窍所致。泻之平肝潜阳息风，证治相合，见效神速。

悬钟（GB39）

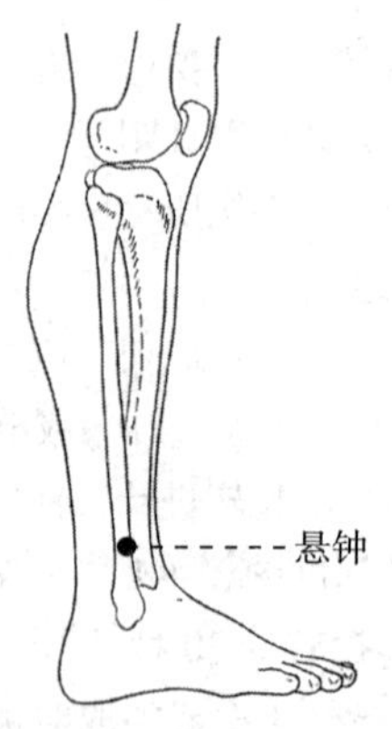

【**释名**】为足少阳脉气聚注之处，因穴未及足，犹如悬挂之状，故名。又解为：悬，悬挂。钟即踵，指足跟。《释名·释形体》："足后曰跟…又谓之踵。踵，钟也。钟，聚也。体之所钟聚也。"穴在其上，跟垂于下，故名。

【**异名**】绝骨。

【**经属**】足少阳胆经。为八会穴之一——髓会。

【**定位解剖**】该穴在小腿外侧当外踝尖上3寸，腓骨前缘。局部解剖有胫前动、静脉分支，多布有腓浅神经。

【功用主治】固精益髓，补髓壮骨，舒筋活络，清热通便，理气止痛，通畅少阳。主治偏头痛，胁肋疼痛，胸腹胀满，腰腿痛，下肢痿痹，脚气，膝、踝关节及周围软组织疾病等。此穴为髓会，凡髓病统治之。

【现代研究】

（1）治疗贫血。有人认为此穴与红细胞生成有关。也是嗜酸性粒细胞的敏感穴，对嗜酸性粒细胞有特异性。

（2）降压作用。特别是对Ⅲ期高血压，效果较好。

（3）可使患者的肌电幅度升高（$P < 0.05$），从针后5分钟开始，持续30分钟。也有报道悬钟配三阴交等穴，可使孕妇子宫收缩。

【刺灸法】直刺0.5~0.8寸；可灸。

【临床应用】

1. 白细胞减少症

某患者，女，34岁。1988年5月14日就诊。主诉：头晕乏力6个月。白细胞常在2000/mm^3左右，经服中西药物无效。感疲劳乏力，头晕。近2个月以来，胃纳不香，夜眠不安，面色少华，舌质淡，苔薄腻，脉细数。乃脾肾两亏，气血俱虚之证。处方：绝骨。如下法治疗，共针20次，复查白细胞达4000/mm^3，已不感疲倦，食欲增加。随访2个月，效果甚好。

治疗方法：以单手刺入缓慢进针，使之得气，然后紧按针柄，上下提插约2分钟，使患者感到在穴位处有温热感，再施温针灸法，日行7壮。隔日针1次。

按语：白细胞减少症，中医学属“虚劳”“气血虚”范畴，笔者以养髓补血之法为治，取髓会绝骨，用温针灸法，疗效甚佳。共治疗12例，每每获效。［单穴治病选萃：268.］

2. 偏头痛

（1）何某某，女，38岁，农民。1975年1月6日初诊。患者左侧头痛10余年，时发时止，发时疼痛剧烈，止后复如常人，久治不效。现左侧头部疼痛1天，痛苦病容，余无不适。当即用2寸毫针，刺患侧悬钟穴，针入，患者即呼像触了电，从针处放射至头部左侧，疼痛立即减轻。遂施平补平泻手法，3分钟后，头痛若失，出针。10年痼疾，一针而愈。随访10年未复发。［袁博渊. 上海针灸杂志. 1987,（1）：45.］

（2）佟某，男，50岁，干部。该患者经常右侧头痛，有沉重感，目眩视物不清。予以针刺右侧悬钟穴，施以平补平泻之法，留针30分钟，即感头痛减轻，次日头痛痊愈。［刘树行. 黑龙江中医药. 1988,（4）：32.］

按语：偏头痛泛指头部一侧或两侧疼痛。虽然引起头痛的原因多种多样，但经络辨证总属少阳经气瘀阻，气血不利。针悬钟可疏通少阳经气，清爽头目。偏头痛以实证居多，但病史已久，会由实转虚或虚中夹实。故采用平补平泻法，一针而效。

3. 脊髓炎后遗症

刘某，女，26岁。1个月前晚9时许，在欲起立时，突感下肢麻木，站立不稳，次日剑突下亦出现麻木，且排尿困难，双下肢无力加重，不能站立及行走，某医院检查诊断为急性脊髓炎。入院治疗 1 个月不效而出院。经介绍求余诊治。此时患者周身乏力，头痛，关节酸痛，两下肢不能自主活动，大小便失禁。即取悬钟穴（双），另加阳陵泉透阴陵泉、关元、中极等。以悬钟为主穴，运用捻转补法，每天 1 次，经 20 余天针刺，两下肢肌力基本恢复，肌肤感觉正常，行走自如，二便正常，并能上班工作。[刘树行. 黑龙江中医药. 1988,(4)：32.]

4. 落枕

（1）田某某，女，30 岁，医士。因歪着脖子侧卧看书，十几分钟后觉颈部疼痛，活动时更甚，当晚用热敷无效，遂于 1958 年 10 月 21 日就诊。查：左侧项肌粗大、僵硬，活动受限。诊为落枕。选用 1 寸毫针在悬钟穴处进针，待患者感觉沉重麻胀感后留针，10 分钟后疼痛减轻，半小时后疼痛消失，遂起针。但仍有轻微不适感，1 小时后完全恢复正常[张琦. 中医杂志. 1958,(12)：812.]

（2）孙某，男，44 岁。1970 年 10 月 2 日起床后突然感到颈部活动受限，向左侧转头时颈部疼痛明显，余无不适。查：头颈向左旋转至 60° 时疼痛难忍，左侧肩井穴内上方压痛明显。给予针刺悬钟穴，采用中强刺激手法，边行针边嘱患者左、右转动头颈，针感除局部有酸、麻、胀感外，并有触电样感觉下传足趾，上传过膝关节。10 分钟后患者头颈活动自如，左右旋转均大于 90° 。

治疗方法：找准悬钟穴后，取 2 寸长毫针，经常规消毒，直刺该穴达 1 寸深。轻者取患侧，重者取双侧，用强刺激。当患者感到局部轻松，身体发热，留针 15 分钟。在留针期间捻针 1~2 次，并嘱自行活动颈部，然后出针。[壮荣俊. 新医药学杂志. 1975,(6)：28.]

（3）李某，男，34 岁，工人。因落枕于 2001 年 11 月 7 日就诊。患者自诉今晨起床后出现左侧颈部疼痛、僵硬，尤其右侧旋转时痛甚。检查：颈部形态正常，颈部活动向左 10°~20° ，向右 15°~20° ，左侧颈肌中段广泛压痛。诊断为落枕，取落枕穴针刺，行泻法，行针期间令患者活动颈部，约 3 分钟后患者自已感觉良好，然后在痛点处施以点压松解手法 5 分钟，留针 30 分钟后起针，患者主诉颈痛明显好转，转颈几乎无痛，临床治愈。

治疗方法：取落枕穴（悬钟穴）常规消毒后，用 2 寸毫针直刺 1~1.5 寸，行泻法，待针感传至足踝处时，令患者慢慢活动颈椎。先左右转动、后低头及后仰转动约 2 分钟，然后留针 30 分钟，每 5 分钟行针 1 次，治疗 3 次为 1 个疗程。交叉取穴，即一侧疼痛取健侧穴位，两侧疼痛取两侧穴位。[常见病信息穴一针疗法：102.]

按语：《灵枢·经筋》言“足少阳之筋……颈维筋急”。临床上落枕多由睡眠时颈部位置不当，或因负重颈部扭转，或风寒侵项背所致。悬钟属少阳胆经，又为八会之髓会。针刺之能舒筋活络，调和经气。治疗中患者应配合头颈活动旋转，可有助于缓解颈部肌肉的痉挛，恢复正常。

5. 腰扭伤

张某，男，37 岁，工人。该患者因做木工不慎，致腰部扭伤，牵掣右胁部疼痛难忍，不能弯腰下蹲，由他人搀扶来诊。予以针刺悬钟穴，运用捻转提插手法，使针感传到腰部，留针 30 分钟。在行针中令其反复活动腰部，渐觉腰部活动自如，1 次治愈。[刘树行. 黑龙江中医药. 1988,(4)：32.]

6. 鼻干

执中母氏久病鼻干，有冷气。问诸医者，医者亦不晓，但云病去自愈，既而病去，亦不愈也。后因灸绝骨而渐愈。执中亦尝患此，偶绝骨微痛而著艾，鼻干亦失去。初不知是绝骨之力，后阅《千金方》有此证，始知鼻干去因绝骨也。[历代针灸名家医案选注：145.]

哑门（DU15）

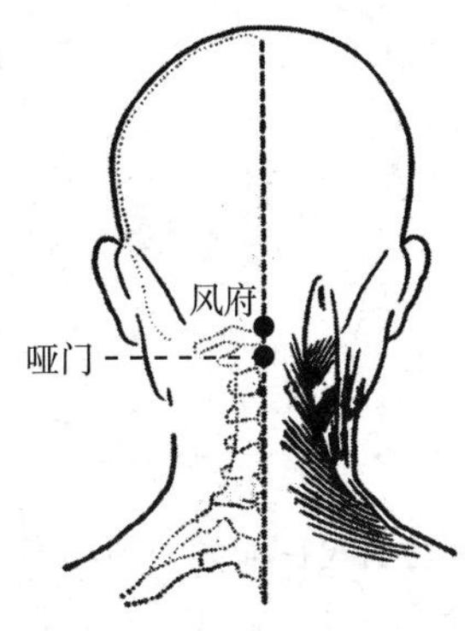

【释名】哑，不能言语；门，门户。督脉由此入系舌本，与发音器官相关，主治“哑不能言”，故名。“喑”与“哑”，音别义同。

【异名】舌横、舌厌、瘂门、喑门等。

【经属】督脉。交会穴：督脉、阳维之会。

【定位解剖】正坐，头稍前倾，于后正中线，入发际上 0.5 寸之凹陷中取穴。皮肤及皮下组织层较厚，深部为项韧带，项肌，环枕后膜。布有第 3 颈神经和枕大神经支，椎管内为脊髓颈段。

【刺灸法】取伏案正坐位，头微前倾，使项肌放松，然后向下颌骨颏隆凸方向缓慢刺入 0.5~1.2 寸，不可深刺和反复提插、捻转。如出现触电感放散时应立即退针，针至项韧带时，手下有紧涩感，应停止推进；如遇到坚韧而有弹性的阻力，为弓间韧带或环枕后膜，然后如针下出现空松感，说明针尖已进入椎管内硬膜外腔处；如再遇到柔软阻力或出现闪电样针感时说明针尖已刺到硬脊膜处，应立即退针。也不可向鼻部方向深刺，以免通过环椎后结节上方的环枕后膜、延髓被膜而损伤延髓。禁灸。

【功用主治】清脑醒志，开宣音窍，通督解痉。主治头痛，音哑，舌缓不语，中风尸厥，癫狂，痫证，癔症，重舌，呕吐，颈项强痛，脊强反折等。现代主要用于治疗聋哑，失语，瘫痪，神经性呕吐，脑发育不全，精神分裂症，破伤风，舞蹈病。

【临床应用】

1. 癔症性失语

张某某，女，29 岁。1986 年 9 月

3 日就诊。患者平素即急躁易怒，因与丈夫口角后夜间抑郁而卧，翌晨舌本强硬，不能语言，且不能出声和哭泣，就近求医未效。查咽喉未见异常，舌苔白腻，脉弦数。取穴哑门，刺入 5 分时患者无反应，针入 6、7 分时患者猛然大吼一声，四座皆惊，立即出针。嘱再吼之，果然又连吼数声，家属大喜，但仅能说 1、2 字。次日如法治之，已可说简单语句，连针 4 天言语恢复正常。

治疗方法：患者俯卧略低头位，针尖向下颌方向缓慢进针，提插捻转，边进针边观察患者面部反应，针刺不可过深，应以接近延髓又不刺入延髓为度。针刺时，患者可出现触电感向四肢放散。

按语：针灸治疗失语，古今医籍颇多记载，但其疗效如何？何者易治？何者难治？则少有述及。笔者曾刺哑门治先天性聋哑，获著效者甚少，即使有效也难以持久。其治功能性失语（如癔症性失语）则每治必验。始悟先天性聋哑者，多属器质性病变，目前尚无法医治，耳既不聪又怎能学语。功能性失语则原本能语，仅属一时性本经气痹阻使然，故治之每获立效。运用此穴治疗感染性脑病失语，癫痫等也有良好的效果［单穴治病选萃：350.］

2. 脏躁

李某某，女，20 岁，农民。1974 年 10 月 26 日初诊。因新婚 1 个月思念娘家，3 天前突然鼻出血，量约 100ml，继之神志恍惚，哭笑无常，时昏睡，不思饮食。经乡村医生用中西药物并针刺人中及十宣放血等治疗无效。刻见：患者面红气粗，躁动不安，昏昏欲睡。首针内关（双）、涌泉（双）。留针 10 分钟出针后，患者较前清醒，面红气粗减，躁动略平，思食，欲饮水。但 1 小时后诸症复如前，竟至神昏入睡。细审其症，乃气郁日久化火，扰乱心神所致。故改针哑门穴，得气后留针 20 分钟出针。患者渐睁双目，长叹一口气，神志完全清楚。为巩固疗效，每天再针哑门，内关（双）1 次，连续 3 天，并嘱其家属注意调养劝慰，避免刺激。3 年来无复发。［王自明. 四川中医. 1986，4（10）：11.］

按语：刺哑门时应伏案正坐，使头微前倾，项肌放松，向下颌方向缓慢刺入 0.5~1 寸。不可向上方深刺，以免误入枕骨大孔，损伤延髓，引发事故。

阳白（GB14）

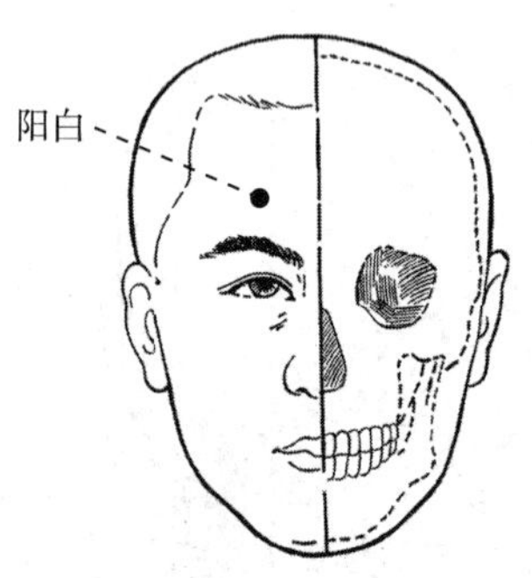

【释名】穴在前额，为四面光白之处，故名。又解为：白，明白的意思。两眉之上受阳光而明亮，故名。

【经属】足少阳胆经。

【定位解剖】在前额，于眉毛中点直上 1 寸取穴。在额肌中，有额动、静脉，布有额神经外侧支。

【刺灸法】向眉中或眉头、眉梢沿皮刺 0.5~1 寸。可灸。

【功用主治】清解头目，调和气血。主治头痛，目眩，目痛，外眦疼痛，眼睑跳动，雀目等。

【临床应用】

额肌麻痹

唐某某，女，38 岁，干部。患者于去年 10 月份起发现左侧抬额困难，抬额时右侧明显起纹，左侧额纹完全消失，并伴有头胀头晕，左侧肢体自感麻木。神经系统检查：左侧额纹消失，不能抬额；其他颅神经（–）。四肢活动自如，肌力Ⅴ级，腱反射（++）：病理反射（–），深浅感觉无异常。苔薄腻，脉细滑。患者工作在外地，曾先后服用多种中西药，均未能奏效。1980 年 3 月 24 日来我科门诊。根据患者的临床主要表现，取左侧阳白穴，用排刺法（中一旁二，平行刺入）：得气后接通电针仪，以连续脉冲电刺激，通电 3 分钟，停电 2 分钟，共 20 分钟。第 1 次用阳白排刺通电 20 分钟后，左眉即能抬起，并见额纹。但隔日复诊时又见左额不能抬起，症状依然。仍延原法再诊，隔日 1 次，左侧抬额逐渐好转，连续 10 次后，左额肌运动自如，恢复正常，双侧额纹对称，为防复发，再予原法巩固治疗 10 次，终获痊愈。[马瑞寅，等. 上海针灸杂志. 1985,（4）：16.]

阳池（SJ4）

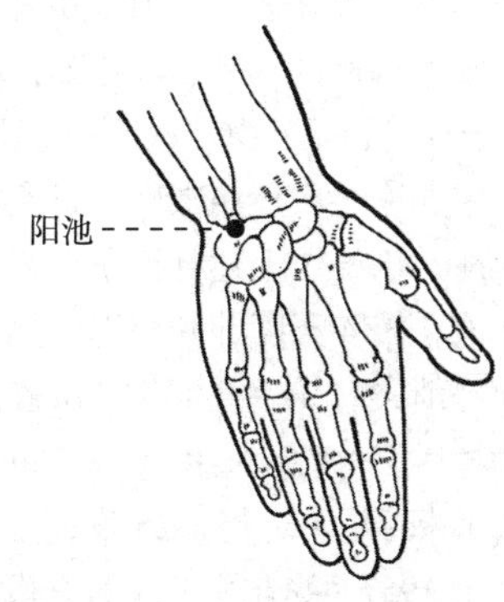

【释名】因手背为阳，凹陷处如池，故名阳池。

【异名】别阳。

【经属】手少阳三焦经。为三焦经原穴。

【定位解剖】伏掌，该穴在腕背横纹中，当指总伸肌腱的尺侧缘凹陷处。局部解剖有手背静脉网，第 4 掌背动脉；布有尺神经手背支及前臂背侧皮神经末支。

【功用主治】疏通少阳，活血止痛。主治腕痛，肩臂痛，踝关节损伤，疼痛，耳聋，疟疾，消渴，口干，喉痹等。

【刺灸法】直刺 0.3~0.5 寸；可灸。

【临床应用】

1. 急性睾丸炎

（1）曾某某，男，47 岁，工人。于 1971 年 11 月 23 日因腮腺炎高热入院。体检：体温 41℃，脉搏 104 次 / 分，两腮腺肿大，神志清楚。体检时发现左睾丸肿大，有压痛，约大于右侧两倍多。查：白细胞 8.4×10^9/L，中性 0.88，淋巴 0.12。诊断：急性腮腺炎并发睾丸炎。当即艾灸左阳池穴 3 炷，并补 5% 葡萄糖盐水 500ml，维生素 C 2g，静脉滴注。未用抗菌药物。次日体温降为 37℃，睾丸缩小，疼痛减轻，再灸左阳池穴 3 炷，仍给予上述补液量。第 3 天停止补液，第 4 天腮腺肿消退，其他症状亦全部消失。先后共灸治 7 次痊愈出院。[杨丁林. 中医杂志. 1983，24(8)：51.]

（2）杨某某，男，26 岁，已婚，干部。于 1957 年 11 月 3 日下午感觉左侧睾丸肿大、疼痛，左下腹抽痛。就诊时体温 38℃，左侧睾丸大于右侧约 2 倍，明显触痛，质较硬。白细胞总数 11×10^9/L，中性 0.80，淋巴 0.20。诊断急性睾丸炎。当即艾灸左侧阳池穴 3 炷。灸后 4 小时疼痛消失，肿大已基本消退，体温降为 36.5℃。次日上午症状基本消失，睾丸亦随之缩小。共灸治 7 次痊愈。迄今已 25 年，无任何不适，未再复发。

治疗方法：取艾绒捻成如绿豆大的艾炷备用。在阳池穴的穴位表面涂凡士林，上置艾炷，每天 1 次，日灸 3 炷，连灸 1 周。灸泡注意保护，防止感染。灸治时不需任何药物，高热可以补液。[杨丁林：中医杂志，1983，24（8）：51.]

（3）张某，男，19 岁，大学生。因右侧睾丸肿痛 1 周，于 1985 年 8 月 24 日就诊。检查：体温 36.4C，心率每分钟 84 次，右侧睾丸肿大如乒乓球状，阴囊表面光滑，触之睾丸有压痛，附睾亦有触痛。输精管中下段亦有轻度压痛，脉细数，舌质略红，无苔。诊断为急性睾丸炎，遂取睾丸炎穴针刺，先行平补平泻针法，再行泻法，留针 30 分钟，接着用艾灸 15 分钟。针灸 1 次后，患者自诉睾丸肿痛好转，治疗 3 次后睾丸已消肿，治疗 6 次后睾丸恢复正常，睾丸处仍有轻度触压痛，继续治疗 1 次而愈。随访 3 个月未见复发。

治疗方法：取睾丸炎穴（阳池穴）常规消毒后，用 1.5 寸毫针直刺 0.5~0.8 寸，行捻转手法，每 5 分钟行针 1 次，留针 30 分钟，期间加用艾卷灸 15 分钟。急性期 5 次为 1 个疗程，慢性病以 10 次为 1 个疗程。轻症一侧穴位，重症可取两侧穴位。[常见病信息穴一针疗法：82.]

按语：急性睾丸炎为肝经湿热蕴积下焦所致。阳池为三焦原穴，可通调三焦之气，清利下焦湿热。现代临床研究表明热证亦可用灸法，有时还能收到比针刺更好的疗效。本证还可用艾条直接于睾丸底部施灸，促进炎症消散吸收，也可配合针刺三阴交、太冲，用泻法。

2. 踝关节扭伤

（1）患者，女，35 岁。1985 年 9 月 27 日初诊。右足外踝关节扭伤 2 天，局部疼痛，行走、活动时加剧。检查：局部无红肿，右足丘墟穴附近压痛明显，踝关节背屈 18°，跖屈 36°，中跗关节外翻 24°，内翻 27°。诊断为踝关节软组织扭伤。取左手对侧相应穴位阳池穴针刺。进针 10 分钟后行针 1 次，疼痛减轻。20 分钟后疼痛消失，随即出针，患足活动自如。3 个月后随访，疼痛未见复发。

治疗方法：腕关节桡侧附近扭伤，取对侧踝关节内侧附近腧穴；踝关节外侧附近扭伤，取对侧腕关节尺侧附近腧穴；掌指关节周围扭伤，取对侧跖趾关节周围腧穴等。只取 1 穴。用缓慢捻进法进针，得气后继续捻针 1~2 分钟，留针 25 分钟，每 10 分钟行针 1 次，边行针边使患者活动患部，最后用边捻边提法起针。每天或隔天针刺 1 次。一般针 2~3 次，最少针刺 1 次，最多针刺 4 次。均可收到较好效果。[王登旗. 广西中医药. 1988，11（1）：44.]

（2）姚某某，男，10 岁。10 天前从 3 米高处下跳，致右踝关节扭伤，经理疗 10 次无效，要求针刺治疗。检查：右踝外侧肿胀、压痛，背伸、跖屈受限。遂针刺阳池穴，配合自我按摩，经 5 次治疗后痊愈。

治疗方法：取同侧阳池穴，常规消毒后，针尖对准穴位，快速进针至皮下，得气后留针 30 分钟。留针期间患者可自行按摩，使局部循环改善，瘀血吸收，疼痛缓解。[牟治修. 中国针灸. 1985，5（6）：8.]

按语：应用同名经相应交叉取穴法可以避免在肿胀疼痛部位针刺所带来的痛苦，疗效快，患者亦易接受，尤宜于急性扭伤。如《内经》中巨刺、缪刺以及左病取右，右病取左，上病取下，下病取上等等。故急性踝关节扭伤可取同名经原穴阳池，下病上取，以求活血通络止痛之效。由于病患局部无针，在行针时，可嘱患者活动患部，促进气血流通，加速病愈。

3. 腱鞘狭窄

郑某某，女，26 岁。1974 年 9 月 17 日初诊。右手中指屈伸不能伴弹响 2 月余，余未见异常。诊断：腱鞘狭窄。患者于 2 个月中曾多次针灸治疗，均无效。采用针刺左侧阳池穴，得气后，边行针边嘱其左手帮右手作被动屈伸活动（5 个指头同时动作）。30 分钟内行针 3 次，患者右手中指可作自由活动，弹响消失，而疼痛仍存。18 日、19 日依法再针，疼痛消失，临床治愈。[陈佃夫. 中医研究. 1984,（2）：31.]

阳谷（SI5）

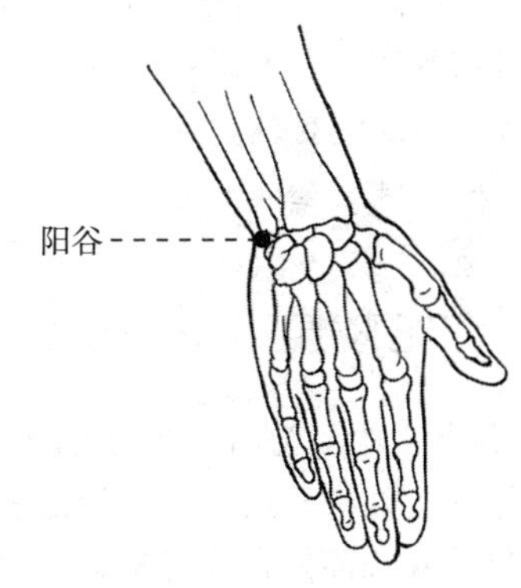

【释名】谷，山谷凹陷处。腕背属阳，穴在腕背尺侧凹陷处，故名。

【经属】手太阳小肠经。经（火）穴。

【定位解剖】在三角骨后缘，赤白肉际上，当豌豆骨与尺骨茎突之间取穴。有腕背侧动脉；布有尺神经手背支。

【刺灸法】直刺3~5分。艾炷灸1~3壮，艾条温灸10~15分钟。

【功用主治】疏经活络，开窍醒志。主治热病，眩晕，癫狂妄言，颈颔肿，臂外侧痛，手腕痛，胁痛项肿，痔漏，目赤肿痛，耳鸣，耳聋，齿痛等。

【临床应用】

踝关节扭伤

于某，男，33岁。1989年10月2日初诊。左踝关节扭伤疼痛3小时。1989年10月2日打篮球不慎扭伤左踝关节，当即疼痛难忍，行走困难。当场给予推拿、按摩治疗，但未奏效。转针灸科治疗。检查：左踝关节外侧稍肿胀，压痛明显，背伸、跖屈受限，不能站立。诊断：左踝关节扭伤。采用同名经相应交叉取穴法，针刺对侧阳谷穴，留针30分钟。出针后疼痛消失，踝关节活动恢复正常。当即能上场打篮球，第2天仍可继续打球。[侯士文. 广西中医药. 1991，14（4）：171.]

阳陵泉（GB34）

【释名】内侧为阴，外侧为阳，在胻（胫骨）外廉陷者中，穴旁之骨隆起为陵，穴如高陵出泉之处，故名阳陵泉。

【异名】筋会、阳之陵泉、阳陵。

【经属】足少阳胆经。本穴为胆经合（土）穴，又为八会穴之一——筋会。

【定位解剖】该穴在小腿外侧，当腓骨小头前下方凹陷处。局部解剖有膝下外侧动、静脉；当腓总神经分为腓浅神经及腓深神经处。

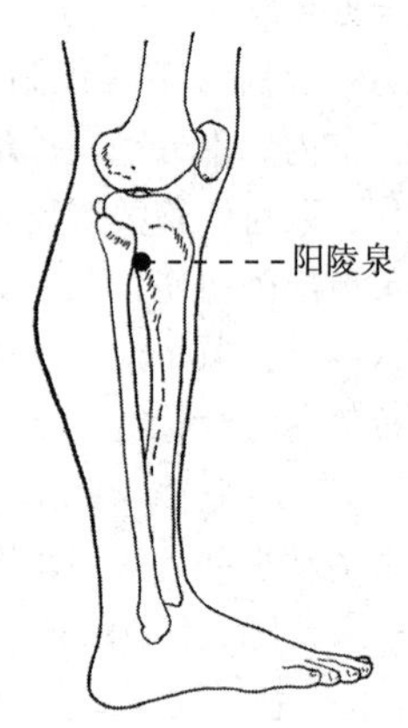

【刺灸法】直刺或斜向下刺1~1.5寸；可灸。

【功用主治】疏肝利胆，舒筋活络。主治胁痛，胆病，善太息，口苦，呕宿食，胁下痛胀，吐逆，喉鸣，诸风头面肿，头痛，眩晕，遗尿，筋挛急，筋软，筋疼，膝伸不得屈，膝肿麻木，半身不遂，脚冷无血色。现代常用来治疗胆绞痛，胆囊炎，胆石症，胆道蛔虫病，肝炎，高血压，习惯性便秘，带状疱疹，膝关节痛，踝关节扭伤，肩关节周围炎，落枕，肋间神经痛，下肢瘫痪，足内翻，耳鸣，耳聋等。

【现代研究】

（1）针刺无胆囊疾病正常人的阳陵泉穴，在胆囊造影中，可见大多数人胆囊明显缩小，奥狄氏括约肌舒张，胆总管也出现明显收缩，蠕动增强，排空加快，在起针后10分钟作用更加明显。

（2）针刺家兔和大白鼠的“阳陵泉”“足三里”，可使正常血管和炎性病灶血管通透性降低，加强炎性病灶屏障作用，阻止炎性渗出，有抗损伤和抗坏死的作用。

（3）在给胆囊手术患者皮下注射吗啡引起胆道内压升高后，针刺足三里、阳陵泉，不仅可使内压停止上升，又可引起内压迅速下降。

（4）实验表明：当皮下注射吗啡引起胆道括约肌痉挛时，针刺阳陵泉、巨阙、不容等穴，有明显的解痉作用。

【临床应用】

1. 急性胆囊炎

王某某，女，38岁。1973年6月16日夜12时，因服冷饮诱发右上腹剧烈疼痛，其爱人急来邀余出诊。诊查：右上腹剧烈疼痛，且放射到背及右肩，时欲呕，舌苔黄腻质红，脉弦紧，此系饮食所伤，湿热蕴积，气机阻滞所致。针刺阳陵泉，用泻法，行针2分钟后，疼痛明显减轻，留针30分钟后，疼痛基本消失。

治疗方法：用30号3寸毫针直刺1.5寸，得气后，拇指向后强捻转约1~2分钟，直到患处疼痛明显减轻或消失，留针30分钟。

按语：近20多年来，应用阳陵泉穴治疗急性胆囊炎胆道蛔虫病，及时止痛效果甚好。每日针1次，一般1~5天疼痛消失。［单穴治病选萃：264.］

2. 脊神经炎

吴某某，男，40岁。1985年7月8日就诊。主诉：双下肢发软，步行乏力2月余。患者2个月前始出现双下肢发软、步行乏力，小腿外侧灼热感，入夜尤甚。西医诊为："神经炎"，治疗未效。近2周症状加甚，白天不能正常工作，夜不能入眠。检查：膝关节无红肿，无肌肉萎缩，活动正常，双膝反射减弱，舌质淡，苔薄黄腻，脉濡数。辨证：患者伤于水湿，水湿滞留经络、郁而化热，筋脉受湿热蕴蒸致使宗筋弛缓，不能束骨利关节而出现下肢痿弱无力。治则：清利湿热，舒筋通络。如下法治疗，续行针5分钟，留针10分钟，再用捻转手法行针5分钟后出针。患者当即灼热感减轻，次日复诊，昨晚能安睡，续用下法，再针3次，诸症消失。

治疗方法：取30号1寸半毫针直刺5分至1.2寸，用捻转、提插或平补平泻手法行针，使酸、麻、胀、重感沿膝关节外侧上下感传，为加强疗效，可配合电针治疗。

按语：笔者从事针灸临床20余年，多采用此穴治疗痿症、腓神经损伤、胆道蛔虫病，取得疗效。治疗痿症40例，每日1次，10次为1个疗程。1个疗程治愈者15例；2个疗程治愈者10例；1~2个疗程有效者12例，无效者3例。用此法治疗神经损伤25例，1个疗程治愈10例；2个疗程治愈5例，有效8例，无效2例。治疗胆道蛔虫病30例，其中水针1次止痛15例;2次止痛10例;针2次疼痛缓解3例，无效2例。［单穴治病选萃：266.］

3. 口苦

陶某，男，46岁，干部。1986年5月12日初诊。口苦3天，尤以晨起为重，以往有类似发作，伴纳差，便结，胃脘胀满不适，舌质红，苔腻，脉微数。证属少阳胆气外溢，病名“胆瘅”。《素问·奇病论》“有病口苦取阳陵泉……病名胆瘅”。以调气泄热治之。选用28号毫针，由右阳陵泉透入阴陵泉，间歇运针2~3次，留针15~20分钟。针治3次，口苦消失。[蔡圣朝. 安徽中医学院学报. 1989，8（4）：38.]

4. 偏头痛

（1）赵某，女，48岁，工人。右侧间歇性头痛10余年，多次住院诊为神经性偏头痛。1988年10月13日头痛再发，针右侧阳陵泉穴，针后2分钟头痛消失，因病程长，为巩固疗效每天针1次，续针2次，观察到1989年12月未见复发。

治疗方法：常规消毒后，直刺入阳陵泉穴达酸、麻、胀、重感明显，中等强度提插捻转毫针，待头痛好转或消失，留针15~20分钟即可。一般针1~2次即愈。[段发高. 新中医. 1992，21（12）：32.]

（2）陈某某，男，47岁，某部军人。于1976年5月17日11时右侧头痛，双手紧抱头部于床上打滚。当即针刺右侧阳陵泉穴约半分钟头痛大减，提插捻转2分钟，头痛消失，留针15分钟，1次有效，以后未再针。观察1月余偏头痛未见复发。

治疗方法：常规消毒后，直刺入阳陵泉，使之有酸胀麻重感。中等强度提插捻转毫针，待头痛好转或消失，留针15~20分钟即可，一般针1~2次痊愈。[段发高. 新中医. 1992，24（12）：32.]

5. 落枕

（1）郑某某，男，42岁，司机。1986年3月6日初诊。主诉：晨起觉颈项部疼痛，不能左顾右盼。查：左侧岗上肌处压痛明显，不能前后俯仰。诊断：落枕。针刺阳陵泉穴，1次治愈。

治疗方法：患者取正坐位，屈膝垂足，左腓骨小头前下方凹陷处取穴。常规消毒后，持2.5寸毫针双手同时进针，直刺1.5~2.0寸。用提插（紧提慢按）及龙虎交战（先左转9次，后右转6次）两法，反复交替施用，施行手法时嘱患者活动颈项，然后留针20分钟。[赵福成. 贵阳中医学院学报. 1987,（2）：36.]

（2）张某某，女，27岁，营业员。1984年9月20日就诊。主诉：自觉晨起左颈部项背发沉酸痛。查体：左颈项局部肌肉发紧、压痛、活动受限。诊断：落枕。依下法针刺阳陵泉，疼痛立减，活动自如，1次治愈。

治疗方法：同上案。[赵福成. 贵阳中医学院学报. 1987,（2）：36.]

6. 胁痛

（1）杨某某，男，55岁，教师。主诉：5天来左胁疼痛，如针刺样，咳嗽疼痛加剧。查：舌淡暗，苔薄白，脉弦。证属气滞血瘀，不通则痛。遂针阳陵泉（左），以快速捻转进针，深1.5寸，得气后，施以泻法，病者胁痛即刻减轻，咳嗽时，已不再有痛感，留针半小时，起针后疼痛完全消失。随访，未再复发。[吕景山. 中国针灸. 1982，2（4）：35.]

（2）刘某某，女，38岁。1976年

4 月 20 日就诊。自述右侧胸部疼 2 天，咳嗽时加重，痛如针刺，否认有外伤史。查：心肺（-），在第 5 肋间隙右锁骨中线外 2cm 有明显压痛，痛点范围约 2cm×2cm，深呼吸时疼痛加剧，舌淡苔薄白，脉微弦。诊断：胁肋痛。遂针阳陵泉（右），捻转进 1.2 寸，得气后施以泻法。患者即感疼痛减轻，继令做深呼吸亦无痛感，留针 15 分钟，针治 1 次而愈。[殷克敬，等. 陕西中医函授. 1988,（6）：33.]

7. 肩关节周围炎

（1）林某某，西德人，男，60 岁。右肩痛已 1 年，活动受限，曾在本国服西药未愈。1980 年 6 月 10 日初诊。查：肩峰处有压痛，右肩部活动受限，后伸摸脊困难，仅及腰带处。诊断：肩关节周围炎。取阳陵泉（双侧），垂直刺入，得气后边捻针边令患者活动肩部，5 分钟之后，患者自诉肩痛明显减轻，肩部活动范围扩大，20 分钟之后，再针右肩贞，不留针，起针后再令患者活动肩部，此时已完全止痛，摸脊可达肩胛骨下缘。[赵治清. 北京中医. 1983,（1）：29.]

（2）余某某，女，47 岁，船工。右肩酸痛半年，近 2 个月来加剧，夜间尤甚，肩关节外展 80°，后伸内旋时手指仅能摸及第 1 骶椎，舌质淡，苔白，脉弦，诊为肩凝症。在病侧腓骨头前下方凹陷处取阳陵泉，局部常规消毒后，用 28 号 2 寸长针，直刺入 1.5 寸左右。得气后持续捻转 1 分钟，针感以能耐受为度。留针同时让患者自己反复作功能锻炼，2 分钟后疼痛消失，8 分钟后肩关节活动度达正常范围。[刘金洪. 针灸学报. 1992,（6）：44.]

8. 肩关节扭伤

耿某某，男，46 岁。1983 年 10 月 23 日初诊。右肩猛然旋转用力时突感疼痛，已 2 天。肱骨大结节、三角肌下滑囊处有压痛，抬肩时有响声，外展到 80° 时出现疼痛，外展时同时牵引上臂及外展超过 90° 时却不痛，肩部略肿胀。

治疗方法：患者取坐位，针刺入右侧阳陵泉 1.5 寸左右，持续提插捻转，同时令伤者右上肢上举放下和外展内收，交替反复进行数次，约 10 分钟后，右肩疼痛悉除。[花玉超. 中医骨伤科. 1986，2（1）：30.]

9. 腰扭伤

任某某，男，46 岁，干部。1987 年 8 月 10 日初诊。患者 4 小时前因下摩托车拾物扭伤腰部，疼痛难忍，腰部不能旋转及屈伸，经用下法针刺 1 次而愈。

治疗方法：患者端坐，常规消毒，用毫针刺双侧阳陵泉约 1.5 寸，用提插捻转泻法，强刺激，以患者能耐受为度，并在施行手法同时嘱患者旋转、屈伸活动患部。留针 30 分钟，中间行针 3~4 次。每天针刺 1 次。[张贵明. 中原医刊. 1989，16（6）：16.]

10. 小腿疼痛

患者周某，右小腿外侧疼痛已 2 年余，近日疼痛加剧，昼夜呻吟不止，经用针灸等治疗无效，特求治于楼老。即予针刺右侧阳陵泉穴，施以捻转泻法，使针感沿小腿外侧下行放散至足踝部，

留针10分钟，运用手法2~3次后出针，疼痛消失，欣悦而去。[楼星煌. 中医杂志. 1985，26（10）：51.]

11. 踝骨折疼痛

陶某某，女，47岁。1982年10月20日初诊。患者右踝内翻骨折，局部肿胀严重，疼痛剧烈，经整复固定后，痛不减，入暮后痛愈剧，辗转呼痛，先后服中药及西药止痛无效。为之针刺止痛，刺阳陵泉，针进痛忽锐减，留针期间，患者安然入睡，一觉而至天明，嗣后至骨折愈合，未再出现剧痛。[欧阳配章. 中医骨伤科. 1986，2（3）：58.]

12. 踝关节扭伤

宋某某，男，28岁，农民。1979年10月5日初诊。2周前因挑担过重，不慎扭伤右足踝关节，局部微肿疼痛，经多种方法治疗无效，X光摄片未见骨折。诊断：足踝部软组织损伤。遂改用针刺治疗。

治疗方法：取患侧阳陵泉。针刺1寸深，强刺激，留针5分钟，中间行针2次，针感向下传导，直至足踝部。起针后患者痛明显减轻，行走如常。翌日照常参加劳动，至今5年未复发。[黄永昌，等. 四川中医. 1985，3（12）：51.]

13. 注射后臀部疼痛

李某某，男，17岁。患痢疾注射氯霉素，推针即觉臀部胀痛，随即沿腿外侧放射至足部，推毕，疼痛难忍，呻吟不已。随后让其仰卧，用拇指点按其患侧阳陵泉，持续重压至30秒钟时，疼痛大为好转，不足1分钟，疼痛消失。[杨看成. 四川中医. 1989，7(12):49.]

按语：足少阳胆经行于人体之侧面，以上病证皆为少阳经循行通路上的病证。取合穴阳陵泉可疏通少阳经气。又阳陵泉为八会之筋会，有强健舒利全身筋脉之效用。如《马丹阳天星十二穴》言："阳陵居膝下……膝肿并麻木，冷痹及偏风，举足不能起，坐卧似衰翁，针入六分止，神功妙不同。"此外，肝胆之气火上扰引起的目、耳病证以及肝胆湿热引起的缠腰火丹等，阳陵泉也是主穴之一。

阳溪（LI5）

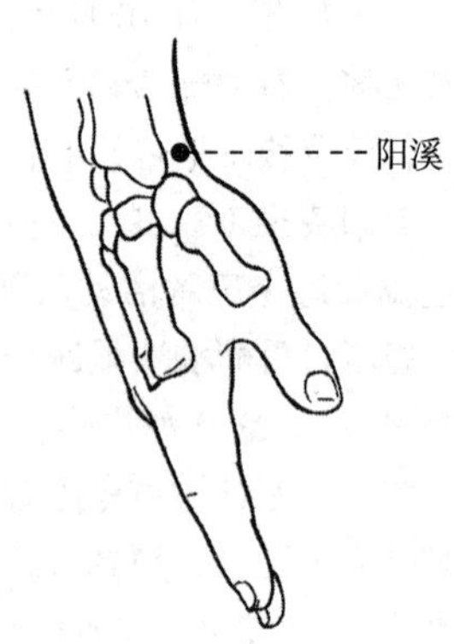

【释名】 背为阳位，穴在两筋间凹陷中，如溪水所行之处，故名阳溪。

【异名】 中魁。

【经属】 手阳明大肠经。为手阳明大肠经经（火）穴。

【定位解剖】 在腕背桡侧，手拇指向上翘起时，当拇短伸肌腱与拇长伸肌腱之间的凹陷中。局部解剖有头静脉，桡动脉本干及其腕背支，分布有桡神经浅支、前臂外侧皮神经。

【刺灸法】直刺 0.3~0.5 寸；可灸。

【功用主治】疏风清热，舒通阳明经气，活血通络。主治头痛，癫狂，痫证，咽喉肿痛，龋齿痛，目赤肿痛，耳鸣，耳聋，臂腕痛等。

【临床应用】

1. 眩晕

朱某某，女，66 岁。患头晕症多年，经中西医治疗未能根除。时日余路过该村，患者头晕不止，呕吐黄水，坐卧不安，耳鸣，血压偏低，12/8kPa（90/60mmHg），吃过补血药，天麻丸无效。针左右手阳溪穴，留针 30 分钟，捻 3 次，忽头目清醒凉爽，耳鸣亦止。过半年随访，身体很好，头目清晰舒畅，未见再发。[承邦彦. 针灸学报. 1992，(5)：36.]

2. 脑震荡后遗症

叶某某，男，成人。1972 年 5 月 31 日初诊。有脑震荡史。头晕，曾 2 次忽然晕倒在地。取阳溪穴（左），施以毫针刺法，头晕当时即止，以后未见复发。[手针新疗法：55.]

3. 牙痛

辛帅旧患伤寒方愈，食青梅而牙痛甚。有道人为之灸屈手大指本节后陷中，灸 3 壮，初灸觉牙痒，再灸觉牙有声，3 壮痛止，今 20 年矣。恐阳溪穴。[历代针灸名家医案选注：154.]

按语：以上两证的表现都为眩晕，但因各异。一为肝胆之气亢于上，清空失旷；一为脑脉受损，血阻于内脉络不通。手阳明经上头面，阳明又为多气多血之经，刺其经穴阳溪，可行气活血，通调头面气血，清爽头目，止晕定眩。

养老（SI6）

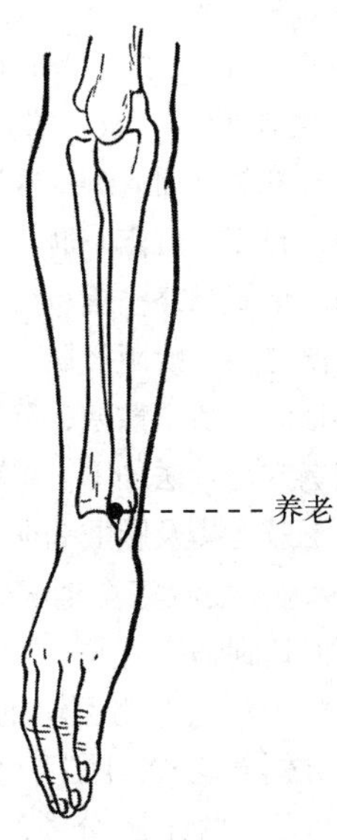

【释名】本穴功能明目舒筋，益于老年养生，故名。另解为：养老，隐退。穴隐于骨缝之中，取穴时须转手方得，故名。

【经属】手太阳小肠经。郄穴。

【定位解剖】以掌向胸，穴在尺骨茎突的桡侧骨缝中，其位于前臂背部尺侧。当尺骨小头近端桡侧凹陷中。局部解剖有尺侧腕伸肌腱与小指固有伸肌腱，有前臂骨间背侧动、静脉的末支；布有前臂背侧皮神经和尺神经手背支的吻合支。

【刺灸法】直刺或向内关方向斜刺 0.5~1 寸。艾条温灸 10~15 分钟。

【功用主治】舒筋活血，明目止痛。

主治目视不明，肩臂肘臂痛，急性腰痛，坐骨神经痛等。

【临床应用】

1. 坐骨神经痛

赵某某，男，58 岁。左下肢疼痛，伴腰酸沉，活动不利 4 个月。因长跑后汗出当风而致。查：直腿抬高试验 30°，拉塞格氏征阳性，“4”字交叉试验阳性，臀点、肛点、腓点、踝点有明显压痛。证属脉络空虚，腠理不固，外感风寒湿之邪，痹阻经脉，气血运行不畅之痹证。宜疏风散寒，除湿止痛。取健侧养老穴，针法如下。治疗 3 个疗程后，右下肢疼痛及腰酸痛明显好转。共治疗 39 天，症状完全消失，经查无阳性体征而达到临床治愈。

治疗方法：选用不锈钢 1.5~2 寸毫针，取健侧养老穴，用泻法使针感循经上传至肩部，留针 20 分钟，同时嘱患者在留针期间自由活动腰部和下肢。1 个疗程为 10 天。同时应用该穴治疗颈项疼痛，肩关节疼痛效果也非常好！［傅凌云，等. 中医函授通讯. 1988，7（4）：40. ］

2. 腰扭伤

（1）李某某，男，44 岁。1978 年 3 月 7 日初诊。因搬重物腰扭伤 15 小时，弯腰困难，活动受限，左右扭转疼痛加剧。针两侧养老穴，其间行针 2 次，10 分钟后疼痛基本消失，经随访疗效巩固。

治疗方法：选养老穴。进针呈 50° 角，针尖斜向肘关节方向，深度 0.6~1 寸，得气后行针 1 分钟，3~5 分钟行针 1 次，一般留针 30 分钟。先针患侧，效果不满意时可针双侧。［董树华. 中医杂志. 1981，22（9）：75. ］

（2）张某某，男，35 岁，干部。在劳动中腰扭伤，经电疗等效果不明显。后针刺养老穴，进针后腰背部似通电感，随即症状消失，活动自如。［綦宗殿，等. 中医杂志. 1982，23（10）：79. ］

3. 外踝寒冷

周某某，女，53 岁。左外踝寒冷，由坐骨神经痛而起，已有年余。其冷在外踝周围一圈，经治不愈，热敷，艾灸不温，坐骨神经痛不止。

治疗方法：取养老穴，直刺，深 0.1 寸许，留针 5 分钟。进针后觉酸胀时，左外踝骨及其周围已不怕冷，渐即轰热，且其热流沿足少阳经上行，过膝至坐骨，继而左足俱热，热已盛而起针。［手针新疗法：84. ］

4. 足跟痛

一患者 1 周来足跟疼痛，不能步行，仅能以前足掌步行，但亦疼痛难忍。余检之疼痛位于外踝后外侧，局部无肿胀，压之疼痛。病在足太阳之脉，乃宗下病上取之法，取同名经手太阳小肠经之养老穴，针后足跟即能履地，步行好转。留针期间再运针 1 次，疼痛完全消失。［陈作霖. 上海针灸杂志. 1986，（4）：10. ］

按语：以上三证虽病变部位不同，但按经络辨证都属膀胱经病变，为足太阳经气闭阻所致，手、足太阳脉气相通，养老为手太阳经之郄穴，主治急性病证，刺养老可疏通太阳经气，通络止痛，凡手足太阳经脉所过处发生的病证都可选用本穴治疗。文献中对本穴的应用也多有记载，如《甲乙经》："肩背欲折，臑如拔"；《图翼》"腰重痛不可转侧，起坐艰难，及筋挛脚痹"。

液门（SJ2）

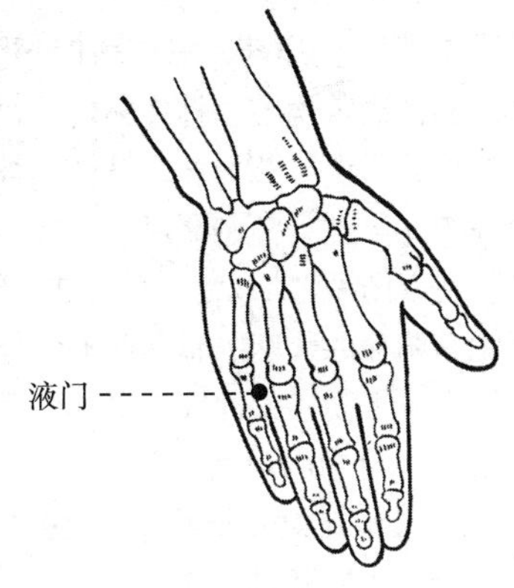

【释名】"液"指水气，"门"为出入之处，阳荥为水；三焦者，决渎之官，水道出焉，故名。

【异名】腋门，掖门。

【经属】手少阳三焦经，荥（水）穴。

【定位解剖】该穴在手背部，当4、5指间，指蹼缘后方赤白肉际处。局部解剖有来自尺动脉的指背动脉；布有来自尺神经的手背支。

【刺灸法】直刺0.3~0.5寸；可灸。

【功用主治】疏风清热，利咽消肿止痛。主治头痛，目赤，耳病，喉痹，咽痛，疟疾以及掌指关节肿痛等。

【临床应用】

1. 颈部扭伤

（1）杨某某，女，28岁，护士。打羽毛球时不慎扭伤颈部，行自我按摩、热敷无效，要求针灸治疗。检查：颈项强直，头稍右旋即痛，左侧天牖、天髎穴压痛明显，考虑为急性左颈部软组织损伤，病在少阳，遂针刺左液门穴透中渚穴。进针后行针30秒，同时配合颈部前后左右活动，5分钟后自觉颈部活动自如，痛区消失。继续留针，每5分钟行针1次，计行针3次后，查原压痛点消失。次日询问，颈部活动如常。［熊源清，等. 中医杂志. 1988，29（2）：43.］

（2）庄某某，女，29岁，农民。患者不慎扭伤颈部，当时疼痛较轻，半小时后疼痛加剧，服止痛片、局部热敷无效。查：颈部强直，头稍大转则痛，遂针刺右侧液门透中渚穴，进针得气后行针30秒，同时配合颈部前后左右活动，5分钟后自觉颈部活动不疼。留针15分钟后出针，症状消失，颈部活动自如。［齐元虎. 针灸学报. 1992，（6）：7.］

2. 急性咽炎

张某某，女，13岁。咽喉双侧肿痛，病3天，呼吸困难，已2天不能进食，针左右液门穴，留针1小时，捣针5次，立效，次日又针1次痊愈。［王惠临. 黑龙江中医药. 1965，（3）：31.］

按语：手少阳三焦经循行到达颈侧面，其经筋也"上肩走颈"，针刺三焦经之液门穴，可调达三焦经气，通络止痛。应用此法当边行针边活动颈部，以舒缓颈部肌肉，解除肌肉痉挛对经络的压迫，促进气血流通。咽喉痛为风热之邪郁于局部，气血壅滞不能宣畅所致。

液门，为三焦经之荥穴。“荥主身热”，具有祛邪清热，解毒利咽之功效。如《百症赋》曰：“喉痛兮，液门、鱼际去疗。”《神灸经论》：“咽喉肿痛……液门外灸三壮。”

翳风（SJ17）

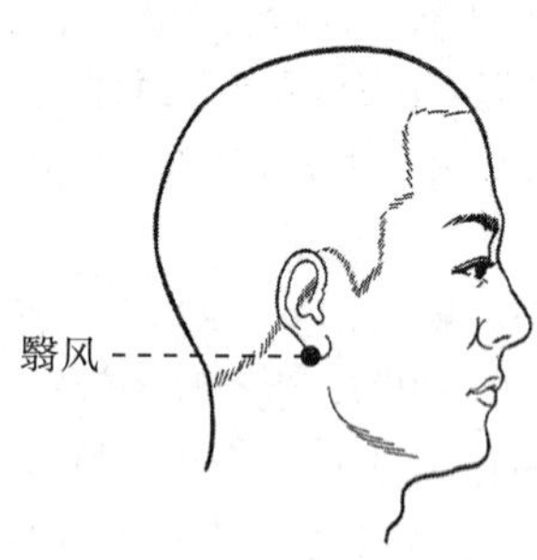

【释名】翳，原指羽扇，用作遮掩。穴在风池之前耳根部，为耳垂所掩蔽，又主头面风证，故名。

【经属】手少阳三焦经。手足少阳之会。

【定位解剖】在耳垂后方，下颌角与乳突之间凹陷中取穴。布有耳大神经，深层为面神经干从茎乳突孔穿出处；并有耳后动、静脉，颈外静脉通过。

【刺灸法】向上角或对侧内眼角方向刺入 1~1.5 寸；如治聋可向内上方刺入，治哑可向内下方刺入；治面瘫时还可向下颌骨前面的上下方透刺。不用直接灸，艾条温灸 5~15 分钟。

【功用主治】疏风散寒，祛邪通窍。主治耳鸣，耳聋，口眼㖞斜，牙痛，牙关紧闭，颊肿，瘰疬，呃逆，失语，颞颌关节炎，斜颈等。

【临床应用】

1. 偏头痛

申某，女，26 岁，1994 年 12 月来诊。发作性左侧偏头痛 1 年，每于劳累及情志刺激而诱发。此次头痛发作 2 小时左右，疼痛呈搏动性，以左颞部、前额部为甚。伴恶心、呕吐，大约每半月发作 1 次，每次持续半天至 3 天。每次发作均服西药止痛药，时能暂时缓解。查体：急性痛苦病容，神疲体倦，以头俯于桌上，舌淡，苔薄黄，脉弦。神经系统检查无异常。针刺翳风穴。针尖向对侧乳突方向深刺 1.5 寸，捻转 2 分钟，患者觉有明显的酸麻胀感并向咽喉部放散，配穴取太溪、太冲穴，局部取悬厘透率谷，留针 30 分钟，起针后感头痛减轻，为巩固疗效。继续治疗 10 次而痊愈。2 个月后随访无复发。[牛凤菊，等. 实用中医药杂志. 2002，18（7）：41.]

2. 呃逆

（1）王某某，女，8 岁。1968 年 3 月 9 日初诊。患儿因驱蛔虫曾吃生使君子仁数粒，自此引起呃逆不止已 3 天，后经用氯丙嗪 12.5mg 后慢慢入睡，呃逆方止。次晨仍作如前，经笔者针刺翳风穴后即止。自此再无复发。[王书香. 陕西中医. 1982，3（2）：29.]

（2）曹某，男，36 岁，农民。1982 年 8 月 15 日会诊。患者行胃次全切除而致呃逆，持续数小时未停，注射盐酸氯丙嗪、地西泮、654–2 等无效。会诊时见患者痛苦呻吟，呃声沉缓有力，刀口疼痛难忍。曾按压内关不效，按压攒竹穴亦不效，后改按压翳风穴 1 分钟即效，1小时后又小发作1次，复按翳风穴再效。出院至今未再复发。按压翳风穴以酸痛为度。1次不效，连按2~3次即愈。[顾耀平. 江西中医. 1987，18（1）：45.]

（3）屈某某，女，22岁。1990年1月14日初诊。半月前夫妻吵架，胸闷嗳气，脘腹胀满，渐致呃逆发作，遂渐加重，在当地医院住院治疗，服中西药、针灸等无效。刻诊：呃逆连声不断，声短而频，不能自制，饮食难进，脘腹胀满，攻窜作痛，苦不堪言，嘱丈夫按揉腹部，矢气始出，胀痛稍减。面色萎黄，神疲乏力，口干舌燥，舌苔黄厚腻，脉细弦。证属气机紊乱，胃气上逆。治拟理气和胃，降逆止呃。针取双侧翳风，得气后呃声骤然停止，留针45分钟。翌晨5时许仅有轻微发作，经其夫指压双侧翳风后停止，又针1次，竟获痊愈，1周后随访，未见复发。[陈德军. 四川中医. 1990，8（1）：49.]

3. 失语

杨某某，女，45岁。1985年6月10日入院。10年前曾有失语史。2天前晚上看电视时突然眼花、胸闷、不能说话，不思饮食，失眠，曾作多种治疗无显效。予以点按双翳风穴，2分钟后，自诉胸部气散。点穴后对答如流，睡眠好。至今未复发。[张隆英. 按摩与导引. 1987，（3）：42.]

4. 口噤

李某，男，38岁，1996年11月就诊。2小时前受情志刺激又感风寒。至牙关紧闭。用手撬之而不开。痛苦面容，意识正常，不能讲话。诊断：口噤。针刺双翳风穴，配双下关穴、四关穴。提插捻转，使之得气，再用泻法行针2分钟，行针过程中患者即牙开能言，留针20分钟以巩固疗效。起针后牙关开合正常，言语流利。[牛凤菊，等. 实用中医药杂志. 2002，18（7）：41.]

5. 面瘫

（1）宋某某，女，19岁。1990年10月初诊。发病前2天外出乘车，后侧靠车窗而坐，凉风拂面，次晨起床洗脸时，感右面麻木不适，不能活动，口角漏水，嘴歪向左侧，即来院求治。查：患侧额纹变浅，闭目露睛，角膜反射消失，不能皱眉、吹口哨，口角下垂，被牵向健侧，流涎，漏水流气。证属风寒痹阻，经脉失养，肌肉弛缓不收而为病。治疗以祛风散寒，温经通络。每天重灸翳风穴1次，每次20~30分钟，热力以能耐受为度，并嘱每早洗脸时，面部热敷连治7天后，面部各表情肌开始恢复活动，再悬灸7天面瘫痊愈。[梁琼瑛. 四川中医. 1992，10（1）：44.]

（2）刘某，男，60岁，1991年8月就诊。口眼歪斜半个月，面部麻木胀感，经内科静点抗病毒及营养药治疗未见明显好转。查体：右侧眼睑闭合不全、额纹变浅、鼻唇沟变浅，口角歪向左侧，鼓腮吹气时右口角漏气。舌淡，苔薄黄。针刺翳风穴，向鼻尖方向进针1.5寸，使针感扩散到右侧面部，用捻转泻法，再配以双侧合谷穴，用调气法使针感上传。经治疗1个疗程痊愈。[牛

凤菊，等. 实用中医药杂志. 2002，18（7）：41. ］

6. 颞颌关节炎

姚某某，女，51岁。1988年8月24日初诊。患者左侧耳前区疼痛7年余，咀嚼时左侧下颌部疼痛，有弹响，不能食硬物，近1个月来加剧。查：左侧下颌关节区，关节周围肌群压痛，开口受限（仅能自行张开0.5寸左右）。X线摄片正常。诊断：左侧颞颌关节炎（证属寒湿阻络）。用地仓透颊车温针治疗2次效果不佳，改用下法治疗后，1次好转，5次痊愈。随访2年，未复发。

治疗方法：患侧翳风穴周围常规消毒，用5ml注射器，$6^1/_2$针头抽吸泼尼松龙25mg，加2%普鲁卡因2~4ml，摇匀。患者微张口，直刺0.8~1.5寸深，提插捻转，待患者自觉酸胀向耳内，咽部和面部放散后，抽吸无回血将药液注入。出针后按压针孔。5天1次，3次为1个疗程。也可用地塞米松2~5mg代替泼尼松龙，每天1次，5次为1个疗程。双侧发病双侧用药。普鲁卡因用前皮试，阳性者改用1%利多卡因2ml代替。结核、溃疡病及孕妇改用维生素B_1 100mg代替泼尼松龙。［马应乘. 四川中医. 1992，10（1）：48. ］

7. 斜颈

周某某，男，24岁，战士。1985年4月29日入院。10年前曾有斜颈史，经针刺治愈。本次斜颈发作伴上身不自主随之扭转，经多次针刺仍不见效。点按翳风穴2分钟，自觉头昏、恶心，随即吐出大量水样呕吐物。颈即正复，感觉舒服。［张隆英. 按摩与导引. 1987，（3）：42. ］

8. 牙痛

（1）马某，男，37岁，工人。3天前出现牙痛，持续不止，夜间加重，难以忍受，不能入睡，服用止痛片无效。诊见：痛苦面容，舌质稍红，苔黄，脉沉数，牙齿外观无变化，用手捂住左侧面颊，物不可近，用笔碰左侧臼齿，疼痛更剧，诊为胃火牙痛。治疗取30号2寸毫针，于左侧翳风穴常规消毒后刺入1.5寸，行泻法，得气后疼痛立止。［田维柱. 针灸学报. 1992，（2）：40. ］

（2）韩某，女，52岁，1997年9月就诊。2天前无诱因而右侧牙痛，服消炎止痛药未效，昼夜不止，夜不能眠。伴口臭，咽痛，舌苔黄，脉数。查右侧后下牙处有叩击痛，无龋齿。针刺下关（右）、颊车（右）、合谷（双）、内庭（双），留针10分钟疼痛减轻少许。又加用翳风穴（右），针刺1.5寸。以患者感酸麻为度，牙痛立止，继续留针30分钟。2周后告之牙痛未发。［牛凤菊，等. 实用中医药杂志. 2002，18（7）：41. ］

阴谷（KI10）

【释名】 穴当膝关节内侧如山谷之凹陷处，为治疗下肢风病所当取。

【经属】 足少阴肾经。

【定位解剖】 在腘窝内侧，屈膝时，当半腱肌腱与半膜肌腱之间。穴下为皮肤、皮下组织、腓肠肌内侧头。皮肤由股内侧和股后皮神经分布。皮薄，皮下组织疏松。针由皮肤、皮下组织入腘筋膜的内部，在半膜肌和半腱肌的肌腱外侧深进起于股骨内侧髁后面的腓肌内侧头，直达骨面。半膜肌、半腱肌由坐骨神经的肌支支配；腓肠肌内侧头是组成小腿三头肌的一部分，由胫神经的肌支支配。

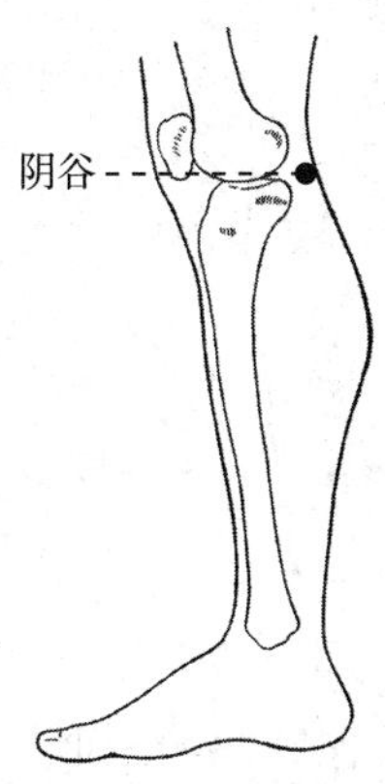

【功用主治】益肾调经，理气止痛。①泌尿生殖系统疾病：泌尿系感染，阳痿，遗精，阴茎痛；②妇产科系统疾病：阴道炎，外阴炎，功能性子宫出血；③消化系统疾病：胃炎，肠炎；④精神神经系统疾病：癫痫，精神病；⑤其他：阴痒，膝关节炎。

【刺灸法】直刺 1~1.5 寸。

【临床应用】

阳痿

汤某某，男，28 岁。1972 年 3 月 21 日就诊。自诉阳痿 1 年半，举而不坚。同时，一接触即流出精液。其人面色露暗，精神不振，四肢欠温，时有怕冷感，大便软，小便清长，夜尿频。脉芤，舌质淡红，苔白。此系肾阳亏虚，精关不固所致阳痿早泄。予针刺阴谷穴，用温补法，每日 1 次，每次留针半小时，15 次而愈。

注意事项及禁忌：不要向内侧斜刺过深，以防伤及腘中央之动、静脉及神经。治疗期间禁房事。

按语：阴谷为足少阴肾经五输穴中之“合”穴，为经气流注旺盛之处，恰以江河汇海。本毫针刺用温补法，衰微之命火得助，则肾阳得以振复，阳痿早泄自然可除。21 年来笔者先后用阴谷穴治疗 35 例，15 次治愈者 15 例，18 次治愈者 12 例，20 次治愈者 6 例，2 例经 20 次治疗后疗效不明显。[单穴治病选萃：195.]

阴交（RN7）

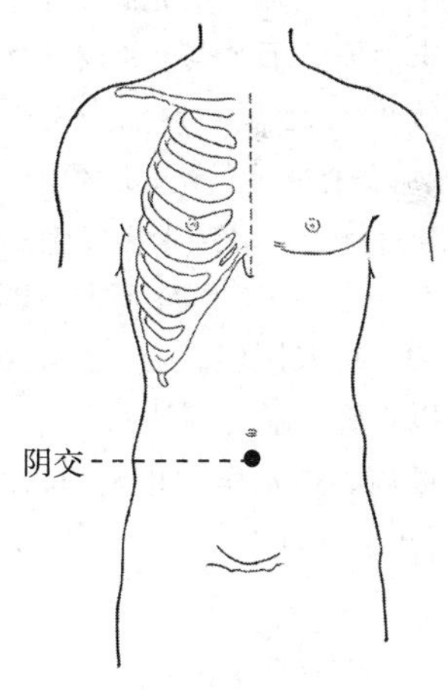

【释名】穴当任脉、冲脉、足少阴三阴经交会处，故名。

【异名】少关、横户。

【经属】任脉。任脉、冲脉、足少

阴之会。

【定位解剖】在脐下1寸，腹中线上，仰卧取穴。布有第10肋间神经前皮支内侧支，及腹壁浅动、静脉分支，腹壁下动、静脉分支。

【刺灸法】直刺1~1.5寸。艾炷灸3~7壮，艾条温灸15~20分钟。

【功用主治】清利下焦，调理冲任。主治绕脐冷痛，腹满水肿，泄泻，小便不利，阴痒，痛经，崩漏，带下，产后恶露不止，小儿囟陷等。

【临床应用】

痛经

程某某，女，19岁。自初潮迄今，痛经逐渐加剧，量少，持续时间长，每月仅有半月余之安静，妨碍学习及生活。妇科检查：子宫稍后屈，他无异常。于发作前来诊，用灸架熏灸阴交，30分钟后下腹为热感所充满，至1小时热感尚未消失。每次熏灸1支艾条而停灸，连续熏灸15天，疼痛未发作。第2个月及第3个月又在经前后续灸15天，至第4个月停灸，痛经未再发生。

治疗方法：在持续疼痛或在剧痛缓解时应用。可采用架熏灸：每次60~90分钟。以下腹充满热感为最佳，每天2次，至疼痛不再发作为止。[周椆声. 中医杂志. 1988，29（9）：4.]

殷门（BL37）

【释名】本穴当大腿肌肉丰满处之正中，殷是居中与丰厚的意思。因其为膀胱经气重要之出入处，故以为名。

【经属】足太阳膀胱经。

【定位解剖】在承扶与委中的连线上，承扶下6寸，俯卧取穴。局部解剖有股深动、静脉第3穿支；局部有股后皮神经，深层正当坐骨神经干。

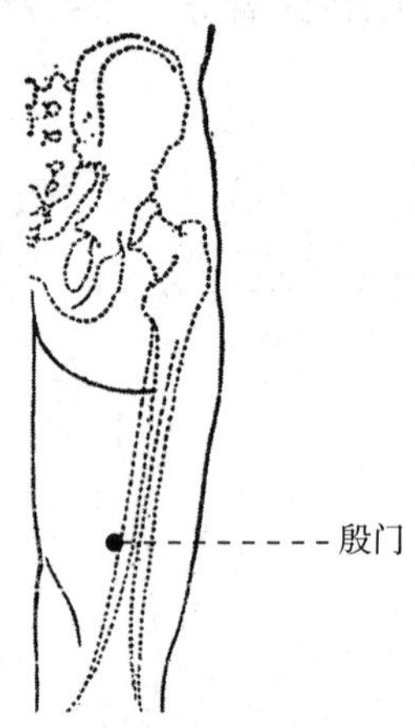

【刺灸法】直刺1.5~2.5寸；可灸。

【功用主治】疏通太阳，通络止痛，活利腰腿。主治腰脊强痛，不可俯仰，下肢痿痹疼痛等。

【现代研究】临床报道，针刺殷门、肺俞在30~45分钟内可缓解支气管哮喘。有实验发现，针刺“殷门穴”有调整脑功能的作用。如有人测定大白鼠电针“殷门穴”前后脑血浆中谷氨酸转氨酶（SGPT、SCOT）含量，发现针刺组较对照组升高。说明针刺可以加速脑中某些与谷氨酸有关的物质代谢，增加脑的代谢速率，调整脑的功能。

【临床应用】

慢性腰肌劳损

王某某，男，25岁，店员。左腰痛2天，初感酸楚逐渐加重，无扭伤史。

检查，身体扭向右侧行走，左腰最长肌隆起，呈痉挛性坚硬感，有明显压痛。诊断：左骶棘肌痉挛性劳损。针左殷门穴。针后当时肌肉松弛即能扭转，功能恢复正常。[朱长生. 上海针灸杂杂志. 1984,(2)：17.]

按语：殷门属膀胱经。《甲乙》有“腰痛俯仰不得，仰则恐仆，得之举重，恶血归之，殷门主之”。太阳经行背之两侧，侧腰肌均在太阳经循行范围。取殷门以通经行气，活血通络，病证可去。

阴包（LR9）

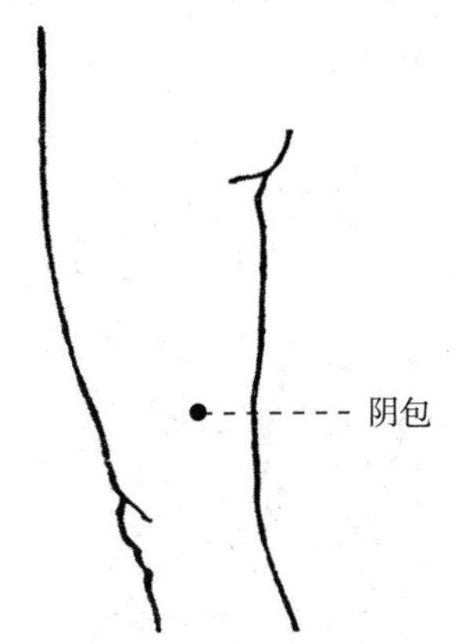

【释名】 阴，指足三阴经及下腹部。包，包罗，联系，又通胞。与足三阴经及下腹诸部俱有包罗联系之意。足厥阴经由膝关节上行入股内侧，太阴居其前，少阴行其后，故对前阴、下腹以及妇女胞宫病，均有包罗在内的治疗作用。

【经属】 足厥阴肝经。

【定位解剖】 在大腿内侧，当股骨内上髁上 4 寸，在股内肌与缝匠肌之间，内收长肌中点，深层为内收短肌；有股动、静脉，旋股内侧动脉浅支；布有股前皮神经，闭孔神经浅、深支。

【功用主治】 调经止痛，利尿通淋。常用于腹痛，遗尿，阳痿，小便不利，月经不调等症。

【刺灸法】 刺法：直刺 1.0~1.5 寸，局部酸胀，可向周围放散。艾炷灸 3~5 壮，艾条灸 10~20 分钟。

【临床应用】

阳痿

胡某，男，31 岁，工人。1998 年 5 月 20 日就诊。主诉结婚 6 年，近 4 年性交时阴茎不能勃起。检查：五官正常，面色萎黄，舌尖略红，苔薄黄，脉细。诊断为阳痿，取左侧阳痿穴（阴包穴）针刺，捻转手法，以泻为主，同时配合艾灸关元穴 15 分钟。仅治疗 1 次，患者就有性欲，但不能勃起。治疗 4 次后，阴茎已能勃起，但时间很短。治疗 6 次后，阴茎已能随意勃起，但硬度稍差，只能持续 3~4 分钟。治疗 8 次后，患者性生活已能持续 15 分钟以上，临床治愈。

治疗方法：取仰卧位。阳痿穴（阴包穴）常规消毒后，用 3 寸毫针迅速刺入 2 寸，行捻转手法，平补平泻，以针感传至会阴处或生殖器处为佳。留 30 分钟，每 5 分钟行针 1 次，10 次为 1 个疗程。阳痿患者多伴有气虚之证，故可配合艾灸关元穴 10~15 分钟，疗效更佳。[常见病信息穴一针疗法：82.]

阴陵泉（SP9）

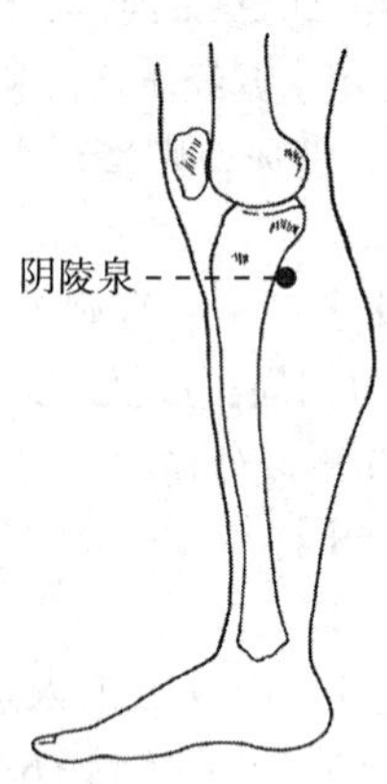

【释名】阴，阴阳之阴；陵，山陵；泉，水泉。内为阴，穴在胫骨内上髁根部下缘凹陷中，如在山陵下之水泉。

【经属】足太阴脾经，五输穴之一，本经合穴。

【定位解剖】在小腿内侧，当胫骨内侧踝后下方凹陷处。在胫骨后缘和腓肠肌之间，比目鱼肌起点上；前方有大隐静脉，膝最上动脉，最深层有胫后动、静脉；布有小腿内侧皮神经本干，最深层有胫神经。

【功用主治】主治腹胀，腹泻，水肿，黄疸；小便不利，遗尿，尿失禁；阴部痛，痛经，遗精；膝痛。

【刺灸法】直刺1~2寸。

【临床应用】

肘关节扭伤

王某，男，22岁，香港在澳留学生。因肘关节扭伤后肿痛2天，于2000年1月27日就诊。检查：右肘关节明显肿胀，外上髁处有轻度瘀血斑，压痛明显，肘关节屈伸活动轻度受限，X线拍片未见骨折。诊断为肘关节软组织挫伤，取左肘痛穴针刺30分钟，同时配合跌打散中药粉外敷。3日后复诊，肿痛明显减轻，又针刺1次，1周后肿痛完全消失，临床治愈。

治疗方法：取健侧肘痛穴（阴陵泉穴）常规消毒后，用2.5~3寸毫针直刺2.5寸左右，得气后行提插手法，以泻为主，强刺激，待针感传至小腿近足踝部时留针30分钟，每5分钟行针1次。急性关节扭伤可5次为1个疗程，每日或隔日治疗1次；网球肘可10次为1个疗程，每周治疗1~2次即可。[常见病信息穴一针疗法：99.]

龈交（DU28）

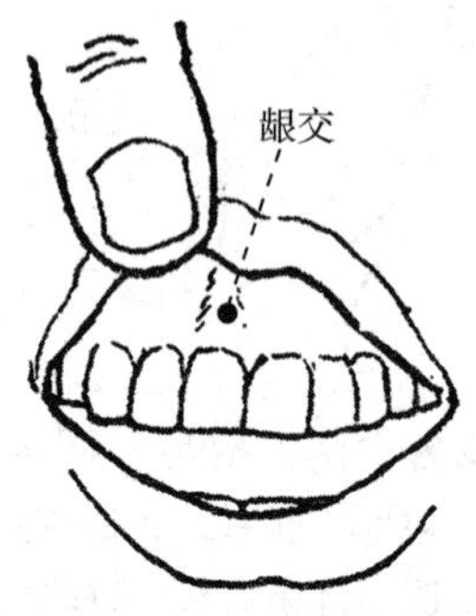

【释名】穴位于唇内上齿龈与唇系带连接处，又为任、督两脉之会，故名。

【经属】督脉。任、督、足阳明之会。

【定位解剖】正坐或仰靠，提起上唇，于上唇系带与齿龈之移行处取穴。

穴位于上唇系带，布有上颌神经的上牙槽前支，及上唇动、静脉。

【**刺灸法**】点刺出血，禁灸。

【**功用主治**】醒神开窍，通调督脉。主治齿龈肿痛，口歪，口噤，口臭，齿衄，鼻渊，面赤肿痛，唇吻强急，面部疮癣，两腮生疮，癫狂，项强等。

【**临床应用**】

1. 肛裂

孟某某，女，36岁。膝胸位12°肛裂，合并哨兵痔，于1979年6月22日接受治疗。以下法注射3次后，哨兵痔水肿减轻，疼痛亦减轻，大便不带血。6月27日1个疗程后，肛裂痊愈，哨兵痔水肿消失。

治疗方法：在龈交穴两侧各注射1%普鲁卡因0.5ml，每天1次，5次为1个疗程。[刘美华. 武汉市中医医院院刊. 1980,(1)：55.]

2. 痔疮

（1）邢某，男，58岁，干部。患痔疮已20余年，经常便血，时愈时发，有时肛门处脱出一堆痔核，并有漏管。曾用药物和热敷等方法治疗无效。检查：蹲位1点和5点处有约2.0cm×1.3cm青紫色，呈半圆形皮赘，并有漏管，诊断为痔漏。采用龈交穴割治法，1次治愈。随访2年未发。

治疗方法：医者以左手或右手拇指食指，翻起被检者上唇，唇内正中与牙龈交界处的系带上有形状不同、大小不等的小滤泡及小白疙瘩。用红汞棉球消毒后，用小止血钳或小手术刀将其剪掉或切除，出血少许即可。[韩岗，等. 中国针灸. 1986,(6)：19.]

（2）李某某，男，48岁。混合痔15年，曾手术摘除未能根治，常因饮酒，食煎炒辛辣之物太多而发作出血。现出血2天，不能安坐。检查：在患者龈交穴正中处有一条状肿粒，色鲜红，内有白色分泌物，用下法挑破，挤出血性分泌物，当天下午即能安坐，连挑3次（每天1次）而愈。半年未发作。

治疗方法：患者仰坐，用75%酒精消毒龈交穴，用1寸毫针或注射针头挑破肿粒，挤出肿粒内白色分泌物并挤压出1~2滴血，用酒精棉球压迫止血即告手术完毕。[伍巧玲. 中国针灸. 1989,(6)：53.]

3. 腰扭伤

（1）包某某，48岁，农民。1983年2月31日初诊。患者在2天前因担水路滑跌倒将其腰部扭伤，疼痛不能直腰，步履十分艰难。经某某卫生院西医外科治疗无效，由家属扶来我处诊治，诊断为急性腰扭伤。选用督、任二脉与足阳明胃经的交会穴——龈交穴，针后疼痛全部消失，患者自觉腰部豁然轻快，行动如常人。1次治愈，随访2年未见复发。[杨道全. 杏林学刊. 1986,(1)17.]

（2）刘某某，男，42岁，工人。1979年4月26日因腰部疼痛，不能活动1小时来就诊。1小时前因干活用力过猛，不慎扭伤腰部，疼痛难忍，无法活动，即由他人抬来就诊。检查：患者痛苦面容，大汗淋漓，弯腰屈膝卧位，呻吟不止，局部无红肿，触痛明显，活动受限，诊断：急性腰扭伤。经针刺龈交穴，用泻法，强刺激，3 分钟后，疼痛缓解，患者已能忍受，不再呻吟，5 分钟后即可做下蹲活动，10 分钟后疼痛基本消失。步行回单位，第 2 天即上班。[张党红，等. 陕西中医函授. 1991，(5)：38.]

按语：用龈交穴治疗急性腰扭伤有三个优点：第一，龈交为督脉之穴，督脉循行贯行腰脊，龈交又为督脉、任脉、足阳明经交会穴，一穴系三经，督脉主一身之阳，任脉主一身之阴，足阳明为多气多血之经。按照循经远刺，以上治下取龈交穴，运用泻法，调整阴阳，疏通经络，行气活血则疼痛可止，疗效可靠，见效迅速。第二，腰部扭伤后局部疼痛拒按，如再在患部进针，患者多恐惧不安，不愿接受，而针刺龈交穴，远离受伤部位，患者易于接受。第三，急性腰扭伤选用龈交穴随时随地都可进行治疗，方便可行。尤其适用于现场急救，能充分发挥针灸的特长。

4. 尾骶痛

葛某，女，47 岁。1992 年 5 月 13 日初诊。4 天前不慎滑倒，臀部着地，当时不能站立。查：表情痛苦，不能坐蹲，尾骨端有明显压痛点，无红肿。以下法治 2 次痊愈。

治疗方法：取仰卧位，闭嘴，医者左手提捏起患者上嘴唇，暴露上牙龈，右手持 28 号 2 寸毫针在龈交穴上小结后侧沿口唇方向水平进针约 0.5 寸，松开左手，行捻转手法，以酸胀麻重感为度。得气后，令患者侧卧位，医者一手持针运之，一手按摩尾骨端，待压痛点消失后，让患者作坐蹲活动，以坐蹲不疼为度取针，每天 1 次。[王玉梅. 针灸学报. 1992,(6)：43.]

5. 新生儿不啼不乳

予曩得一子，不哭不乳，三日而死，不知何疾。后读医书《保生方》，《三因方》，皆曰儿生不啼不乳，盖因剪脐带之时，为风所入，自脐以上循胸喉，攻至下颏齿龈，当中作黄粟一粒，疼不可忍，故不啼不乳。但以指甲破之，出黄脓一点，便啼便乳。后以此法教人，凡活数儿矣。按《素问》《难经》《甲乙经》皆云：任脉者，起于中极之下，以上毛际，循腹里，上关元，至咽喉。又按朱肱《内外二景图》云：上下齿缝中间龈交二穴，乃任督一脉之会。乃知婴儿初生所以不啼不乳者，风入任脉故也。[历代笔记医事别录：309.]

隐白（SP1）

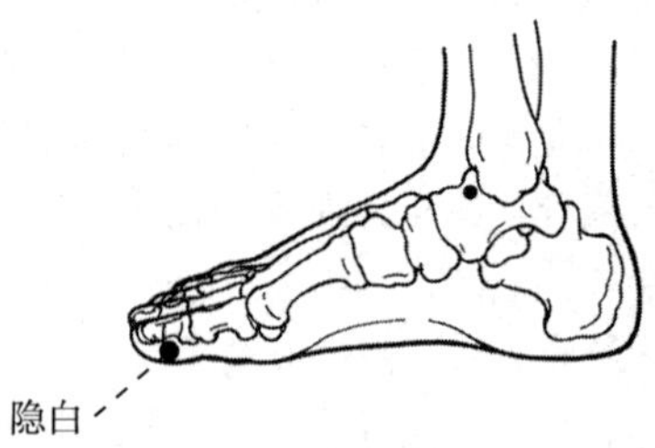

【释名】隐，隐藏之意；白，为金之色。穴为足太阴之井，太阴属土，土者金之母，言足太阴脉气所出，手太阴金气所隐，故名隐白。

【异名】鬼垒，鬼眼，阴白。为足太阴脾经之井（木）穴。

【经属】足太阴脾经。

【定位解剖】该穴位于足大趾末节内侧，距趾甲角 0.1 寸。局部解剖有趾背动脉，分布有腓浅神经的足背支，深层为胫神经的足背内侧神经。

【刺灸法】斜刺 0.1 寸，或点刺出血；可灸。

【功用主治】健脾益气，苏厥安神，摄血调经。主治腹胀，腹泻，善呕，吐血，咳吐，喘息，烦心善悲，梦魇，慢惊风，癫狂，多梦，尸厥，尿血，便血，月经过时不止，崩漏等。

【现代研究】据报道，在 X 线下观察，针刺隐白穴，可见胃蠕动减慢。

【临床应用】

1. 月经过多

卓某某，女，37 岁，营业员。1983 年 3 月 16 日初诊。主诉：月经过多，已历 10 余年。每次月经量约有 1000ml 左右，需要用 4~5 叠卫生纸，连绵 10 日以上，经色暗黑成块，头晕目眩，行动不支，身体摇晃，心慌神乱。诊见：面色苍白而虚浮，唇紫暗，舌淡润胖大，边有齿印。脉象沉涩，重按若无。此系瘀血留经，经血妄行。治宜温灸化瘀，助脾气以统血。取穴：隐白灸治。次日复诊，出血量减半。第 2 次灸治后，出血已止，精神爽朗，上述症状消失。随访 1 年，未见复发。

治疗方法：选用隐白穴。灸治时间确定在辰巳两个时辰里（上午 7~11 时）进行，施灸前，先以常规消毒穴位后，涂上少许硼酸软膏，然后放置米粒大的艾炷，连续点燃 5 壮为 1 次量，每天施灸 1 次，3 次为 1 个疗程。[黄建章. 中医杂志. 1985，26（3）：21.]

2. 功能性子宫出血

（1）郑某某，女，23 岁，未婚，工人。1980 年 11 月 7 日初诊。自诉半年来月经周期紊乱，近于 10 月 3 日来月经，至今 1 个多月未止，淋漓不断。妇科检查，诊断为功能性子宫出血。出血量时多时少，色淡，间有瘀块。面色白，脉细，舌质淡红，苔薄白。针刺双侧隐白穴，当日下午，功能性子宫出血已止。[刘炳权. 基层医刊. 1982，2（1）：24.]

（2）杨某某，女，48 岁。今年 3 月起月经紊乱，此次行经 20 余日未净，曾用黄体酮止血无效。头昏眼花，面色皖白，下腹坠胀，取艾条 1 根点燃后，悬于足跗趾内侧隐白穴上方约 10cm 处，每次熏 15~20 分钟，直到周围皮肤转红并感烘热为度，第 1 天灸 3 次后，经量减少 1/3，下腹胀好转；第 2 天灸 5 次，经量减少 1/2，腹胀已消；第 3 天灸 3 次即痊愈。[沈丽君. 浙江中医杂志. 1981，16（9）：428.]

按语：妇女不在行经期间，阴道大量出血或持续下血，淋漓不断者称为崩漏。《医宗金鉴》曰："妇人行经之后，淋漓不止，名曰经漏；经血突然大下不止，名为经崩。"《济生方》云："崩漏之疾，本乎一证。"其病是由于脏腑、气血功能失调，冲任损伤，不能制约经血所致。尤以肝脾二脏为病之脏。因脾统血，肝藏血，故《万氏女科》曰："妇女崩中之病，皆因中气虚，不能收敛其血。"指出崩漏由于气虚所致。气虚下陷，摄血无权，血海不固，则出血不止。隐白为足太阴脾经之井穴，刺之或艾灸可健脾益气、固冲摄血。血循常道则出血自止，瘀血自除。《针灸大成》载："妇人月事过时不止，隐白灸之。"辰为胃经主时，巳为脾经主时，择时施治能加强该穴的健脾补气功能。

3. 红斑性肢痛症

郑某某，女，45 岁。1987 年 12 月 1 日就诊。诊断：红斑性肢痛症。患者于就诊前 10 天在冷水中挑泥，第 2 天即双足发痒而刺痛，至第 3 天皮肤发红至踝关节伴跳痛，放入冷水中疼痛稍减轻，用中西药及针灸皆无效。双足紫红肿胀，因长时间浸入水中表皮发白，足背及胫后动脉搏动增强，不时发出痛苦呻吟。即用三棱针点刺双隐白穴，各挤出血约 2ml，当夜疼痛减轻而能入睡。又于第 2、3 天各放血 1 次而症状消失，皮肤于 10 天后恢复正常颜色。

治疗方法：先揉搓脚拇趾数 10 次使皮肤充血，用细三棱针点刺后，挤血 0.5~1ml。用隐白穴放血治疗红斑性肢痛症 20 例（几乎都是在他院用中西药治疗无效者），采用此法，3~7 次可治愈。多发性末梢神经炎，多在下肢，其中维生素缺乏和感染性患者较呋喃类药物中毒者效果好，1~2 天放血 1 次，5 次为 1 个疗程，疗程间休息 5 天，需治 2~4 个疗程。[单穴治病选萃：90.]

迎香（LI20）

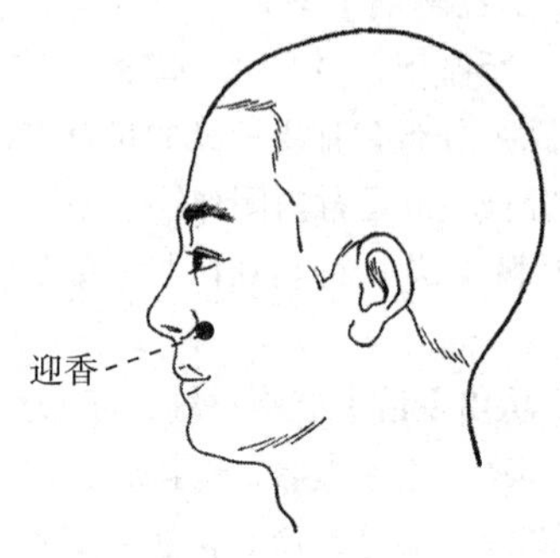

【释名】迎，逢迎；香，香味。穴在鼻旁，主治鼻塞不通，不闻香臭，故名。

【异名】冲阳。

【经属】手阳明大肠经。

【定位解剖】在鼻翼外缘中点旁开，鼻唇沟中取穴。穴在上唇方肌，深层为梨状肌孔边缘。布有眶下神经与面神经的吻合丛，及面动、静脉及眶下动、静脉分支。

【刺灸法】直刺 0.2~0.3 寸；沿鼻根向内上方横刺 0.3~0.5 寸；或沿皮向四白方向横透。艾条灸 10~15 分钟。

【功用主治】祛邪利肺，宣通鼻窍。主治鼻衄，鼻息肉，鼻塞多涕，不闻香臭，面痒浮肿，眼热，口眼歪斜，虫积腹痛。现代常用于治疗鼻窦炎，鼻炎，酒糟鼻，面神经麻痹，面肌痉挛，三叉神经痛，便秘，胆道蛔虫病，痛经等。

【临床应用】

1. 呃逆

患者，男，50 岁。呃逆连声短频 2

个月余，伴膈间不舒，表情痛苦，不思饮食，夜不能寐。舌质淡，苔薄白，脉细。发病前曾食生冷食物，初觉脘腹不适，继则出现呃声连声不止，便溏，经服用丁香散、柿蒂汤，针灸足三里、膈俞、内关无效，故来我院针灸治疗。

治疗方法：患者取仰靠位或仰卧位，采用指切押手法进针，左手拇指指甲扣按在迎香穴位近旁，右手持针，将针体与皮肤面呈 45° 角，紧贴指甲面刺入，向内上方斜刺 0.6~0.8 寸，得气后采用泻法留针，并通过行针使刺激量达到有效程度，呃逆停止，留针 15 分钟。患者经 1 次针刺后，呃逆治愈未再复发。[刘振环. 中医函授通讯. 1990，9（2）：28.]

2. 胆道蛔虫病

（1）陈某某，男，12 岁。自述心窝部“钻顶样”疼痛 2 小时，呕吐苦水 2 次。结合病史和检查身体所见，诊断为胆道蛔虫病。针刺一侧迎香穴，向四白穴透刺，疼痛缓解。当即饮醋 1 两，之后患者大汗淋漓，很快入睡。醒后吃酸石榴 1 个。次日开始服驱蛔灵，每次 1.5g（3 片），日服 2 次，连服 2 日，共驱蛔虫 17 条。[冷广贤. 赤脚医生杂志. 1980,（3）：87.]

（2）赵某某，女，19 岁。1989 年 5 月 18 日初诊。主诉：右上腹部突然疼痛，逐渐加剧，并吐出蛔虫 3 条，伴有呕吐，面黄肌瘦。查：两眼巩膜蓝点，面现白色虫斑，下唇内侧有散在白色小颗粒，粪检有蛔虫卵(+++)。辨证：蛔厥。治法：驱蛔镇痛。取迎香透四白（右侧）：用 1.5 寸毫针，从迎香向四白透刺，施平补平泻法，留针 30 分钟，每隔 10 分钟行针 1 次。经针刺 3 分钟，腹痛大减，20 分钟腹痛若失，即服乌梅丸加减之剂，翌日排出蛔虫 10 余条，诸症消退，而告痊愈。[肖少卿. 中医杂志. 1991，32（1）：18.]

3. 鼻衄

（1）傅某某，男，28 岁，工人。1983 年 9 月 27 日因鼻衄就诊。五官科检查见：鼻黏膜慢性充血。患者自幼即经常发生鼻衄，曾多方医治无效。近 1 个多月来，几乎每天都要发生鼻衄，伴有头晕、心慌、失眠。针刺双侧迎香穴，留针 15 分钟，每隔 5 分钟提插捻转 1 次。针后血止，随访 4 个月无复发。

治疗方法：取迎香穴，针尖向内上方，斜刺 0.3~0.5 寸深，留针 15 分钟(大量出血者可留针 30 分钟)。一般刺患侧迎香穴即可取效。疗效欠佳时，亦可加刺健侧迎香穴。针刺强度：高血压和心脏病以及体质虚弱者，用弱刺激，其余病例均用强刺激，且每隔 3~5 分钟提插捻转 1 次。慢性反复出血病例每天针 1 次，急性大出血可每隔 1~2 小时针 1 次，直至痊愈。[吴成善. 四川中医. 1985，3（2）：35.]

（2）徐某某，男，37 岁，工人。1974 年 2 月 9 日初诊。自诉阵发性打喷嚏，鼻腔发痒，鼻阻塞，流清水样鼻涕，每周要发作 2~3 次，每次持续达 30 余小时，多年来曾用过不少抗过敏类药物，但仍屡次发作。经检查诊断为过敏性鼻炎。用下法治疗 1 个疗程后

（未予口服药），症状大减，2 个疗程后痊愈，随访 5 个月未复发。

治疗方法：两鼻侧皮肤酒精消毒，取 5% 当归灭菌液 1ml，加入少量 0.5% 普鲁卡因，然后以 4 号针头，在每侧迎香穴注射 0.5ml，每天 1 次，7 次为 1 个疗程。[吉林市第四人民医院耳鼻喉科. 新医药学杂志. 1974,（9）：17.]

4. 鼻窦炎

黄某某，女，38 岁，干部。20 岁时因感冒引起鼻窦炎，每天头痛，以前额疼痛较甚。鼻塞，不闻香臭，感冒后更甚。夜间睡后，常张口呼吸，有时憋醒。经五官科诊断为慢性鼻窦炎。并进行过穿刺、服中药，以及各种治疗无效。故来我院求治。采用深刺迎香穴，经针刺 2 次后，头痛大减，自觉呼吸通畅。针刺 5 次后痊愈，随访 1 年，未曾复发。

治疗方法：以迎香穴为主。用 28 号 3 寸毫针，刺入 1~1.5 寸。从迎香穴进针，进针约 0.2~0.5 寸深时，再以 35~40° 角斜刺到下鼻甲前上端。每天针刺 1 次，每次留针 40 分钟，不需用补泻手法。3~5 次为 1 个疗程。不愈者隔 1 周再进行第 2 个疗程。治疗次数：最少 3 次，最多 12 次，以 3~5 次为多。进针后鼻腔出血数点，不需止血，同时有大量鼻涕，打喷嚏。[宿享禄，等. 中国针灸. 1984,（5）：16.]

涌泉（KI1）

【释名】因本穴在肾经起始，肾属水，喻此穴为泉水初出之处，故名涌泉。

【异名】地冲，蹶心。

【经属】足少阴肾经。为肾经井（木）穴。

【定位解剖】该穴在足底部，屈足时足前部凹陷处，约当足底 2、3 趾趾缝纹头端与足跟连线的前三分之一与后三分之二交点上。局部解剖有来自胫前动脉的足底弓；布有足底内侧神经。

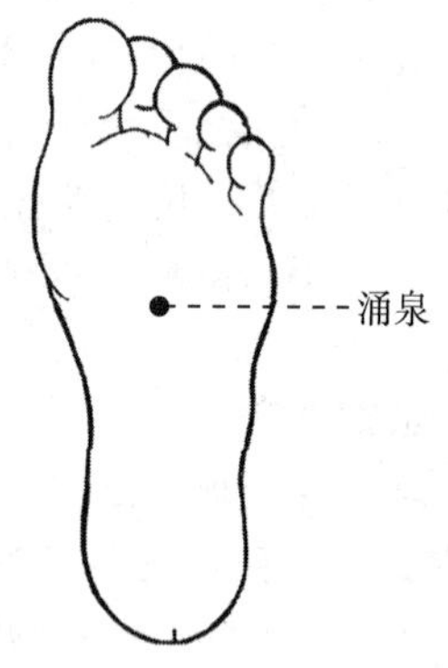

【刺灸法】直刺 0.5~0.8 寸；可灸。

【功用主治】本穴施以针刺时，针感特别强烈。故主要用于急救，具有开窍醒闭，醒脑苏厥，平冲降逆，引导热、水、血下行之功。主治喘逆，喉痹，身热，虚劳，癫痫，癫狂，昏厥，嗜卧，善恐，气上走，烦心，呕吐，腹胀，胁下支满，黄疸，大便难，泄泻，小便不利，血淋气痛，颓疝，阴跳痛，阳痿，妇人无子，头痛，时眩，目无所见，鼻衄，咳唾有血，咽中痛，咽干舌肿，喑不能言，舌急，阴虚牙痛，痿厥，肩背项痛，腰脊如解，转筋，筋挛，膝痛不可屈伸，足不得践地，风疹，小儿惊风。现代主要用于治疗咯血，休克，低血压，高血压，失语，精神分裂症，癔症，三叉神经痛，痛风，口舌溃疡，扁桃体炎，腮腺炎，滞产，小儿流涎，小儿夜啼，预防感冒等。

【现代研究】

（1）具有很好的升压和抗休克作用。针刺人工造成的失血性休克的家兔和猫的涌泉穴，可使其呼吸兴奋，血压上升，症状改善。

（2）对肾脏的泌尿功能也有一定的影响。给深度麻醉的狗注射呋塞米，造成持续而强有力的利尿作用，针刺一侧的“涌泉”，可抑制对侧肾脏的利尿，而针刺“肾俞穴”，则可对抗针刺“涌泉”所引起的这种抑制作用。

（3）对血液生理生化的影响。实验表明：大白鼠在不同时辰（如卯时、午时、酉时、子时）中其血液铜蓝蛋白的含量各有差异。以卯时为最低，酉时为最高。针刺以后，于卯时针刺的大白鼠血中铜蓝蛋白的含量显著升高，而于酉时针刺的大白鼠其血中铜蓝蛋白的含量则显著下降。说明了针刺的调整作用。

【临床应用】

1. 哮喘

彭某某，男，3岁。患支气管哮喘2年，每次发病均有呼吸困难，双肺听诊有明显哮鸣音。开始时每2~3个月发作1次，后发展到每月发作1~2次。均经激素、解痉、抗过敏等药物治疗而缓解。此次发病曾用中西药治疗3天未见好转而来院门诊。检查：患者烦躁不安，呼吸急促，口唇明显发绀，乃给予氨茶碱0.1g，2次分服，同时用下法治疗1次。次日复诊时症状完全消失，仅肺部偶闻干性啰音。为巩固疗效，再用本法治疗1次而完全缓解。随访3年未见复发。

治疗方法：①方药：桃仁100g，杏仁10g，栀子30g，胡椒5g，糯米7.5g，鸡蛋清适量。②用法：上药为末，以鸡蛋清调成软面团状，分成4等份，分别敷贴双侧涌泉穴及其足背相对应的位置，12小时去药。隔12小时可做第2次治疗（敷贴时宜用不透水塑料薄膜或新鲜菜叶外包，以防药团干燥）。［梁都佳. 赤脚医生杂志. 1978,（10）：7.］

2. 胃痉挛

李某，男，26岁，工人。患者于2月12日夜11点来我院急诊，主诉胃部痉挛性疼痛半小时。患者因晚饭过食生冷，突然出现胃部痉挛性疼痛，每次间隔2~3分钟，每次疼痛持续20~50分钟，伴呕吐，服阿托品及颠茄等药无效。急查血，尿淀粉酶及血常规均正常。诊断：胃痉挛。

治疗方法：取双侧涌泉穴，进针0.5寸，针后疼痛立止，留针30分钟，疼痛未再发作。［江有春. 实用中医内科杂志. 1989,（4）：34.］

3. 呃逆

（1）李某，女，38岁。1989年10月13日初诊。素有呃逆病史且于3年前因呃逆先后在县人民医院和县中医院住院治疗。诊见：呃逆连声，高亢有力，每呃逆一声，全身剧烈抖动1次，尤以左上肢抖动为甚，神清，急性痛苦面容，周身大汗淋漓，头发湿如水洗。听诊心肺（-），舌质淡红，苔薄白，脉弦数。当即针刺双侧涌泉穴，先右足后左足，呃逆随针渐缓，至愈留针及行针共用 20 分钟。[张中校. 山东中医杂志. 1991，10（4）：40.]

（2）黄某某，男，54 岁。因冠心病、颈椎病而住院。1991 年 5 月 2 日无明显诱因突发呃逆，连续不止 2 小时。给予针刺内关、合谷、足三里，口服地西泮，做深呼吸等处理无效，后予按压涌泉穴，即愈。随访 1 个月未见复发。[甘乃党. 按摩与导引. 1992,（1）：26.]

（3）杨某某，男，20 岁。1984 年 4 月 20 日初诊。顽固性呃逆 1 周，曾先后针刺内关、足三里及维生素 B_1、B_6、东莨菪碱等双足三里封闭、口服地西泮等无效，予按压涌泉穴 2 分钟，呃逆停止。随访 1 周未复发。

治疗方法：患者仰卧，全身放松，医者用细小圆钝物体（如棉签、火柴头）用力按压单侧涌泉，力量以患者能耐受为度，按压 1~2 分钟，全部患者均只治疗 1 次。[甘乃党：按摩与导引，1992,（1）：26.]

4. 肾炎

余某某，男，46 岁。1958 年 11 月 5 日入院。入院时体检：体温 36℃，脉搏 72 次 / 分，呼吸 38 次 / 分，营养欠佳，神志清楚，检查合作，端坐呼吸，颜面明显浮肿，皮肤及巩膜无黄染，口唇发绀，舌苔厚，甲状腺无肿大。胸廓无畸形，但有凹陷性浮肿。心音较微无杂音，两肺均可听到湿性啰音。腹部膨胀紧张，无明显压痛，有移动性浊音，肝未触到，四肢均有凹陷性浮肿，尤以下肢显著。实验室检查：红细胞 3.71×10^{12}/L，白细胞 7.2×10^{9}/L，中性 0.70，淋巴 0.30。小便常规：色黄清，酸性反应，蛋白少许，脓球少许，上皮细胞少许，颗粒管型少许。住院后第 3 天，开始应用石蒜治疗，症状逐渐好转，尿量增加，至第 8 天，尿量达 1100ml，再渐次增多达 3300ml。住院第 16 天，作酚红排泄试验，第 1 小时 0.30，第 2 小时 0.15，患者浮肿消，且能下床行走，痊愈出院。

治疗方法：用石蒜球根 1 粒与蓖麻子 70 粒，捣烂贴于两侧足底涌泉穴，每天 1 次，共用 7 天为 1 个疗程（如需继续治疗则停药 7 天）。[古田医院. 福建中医药. 1959,（4）：41.]

5. 非特异性脑炎伴运动性失语

李某某，女，7 岁。1981 年 9 月初有阵发性哭闹不安，不时出现惊跳现象。9 月下旬出现反复全身性抽搐伴有意识障碍。10 月 2 日起发现患儿失语，不能答话，只能用手势表达意思。夜间睡眠不好，时常坐起哭闹。曾在某儿童医院住院治疗，12 月 2 日出院时诊断为非特异性脑炎伴运动性失语。同年 12 月 8 日来我处就医。查：神志清醒，听、视觉正常，能笑，对问话不能用语言回答，只能用点头、摇头、笑或手势来表达。舌质红，苔薄少，脉细数稍滑。当即针刺双侧涌泉穴，作强刺激。患儿发出“啊！啊！”的哭叫声。留针15分钟，取针后局部按压数下。隔日作第2次针刺后，家长发现患儿能自1数到40，并能说一些简单的话。又隔天作第3次针刺后，即恢复正常说话，情绪活泼。[王炎培. 铁道医学. 1983, 11（3）: 179.]

6. 脑震荡失语

周某某，男，36岁，工人。据代诉人述：患者于1974年11月4日在施工中突然失足，从2层楼架上摔下来（约6m高），右侧身体着地，当即送许昌市医院抢救治疗。次日晨起，不能说话，但听力存在，能以写字答话，即转院治疗，经省3个医院检查，均未见异常，嘱其回原单位休息，对症处理。患者于1974年11月11日来我所诊治。检查：一般情况良好，听觉正常，痛苦表情，以写字回答问话，无明显异常发现。诊断是暴喑症。让患者平卧，以圆利针刺入左侧涌泉穴0.2寸，用捣针手法，患者立即发出声音，并诉说“疼”，但发音低。随又针刺右侧涌泉穴如下法，患者立即大声呼叫，发音恢复正常。[徐存贤. 新医药学杂志. 1976,（4）: 3.]

7. 癔症性失语

马某某，男，36岁。年前因精神受刺激突然不语，听力正常，能以手势或笔写与他人交谈。对他人谈话全能听懂，其他无自觉症状，饮食、起居、劳动正常。曾针治上肢及颈部诸穴数次无效。检：咽喉部除咽反射消失外，其他未见异常。诊断：癔症不语症。按下法针刺，未及出针即发声说话，但因口吃，又加强刺激，言谈流利如常人，后乃出针。

治疗方法：取涌泉穴，取圆利针刺入0.1~0.2寸，以短促的重刺激，并予捣动，捻转，约1分钟左右，多数患者当时即能发单音词，如“麻”“好”“啊”等，经过较短时间完全恢复正常。1次未愈者，隔1~2日再针。[刘更. 中医杂志. 1981,（2）: 22.]

按语：肾属水，肾经“从肾上贯肝膈，入肺中”，而肺又开窍于鼻。温灸涌泉可引火、引血下行，相火得消，鼻衄自止。《串雅》也有以蒜捣泥作饼敷足心治鼻衄的记载。又足少阴肾经“循喉咙，挟舌本”，肾与舌密切相关。针刺涌泉可通调舌络，开宣音窍。《外台秘要》云“涌泉主癫疾不能言”。

8. 癔症性瘫痪

某，女，44岁，家庭妇女。于1994年6月17日就诊。患者因与丈夫吵嘴后突然发病，四肢不能动，但意识清醒，约20分钟后患者被送到医院门诊。检查：心率每分钟82次，心律整齐，呼吸每分钟14次，血压126/76mmHg，瞳孔对光反射未见异常，颈腰部无压痛，四肢呈僵硬性瘫痪，上下肢肌力均为I级，神经系统检查未见异常，苔薄白，脉弦细。初诊为癔症性瘫痪。治疗按下述方法取右侧癔瘫穴（涌泉穴）迅速针刺约1.5寸，行泻法，强刺激3分钟，然后郑重地告诉患者，你可以起来了，随后患者果然下肢可以屈曲并能站起走动。

治疗方法：暴露一侧癔瘫穴（涌泉穴），局部常规消毒后，用30号2寸毫针迅速刺入1~1.5寸，一边行捻转提插手法，一边观察患者的面部表情，并嘱咐患者放松，自然呼吸，行针大约3分钟后，告诉患者可以站起来走路。如不成功，可加刺对侧瘛瘲穴，左右交替行针，要求强刺激，直至患者恢复运动。注意针刺治疗重在语言诱导，力争一次成功。[常见病信息穴一针疗法：38.]

9. 过敏性休克

（1）1975年11月30日，出诊治疗一肺炎患儿。郭某某，2岁，女。2天前出现高热，体温39℃，气喘，咳嗽，面赤气粗，鼻翼煽动。听诊：双肺部可闻及中小湿啰音，诊为肺炎，即用青霉素等治疗。青霉素试验为阴性，肌内注射20万单位，不到7分钟，患儿突然哭声俱失，面色苍白，口唇发青，头颈下垂，手肢微搐，呼吸微弱，其母呼叫不应。听诊：心音低钝，奔马律出现。辨证此为青霉素过敏，正气耗散，心阳欲亡。治则：回阳固脱，苏醒神志。针左涌泉穴，大幅度提插，不到1分钟，患儿哭声大作，双目张开，继针右涌泉穴，轻微旋转，10分钟时面色渐渐转红润，呼吸顺畅，继续观察1小时，恢复如常。[戚生宽．青海医药杂志．1990，（4）：30.]

（2）张某，女，2岁。因患上呼吸道感染肌内注射青霉素。注射后未到1分钟，患儿哭声哑然而止，二目上翻，遍身汗出，口面灰滞。急针刺人中、十宣等穴不应。继以三棱针直刺涌泉。至出血后，患儿猛然哭出，面色转红，神志恢复。[杜明钧．中医杂志．1991，32（10）：59.]

10. 狂证

李某某，男，28岁。半个月前因失恋，急躁不安，加之又和同事闹矛盾，随后闷闷不乐，头痛失眠，怒目视人，胡言乱语，亲疏老少不分，经常无事生非，动手打人，经该厂医院治疗无效，于1979年10月8日由家人送来就诊。检查：状若呆痴，自己否认有病，语无伦次，答非所问，躁动不安，舌质红，苔黄，脉滑数。诊断：精神分裂症。即行涌泉穴针刺治疗，5分钟后，患者安静如常，约30分钟后患者感觉双耳一声巨响，留针1小时后出针，一切活动恢复正常。[熊新安．中医杂志．1989，30（2）：26.]

11. 热厥证

济北王阿母自言足热而懑，臣意告曰："热厥也。"则刺其足心各三所，按之无出血，病旋已。[历代针灸名家医案选注：37.]

12. 不射精症

（1）李某某，男，27岁，工人。1990年2月2日初诊。主诉：结婚2年，性交时不射精，且心情急躁，心烦意乱，口舌生疮，小腹及睾丸坠胀疼痛。检查：舌尖红，苔黄，脉沉数。按下法施治3次而愈，随访2年未复发。

治疗方法：患者取仰卧位，双腿平伸。涌泉穴皮肤常规消毒，用28号1.5寸毫针直刺，快速进针1.0寸，行强刺激泻法，针感向外生殖器放射为宜。捻针2~3分钟后留针，每10分钟捻针1次，共留针30分钟。起针后仍嘱患者仰卧不动，全身放松，调匀呼吸。医者两手相叠，由剑突向耻骨联合，大腿内侧向外生殖器方向各推摩10次。然后患者呈站立位，两脚与肩同宽，医者握拳，用掌背侧捶击患者腰背部及双侧肾区各30次，动作要柔和深透。每天治疗1次，7次为1个疗程。[张润民. 中国针灸. 1992，12（4）：10.]

（2）王某某，男，27岁。1990年8月3日初诊。自诉婚后3年阴茎勃起正常，但性交时不射精，持续2小时许，至疲乏无力，阴茎始软，自溢点滴黏液。虽经多方治疗不效，甚为痛苦。刻诊：性情急躁，小腹坠痛，阴茎，睾丸胀痛，腰背酸痛，舌紫暗，脉沉涩。诊为瘀血阻滞肾窍，络道不通之不射精。用三棱针点刺涌泉穴，放血适量。1次后射精少许，2次后有性快感，3次则射精如常人。[张润民. 四川中医. 1992，（2）：50.]

按语：正常男性青壮年，无生殖器官、内分泌系统病变，无性交困难，但无射精过程的为功能性不射精。多因精神因素造成，如恐惧、紧张、忧虑等。“恐则伤肾”，“忧则伤肝”，肾伤则开合失利，肝伤则疏泄失常，气机逆乱，精关不开。气滞日久则血瘀，致窍闭阻日甚。“宛陈则除之”，点刺涌泉出血，可祛瘀、通肾窍，使精关有度。

13. 足底痛

于某某，男，7岁，学生。患者于1985年暑假和父母去北京游玩，因路途劳累而致足底痛7个月。久站久行后可疼至小腿及足背，疼痛加剧时，用棍顶压痛处可缓解疼痛。经中西医治疗多次不效，于1986年2月14日来本院就诊。检查：右足底内侧（趾跖部）压痛，跖骨头的背跖两面都有压痛，局部无红肿，行走跛行，经下法治疗7次痊愈，至今未复发。

治疗方法：患者坐于床上，足底向上，医者一手拇指依顺时针方向揉压涌泉穴，边揉边压，揉压结合。每次治疗10分钟。[刘申. 上海中医药杂志. 1987，（7）：20.]

按语：涌泉位于足心，“经络所通，主治所及”，“经穴所在，主治所在”。按揉之可使局部肌肉筋脉的功能得到恢复，气血畅通。用于治疗久行久立，足部肌肉筋脉劳损，气血瘀血的足底痛甚为适宜。

14. 脚气

一人患脚气，两骨连腰日夜痛不可忍。为灸涌泉穴50壮，服金液丹5日痊愈。[历代针灸名家医案选注：109.]

15. 产后缺乳

（1）刘某某，女，35岁，教师。1984年10月18日足月顺产一男婴，产后乳房无明显胀感，奶水不足。10月28日邀余诊治。查：乳房不胀，挤乳不多。针刺双侧涌泉穴得气后有针感传至胞宫，半小时后乳房发胀，奶水明显增多。第2天复针1次，乳房很快发胀，奶水源源而下。

治疗方法：取仰卧位，针双侧涌泉穴，进针要迅速，得气后强刺激（鸡啄法）3分钟，留针10分钟。乳汁不通者，针刺后立即用双手挤乳，乳汁即可涌出，并让婴儿吸吮。一般于2日内恢复正常。伴发热者可给予中药配合治疗。泌乳不足者，绝大部分在针刺后有针感由股内侧直至胞宫，同时有子宫收缩感，半小时后乳房发胀，乳汁滴出。一般针1~3次显效。[龚炎. 中医杂志. 1987，28（2）：43.]

（2）李某某，女，27岁，工人。1988年12月5日足月顺产1女婴，产后第2天开始分泌乳汁，嗣后，因情志不遂，乳汁减少，继而全无，伴乳房及胸胁胀满不适，上午汗多，头晕目眩，曾服中药通乳无效。舌红，苔薄黄，脉细弦。12月15日予针刺双侧涌泉穴，针刺后，按摩、挤压乳房即见乳汁渗出，乳房、胸胁胀满亦随之消失。翌日，余症悉除乳汁充盈。

治疗方法：让产妇取仰卧位，双腿平伸，常规消毒，用28号1.5寸长毫针直刺涌泉穴（一侧或双侧），快速进针1寸，待有针感后（向大腿，甚至腹股沟及小腹放射），行强刺激，平补平泻法，捻针2~3分钟，留针半小时，10分钟捻针1次，针后按摩和挤压乳房5~10分钟，或让婴儿吮吸乳头。每天1次，连治3天。[黄永生. 新中医. 1992，24（1）：32.]

（3）陈某某，女，25岁，本院医生，1989年6月4日足月顺产一女婴，产后4天乳汁不通。邀余到家诊治，患者精神欠佳，面色㿠白，自诉：心烦，口苦，汗多，舌淡，苔黄，脉弦细。取双涌泉穴针刺。行针2次后自觉乳房胀满，无其他不适，第3次针刺完毕，当晚乳汁分泌，量多充足。[黄永生. 新中医. 1992，24（1）：32~33.]

（4）张某，女，28岁，工人。1998年10月24日足月顺产一男婴，产后第2天发现乳汁分泌不足，曾用吸乳器也未能奏效。随后求治于本诊所。检查：产妇稍肥胖，五官端正，精神不佳，面色灰暗，舌质红，苔薄黄，脉沉弦。诊断为缺乳症，取催乳穴针刺（双侧），行强刺激手法，留针30分钟。针后大约4小时产妇开始分泌乳汁，第2天再针催乳穴30分钟，当天产妇感觉乳房发胀，随即自做乳房按摩5分钟，到晚间乳汁分泌如泉水一般，乳汁分泌恢复正常。随访2个月乳汁分泌正常。

治疗方法：取催乳穴（涌泉）常规消毒后，用28号2寸毫针直刺1寸左右，行提插手法，待针感传至大腿和小腹部时留针30分钟，每隔5~10分钟行针1次，出针时可行强刺激，持续1~2分钟。针后可用掌鱼际处按乳房5分钟左右，如连续治疗5天仍无效者，建议患者去看妇产科医生，以查明病因。轻症取一侧穴位，重症取两侧穴位。[常见病信息穴一针疗法：126.]

按语：产后缺乳或由气血不足、生化乏源或由肝气郁结、乳闭阻所致或两者兼有。涌泉为足少阴肾经之井穴，既可滋肾水以养肝血，又可开窍启闭通络，使乳汁生化有源，排泄顺畅。从生物全息论的观点来看涌泉所在部位恰恰是胸乳部所在，可以刺激乳汁的分泌。

16. 小儿发热扁桃体肿大

张某，男，2岁。1990年7月初诊。

患儿持续发热1周，体温在37~38.5℃之间，咽部红肿，扁桃体肿大。采用萸栀散外敷涌泉穴，每4小时换1次，用2次后，体温降至37℃，改为每天2次，2天后，热退尽，余症消。又2天，体温正常，治愈出院。

治疗方法：取吴茱萸、山栀各20g，研为细末，用食醋调成糊状，敷于涌泉穴，再用纱布包扎固定，每4小时换1次，连用2~3天。[孙军. 浙江中医杂志. 1992,(12)：5.]

17. 小儿发热伴口腔溃疡

陈某，女，5岁。1989年10月初诊。患儿口腔散在豆粒大溃疡，口唇结痂，不能进食，体温在38~39℃之间，曾用抗生素及退热药，效果不佳。即给萸栀散贴敷涌泉穴，用药2次后，体温降至37.5℃，连用2天体温降至正常，口腔溃疡缩小，能进稀粥。继续治疗1天溃疡消失而愈。

治疗方法：同案16。[孙军. 浙江中医杂志. 1992,(12)：541.]

18. 小儿发热惊厥

盛某某，男，2岁。外感风寒，高热咳嗽，突然四肢抽搐，牙关紧闭，角弓反张，持续不已，其母急抱来求治。检查：体温41℃，呼吸38分/次，心率104次/分。双肺呼吸音粗糙，肝脾未触及，发音营养中等，呈阵发性抽搐，咽喉红肿充血，指纹青紫。诊为惊厥。即针人中、十宣、合谷等穴，病情未能控制，再取涌泉穴，行强刺激手法。当即抽搐停止，观察约2分钟未见复发。给小儿退热片，每天3次，每次服半片，第2天烧退病愈。

治疗方法：取双侧涌泉穴，以爪切法进针，根据年龄、体型直刺0.8~1寸深，先施提插手法，后施大幅度捻转手法，每侧反复治疗3~5分钟，以患者不能忍受为度，然后每隔2~3分钟重复上述手法1次，病情稳定后可留针30分钟。[熊新安. 中医杂志. 1989，30(2)：26.]

按语：涌泉是足少阴肾经井穴。“病在脏者取之井”，又肾气通于脑，“脑为元神之府”。而惊厥为邪陷心包，蒙蔽心窍所致。故泻涌泉可开窍苏厥，回阳醒脑。用于治疗昏厥，小儿惊风，癫狂痫等。

19. 小儿口疮

（1）吴某某，男，5岁。1974年患口腔黏膜溃疡，呈圆形溃疡面，周围充血，红肿疼痛，表面有一层黄色假膜，进食困难，予以口糜丸贴敷涌泉穴，3次痊愈。

治疗方法：药物：吴茱萸30g，鸡蛋清适量。制法：将吴茱萸研为细末，加入蛋清调和为丸，如蚕豆大。用法：取药丸放胶布中间，贴于穴位，2天换药1次，一般2~3次痊愈（每穴1丸）。[穴位贴药疗法：80.]

（2）赵某，男，2岁。患口腔炎数月，至影响吮乳及饮食，虽经治疗，但均不见效，试用此法，1次即痊愈，至今已5年未再复发。

治疗方法：取皂角粉（去皮、碾核为末）15g，用热醋调成糊状，趁热（勿太烫）涂包两足心涌泉穴，24小时

后取掉。[张治民. 中级医刊. 1966,(3):177.]

20. 小儿滞颐

罗某某，男，3岁。1974年2月3日初诊。其父代诉：1岁起即口水外流，并逐渐严重，冬季棉衣前襟常湿透。刻诊：涎液黏稠，口唇糜烂，颐部潮红，面赤，舌质红，指纹紫。用“南黄府醋饼”包左足涌泉穴，3次即愈，后未再流。

治疗方法：制南星30g，生蒲黄12g，共为细末，府醋（保宁醋）适量调制成饼，包足心涌泉穴，男左女右，12小时易之。[中医百花园：321.]

21. 小儿遗尿

彭某某，男，8岁，学生。1979年5月4日初诊。自幼尿床，每夜尿1~2次，发育良好，其他无异常。诊断为遗尿症。针涌泉1次即愈。

治疗方法：取涌泉穴，针0.3~0.5寸，行捻转手法，短促行针，每天针1次。[针灸临证集验：72.]

22. 目赤肿痛

有某公子，年方二十，家素富，父为某省制军。是秋登贤书，贺者盈门。公子忽两目红肿，痛不可忍，日夜咆哮，延叶天士诊之。天士曰：“目疾不足虑，当即自愈，可虑者，七日内足心必生痈，毒一发则不可治矣。”天士平日决生死如烛照，不差累黍，及闻是言不觉悲惧交集，再三恳其拯救。天士曰：“此时不暇服药，且先以方散毒，如七日内不发，方可再议药也。”当求其方，曰息心静坐，以自己左手，擦右足心三百六十遍，又以右手擦左足心三百六十遍，每日如此七次，俟七日后再来施治。如方至七日延天士至，曰：“目疾果如先生言已愈矣，未审痈毒能不发否？”天士笑曰：“前言发毒者，妄也。公子富贵双全，事事如意，所惧者死耳。惟以死动之，则他念俱寂，一心注足矣。手擦足心，则火下行，目疾自愈，不然心益躁，目益痛，虽日服灵丹，庸有效乎？”公子笑而厚酬之。[历代笔记医事别录：319.]

23. 鼻衄

（1）何某，女，7岁。自1981年起常流鼻血，在附近地段医院治疗无效。于1983年7月因鼻衄发作而来我院五官科治疗，用凡士林纱条压迫止血，仍渗出不止，后因患者难忍鼻塞之苦，将纱条拉出，当即血出如喷而转针灸科治疗。刻下：病儿脸色苍白，脉沉细，遂用艾条温灸涌泉穴，约3分钟鼻衄渐止。[傅丰瑾. 上海针灸杂志. 1986,(2):19.]

（2）刘某某，男，12岁。1977年夏，在麦田拾麦，中午正热时患鼻衄，用小蓟叶揉鼻孔后回家，衄血不止。连连诉说“额部热痛”。时正午，遂教以用温水洗两足后，取大蒜2枚剥去皮，捣融如膏，贴双足涌泉穴，10分钟衄血减轻，额痛亦轻。20分钟后额痛愈，衄血亦止。

治疗方法：药物：大蒜1~2枚（去皮）；制法：将大蒜捣融如膏后，制成约五分硬币大的圆饼，厚如绿豆许；用法：先将涌泉穴用温水洗净，擦干，取

药饼1个，左鼻孔出血贴左涌泉穴，右鼻孔出血贴右涌泉穴。[穴位贴药疗法：12.]

（3）郝某，男，21岁。1964年7月16日初诊。主诉：突然鼻出血5天，经用麻黄素加肾上腺素纱条填塞压迫，内服、注射止血药无效。鼻腔检查可见鼻中隔轻度弯曲，右侧黏膜血管充盈，有凝血块。患者头晕口苦，舌质红，苔薄白，脉弦数。辨证：肝火上侮肺金，治宜清肝泻火。由于水能涵木，呼吸之根在于肾，故取足少阴肾经之井穴涌泉，益水之源以清肝火。治疗1次而愈，随访2年未复发。

治疗方法：选一长15~17cm，直径10~15mm，一端为钝圆头之棒状物（笔者所用为自来水钢笔）。当患者鼻出血时，以一手握患者一只脚（男左女右），另一手用钢笔尾端垂直压迫在涌泉穴上，此时患者自感一“激灵”，出血即止。继续压迫，力度适当，以不损伤为度。随后用清水洗净血污，擤去鼻内血块及分泌物，除去压迫，治疗结束。[雷顺群. 中级医刊. 1992，27（8）：60.]

24. 耳聋

1969年，正值“文化大革命”期间，王某突听其好友梁某被揪斗，顿时心内一急，遂两耳失闻。5日后，余看望梁某。梁某托余为王某诊治。查身体状况一般，脉弦微数，舌红苔少黄，溲黄便稍结。此症系肝郁化热，闭塞耳窍。治当疏肝理气，清泻肝热，开闭启窍。余针刺涌泉，行针1分钟，留针30分钟，1次告愈。

治疗方法：用28号2寸毫针，直刺1寸深，得气后，拇指向后轻轻捻转，约1~2分钟，留针30分钟。

按语：肝肾同源，肝属木，肾开窍于耳。涌泉为少阴肾经之输木穴，功可开窍。木喜条达疏泄忌郁结。患者突然气急，气随血升，闭塞耳窍。取涌泉一穴，既可疏肝行气、清肝泻热，又能开通耳窍。故仅针1次，即获全效。气郁型耳聋临床上用涌泉疗效颇佳，若针刺按男左女右，则效果尤胜。每日针刺1次，轻者1~2天治愈，重者3~6天。注意事项：治疗期间患者应注意情志调节。有出血性疾病者禁针。[单穴治病选萃：184.]

25. 保健

（1）涌泉穴在足心之上，湿气皆从此入。日久之间，常以两足赤肉，更次用一手握指，一手摩擦，数目多时，觉足心热，即将脚指略略动转，倦则少歇，或令人擦之亦得，终不若自擦为佳。先公每夜常自擦至数千，所以晚年步履轻便。仆性则懒，每卧时，只令人擦至睡熟即止，亦觉得力。向来乡人郑彦如，自太府丞出为江东仓使，足弱不能陛辞。枢筦黄继道教以此法，逾月即能跪拜。又见丁邵州致远，病足半年，不能下床，遇一道人，亦授此法，久而即愈。偶记忆得，因笔于册，用告病者，岂曰小补之哉！[历代笔记医事别录：518.]

（2）东坡云，扬州有武官侍真者，官于二广十余年，终不染瘴，面色红腻，腰足轻快。初不服药，唯每日五更

起坐，两足相向，热摩涌泉穴无数，以汗出为度。[历代笔记医事别录：270.]

幽门（KI21）

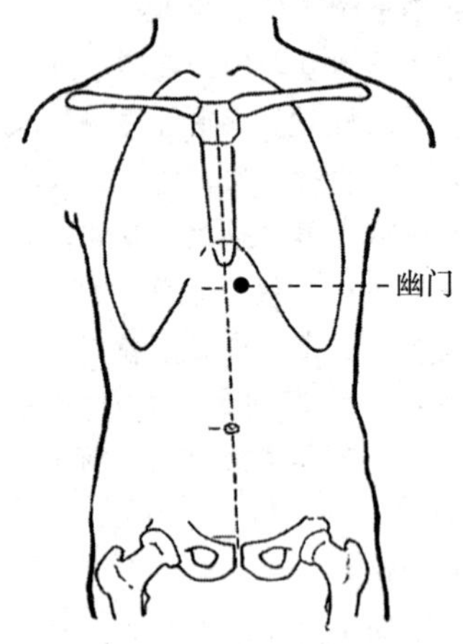

【释名】幽，幽隐；门，门户。穴近胃之下口幽门而与之相关，故名。

【异名】上门。

【经属】足少阴肾经。冲脉、足少阴之会。

【定位解剖】脐上 6 寸，巨阙（任脉）旁开 0.5 寸处取穴。穴位于腹直肌内缘（深层为肝脏）布有第 7 肋间神经及腹壁上下动静脉分支。

【刺灸法】直刺 0.5~1 寸，不可深刺。艾炷灸 3~5 壮，艾条温灸 10~15 分钟。

【功用主治】理气和胃，通腑导滞。主治胸胁背相引痛，恶心，呕吐，多唾，饮食不下，善哕，支满，少腹坚，心痛，逆气，烦心，胃痉挛，胃下垂，肋间神经痛。

【临床应用】

胃下垂

金某某，女，20 岁。主诉：胃脘痛 1 年余。今年 1 月，胃肠透视报告：胃下垂 5 横指。食后疼痛，站立时则小腹下坠，久疗未效。

治疗方法：取右侧幽门穴，用芒针挂钩疗法。令患者仰卧，以手轻扪右幽门穴，有小包可触之，用 8 号芒针由幽门沿皮刺入，隔皮可见针的活动，斜向左刺达脐旁，以左手食指在针尖上 3cm 处按压，右手捻旋针柄数下，急用力上提，腹皮随即皱起，在提针的同时，另一人将其两腿屈膝，手持其足，随提针的动作往上推至腹部，提针 3 次，然后将针交给患者上提，留针 20 分钟。针后最好卧床 1 天，每周 1 次，共治 8 次，症状渐消，胃恢复正常位置。[田维柱. 针灸学报. 1992,(2)：40.]

鱼际（LU10）

【释名】因穴位处肌肉隆起似鱼腹，赤白肉际相合处曰际，故名鱼际。《黄帝内经明堂》杨上善注：“大指本节后象彼鱼形，故以鱼名之。赤白肉畔，故曰鱼际。”

【异名】太泉、鬼心。

【经属】手太阴肺经。本穴为手太阴肺经荥（火）穴。

【定位解剖】仰掌，该穴在手指本节（第 1 掌指关节）后凹陷处，约当第 1 掌骨中点桡侧，赤白肉际处。局部解剖有拇短展肌，拇指对掌肌，有拇指静脉回流支，布有前臂外侧皮神经和桡神经浅支混合支，掌侧为正中神经掌皮支。

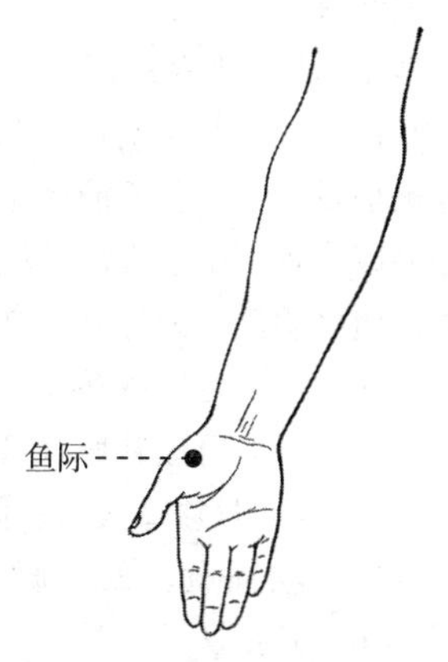

【刺灸法】直刺 0.5~0.8 寸，或点刺出血；可灸。

【功用主治】清热宣肺，止咳定喘，疏风解表，通利咽喉。主治咳嗽（干咳），气喘，咯血，伤风，心痛，呕吐，胃气下陷，腹泻，心烦，怔忡，腹满，头痛，目眩，咽干，喉痹，咽喉肿痛，牙痛，舌急，失音，湿热，黄疸，疟疾，尿血，阳痿，小儿疳积，肘挛，指肿等。现代多用于治疗发热，慢性支气管炎（急性发作期），自汗，婴幼儿腹泻，扁桃体炎，胎位不正，拇指屈肌肌腱炎等。

【临床应用】

1. 哮喘

（1）王某某，男，62 岁，干部。患哮喘 20 余年，时重时轻，西医诊断为肺气肿，肺心病。来诊时气息短促，语言无力，动则汗出，神疲，气不得息，即行指按压鱼际穴，5 分钟后症状缓解，胸膈宽畅，谈笑风生。

治疗方法：以大拇指指腹按压在穴位上，食指顶夹住虎口或合谷穴上，大拇指行顺时针揉按，由轻到重，反复 10 次。［孙兰英. 福建中医药. 1984，15(5)：45. ］

（2）郭某某，男，14 岁，学生。3 年前因患肺炎遗留哮喘，不分寒暑，经常发作，在校内不能参加运动与劳动。检查：营养发育一般，耸肩呼吸，肺有弥漫性哮喘音。诊断为感染性支气管哮喘。以下法针刺后 3 分钟哮喘即缓解，第 2 天发作已明显减轻，针 2 次后未再来。翌年访问，方知针 2 次后即停止发作，至今未犯。

治疗方法：取鱼际穴，每次只针单侧，每天 1 次或每发作时针 1 次，左右交替使用。刺时针尖向掌心斜刺，深度 0.5 寸左右。出现针感后留针 20~30 分钟，留针期间每隔 5 分钟捻转行针 1 次。针刺 10 次为 1 个疗程或每发作时针刺。［刘泽光. 中国针灸. 1985，5（1）：4］

（3）林某，女，13 岁。3 岁起即患咳嗽，哮喘，严重时动则喘促，张口抬肩，大汗淋漓，甚则小便失禁，每日均需服止喘药 2~3 次。今年 7 月 15 日来诊时，哮喘大作，面色晦暗，唇紫肢冷，即按压双侧鱼际穴，以大拇指指腹按压在穴位上，食指尖顶住虎口或合谷穴，大拇指行顺时针方向按揉，由轻到重，反复 10 次，5 分钟后，渐渐喘止，休息半小时平息如常人。［孙兰英. 福建中医药. 1984，15（5）：45. ］

按语：有作者报道，10 多年来运用此穴治疗支气管哮喘效果越好。针刺每日1~2次，一般留针10分钟后，喘息即开始缓解，听诊时肺部哮鸣音减少，20分钟后喘息和肺部哮鸣音基本平息。轻者1~3天喘止，重者7~10天喘止。埋线每2周进行1次，轻者1~2次即愈，重者4~5次可愈。埋线适用于路程较远就诊不便的慢性发作性哮喘。

2. 自汗

崔某某，男，45岁。1958年3月4日初诊。患者素体虚弱，5天前因感冒头身痛咳嗽，在当地就医服麻黄五积散2剂，感冒愈而自汗不止，每天需换衣10多次，并恶风气短。昨天曾延医服玉屏风散合生脉散加浮小麦等药，已服完2剂无效。诊脉浮大中空，舌质淡体胖大，苔薄白少津。此为发汗太过，大汗亡阳。用针刺双鱼际穴，咳嗽进针，刺入8分留针，针感不强只有轻微胀感，留针时自汗渐止，再开龙爽止汗汤加味嘱服3剂。次日复诊云：因药未配齐未能服，然后16小时未再出汗，今晨又见头部微汗，乃再用双鱼际穴针刺共针2次而愈。观察随访7天未再自汗，气短恶风随愈。

治疗方法：消毒后用1寸长细毫针直刺0.8寸，咳嗽进针，无需捻转提插，不要求强烈针感，留针20分钟，男先针左，女先针右。在未施针前，可令患者擦去头身之汗，进针后及留针时，自汗渐止。

按语：鱼际除治喉痹外，确有止汗之功，30多年来屡试屡验，其机制当为肺主皮毛司开合也。单用鱼际一穴治疗自汗，诸书均无记载，而笔者承刘春益老师传授，用之每见奇效。［单穴治病选萃：15.］

3. 尾骨尖痛

杨某某，男，34岁，职员。1989年11月20日初诊。诉：尾骨尖部疼痛月余，渐渐加重，现办公不能就座，无明显发病原因。查：尾骨尖部无红肿等异常现象，压痛明显。即针刺双侧鱼际穴，进针1寸，得气后用捻转泻法，针后立即感疼痛大减，可以就座。第2天复诊，患者诉症状明显减轻，现可以坐下办公，共针2次而愈。［殷克敬. 陕西中医函授. 1990,（4）：34.］

4. 小儿疳证

（1）阎某某，男，2岁。于断奶后不久即患麻疹，由于过分忌嘴及护理不当，日渐消瘦。来院就诊时，见患儿精神不振，面部多皱纹，皮肤弹性丧失，皮下脂肪明显消失，肌肉萎缩，呈皮包骨样，哭声无力，不欲进食，呈Ⅲ度营养不良。经鱼际穴割治后，半月左右精神好转，能吃一般米粥，腿部肌肉增强，皮下脂肪逐渐饱满。术后1个月左右，体重增加2.5公斤，随访3年，身体健壮。

治疗方法：①准备手术刀一把，手术剪一把，绷带一卷，3cm×3cm纱布2块，酒精棉球数个。②用酒精棉球消毒局部皮肤后，顺掌骨在鱼际穴切一小切口，切口长约0.5~0.8cm，深为0.2cm，然后用手术剪在切口处剪去冒出的脂肪组织，对好切口皮肤，即捺上酒精棉球，盖上纱布块，用绷带加压包

扎好。约1星期切口愈合，除去敷料。一般割治1次即可（双侧）。[杜志昌. 赤脚医生杂志. 1976,（9）：22.]

（2）杜某，男，3岁，反复腹泻3月余。症见神萎，消瘦，食少，腹胀，腹泻，面色无华，皮肤松弛，手足心热，夜哭不眠，苔白质红，脉细数，拒服中药，经西药治疗不见好转，采用鱼际穴割治法，当晚即不哭闹，入睡安稳，1周后大便渐转正常，食欲增进，形体渐丰，随访1年，生长发育良好。治疗方法同前述案（1）。[杜志昌. 江苏医药，1976,（5）：48.]

（3）傅某某，男，1岁。1967年6月27日初诊。患儿飧泻反复，日久不愈，日夜10余次，量多腥臭，倦怠神疲，面黄不华，头发枯槁，体瘦如柴，腹部膨胀，青筋暴露，白睛混浊，干涩羞明，至夜则视物不见，小便清长，舌淡，苔薄白，稍腻，指纹淡滞。证属乳食不节，贪食无厌，脾胃受损。诊为脾疳加肝疳。割治鱼际穴。割治后2天，飧泻逐渐减次，饮食好转，精神振作，睡眠好。5天以后大便日1~2次而成形，痊愈。随访2年，患儿未再发生脾胃疾患，形体肥胖，一切正常。

治疗方法：取鱼际穴，一般先割左侧，不愈再割右侧。局部常规消毒，由家长抱患儿，固定左手。医者用左手握患儿左手食指至小指4个掌指，并固定大拇指呈外翻形，使割治部位充分凸出暴露，右手持刀，刀刃朝上，避开血管迅速戳入（不用麻药），纵行切开，刀口长0.4~0.5cm，深0.3~0.4cm。这时皮下脂肪很快随刀溢出皮外。医者易刀换钳，把暴露出之脂肪一点一点地全部撕掉。撕完后用消毒棉垫按压片刻以防出血。之后再盖以消毒敷料，胶布固定，以防感染。待5~6天揭除敷料即可。如症状好转未愈，再过7~9天割右手，一般1次一手即愈。[翟润民. 河南中医. 1983,（6）：39.]

玉枕（BL9）

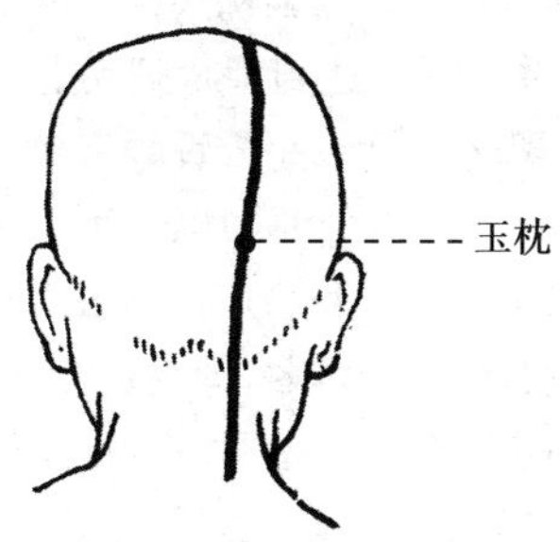

【释名】枕骨古名玉枕骨，穴居其上，故名。

【经属】足太阳膀胱经。

【定位解剖】督脉旁开1.3寸，当枕外粗隆上缘之外侧取穴；或后头部后发际正中直上2.5寸（脑户）旁开1.5寸凹陷处，与枕外隆凸上缘相平，当天柱直上2.5寸。穴下为枕肌，布有枕大神经分支，颅腔内正当大脑枕叶视觉区及枕动、静脉。

【刺灸法】沿皮刺0.3~1寸。艾条灸10~15分钟。

【功用主治】疏风散邪，通络止痛。主治头痛，恶风寒，呕吐，不能远视，目痛，鼻塞，足癣等。

【临床应用】

1. 足癣

王某某，男，49岁。患足癣10余年，每年5~10月发病。患者经常穿塑料鞋，趟雨水后容易激发，犯时奇痒难忍。查：脚部有大小不等的水泡，渗出液多，糜烂红肿，淋巴腺肿大，影响走路。按下法治疗40分钟，当晚止痒，水泡干瘪。针刺10次症状消失痊愈。随访2年未见复发。

治疗方法：选28~30号2寸不锈钢针，刺激点在两侧玉枕穴，进针向下刺入1.5寸，深度达到帽状腱膜上。加电针仪，选连续波，每分钟频率200次左右。留针30~40分钟。10次为1个疗程。一律采用单纯针刺治疗，不用任何外用药及口服药。[宋君惠．中国针灸．1985，5（3）：16.]

2. 口疮

李某，男，51岁，商人。1998年4月17日初诊。患者口腔溃烂反复发作近1年，有吸烟史，曾服用牛黄解毒及维生素B等2个多月。检查：舌尖部及左下齿龈处有绿豆大小的溃疡。诊断为复发性口腔溃疡，取右口疮穴针刺，用泻法，留针30分钟，隔日治疗1次。治疗3次后，患者自诉口腔刺痛减轻，治疗6次后口腔溃疡消失。3个月后复诊未见复发。

治疗方法：对于口臭及胃火盛者可取口疮穴（玉枕穴）采用三棱针点刺放血4~5滴为宜，术前术后严格消毒；对于一般的口腔溃疡，宜用2寸毫针以25°向上斜刺1.5寸左右，用法待局部出现酸胀针感时，留针20~30分钟，每5~11分钟行针1次；对伴有体虚畏寒者，可同时加艾条灸15分钟，效果更好。每周治疗2次，10次为1个疗程。一侧患病，取健侧穴位，两侧患病，取双侧穴位。[常见病信息穴一针疗法：155.]

攒竹（BL2）

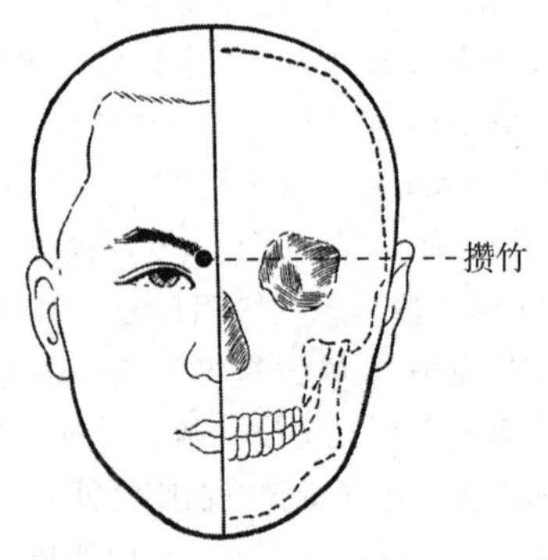

【释名】攒，聚集；竹，形容眉毛。穴居眉头，形如细竹攒集，故名。

【异名】员在，始光，夜光，明光，员柱。

【经属】足太阳膀胱经。

【定位解剖】在眉毛内侧端，眶上切迹处取穴。穴在额肌、皱眉肌。布有三叉神经之额神经内侧支及额动、静脉。

【刺灸法】向眉中或睛明方向横刺0.5~1寸；或点刺出血；或以皮肤针叩刺。艾条灸10~15分钟。

【功用主治】疏风清热，调和气血。主治头风，头痛，眉棱骨痛，汗出寒热，恶风寒，风眩，面赤颊痛，眼睑瞤动，目眩，目翳，目赤肿痛，胬肉攀睛，迎风流泪，热泪常流，目视不明，目难远视，目如欲脱，鼻鼽衄，心烦，不得卧，癫狂，小儿惊痫，瘛疭，项强，呃逆，腰扭伤等。现在常用于治疗前额痛，肌紧张性头痛，结膜炎，角膜炎，泪囊炎，近视，视神经炎，视神经萎缩，面神经麻痹，玻璃体混浊，羞明，眼睑下垂，麦粒肿，失眠，鼻塞，心律失常。

【临床应用】

1. 心律失常

胥某某，男，23岁，战士。患者突感心慌心悸，全身乏力，恶心欲吐。检查：心率180次/分，血压12.8/8.27kPa（92/75mmHg）。心电图检查：诊断为室上性阵发性心动过速。采用针刺攒竹穴3分钟后心率开始减慢，8分钟后即恢复正常。

治疗方法：患者取坐位或仰卧位，取攒竹穴，局部常规消毒后，医者以左手拇指、食指固定其穴位，然后用1~1.5寸毫针斜刺入皮下0.3~0.5寸深，得气后留针3~15分钟。留针期间每隔2~3分钟捻转1次，其强度根据患者的体质强弱决定，一般多采用中等强度刺激为宜。［王明华，等. 中医杂志. 1982，23（3）：29.］

2. 呃逆

（1）吕某某，女，48岁。2天来呃逆连声，曾服药治疗无效（用药不详），就诊时仍呃声不断，施下法治疗即止。经追访，未见复发。

治疗方法：在患者不备之时，术者突然用双拇指掐压患者双侧攒竹穴，余指紧扶双侧头部，持续半分钟左右，呃逆即止。［张振贤. 赤脚医生杂志. 1977，（5）：29.］

（2）张某某，男，48岁。因低热住院，并发膈肌痉挛，每分钟15~20次。曾用阿托品、颠茄合剂和镇静剂等，24小时后，未能制止。后经下法治疗，3分钟后，呃逆完全终止。

治疗方法：让患者取坐位或仰卧位，施术者将两手拇指按压在患者双侧攒竹穴，其余4指并拢紧贴在耳尖上的率谷穴。指压由轻到重，持续大约3~5分钟，呃逆即可停止。［龚瑞章. 中国针灸. 1981，1（1）：48.］

3. 眶上神经痛

徐某，男，22岁，学生。双眼眉棱骨疼痛半年，每天上午疼痛较甚，下午渐减轻，在当地治疗无效转来我院。眼科检查视力：右0.7/1.5，左0.6/1.5，双外眼（–），眼底正常，眼压正常范围。双眼眶上切迹处压痛明显。以下法治疗5次疼痛全部消失。

治疗方法：①取穴：攒竹。②仪器：选用广东佛山市光学研究所生产的EAI–10型家用电子针灸器。③ a. 把调幅旋转向“开”见指示灯闪亮，说明仪器正常，可以开始工作。b. 把电针置于欲针部位，使全部导子接触皮肤，调节调幅旋钮，同时移动导子寻找穴位，当出现明显的刺、酸、麻、胀感时，说明已对准穴位，即停止移动。c. 如感到刺感太大（或太小时）可逆时针方向（或顺时针方向）旋动调幅旋钮，每次时间

20 分钟，5 天为 1 个疗程。[徐军. 中国针灸. 1988,(1): 13.]

4. 腰扭伤

(1) 魏某，男，32 岁，司机。2 天前弯腰卧地修车，站起时突觉腰髋部刺痛。故静卧于床，半小时后自觉疼痛减轻，准备驾车外出，但站起时腰部疼痛加重，不能站立，经他人护送来院外科治疗。诊为腰大肌扭伤。以祛风、活血、止痛为主，服中西药物治疗无明显好转，故护送来我门诊治疗。证见腰髋部疼痛剧烈，弯腰屈膝不能站立，动则汗出，查：腰 4、5 椎有明显压痛，经拍片腰椎无异常，故行针刺。取攒竹穴，按下法施治 5 分钟后，疼痛减轻，腰髋活动范围加大，得气后留针约 20 分钟，针后弯腰达 90°，转体自如，后针 2 次腰痛痊愈。

治疗方法：取攒竹穴常规消毒，令患者活动腰部，以达活动受限姿势及最痛苦之候，用 0.5 寸或 1 寸毫针斜刺或直刺，或针刺向百会穴方向 0.3~0.4 寸，稍有酸胀后即反复提插 1~2 分钟，多数患者可流泪，再留针 20~30 分钟，留针期间令患者静止腰部活动，每天 1 次。[卢连方. 辽宁中医杂志. 1988,(12): 36.]

(2) 曹某某，男，25 岁，工人。因搬挪重物时不慎扭伤腰部，致翻身转侧不利，行走不便，活动受限。查：腰 4、5 椎右侧肌肉较紧张并有明显压痛，弯腰及活动时疼痛加重。诊断：急性腰扭伤。采用 1 寸毫针于双攒竹穴进针，沿皮向双睛明穴刺，当针进入 0.3~0.5 寸深且留针 5 分钟后，患者感局部酸胀。此时嘱其缓慢活动腰部，患者即刻感腰痛已减去八分。续留 5 分钟后出针，此时患者已能行走自如。后又一腰痛患者来诊，经 1 次针刺后其腰痛痊愈。临床上见到的腰痛患者，如扭伤后几天，经 2~4 次针刺后可获良效。[李弘. 大众中医药. 1988,(2): 48.]

5. 鼻窦炎

李某，男，30 岁。1977 年 3 月 30 日初诊。患者 2 年来经常鼻塞，流脓性鼻涕，头闷痛，头昏，眠差，记忆力衰减，感冒时上述症状加重，头痛尤甚。此次因受凉感冒 2 天，前额呈刀割样疼痛，西医诊断为慢性鼻窦炎急性发作。经抗生素及对症治疗效果不佳而要求针灸。患者呈痛苦面容，手托前额，鼻塞音重，舌红，苔稍黄，脉弦数。为素体肝胆郁热又外感风寒，蕴而化热，郁热酿为邪浊，壅于鼻窍发为鼻渊。

治疗方法：首先在眉头处仔细循按稍有凹陷而压之有酸痛之较敏感处为穴，用 1 寸针快速透过皮层后，针尖稍向下倾斜（约呈 80°），将针轻快捻进，当患者出现酸胀感，且鼻塞有明显改善时为最适进针深度（约 0.5 寸左右），即可进行和缓轻慢的捻转手法（约 20 次 / 分，720°），右转（即拇指向后食指向前）时指力较左转时为重，此时患者往往有酸胀感向额部及眶内放散。每次捻转 3~5 转即可，留针 5 分钟，行针 3 次后，边捻边退缓慢出针。此穴不宜行提插手法，亦忌快速捻转，一则针感过强反致头痛加重而欲呕吐，再则手法过重或提插易造成局部血肿。[李惠芳. 云

南中医杂志. 1984，5（1）：30. ］

章门（LR13）

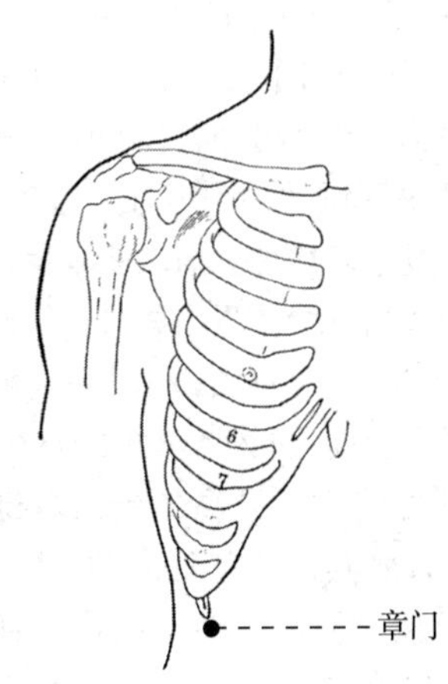

【释名】章，犹障，指肋骨。穴居胁肋部，分列左右两侧如门，故名。

【异名】长平，胁髎。

【经属】足厥阴肝经。脾脏募穴；脏会。交会穴：足厥阴、少阳之会。

【定位解剖】在第 11 浮肋游离端之下际取穴。当上肢合腋屈肘，正当肘尖尽处。穴在腹外斜肌、腹内斜肌、腹横肌，深部右侧章门为肝右叶前缘，左侧章门为脾脏下缘；布有第 10、11 肋间神经，及肋间动脉末支。

【刺灸法】向肋下端直刺 0.3~0.5 寸，或向前下方斜刺 0.5~1.5 寸。艾炷灸 3~5 壮，艾条温灸 10~15 分钟。

【功用主治】疏肝理气，健脾助运。主治腹胀，肠鸣，腹泻，胁痛，痞块，黄疸，呕吐，身黄羸瘦，喘息，心痛而呕，四肢懈惰，胸胁支满，食不化，寒中洞泄，腰背冷痛等。现代常用于治疗胸膜炎，胆石症，消化不良，肝脾肿大，肝炎，肠炎。

【临床应用】

1. 痞疾

（1）己卯①岁，因磁州一同乡，欠俸资往取，道经临洛关。会旧知宋宪副火云：“昨年长子得一痞疾，近因下第抑郁，疾转加增，诸药不效，如之奈何？”予答曰：“即刻可愈。”予即针章门等穴，饮食渐进，形体清爽，而腹块即消矣。欢治数日，偕亲友送至吕洞宾卢生祠，不忍分袂②而别。［历代针灸名家医案选注：53. ］

按语：①己卯：万历七年（公元 1579 年）。②袂：作衣袖讲。

（2）景岳治一少年，素日饮酒，亦多失饥饱。一日偶因饭后胁肋大痛，自服行气化滞等药，复用吐法，尽出饮食。吐后逆气上升，胁痛虽止，而上壅胸膈，胀痛更甚，且加呕吐，再用行滞破气等药，呕痛渐愈，而在乳胸肋之下结一块，胀实拒按，脐腹膈闭，不能下达。每于戌亥子丑之时则胀不可当，因其呕吐即止，已可用下，凡大黄、芒硝、棱、莪、巴豆等药，及菔子、朴硝、大蒜、橘叶捣罨等法，毫不能效。而愈攻愈胀，因疑为脾气受伤，用补，尤觉不便，汤水不入者，凡二十余日，无计可施，窘剧待毙，只得手揉按其处，彼云肋下一点，按着则痛连胸腹，及细为揣摸，则正在章门穴也。章门为脾之募，为脏之会。且乳下肋间，正属虚里大络。乃胃气所出之道路，而气实通于章门。因悟其日轻夜重，本非有形之积，而按此连彼，则病在气分无疑也。必须经火则气散。乃以艾灸章门 14 壮，兼制神香散，使日吸 3~4 次，胀果渐平，食亦渐进，始得保全。［历代针灸名家医案选注：54. ］

2. 疝气

魏土硅妻徐病疝，自脐下上至于心皆胀满，呕吐，烦闷，不进饮食。滑伯仁曰："此寒在下焦。"为灸章门、气海愈。［历代针灸名家医案选注：112. ］

照海（KI6）

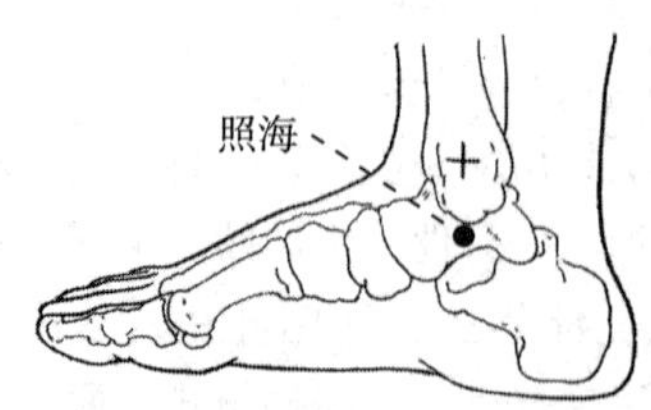

【释名】照，相对；海，指足底。两足底相合时，内踝下方呈现凹陷如海，故名。

【异名】阴跷。

【经属】足少阴肾经。八脉交会穴之一，通阴跷脉。阴跷脉所生。

【定位解剖】该穴在足内侧，内踝尖下方凹陷处，约内踝高点下 1 寸。局部解剖有胫后动、静脉；布有小腿内侧皮神经，深部为胫神经本干。

【刺灸法】直刺 0.5~0.8 寸；可灸。

【功用主治】滋阴益肾，降火润燥，安神定惊。主治目痛，咽干，喉中闭塞，嗜卧，惊善悲，卒疝，少腹痛，溺黄，小便淋涩，阴挺，月水不下，阴中肿痒，难产，胎衣不下，胃翻，便秘，肠鸣，肠风下血，昏迷等。现代常用于治疗肾炎，前列腺炎，高血压，失眠，慢性咽炎，梅核气，足跟痛，足外翻等。

【现代研究】实验表明电针家兔双侧"照海""三阴交"，可增加肾血流量，输尿管蠕动频率增加，幅度增大，肾泌尿量显著增加。当以严重烧伤合并感染诱致狗试验性蛋白尿时，针刺"照海""列缺"穴 24~28 小时后，可使其蛋白尿由针前 1.4%降至 0.4~0.6%；再次针刺可使重新升高的蛋白尿继续下降；而针刺其他经穴无此效应，具有相对特异性。临床报道也指出，针刺照海、阴谷等穴可促进水负荷后的肾脏泌尿功能，加速利尿反应。尤以照海穴的作用为著。

【临床应用】

1. 尿潴留

（1）张某，男，55 岁，工人。主诉：疝气术后不能排尿 8 小时。自感有尿意但排不出来，小腹膨胀拘急。以下法针照海穴，留针 30 分钟，起针 15 分钟后，即自行排尿约 700ml，尿潴留得以解除。

治疗方法：取双侧照海穴，直刺进针 0.3~0.5 寸，得气后用平补平泻手法，留针 30~40 分钟，留针期间每隔 10 分钟捻转行针 1 次，或加电针。［王勇. 新中医. 1992，24（10）：34. ］

（2）邵某某，女，23 岁，农民，患者于 1990 年 12 月 31 日行剖宫产，术后发生尿潴留。曾用穴位注射新斯的明、神经封闭、针灸治疗等多种方法，均无疗效。至笔者会诊时已经20天，患者仍需要留置导尿管，痛苦不堪。即针刺照海穴，加电针以增强刺激，留针40分钟，起针后患者即感有尿意，嘱其拔除导尿管，多喝白开水，约半小时后能自行排尿而愈。

治疗方法：同上案。［王勇，新中医，1992，24（10）：34.］

按语：照海为肾经穴。肾主水，司人体水液代谢。"膀胱者，州都之官，津液藏焉，气化则能出矣"，肾和膀胱相表里，针刺照海可以补肾气，促进膀胱的气化功能，通利小便。临床用于治疗小便不利、尿频、尿潴留等症。

2. 眉棱骨内端及内眦痛

刘某，女，46岁。1985年4月15日就诊。患者主诉左侧眉棱骨内端痛3天，夜间加重，伴心烦，失眠，咽干隐痛。曾屡服止痛片效果不著。查：神疲，面黄憔悴。舌红少苔，脉细数，血压正常。诊为眉棱骨痛，属阴虚火旺型。治疗患者取仰卧位，取左侧照海穴，平补平泻手法，针半分钟后疼痛明显减轻，留针20分钟后症状消失。追访1年未复发。

治疗方法：患者坐位或仰卧位，取双侧照海穴，用30号1寸毫针，针尖向下斜刺进针约5分深，得气后，施以平补平泻手法，捻转0.5~1分钟后，多数患者即止痛，然后留针20~30分钟。近5年来运用此穴治疗眉棱骨内端及内眦痛患者10例，均经1~2次治疗后获愈。

按语：照海穴属足少阴肾经，为八脉交会穴之一，通于阴跷。阴跷脉自足少阴肾经照海穴而别，行于下肢内侧，上贯胸内，入于缺盆，沿喉咙，出人迎之前，过颊部，至目内眦，于睛明穴交阳跷脉。故凡阴虚火旺，循阴跷而上扰于面，致眉棱骨内眦端疼痛，目赤隐痛从内眦始者，取照海穴每获良效。此属上病下取之法。注意事项，针刺勿过深，孕妇禁针。［单穴治病选萃：195.］

3. 胸胁屏伤

苏某某，男，40岁，1982年8月27日就诊。2天前，屏气用力扛重物时突感左前胸牵掣窜痛，胸闷，不敢咳嗽，动则痛甚，外无按痛，亦无肿胀。诊断：左前胸屏伤。

治疗方法：患者取站立位，针刺入左侧照海穴约1寸，行平补平泻，同时令伤者左上肢举起放下，重复数遍，约5分钟，令伤者试作咳嗽，云左胸部疼痛爽然若失，此时拔针。［花玉超. 中医骨伤科. 1986,（1）：30.］

按语：胸部屏伤是屏气用力举重、扛抬重物等用力不当或姿势不良，使筋肉过度扭转牵拉所致，为经络受损，气机阻滞，不通则痛，多以伤气为主，故出现牵掣窜痛。由于未伤及血分，所以局部无肿胀滞。足少阴、肾经行于胸部第一侧线，取照海可疏通损伤部位的经络，使气血畅通，通则不痛。

4. 腮腺炎

齐某，男，11岁，学生。于2001年3月24日就诊。患儿两侧耳根下部肿大压痛，边界不清楚，表面略红，体温 37.5℃，舌质红，苔白黄，脉稍速。取腮腺炎穴经三棱针点刺放血治疗 1 次后，体温降至正常，治疗 2 次后腮腺肿痛明显减轻，治疗 3 次后肿痛基本消失，临床治愈。3 个月后随访未见复发。

治疗方法：取健侧腮腺炎穴或两侧腮腺炎穴（照海穴）常规消毒后，用三棱针速刺 2 分，然后用力挤鲜血 6~8 滴，再用干棉球压迫片刻即可，隔日治疗 1 次，1 周为 1 个疗程。轻症只刺一侧穴位，重症可刺两侧穴位。对伴有腮腺炎明显肿大者亦可配合火针点刺腺体中心部 2~3 针，对消炎、消肿具有特殊疗效。[常见病信息穴一针疗法：147.]

5. 急性扁桃体炎

王某某，男，4 岁。1989 年 11 月 5 日来诊。其母代诉：患扁桃体炎已 3 天，用青霉素 3 天无效。现仍发热，咽喉肿痛，用下法艾条灸 1 次，当夜热退，次日咽部症状消失。为巩固疗效，又连灸 3 天，病愈。

治疗方法：选药用艾条或用艾叶搓成自制艾条均可。点燃后在照海穴上熏灸。开始距离穴位 3cm 远，有热感后用雀啄灸，以局部温热感为适度；一般可灸 5~15 分钟，每天 1 次。[董秀茹，等. 杏林中医药. 1993,（2）：18.]

按语：足少阴肾经“循喉咙”。《灵枢・经脉》曰：“主所生病者，咽肿”；《玉龙经》也有照海治“伤寒，发热，咽喉肿痛”的记载。取用此穴可清热利咽，消肿止痛。但乳蛾多为感受风热之邪，壅阻经脉，气血壅滞所致。当用针刺泻法，此处用艾灸法也证明了“热病可灸”的观点，对小儿尤为适宜。

支沟（SJ6）

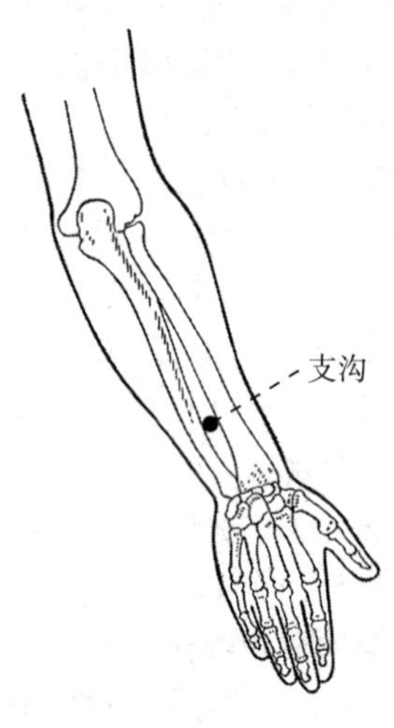

【释名】支，即“肢”，指上肢前臂；沟，指前臂伸肌桡侧凹陷处；穴居其中，故名。

【异名】飞虎。

【经属】手少阳三焦经。经（火）穴。

【定位解剖】该穴在前臂背侧，当阳池与肘尖的连线上，腕背横纹上 3 寸（外关上一寸），尺骨与桡骨之间。局部解剖有前臂骨间背侧和掌侧动、静脉；布有前臂背侧皮神经，深层有前臂骨间背侧及掌侧神经。

【刺灸法】直刺 0.5~1 寸；可灸。

【功用主治】和解少阳，泄热通便，疏通三焦气机。主治胁痛，呕吐，便秘，热病，肩背疼痛，暴喑，耳鸣，耳聋，上肢酸痛等。现代常用于治疗胸膜炎，肋间神经痛，心绞痛，产后乳少，带状疱疹，急性胆囊炎等。

【临床应用】

1. 便秘

（1）张某某，男，30岁，干部。主诉，便秘1年余。患者平素性情急躁，1年前因所欲不遂渐至便秘，曾服中西药治疗未愈。现大便秘结，伴有嗳气频作，胸胁满闷，纳呆，舌淡苔薄白，脉沉弦。证属气秘。治当理气通便。遂独取支沟施以平补平泻法，留针20分钟，每天1次。针治5次而愈，未再复发。［张智龙．山西中医．1988,（5）：47.］

（2）马某某，男，52岁。1983年6月20日来诊。患习惯性便秘2年余，常3~5天，偶尔7~8天排便1次，便干，大便时困难，为此常服牛黄解毒丸、果导等泻火、缓泻药。用针刺治疗，取左支沟穴，数分钟后，心口下发热，有便意，留针20分钟。起针后半小时排出大便，2年后随访，自针后大便一直正常。

治疗方法：取支沟穴，用毫针直刺或略向上斜刺，深度1~1.5寸，得气后有酸麻胀感。根据体质情况，适当运用提插捻转手法，针感向下可到指端，向上可达肘以上，腹中可出现热或凉的感觉，走动时欲出虚恭、大便感。一般留针15~20分钟，中间运针2~4次。效果：共治30例，均针1次后，除1例偏食，常年卧床的老者效果不佳外，多在1~3小时左右排便。经长期观察，大便规律或基本规律，不干，最短者能保持1个月，多数病例远期效果较佳。［宋禄法．河北中医．1985,（6）：31.］

（3）李某，女，41岁，工人。于1996年8月24日就诊。患者大便干燥4个多月，每3~5日排便1次，常伴便血、腹胀等症状。检查：舌质淡红，苔薄白，脉沉滑。现便秘穴针刺5次后，自觉大便干结及腹胀明显好转，8次后大便畅通，诸症消失。4个月后随访未见复发。

治疗方法：取便秘穴（支沟）常规消毒后，用毫针直刺0.8~1.5寸，用泻法使针感向指端传导，个别患者针感可传导至腹中或出现断鸣音，留针20~30分钟，每5~10分钟行针1次，每2~3日针刺1次，10次为1个疗程。［常见病信息穴一针疗法：48.］

按语：气滞可致便秘，反之，各种原因引起的便结亦可导致气滞。针刺支沟可行气通便。临床上常配照海同用。《针灸大全》有载“大便艰难，用力脱肛，内关、照海、百会、支沟”；《针灸大成》也云“大便不通，章门、照海、支沟、太白”。

2. 胁痛

（1）马某某，男，44岁，工人。主诉：右胁痛2天。患者2天前因搬重物而致右胁扭伤，自服“活血止痛片”和外敷膏药未效。现右胁刺痛，固定不移，扭转或咳嗽时痛甚，舌暗苔薄白，脉沉涩。证属血瘀胁痛。取支沟穴用徐疾合捻法，留针30分钟。留针中，嘱患者做深呼吸运动，起针后，胁痛尽除，活动正常。［张智龙．山西中医．1988,（5）：47.］

（2）曹某某，男，39岁。2天前打喷嚏时突感右胁痛，深呼吸及大声讲话时痛剧，活动受限，夜间影响睡眠，胸透、B 超无异常，经服药及理疗未效而求治于针灸。查：右胁沿 5、6 肋间疼痛，压痛不显，舌淡苔薄，脉弦紧。针支沟（右）得气后配合患者深呼吸行单向捻针，当即疼痛缓解，留针 20 分钟，出针后呼吸、活动自如，自觉症状完全消失而告愈。

治疗方法：用 1 寸半毫针呈 60°角，斜向三阳络方向刺入 1.2 寸，得气后提插数次，令患者深呼吸，吸气时以拇指向前捻转至针被缠紧，呼气时，手指离开针柄，患者吸气时，拇指再向前抢转，如此反复捻针至疼痛缓解，留针 30 分钟。行针期间，视病情可再捻 2 次，痛解针出。

针刺支沟治胁痛系家父所传，临证医治各种胁痛数百例，疗效可靠，对治疗气结胁痛（俗称岔气），多为 1 次治愈。对肝阴不足，瘀血阻络，痰饮内停等胁痛，以支沟为主辨证选配行间、曲池、肝俞等穴，疗效亦佳。［单穴治病选萃：231.］

3. 腰扭伤

王某某，男，66 岁，工人。主诉 2 天前因活动不慎致腰痛，不敢活动，服止痛片无效，由两人扶持而来。既往有腰扭伤史。经检查诊断为急性腰扭伤。用下法治疗 1 次痊愈。

治疗方法：患者取坐位，支沟穴常规消毒后，选用 30 号 1.5 寸毫针，针尖稍向上快速进针 1 寸左右，提插捻转得气后，令患者深呼吸或咳嗽，于吸气时快速大幅度捻转进针，呼气时轻轻向外提针，使针感向上传导至肩或胁部，令患者带针做起坐、弯腰、行走、转侧、踢腿、下蹲等动作。5~10 分钟行针 1 次，留针 20 分钟，起针后拔火罐，留罐 10~15 分钟。［徐白秀，等. 中级医刊. 1991，26（2）：58.］

按语：腰扭伤有病在太阳、少阳、督脉的不同。病在少阳多偏于腰侧部，季胁下。足少阳胆经过季胁，手足少阳经气相通，刺手少阳经之支沟穴，可疏通少阳经气，使腰部扭伤部位气血通畅。另外三焦主一身之气机，调节气机的升降，对人体气机的调畅具有重要作用。

4. 踝关节扭伤

黄某某，男，24 岁。左侧踝关节扭伤半月余，疼痛不止，走路微跛。查其痛处在左侧足少阳胆经的丘墟穴部位，取对侧支沟穴施针，其酸胀感传导至左侧膝以下胆经路线，直达痛处，其痛当即减轻，近于消失。连针 2 次，每天 1 次而愈。［程国俊. 上海针灸杂志. 1982,（2）：31~32.］

按语：应用同名经上下交叉针刺法治疗，痛苦少，疗效佳。《内经》亦有“巨刺”,“缪刺”之说。故急性踝关节扭伤可下病取上，针刺支沟以活血通络止痛。临床行针时可活动患部，调畅气血，促进病愈。

5. 痔疮

程某，女，46 岁。因便秘，便血多年，于 2002 年 7 月 11 日就诊。患者四川省人，自诉从小喜食辣椒，故大便经常干燥，有时 2~3 日 1 次，有时 5~6 日 1 次，且经常便中带血，曾去医院检查，诊断为内痔，检查：患者面色红润，腹软，无触压痛，肝脾未触及，舌质红，苔薄白，脉弦数。诊断为内痔，取痔疮穴针刺，手法先泻后补。治疗 2 次后患者大便较通畅，治疗 4 次后便血明显好转，治疗 7 次后大便通畅，便血停止。3 个月后随访未见复发。

治疗方法：取痔疮穴（支沟）常规消毒后，用 28 号 3 寸毫针直刺 1.2~ 1.5 寸，行提插手法，以泻为主，留针 30 分钟，每隔 5 分钟行针 1 次，10 次为 1 个疗程。轻度痔疮任取一侧穴位，重症取两侧穴位。对伴有严重便秘者，应加刺承山、足三里、二白穴等，有助于提高疗效。［常见病信息穴一针疗法：95.］

支正（SI7）

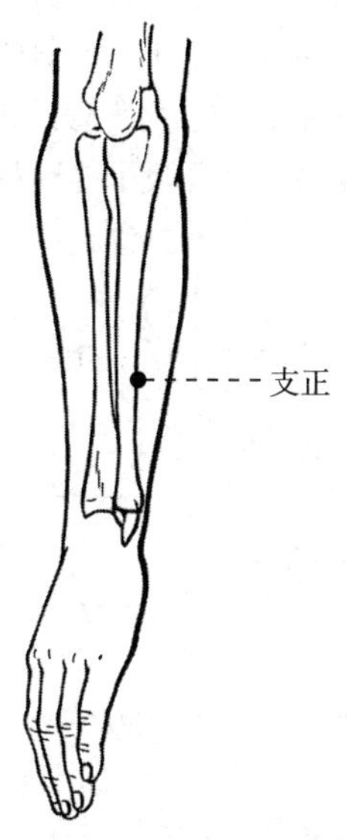

【释名】支指离开，正指正经。该穴为小肠经络穴，别走入太阴，络入心经，故名支正。

【经属】手太阳小肠经之络穴。

【定位解剖】位于人体的前臂背面尺侧，当阳谷与小海的连线上，腕背横纹上 5 寸。布有前臂内侧皮神经分支，深层桡侧有前臂骨间背侧神经，以及前臂骨间背侧动、静脉末支。

【刺灸法】向上斜刺 0.3~0.5 寸。艾条灸 5~20 分钟，艾炷灸 3~5 壮。

【主治病症】头痛、目眩、项强、颌肿、肘挛、指痛、癫狂、热病、肘臂酸痛、消渴等。

【功用主治】安神定志，清热解表，通经活络。

【临床应用】

面部扁平疣

黄某某，女，23 岁。1985 年 9 月 28 日就诊。诊断：面部扁平疣。患者于 20 天前患扁平疣，经几家医院服用中西药治疗，效果不佳而来诊。即用小麦粒大小艾炷灸支正 5 壮，第 3 天面部疣消退一半左右，共 5 次而愈。

治疗方法：用 28 号 1.5 寸毫针直刺，施以捻转泻法 30 分钟，或用小麦粒大小艾炷灸 3~5 壮。［单穴治病选萃：118.］

志室（BL52）

【释名】志，意之所存；室，居处。“肾藏精，精舍志”，穴在肾俞之旁，故名。

【异名】精宫。

【经属】足太阳膀胱经。

【定位解剖】平第2腰椎棘突下，命门（督脉）旁开3寸处取穴。穴下为背阔肌、髂肋肌（深部为肾脏）。布有第12胸神经后支外侧支、第1腰神经后支外侧支及第2腰动、静脉背侧支。

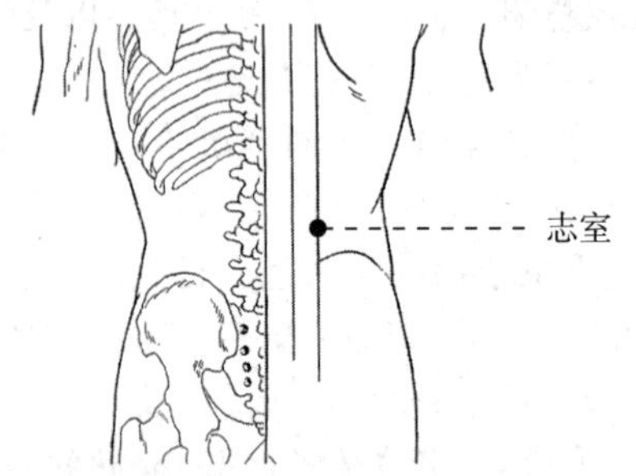

【刺灸法】直刺或向脊旁斜刺0.5~0.8寸。艾炷灸5~7壮，艾条温灸10~15分钟。

【功用主治】补肾壮阳，强筋壮腰。主治遗精，阳痿，阴痛下肿，小便淋沥，水肿，腰脊强痛等。

【临床应用】

第3腰椎横突综合征

段某某，女，30岁。9年前在农村插队劳动，挑抬重物时，不慎闪扭腰部，自此腰痛，经中西药治疗效果不显。近年来站立、久坐、平卧时腰酸胀痛难忍，夜间尤甚，X线摄片无特殊。1981年9月6日来我院针灸科治疗，诊为第3腰椎横突综合征。患者取俯卧位，医者用下述治疗方法，每天1次，6次痊愈。1年后随访未复发。

治疗方法：首先排除第3腰椎棘突偏歪或后凸。有棘突偏歪的患者应俯卧诊疗床，医生用拇指指腹或特制工具复位；有棘突后凸的患者，医生用双手重叠，用小鱼际后部对准第3腰椎棘突高隆处向下按压1~2次，毕后用28号1.5寸毫针施针志室穴，得气后用G6805治疗仪，将输出线夹夹住针柄，频率选"连续波"，脉冲电流强度以患者舒适为度，留针30分钟，每天或隔天治疗1次，6次为1个疗程。[吴穆. 贵州医药. 1983,(6)：47.]

至阳（DU9）

【释名】至，极也。背为阳；七为阳数，穴居上七椎，为阳中之至阳，故名。

【经属】督脉。

【定位解剖】俯伏或俯卧，于后正中线，第7胸椎棘突下凹陷处取穴。约与肩胛下角相平。穴在腰背筋膜，棘上韧带、棘间韧带之上，布有第7胸神经后支内侧支，椎管内为脊髓，及第7肋间动脉后支、棘间皮下静脉丛等。

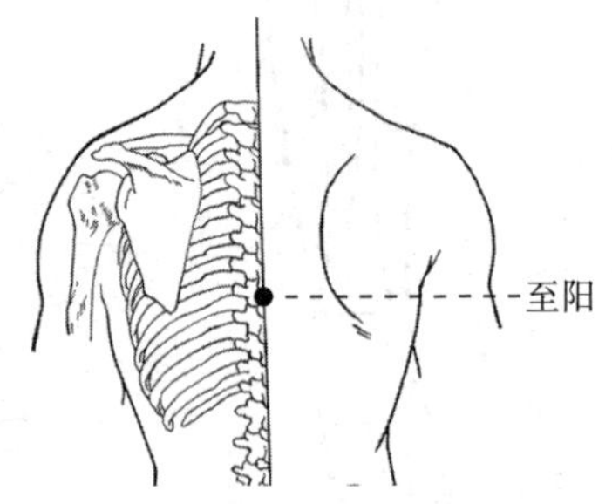

【刺灸法】斜刺0.5~1寸；艾炷灸3~5壮，艾条温灸15~20分钟。

【功用主治】通调督脉，活络止痛。主治胸胁胀痛，腹痛黄疸，咳嗽气喘，腰背疼痛，脊强，身热等。

【临床应用】

1. 肺炎

（1）温某，男，3岁。1990年3月18日初诊。患儿烦热，咳嗽，呼吸急促4日余，伴见喉中痰鸣，咯痰不利，面色青灰，烦躁不安等症。查：舌淡，苔白，脉滑略数。双肺可闻及湿啰音。体温38.5℃，经用抗感染及支持疗法1周，体温降至正常，喘嗽缓解。数日后，听诊双肺水泡音仍未消失，证属外寒内饮。余用拔罐疗法于背部至阳穴，胸部膻中穴各拔1罐，约10分钟起罐。连续2次拔罐后，双肺听诊，水泡音全部消失。[林涅. 中医药研究. 1992,(2):38.]

（2）王某某，女，48岁。1990年11月6日初诊。患者体弱，经常感冒咳喘5年有余。曾多次到大医院检查未予确诊。近日又感冒，求余诊治，听诊心脏未见异常，左肺可闻及细小水泡音，触诊胸腹无异常发现。诊见：面色无华，可见轻度浮肿，唇青，舌淡苔白，脉弦滑数。证属脾肺气虚，痰湿壅肺证。经背部至阳穴，胸部膻中穴拔罐3次，左肺水泡音全部消失，其他症状缓解，为巩固疗效，又行6次拔罐疗法，同时让患者服玉屏风散3个月，诸症悉除。随访2年未复发。[林涅. 中医药研究. 1992,(2):38.]

2. 室上性心动过速

何某某，男，51岁。1年多来，反复发作“室上性心动过速”，每次发作均需急诊救治。1986年7月28日旧症复发，头晕，恶心，胸憋，气促，心电图示：P波不清，ST段轻度下移，T波平坦，舌胖嫩，苔水滑，脉细数，心率为218次/分，血压12/8kPa（90/60mmHg）。治以通阳复脉之法，穴取至阳，用合谷刺法，待气感传遍背胁胸腹，改为雀啄行气，6分钟心率减为96次/分，心电图恢复正常，血压16.8/10.67kPa（125/80mmHg）。[张世雄. 中医杂志. 1991，32（12）：52.]

3. 胃脘痛

谭某某，女，75岁。患十二指肠溃疡8年，常上腹痛（空腹时）。近4年来经常觉胃内明显灼热感和疼痛。针至阳穴1次后，症状明显减轻，维持了2年多未用药。后来又反复，针至阳后约5分钟症状缓解而入睡，至今已1年多而未再发作，食量增加。[吴秀锦. 云南中医杂志. 1980,(6):19.]

4. 胆道蛔虫病

刘某某，男，31岁。右上腹突然阵发性剧痛1天，并放射至右肩胛部，辗转不安，恶心呕吐，吐出不消化食物和胆汁，舌质红，苔黄腻，脉滑数。诊断：胆道蛔虫病。曾用阿托品、盐酸哌替啶，镇痛效果不明显，请针灸科会诊。取至阳、阳陵泉，进针后施以提插捻转，用泻法，7分钟后腹痛瘥。

治疗方法：①主穴：取督脉至阳穴为主，针刺此穴可使剧痛明显缓解或消失。配穴：对个别疼痛顽固的患者，可酌情配合足少阳胆经阳陵泉或胆囊穴，和足阳明胃经足三里穴。②令患者端坐或伏案，在第7胸椎棘突下凹陷中取之，即为至阳穴。选用优质30号或31号1.5寸毫针，单手快速进针，针尖稍朝上斜刺，深度为1.3寸。指力应保持平稳、均匀，柔和地提插捻转，持续运针5分钟左右，留针30分钟，得气时向上、下感传，有时气至胸前有豁然松解的感觉，则疗效更佳。针刺深度以1.0~1.4寸为宜，以免损伤骨髓。[梁栋富. 福建中医药. 1985,(1)：31.]

5. 失眠

赵某某，男，32岁。诉因婚姻困扰，1年来白天困乏，夜不能眠，食欲甚差，每以烟酒代饭。舌胖，苔垢微黑，脉沉弦，任、督二脉有多处压痛。辨证：思虑伤脾，气化不利，水火不济，阴阳失调。治以通阳运脾，调理气机。穴取至阳，注射当归液2ml。当夜即得安睡，共治6次而愈。[张世雄. 中医杂志. 1991，32（12）：52.]

6. 头痛

白某某，女，57岁。1年来终日头昏脑涨，每于午后发作剧烈头痛，伴恶心多吐。曾针灸治疗50余次，只偶尔收效。舌胖质红，苔黄腻，脉沉弦，至阳穴有明显压痛。诊为湿热头痛。治以通阳化浊清热之法，只取至阳一穴，行合谷刺法，1次头痛减半，3次痊愈。[张世雄. 中医杂志. 1991，32（12）：52.]

7. 后背发冷无汗

刘某某，女，32岁。1年前外出郊游，于树荫下卧地小睡半小时许，醒后感觉身冷，无其他不适。半月后发现，天热时头面胸腹大汗淋漓，唯后背无汗。舌胖嫩，苔白滑，脉沉弦，脊柱及背部肋骨有多处压痛。辨证：寒中经脉，阳郁气闭，营卫失和，玄府不通。治以温阳通闭之法。穴取至阳，施以温针，12次而愈。[张世雄. 中医杂志. 1991，32（12）：52.]

8. 遗尿

苏某，女，11岁。自幼遗尿，多年来无一日间断。用耳穴埋药治疗数次不见好转。追询病情得知，家长常于夜间呼唤捶打令其起床排尿，但终难唤醒。进一步检查发现至阳穴有明显压痛，遂停用耳穴疗法，改刺至穴阳，结果当夜即能唤醒，3次治疗后可自行起床排尿。[张世雄. 中医杂志. 1991，32（12）：52.]

至阴（BL67）

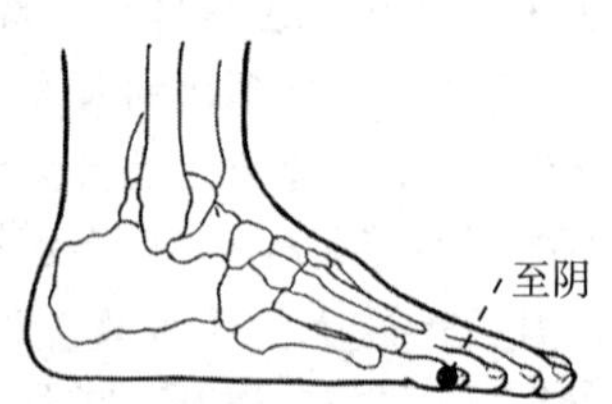

【释名】 穴属足太阳膀胱经之末，足太阳经脉由此下接足少阴，阳尽阴起，转折起始点由阳转阴为至，故名。

【经属】 足太阳膀胱经。井（金）穴。

【定位解剖】 在足小趾外侧，距趾甲角0.1寸许取穴。局部解剖有趾背动脉及趾跖侧固有动脉形成的动脉网，布有趾跖侧固有神经及足背外侧皮神经。

【功用主治】 清头目，通调膀胱，纠正胎位。主治头痛，鼻衄，鼻塞，目痛，胞衣不下，胎位不正，难产，足下热等。

【刺灸法】直刺 0.2 寸；可灸。或点刺出血。

【现代研究】据报道，艾条灸至阴转胎时，可使母体血中游离皮质醇水平提高，尿 17– 羟、17– 酮含量增加，孕妇腹部松弛，胎动活跃，胎心率增强。动物实验也显示，艾灸或针刺“至阴”可使已处于麻醉状态下的家兔宫缩增强，运动频率增快，子宫紧张度升高。

【临床应用】

1. 高血压头痛

某某某，男，51 岁，干部。患高血压病 5 年，面色稍红，形体肥胖，头痛且胀，颠顶为甚，眩晕，恼怒后加重，左上肢稍麻木，血压 27/16kPa（200/120mmHg）。证属肝阳上亢，阳升风动，上扰清窍，治宜镇肝潜阳，针至阴穴双侧（泻），针后头痛顿减，半小时后，血压降至 22/12.7kPa（165/95mmHg），针 5 次后，血压降至 20/11.3kPa（150/85mmHg），头痛眩晕等症基本消除，仅留有轻度肢麻，随访 3 个月，未见复发。

治疗方法：取双侧至阴穴，斜刺，针尖向上，刺入 1~2 分，采用提插捻转手法，间歇 10 分钟运针 1 次，留针 30 分钟。[赵东升. 针灸学报. 1993，9（1）：22，19.]

按语：至阴为膀胱经井（金）穴。足太阳经“上额、交颠”，“入络脑”。针泻至阴穴可降火潜阳，降低血压，清利头目。用于治疗高血压引起的头痛效果甚好。

2. 后头痛

江某，男，43 岁，教师。因后头痛半年，于 2001 年 10 月 26 日就诊。检查：血压 15.96/9.31kPa（120/70mmHg），心率每分钟 78 次，心律整齐，颈项两侧韧带压痛，颈椎活动无异常现象，脉沉弦，舌苔白。诊断为后头痛，取双侧后头痛穴（至阴穴）针刺，行捻转手法，留针 25 分钟。起针时，患者自诉头痛明显好转，4 日后又治疗 1 次，头痛消除，连治 7 次而痊愈。3 个月后随访未见复发。

治疗方法：取后头痛穴（至阴穴）常规消毒后，用 1 寸毫针沿趾甲角直刺 0.2~0.3 寸，行捻转手法，待针感传至京骨、束骨渐次向踝关节或大腿处传导时留针 30 分钟，期间每 10 分钟行针 1 次，每 2~3 日治疗 1 次，10 次为 1 个疗程。如患者后头痛并伴有枕大神经炎可加刺风池穴，这对改善局部血液循环，消除炎症反应具有重要作用。[常见病信息穴一针疗法：58.]

3. 痛经

（1）杨某某，女，18 岁，工人。1976 年 8 月 16 日初诊。经期少腹痛 3 年余。1973 年秋天，经水未净被雨淋，次月行经时即感腹痛，因疼痛不甚，未加注意。近 1 年来，月经来时少腹痛逐月加重。经量也较前减少，色淡，经期 2 天。痛时以热水袋敷之较舒，兼有腰部困痛，全身乏力，白带增多，四肢发凉，舌胖，苔薄白，脉沉紧。此乃气血不足，寒湿凝滞胞宫所致。经用下法治疗 2 个疗程，患者欣然来告，腹已不痛。嘱再治1个疗程以资巩固。2年后随访未见复发。

治疗方法：让患者取坐位，两手各持药条（或艾条）一根。点燃一端，在双侧至阴穴的上方或侧方距离约1寸许，固定不动灸之，使皮肤有温热感，直至至阴穴周围起红晕为止。每次灸15~20分钟（或半个小时）。月经前3天开始至经后为1个疗程（月经期也可用）。[贾天安. 河南中医. 1983,（5）：39.]

（2）谢某某，女，22岁，未婚。1986年4月15日就诊。自诉患痛经3年，经期前下腹疼痛，难以忍受，经色紫暗，夹有血块，经期尚准，伴有腰痛，下腹有冷感，恶寒，食少，舌质淡红，苔薄白，脉细弱。诊为寒邪凝滞经脉，不通则痛。针至阴穴双侧，刺入1.5分深，留针30分钟，每5分钟行针1次，加艾条悬灸。针灸后15分钟疼痛缓解。30分钟出针，急按其孔穴，已无痛。次日复诊，疼痛不止，继用上法治疗，3诊时已来月经，并无痛。第2次月经周期再次治疗而愈。1年后随访再未复发。[刘炳权. 中医杂志. 1988, 29（9）：6.]

按语：痛经为寒凝胞宫所致。肾与膀胱相表里，肾、冲、任三者具有密切关系。针灸膀胱经之至阴可暖宫散寒，祛瘀止痛，使冲任通畅，通则不痛。本法简便易行，可患者自己施术，而又不具危险性。若兼有小腹冷痛，可加气海、关元。

4. 胎位不正

（1）玛丽，女，17岁。末次月经1981年8月15日，预产期1982年5月22日。1982年2月24日孕26周，产前检查为臀位，宫高24cm，胎心良好，为“均小骨盆”。施灸至阴穴5次，于3月15日复查转为头位，宫高26cm，胎心良好，胎动正常。

治疗方法：用艾条温和灸双侧至阴穴，取仰卧位，每天1次，每次灸15分钟，1~3天复查1次。[于耀才，等. 中国针灸. 1982，2（6）：9.]

按语：胎位不正乃妊娠期间气血两亏，肾气虚惫，导致气机不利，升降失司，胞宫失调所致。首选至阴者，因本穴为足太阳之井穴，足太阳经脉属膀胱络肾，通任脉、督脉，肾经与奇经冲脉相并，可谓一源三歧，又冲脉起于胞中，冲为血海，任主胞胎，肾主藏精，若诸脉失调，则孕育胎产诸症成矣。再是胎儿本身生长发育与骨气的盛衰关系尤大，肾与膀胱相表里，因此温灸足太阳之井穴至阴可直接影响到肾，从而增强胎儿的活动，有助于胎位之矫正。

（2）孙某，女，26岁。1988年6月21日初诊。自诉孕8月余，来我院计划生育室作产前检查，经妇科医生检查诊断为臀位。建议到新医门诊用针灸治疗。用下法嘱孕妇用香烟灸7天来复查，7天后胎位已纠正。1个月后顺产一男婴。

治疗方法：嘱孕妇施灸前排空小便，松解腰带，坐位，点燃香烟2支，自行灸双侧至阴穴，或取卧位由他人灸。每天早晚各1次，每次15~20分钟，温度适宜，5~7天为1个疗程，7天后

到妇产科复查。[马应乘. 云南中医杂志. 1989，10（2）：9.]

（3）刘某，女，34岁，家庭妇女。于1998年7月18日就诊，已怀孕35周，经B超显示胎儿横位。经针灸正胎6次后，针疗胎位已变成头位，37周后顺利分娩，母子平安。

治疗方法：患者首先排空尿液，然后取正坐垂足或仰卧位，全身放松。取正胎穴（至阴穴）常规消毒后，用1寸毫针呈15°迅速刺入2~4分，行捻转补泻，中等刺激手法，得气后留30分钟，每5~10分钟行针1次。留针期间可熏灸正胎穴20分钟。针灸并用，每日或隔日1次，7次为1个疗程。先针灸一侧穴位，两侧交替使用，如效果不佳，可针灸两侧穴位。[常见病信息穴一针疗法：127.]

5. 难产

（1）张仲文疗横产先出手，诸符药不捷，灸右脚小趾尖头三壮，炷如小麦，下火立产。[历代针灸名家医案选注：127.]

（2）郭某某，女，35岁。1977年6月14日初诊。患者有风湿性心脏病。现妊娠已9月，常感心悸气短，疲惫乏力，经服中药好转。于昨日凌晨1时开始宫缩，急入某镇医院后，腹坠腰拘憋胀难忍，但宫缩却逐渐减弱至完全停止，经用催产素，至今天12时，仍难以正常分娩，急邀余诊视。遂连取艾绒制艾炷如枣核大灸至阴穴，先左后右，各灸7壮开始宫缩；胎位下降约3指，再继灸左至阴7壮，未灸右脚即开始生产，胎儿顺利娩出，母子皆安。[柴浩然. 四川中医. 1989，7（2）：47.]

按语：《针灸大全》云“妇人难产，不能分娩……独阴二穴”；《证治准绳》也载“横产、难产，右脚小趾尖头灸三壮，立产”。现代实验研究证明，艾灸至阴穴可引起母体垂体－肾上腺皮质兴奋，间接引起子宫收缩增强，胎动增加。未足月者，可使胎位不正得到纠正，足月难产者，可促使胎儿的娩出。临床应用时可配合针刺合谷、三阴交。若孕妇于产前发现胎位不正，可以每晚灸至阴15分钟，半月后胎位纠正。

6. 产后胎盘滞留

赵某，女，28岁，职员。顺产一男婴半小时后仍未娩出胎盘，于1993年11月6日就诊。检查：产妇外阴处有鲜血渗出，并有一脐带外露，小腹部平软，有压痛，反跳痛，舌尖红，苔白薄，脉弦细。诊断为胎盘滞留，取胎盘双侧滞留穴（至阴穴）；针刺，行捻转手法；由慢转为快，用大刺激量，留针15分钟，大约8分钟后产妇感觉子宫收缩，并很快娩出一完整胎盘，经半小时留观，产妇无不良反应。

治疗方法：取双侧胎盘滞留穴（至阴穴）常规消毒后，用1寸毫针刺入0.2~0.3寸，行捻转刺激手法，由慢到快，待出现针感向小腿及小腹部向胎盘放射时留针15~20分钟，每隔3~5分钟行针1次，直至胎盘排出。[常见病信息穴一针疗法：131.]

秩边（BL54）

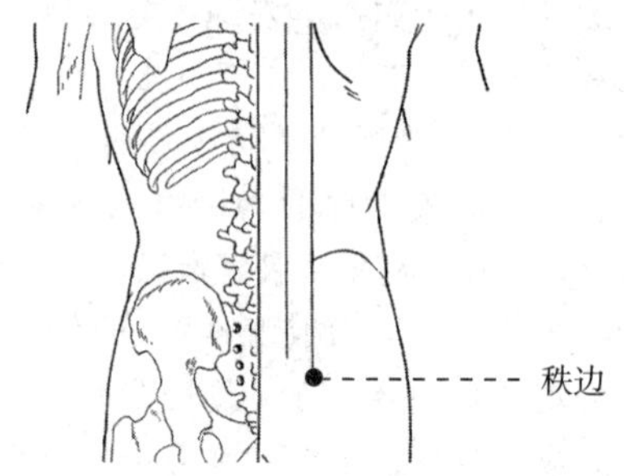

【释名】秩，次序；边，边缘。本穴排列在背部边侧线最下边，故名。

【经属】足太阳膀胱经。

【定位解剖】俯卧，胞肓直下，在骶管裂孔旁开3寸（4横指），按压有酸胀感处取穴。穴在臀大肌、梨状肌下缘，布有臀下神经及股后皮神经起点，外侧为坐骨神经及臀下动、静脉。

【刺灸法】直刺1~3寸，灸3~7壮，或艾条灸5~15分钟。

【功用主治】舒筋活血，通络止痛。主治腰骶痛，下肢痿痹，大小便不利，痔疾，尿路感染等。现代多用于治疗腰腿痛，坐骨神经痛，下肢瘫痪，盆腔疾患，梨状肌综合征等。

【临床应用】

1. 尿路感染

（1）患者，女，45岁。患者于10年前患肾盂肾炎，当时治愈。自1985年起常出现尿急、尿频、尿痛及全身疲乏无力等症状。1987年4月1日尿检：蛋白微量，白细胞(+++)，红细胞少许。要求针灸治疗。

治疗方法：取秩边穴，行泻法，留针30分钟，行针2次。每天针刺1次，并大量饮水。4月2日复诊：自述昨日针后饮水3杯（约1200ml）仍能坚持在3小时后解小便，诸症均有减轻。4月3日尿检：无蛋白，白细胞（+），上皮细胞（+++）。4月5日诊：小便已无任何不适感，次数基本正常，但工作1天后，傍晚次数稍有增多。4月8日尿检正常，为巩固疗效，又针刺3次，4月11日尿检正常，告愈停针。7个月后随访未复发。[李俊英. 新疆中医药. 1991, 35（3）：30.]

（2）倪某，女，38岁，工程师。因尿频、尿急、尿痛4天，于2002年5月24日就诊。检查：患者腹部平软，下腹部及膀胱区有深在的压痛，脉沉数，苔薄黄。诊断为膀胱炎，取泌感穴（秩边穴）（右），配膀胱俞（双）、三阴交（双）穴针刺治疗。2次后患者自觉症状减轻，5次后仅有尿频之感，7次后所有症状消失。2个月后复诊未见复发。

治疗方法：取泌感穴（秩边穴）常规消毒后，用3寸毫针直刺2.5~3寸，行泻法，使针感瞬间传至会阴处较为理想，留针30分钟，每5~10分钟行针1次，要求每次行针以针感传至会阴部为宜，10次为1个疗程。轻症取一侧穴位，重症取两侧穴位。如为肾盂肾炎，可配肾俞、阴陵泉穴；如为膀胱炎，可配膀胱俞、三阴交穴；如为尿道炎，可配中极、三阴交穴等。[常见病信息穴一针疗法：60.]

2. 尿频

刘某某，女，21 岁。主诉：尿频、尿急、尿痛，下腹坠胀感 4 天，日尿 20 次以上，白天不能上班。服用氯霉素及呋喃坦丁 2 天，并用高锰酸钾冲洗阴部效果不佳。实验室检查：白细胞 11×10^9/L，中性 0.68；尿：尿蛋白（±），白细胞 3~5 个。上皮细胞多量，红细胞 2~7 个。不浮肿，腰部叩痛(－)，下腹部轻压不适感，诊断为急性膀胱尿道炎。依法针刺秩边穴，稍斜向会阴部刺入 3 寸深，针感向会阴及肛门传导，针后 5 分钟感下腹部轻松，尿道胀痛消失。每 5 分钟捻转针 1 次，20 分钟起针。针后 5 小时排尿，第 2 天上班。经访痊愈。[李枫. 中国针灸. 1981，1（3）：44.]

3. 排尿障碍

邹某某，男，26 岁，演员。患者于 1975 年 4 月间因坐车途中憋尿时间过长，即出现排尿困难，小便仅能滴沥而下，每次排尿需历时 3~5 个小时方能排尽。自感心烦懊侬，周身不适，夜不成寐，痛苦万分。曾在多处医院针灸（腹部及下肢穴位）和中西药物治疗 6~7 年，症状虽有减轻，但每次小便仍需 1~2 个小时，影响工作。1982 年 8 月初来本院针灸治疗。开始用常法治疗，未能见效。后改刺秩边穴，针感至外生殖器。针后症状即见减轻，排尿顺利。1 个疗程结束后，排尿障碍基本消失，又巩固 1 个疗程。[张剑秋. 上海针灸杂志. 1984，（3）：15.]

4. 单纯性前列腺增生症

武某，男，72 岁。1985 年 10 月 20 日就诊。诊断：单纯性前列腺增生症（癃闭）。患者于 1985 年 9 月 19 日因咳嗽半月、发热伴尿滞留 1 日入职工医院，予抗感染对症处理，热退，但腹坠胀、尿潴留不减，遂请外科会诊。直肠指诊，前列腺中度肥大，中央沟变平浅。印象：单纯性前列腺增生症。建议：如尿路消炎剂；保留导尿管；乙酰雌酚 2mg，每日 2 次，肌内注射。经以上措施尿液仍不能自行排出，建议手术治疗。患者因年事已高，拒绝手术。症见腹胀痛，表情痛苦，当即针秩边（双），留针 20 分钟，施"潜针"手法，使针感传至睾丸、尿道，留针时患者即可自行排尿，第 2 天又针 1 次，腹胀明显减轻。针 5 次后，小便如常。[单穴治病选萃：161.]

5. 腰扭伤

刘某某，男，31 岁。因抬木头滑倒将腰扭伤，疼痛剧烈，直立、俯仰、转侧均受限制。延医服中、西药治疗 10 余天，未见好转。局部曾封闭数次，封后能缓解疼痛 1 小时左右，而后仍疼痛难忍，遂来我科门诊治疗。检查：腰部前仰、侧弯均明显受限，尤以向左侧弯腰疼痛加剧。走路不敢大步，卧不能起坐，站需双手扶物，腰 4 右侧棘突旁压痛明显。诊断：急性腰扭伤。取双秩边，刺激 5~7 次，出针后，患者弯腰侧转自如；后又针 2 次，诸症消失。3 个月后随访未复发。[李复峰. 中国针灸. 1981，1（3）：45.]

6. 坐骨神经痛

（1）王某某，女，60 岁。患坐骨

神经痛，于1980年3月3日来我科就诊。主诉：半月前，夜间起床突然感到左侧臀部和腰部疼痛，患腿不能屈伸，身体不能转侧，患者面容痛苦，舌质红，苔薄白，脉结紧。经针刺后，立即痛减，可下床走动，经3次针刺痊愈，至今未发。

治疗方法：患者俯卧，两腿自然伸直。医者两手十指放平，从足跟部开始，用放开的十指抓紧、放松、抓紧、放松……一直沿着患腿向上，止于臀部，反复2次，选准秩边穴，消毒后，用4~5寸毫针刺入，进针3~4寸。动作要迅速，以泻法为主，得气1~2次，待传导至足趾起针。起针后立即让患者起立。[赵生林. 中医函授通讯. 1983,(3):39.]

（2）梁某某，女，55岁。1989年4月28日初诊。自诉因汗出受凉，引起腰腿疼痛，经服用药物效果不显。现症状：右大腿从臀部沿下肢后侧，直至外踝后方疼痛，不能站立和行走。检查：右大腿后侧和小腿后外侧压痛明显，直腿抬高试验阳性。X线片显示腰椎正侧位片未见异常。舌苔薄白，脉浮紧。诊断：坐骨神经痛（寒湿型）。治疗以温经散寒祛风通络之法。取秩边穴，针用泻法，刺激半分钟左右即出针。经3次针刺即愈。至今未复发。[崔述贵，等. 山西中医. 1990，6（4）：36.]

按语：秩边穴为膀胱经穴，膀胱经脉循行夹脊旁腰部两侧，沿臀部、大腿正中、小腿正中后侧转外侧沿足小趾出其端，此与坐骨神经的走行一致，故取秩边穴治疗坐骨神经痛、股外侧皮神经炎，取得满意效果。有人报道，采用秩边穴治疗急性腰扭伤65例：1次治愈12例，2次治愈15例，3次治愈20例，5次以上治愈15例，2例经治疗显效或有效。治疗股外侧皮神经炎10例，3次治愈4例，10次治愈5例，15次治愈1例。

7. 梨状肌综合征

卢某某，女，42岁。左臀部疼痛，并下肢外侧麻木作胀已10余日，无明显外伤史。左臀部肌肉轻度萎缩，肌张力减弱，梨状肌部位有明显压痛，且向下肢外侧放射，无肌束感。按下法治疗1次后，臀腿疼痛完全消失。经信访至今未复发。

治疗方法：患者取俯卧位，消毒秩边穴部位，选消毒的3寸毫针1根，于穴位处快速刺入，捻转，插到有向下肢放射的“触电感”时，是谓得气。此时继续小幅度捻转、提插，数秒后出针，隔天1次，5次为1个疗程。[李裕顺. 医学资料汇编. 1977，61.]

中冲（PC9）

【释名】冲，要冲，要道。穴居中指之端，为手厥阴心包经井穴，与手少阴心经井穴少冲（小指端）相对应，故名。

【经属】手厥阴心包经。井（木）穴。

【定位解剖】该穴在手中指末节尖端中央。局部解剖有指掌侧固有动、静脉所形成的动、静脉网；布有正中神经之指掌侧固有神经。

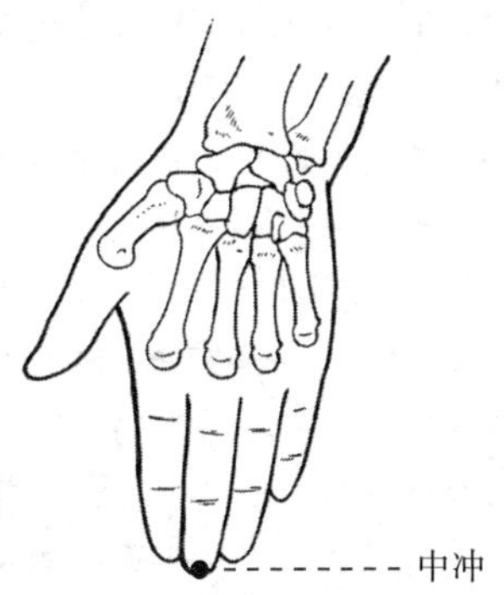

【刺灸法】浅刺 0.1 寸；或用三棱针点刺出血。

【功用主治】清热安神，醒脑开窍。主治中风昏迷，舌强不语，中暑，昏厥，小儿惊风，小儿夜啼，热病，舌下肿痛，手指麻木，胃痛，牙痛等。

【现代研究】经络知热感度测定的结果表明，慢性支气管炎和慢性肺源性心脏病的患者中，凡心包经之井穴有改变者，右下肺动脉干宽度平均为 18mm，无改变者为 16mm。经统计学处理，差异非常显著，说明中冲穴知热感度的变化是右心功能的直接反映，对肺心病的诊断有一定的参考价值。

【临床应用】

1. 一氧化碳中毒昏迷

徐某某，男，35 岁。因一氧化碳中毒，呈昏迷状态，当时就近没有氧气，情况十分危急，速抬医院针治，重按压患者左侧中冲穴，患者即清醒。[许红梅. 中国针灸. 1989，9（6）：53.]

2. 胃脘痛、牙痛

梁某某，女，65 岁，农民。1984 年 3 月 16 日就诊。患胃痛月余，牙痛数天，服用中西药未效。我选用中冲穴按摩片刻，胃痛、牙痛大减，随即疼痛消失，再给清胃汤加味 1 剂以清除病邪，随访 1 年半，未见复发。[陈会甫. 四川中医. 1986，4（4）：55.]

按语：手厥阴心包经与手少阳三焦经相表里。从部位上来看，三焦包含胃。又足阳明胃经“入上齿中，还出挟口，环唇”，胃火上炎可致牙痛。故按摩中冲穴可清泄胃火治胃热牙痛。心开窍于口，心火旺盛也能致牙痛。同样方法可清心火，治疗牙痛。

3. 正中神经麻痹

刘某，女，4 岁。1969 年 3 月 8 日就诊，诊断：正中神经麻痹（药液注射所致）。患儿因发热，医生用“安乃近”注射在内关穴，注射后发现腕关节下垂，中指活动不灵。用细三棱针点刺中冲，挤出血约 0.5ml，每天 1 次，5 次后症状明显减轻，又隔 1~2 天 1 次，治疗 5 次，麻痹接近恢复。

按语：用中冲穴放血治疗正中神经麻痹，皆为小儿被药物注射到内关穴所引起，轻度者收效快。此外对臂丛神经炎、书痉效果也好。书痉偶发者放血 1 次即愈，有 3 例习惯性者治疗 2~3 个疗程之后皆愈。治疗为隔天 1 次，5 次为 1 个疗程，疗程间休息 5 天，共需 3~5 个疗程。[单穴治病选萃：223.]

4. 小儿外感发热

赵某，女，1.5 岁。因外感发热早晨入院治疗。下午体温降至正常，停药后于夜间 12 点患儿体温突然升至 39.5℃。查：患儿面色潮红，呼吸急促，嗜睡，舌红少津，脉数。采用双侧中冲放血，半小时后体温降至39℃，3小时后降至37℃，患儿面红退，呼吸平稳，安静入睡。

治疗方法：先将患儿中指压迫挤压，使中指端充血，以酒精棉球消毒后，用消毒过的三棱针或注射针头点刺中冲穴，使之出血1~3滴即可，病情重者可同时刺两侧。［彭可旭. 陕西中医. 1992，13（12）：555.］

5. 小儿夜啼

（1）彭某某，男，2岁。因5天前从坑上跌下受惊而夜间啼哭不止，不能入睡，或刚入睡便惊醒。治疗前3天更为严重，白天也不愿玩耍。大小便正常，体温37.1℃。经下述方法治疗1次，夜间停止啼哭，而且白天也愿玩耍。经观察2周未见复发。

治疗方法：取患儿两侧的中冲穴，用75%酒精消毒，以三棱针点刺出血2~3滴。一般针1次即可。效果不佳时，第2天可再针1次。在啼哭时针刺，效果似更好。如针刺2次无效，改用其他方法。［刘保怀. 赤脚医生杂志. 1977,（3）：21~22.］

（2）肖某，女，15个月。因夜间哭啼数月，于2001年5月17日就诊。检查，患儿面红目赤，表情烦躁，脉细数，舌质淡，苔白腻。诊断为小儿夜啼症，取夜啼穴三棱针点刺放血。治疗1次后，患儿夜啼明显好转，治疗2次后未再发生夜间哭啼。随访3个月未见复发。

治疗方法：取双侧夜啼穴（中冲穴）常规消毒后，用小号三棱针或皮试用注射针头，迅速刺入夜啼穴1~2分，然后挤出3~5滴鲜血即可，术后用干棉球压迫片刻。轻症可只刺一侧穴位，重症刺两侧穴位，每周1~2次，6次为1个疗程。［常见病信息穴一针疗法：140.］

按语：中冲属心包经，《幼科发挥·心所生病》云：“心属火恶热，心热则烦，多夜啼。”临床所见小儿夜啼多由心经有火（热）、扰伤神明所致。点刺中冲出血可清心火安心神，故治夜啼有效。

中都（LR6）

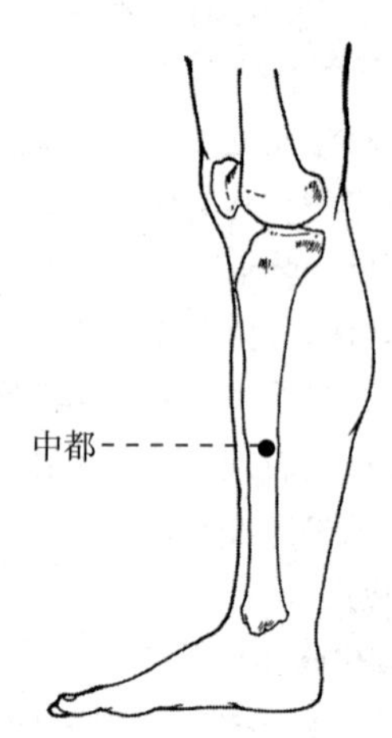

【释名】都，都会。穴当小腿内侧面中间，为肝经之气深聚处，故名。

【异名】中郄。

【经属】足厥阴肝经，郄穴。

【定位解剖】该穴在小腿内侧，当足内踝尖上7寸，胫骨内侧面的中央。局部解剖有大隐静脉；布有隐神经的中支。

【刺灸法】平刺 0.5~0.8 寸；可灸。

【功效主治】清肝泻热，通络止痛。主治胁痛，腹胀，泄泻，疝气，崩漏，恶露不尽，大腿内侧肿痛等证。

【现代研究】据报道，肝炎患者的中都穴大多有明显压痛，此可作为肝炎诊断的参考。

【临床应用】

急性淋巴管炎

薛某某，男，27 岁。1 周前右足踝部因蚊叮咬，搔破感染。昨天晚上突然感到右腹股沟处疼痛，淋巴结肿大，发热，四肢乏力。今天早晨起床发现足踝至腹股沟淋巴结肿大处有一带状红线，走路或活动时疼痛明显。查体：舌边红，苔薄黄，脉弦细，体温 37.5℃，血压 15.3/10.7kPa（115/80mmHg）。右腹股沟淋巴结肿大 1.5cm × 1.5cm，压痛明显。自右足踝中封穴向上沿右下肢内侧至淋巴结肿大处有一不规则带状红线，长 76cm，宽 1~3cm，其分布途径与足厥阴肝经下肢循行路线一致。红线略隆起，按之色不褪，触之稍感疼痛，局部皮肤温度稍增高。白细胞总数 18.75×10^9/L，中性 0.70，淋巴 0.30。西医诊断为右下肢内侧急性淋巴管炎。中医辨证：肝经郁热，脉络受阻。遂按下法于中都穴刺血数滴。初诊后腹股沟淋巴结压痛明显减轻，红线已呈粉红色，隐约可见。3 诊后红线及淋巴结肿痛均消失，白细胞总数 6.1×10^9/L，中性 0.64，淋巴 0.36，经刺血 3 次而愈。

治疗方法：①取穴：明确淋巴管炎属于哪条经脉，即取该穴的郄穴，如果红线走行不完全符合那一条经脉时，则以红线所经过之郄穴为准。②针刺法：常规消毒后，以左手拇、食指在腧穴两端各 1 寸处按压，使脉络怒张，然后右手持已消毒三棱针，对准腧穴快速刺入 2~3mm 立即出针，如此反复上下左右点刺 4~5 针，呈梅花形，针点距离为 1~2mm。刺入手法宜快，不可过深，以出血如珠为度。如出血不畅，可稍势推挤，促使出血。术后用碘酒消毒，再贴上胶布。[王淑琴，等. 中国针灸. 1982，2（5）：19.]

按语：《循经考穴编》曰：中都可治“胫寒痹痛，内廉红肿”。中都为郄穴，可治急性疝证。急性淋巴管炎为邪热郁结肝经所致，治当急去其实。故采用放血疗法，术前应找准瘀滞之静脉，并严格消毒，以防再次感染加重病情。

中渎（GB32）

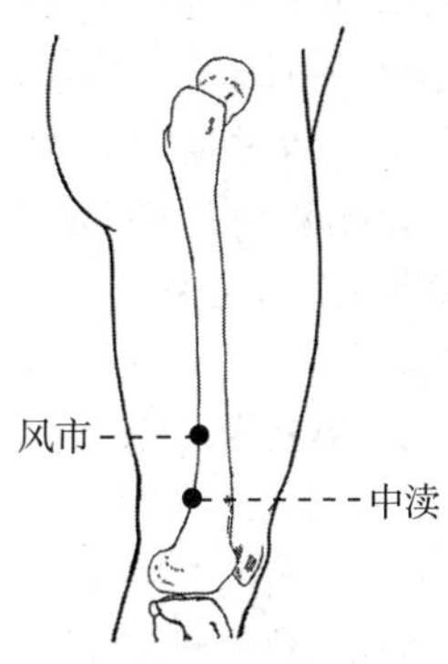

【释名】渎，沟渎。穴居股外侧中线筋骨凹陷处，如在沟渎之中，故名。

【经属】足少阳胆经。

【定位解剖】该穴在大腿外侧，当风市下 2 寸，或腘横纹上 5 寸，股外侧肌与股二头肌之间。局部解剖有旋股外侧动、静脉肌支；布有股外侧皮神经，股神经肌支。

【刺灸法】直刺 1~1.5 寸；可灸。

【功效主治】疏肝利胆，通络止痛。主治下肢痿痹，麻木，半身不遂，胆道疾病等。

【临床应用】

急性胆囊炎

何某某，男，52 岁。1985 年 5 月 9 日初诊。有胆绞痛病史 20 年，常发作。经华西医院诊为胆囊炎胆绞痛。5 天前酒后病发，昨天绞痛剧烈，昼夜不止，右上腹痛而拒按，膨胀，食不下，口苦，呕吐苦黄水，脉弦数，苔粗糙，双下肢中渎穴有明显压痛。诊断：胆绞痛（肝胃湿热阻滞瘀结于胆）。针双侧中渎穴，痛立止，续经 5 次治疗痊愈。

治疗方法：病者取仰卧位，术者先循经审穴，用中食指于膝上股外侧 5 寸中渎穴处，寻找敏感压痛点，再按常规消毒后，用 1.5 寸毫针于压痛点垂直进针，施较强捻转提插手法，每天 1 次，连续 10 天为 1 个疗程。

按语：中渎是足少阳胆经腧穴，胆气所发，经脉所通。古籍中虽无治胆病的记载，但临床胆病者于此穴处常有压痛，刺之可疏利胆气，消胀止痛。中渎穴是治疗胆绞痛特效穴，考之古代文献，均未载有。能治足少阳胆脉气滞胆绞痛，值得重视。

中府（LU1）

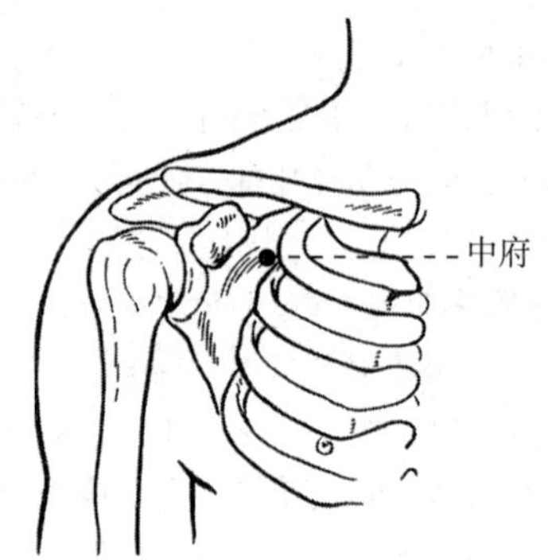

【释名】中指胸中，府为聚集之处。本穴为胸中肺气聚集之处，故名。又有解为：中，中焦之气；府，聚集处。手太阴肺经禀受中焦水谷之气，由此而出。

【异名】膺中俞、膺俞。

【经属】手太阴肺经。

【定位解剖】在胸壁之外上部，平第 1 肋间隙，距胸骨正中线 6 寸，当肩胛骨喙突内下方，第 2 肋外缘，上距云门 1 寸。仰卧取穴。穴下为胸肌筋膜、胸大肌、胸小肌。皮肤有锁骨上神经中间支分布。皮下组织内有胸肩峰动脉的终末支穿胸肌及其筋膜至皮下组织及皮肤。胸肌筋膜覆盖于胸大、小肌，两肌之间有来自臂丛的胸前神经和胸肩峰动脉胸肌支，支配并营养此两肌。

【刺灸法】直刺 0.3~0.5 寸，局部酸胀；或向外斜刺 0.5~0.8 寸，针感可向前胸及上肢放散；针尖不可向内斜刺，以免误入胸腔，刺伤肺脏。艾炷灸 3~5

壮，艾条灸 10~15 分钟。

【功用主治】祛邪利肺，止咳定喘。主治咳嗽，气喘，胸痛，胸中烦满，腹胀，呃逆，肩背痛等。

【临床应用】

咳嗽

一人暑月饮冷物，伤肺气致咳嗽胸膈不利，先服金液丹百粒，泄去一行，痛减三分，又服五膈散而安，但觉常发，后五年复大发，灸中府穴五百壮，方有极臭下气难闻。自后永不再发。[续名医类案：191.]

中极（RN3）

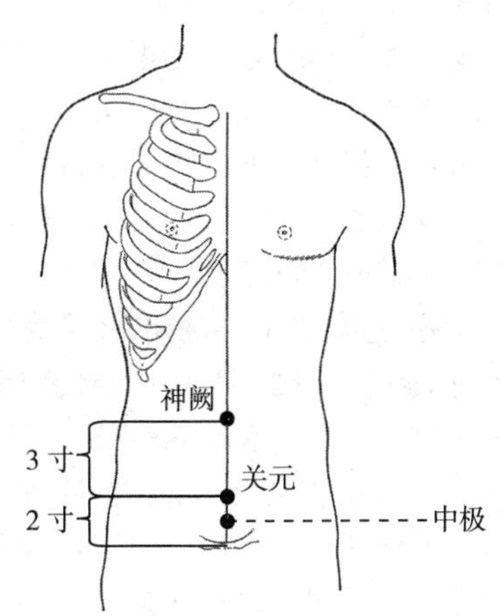

【释名】中，正中；极，点。穴处一身上下左右之中点，故名。

【异名】气原、玉泉。

【经属】任脉。为膀胱之募穴，又为足三阴与任脉之会。

【定位解剖】该穴在下腹部，在脐下 4 寸，腹中线上，仰卧取穴。局部解剖有腹壁浅动、静脉分支，腹壁下动、静脉分支，布有髂腹下神经的前皮支。

【刺灸法】直刺 0.5~1 寸，本穴内部为膀胱、子宫，故针刺前应排空小便，孕妇慎用；可灸。

【功用主治】清湿热，疏利膀胱，调理冲任。主治小便不利，遗尿不禁，阳痿，早泄，遗精，白浊，疝气偏坠，积聚疼痛，月经不调，阴痛，阴痒，痛经，带下，崩漏，阴挺，产后恶露不止，胞衣不下，水肿等。

【现代研究】

（1）对内分泌系统的影响。据报道，凡无排卵性子宫出血者，于经后第 18 天针刺关元、中极、三阴交等穴，连续治疗几个月，可使患者排卵过程与月经周期恢复正常。针刺中极、归来、血海、关元、三阴交，可使继发性闭经患者出现激素撤退性出血现象。针刺家兔的上述穴位，见卵巢中间质细胞增生与肥大，卵泡腔扩大，周围多层颗粒细胞增殖，其中有新鲜黄体生成现象。针刺中极穴对男子性功能的影响详见曲骨篇。

（2）对泌尿系统的影响。据报道，对于因神经系统疾病引起的膀胱功能障碍者，以泻法刺中极、曲骨穴，既可使紧张性膀胱张力降低，又可使弛缓性膀胱张力增高。

【临床应用】

1. 淋证

金某某，女，28 岁，已婚。于就诊前 1 天在野外干活，又受雨一淋，第 2 天早起，出现尿频、尿急、尿痛症状，大约10分钟即小便1次，疼痛难忍，无发热、腰痛，尿常规检查无异常所见，脉弦，舌苔薄白。诊断：中医：淋证（膀胱湿热蕴结）。西医：尿道综合征。治疗时立即为患者灸中极穴，约灸20分钟，下腹部不适感开始减轻，灸40多分钟，尿频、尿急、尿痛症状基本消失，过6小时后，又施灸1次，患者痊愈。[褚乃鲁. 内蒙古中医药. 1986，(4)：34.]

按语："膀胱者，州都之官，津液藏焉，气化则能出矣。"邪结膀胱，气化不利或肾气不足，膀胱失约可产生癃闭、遗尿或小便淋沥不尽的淋证。中极为膀胱募穴，为膀胱之气聚集之处，刺之可通调膀胱腑气，促进膀胱气化、括约功能。中极治疗膀胱湿热之淋证，再次证明热证是可以用灸的。以654–2穴位注射中极，加强对穴位刺激作用，增加疗效。

2. 遗尿

(1) 张某某，男，12岁，学生。1987年12月30日初诊。代诉：尿床1年余，冬重夏轻，每晚尿2~4次。查：患儿面色不华，形体消瘦，精神尚可，舌淡，苔薄白，脉数。诊断：夜尿症。治拟益肾固摄。取膀胱募穴中极，先用1.5寸毫针刺入，使得气，然后如下法灸之，2次后夜尿减少，3次后再未尿床，继灸5次巩固疗效，1年后随访未复发。

治疗方法：将纸烟或卷烟头剪下约2cm长，插在刺进体内的针柄上，烟头燃完为止。[王春辉. 陕西中医函授. 1989，(1)：19.]

(2) 王某某，男，8岁。自幼遗尿，至今仍不间断，曾用盐酸甲氯芬酯等治疗疗效不佳。于1986年3月来院诊治，经用654–2中极穴注射治疗2次，遗尿次数减少，7次即告愈。随访遗尿无复发。用药量，5~7岁3mg/次，8~12岁6g/次，13~15岁8g/次，16岁以上为10g/次。每2天穴位注射654–2 1次，7次为1个疗程。[刘加升，等. 四川中医. 1987，5(3)：44.]

3. 产后尿闭

葛某，女，27岁，工人。因产后尿潴留2天，于1994年12月3日就诊。检查：一般情况良好，下腹部膨隆，有触压痛，叩诊呈浊音，舌尖红，舌中苔黄，脉沉弦。诊断为产后尿闭，取产后尿闭穴针刺，行泻法，治疗15分钟起针，并用掌根部揉压小腹部3分钟，随即产妇排出尿液大约2000ml。3日后电话随访，排尿一切正常。

治疗方法：取产后尿闭穴（中极穴）常规消毒后，用28号3寸毫针直刺2寸，不宜过深，行捻转补泻手法，以泻为主，以针感传至会阴部，留针20分钟，每5分钟行针1次。起针后术者用双手掌重叠此处，缓缓按揉3~5分钟，待患者出现尿意时停止治疗，令患者排尿。每日治疗1次，3次为1个疗程。[常见病信息穴一针疗法：136.]

4. 前列腺肥大尿潴留

曹某，男，62岁。素患前列腺增生症，5天前因劳累排尿点滴不通，小腹胀急。施热水坐浴、按摩中极穴治疗，5 分钟后两次排尿 1100ml。次日排尿仍不畅，继续治疗几次恢复正常。后因受凉、劳累排尿又欠畅利，遂坚持 3~5 天治疗 1 次。1 年后随访未复发。

治疗方法：在浴盆内盛入热水，水浮浸过耻骨联合上方 10cm，水温 43~48℃。水中加适量高锰酸钾，以防感染。每次坐浴 15~20 分钟，每天 1~2 次。坐浴时，用食、中、无名指指面，在中极穴部位做环形有节律的抚摩，着力部分随腕关节连同前臂做盘旋运动。用力要轻柔，缓和而协调。一般 100~120 次 / 分为宜。前列腺增生癃闭，坐浴按摩排尿正常后，仍需间断治疗，巩固疗效，15 次为 1 个疗程。[杨克文. 中西医结合杂志. 1991,(10)：633.]

按语：中极位于小腹，内有膀胱、子宫，故针前应排空小便，孕妇慎用。一般直刺 0.5~1 寸。并使针感向会阴部放散为好。

5. 阳痿

陈某某，男，36 岁。1989 年 10 月 5 日就诊。主诉：阳痿半年。病起半年，面色白，头晕目眩，精神萎靡，腰膝酸软，脉象细弱，证属肾肝不足，命门火衰。取中极穴，用 2 寸针向阴部进针，行强刺激，以患者能耐受为限，日 1 次，每次 10 分钟，随后用人参注射液 4ml 穴注中极，2 日 1 次，疗效显著。[单穴治病选萃：292.]

中枢（DU7）

【释名】经穴名。出《素问·气府论》。王冰注“在第十椎节下间”。属督脉。穴当脊中上一关节，为脊中的枢转处，因名中枢。

【定位解剖】位于人体背部，当后正中线上，当第 10 胸椎棘突下凹陷中。在腰背筋膜、棘上韧带及棘间韧带中；有第 10 肋间动脉后支，棘间皮下静脉丛；布有第 10 胸神经后支之内侧支。

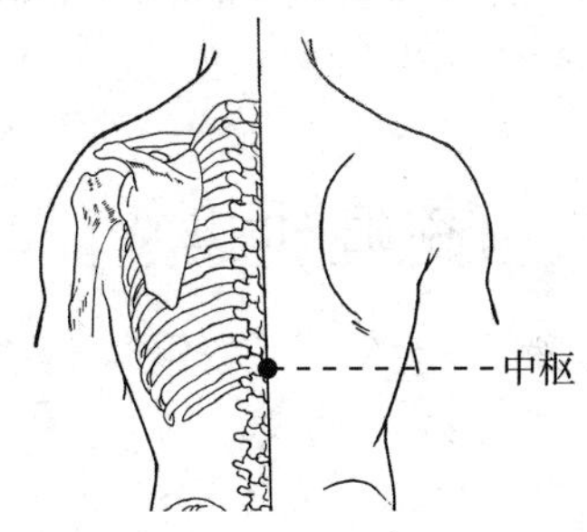

【功用主治】生发风气，运化水湿。健脾利湿、清热止痛。本穴位于腰背部，近脾胃，故可治疗胃痛、腹满、饮食不振、呕吐、肝炎、胆囊炎、黄疸等。属督脉，故又可治疗腰痛、脊强。有强腰补肾，和胃止痛的作用。

胃脘痛

赵某某，男，73 岁。1978 年 7 月 11 日就诊。胃脘剧痛伴恶心呕吐 4 天。4 天前因饥饿进餐过多，食毕即觉胃脘部不适，由胀闷至痛，如掣如绞，并恶心呕吐，曾去某医院急诊，经服药、脘部热敷未效。既往有慢性胃病史。查：患者急性病容，面部痛苦表情，烦躁不安，额部汗出涔涔，上腹部压痛明显，舌质淡苔薄中部腻，脉弦滑。取中枢，用下法，10 分钟后，患者即觉胸部舒快，痛缓解，针后熟睡 30 分钟后，症状消失，出针后欣然而归。次日又针1次巩固疗效，以善其后。

治疗方法：取坐位或侧卧位，向上斜刺，用“苍龟探穴”手法，上下二点较浅，左右略深，可斜探华陀夹脊穴，手法后仍置针于中枢穴中心，若其痛未完全控制，可再按下法重复1~2次。病重者日1~2次。笔者善用中枢一穴治疗胃脘痛，必要时再辅以他穴，每奏良效。［单穴治病选萃：161.］

中脘（RN12）

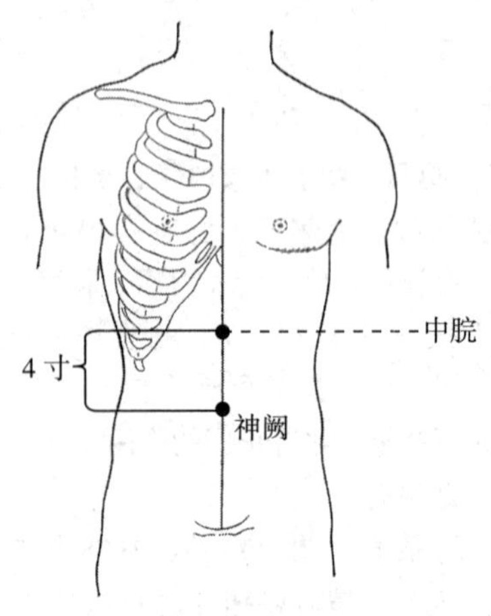

【**释名**】因穴位于胃脘中部，故名。

【**异名**】上纪、太仓、胃脘、中管、胃募。

【**经属**】任脉。为胃之募穴，为八会穴之一——腑会，又为手太阳，少阳，足阳明，任脉之会。

【**定位解剖**】在脐上4寸，腹中线上，仰卧，于胸骨体下缘与脐中连线的中点处取穴。局部解剖有腹壁上动、静脉，布有第7，8肋间神经前皮支的内侧支。

【**刺灸法**】直刺0.5~1寸，可灸。

【**功用主治**】和胃畅中，消食导滞。主治胃脘痛，腹胀，呕吐，呃逆，翻胃，吞酸，纳呆，食不化，疳积，膨胀，黄疸，肠鸣，泄痢，便秘，便血，胁下坚痛，虚劳吐血，喘，头痛，失眠，惊悸，怔忡，脏躁，癫狂，痫证，尸厥，惊风，产后血晕等。

【**现代研究**】

（1）对消化系统具有良好的调整作用。中脘穴对胃的运动具有双向调节性，可增强或抑制胃运动。也有的实验表明：弱刺激起兴奋作用，强刺激起抑制作用。针刺中脘穴可使胃、十二指肠溃疡患者的症状减轻，病灶逐渐愈合，胃液的总酸度和自由酸多趋正常化。在上消化道X线检查中，配合针刺足三里、中脘、内关穴组，可提高X线诊断率。针刺中脘可使空肠黏膜皱襞增深增密，动力增强。

（2）实验研究报道，艾灸“中脘”可使小鼠血氨清除率明显增快，肝内与腹腔巨噬细胞的活性明显增强。此外，针刺“足三里、中脘、梁门”穴组，可使家兔全血巨噬细胞吞噬程度明显增强。

【**临床应用**】

1. 痢疾

戊寅[①]冬，张相公长孙，患泻痢半载，诸药不效。相公命予治之，曰：“昔翰林时，患肚腹之疾，不能饮食，诸药不效，灸中脘、章门即饮食，其针灸之神如此。今长孙患泻痢，不能进食，可针灸乎？”予对曰：“泻痢日久，体貌已变，须元气稍复，择日针灸可也。”华岑公子云：“事已危笃矣，望即治之，不俟再择日期。”即针灸中脘、章门，果能饮食。［历代针灸名家医案选注：16.］

按语：①戊寅：万历六年（公元1578年）。

2. 晕厥

一妇人时时死去，已2日矣，凡医作风治之，不效。灸中脘50壮即愈。［历代针灸名家医案选注：36.］

3. 高血压眩晕

余某某，女，40岁，主诉：眩晕4年。病起4年前，时时头晕、眼花，经医院体检，发现有高血压病，平时波动在（21.28~25.27）/（12~13.30）kPa [(160~190)/(95~100)mmHg] 之间。每当血压升高之际，头眩晕即加重。虽多方治疗，头晕不能根治，故来求治，检查：血压为170/100mmHg，心肺未见异常，脉弦细，苔薄白，舌质淡。证属心脾血虚、肝气郁结，当培健脾胃、平息肝风。处方：中脘。治疗经过，嘱患者仰卧床上，以左手拇指随呼气逐渐重按中脘，半分钟后患者自觉头晕减轻。即用右手持针，刺入1寸许，用提插法找到针感，左手再下按5分许，抬手，再按，再抬，至患者觉头晕明显减轻为度。出针后，复测血压已为19.95/12kPa（150/95mmHg）。

注意事项及禁忌：勿直刺过深，以免损伤内脏。左手按压中脘穴很重要。进针到1寸后，固定针体。左手继续下压该穴皮肤，然后抬起押手。这样可改变针与该穴皮下组织的位置关系。疗效高，且安全。

治疗方法：用28号或30号1.5寸毫针，垂直刺入1寸许，持针不动。左手轻按该穴皮肤深入1~2分钟，出针闭针孔。高血压病常伴有头晕症状，从中医学立论，外感六淫、内伤脏腑气血皆可导致本症，而以风火、湿痰、正虚者居多。笔者体会，正虚痰湿内阻者用本穴疗效甚佳。［单穴治病选萃：309.］

4. 癫痫

（1）一人病痫3年余，灸中脘50壮而愈。［历代针灸名家医案选注：42.］

（2）一妇人病痫已10年，灸中脘50壮愈。凡人有此疾，惟灸法取效最速，药不及也。［历代针灸名家医案选注：41.］

5. 胃脘痛

陈某，男，31岁，电工。因胃痛2天，于2003年4月11日就诊。检查：腹部平软，腹肌紧张，剑突下胃部投影区有触压痛，舌质暗红，舌中心区有裂纹，苔白厚薄不一，脉沉紧。诊断为胃痉挛，取胃痛穴针刺捻转，行针1分钟，患者自述胃痛减轻，继续留针15分钟，加用艾卷灸胃痛穴10分钟。由于患者平日胃寒，故灸后胃痛明显减轻，隔日治疗1次，所有症状均消失。4周后复诊未见复发。

治疗方法：取胃痛穴（中脘穴）常规消毒后，用2寸毫针迅速准确地刺入1.5寸左右，行捻转手法，平补平泻，待出现针感后留针20~30分钟，期间每5分钟行针1次，行针时间以半分钟为宜。待胃痛明显好转后，令患者吸气收腹，再慢慢放松腹肌，如此反复进行5~10次。如身边无针，可以指代针压此穴3~5分钟，同样可以起到止痛的作用。［常见病信息穴一针疗法：66.］

6. 幽门痉挛

段某某，女，42岁。1991年9月15日来诊。半月前因饮食不当，致右上腹痛。开始隐痛，后呈钝痛，有规律的上腹痛，饥饿时和夜间加重并向背部放射，伴有腹胀，嗳气与泛酸，胃纳差。近1周因着凉而致恶心、呕吐频繁，即来诊。检查见：右上腹肌紧张、压痛，肝脾未触及。B型超声示：肝胆脾肾声象图均正常。胸透：心肺膈正常。食道钡餐，无异常发现。空腹胃内有少量潴留液，服少量稀钡示胃窦黏膜粗糙，排列欠规整，压痛，幽门不开放。经弯腰后直立数次，同时诱导，幽门还未开放。取中脘穴，提插捻转得气后取针，即以拔火罐，见胃蠕动增强，肌张力增高，胃蠕动波加深，幽门即开放，偏向小弯侧，然后施以各种手法观察。十二指肠球基底部小弯侧有豆粒样龛影，其周围呈透明区，激惹证十分明显，球变形。服稀钡200ml后，胃呈无力型，胃排空延迟。［袁玉珠，等. 中国乡村医生. 1992,（9）：15.］

7. 胃痉挛

（1）宋某某，女，20岁。1982年2月9日急诊。诉上腹部剧烈疼痛已5小时，今日凌晨3时左右突然感觉上腹部不适，接着就有憋气样的收缩钻痛，难以忍受，头出冷汗，四肢发凉。即到外科急诊，后经胃肠透视，超声波检查，内外科会诊，确诊为胃痉挛，建议针灸治疗。检查，面色蜡黄，急性痛苦病容，舌质淡红，苔白厚而腻，两边有瘀斑，六脉沉紧。上腹部板硬，中脘拒按。辨证属气滞型胃脘痛。宜行气和胃舒络止痛，选中脘穴四周透刺法，透刺后约5分钟，上腹部柔软，疼痛即止。

治疗方法：中脘穴常规消毒，用2~2.5寸毫针，垂直刺入，进针约1~1.5寸深，有针感出现为度。然后将针退至皮下，扳倒针用斜刺或横刺的角度透刺上脘，深度为1~1.5寸，待有针感出现后，再将针体退至皮下，翻转针体向下透建里，使针感向肚脐周围传导，留针2~3分钟。复将针退至皮下，分别向左右两侧透刺阴都、梁门，深度约1.5~2寸，要求针感向上腹部、两胁下放散。［申卓彬. 中医杂志. 1988，29（7）：4~5.］

（2）杨某，女，28岁。2017年8月18日初诊。患者半天前饮食冷饮后出现胃脘部疼痛不适伴恶心欲吐，腹部怕冷，喜温拒按。刻诊：神志清，面色苍白，胃脘部疼痛，腹部肤温偏凉，喜温拒按，口淡不渴，舌红、苔薄白，脉弦紧。诊断：胃痛（寒邪犯胃）。治疗：患者仰卧位，将切好的生姜片置于中脘穴上，姜片上放置大艾炷，点燃，等患者感觉皮肤灼热微疼痛时更换艾炷，直灸至患者胃痛消失为止。患者1次治疗后，胃痛完全消失。［李丹丹，等. 浙江中医杂志. 2018，53（11）：816.］

8. 胃下垂

王某某，女，23 岁。瘦长体形，胃脘部胀满不适，嗳气，饭后较重，饮食减少，时有胃脘部疼痛、呕吐已 2 年余。经中西药治疗效果欠佳。钡餐检查提示胃下垂 9cm，经用加兰他敏 3mg 中脘穴封闭治疗，每天 1 次，共治 4 个疗程，症状消失，饮食增加，钡餐复查提示胃下垂 3cm。［赵香叶，等. 针灸学报. 1992，(6)：22.］

9. 呕吐

周某某，男，27 岁。因头痛眩晕，剧烈呕吐住院。体检：神志朦胧，眼神呆滞，口臭，项强，心肺(－)，腹平软，肝于右肋下，剑突下，质中等，有触痛，克氏征（+），布氏征（+），巴氏征(－)。血常规与脑积液检查无特殊。肝功能：黄疸指数 6 单位，麝浊 10 单位，麝絮（++），枸橼酚铁胺（++），胸透(－)。舌质红，苔黄腻，脉弦。证属肝胆湿热，热甚发痉。给予中西医及针刺治疗 11 天，除头痛略减外，余症如旧，小便失禁，呕吐频繁，纳食锐减，遂改用针刺中脘穴，用平补平泻的手法，针后患者入睡 3 小时余，醒来感饥饿，未吐，余症减半，继续采用针刺中脘，每天 1 次，有时配合针刺晕听区，诸症日渐好转，肝功能恢复正常，8 天后痊愈出院。［苏逊. 福建中医药. 1982，2（6）：57.］

10. 呃逆

何某某，女，24 岁，工人。1985 年 4 月 15 日就诊。呃逆已 5 天，呃逆声沉缓，食入寒凉生冷之物尤甚，胃纳呆，体倦，恶风畏寒，经药、针治无效。检查：舌质淡红，苔白腻，脉滑。治疗：戌时，温针灸中脘穴 1 次而愈。［刘柄权. 云南中医杂志. 1986，7（3）：37.］

11. 腹痛

杨某某，男，60 岁。由于持续性右下腹剧烈疼痛，伴呕吐、腹胀 12 小时，治疗未效入院。既往有慢性头晕史、阑尾切除史。体检：血压 20/14.7kPa（150/110mmHg），急性痛苦面容，呻吟不止，右下腹压痛明显，右腹部可扪及肠型。舌红，苔黄腻，脉弦紧。证属大肠实热，肝火上炎。治疗：取中脘，行泻法，留针 20 分钟，排气数次，绞痛除，腹胀减轻，每天 1 次，仅住院 3 天，痊愈出院。［苏逊. 福建中医药. 1982，2（6）：57.］

按语：中脘为胃之募穴，腑之会穴。胃为水谷之海，气血生化之源。中脘具有理气和胃，降逆止呕，消食导滞，暖胃散寒，通调腑气，健脾益胃，提升胃气，补益气血等作用。凡一切胃腑病证以及同胃有关的脏腑病证都可选用中脘来治疗。局部取穴，效果尤佳。《千金翼》言“中脘……皆主霍乱肠鸣，腹痛胀满”，《资生经》也载“中脘、三阴交，治食不化，霍乱吐泻……”

在治疗方法上，实证用泻法，虚证用补法。病因于寒者，加灸或温针，胃脘作胀较甚者加火罐，对慢性久病采用穴位注射。本穴应用较广，常用的临床配伍有：呃逆、呕吐、反胃，可配内关、太冲；胃痉挛者，配足三里；下腹疼痛者，配上巨虚、天枢；脾胃虚弱者，配足三里、胃俞，宿食停滞肠胃者，配天枢、公孙、足三里；脾胃虚寒者，加关元、神阙，肝胃同病者，配太冲、期门；胆胃同病者，配日月、期门。

12. **头痛**

陆某，女，38岁，教师。前额头痛数月余，于1999年8月24日就诊。患者自幼患有胃病，只要感到胃部不舒服时就会发生前额部疼痛，一次可持续数小时，甚至数日，服用止痛药有效。检查：脉浮数，舌苔厚黄。诊断为前额痛，取前头痛穴针刺，30分钟后又给予三棱针点刺该穴并拔火罐，出血0.5~1毫升即起罐，消毒处理针眼。第1次治疗后自觉前额痛好转，第2次治疗后自觉胃部不舒症状明显减轻，治疗6次后头痛和胃部不舒症状全部消失。3个月后电话随访未见复发。

治疗方法：取前头痛穴（中脘穴）常规消毒后，用2寸毫针直刺1~1.5寸，行泻法，待针感传导至小腹部或上行额头部即可停止行针，留针30分钟，每隔5分钟行针1次，每2~3日治疗1次，10次为1个疗程。对伴有胃火实热太盛者，可针刺后行前头痛穴三棱针点刺放血3~5滴，则效果更佳。[常见病信息穴一针疗法：53.]

13. **癔症性上唇抽搐**

潘某某，男，31岁。近来因家庭纠纷，经常头痛，失眠，心惊烦躁，食欲减退。1975年10月12日上午突然上唇抽搐，两腮灼痛，少腹隐痛，胃脘不适，饮食俱废。检查心肺（-），血压16/10.7kPa（120/80mmHg），神志清，面色苍白，舌嫩，苔滑白，脉沉迟。10分钟后抽搐开始，两腮部和上唇同时向下唇抽搐，且上下牙猛烈相碰致门齿一颗碰断。诊断为癔症性抽搐。随即针刺中脘穴，强刺激，5分钟后抽搐减轻，15分钟后患者活动自如，精神平静。1975年10月30日追访，患者已痊愈。[渭南地区医院中医科针灸室. 陕西新医药. 1976,（2）：28.]

14. **癔症性大笑不止**

杨某某，女，49岁。1987年4月23日上午10时来诊。5年前，头部外伤后昏迷1天，经治好转，但遗留头痛头晕，阵发呕吐，经久不愈。昨天因精神刺激，从午后1时许，突然大笑不止，并多次呕吐黏涎。晚9时许，笑稍收敛但呼叫不断，彻夜不眠。今晨3时，大笑复起。晨来我院急诊，肌内注射地西泮2支，仍笑不止，转来针灸室。刻诊：大笑不止，笑声高亢，下颌抖动，不能缓解，但在笑声中可正确回答问话，面赤无汗，口臭，头痛，心烦，舌质淡红，苔白腻，脉缓弱。先后针刺百会、人中、涌泉、风府、内关、神门，仍笑不止，再取上星、头维、太阳、十宣等穴放血，亦无效，又针双劳宫、涌泉，笑声依然。目视患者，束手沉思，但见大笑中，手摩脘腹，乃知心里难受，遂用2寸针直刺中脘，针进过半，指下感觉有一股气团撞击针体，笑声大减。继续进针捻插，笑声停止，但仍然呼吸气促，自觉针处发痒，想笑笑不出来，头已不痛。施泻法20分钟，歇手留针，手离针柄，笑声复起，再捻而止。又行针10多分钟，笑声又止，留针1小时，起针后又大笑起来。以后反复行针，留针2小时，起针后，患者长长地舒了一口气，再无笑声。第2天家属告知，昨夜安睡一宿。1周后，又轻度发病，1针而愈。随访至今，再未复发。[王世国. 中医杂志. 1958,(3): 34.]

按语：思虑太过，肝气郁结，脾气不升，气郁痰结，蒙蔽神明，可产生神志病变。症见精神抑郁或烦躁，语无伦次，喜怒无常，哭笑不休等。针泻中脘理气开郁，化痰醒志。凡与痰有关的癫、狂、痫、不寐等病变皆可取用中脘来治疗。《灵枢·经脉》："是动则病……病至恶人与火，闻木声则惕然而惊……独闭户塞牖而处，甚欲上高而歌，弃衣而走。"临床上可配间使、太冲、神门等穴。

15. 产后昏厥

一妇人产后发昏，二目带涩，面上发麻，牙关紧急，二手拘挛。余曰："此胃气闭也，胃脉挟口环唇，出于齿缝，故见此证。"令灸中脘穴50壮，即日而愈。[历代针灸名家医案选注：128.]

16. 新生儿幽门痉挛

熊某某，出生后第1天吃开水即吐，吸乳力亦不佳，并伴有呃逆，每隔2~3分钟打呃1次，吞咽困难，呼吸稍迫促。经胃钡餐造影透视检查，诊断为胃幽门痉挛。即针刺中脘，用抑制手法，留针15分钟，打呃稍减少。因患儿不能进食，翌日呈脱水状，全身皮肤干燥，消瘦，精神软弱，乃由肛门滴注葡萄糖盐水。因患儿仍有打呃，乃继续针刺中脘，每天1次，经7天治疗后，打呃基本好转，并能很好哺乳。[胡延溢. 江西医药. 1961,(7): 34.]

17. 消化不良，消瘦

李某，男，9岁，学生。因消瘦、消化不良，于1998年11月4日就诊。患儿母亲代述，患儿自2岁开始发现消化不良、经常嗳气、打饱嗝、大便稀薄、体重减轻。检查：患儿身体消瘦，面色灰暗，心肺检查正常，腹部平坦、柔软而无触压痛，肝脾未能及，脉细弱，舌质淡红。诊断为小儿消化不良，取增肥穴针灸，针刺后先行平补平泻手法，留针30分钟后，加用艾灸10分钟，每周治疗2次。经3次治疗后，患儿面色转红，食量增加，嗳气等症状减轻，继续针灸治疗6次，并配合上腹部的按摩疗法，患儿体重增加3000克，且精神及体力明显好转，消化功能已基本正常，临床治愈。半年后随访未见复发。

治疗方法：取增肥穴（中脘穴）常规消毒后，用1寸毫针垂直刺入4~6分，行捻转手法，以补为主，首次行针连续半分钟，然后留针30分钟，每隔10分钟行针1次，每周治疗2~3次，15次为1个疗程。每次针刺结束后，可用右手掌掌根部置于增肥穴处做顺时针方向按揉5分钟左右，对促进胃肠消化吸收功能具有重要作用，但对婴幼儿手法不宜太重。[常见病信息穴一针疗法：148.]

中渚（SJ3）

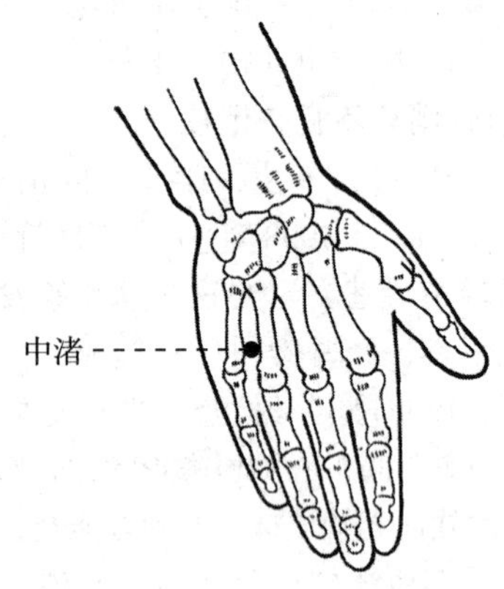

【释名】渚，江中沙洲；三焦水道似江，脉气至此输注留注，犹江中有渚，故名。

【经属】手少阳三焦经。本穴为三焦经输（木）穴。

【定位解剖】在手背第4、5掌指关节后的掌骨间，当液门后1寸，握拳取穴。局部解剖有手背静脉网及第4掌背动脉；布有来自尺神经的手背支。

【刺灸法】直刺0.3~0.5寸；可灸。

【功用主治】疏风清热，和解少阳，开窍益聪。主治头痛，目眩，目赤，目痛，耳聋，耳鸣，喉痹，肩背肘臂酸痛，手指不能屈伸，脊膂疼痛等。

【现代研究】中渚穴对眼科针麻手术镇痛效果较好，有报道以中渚、列缺为主穴，对眼科手术的镇痛效果，较眼附近穴为优越。针刺中渚也可引起肠鸣音亢进。

【临床应用】

1. 心悸眩晕

李某某，女，24岁。1985年7月12日初诊。患者因眩晕、心悸明显，劳累后加重，曾服西药无明显效果而来就诊。查：面色皖白，舌质淡红，苔白，脉略涩。诊断：气虚心悸。即用针直刺中渚穴，进针0.8寸，得气后留针20分钟，行补法。连针3次而愈。［王纪民. 四川中医. 1991，9（4）：43.］

按语：中渚穴是三焦经输穴，是三焦经气渐盛，由此注彼的部位，即“所注为输”，而三焦与厥阴互为表里。《灵枢·经脉》“心主手厥阴心包络之脉……出属心包络……，是动则病……心中澹澹大动……”；“三焦手少阳之脉……散络心包”，故取三焦经之输穴中渚可以治疗其相表里经——厥阴经的病证，如心悸、心痛以及神志病等。

2. 头痛眩晕

徐某某，女，24岁。分娩后不久即患头痛眩晕，1年来经多方服用中西药治疗无效，取双侧中渚穴，用毫针捻转直刺5~6分许，以捻转提插强刺激手法，使针感上达肩部或头部。留针30分钟，每10分钟捻转1次，去针时直向外拔，经针治3次痊愈，至今2个多月未复发。［王永录. 上海针灸杂志. 1987，（1）：27.］

3. 癔症弄舌

吴某某，男，22岁。1976年9月15日就诊。主诉偶因不幸，心中郁闷，致舌在口唇上下内外乱动3天。经西医诊断为“神经官能症”。曾用针刺内关、神门、中脘等穴，并肌内注射苯巴比妥钠、氯丙嗪，以及电针等治疗，效果不显。检查：一般情况好，但见舌在口唇上下、左右、内外频频而动，拍拍作响，不能自止。言语吃力，吐字不清，表情痛苦，坐立欠安，舌红苔干，脉弦数。

治疗方法：患者端坐，双手平放桌子上，掌心朝下。以 28 号毫针齐刺双侧中渚穴，大幅度捻转，并令患者发“啊”声，随声发出而弄舌顿止，霍然而愈。［徐德风．中医杂志．1981，22（7）：7.］

按语：“舌为心之苗”，手少阳经筋直接与舌相联系，其“入系舌本”，经筋有病可见“舌卷”。故刺三焦经之中渚穴可直接疏通三焦经气，治疗弄舌有效。

4. 落枕

王某某，男，25 岁，工人。1983 年 9 月 15 日门诊。自诉早晨起床后左侧颈项强痛、酸楚。左侧肩部牵拉不适，头部不能向右转。检查：左侧风池穴下及锁骨后方压痛明显，诊断为落枕。取右侧中渚穴，针尖朝上，刺入 1 寸，强刺激提插捻转，令针感上传，同时让患者旋转颈项，前俯后仰，间歇 1 分钟，再运针，如此反复 3 次，患者颈项疼痛渐消，活动自如。［胡伟勇．江西中医．1989，18（1）：45.］

5. 颈痛

张某，女，33 岁，工人。因颈部疼痛 3 天于 1999 年 6 月 29 日就诊。检查：颈部形态正常，颈椎活动受限，左侧斜方肌及胸锁乳突肌中段有压痛感。诊断为颈痛，取颈痛穴（右侧）（中渚穴）行强刺激手法，同时令患者适当地活动颈部，然后以手法推拿痛点 10 分钟，留针 30 分钟。起针后患者转颈自如，疼痛消失。

治疗方法：取颈痛穴（中渚穴）常规消毒后，用28号1.5寸毫针斜刺0.5~1寸，行捻转手法，以泻为主，以局部出现酸、胀、痛感或向指端放射时，留针 30 分钟，每 5~10 分钟行针 1 次，以 5~10 次为 1 个疗程或依据病情而定。一侧颈痛取健侧穴位，两侧颈痛取两侧穴位。［常见病信息穴一针疗法：103.］

6. 肩关节周围炎

（1）陈某，男，28 岁。3 天前，因夜卧肩臂受风，晨起即肩部疼痛不能活动，手臂稍一上举即痛不可忍，经某诊所治疗，服用安乃近，服药后，稍能缓解，但稍后疼痛复作，脉弦数，苔薄白。取中渚穴，以强刺激法进行针刺，左右捻转，起针后，痛即止，臂部活动已不受限制。［张万杰．上海中医药杂志．1966,（4）：149.］

（2）刘某某，女，43 岁。1979 年 3 月 20 日初诊。2 个月前，因肩部晚间受凉，晨起即感右上肢麻疼。曾服西药吲哚美辛、维生素 B_1、去痛片、土霉素及中药 12 剂，不但效果不佳，且越来越重，穿衣和梳头都不能自理。检查：局部不红不肿，舌质略紫，苔薄白，脉沉紧。经用下法针刺 1 个疗程，疼痛消失，穿衣和梳头均能自理。为巩固疗效，嘱患者每天晨起做上肢功能锻炼

15分钟。同年9月追访，未见复发。

治疗方法：①先取鲜姜片5片，擦患侧肩部，致局部发红为止。②患者呈站立位，两足分开与肩同宽，平抬健侧，俯掌。术者左手托着患者的健侧手腕部，右手在患者健侧中渚穴作常规消毒后，持2寸毫针1枚，快速进针。进针后针尖向腕部斜刺0.5~1.5寸，得气后持续运针，用强刺激法（体弱患者，针刺从弱到强，最后仍用强刺激法，否则疗效不佳）。针刺同时，嘱患者配合术者，患肢不停地作外旋、外展、后伸等动作。每次10~15分钟，每天1次，6次为1个疗程。［龙得森．中医杂志．1981，22（7）：19.］

（3）李某某，女，55岁，工人。1988年6月20日初诊。左肩部酸重痛楚4个月余，遇寒则甚，得温则减。疼痛延及手指不能屈伸。查：左肩前后痛，肩关节上举、外旋时疼痛加剧，内旋试验阳性。苔薄白，脉沉紧。证属风寒袭络筋脉痹阻。治宜祛风散寒，疏筋利节。取健侧中渚穴，施以烧山火手法，热感沿手臂至肩，渐渐患处也有烘热样感觉。同时嘱患者作上举，摸腰背等动作，行针3分钟症状明显改善。如此针刺7次，左肩疼痛消失，五指屈伸自如。［单永华．杏苑中医文献杂志．1990，（2）：40.］

7. 脑病手挛缩症

陈某某，男，4岁。1977年7月5日就诊。患儿系乙脑后遗症，手握不能伸开，针中渚穴，25次恢复正常。

治疗方法：右手持针，微向上斜刺，得气后，以左手帮助患儿慢慢将其手指伸开，留针15分钟，每5分钟行针并活动1次。用中渚穴治疗脑病后遗之手握不开，取中渚调三焦气机，如把握治疗时机，只要不变形，1~3个疗程可恢复。［单穴治病选萃：226.］

8. 手臂肿痛

某某某，男，学生。手臂红肿、热痛，原因不明，只在中渚穴针刺2次，肿消痛止。［王永录．上海针灸杂志．1987，（1）：27.］

9. 腰扭伤

（1）许某某，男，21岁，学生。1986年4月30日初诊。患者因剧烈运动而致右侧腰部扭伤3天。检查：患者不能弯腰、下蹲，左右转侧不利。摄片：腰椎无异常发现。右侧肾俞穴压痛明显。诊断：腰扭伤。取左侧中渚穴，强刺激配合提插捻转，并令患者弯腰时吸气，直立时呼气，反复3次，留针10分钟。患者顿即痛减，弯腰、下蹲活动自如，针2次后痊愈。［胡伟勇．江西中医．1987，18（1）：45.］

（2）王某某，男，35岁，工人。1984年2月18日就诊。患者7天前建房时不慎腰部扭伤，疼痛难忍，步履困难。经某某医院用按摩、外敷活血散（成药）治疗无好转，家属扶来我处诊治。选用手少阳三焦经“中渚”穴针刺，进针0.5寸时腰部似闪电感觉，用强刺激、捻转10分钟，疼痛立即消失，行动自如。至今未见复发。［廖举才．四川中医．1985，3（6）：56.］

按语：“不通则痛”，头痛、肩背手臂痛、肩周围关节炎、落枕、腰痛，这些病证皆由邪气(风、寒、湿、痰、火、瘀等)闭阻经脉，气血运行不畅所致。中渚为三焦经的腧穴，三焦为元气出纳运化之通道，刺之可调整三焦气机。故可治疗经脉所过之处因经气闭阻所产生的痛证。

10. 臀上皮神经卡压

朱某某，男，28岁。1988年9月10日初诊。主诉：腰部急性扭伤2天，左侧腰臀部剧烈疼痛，行动困难。下坐和立起时疼痛加剧，连及左侧大腿部，由他人搀扶来我处诊治。检查：脊柱正中，无侧弯和压痛，髂嵴下凹陷处有明显压痛，痛而难忍，局部软组织可触及条索状硬物，如筷子粗，直腿抬高试验阴性。X光摄片无异常发现。诊断：臀上皮神经卡压。治疗，取右侧中渚穴，用1.5寸长毫针刺入，行手法后，针感少阳经传至肩部，再行龙虎交战手法1分钟，令患者活动腰部，自觉轻松，再让患者站起，自述疼痛明显减轻，令其在室内走动，行走自然，再作坐下和立起动作，已无明显痛感。检查髂嵴部条索样软组织已消失。翌日复诊，诸症均除，局部亦无压痛，停止治疗。后随访无不适。

治疗方法：用30号1.5寸毫针，沿经脉循行方向斜刺，得气后行捻转手法，使针感沿经走行过腕，过肘，如能过肩则更好。有少数患者，其针感可直达病所，效果尤为明显。如无针感传导，可采用苍龙摆尾法，诱发针感。针感传导后，再用龙虎交战法约1~2分钟，至患部疼痛显著减轻或消失，活动时无明显痛感为止。留针10~15分钟。

按语：急性臀上皮神经卡压，多由于闪挫、扭伤筋脉，气血瘀阻所致。病变位于髂部，该部属足少阳经脉循行部位，取手少阳经穴中渚，属同名经取穴。中渚属手少阳经“输穴”，“输主体重节痛”，且阳经“输”配五行属木，应于肝，肝主筋，故本穴功于疏筋止痛。近十年来用中渚穴治疗急性臀上皮神经炎62例，取得良好效果。其中男34例，女8例，年龄最小19岁，最大62岁，以青壮年居多，其中又以男性为多。1次痊愈者20例，占32.3%，2次痊愈者18例，占29%，3次以上痊愈者15例，占24.2%；显效9例，占14.5%。

另外在手法上有苍龙摆尾法，针尖沿经刺入，然后将针柄缓缓摆动，像手扶船舵或左或右，有推动经气运行直达病所的作用。在手法中还有龙虎交战法，左右反复交替捻针，有良好的止痛作用。[单穴治病选萃：226.]

11. 梅尼埃病

王某某，男，53岁，干部。1983年5月17日初诊。3年前因工作繁忙，疲劳过度遂出现眩晕、耳鸣耳聋、呕吐苦水等症，经电测听器检查和前庭功能试验，诊为“梅尼埃病”，10日前因情志不遂而诱发，自觉天旋地转，视物模糊，耳鸣如蝉，呕吐痰涎。舌质偏红，苔薄黄，脉滑数。证属肝阳偏亢，风火内动，治宜平肝潜阳，疏泄三焦。取中渚(双)、行间(双)施凉泻法，行针

5 分钟，诸症悉减。留针半小时，患者头脑清爽，心情舒畅，用此法治疗 11 次，痊愈。随访未再发。[单永华，等. 杏苑中医文献杂志. 1990,(2)：40.]

12. 突发性耳聋

（1）白某某，女，29 岁，药剂士。1984 年 6 月 5 日初诊。主诉：耳聋 8 天，该患者于 8 天前日间劳累，晚间曾被雷声惊醒，晨起突然听力失常，左耳听力基本丧失，右耳听力减退，当日经市医院耳科诊断为暴聋。住院 1 周治疗无效出院。舌淡红，苔薄白，脉缓。经取双侧中渚穴，运用气功针刺法，经过 4 天 3 次治疗，听力恢复正常。

治疗方法：取坐位，刺双侧中渚穴 0.8 寸深，然后让患者将双手平放在膝上，安静片刻。医者将拇、食两指同时捏住针柄，当气运到持针的双手拇指、食指时，行平补平泻手法。[陆兰亭. 中国气功. 1986,(3)：22.]

（2）王某某，女，50 岁。1990 年 5 月 3 日就诊。患者素有高血压病史多年，半月前因与家邻争斗暴怒，突发耳聋耳鸣，伴见口苦，小便短赤，舌红，苔黄，脉弦数。常规取听会、翳风等穴效果不显。改针右侧手少阳三焦经中渚穴。穴位消毒后，针与手背呈 15° 角向近心端快速斜刺，进针 1 寸，慢送针，注意针芒直指病所，再行手法得气。患者即觉针感传至耳中，行针时耳内有胀麻感，留针 15 分钟。针后即刻能听，耳鸣亦止。每天 1 次，经 5 次治疗听力复常。随访 1 年，未复发。[李树林，等. 四川中医. 1992,(7)：51.]

按语：手少阳三焦经从耳后入耳中，是动则病“耳聋浑浑焞焞”，取用三焦经之中渚穴以直接疏通耳廓经气，平肝潜阳，止眩聪明，治疗肝阳扰动清窍之耳病，包括耳聋、耳鸣、耳痛以及由耳内疾病引起的眩晕等。

13. 舌震颤

林某某，女，43 岁。1981 年 11 月 4 日就诊。诊断：郁证（神经官能症）。患者 3 年前因精神受刺激，加之感受寒邪，致周身关节疼痛如针刺，有电灼感，伴头昏晕发胀，脘部胀满不适，自觉有气上冲头顶和两胁，少腹冷如冰，有时发热如火烧样，周身有抽搐和抖动感，情绪易激动。胃纳一般，寐差，大便干结，2~3 日一行，舌震，舌质紫，苔白腻，脉细弦涩。经针中渚穴，进针后作较强的提插捻转，约 10 分钟左右舌震颤缓慢，40 分钟即停止，第 2 天复诊时未见舌抖动。

治疗方法：用 30 号 1.5 寸毫针，取双侧中渚穴，针尖略向上斜刺，得气后，双手作大幅度提插捻转，加强刺激，使针感上传。用中渚穴治疗 4 例舌震颤，2 例是乙脑后遗症，2 例是神经官能症，均 1 次见效，舌震颤停止。

按语：此患者为七情郁结，化火上逆心包。中渚为手少阳三焦经穴，三焦与心包经相表里，故中有开窍、清热、宣导三焦气机之功。[单穴治病选萃：228.]

筑宾（KI9）

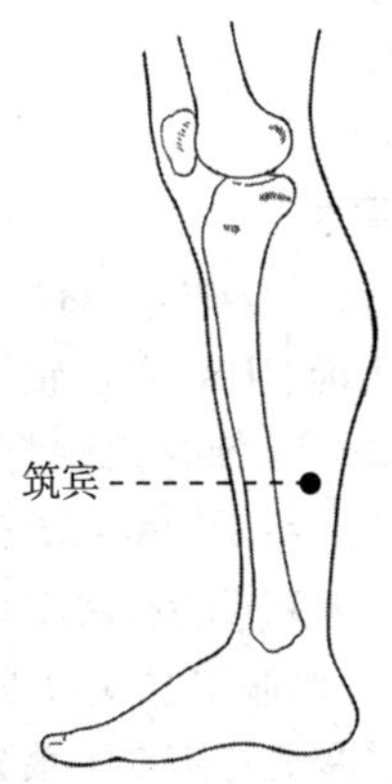

【释名】筑，指筑墙，形容坚实牢固；宾同滨，近水的地方。穴属足少阴肾水，在腓肠肌坚实肌腹的下边，故名。

【异名】腊肠、腿肚。

【经属】足少阴肾经。为阴维之郄穴。

【定位解剖】在太溪上5寸，太溪与阴谷的连线上，约当腓肠肌内侧肌腹下端取穴。局部解剖有胫后动、静脉，布有腓肠内侧皮神经和小腿内侧皮神经，深层为胫神经本干。简便取穴法：在太溪和阴谷的连线上，从太溪向上量两拇指再加4横指，然后在胫骨后缘量两横指，交叉点为筑宾穴。

【刺灸法】直刺0.5~0.8寸；可灸。

【功用主治】滋肾安神，通调阴维。主治癫狂，痫证，呕吐涎沫，胸痛，疝痛，小儿脐疝，小腿内侧痛等。

【临床应用】

1. 胸痛

王某某，女，8岁。胸骨右缘第2肋骨处剧烈疼痛，并向全胸放射，整个胸部痛不可近。患儿日夜啼哭，X线摄片、骨髓检查均无异常。在本院胸外科、神经科、肿瘤科门诊治疗无进展。经捻痛法，针刺双侧筑宾穴，痛立即缓解，是夜与次日未见哭闹，第2天再刺，针后疼痛消失，按摩患处已无疼痛。

治疗方法：①捻痛法：用食指和大拇指，沿着经络线走向，不断依次捻起皮肤，比较有关经络及非经络区皮肤对痛觉敏感的程度。②辨经：根据中医藏象学说，疾病时产生的疼痛及牵涉痛部位，估计与哪一经有关或是哪一经络的循行部位。然后，用捻痛法验证之。③选穴：相关经络确定后，再用捻痛法在该经络线上找捻痛觉最敏感的一点，这点便是所取的穴位。[彭印高. 新疆中医药. 1986,(1): 47.]

2. 小儿腹股沟疝

某某某，男，3岁。初生时即患腹股沟斜疝，曾用橘核丸、十香丸等治疗无效，改用筑宾穴灸21次痊愈，观察1年余未见复发。

治疗方法：患儿侧卧，取筑宾穴，用艾条灸之。根据病情轻重、患病时间长短决定灸的天数。每天灸1次，每次在两侧穴位处各灸30~50分钟。一般疗程10~25天。艾条比一般要细，直径约0.3寸。灸时术者手指可按穴位边处，以防烫伤起泡，增加病儿痛苦。[王映

雪. 中医杂志. 1975,（9）：46~47.］

按语：筑宾穴虽归属足少阴肾经，但又为足少阴与阴维的交会穴，为“阴维之郄”(《甲乙》)，是阴维脉气所发之处。阴维脉“上循股内廉，上行入少腹，会……于脐舍”。腹股沟部是阴维脉所过之处，另阴维脉尚有维系、维络之意。针灸筑宾可加强维系的功能。因疝气多因于寒滞，故多用灸法，以求温经散寒，益气通络，行气导滞，亦可免除小儿惧针的恐惧。

足窍阴（GB44）

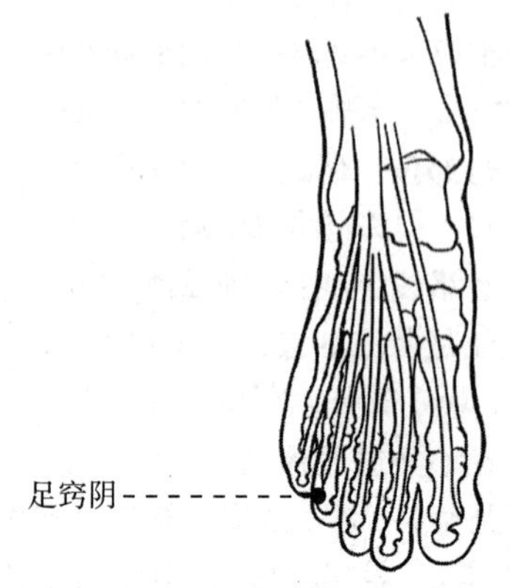

【**释名**】穴居脚趾端，与头窍阴相应，为与头部本经头窍阴相区分而冠以“足”字为足窍阴。

【**异名**】窍阴。

【**经属**】足少阳胆经。井（金）穴。

【**定位解剖**】该穴在足第 4 脚趾末节外侧，距趾甲角 0.1 寸（指寸）。局部解剖有趾背侧动、静脉和趾跖动脉形成的动静脉网；布有趾背侧神经。

【**刺灸法**】直刺 0.1~0.2 寸；或点刺出血；可灸。

【**功用主治**】疏利肝胆，清利头目。主治偏头痛，目眩，目赤肿痛，耳痛，胁痛，足跗肿痛等。

【**临床应用**】

急性眼结膜炎

李某某，男，32 岁。1987 年 4 月 27 日初诊。3 天前双眼红肿，怕光，流泪，微觉头痛，即去县医院眼科诊治，诊为急性结膜炎。给予金霉素眼膏及口服四环素，2 天未见好转，两眼红肿疼痛加重。检查：双眼睑明显水肿，发红，目涩难睁，畏光，流泪，眼分泌物增多。即用三棱针在足窍阴穴速刺出血 5~6 滴。再诊时红肿疼痛明显减轻。经治疗 4 次而愈。［郭英民. 陕西中医. 1991, 12（2）：83.］

按语：足窍阴为足少阳胆经井穴，具有清泄肝胆火热的功效。目赤肿痛多因肝胆火热上扰于目所致。针泻（点刺出血）足窍阴穴可使火热消，肿痛除，病证愈。另可配合点刺太阳出血或针泻双太冲。亦可以点刺耳尖出血。

足临泣（GB41）

【**释名**】与头临泣上下对应，主治头目之疾。为与头临泣相区分，冠以足字而为足临泣。

【**异名**】临泣。

【**经属**】足少阳胆经。输（木）穴，又为八脉交会穴——通带脉。

【**定位解剖**】该穴在足背外侧，当

足趾本节（第4跖趾关节）的后方，小趾伸肌腱的外侧凹陷处，小趾向上翘起时可见明显的凹陷。局部解剖有足背静脉网，第4趾背侧动、静脉；布有足背中间皮神经。

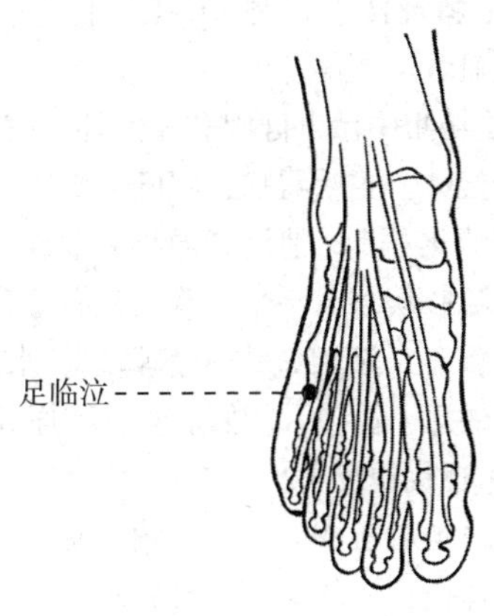

【刺灸法】直刺0.5~0.8寸；可灸。

【功效主治】疏利肝胆，清爽头目，活络止痛。主治头痛，目痛，胁肋痛，胃脘痛，腰痛，中风瘫疾，足跗肿痛，乳痈，瘰疬，回乳等。

【现代研究】据报道，胆病患者在足临泣穴处往往出现压痛。足临泣可作为临床诊断疾病的参考。

【临床应用】

1. 胃脘痛

谢某某，男，61岁，干部。门诊号37299，1980年7月9日15时就诊。患者体型矮胖，平时血压较高，曾患中风，现已恢复。既往有胃溃疡病史，7月9日15时，突然脘腹剧痛，面色苍白，大汗淋漓。检查：左上腹压痛明显，无反跳痛，血压30.7/17.3kPa（230/130mmHg），脉弦缓，舌红，苔黄腻。印象：急性胃脘痛。处理：7月9日为癸未日，15时为己未时，用灵龟八法推演，值“足临泣”开穴，刺右侧足临泣后，其痛立止。再次测量血压已降为22.7/14.7kPa（170/110mmHg）。[姚康义，等. 武汉市中医医院院刊. 1980,（2）: 29.]

按语：肝气犯胃或肝胆湿热均可致胃脘疼痛不适。足临泣是足少阳胆经腧穴，具疏肝利胆，和胃止痛之功。又足临泣可以平肝潜阳，故亦可降低血压。用灵龟八法开穴，取适时穴，疗效更佳。

2. 腰扭伤

姚某某，女，53岁，门诊号53243，1980年7月12日16时30分就诊。腰扭伤疼痛1天，活动受限，行走偻俯，稍动弹则呻吟呼痛。检查：右腰肌紧张，压痛明显，且掣痛牵引至髂前处。印象：急性腰扭伤，病在带脉。

治疗方法：7月12日为丙戌日，16时30分为酉申时。经灵龟八法推算为“足临泣”开穴，取对侧“足临泣”刺入1针，疼痛立止，腰伸直，行如常人而去。[姚康义，等. 武汉市中医医院院刊. 1980,（2）: 30.]

按语：足少阳胆经循身之侧，过季胁，为人体之枢纽；带脉环腰一周，约束诸经，其气通于足少阳胆经之足临泣穴。腰痛即在带脉和胆经所过之处。针刺足临泣，通调胆经、带脉经气，消除疼痛。

3. 回乳

刘某某，女，40岁。1959年1月

16 日入院。入院当天足月分娩一女婴，肺膨胀不全即日死亡。因产妇不知婴儿已死，故未即早退奶，第 2 日奶下，胀痛剧，以左侧乳房胀痛最剧，无法吸出。经针刺右足临泣，2 小时后奶痛消失，当日奶胀减轻。第 3 日出院。[延安县医院妇产科. 中医杂志. 1959,（7）: 441.]

按语：经络学说认为乳房属胃，乳头属肝。乳房疾病皆可由两者引起。患者产后心情不舒，肝气郁结，乳脉闭阻，肝木犯胃，乳房胀痛，乳汁不畅。又肝与胆相表里，刺胆经输穴足临泣理气疏肝，通乳消胀。

足三里（ST36）

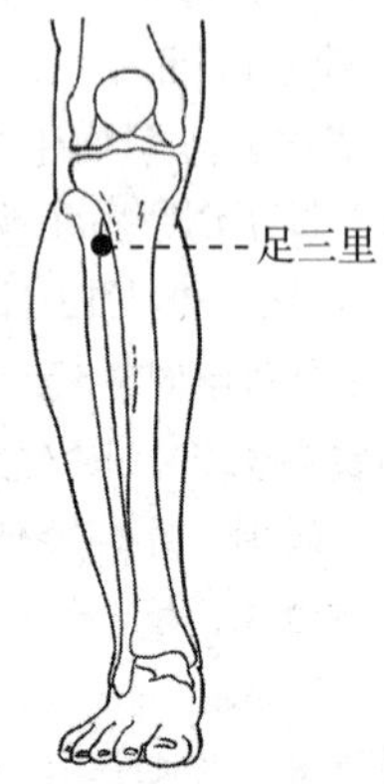

【释名】因穴居膝下 3 寸，故名足三里。

【异名】鬼邪、下三里、下陵、下陵三里、下虚三里。

【经属】足阳明胃经。为足阳明胃经合（土）穴。

【定位解剖】在犊鼻下 3 寸，距胫骨前嵴外侧一横指，当胫骨前肌上，屈膝或平卧取穴。局部解剖有胫骨前肌，外侧为趾长伸肌，有胫前动、静脉；布有腓肠外侧皮神经及隐神经的皮支，深层为腓深神经。

【刺灸法】直刺 1.0~1.5 寸；可灸，可放血。

【功用主治】健脾和胃，补益气血，强身健体。主治胃痛，呕吐，腹胀，肠鸣，消化不良，泄泻，便秘，痢疾，疳证，喘咳痰多，头晕，耳鸣，心悸，气短，癫狂，妄笑，中风，脚气、水肿、膝胫酸痛，鼻疾，产妇血晕，乳痈等。

【现代研究】

（1）对血液成分的影响。血液对维持机体内环境的平衡，具有非常重要的意义。针刺实验动物的足三里穴，可使白细胞总数上升，中性粒细胞比率也相应增高，淋巴细胞及嗜酸性粒细胞等比率下降，对因放疗、化疗、脾功能亢进引起的白细胞减少症有同样的效果。也有人认为针刺类别不同，其针刺效应也有区别。中等刺激足三里，白细胞总数呈双向性调节，如改用电针刺激，则呈明显的抑制状态。多数报道指出针刺正常人的足三里，可使红细胞总数增多，血红蛋白含量上升。针刺或电针人或动物的足三里穴，均可引起红细胞沉降率增加。而对有进行性炎症的患者，针刺后血沉明显减慢。针刺足三里，也可使血小板减少性紫癜患者的血小板数目增加。实验也证明，针刺足三里可调节血糖浓度，这种调节呈双向性。据报道，针刺足三里，可使急性胰腺炎患者的血清淀粉酶浓度降低，对运动后血中乳酸浓度的增高也有明显降低作用。

（2）对循环系统的影响。针刺足三里穴可使心率减慢，有人将不同的手法用于足三里穴，发现针刺足三里穴用烧山火手法，可使脚部出现温热感，同时手部血管出现舒张反应，而施以透天凉手法，则足部出现凉感，并伴以血管收缩反应。针刺足三里穴，可使高血压患者的血压降低，而艾灸足三里穴，却可使休克患者的血压上升。激光照射足三里穴可改善老年人微循环，表现为血流加快，袢顶瘀血减轻或消失。流态也有不同程度的好转，血细胞聚集减轻，微血管扩张。当造成动物实验性Ⅱ度房室传导阻滞与急性心肌缺血时，针刺“足三里”可明显缩短心动过缓的自然恢复时间，并使房室传导阻滞消失。T 波及 ST 段损害减轻。但其作用弱于内关。

（3）对消化系统的影响。在唾液分泌方面，据报道针刺足三里等穴可使唾液分泌减少，唾液淀粉酶含量显著增加，并使味觉值普遍提高。针刺足三里穴对胃功能具有双向性调节作用，即原胃功能低下的，针后可使之兴奋，表现为胃电波幅加大，频率增快，胃酸度上升；原来胃功能亢进的，重刺激可使之抑制。在用毛果芸香碱引起的犬的胃收缩的基础上针刺足三里可明显地抑制胃运动。而对于胃溃疡患者，针刺足三里多引起胃蠕动增强，幽门开放排空加速。另据报道，针刺足三里可以增强胃黏膜功能，防止溃疡病的发生；针刺足三里及胆囊穴等可使胆囊收缩功能增强，解除奥狄氏括约肌痉挛，促进胆汁的分泌。针刺足三里还对大肠的功能具有明显双向性的调节作用。

（4）对神经系统的影响。针刺足三里可使实验动物的大脑皮质兴奋过程略有增强。对脑电的影响：有人发现针刺足三里可使脑电图慢波明显增加，也有人报道，针刺该穴，可使正常人脑电图的 α 波抑制和 β 波增加。对脑肿瘤患者，针刺足三里可使 3/4 患者的脑电图发生变化，出现去同步化活性明显增大，病理活性减少，生物电位振幅增大。对脑血流图的影响：针刺足三里穴使脑血流图的容积、波幅增高，脑血管紧张度减低，脑血管供血好转。另有人在实验中发现，针刺大白鼠的足三里穴可阻止戊巴比妥钠深麻醉动物脑中乙酰胆碱含量的增高，同时动物苏醒提前。针刺足三里穴还有利于促进脑细胞功能的恢复，消除疲劳。

（5）对内分泌系统的影响。针刺足三里可使血中皮质醇、17– 羟皮质醇、类固醇显著增加，组织胺含量亦趋上升，同时尿中 17– 酮类固醇和 17– 羟类固醇含量也相应增高，说明针刺足三里可调整肾上腺皮质功能。也有实验表明，这种调整是双向性的。

（6）对机体免疫、防卫功能的影响。针刺对免疫反应的影响，主要是对白细胞吞噬作用及抗体形成的影响。实验表明，针刺足三里可使白细胞总数增加，中性粒细胞增加和淋巴比例下降，白细胞对金黄色葡萄球菌的吞噬作用增强，网状内皮系统的吞噬功能也普遍增强。针刺对抗体的形成也有影响。有实验证明，针刺家兔足三里后可使血中调理素明显增加，备解素也明显增加。针刺正常人足三里穴，其补体效价较针前普遍升高。另外的实验表明，针刺足三里穴，外周血中 T 淋巴细胞明显增加，T 淋巴细胞内酯酶活性明显增强。对免疫反应的作用，实验显示：针刺足三里、血海对抗天花粉血清引起的肥大细胞脱颗粒反应有抑制或减轻作用。人体血铜的增高，会加速人体衰老，艾灸足三里可降低老年人血铜的含量，提高锌的含量，使两者趋于正常比。

【临床应用】

1. 感冒

孙某，女，31 岁，会计。1991 年 8 月 5 日初诊。头痛、鼻塞流涕、喷嚏、关节酸痛 1 天，无汗，恶心，咽痛。体温 37.5℃，咽部充血，舌苔薄白，脉浮略数。诊断：感冒。针刺足三里穴 3 次，诸症消失痊愈。

治疗方法：取足三里穴（双）：用提插捻转手法，使针感向上向下传导，得气后留针 15 分钟，每天 1 次。治疗结果：治疗观察 35 例，3 天痊愈 7 例，4 天痊愈 22 例，5 天痊愈 6 例。[胡亚萍，等. 河北中医. 1992，14（3）：26.]

2. 急性泄泻

郭某某，女，36 岁。腹痛腹泻，多年来每年发作 1 次，原因不明。此次已发病 2 天，用泻法针足三里，腹内有凉感，腹痛即除，腹泻亦止，1 年后随访无复发。[吴秀锦. 云南中医杂志. 1987，（6）：19.]

3. 细菌性痢疾

张某某，男，44 岁，干部。主诉：左下腹绞痛半天，泻黏液便 2 天，伴有里急后重感，肌内注射解痉剂 654–2，维生素 K_3 等治疗不见减轻。查：患者呈痛苦面容，心肺（–），左下腹触痛明显。实验室检查：大便脓细胞（+++）：红细胞（++）。诊断：痢疾致肠道炎性绞痛。遂以大拇指按压足三里穴。双侧交替进行，手法由轻到重，约揉按至 6 分钟时，患者腹痛消失，症状缓解，经配合抗生素治疗 5 天痊愈出院。

治疗方法：患者取仰卧位，双膝屈曲约 60°~70°。医者将拇指置于足三里穴上。其余四指紧贴在小腿后面，以拇指揉按足三里穴，双穴交替进行，手法由轻到重，每穴揉按 3~5 分钟，以患者能耐受为度。[王玉柱. 中国针灸. 1986，6（4）：21.]

4. 胃脘痛

（1）彭某某，男，31 岁。患胃痛不知所措，由内科转诊。检查：腹壁紧张，疼痛拒按，二便正常，舌白腻，脉弦，既往无胃痛史。诊断：胃脘痛（实证）。取穴：足三里（双）。进针后，患者仍疼痛难忍，要求出针，但家属坚持要针。经过近 30 分钟的提插平补平泻手法，疼痛终于镇定下来，留针 1 小时，患者一切恢复正常，高兴而归。[单乐贤. 江西中医. 1980，（1）：64.]

（2）谭某某，女，28 岁。1971 年 4 月 12 日夜间急诊。晚餐进食水饺后，初感胃脘胀满、隐痛，以后逐渐加剧，伴嗳腐吞酸，汗出。查：中脘拒按，脉紧而稍数，舌红苔薄微黄。先以阿托品、苯巴比妥钠、吗啡等治疗不效。乃改用针刺，施针1分钟后，患者呕吐痰涎水饺残渣，胀痛顿除。

治疗方法：取双侧足三里穴，用毫针2支，分别刺入1~1.5寸；施以泻法，大幅度捻转针柄（360°）1~3分钟，针后，患者必须呕吐，痰涎积食俱出，诸症悉除。［张顺德. 四川中医. 1986，4（8）：48.］

5. 急性阑尾炎疼痛

（1）曾某某，男，35岁。1990年6月17日初诊。患者中上腹疼痛并转右下腹疼痛2小时。查：腰大肌试验阳性，阑尾点压痛，反跳痛明显。实验室检查，血常规：白细胞总数及嗜中性白细胞均见增高。临床诊断：急性阑尾炎（肠痈）。急予足三里穴位重力按压止痛3分钟后疼痛明显减轻。后予以手术治疗而愈。［周晨，等. 四川中医. 1992，9（1）：45.］

（2）王某，男，43岁，工程师。因急性腹痛，于2001年10月11日就诊。检查：急性痛苦表情，体温37.5℃，心率每分钟88次，心肺未见异常，腹肌紧张，右下腹及尾投影区压痛，有反跳痛，脉细数，舌质紫红，苔薄白。诊断为急腹症，阑尾炎穿孔待除外，取急腹症穴针刺，行泻法，阿是穴火针针刺。治疗1次后疼痛大减；第2天继续治疗1次，疼痛全部消失，4天后又针刺1次，症状全部消失，临床治愈。2周后随访未见复发。

治疗方法：取急腹症穴（足三里穴）常规消毒后，用3寸毫针迅速直刺约2寸，先捻转，后提插，行泻法为主，待针感出现后留针30分钟，每5分钟行针1次，每日或隔日治疗1次。疗程视病情而定。如治疗1次病情不减者应建议患者去专科医院进行检查治疗，以免耽误病情。［常见病信息穴一针疗法：78.］

6. 肠梗阻

薛某，男，44岁，个体经营者。因下腹胀痛伴呕吐，于1987年11月2日就诊。患者于2个月前在北京市一家医院行急性阑尾炎穿孔修补术，术后一般情况良好。但近3天来突然出现腹痛、腹胀，无大便并伴有呕吐。检查：腹部膨隆，伴有压痛，听诊未闻及肠鸣音。诊断为急性肠梗阻，急刺双侧足三里穴，行泻法，留针30分钟。同时，患者口服大黄水煎液100 ml，当晚17时左右，患者排出大便，肠鸣音恢复，腹胀痛随即消失而痊愈。1个月后复诊未见复发。

治疗方法：取肠梗阻穴（足三里穴）常规消毒后，用28号3寸毫针直刺一侧肠梗阻穴，行泻法强刺激，待针感传至足踝处或腹部时留针30分钟，5分钟行针1次。留针期间可配合艾灸神阙穴及肠梗阻穴20分钟。轻度肠梗阻，一般针灸10~15分钟即可出现便意，或排出稀样便。对病情较严重者最好从肛门内注入开塞露或大黄液10~20 ml，如30分钟后仍无排便者，应将患者送医院诊治，以免耽误病情。常规消毒后，用28号3寸毫针直刺一侧肠梗阻穴，行泻法强刺激，待针感传至足踝处或腹部时留针30分钟，5分钟行针1次。

留针期间可配合艾灸神阙穴及肠梗阻穴20分钟。轻度肠梗阻，一般针灸10~15分钟即可出现便意，或排出稀样便。对病情较严重者最好从肛门内注入开塞露或大黄液10~20 ml，如30分钟后仍无排便者，应将患者送医院诊治，以免耽误病情。[常见病信息穴一针疗法：94.]

7. 失眠

高某某，男，40岁，干部。患失眠症数年，有时通宵不眠，服苯巴比妥钠90mg/次也难以入睡，常服中药亦不显效。来医务所就诊，给予双侧足三里维生素B_1注射，当晚入睡至翌晨。治疗1个疗程后，年余未复发。近期病情有所复发，但较治疗前为轻。

治疗方法：取2ml注射器及6号针头，吸取维生素B_1注射液0.5ml（含维生素B_1 5mg），局部皮肤消毒后，直刺足三里穴，深约2~3寸，回抽无血液回流即将药物注入。

注意事项：①取穴要准确，刺入深度依患者体型胖瘦灵活掌握，以患者感觉酸麻为好。②维生素B_1注射给药时，极少数患者可发生过敏反应，甚至过敏性休克，注射后应嘱患者不要立即离去，观察片刻。对过敏性体质患者，注射前可做皮试。一般情况下，维生素B_1皮试可以不必做。[冯大业. 赤脚医生杂志. 1977,(9)：8.]

8. 癔症性瘫痪

货某某，男，72岁。1985年10月23日求诊。诊断：癔症性瘫痪。主诉：3个月前因心中不悦，渐觉胸闷腹胀、纳差、不寐、下肢关节疼痛、酸软无力。某某医院诊断为风湿性关节炎，住院以中西药物治疗，病愈发加重，不能下地行走。检查：年貌相符，神清合作，面带愁容，消瘦，舌淡薄、苔白腻，脉弦细。辨证：证属肝郁气滞。取足三里，并配以暗示疗法。得气后捻转（或提插）1~2分钟，每隔5分钟捻转1次，使患者下肢（大腿至足背）有酸、麻、胀感。患者自觉下肢恢复知觉，留针30分钟。治毕令其下床试步，即能行走。

治疗方法：用28~32号、1.5~2寸毫针，迅速进针，直刺1~1.5寸，得气后，以拇指和食指捻转1~2分钟，待针感传至大腿和足背，患者觉酸胀、麻木或触电感，能忍受为度，每隔5分钟捻转或提插1次，留针20~30分钟。近年来，笔者以此穴治疗癔症性瘫痪4例，均1次告愈。[单穴治病选萃：73.]

9. 偏头痛

患者，男，成年，波兰人。于1964年6月初诊。太阳穴处疼痛多年，久治不愈，并有胃病史。针左侧足三里穴后，右侧太阳穴处疼痛立即消失。再针右侧足三里穴，左侧太阳穴处疼痛也立即消失，连续数次治疗后痊愈。[李志道. 天津中医. 1985,(2)：29.]

10. 肾绞痛

马某，女，42岁。1991年3月患输尿管结石住某院治疗，绞痛时注射吗啡、阿托品、盐酸哌替啶等不能止痛，3月23日疼痛剧烈而转请余诊治。刻诊：双侧少腹挛急，疼痛难忍，大汗淋漓，呻吟不止。治取维生素K_3针8支，每侧足三里穴注射4支，强刺激不留针。4分钟后，疼痛缓解，痉挛消失。为巩固疗效，24小时后，按原量原法注射1次。继服中药排石汤以善其后。

治疗方法：用维生素K_3针（每支含4mg）4支。经常规消毒后，注射痛侧足三里穴，手法采用强刺激，时间3~5分钟，剧痛立即缓解。双侧疼痛，注射双侧，每次4支。强刺激，不留针。[邓朝纲. 四川中医. 1992，10（11）：51.]

11. 痛风病

黄某某，男，43岁。1970年6月就诊。主诉：双脚趾红2月余。2个月前因双脚肿痛不能落地行走，县医院治疗未见好转，于我院外科确诊为痛风。查尿酸5.6mg%，精神差，食欲不振，舌尖红无苔，脉缓。取足三里。用此穴针后，能双脚落地站立。共治疗12次（1个疗程）愈。

治疗方法：患者取坐位，用28号2~3寸毫针直刺，待患者感到酸麻胀沉如触电似的传至脚趾或脚背时，略将针提出少许，留10分钟，每10分钟捻转1次、上提少许，共留针30分钟起针。

近30年来，运用此穴治疗单纯足拇指趾关节红肿痛热，并经内外科确诊为原因不明的痛风80余例，有的针1次后即可落地行走，次日红肿减退，一般5~12次痊愈。[单穴治病选萃：74.]

12. 脚气

（1）予旧有脚气疾，遇春则足稍肿，夏肿尤甚，至冬肿渐消。偶夏间依《素问》注所说足三里穴之所在，以温针微刺之，翌日肿消。[历代针灸名家医案选注：108.]

（2）执中母氏常久病，夏中脚忽肿，旧传夏不理足，不敢著艾，惟以针置火中令热，于三里穴刺之，微见血，凡数次，其肿如失去。[历代针灸名家医案选注：108.]

13. 化疗后白细胞减少症

赫某某，男，60岁。主诉：化疗后白细胞降低半年余。患者于1988年3月自觉吞咽不利，经某某肿瘤医院确诊为“食管中段癌”。当年7月、9月曾两次住院内服化学药物治疗。共口服5次（药名不详），白细胞由7000/mm^{3}降至3000/mm^3。经用多种提升白细胞的方法治疗罔效。1989年元月白细胞值仍在3300~3400/mm^{3}之间。遂于1989年2月来我国要求手术。当月22日在某某省肿瘤医院行食管中段切除术。术后其他恢复尚可，但白细胞却为3000/mm^3。经各种方法治疗，5月14日查白细胞为3500/mm^3。自觉头晕眼花，身倦无力，不思饮食，故前来求治于针灸。检查：面色苍白，慢性病容，手术刀口愈合良好，舌质淡，无苔，脉沉细无力。证属气血亏虚。取双侧足三里，药物封闭治疗同上。连续治疗5次，患者自觉饮食增加，头晕止，四肢有力，精神好转，复查白细胞为6700/mm^3，遂开始化疗。以后每周封闭2次，白细胞保持在4000/mm^{3}以上，顺利完成化疗。

治疗方法：取地塞米松8mg、654-2 20mg，肌苷0.2g。以7号注射针头于双侧足三里封闭。当针刺有针感后，每次推注药物2ml，每日1次。连续治疗5次时，患者自觉饮食增加，头晕止，四肢有力，精神好转，复查白细胞为6700/mm^3，遂开始化疗。以后每周封闭2次，白细胞保持在4000/mm^{3}以上，可顺利完成化疗。

按语：足三里为足阳明胃经的合穴、下合穴，又属强壮穴之一，取之既可调理脾胃功能，有助于气血化生，又可增强体质，促进康复。地塞米松、肌苷可改善骨髓的造血功能，654–2可改善微循环。药物与穴位的作用相辅相成，遂收到短期内使白细胞回升的效果。笔者近年来在"针灸治疗化疗引起的白细胞减少症的临床及实验研究"的课题研究中，主取足三里，分别采用温针、穴位封闭等不同刺激方法，对提升白细胞取得较理想的效果。[单穴治病选萃：74.]

14. 白细胞减少症

魏某，女，58岁。系左乳癌术后放疗后复发。1988年9月1日入院行第5个疗程化疗，入院后查白细胞2.8×10^9/L。9月2日行双足三里穴注地塞米松各2.5g。9月3日复查白细胞5.4×10^9/L。继以COMP方案化疗，9月5日复查白细胞6.3×10^9/L。9月8日化疗结束出院。

治疗方法：患者仰卧，用5ml注射器配6~7号注射针头，抽取5~10mg地塞米松药液（5mg/ml）：双侧足三里穴常规消毒后，垂直进针，待产生酸、麻、胀针感后缓慢推注药液，每穴2.5~5mg。多数患者有下肢憋胀感，但均能忍受。穴位注射24、48、72小时后各查白细胞1次。[高良，等．中国针灸．1991，11（1）：22.]

15. 痤疮

王某某，女，22岁，职员。患痤疮3年，整个面部呈弥漫性丘疹，伴痛痒。抽取肘静脉血液5~6ml迅速注射到双侧足三里穴位内。1983年5月、6月2次治疗而愈。1984年7月随访未复发。[张立，等．上海针灸杂志．1986，（3）：11.]

16. 黄褐斑

尚某，女，31岁。因面部黄褐斑2年余，于2001年12月4日就诊。检查：颜面部及双眼周围有大小不等的褐色斑块，不痛不痒，舌质淡红，苔薄黄，脉弦滑。诊断为黄褐斑，取黄褐斑穴针刺，用强刺激手法，以泻为主，同时配合耳穴肝、肾、皮质下、神门、内分泌、交感、肺、面颊等，压贴王不留行籽。经治疗3次后，眼睛周围的黄褐斑颜色变浅，继续治疗13次后，颜面部的黄褐斑块或斑点基本消退。3个月后复诊未见复发。

治疗方法：取黄褐斑穴（足三里穴）常规消毒后，用3寸毫针直刺2寸左右，行提插手法，以泻为主，待针感传至足踝处时留针30分钟，每5分钟行针1次，12次为1个疗程。轻症任取一侧穴位，重症、久症取两侧穴位。耳针配穴为肝、肾、肺、内分泌、皮质下、交感、神门、上巨虚等，每次只选一侧，用王不留行籽贴穴位，两耳交替使用。一般治疗2~3个疗程即可达到满意效果。[常见病信息穴一针疗法：184.]

17. 先兆流产

程某某，女，32岁。1960年4月14日入院。主诉：闭经2个多月，阴道出血，腰部发胀已1周。过去共生3胎，并曾流产过6次。入院后当即采用足三里穴注射黄体酮及用艾灸法，两侧交替进行，每天2次，经历4天，共治疗8次，当即痊愈。于1960年4月18日，安胎成功出院。

治疗方法：黄体酮5g注射，每天1次或每天2次（两侧交替注射）。灸足三里，每次10~15分钟，每天1次或隔天1次，于注射后进行。［胡廷溢．江西医药．1961,（7）：22.］

18. 乳腺炎

常某，女，29岁，工人。1977年6月17日上午10时初诊。右侧乳房肿痛3天。体温38℃，右侧乳头下缘炎症明显，有一直径为5cm×7cm的椭圆形肿块，皮肤鲜红，紧张，有热感，触痛明显。实验室检查：白细胞为10.1×10^9/L，中性：0.78，淋巴：0.21，单核：0.01。诊断：急性乳腺炎。针右侧足三里穴，针感沿胃经循行路线至患处，片刻疼痛即缓解，5小时后炎症范围明显缩小至4cm×5cm，皮肤由鲜红变为浅红，紧张度降低，触痛好转。次日10时炎症基本消失，病灶皮肤淡红，仅有直径3cm×3cm大小的肿块。白细胞总数下降为8×10^9/L，中性：0.70，针4次后痊愈。

治疗方法：凡胸痛区域以乳头为中心的附近部位均可，即足阳明胃经胸部循行所过之处为中心的胸痛。独取患侧足三里穴，不加任何配穴。施以平补平泻手法，得气为度。刺入1~2寸，留针20~30分钟。针具：针体直径0.26~0.38mm，针体长度为1.5~3寸的毫针。［崔允孟．中级医刊．1989，24（4）：61.］

19. 小儿泄泻

（1）舒某某，男，9个月。1985年7月10日因泻稀水蛋花样便10余次，哭闹不休而初诊。体温37.6℃，囟门轻度凹陷，肠鸣音亢进，其余未发现异常。遂取双侧足三里穴各注射鱼腥草液2ml，当晚安睡如常亦未再泻，次日大便调而收效。

治疗方法：取双侧足三里穴，注射鱼腥草注射液各2ml。伴低热者改用柴胡注射液和鱼腥草注射液各2ml。每日上午9时和下午3时各注射1次。所观察病例均未使用其他任何药物。［曹济安．湖北中医杂志．1987,（2）：55.］

（2）李某，女，8个月。解黏液泡沫状大便，每天10余次，腹胀，哭闹，哺乳量逐减，尿黄，量少，苔白腻，指纹色紫，直越气关。取双足三里各针1次，2小时后泻出较多黏液泡沫状粪便，然后安然入睡，醒后玩笑自若。以后哺乳正常，未再腹泻。［张炳秀，等．安徽中医学院学报．1989,（3）：36.］

20. 小儿疳证

徐某某，男，2岁半。近2个月来精神差，不爱玩，易啼哭，自称肚子疼，纳差，大便日解2~3次，不成形，奇臭。检查：营养欠佳，头发稀少，干燥，腹膨隆，其余无异常。诊断：疳积。经用维生素 B_{12} 穴位注射双侧足三里穴，4 次而告愈。随访至今，未见复发。

治疗方法：患儿平卧床上，固定双下肢，按常规消毒后，取 5 号针头抽取维生素 B_{12} 2ml，快速刺入双侧足三里穴，稍捻转，回抽无血时，缓慢注入药液。每穴 1ml，隔天 1 次。3 次为 1 个疗程。[夏晓川. 湖北中医杂志. 1988,(3): 19.]

21. 小儿发热致口眼歪斜

李某某，男，7 岁。发热后出现口眼歪斜，因小儿畏针，遂针足三里。针后突然发生抽搐，几分钟方止，口眼歪斜亦复正。[文士杰. 云南中医杂志. 1981, 2 (2): 9.]

22. 喉痹

郑惟康主簿，尝苦喉闭，虽水亦不能下咽，灸足三里穴而愈。[历代针灸名家医案选注: 147.]

按语：足三里为足阳明胃经合穴，具有消食导滞、和胃降逆之功效。“合治内腑”，一切胃腑病证都可用足三里来治疗。包括食不节、食滞胃腑之食积；脾胃虚弱、不能运化水谷之疳积以及外邪犯胃，致胃肠功能紊乱之胃脘疼痛、泄泻等。(脾)胃又为后天之本，气血生化之源，凡人体之一切气血不足之证可通过针刺其合穴足三里来调补，以达扶持正气，提高抗病能力之目的。故体虚感冒、放疗后正气损伤之白细胞减少症、气血不足心失所养之失眠、血不养胎之胎漏，皆为其主治范畴。面为阳明之乡，乳房为足阳明胃经之分野，胃火(热)上炎可致面部生疮，胃经积热或外邪火毒入侵积于乳部可发生乳痈。针刺足三里穴能清泻阳明，消肿定痛。以乳痈早期脓未形成者为佳。热盛伤阴，发热之后阴津亏耗，面部经脉失养，可致口眼歪斜，刺(补)足三里穴能养血生津，濡养筋脉，症随针而愈。“肚腹三里留”，输尿管结石所表现的下腹痛也可取足三里治疗。现代研究也证实，足三里能有效地缓解内脏平滑肌的痉挛。采用药物穴位注射法，一方面可以加强对穴位的刺激，另一方面可以发挥药物对机体的作用，加强疗效。

足五里（LR10）

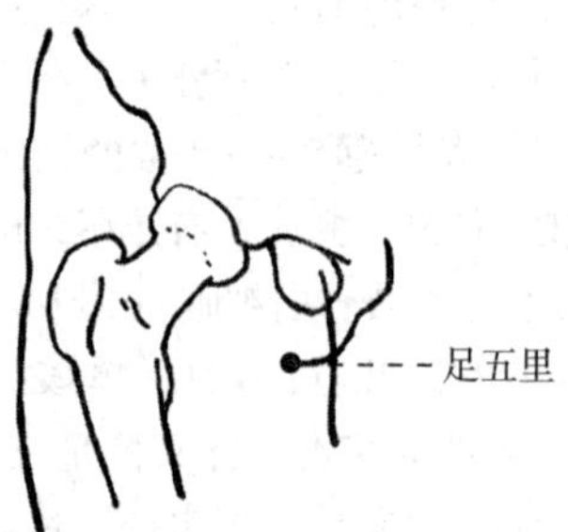

【释名】穴在箕门上五寸，正居大脉中央，是肝经后数第五穴，故名足五里。

【经属】足厥阴肝经。

【定位解剖】该穴位于人体的大腿内侧，当气冲穴直下 3 寸，大腿根部，耻骨结节的下方，长收肌的外缘。有内收长肌，内收短肌；有股内侧动脉浅支；布有闭孔神经浅支和深支。

【功用主治】除湿降浊，通利水道，疏肝理气，清热利湿。主治少腹胀痛，小便不通，阴挺，嗜卧，四肢倦怠，颈疬，阴囊湿疹，睾丸肿痛，尿潴留，遗尿，股内侧痛，胸闷气短、腹股沟淋巴结炎、带下等病症。

【刺灸法】直刺 1~3 寸，可灸。

【临床应用】

慢性白带

成某某，女，65 岁。1989 年 9 月 1 日就诊。主诉：患白带病近 20 年，常年内裤不干，有时伴瘙痒，心情不畅时尤重。多方治疗不效，故要求针灸治疗，予针刺足五里，用下法，1 次后白带明显减少，共针 8 次。瘙痒止、白带无，2 个月后随访未复发。

治疗方法：用 28~30 号 3 寸毫针，针尖略向上斜刺进针，得气后，轻微缓慢捻转，约 1~2 分钟，至阴部有抽热感，留针 20~30 分钟。多年来笔者用此穴治疗白带及外阴瘙痒，疗效显著。用该穴经治 12 例，无一不效，每日 1 次，一般 3~7 次后即愈，不愈者，须作妇科检查，排除器质性病变。[单穴治病选萃：283.]

经外奇穴

安定

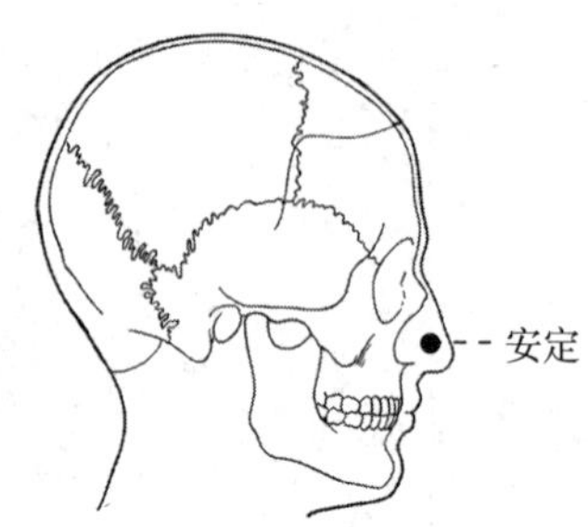

【定位解剖】素髎穴直上 0.5 寸，旁开 0.3 寸，坐位或仰卧位取穴。

【功用主治】安神定惊。主治头痛，晕厥，休克，呃逆等。

【临床应用】

呃逆

（1）李某某，女，32 岁，工人。患呃逆 1 年，发作时呃声响亮，昼夜不停，每分钟约 28 次，伴有胸脘痞闷不适，经多方治疗无效，1978 年 12 月 20 日来院就诊。针安定穴 1 次，呃逆次数显著减少，针 3 次痊愈，未再复发。

治疗方法：取安定穴，待患者坐定或仰卧，取 0.5 寸毫针快速向上斜刺 0.3 寸，轻轻捻转约 1 分钟，一般呃逆可止。如不止，则继续捻转，留针 15~20 分钟，每天 1 次，6 次为 1 个疗程。［程祥佑. 湖北中医杂志. 1981,（3）：13. ］

（2）李某某，男，55 岁，干部。1978 年 11 月 23 日来武汉出差，途中吃粳米饭后受凉而引起间歇性呃逆。开始呃声低弱，数日后逐渐加重，呃声洪亮，昼夜不停，每分钟呃逆约 26 次。讲话、吃饭、睡眠皆受影响。在武汉期间，患者多方求治，几个医院皆诊为膈肌痉挛，经口服、肌内注射镇静药治疗，无效。11 月 27 日来院针灸治疗。先刺内关、天突、膻中、膈俞，指压翳风穴无效。后改刺安定穴，进针后轻轻捻转 1 分钟，呃逆停止。［程祥佑. 湖北中医杂志. 1981,（3）：13. ］

安眠穴

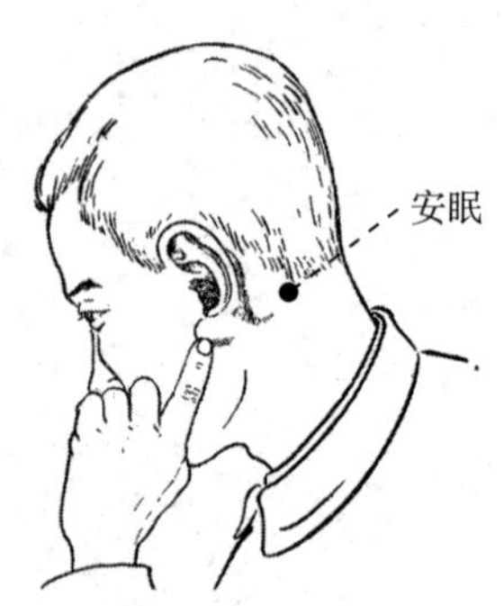

【定位解剖】俯伏，在翳风与风池穴连线的中点取穴。

【功用主治】镇静安神，止眩定惊。主治失眠，头痛，眩晕，心悸，烦躁、癔症，癫痫，精神病，耳聋，高血压等。

【临床应用】

1. 偏头痛

郑某某，女，49 岁。1990 年 10 月 21 日初诊。素有血管性头痛病史 20 余年，发作无定。现头痛头晕欲裂，以太阳穴及颠顶为著，恶心欲吐，目胀耳鸣，心烦不眠，舌红苔薄，脉弦数。针安眠穴，每天 1 次，共治疗 10 次而收

全功。[杜连澎. 四川中医. 1992,(4):50.]

2. **抑郁症**

李某某，男，27岁。1988年6月18日初诊。久思劳神，气结不畅，初觉胸闷胁胀，渐至失眠、纳减，继则终日郁郁不乐，喜静恶躁，不欲见人，经多方治疗无效，且有日渐加重之势。时有精神恍惚，坐立不宁，不能自主，对治疗丧失信心。住院当日下午，针安眠穴，留针30分钟，当夜入睡4小时，第2日症状明显好转，治疗信心倍增。每天于睡前针安眠穴1次，共治疗20次，痊愈出院至今未复发。[杜连澎. 四川中医. 1992,(4):50.]

3. **狂证**

高某某，男，26岁。1969年11月26日初诊。因精神刺激，失眠3昼夜，秽语不休，狂躁发怒，打人毁物，逾墙上屋，气力过人。家人被卷绳缚，抬至新医疗法门诊。由家人协助，针刺安眠穴，进针2寸，强刺激，待针下有沉紧感后，用电针持续大电流通电20分钟，狂骂减，有睡意。电流下调，30分钟时入睡，并有鼾声。抬回家连睡24小时，醒后神志清，1次即愈。至今未复发。[杜连澎. 四川中医. 1992,(4):50.]

八邪

【**异名**】八关。

【**定位解剖**】微握拳，于手背第1~5指间的缝纹端取穴。左右共八穴。

【**功用主治**】清热解毒，消肿止痛。主治手背肿痛，手指麻木，头项强痛，咽痛，齿痛，目痛，烦热，毒蛇咬伤，急性腰扭伤等。

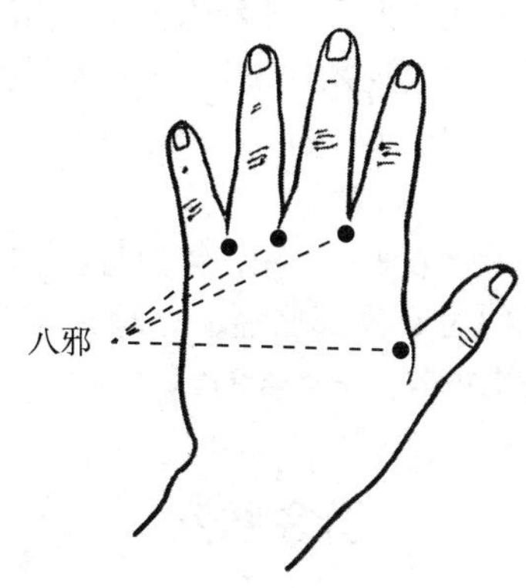

【**临床应用**】

1. **腰扭伤**

张某某，男，52岁。在劳动时扭伤腰部，疼痛难忍，行动困难，只能拄拐杖慢慢移步。取八邪穴，顺掌骨间进针0.5寸左右，捻转和留针时让患者活动腰部，医者按摩其腰部。两手同时针刺，少顷，腰部渐能活动，并大步行走，15分钟后出针，丢掉拐杖即能轻松地步行回家。[吕志钧. 赤脚医生杂志. 1977,(1):35.]

2. **指关节疼痛**

或某某，女，33岁。1988年4月16日门诊。双侧近端指间关节对称性肿胀疼痛2月余，晨起关节僵硬2小时左右。实验室检查示血沉21mm/h，类风湿因子阳性，诊为早期类风湿性关节炎，指端动脉血流量为3.2mV，明显低于正常值（正常值均5mV），两手握力7.0kPa（56mmHg）。针刺八邪后30分钟，再复测指端动脉血流量明显增加达6.5mV。针灸8次，指关节肿胀和疼痛均明显改善，晨僵消失，握力增加为11.97kPa（90mmHg）。

取法：张手，指蹼缘上赤白肉际中点处取穴或微握拳于第1~5指间的缝纹端。利用针刺八邪穴，治疗手指关节疼痛，肿胀，晨僵。

治疗方法：斜刺，针尖向上，进针0.5~0.8寸，局部胀痛，有时有麻电感向指端扩散。[单穴治病选萃：468.]

百会后穴

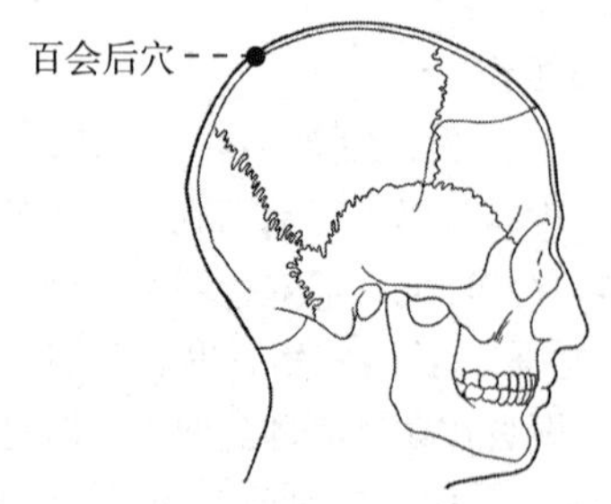

【定位解剖】于督脉经上，百会穴后1寸取穴。

【功用主治】通调督脉，行气止痛。主治头痛，眩晕，精神病，健忘，智力发育不全，急性腰扭伤等。

【临床应用】

腰扭伤

栾某，女，83岁，1991年5月23日就诊。患者因年龄较大，上厕所时突发腰部疼痛，活动极度受限，不能上床、走路、翻身。查体：腰4~5椎间及其左右旁开1寸左右明显压痛，X线检查无小关节紊乱及腰椎间盘突出，诊为急性腰部软组织损伤。取百会后穴，得气后令患者慢慢活动，先能自己翻身，然后下床，慢慢扶人向前走，再向后退，如此反复数次，再自行做腰部前屈后伸动作，留针20分钟，中间行针2次，起针后腰部活动自如，症状消失，临床痊愈，随访半年未复发。

治疗方法：百会后穴（督脉上，百会穴后1寸）。穴位常规消毒，快速进针得气后行大幅度捻转泻法，边行针边嘱患者活动腰部，前后左右，幅度由小到大，然后令患者前行、后退，反复行走多次。留针20分钟，中间行针2次。[姜纳威．中国乡村医生．1992,(9):16~17.]

按语：急性腰部软组织损伤根据其部位虽有病在太阳、少阳经脉之不同，但督为诸阳之会，阳脉之海。百会后穴临近百会，位于脉经上，刺之可宣导阳气活络止痛，促进腰部诸阳经气血的运行，通则不痛。本穴为作者自拟穴，其主治与针刺方法与百会穴同，针刺方向多向后平刺。

百劳

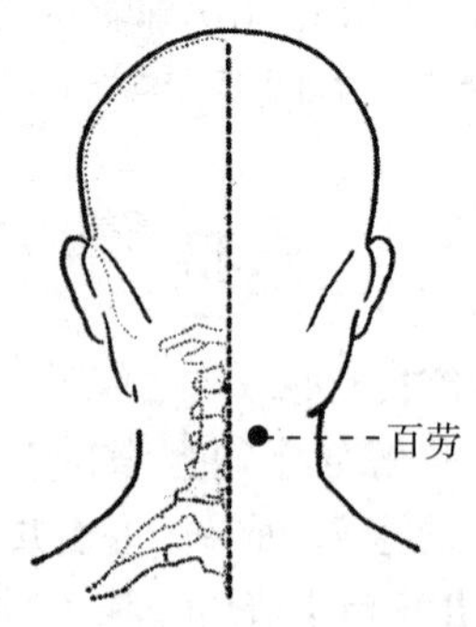

【定位解剖】正坐，头微前倾或俯

伏，于大椎穴旁开 1 寸，再直上 2 寸取穴。

【功用主治】补虚损，行气血。主治骨蒸潮热，盗汗自汗，瘰疬，咳嗽，气喘，颈项强痛，手臂麻木等。

【临床应用】

颈椎病

（1）康某，男，55 岁，某厂驾驶员。主诉右手麻痛月余，操纵方向盘失灵。1983 年 9 月 2 日初诊。患者脉细，苔薄白，平素喜睡高枕。查：臂丛牵引试验（+），椎间孔压迫试验（+），X 线片示：颈曲变直，第 6~7 颈椎体后下缘骨质增生。触查百劳穴时，左穴压痛明显，经下法治疗 6 次，手麻和体征消失。随访 2 年未复发。

（2）华某某，女，46 岁，工人。主诉左手麻木 3 个月。曾在我院骨科住院诊为颈椎病，经牵引治疗 1 个月无效。1984 年 8 月 3 日来诊。脉细，苔薄白，经穴触查百劳穴时，左右压痛明显，臂丛牵引试验（+），椎间孔压迫试验（+）。经下法治疗 3 次手指麻木及体征消失。随访半年未发。

治疗方法：患者取俯卧位，将枕头垫在前胸，使头低靠床，医者双手中指沿足太阳膀胱经在颈部的循行路线附近，左右对照性地查找具有骨性顶手压痛点，一般多在第 7 颈椎上 2 寸，旁开 1 寸，百劳穴处触到，然后用钢笔记上符号。医生先在膀胱经项段轻轻推拿，接着用拇指尖对准百劳穴向健侧同名穴顶推。指针后若压痛点消散，表明指针成功。若压痛点仍在，可再施针 1 次，或者在扶突穴辅以指针也可以奏效。然后用 28 号 1 寸毫针刺入双侧百劳穴 1 寸左右，得气后接通 G6805 治疗仪，电流强度以患者舒适为度。隔天 1 次，6 次为 1 个疗程。［吴穆. 贵州医药. 1985，9（6）：23.］

背奇穴

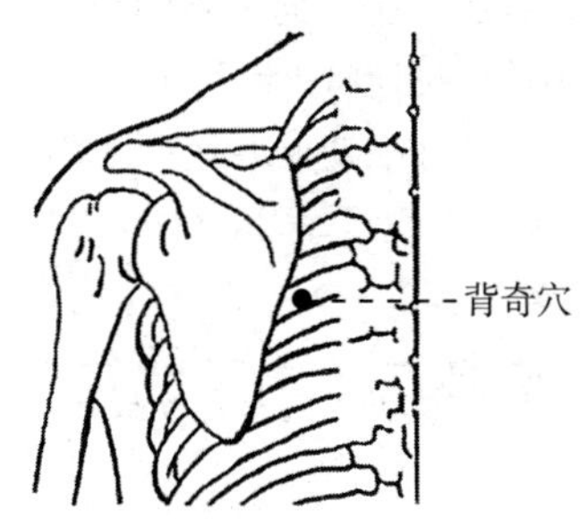

【定位解剖】俯伏或俯卧，以肩胛骨内侧上缘为一点，下缘为一点，两点连线的中点即为背奇穴。穴在背部第 2 侧线上。

【功用主治】清热解毒，消肿止痛。主治背痛，急性乳腺炎等。

【临床应用】

乳腺炎

常某，女，25 岁。主诉：1988 年 12 月 7 日晚感觉右乳胀痛，但仍可以哺乳，8 日上午右乳胀痛加重，小儿已吸不出乳汁，至下午下班时，右乳红肿热痛并累及上肢，不能骑车而求治。查：右乳皮肤稍红，全乳肿胀，触之热痛，右乳外下方有一鸡卵大小肿块、触痛，右腋下淋巴结肿痛。行下法治疗 1 次，至 9 日晨，乳房肿痛减轻，肿块变软，但未见小；9 日晚，乳房肿痛已消，乳内肿块似卵黄大小，质软，小儿可正常吸奶，10 日肿块消失，治愈。

治疗方法：取背奇穴，先用拇指点按穴位，使其充血，常规消毒后，以 26 号 2 寸毫针，与皮肤成 45°~75° 角刺入。先向脊柱方向刺入 1.5 寸左右，得气后快速捻转针柄 30~40 次退针，边退边摇大针孔，针尖退至皮下后，按上述方法，针尖向上、向下斜刺约 1.5 寸左右，出针后迅速将火罐扣上，约 5~7 分钟后起罐，针眼处拔出血数滴即可。[梁国玉，等. 辽宁中医杂志. 1990,(7)：41.]

背痛穴（内环跳穴）

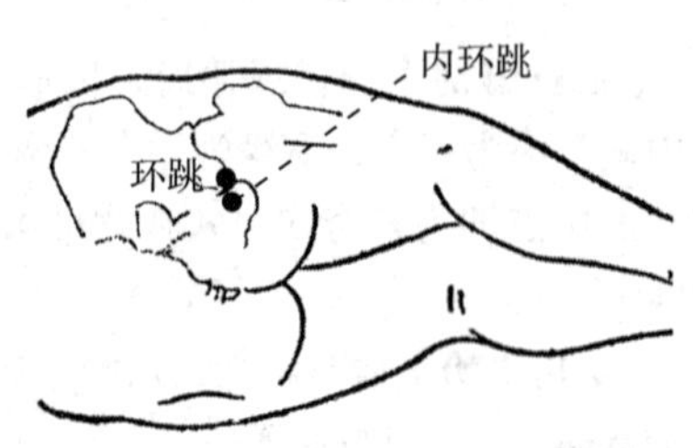

【定位解剖】在股骨大转子高点与骶管裂孔连线的外 1/3 与中 1/3 交点处为环跳穴，再从此穴向内侧量一横指便是内环跳穴。

【功用主治】通过信息穴的反射性调控而起到消炎、止痛的作用。主治后背的肌肉痛、神经痛。

【临床应用】

背痛

孙某，男，51 岁，退休工人。于 2002 年 4 月 13 日就诊。自诉背部疼痛 3 年余，有外伤史。检查：左侧肩胛骨内角处及肩胛骨与脊柱之间的肌肉均有压痛点。诊断为左背肌疼痛，取右背痛穴针刺，用泻法。治疗 30 分钟后患者背痛有所减轻，此后又治疗 3 次，疼痛消失。3 个月后复诊未见复发。

治疗方法：俯卧位。取背痛穴常规消毒后，用 3 毫针直刺 2.5 寸左右，行提插手法，使针感传导至小腹会阴或下肢时留针 30 分钟，每隔 5~10 分钟行针 1 次，每次连续行针半分钟或 1 分钟为佳。急性疼痛 5 次为 1 个疗程，慢性疼痛 10 次为 1 个疗程。一侧背痛取健侧穴位，两侧背痛取两侧穴位。[常见病信息穴一针疗法：105.]

鼻根

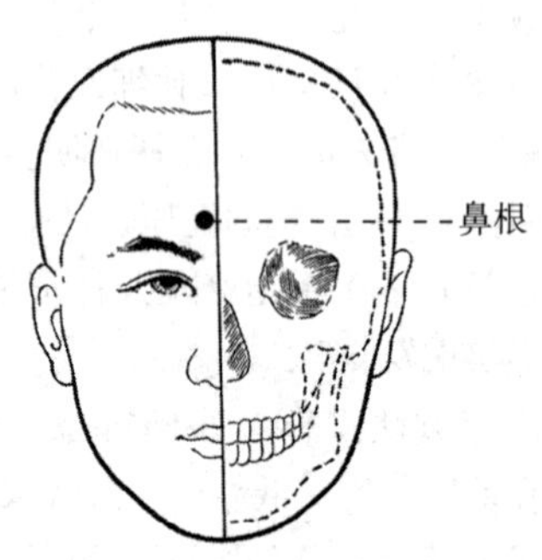

【定位解剖】攒竹穴直上 1 寸，坐位或仰卧取穴。

【功用主治】通鼻窍。主治鼻塞，嗅觉缺失等。

【临床应用】

1. 脑外伤后遗症嗅觉缺失

张某某，女，34 岁，技术员。于

1975年7月不慎跌倒后，头剧痛如裂，嗅觉丧失，于1975年8月10日就诊。检查：鼻通气良好，无分泌物，双下鼻甲不大，用干棉球（无味）、75%酒精试验，均嗅不到。诊断：脑外伤后遗症，嗅觉缺失。取鼻根穴，共治3~4个疗程，嗅觉逐渐恢复。后又经1个疗程治疗，嗅觉恢复正常。经随访6年，疗效巩固。

治疗方法：鼻根穴位于攒竹穴上1寸（文献中无此穴记载）。穴位常规消毒后，向鼻根部刺入1.5~2寸，用平补平泻法，使之有酸、麻、胀、重的感觉。每天1次，每次留针30分钟，每间隔10分钟行针1次，10次为1个疗程。休息3~5天后再进行下一个疗程治疗。[王珏. 吉林中医药. 1981,(3): 36.]

2. 先天性嗅觉缺失

姚某某，男，17岁，学生。1978年5月29日初诊。主诉：自幼生来嗅不到味。检查：双鼻下甲稍大，鼻道内黏液性分泌物，嗅裂外无异常。诊断：嗅觉缺失，慢性单纯性鼻炎。针治后20分钟嗅到刺激味，延长10分钟后嗅到75%酒精味，留30分钟，共治4次，嗅觉恢复。

治疗方法：同前案。[王珏. 吉林中医药. 1981,(3): 36.]

达治穴

【定位解剖】其穴位在后头部，靠近风池、翳风二穴。首先定准风池穴，然后向外量约1cm，紧贴颅骨后下缘。

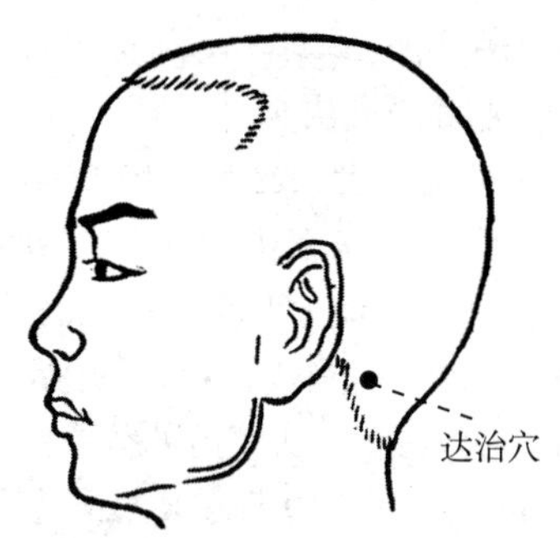

【功用主治】白内障，视神经乳头炎，近视眼等。

【临床应用】

1. 白内障

李某某，女，68岁。病志号0094。初诊日期1988年10月20日。主诉：双目视物不清1年余。1年前无原因突然双目视力下降，数月后二目胀痛流泪病情加重、视力仅有光感。1988年4月5日在某某医大附院眼科检查，确诊为双目白内障，经服西药和滴眼药水治疗无效来诊。诊见神志清、舌质红、苔薄白、脉沉细，双眼有云翳遮睛。诊断：老年性白内障，针刺达治穴，每日1次。经治15天，自诉双目视物清楚，已能穿针引线做活，可认为痊愈。

取法：其穴位在后头部，靠近风池、翳风二穴。首先定准风池穴，然后向外量约1cm，紧贴颅骨后下缘。

治疗方法：用28号或30号2寸毫针。进针后针感酸胀传至前额乃是此穴。如不得气是进针方向和穴位及手法不对。有针感为适度，深度不能超过2寸，不可向眶上外上角方向深刺，大约进针1.5~2寸，留针15~20分钟，平补

平泻手法。[单穴治病选萃：409.]

2. 视神经乳头炎

曹某某，女，28岁。1989年6月10日。主诉：双目失明9天。1989年5月28日感觉前额及头顶阵发性剧痛难忍，眼球有压迫感，3天后开始右目失明，心烦意乱，头疼尚可忍受，随之左目亦失明。6月9日在某某医院眼科检查，视神经乳头水肿，疑为颅内占位性病变，建议做CT颅内扫描确诊。由于左侧头疼加重来诊。有癫痫病史，巩膜胀痛充血1次。诊见张目失视、摸椅就座，瞳孔扩大，失去对光反应，神志清楚，舌质红，苔少，脉弦数。诊断：视神经乳头炎（暴盲证）。针刺达治穴。先泻后补，留针10分钟，针感上传前额及太阳，都有麻胀感，先用泻法，目内有凉感，再用补法，目内有热感，出针后患者跳起来大声喊："我看见啦"，说明针后立见功效，患者休息15分钟后说自己表针走动都能看清，头疼已消失，继续针刺3次。瞳孔及视力恢复正常。[单穴治病选萃：410.]

3. 近视

袁某，14岁。初诊1989年2月22日，主诉：双眼视力减退，远处看不清已3年。8岁时开始视力下降，以后逐渐加重，10岁时验光300度。3年一直戴眼镜学习，近1年视力又极度下降，戴眼镜也模糊不清。前来求医。诊断：青少年近视眼（能近怯远证）。针达治穴纯补不泻。留针10分钟，隔日1次。经治20次，视力明显提高，摘掉眼镜已能看书写字，经学校体检视力基本恢复正常。

按语：达治穴是经外奇穴，有其他穴达不到的治疗效果，因而命名为达治穴。笔者在治疗上采用简而易行的针刺疗法在临床实践中收到较为满意的疗效。按中医传统理论，达治穴确有通经络，行气血，和脏腑，扶正祛邪的作用。应用达治穴的创始人是笔者的老师——辽宁中医学院教授、主任医师王乐善。达治穴能治疗多种疾病，对眼科病此穴效果甚好。[单穴治病选萃：410.]

胆蛔压痛点

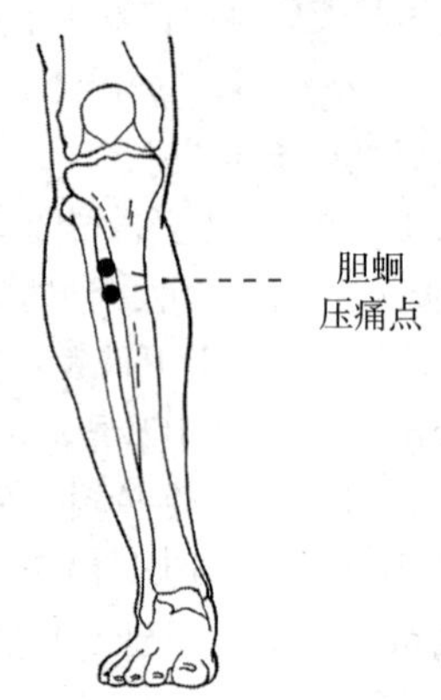

【定位解剖】在小腿外侧，足三里下方，以压痛点或敏感点取穴。

【功用主治】疏肝利胆，驱蛔止痛。主治胆道蛔虫病等。

【临床应用】

胆道蛔虫病

（1）马某某，女，56岁。1975年2月2日下午7时许来诊。患者于当日下午1时左右突发右上腹疼痛，恶心呕吐4~5次，在某门诊部注射止痛针未缓解，遂来急诊。查：腹部平软，右肋弓下压痛，体温36.5℃，血压14.7/10.7kPa（115/85mmHg），晚10时许注射盐酸哌替啶1支，疼痛未缓解，又注射玄胡液1支，仍未缓解。晚11时10分吐出蛔虫1条。诊断胆道蛔虫病。晚11时30分，选胆蛔压痛点进行针刺，留针30分钟，疼痛停止，未再发作。3个月后随访，未再复发。

胆蛔压痛点的确定：首先在两小腿的外侧足三里下方，以针柄、棉棒或其他类似钝器刺激皮肤，寻找压痛敏感点。找到后做好标记，然后再在对侧对应部位用同法寻找。找到后也做好标记。不要先找一侧压痛点后就进行针刺，否则对侧压痛点就会受到影响，甚至不出现。

治疗方法：选用28~30号3.5~4.0寸的毫针在标记处进针。当针刺入并出现第1次针感时，继续针刺，刺入3寸左右可出现第2次针感（酸、麻、胀、重），其针感以出现向上传导为佳。然后再针对侧压痛点，要求同前。接着用双手同时行针（泻法），边捻转边提插，直至疼痛缓解或消失，留针时间根据病情而定，一般留针30分钟左右，重者可稍长。中间每隔5~10分钟行针1次。［刘凡．辽宁中医．1979,（4）：40.］

（2）许某某，女，16岁。1975年2月12日晚上9时来急诊室就诊。患者主诉右上腹阵发性疼痛3~4天，发作时弯腰屈膝并有往上“拱”痛，恶心呕吐2次。查：腹部平软，肝脾未及，剑突下压痛明显，其他检查未见异常。实验室检查：白细胞5.0×10^9/L。诊断：胆道蛔虫病。来诊后注射玄胡止痛液1支，止痛无效。改用针刺胆蛔压痛点，安稳入睡。随访结果：回家后未再发作，并曾驱虫10余条，至今未发作。

治疗方法：同前案。［刘凡．辽宁中医杂志．1979,（4）：41.］

胆囊穴

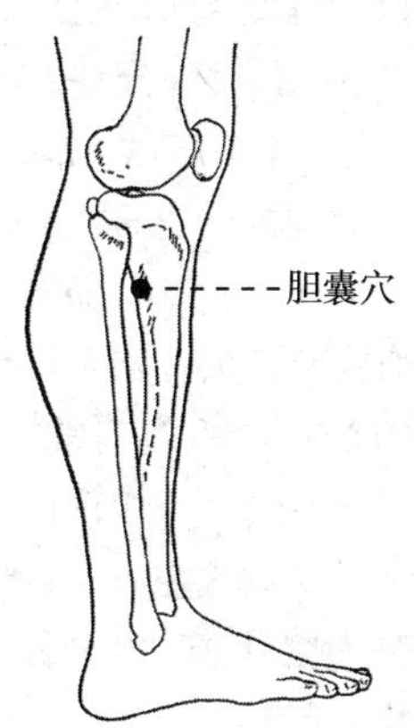

【定位解剖】小腿外侧，阳陵泉穴（腓骨小头前下方凹陷中）下1~2寸处，以压痛点取穴。

【功用主治】疏肝利胆，消炎止痛。主治急、慢性胆囊炎，胆石症，胆道蛔虫病，胆绞痛，胁痛，下肢痿痹等。

【临床应用】

1. 胆道蛔虫病

王某，女，32岁。患者既往有胆道蛔虫病史。半小时前突发右上腹部阵发性钻顶痛伴呕吐。查：除上腹部轻压痛外，余无异常。诊断为胆道蛔虫病。当即用双手拇指垂直按压双侧胆囊穴3分钟，腹痛消失，痊愈出院。随访2年，未再复发。［屈友初．四川中医．1989，7（3）：38．］

2. 慢性胆囊炎急性发作

连某，女，46岁，工程师。因急性胆囊炎，上腹痛20余天，于2001年12月4日就诊。检查：急性痛苦面容，面色苍白，有肋下触诊未及包块，有触压痛感，肝区有叩击痛感，脉细数，舌尖红，苔厚白。诊断为急性胆囊炎，取胆痛穴针刺（健侧），用泻法，强刺激，待针感出现后留针30分钟，每分钟行针1次，6次为1个疗程。治疗2次后，患者自诉上腹痛好转，且饮食增加，治疗4次后，已不再服用止痛药，治疗5次后，所有症状消失，临床治愈。

治疗方法：取胆痛穴常规消毒后，用2寸毫针直刺1~1.5寸，行快速捻转手法，每分钟200次左右，待出现针感传向足踝处，留针25~30分钟，每5分钟行针1次。起针时宜慢不宜快，并环形摇旋针柄，使针眼增大，出针后不按针孔，以此疏泄胆气，平肝降火。轻度胆绞痛可取一侧穴位，重度胆绞痛取两侧穴位，或两侧交替针刺。［常见病信息穴一针疗法：79．］

胆俞夹脊穴

【定位解剖】俯卧，于第10胸椎棘突下，后正中线旁开0.5寸取穴，与胆俞穴相平。

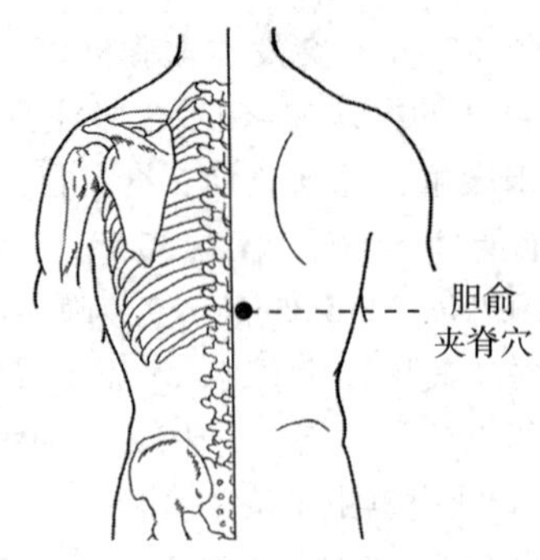

【功用主治】疏肝和胃，行气止痛。主治胃脘痛，胆囊炎，胆石症，胆道蛔虫病等。

【临床应用】

胃脘痛

董某某，男，63岁，农民。着凉后上腹部出现间歇性剧痛，口吐清水，偶尔呼吸短促，面色苍白，口服普鲁苯辛不能缓解。检查：心肺正常，腹平软，未见肠形，轻度腹肌紧张，肝脾未及。以指压胆俞夹脊穴（双侧），顺时针旋转10分钟，2次痊愈。1年后随访，未复发。［董良，等．上海针灸杂志．1984，(4)：41．］

骶凹穴

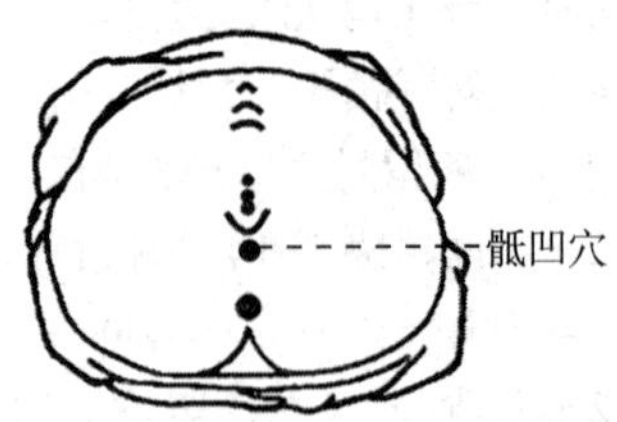

【定位解剖】侧卧，侧胸向腹，于尾骨尖端与肛门之间，约距尾骨尖端2~3cm处取穴。

【功用主治】清热利湿，止泻定痛。主治痢疾，泄泻等。

【临床应用】

细菌性痢疾

（1）黄某某，男，25岁，军人。因外出于5月22日返回途中饮食不洁，回队后觉腹部不适，轻度疼痛，大便每次2~3次，24日经门诊服磺胺12片，当晚恶寒发热，腹部剧痛（尤以脐周为剧），肠鸣，继之脓血便，约每小时1次，25日上午便量少，便前腹痛剧，腰不可伸直，有里急后重感，于8时入院。既往有慢性痢疾史。检查：急性病容，神志清晰，体温38℃，皮肤无黄染，心肺无异常，腹平软，脐周明显压痛，肝脾未触及，大便实验室检查：脓细胞（+++），白细胞（++），红细胞（+），培养有弗氏痢疾杆菌生长。经针骶凹穴，当时反应强烈（头部、背脊、四肢发麻、发汗），数小时后体温降至正常，大便每天3次。针第2次后脓血便消失。共针4次而愈，观察4天出院。

治疗方法：①取2~4寸针2枚，放入75%酒精内消毒。②患者取右侧卧位，左腿尽量屈曲至胸前，右腿微弯，使患者两侧臀部分开，暴露穴位。术者坐于患者背面。③骶凹穴在尾骨尖端与肛门之间，距尾骨尖约2~3cm（一横指半处），常规消毒后进针约1.5~2寸即可。④行重刺激，留针15~30分钟，在留针期间要保持一定针感，每隔3~5分钟行针1次，一般每天1次，病情较重的每天2次，疗程视病情而定。[潘友仁. 福建中医药. 1959,(1)：26.]

（2）宋某某，男，28岁，军人。于6月22日晚突然寒战高热，腹胀，腹泻，不时有剧痛，脓血便，量少，里急后重，共数十次，而于次日晨4时急诊入院。既往无慢性腹泻、痢疾史。检查：神志清晰，体温38℃，脉搏80次/分，心脏无异常，腹部平软，左下腹有压痛，肝脾未触及，白细胞12.2×10^9/L，中性0.80。立即针骶凹穴2寸深，留针30分钟。当时患者觉腹部舒适，腹痛消失，腹泻减少（针后5小时内只泻1次）。用下法针第2次后大便每天3次，无脓血便，针第3次（即入院后第3天）后，大便正常，继续观察8天而出院。[潘友仁. 福建中医药. 1959,(1)：26.]

疔俞

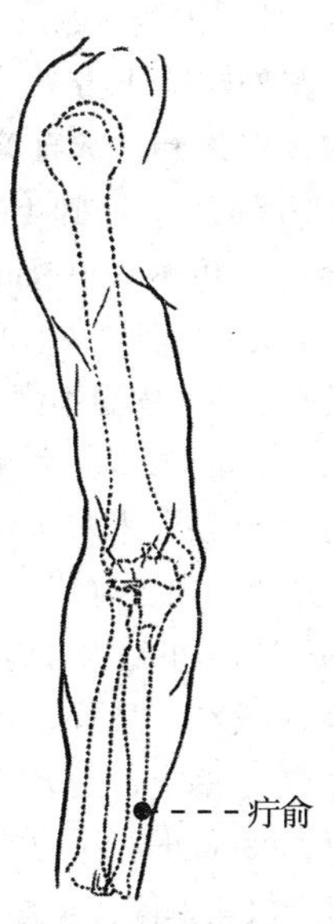

【定位解剖】神门后4寸，向内侧

3分。压迫时无名指与小指有疼痛感处是穴。

【功用主治】脂膜炎。

【临床应用】

脂膜炎

赵某某，女，36岁。1986年10月14日就诊。主诉：双臀部包块疼痛2年余，加重半年。患者自述两年前无明确诱因，渐感双臀部疼痛，无红肿，可触及2个黄豆大小包块，伴见低热，有轻度汗出、恶心、呕吐，无潮热盗汗。其包块逐渐增大，1984年8月曾到我院住院手术切除，经活检诊为“炎性包块”。年余后，手术处再次生长2个米粒大小包块，逐渐长大。曾用醋酸泼尼松、青霉素、链霉素等治疗，效果不显，疼痛未解，包块未消，近半年其包块逐渐增大，疼痛加重，腹部、四肢内侧可触及无数米粒大小包块，左外踝前下方处可见花生米大小包块，伴疼痛，故前来就医。检查，一般情况尚可，心肺（–）。双臀部近坐骨会阴处可触及0.5cm×0.5cm大小包块各1块，质稍硬，压痛，边缘尚清，外观无红肿，皮温不高。耻骨联合处可触及0.2cm×0.3cm大小包块。四肢内侧可触及数个米粒大小包块，质硬，表面光滑，边缘清楚，无粘连。左外踝前下方处可触及1.5cm×1cm一包块，外观微红，质硬，压痛，皮温稍高。舌红有瘀点，苔黄腻，脉细滑数。血沉：48mm/h，肝功能：SGPT正常，黄疸指数4单位，麝香草酚浊度试验10单位，麝香草酚絮状试验（–），对流免疫电泳阴性，活检报告，脂膜炎。处方：疔俞。治疗经过：双侧穴处隔姜灸，各50壮，每日1次。治疗第1次，疼痛大减；第2次疼痛基本消失；第3次疼痛消失，包块缩小；第4次包块基本消失；第5次包块完全消失。复查血沉：17mm/h，肝功：黄疸指数5单位，麝香草酚浊度试验5单位，麝香草酚絮状试验（–）。再灸5日，以固疗效。再次复查血沉：4mm/h，肝功、麝香草酚絮状试验（–）。随访3年未复发。

治疗方法：选新鲜生姜，切成5分硬币略薄的大片（太厚不易传热，太薄易烧伤），厚薄要均匀，用针点刺许多孔贴于患侧疔俞穴处，若病发于两侧或中央应取两侧治之，各灸50壮，施灸后宜暂避风吹，以干毛巾覆之轻揉；若起泡者，可在此穴上下1、2分处灸之。

按语：脂膜炎，又称回归热型结节性非化脓性脂膜炎，是临床上较为罕见的一种疾病。目前西医学对此病病因尚未搞清，其治法多以大剂量激素、抗生素及X线直接照射结节治疗。笔者认为此病属中医学之痈疽疔疖痰核范畴。灸之则营气相从，火气下彻，化瘀祛痰，故取疔俞一穴。前人用此穴治疗痈疽疔疖效果甚佳，余试用于治疗脂膜炎，其疗效较满意。由于病例尚少，未能进行临床总结。[单穴治病选萃：463.]

呃点

【定位解剖】正坐或俯伏，于第

3~4 颈椎之间旁开 0.3cm 取穴，左右各一穴。

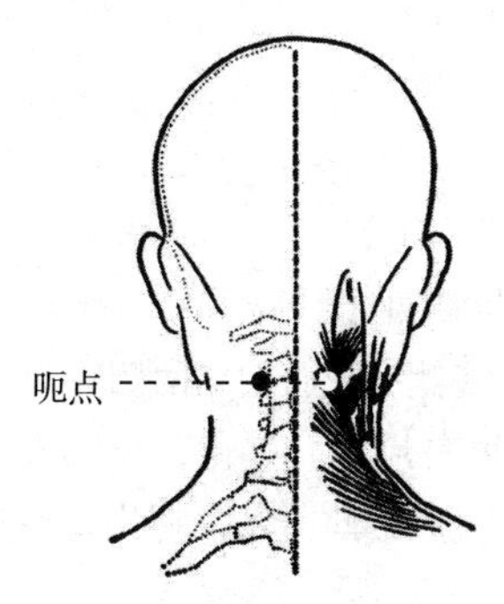

【功用主治】降逆止呃。主治呃逆，呕吐等。

【临床应用】

呃逆

（1）吴某某，男，38 岁。1984 年 8 月 19 日初诊。主诉：呃逆 3 天，除睡熟外，一直呃声不停，曾服西药地西泮片无效。查：呃声频频，响亮有力，舌质淡红，苔薄微黄，脉弦微数。令其正坐，针刺呃点，用泻法，进针后 1 分钟呃止。留针 20 分钟，出针后未再复发。

治疗方法：①取穴：3~4 颈椎之间旁开 0.3cm 是穴，左右各 1 穴。②向人迎穴方向直刺 1~1.5 寸，一般多用泻法，老年体弱者用平补平泻法。针感放射到前颈天突、人迎区者其效果最佳。留针 15~30 分钟。[胡子成. 云南中医学院学报. 1989,（4）：39.]

（2）吕某某，女，33 岁，工人。1984年10月11日经人介绍就诊。主诉：不明原因呃逆 4 个半月，一直服中西药物无效。查：呃声频频，声响不亢，精神萎靡，胸脘胀闷，不思饮食，舌质淡红，苔薄白，脉细弦。令其正坐，针刺呃点，用平补平泻法，进针后 1 分钟呃止。留针 30 分钟，出针后未再复发。

治疗方法：同前案。[胡子成. 云南中医学院学报. 1989,（4）：39.]

呃停

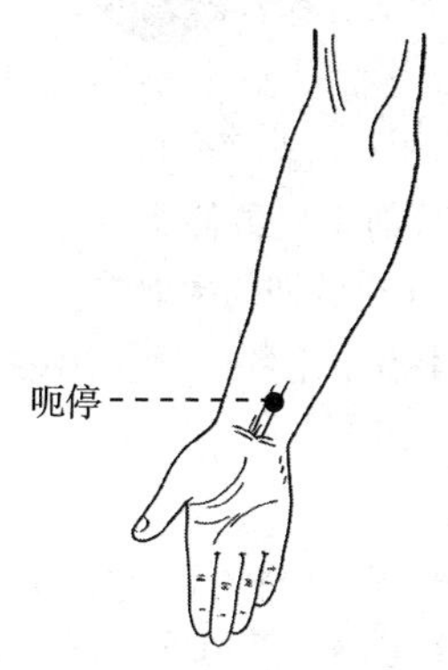

【定位解剖】在前臂内侧，内关穴下 0.5 寸取穴。

【功用主治】宽胸利膈，降逆止呃（呕）。主治胃气上逆所致的呃逆，呕吐等。

【临床应用】

呃逆

李某某，男，57 岁。1985 年 3 月 15 日因突发中风而住院，病情好转出院后，即出现顽固性呃逆，服药、针刺效果不佳。月余后，求治于本所，改针刺呃停穴（双），当即呃逆停止。随访半年，未见复发。

治疗方法：取呃停穴，进针 1 寸，得气后出针。每天 1 次。[齐元虎，等. 四川中医. 1989，7（8）：封 3.]

耳根

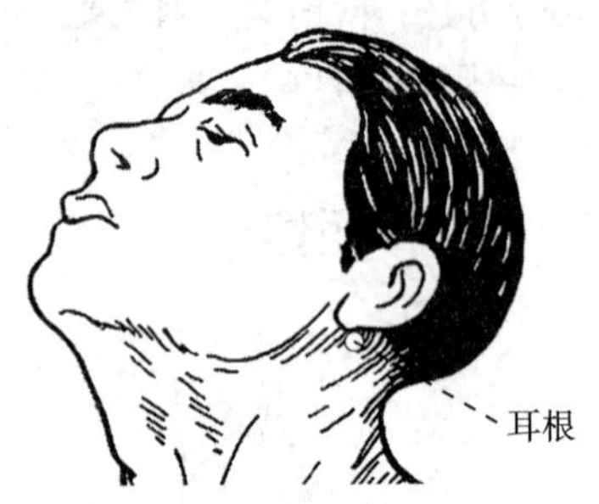

【定位解剖】坐位仰头后靠，于下颌骨与枕骨相交的凹陷中取穴。

【功用主治】止鼻衄。主治鼻衄。

【临床应用】

鼻衄

田某某，男，33岁。1987年10月20日初诊。主诉，鼻衄反复发作4天，伴有鼻燥，口渴口苦、心烦易怒，大便调，小便黄，曾服“龙胆泻肝丸”，肌内注射肾上腺色腙，用纱条填塞鼻孔，治疗3天未效，以前曾有鼻衄病史，但病情均较轻微。诊见：舌红，苔黄微腻，脉弦数。余诊是病，火热无疑，然泻热无效，无奈之间，则按一道人所授民间单方调治。手法是：患者取坐位，仰头后靠。术者左手（或右手）将患者头额固定，右手（或左手）大拇指（指腹向上）按压患者耳根部位（位于下颌骨与枕骨相交的凹陷中，按之有明显的酸重胀鸣感），并来回旋转重揉，左右两侧交替进行，每天2次，1次持续5分钟，同时嘱患者每天自行揉按阳陵泉穴数次以配合治疗。治疗1天后病势减轻，渗血减少，2天后血止病愈，然舌脉改善不甚显著。[郭立忠，等. 山西中医. 1989,（2）：4.]

二白

【定位解剖】伸臂仰掌，腕横纹直上4寸，桡侧腕屈肌腱之两侧取穴。

【功用主治】行气血，疗痔疾。主治痔疾，脱肛，前臂痛，胸胁痛等。

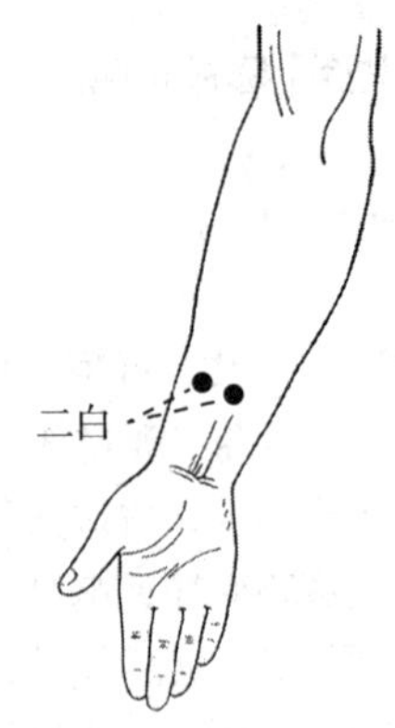

【临床应用】

痔疮

（1）谭某，男，62岁，工人。患混合痔21年，曾手术3次，中西医治疗未能痊愈。刻诊：大便脓血，疼痛，肛门镜检齿状线上下均有痔核。遂按下法针刺4周后痊愈，随访10年未曾复发。

治疗方法：①取穴：二白（位于间使与郄门间，一在两筋内，一在筋外桡侧）。②以三退一进的泻法为主，进针1寸深，每5分钟捻针1次，留针20分钟。③治疗时间与疗程：每天1次，2

周为1个疗程。[丁道伍，等. 中国针灸. 1985，5（1）：11.]

（2）吴某某，女，52岁。1985年8月16日就诊。宿有痔疮疾患，近3~4天来大便后出血，肛周疼痛不能坐。外科检查：肛周5点处有1痔核，肿胀出血。取右侧二白穴，经针治1次便血即止，肿痛明显减轻，第2次针治后诸症消失。随访至今未复发。[丁道伍，等. 中国针灸. 1985，5（1）：11.]

按语：二白穴位于前臂掌侧，腕横纹上4寸，桡侧腕屈肌腱的两侧，每侧二穴。该穴对痔疮引起的疼痛、肿胀、出血有较好的疗效。《玉龙歌》载："痔漏之疾亦可憎，表里急重最难禁，或痛或痒或下血，二白穴在掌后等"；《针灸集成》曰："肠风下血痔，二白二七壮"，临床证明：二白对痔疮确有理气通络、止痛、消肿、止血的作用。

风池下穴

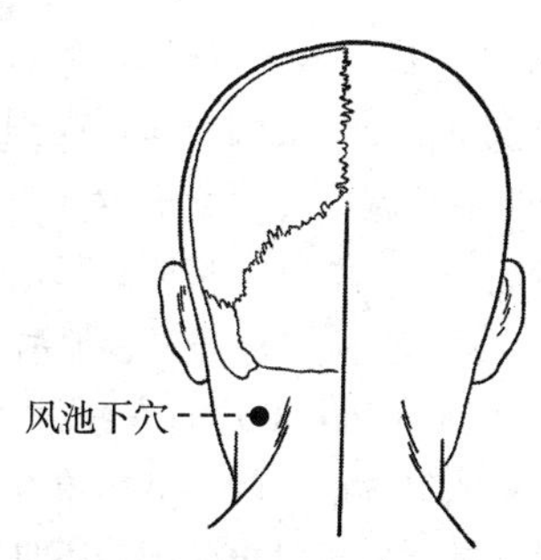

【定位解剖】风池位于枕骨之下，大筋外廉，正当风府穴之两旁、脑空穴之直下方陷中。患者正坐，头微仰，由风池穴直下约5分，再向前约2分即风池下穴。

【功用主治】耳鸣耳聋。

【临床应用】

耳鸣耳聋

马某某，男，48岁。1988年4月12日诊。主诉：耳鸣，2个月前被打伤。现症：右耳鸣终日不已，听力减弱，心烦不安，左侧头痛，前额沉重。诊察，面色较晦滞，舌尖边暗红，苔白腻，脉弦。诊断：耳鸣耳聋。独取风池下穴治之。3诊，耳鸣减轻，至第7诊，耳鸣消失，听力恢复正常。回去探家，再犯耳鸣。仍独取风池下穴，继续针治5次痊愈。

治疗方法：于胸锁乳突肌的边缘处，向同侧目下方缓慢进针，角度稍低于同侧耳垂，深达1.5~2寸（深部针尖贴骨下刺进3~5分为止）。针感传至耳窍，即提插捻动加强针感，约10~30下，留针15分钟。病情较重者，可行针1~2次，出针宜缓，揉闭针孔。本穴亦治目疾及颜面疾患（需调整角度和深度）。

按语：治疗耳鸣耳聋250例，其中耳鸣103例，治愈69例，好转30例，无效4例，耳聋147例，治愈90例，好转50例，无效7例。[单穴治病选萃：417.]

腹泻特效穴

【定位解剖】足外踝最高点直下，赤白肉际（粗细皮肤交界处）取穴。

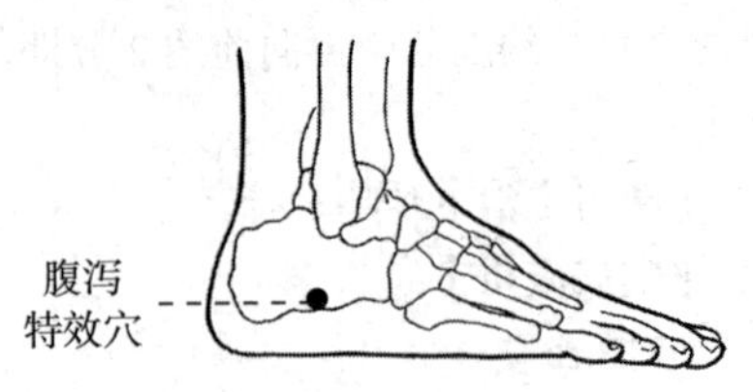

【功用主治】助消化，止腹泻。主治小儿消化不良，泄泻等。

【临床应用】

小儿泄泻

林某，男，6个月。长期患消化不良，每天腹泻10余次，大便呈蛋花状，兼有白色絮状物，大便酸臭，小儿不安，常啼哭，夜不能寐。以下法灸治2次，小儿即能安静入睡，腹泻显著减轻，翌日腹泻减至3次，再灸1次后，第3天症状消失而获痊愈。

治疗方法：①取穴：腹泻特效穴；②取陈艾叶凉干，用桑皮纸（或其他燃性良好的纸张）做成灸条。采用温和灸法，手持点燃的艾条，对准腹泻特效穴距离1寸左右，以患者感到温热而又恰能忍受为度。左右穴各灸10~15分钟，每天灸2~3次。

体会：每天灸治次数可视病情而定，一般每天可灸1~3次。我们治疗的120例中，未发现灸治无效的病例。好转的2例，因未坚持灸治而中断治疗所致。在灸治期间，停用其他一切药物。［四川省宣汉县中学“五.七”红医科研组.赤脚医生杂志.1977,(6)：12.］

按语：本穴也为作者自拟穴，用艾条施灸，方便安全，免除了针刺所带来的痛苦。其治病原理还待探讨研究。或许是因为本穴位于外踝直下，此处为足太阳膀胱经所过，肾与膀胱相表里，小儿脏器娇嫩，泻久易伤脾伤肾，艾灸此穴，可温肾壮阳，健脾助运，利小便以实大便。

复音

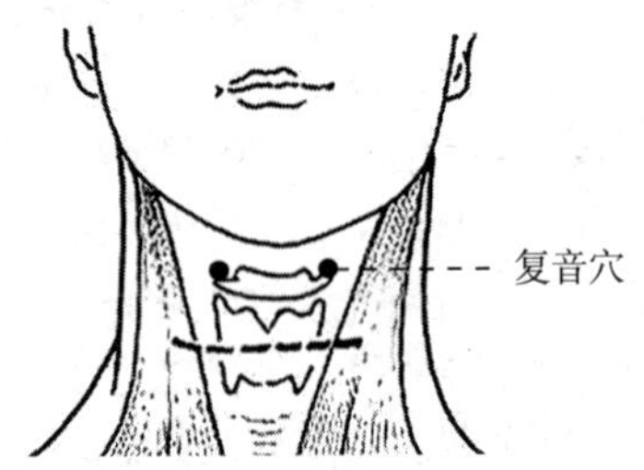

【定位解剖】仰卧去枕，在环状软骨弓上缘最低处相平的环状软骨旁取穴。

【功用主治】利咽强音。主治急慢性咽喉炎及癔症性失音等。

【临床应用】

癔症性失语

吴某，女，15岁，学生。1980年10月6日初诊。其父诉：患者1个月前因上课讲话，被老师点名批评，当时哭了。回家吃饭时突然不能讲话，只能以手示之，令其讲话，呈明显耳语。在外诊为“喉炎”，用青霉素、醋酸泼尼松及中药等治疗未见效而来我科就诊。检查：呈明显耳语，间接喉镜检查见声带色泽正常，发声时声门闭合不良，呈三角形空隙。令其咳嗽，声音正常。诊断：官能性失音。治疗：针刺复音穴至有酸胀感时，令其模仿发单音（1、2、

3、5等），患者突然恢复声音，说话流利。

治疗方法：在环状软骨弓上缘最低处相平行的环状软骨旁取穴，并将此定名复音穴。嘱患者仰卧，穴位皮肤常规消毒，进行捣捻，深度0.5~1.2寸。当患者出现针感时，嘱患者放开喉咙重复（1、2、3、5等），直至发音清晰。［杜玮国．云南中医杂志．1980，5（3）：40．］

鬼哭穴

【定位解剖】即双侧少商、隐白穴。少商：在拇指桡侧，去指甲角0.1寸许。隐白；在趾内侧，去趾甲角0.1寸许。

【功用主治】神志失常，痴呆病。

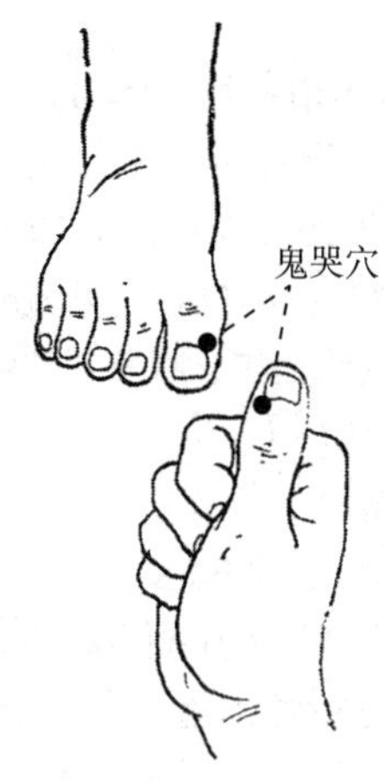

【临床应用】

神志失常

郭某某，男，14岁。1965年来诊。母代诉：1周前父母嘱其到田间放鸭，入夜未归，其父母即四出寻找，发现患者木立田间，呼之不应，方知其神志失常，带归。经当地医院治疗数天无效，而带来广州求治。表现：表情淡漠，木呆站立，不语，任何人呼唤不应，亦毫无自主动作，饮食、二便等均不能自理。舌淡红，苔白，脉缓弱。诊断：突发痴呆症。（由痰浊蒙蔽心窍所致）。治则，豁痰启闭，宁心安神。取穴：鬼哭穴（少商双，隐白双）。第1天用艾炷直接瘢痕灸少商5壮。治疗方法如上。当第1壮烧至将完时，患者即叫“痛呀”一声，随即不断哭泣叫痛，直至灸完5壮，患者神志即有些清醒。次日二诊，母代诉，患者昨夜开始呼叫要进食及要去小便。察其神志，有较明显好转，如法灸隐白穴双，灸时患者叫痛不休，灸毕神志基本清醒。第3天再诊，母诉患儿昨夜能自进饮食和自解大小便，与妈妈说话，恢复自理生活。到诊时，能回答医生问诊，精神状态复常，并能写出自己及家人姓名、地址等。痊愈。后改针刺足三里、内关、丰隆、通里等穴，平补平泻，以调理脾胃，宁心安神。

治疗方法：用艾炷灸。先后将双侧大拇指，足趾并拢，用绷带捆缚，使少商、隐白穴并齐。灸少商穴时，固定患者前臂于桌上；灸隐白穴时，固定患者双下肢于床上，或取坐位固定患者双下肢于凳面上。艾炷如黄豆大小，各直接瘢痕灸5~7壮。

按语：用此法共治疗痴呆病5例，均经艾灸两次而愈。注意事项：艾灸鬼哭穴时，艾炷不可太大，如黄豆大小即可。灸前应先擦些万花油于穴上。艾炷太大则烧伤面积大，局部难愈合，易感染。艾炷太小（如绿豆或芝麻大小）则火力不够，达不到疗效。灸后局部再擦些万花油，用消毒纱块包扎以保护灸疮不受损及感染。待灸疮愈合后方可沾水。［单穴治病选萃：483.］

颃颡

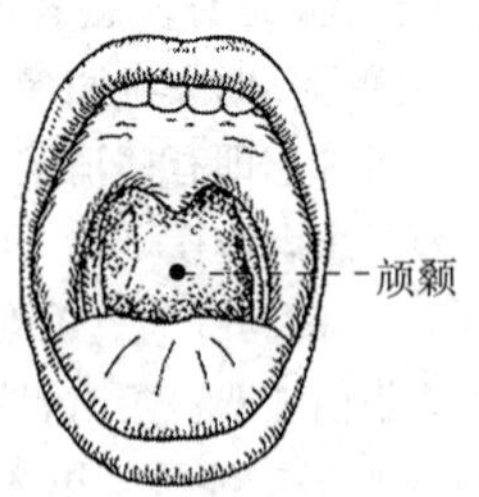

【定位解剖】正坐仰靠或仰卧，穴在咽后壁正中线之中点处，张口取穴。

【功用主治】清咽利音。主治咽喉疼痛，失音等。

【临床应用】

癔症性失语

丁某某，女，23岁。1971年7月16日晚，患者因与丈夫争吵，情志暴怒，以致次日晨起欲言无声。经某医院药物治疗无效，3天后来就诊。诊见：神志清楚，精神尚佳，面红目赤，舌边尖红，脉弦数。与之语则仅能点头作答，怒视其夫。经五官科检查无器质性疾病。诊为癔症性失音。选用5寸长针1根，令其张口，刺咽后壁正中线之中点处（颃颡穴），刺时令其大吼，针起声出，患者喜形于色。［曹立钢．黑龙江中医药．1983,（2）：53.］

华佗夹脊

【定位解剖】俯伏或俯卧，于脊椎棘尖间两侧，背正中线外侧0.5寸处取穴。自第1胸椎至第5腰椎，每侧17穴。现已将夹脊穴应用范围扩大，上至颈椎，下至骶椎，都有夹脊穴。

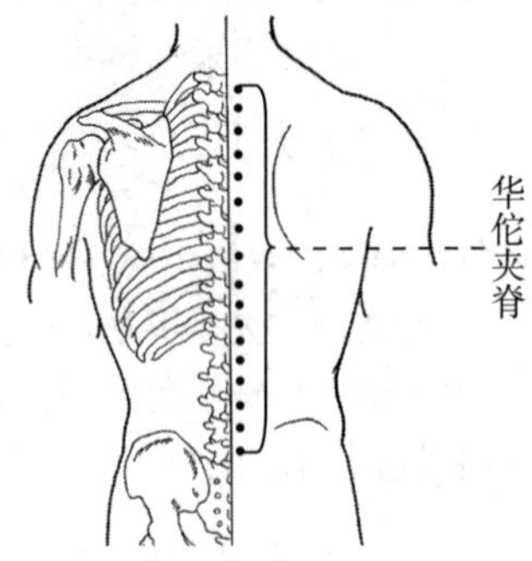

【功用主治】行气活血，调整内脏功能。颈夹脊可治疗头、颈、上肢疾病；上胸部夹脊穴治疗心肺、上肢疾病；下胸部夹脊穴治疗胃肠疾病；腰、骶部夹脊穴治疗腰、腹及下肢疾病。

【临床应用】

1. 食管炎

门某某，男，30岁。1979年4月3日初诊。自述因吃干硬食物后致吞咽疼痛，且呈进行性加重，从吃干硬食物、面条、馒头以至稀饭及喝水均感困难。经X线钡餐透视检查诊断为食管炎。辨为噎膈证。

治疗方法：取颈4~6夹脊穴入针1寸，得气后留针20分钟，间歇运针2次。针后令其饮水即感通畅，吃干饭时食物通过良好，亦未发生疼痛。为了巩

固疗效，隔天重复治疗 1 次而愈。[陈克勤，等. 江西中医. 1985,(5): 37.]

2. **呃逆**

伍某某，男，50 岁。1980 年 6 月 14 日入院。患者间断反复呃逆 20 多年，每因外感、劳倦、情志变化而发病，近因情志不舒，复发已 6 天，加重 4 天。呃逆昼夜不休，每 3~4 秒呃逆 1 次，经中西医药、针灸治疗后未见效而入院。胸部纵隔、颈椎拍片均未见异常。舌淡红，苔薄黄，脉弦数。辨证属肝郁犯胃，胃气上逆。治取颈 5 夹脊针刺，深 1.2 寸，针感较强，患者肩部及后臂均有淋冷水之感觉。呃逆当即停止，留针 30 分钟，其间行针 2 次，以后仍取该穴连治 3 天，观察 10 天未见呃逆复发出院。2 年后随访，未复发。[梁琼瑛. 四川中医. 1992,(1): 44.]

3. **胃脘痛**

(1) 吴某某，女，30 岁，本院职工家属。1982 年 9 月 8 日初诊。患者胃脘部持续性疼痛 1 天，伴有食欲减退，泛泛欲吐，胸脘满闷，无发热呕吐。大便 2 天未解，过去无胃病史。检查：腹部平软无包块，上腹部压痛拒按。曾服复方颠茄片、654-2 等药，疼痛毫无缓解。取两侧胸 12 夹脊穴，强刺激，留针半小时，疼痛完全消失。[丁渡明. 中医函授. 1988,(4): 44.]

(2) 李某某，男，34 岁。素常脾胃虚弱，2 小时前因进冷食发病，在某医院曾经一般治疗，疼痛缓解，起针半小时后病情复发。肌内注射药物后(药名不祥)，疼痛被控，唯留口干欲饮。1 小时后疼痛较前剧烈。诊见：痛苦面容，弓身呻吟，微有冷汗，脉缓而弦，舌质淡，苔薄白，双侧腹直肌张力增高，上脘处有压痛，体温 36.7℃，余(-)。诊为胃痉挛。随施“华佗 9”针法，针后立即止痛，留针半小时。一直未再复发。

治疗方法：“华佗 9” 位于胸椎 9~10 棘突之间正中线旁 0.5 寸，速刺进针至皮下，针尖以 75° 角内斜。一般进 0.5~1 寸，针感沉、酸、困，直透前胸，有闷气感为优，不可进针过深。[王超前，等. 针灸学报. 1992,(6): 43.]

4. **胆绞痛**

(1) 糜某某，女，34 岁，工人。1978 年 6 月 15 日初诊。患者患慢性胆囊炎、胆石症 3 年，近因食油腻而致急性发作，右上腹部疼痛，向右肩胛区放射，阵阵绞痛，大汗淋漓，恶心呕吐。检查：体温 38℃，右上腹部压痛明显，莫菲氏征(+)，无黄疸。

治疗方法：取右胸椎 9 夹脊穴，强刺激，持续捻针约半分钟，患者疼痛减轻，留针半小时后，患者逐步进入安眠状态，留针 2 小时后起针，疼痛消失。[丁渡明. 中医函授. 1988,(4): 43.]

(2) 王某某，男，44 岁，干部。1987 年 3 月 4 日初诊。主诉右上腹阵发性绞痛 2 天，用西药“654-2”后，止痛效果不显，于是到针灸科急诊。疼痛时在床上打滚，冷汗淋漓，伴恶心呕吐，大便秘结，小便黄，舌质红，苔黄腻，脉弦。检查：右上腹疼痛明显，莫菲氏征(+++)，B 超检查为胆囊结石。

证属湿热蕴结，肝胆气郁疏泄失常。西医诊断为胆石症，急性胆绞痛。当即针刺胸椎段 9~10 夹脊穴，针刺 3 分钟后痛减，留针 15 分钟后疼痛完全消失。［陈邦国．江西中医．1990，21（3）：39．］

5. 偏头痛

克利曼德，男，42 岁，印巴人，马达加斯加国籍，他马他夫市某商店老板。因患顽固性头痛 17 年，于 1988 年 6 月 20 日初诊。主诉：17 年前因商店发生火灾，其父被烧伤身亡，患者精神受刺激后，经常惊恐悲痛，不久即头痛如裂，疼痛部位以脑后及两侧颞部为甚，呈阵发性刺痛，伴失眠多梦，记忆力减退，每晚睡眠不足 3 小时，形体日渐消瘦，不能正常工作。曾在当地医院拍头颅片及脑电图检查未发现颅脑器质性病变，经一位华侨针灸师取头部穴位针刺治疗 4 个多月未效。查：精神萎靡不振，面色䀮白无华，脉沉细，头部无固定压痛点。诊断：中医：血虚头痛。西医：神经性头痛。取穴：颈 1 至颈 4 夹脊，进针后，针尖朝向棘突方向，双手连续捻针 10 分钟，针感向脑后部位传导，停 5 分钟，再捻转 10 分钟取针，闭合针孔。每天针刺 1 次。治疗 5 次，头痛明显减轻，精神转佳，针刺 10 次，头痛基本消失，又配神门、三阴交共治疗 15 次，诸症痊愈，每晚睡眠 6 小时左右，3 个月后随访，病情未复发，可全天工作。［赵凤兰．甘肃中医．1992，5（3）：40．］

6. 中风后遗症

李某，男，62 岁。主诉左半身瘫痪 2 个月余。素有高血压病，于 1990 年 8 月因脑出血行开颅术，术后出血止，但左侧肢体瘫痪，同年 10 月住我院，表情痴呆，两眼球向右上方斜视，语言謇涩，口角流涎，左鼻唇沟变浅，不能端坐，倚人而坐时，脖颈不能支撑头部，致使下额贴于胸前，左上下肢肌力 0 级，患侧肢体肌肉呈废用性萎缩，巴彬氏征（+）。诊断：中医：中风；西医：脑出血术后。取穴：首取四肢常规穴治疗 10 次，症状无明显改善。采用华佗夹脊穴，取颈 1 至颈 4，针尖朝向棘突方向，针感向头部传导，治疗 3 次，眼球斜视纠正，流涎止，头部能挺起。又取颈 4 至胸 1 夹脊穴，腰 2 至骶 2 夹脊穴，轮换取穴，均采用透刺法，隔日针刺 1 次，治疗 10 次，左上肢能在床上平移，左下肢能抬高床面约 45°，并能单独站立，共治疗 20 余次，患者已能扶杖行走，左手能抬到第 3 个纽扣。出院后随访，患者病情稳定，可扶杖上下楼梯。［赵凤兰．甘肃中医．1992，5（3）：40．］

7. 脊髓蛛网膜炎后遗症

李某，女，30 岁，教师。1977 年 3 月 28 日初诊。主诉：下肢瘫痪 1 年。患者于 1976 年 3 月发病，当时自感腰痛，昼轻夜重，干活轻，休息重，1 个月后下肢麻木无力，2 个半月后截瘫，1977 年 3 月 26 日在某医院椎管造影，诊断为脊髓蛛网膜瘫痪。既往没有患过与此有关的疾病。检查：脉沉缓，舌苔薄白，神清，消瘦，截瘫，大小便失禁。西医检查：下肢瘫痪，肌肉萎缩，肌张力增高，髌踝阵挛（+），跗趾感觉消失，病理反射（+），脑脊液透明，白细胞 3×10^6/L，蛋白 0.102g/L，葡萄糖 2.78mmol/L，氯化物 21.58mmol/L，脑压为 0.20kPa。椎管造影：提示胸 9、10 椎部位蛛网膜粘连。诊断：脊髓蛛网膜炎。

治疗方法：针胸 8 以下夹脊穴，行提插捻转补泻法，每天 1 次，30 次为 1 个疗程，疗程间休息 3~5 天。先后共针治 7 个疗程，双下肢功能完全恢复，恢复任教。4 年后随访，一切正常，未留任何后遗症。[毕福高. 中医研究. 1984,（1）：37.]

8. 感染性多发性神经根炎

袁某某，女，8 岁。1981 年 9 月患病，开始走路缓慢，摔跤，4 天后四肢瘫痪，曾去儿童医院、河医、省中医学院附院，均诊为急性感染性多发性神经根炎，经多种治疗，效果不明显。12 月 12 日来就诊。检查：脉象细数，舌苔白厚，质淡尖赤，全瘫，神清，消瘦，双下肢不自主，双上肢活动受限，浅感觉障碍，深感觉存在，肱二头肌、三头肌、膝、跟腱反射对称，病理反射未引出。诊断：急性感染性多发性神经根炎。

治疗方法：以全部夹脊穴为主，手法用提插捻转补泻法。每天 1 次，30 天为 1 个疗程。治疗经过与效果：自 1981 年 12 月 12 日至 1982 年 4 月 7 日，先后共针治 3 个疗程（中间因回家过春节停止）。四肢功能完全恢复，能蹲下立起连作 10 个动作。[毕福高. 中医研究. 1984,（1）：38.]

9. 肾下垂

吴某某，女，50 岁，纺织工人。1983 年 10 月 21 日初诊。自诉：腰痛，久立后痛剧，休息后稍轻，伴乏力，心悸，纳少，已有半年。经服中西药物均无明显效果，曾于 10 月初在我院和县人民医院摄片，腰椎无异常。经江西医学院第二附属医院 B 超检查，诊为右肾下垂。患者面色无华，精神不振，纳少，脉沉细，苔白。此为久立伤肾，肾气亏虚所致。治以调经强肾，益气升提为主，令患者侧卧，用 30 号 3 寸长针刺第 14 椎华佗夹脊穴，中强刺激手法，得气后用 G6805 针灸仪通电 30 分钟，针后艾灸该穴半小时，每天 1 次，10 天 1 个疗程，至第 8 天针刺时，患者自觉有较强收缩上提感，连针 20 次，腰痛好转，精神转佳，食欲增加。休息 3 天，仍往第二附属医院作 B 超复查，右肾比原来上提 3cm，继按下法针灸治疗 1 个月，腰痛消失。再次复查结果右肾又上提 1cm，趋向正常，患者要求停止治疗。后随访 3 年，腰痛未复发。[兰燕. 江西中医. 1988，19（4）：31.]

10. 遗尿

方某，女，20 岁，农民。1974 年 5 月 9 日初诊。患者自幼有遗尿史，曾用针灸、中药、穴位埋线等方法久治无效，绵延至今。刻下：每天夜晚熟睡后均要遗尿，劳累后，甚至每夜 2~3 次，伴腰酸，体倦，精神紧张，苦不堪言。治疗取穴：双腰 2、骶 2 夹脊穴，用维生素 B_1 穴位注射，两穴交替使用，每天 1 次，7 次为 1 个疗程，经治 1 个疗程后，症情改善，只遗过 2 次，休息 5 天，续治 1 个疗程，遗尿完全控制。[丁渡明. 中医函授. 1988,(4)：44.]

11. **肩关节周围炎**

（1）郑某某，男，46 岁，工人。2 个月前，早晨起床时感到右肩疼痛，臂不能上举，肘关节屈伸受限，症状逐渐加重，经某医院诊断为肩关节周围炎，曾用针灸、电疗、当归液穴位注射均不见效，于 1982 年 7 月 8 日来所求治。检查：右肩关节周围及三角肌中点均有压痛，屈肘仅能触摸同侧耳轮，内旋摸不到对侧肩角，右肩关节各种功能均受限制。脉弦紧，舌质红，苔薄白。诊断：肩关节周围炎。

治疗方法：取颈椎夹脊穴，手法提插捻转补泻，针刺入有针感后令患者活动右肩关节，内外旋转，前伸后背，针后抬举已明显较前高，内旋转能摸到对侧肩角，每天针 1 次，共针 15 次痊愈。[毕福高. 中医研究. 1984,(1)：38.]

（2）刘某某，女，45 岁，农民。左肩关节疼痛已 9 个月，劳累，阴雨及夜间疼痛尤甚，局部冷感，影响睡眠。左上肢后伸、上举疼痛加剧，穿脱衣服、梳头等均感困难。曾服中西药物功效不显。检查：左肩内侧有明显压痛，上举 90°，后伸时左手摸不到腰椎。诊断为肩关节周围炎。经用下法治疗 6 次，疼痛消失，左肩上举 180°，后伸时手可触及胸椎。穿脱衣服，梳头等均不受限。半年后随访，未见复发。

治疗方法：①取穴：两侧第 5 颈椎夹脊穴：②患者坐位，头伏于桌上。在穴位上作常规消毒后，术者左手拇、食指挟持一穴位，使其皮肤稍稍提起。右手持 28 号 3 寸长毫针，快速刺入穴位。进针后针身与脊柱平行，紧贴皮肤，针尖向下沿皮刺。得气后，持续运针，使针感放射至肩或背部。然后，再用同样方法针刺另一侧穴位。两侧针入均有感传后，将 G6805 型治疗仪之导线分别联于两枚针柄上，再启动机器开关，并调至连续波段，频率为 1000~1500 次 / 分，电流大小以患者能耐受为度，留针时间 15~30 分钟，每天针刺 1 次。[仲跻尚. 中国针灸. 1983，3（2)：31.]

12. **中指腱鞘炎**

金某某，女，55 岁。1984 年 8 月 3 日初诊。右中指第 1 指关节弹响作痛并连及腕臂 1 年余，经某医院检查确诊为“腱鞘炎”，治疗一直无效而来诊。先针右支沟及局部压痛点未见症状改善，3 天后改取右胸 4 夹脊穴，针入当时患指压痛即明显减轻，伸屈自如，以后隔天温针 1 次，连续治疗 2 个疗程。初期尚有反复，后期压痛消失，功能恢复，疗效巩固。[金百仁，等. 上海针灸杂志. 1987,(1)：16.]

13. **足底痛**

马某某，女，42 岁。1982 年 3 月 24 日初诊。患者左足底痛月余，行走不适，经多方治疗无效，前来试治。针左腰 2 夹脊，得气后留针 20 分钟，出针当时即觉行走稍舒，次日疼痛大减，再 2 天基本消失，未复诊，随访 3 年未复发。[金百仁，等. 上海针灸杂志. 1987,(1)：16.]

14. 脚气

僧普清苦脚气二十年，每发率两月，灸背夹脊三七壮，即时痛止。[历代针灸名家医案选注：107.]

按语：传统上，华佗夹脊又名夹脊穴，其位于背腰部，当第1胸椎至第5腰椎棘突下的两侧，后正中线旁开0.5寸，每侧17穴。现在临床上已将夹脊穴的范围扩大，上至颈椎，下至骶椎都有夹脊穴。其主治范围较广，由于夹脊穴位于督脉与膀胱经之间，内联脏腑合四肢，故其不仅治疗局部的筋肉疾病，还可治疗内脏四肢疾病。具体而言，颈夹脊治疗头、颈、上肢疾病；上胸部夹脊治疗心肺、上肢疾病；下胸部夹脊治疗胃肠疾病；腰、骶部夹脊治疗腰、腹及下肢疾病。刺灸方法：可直刺或向脊柱方向斜刺0.3~0.5寸，或用梅花针叩刺。由于夹脊穴邻近背俞穴，内脏疾病常在穴位处有反应，表现为压痛、丘疹、结节等，故通过诊查夹脊穴，可以对内脏疾病做出辅助诊断。

环中上穴

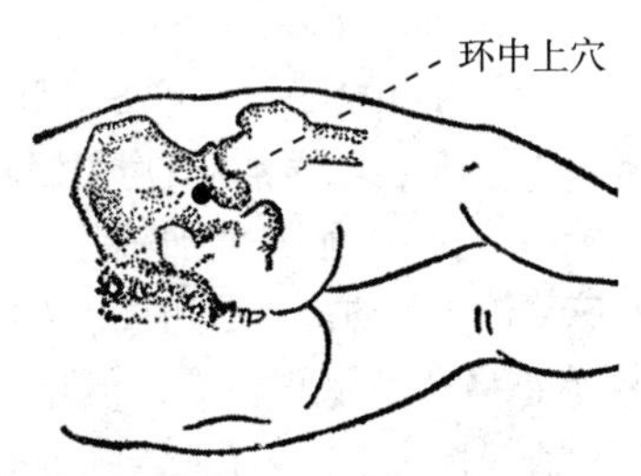

【定位解剖】侧卧，患肢在上半屈，健肢在下伸直，在尾骨尖端与股骨大转子连线中点上0.5寸取穴。另一法是：体位同前，先定尾骨尖端与股骨大转子连线之中点，再以此中点与骶管裂孔连线中点处取穴。

【功用主治】活血通络止痛。主治坐骨神经痛，臀部痛等。

【临床应用】

坐骨神经痛

许某某，女，40岁，工人。1987年3月16日初诊。主诉：左下肢疼痛15天。半月前患者因劳动时受风，出现左侧臀部沿下肢后侧至足背外侧窜痛，遂经郑州某某医院按摩治疗，症反加重，今日其爱人搀来求治。观腿痛剧烈，直腿抬高试验30°。此乃劳作后腠理空疏，风寒之邪乘虚入侵足太阳经，经络气血痹阻不通所致。治宜祛风散寒通络。取环中上穴法，行提插泻法，不留针，每天1次，针1次患者即觉疼痛大减，直腿抬高约70°，并能自动下床穿鞋，行走不需搀扶。针3次后痛感甚微，以后又隔日针3次，病告痊愈，2个月后随访无复发。

治疗方法：令患者侧卧位，健肢在下而伸直，患肢在上而半屈，位于尾骨尖与股骨大转子最高点连线的中点上0.5寸处，垂直刺入3~5寸。[徐非. 国医论坛. 1989，4（11）：25.]

虎口

【定位解剖】手拇、食两指间，手指蹼缘中点上方，赤白肉际处取穴，约合谷穴前方1寸。

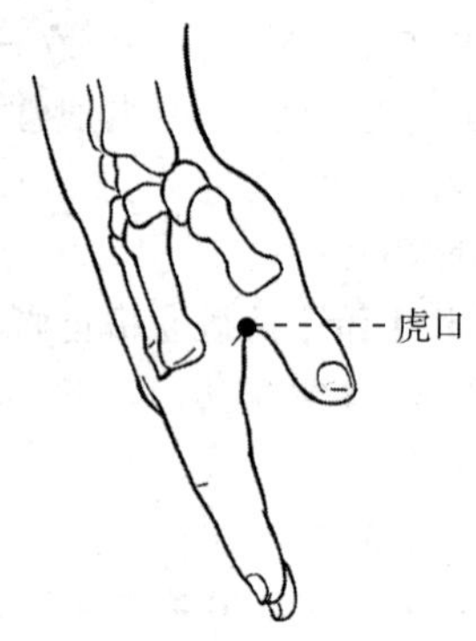

【功用主治】疏风清热。主治头痛，眩晕，烦热，唇紧，牙痛，扁桃体炎，手臂痛，鼻衄等。

【临床应用】

鼻衄

刘某某，女，27 岁。1987 年 11 月 3 日初诊。患者 3 年来每于入冬后发生双侧鼻孔出血，2 天或 3 天 1 次，色鲜红，量少。多次服用中西药罔效。刻诊：鼻腔黏膜充血潮红，伴见口苦干渴，小便色黄，舌红，苔薄黄而干，脉滑数，血小板计数正常。予以下法治疗 5 次而显效。1 年后随访，未复发。

治疗方法：拇、食指分开，手指蹼中点上方赤白肉际处（合谷前 1 寸）取穴。采用"左病取右，右病取左"的传统"缪刺"法，双鼻孔衄血可双侧取穴。斜向合谷刺 0.5~0.8 寸，用平补平泻法，以得气为度。留针 15 分钟，每 5 分钟行针 1 次。每天 1 次，5 次为 1 个疗程。［宋向阳．四川中医．1991，9（10）：50.］

按语：虎口在手拇指、食指间，当两指分开时，穴在指蹼中上方赤白肉际处。《千金方》曰："两虎口白肉际。"本穴位于手太阴与手阳明之交界处，可清泄太阴与阳明之热，主治头痛，眩晕、牙痛、烦热、乳蛾、失眠、鼻衄等。针刺法，向掌中或合谷斜刺 0.5~0.8 寸。

肩痛穴

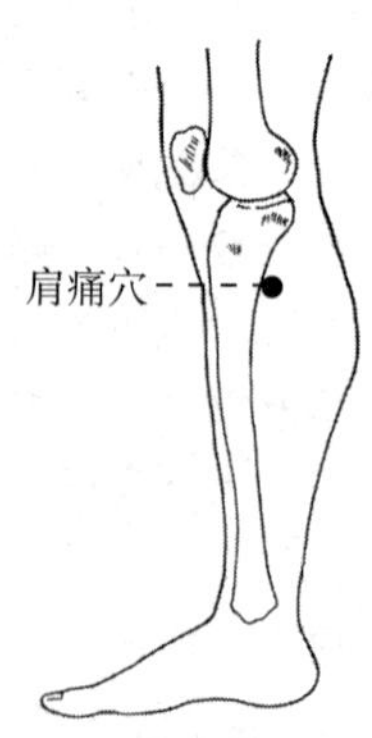

【定位解剖】在阴陵泉下 0.5 寸。仰卧或正坐垂足，在胫骨内侧髁下缘凹陷中，当胫骨后缘与腓肠肌之间即为阴陵泉穴，其下 0.5 寸处为肩痛穴。

【功用主治】具有活血通络、止痛消炎的作用，主治肩背痛。

【临床应用】

肩痛

翁某，男，51 岁，商人。因右肩痛 1 年余，于 1997 年 8 月 16 日就诊。患者于 1 年前冬天，始感右肩臂僵硬疼痛，抬举不利，动则疼痛加重，有时穿衣都感到困难，遇冷风后加重，曾用扶他林等止痛药及物理治疗，但疗效不佳。检查：体表正常，右肱二头肌长短头压痛、冈上肌肌腱压痛（+），右臂上举 110° 痛（+），外展 45°（+），后伸

40°（+）。诊断为肩周炎（右），针刺左肩痛穴，用泻法，留针30分钟。行针期间，令患者活动右肩关节。治疗1次后，患者右臂可上举125°，外展达60°。继续治疗5次后，患者右臂可以上举180°，外展90°，疼痛基本消失，临床治愈。半年后复诊未见复发。

治疗方法：取肩痛穴常规消毒后，选用3寸毫针向足三里穴方向斜刺2~2.5寸，开始以提插泻法为主，待针感出现时改用捻转手法，并嘱咐患者活动肩关节，做上举、前屈和后伸活动约2分钟，然后留针30分钟，每5~10分钟行针1次，隔日治疗1次，10次为1个疗程。交叉取穴，即一侧肩痛取健侧穴位，两侧肩痛取双侧穴位。［常见病信息穴一针疗法：101.］

降糖穴（胰俞穴）

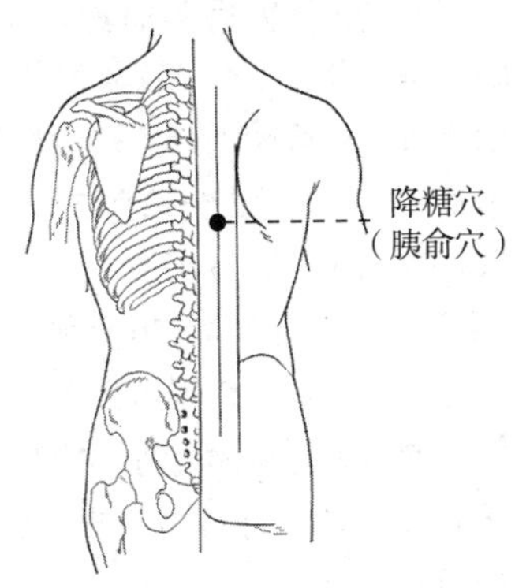

【定位解剖】俯卧位，暴露背部，在第8胸椎棘突旁开1.5寸，即旁开两横指处的压痛点。一般情况下患有糖尿病的人，此处均有不同程度的压痛或酸痛感。

【功用主治】糖尿病。

【临床应用】

糖尿病

苏某，男，56岁，工程师。因糖尿病于1993年11月6日就诊。患者自诉患糖尿病3年，经中西医治疗效果不佳。患者有多饮、多食、多尿、消瘦等典型的三多一少症状，舌质红，苔薄白，脉沉细。诊断为糖尿病，取降糖穴针刺，并配用神门、足三里、三阴交穴治疗2个多月，血糖降至正常，三多一少症状基本消失。随访半年未见复发。

治疗方法：取降糖穴常规消毒后，用3寸28号毫针斜刺1.5寸左右，行泻法，待针感出现后留针30分钟，每隔5~10分钟行针1次。鉴于此病为一种复杂的内分泌性疾病，仅取一穴进行治疗，还不足以解决主要问题。所以，应根据肝、脾、肾等脏器均参与糖代谢的生理特点，适当地配用其他穴位，如三阴交、脾俞、足三里、神门、肾俞穴等。此外，也可根据患者的症状进行加减配穴，这样对提高治愈率大有帮助。隔日1次，或每周2次，12次为1个疗程。1个疗程结束后休息5天，再进行第2个疗程。［常见病信息穴一针疗法：46.］

精灵

【异名】腰痛点、腰痛穴。

【定位解剖】伏掌，于手背第4、5掌骨间腕横纹与掌指关节之中点取穴。

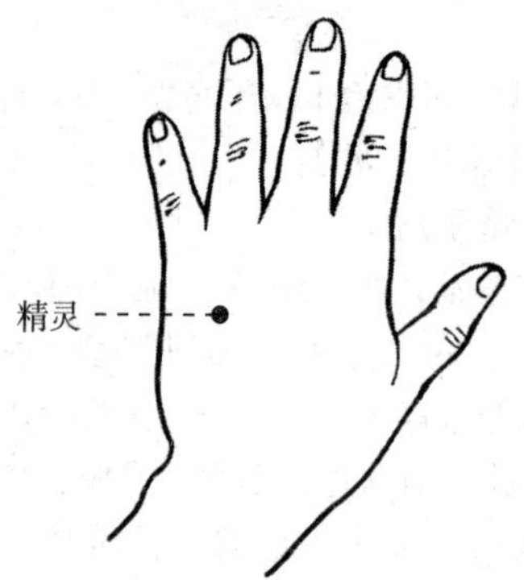

【功用主治】通络止痛。主治急性腰扭伤，肾绞痛，头痛，小儿急、慢惊风，手背红肿疼痛等。

【临床应用】

肾绞痛

（1）陈某，男，22岁，农民。1989年7月5日初诊。患者近日远途贩运西瓜劳累过度，回家后半夜突然右腰部绞痛，向下腹放射，当地医生给庆大霉素、阿托品等多次注射疼痛不减，于次日中午到本院急诊。就诊时仍给注射阿托品、罗通定等痛亦不止。根据症状体征考虑泌尿系结石。即针刺双侧精灵穴，强刺激，5分钟后痛解，唯尚有微痛，给抗生素、结石通口服，嘱多饮水。至半夜排尿时突然一阵剧痛，随即解出一颗黄豆大小的结石。[陈宝松. 新中医. 1993,（2）：31.]

（2）陈某某，男，30岁，民办教师，1991年6月16日深夜初诊。患者于当日晚饭后始觉左腰腹部胀痛，因痛尚能忍而回房就寝，至半夜疼痛加剧，转辗不安，大汗淋漓，家人即送来本院急诊。立即给输液、抗生素静脉滴注，2小时之内反复交替使用阿托品、654–2、安腹痛等。患者口干难忍，疼痛不止，后考虑泌尿系结石，针刺双侧精灵穴，强刺激，5分钟后痛减，约10分钟后痛止，然后安然入睡，次日上午带药出院。至19日深夜痛又发作，来诊时仍刺精灵穴，片刻痛止。20日到钦州市医院做“B”超检查，证实左肾结石伴少量积水。给服利尿排石中药，近日痛未复发。[陈宝松. 新中医. 1993,（2）：31.]

（3）葛某，男，59岁，退休工人。因右腰背绞痛1小时，于2000年3月14日就诊。既往有类似病史。检查：心率每分钟110次，心律整齐，血压19.95/10.64kPa（150/80 mmHg），脉细数，舌质紫红，苔黄白，有脱苔。右肾区有叩击痛感。初诊为肾绞痛（右），取健侧肾痛穴针刺，行泻法，强刺激。5分钟后患者自述疼痛有所缓解，继续行针2分钟，患者的绞痛症状基本可以忍受，留针30分钟后起而愈。2周后电话随访未见复发。

治疗方法：取健侧肾痛穴（精灵穴）常规消毒后，用1寸毫针直刺5分左右，肾痛穴行提插手法，以泻为主，待针感传至同侧手指尖时留针30分钟，每5分钟行针1次。如疼痛不减轻者，可针刺双侧肾痛穴，强刺激，等疼痛减轻后继续留针15~20分钟。[常见病信息穴一针疗法：88.]

按语：精灵，别名腰痛点、腰痛穴，其位于手背，一手两穴，一名威灵，一名精灵，威灵在手背第2~3掌骨间；精灵在第4~5掌骨间，二穴都位于腕横纹与掌指关节中点处。本穴主要用于治疗急性腰扭伤，也可用于头痛，小儿急慢惊风，手背红肿疼痛等，临床已将其主治范围扩大至主治各种原因引起的腰痛，如泌尿系结石引起的肾绞痛。

颈中

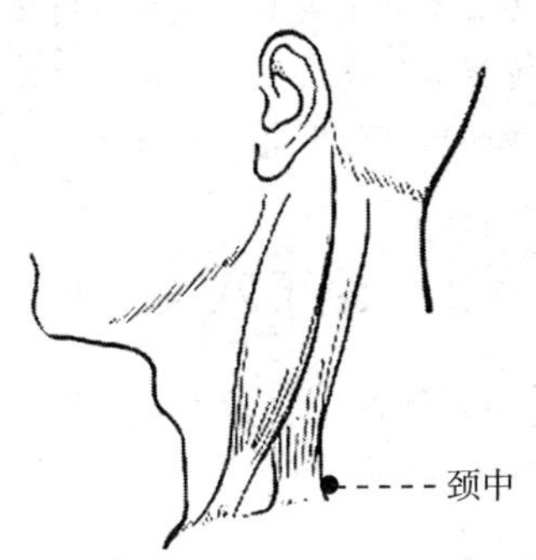

【定位解剖】位于颈部，于天鼎穴处斜下 1 寸，即胸锁乳突肌之锁骨头后缘，其深部为臂丛神经所在。

【功用主治】行气活血，通络止痛。主治颈项强痛，肩臂酸痛、麻木，半身不遂等。

【临床应用】

肩关节周围炎

赵某，女，51 岁，工人。1987 年 6 月 3 日初诊。3 个月前不明原因右肩疼痛，活动受限，自贴“伤湿止痛膏”及内服中西药未效来诊。查：肩部无红肿，右上肢前屈小于 30°，外展小于 30°，后伸小于 15°，内旋小于 30°，肩贞、肩髃、天宗、肩前穴明显压痛，肩关节活动受限，穿衣取物困难，生活不能自理。舌质淡，苔薄腻，脉细。诊断：肩周炎。依下法针刺右侧“颈中”穴 1 次，患者自诉肩关节活动轻松，当即右上肢前屈上举大于 150°，外展大于 140°，后伸大于 60°，内旋大于 95°，后背上举能触到对侧后背及腋后线，又针 1 次告愈。随访 2 年未见复发。

治疗方法：患者正坐位，头后仰歪向健侧，取患侧“颈中”穴，用 1.5 寸 32 号毫针常规消毒后进针 1 寸左右，不可过深，然后针尖指向大椎穴方向，施以雀啄法，以患侧上肢抽动 2~3 次为度，患者自诉电击样针感传至指尖为有效，不留针。针刺要避免损伤神经。本穴针感强，疗效高，且取穴少，患者易于接受。[吕彦宗. 河北中医. 1992，14（2）：40.]

阑尾穴

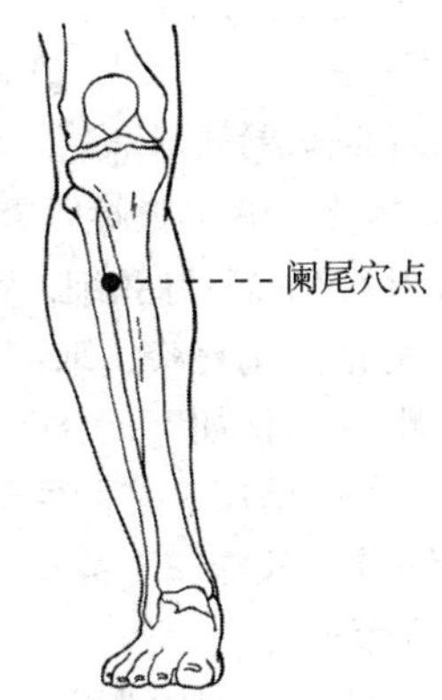

【定位解剖】正坐或仰俯屈膝，于足三里与上巨虚两穴之间压痛最明显处取穴。一般在足三里穴下 1.5~2 寸处。

【功用主治】清热解毒，消炎止痛。

主治急、慢性阑尾炎，胃脘疼痛，消化不良，下肢痿痹等。

【临床应用】

急性阑尾炎

（1）周某某，男，30 岁。因腹痛 6 小时于 1958 年 11 月 20 日入院。开始时，疼痛在上腹部，而后逐渐移至右下腹部，伴有呕吐 2 天。检查：体温 37℃，白细胞 12.4×10^9/L，中性 0.80，麦氏点压痛明显，反跳痛及罗氏征阳性，腹肌紧张。肛门指诊：右侧上方有明显敏感及触痛。诊断：急性阑尾炎。即予针刺两侧上巨虚穴上 1 寸处压痛点，每天 3 次，留针 1 小时，每隔 15 分钟加强刺激 1 次，针刺 2 小时后，腹痛即消失，12 小时后白细胞恢复正常，住院 2 天痊愈出院。出院 8 个月随访，情况良好。[陈达初，等. 中级医刊. 1960，(6)：30.]

（2）杨某，男，35 岁，因右下腹阵发性疼痛于 1998 年 3 月 10 日就诊。检查：患者痛苦表情，体温 37.4℃，心率每分钟 34 次，右下腹腹肌紧张，尾点有压痛及反跳痛，脉弦细，舌质红，苔薄黄。初诊为阑尾炎，取阑尾炎穴针刺（右侧），方法如下。治疗 1 次后，疼痛明显减轻，治疗 3 次后疼痛已不明显，治疗 6 次后腹痛完全消失。2 个月后随访未见复发。

治疗方法：取阑尾炎穴常规消毒后，用 3 寸毫针直刺 1~1.5 寸，先行捻转手法半分钟，再行提插手法，以泻为主，待出现针感传至足踝处时，留针 30 分钟，每 5~10 分钟行针 1 次，每日或隔日治疗 1 次，视病情轻重针刺 5~10 次为 1 个疗程。轻症者针刺一侧穴位，重症者针刺两侧穴位。对伴有高热或严重感染者应配合抗生素或中草药治疗。[常见病信息穴一针疗法：84.]

按语：阑尾穴位于小腿前侧上部，当犊鼻下 5 寸，胫骨前缘旁开一横指，临床多以压痛点取穴。本穴对急性单纯性阑尾炎或阑尾炎尚未成脓者有较好疗效，可根据病情决定针刺的次数及留针的时间，也可加用电针或埋针。

陵下穴 1

【定位解剖】腓骨小头直下与阳陵泉同在一条水平线上。

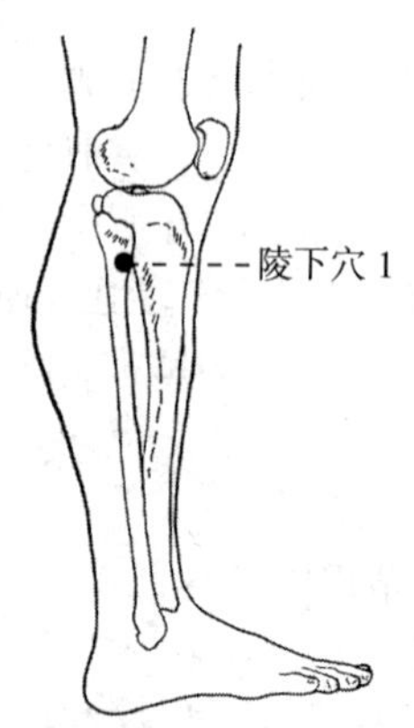

【功用主治】急性颈（包括落枕）、肩、胸背、胁肋、腰、骶尾、膝、踝等多处急性软组织扭伤。

【临床应用】

急性颈部软组织扭伤

张某某，女，35 岁。5 天前因跳水抢救落水儿童扭伤颈部。当时颈部疼痛较轻，活动略受限，经同事手法旋转颈部后，疼痛未减轻反而加重。急来本院针灸科求治。检查：颈项强直，左侧颈肌紧张，微肿胀，头稍向左旋转则疼痛加重。诊断：左侧颈部急性软组织扭伤。嘱患者“意念”左侧颈部最疼点，遂针刺左侧陵下穴，请患者待针下有似电击样感觉从小腿前外侧下传到足背时，最大限度地向左侧旋转头颈3次，行提插手法1分钟，让患者休息1分钟，又按上述方法行第2次、第3次手法后，颈部活动自如，疼痛基本消失，次日又来巩固治疗1次，病即痊愈。

治疗方法：取病变侧陵下穴，用28号1寸半毫针，直刺进针0.8~1寸。嘱患者“意念”病变部位最疼痛点，待针下有似电击样感觉沿小腿前外侧下传到足背时，即为得气。此时，再行大幅度提插捻转泻法，以患者能耐受为度，同时让患者最大限度的连续运动患处3次，行提插手法1分钟，为第1次手法结束，让患者休息1~2分钟，再按下法行第2次、第3次手法，即针刺手法完毕。注意事项：对年老体弱、高血压、冠心病患者慎用。（注：治这类扭伤筋急的患者时，仍要达到较强的刺激量。考虑到患者的耐受限度，可把针刺强度适当降低，把行针时间延长，就可达到较强的刺激量，获得同样的疗效。）孕妇禁用。有骨结核疾病的人禁用。诊断不清或骨折的患者忌用。

按语：陵下穴在腓骨小头直下与阳陵泉同处一条水平线上，两穴相距甚近，有经筋相联结。阳陵泉为筋之会穴，可治一切筋病。陵下穴经临床实践证明不但针感好，而且治疗多处急性扭伤筋急者疗效高，在此基础上又吸收运用了老前辈们治疗急性扭伤的“运动疗法”和气功之精髓“意念”，疗效更为满意。只要诊断明确，证属急性扭伤引起经筋拘急疼痛，而不是骨关节病变所致，用本法治疗同样有效。腰、颈椎病引起的经筋拘急疼痛用本法治疗效差或无效。运用此穴治疗急性颈（包括落枕）、肩、胸背、胁肋、腰、骶尾、膝、踝等多处急性软组织扭伤引起的经筋拘急剧痛患者42例，无1例无效，1次治愈者23例，2次治愈者19例。病程多在1~2天之内，其中1例90天，2例60天。［单穴治病选萃：487.］

陵下穴 2

【定位解剖】于阳陵泉穴下2寸，坐位或仰卧取穴。

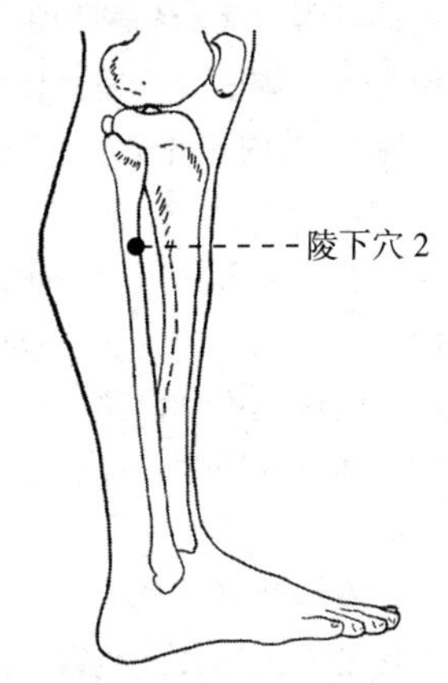

【功用主治】疏利肝阳，和解少阳。

主治聋哑，胆囊炎，胆石症，胆道蛔虫病，肩关节疼痛，下肢酸痛等。

【临床应用】

肩关节周围炎

（1）陶某，女，50岁。1988年10月7日初诊。患者3个月前贪风乘凉，致右肩关节麻木疼痛，活动不灵，难以梳头、持重，经口服吲哚美辛、醋酸泼尼松等药效果不著，而来我院治疗。查：面色少华，患肩寒凉，不能内外旋转和后伸，肱二头肌长头肌腱处压痛明显，舌淡苔白，脉沉细，遂取左侧陵下穴（阳陵泉下2寸），垂直进针，得气后边行针（捻转法为主）边让患者活动患肩，内外旋转，前伸后背，或触摸对侧肩角。3分钟行针1次，留针20分钟，隔日1次，7次为1个疗程，患者共治6次而愈。随访2年未复发。［李存新．陕西中医．1991，12（6）：275.］

（2）郑某某，男，64岁，工人，住郑州市南关。自诉：2个月前，早晨起床时感到右肩疼痛，不能上举，后背、肘关节屈伸受限，而后病情加重，经某医院诊断为关节周围炎。曾用针灸、电疗、当归液穴封均不见效，于1978年7月8日来所治疗。

检查：右肩关节周围及三角肌中点均有压痛，上举困难，屈肘时仅能触摸同侧耳轮，内旋摸不到内侧肩角，右肩关节各种功能均受限制。脉弦紧，舌质红，苔薄白。

诊断：肩关节周围炎。辨证：该病机主要为夜卧不慎，外受风寒，阻于阳明，故关节疼痛，活动受限。治则：祛风通络。

治疗方法：取陵下穴（阳陵泉穴下2寸），垂直刺入，有针感后令患者活动右肩，内外旋转，前伸后背，针后可抬举180°，内旋能摸到对侧肩角。休息3天后痊愈。［针灸治验：145.］

按语：肩关节周围炎又称“肩凝症”“五十肩”，多为受凉所致。寒邪入络，络脉痹阻不通为其病机，临床根据其疼痛部位的不同，可分为病在阳明、少阳、太阳等不同，或两条以上经脉同时痹阻。陵下穴位于足少阳胆经循行路线上，刺之可疏通少阳经气，为临床之治疗病在少阳之肩痛的有效穴。在刺法上，要求在行针的同时，患者要活动肩关节。

落枕穴

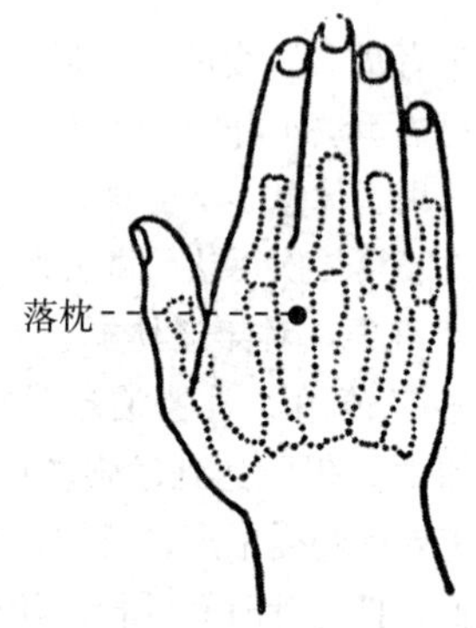

【异名】外劳宫、叉气、项强、落零王。

【定位解剖】伏掌，于手背第2、3掌骨间，掌指关节后0.5寸许之凹陷中取穴。

【功用主治】舒筋活血，通络止痛。主治手背肿痛，手指麻木，落枕，手指屈伸不利，以及颈椎综合征等。

【临床应用】

落枕

（1）何某某，男，24岁，司机。因出车疲倦，用车上加水用的小桶做枕，于驾驶室熟睡2小时。醒后颈项部左右转动受限，疼痛，当晚来门诊治疗。检查：除颈项部转动受限、疼痛外无其他不良反应。诊断：落枕。即针刺落枕穴，强刺激1分钟，症状即消失而愈。

治疗方法：①取2寸毫针1根（没有针灸针情况下，可用小号民用缝衣针代替）、碘酒、酒精（局部消毒用）。②患者端坐于椅子、凳子或床沿上，双手平放于两膝上，五指伸直并拢，便于取穴。③落枕穴位于手背第2~3掌骨间，指掌关节后约0.5寸。④垂直进针，用强刺激手法，深度为0.5~1寸，达到麻木胀痛感即可。[杨天开．赤脚医生杂志．1977,（10）：17．]

（2）王某某，男，32岁，教师。1983年4月24日早晨起床时感到颈部牵强、疼痛，转动不灵，扩散到肩背部酸痛，局部有压痛，经针刺落枕穴后，一切症状立即消失而愈。

治疗方法：在手第2~3掌骨间掌指关节后约0.5寸处凹陷中取落枕穴，进针后使针感上传至肩、颈部，此时嘱患者作左右转动，如疼痛减轻直至消失即可出针。[郁文泉．四川中医．1982,（1）：封4．]

（3）张某某，男，26岁。1965年7月1日就诊。自述，昨夜睡觉时没关窗子，枕头又高，今晨起床后即觉颈部酸痛，不能回转，疼痛放射至右侧背部，头颈向左侧倾斜，针左侧落枕穴0.8寸，行捻转手法，持续行针约5分钟，疼痛即感减轻，颈项回转基本自如。行针时患者感觉酸胀感上达颈部。

治疗方法：针0.5~0.8寸，行捻转手法，持续行针至症状减轻或消失后起针。颈不能左转者取右侧穴；不能右转者，取左侧穴。亦可双侧同时针刺。[孙学全．针灸临证集验：148．]

（4）张某某，女，43岁，纺织厂挡车工，1979年4月23日就诊，诉右后侧颈部疼痛3天。患者上夜班时，感颈项不适，次晨刷牙时突感右后侧颈项酸胀掣痛，颈项硬，头不能俯仰，右后侧颈项肌肉痉挛，疼痛拒按，不可左顾右盼。

治疗方法：针刺右侧落枕穴，针尖向上斜刺入1.5寸，5分钟后出针，中等刺激，边将针提插捻转，边令患者作头俯与左右转动颈项，如此5分钟后停止行针，又留针约5分钟将针拔出，此时病者颈项活动自如。[花玉超．中医骨伤科．1986,（3）：40．]

（5）夏某某，女，54岁。患者于5天前晨起，突然颈项强直，不能回顾，痛苦异常。检查："项强"穴（落枕穴）有压痛，诊断为落枕。

治疗方法：患者取坐位，在项强穴处针入0.5寸，行泻法（提插补泻），得气后留针5分钟，出针后症状即告消失。项强穴位置：在手背中指食指本节后间陷中。在奇穴一扇门后 1 寸，威灵穴前 2 寸。主治颈项强直（多数病例在此穴有压痛）。[李汉章：上海中医药杂志，1960，(5)：239.]

按语：该穴为治疗颈部伤筋的特效穴，也可治疗手背肿痛、手指麻木及颈椎综合征等。刺灸法直刺 0.5~0.8 寸。治疗落枕，多用强刺激或持续行针 5 分钟左右，边行针边嘱患者活动颈部以取得最佳效果。

毛囊点

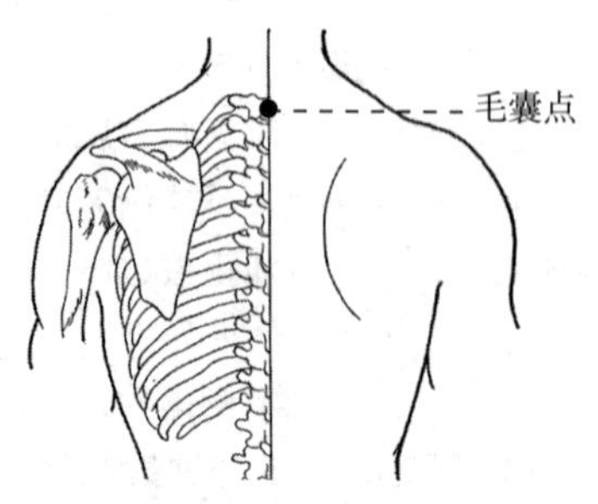

【定位解剖】正坐俯首，于大椎穴稍下处约于第 1 胸椎棘突上取穴。

【功用主治】清热消炎。主治面部及颈项部毛囊炎等。

【临床应用】

头颈部毛囊炎

傅某，男，30 岁。1983 年 6 月 19 日初诊。患者头颈部患多发性毛囊炎；反复发作 5 年，以下法治疗，2 天后患处全部结痂。于第 4 天行第 2 次挑治，6 天后即痊愈。1 年 3 个月后随访未见复发。

治疗方法：毛囊炎挑治点在大椎穴稍下处，相当于第 1 胸椎处。令患者坐位垂首（低头）。局部常规消毒，医者左手将穴位周围皮肤绷紧，右手持三棱针先将皮肤挑破，再挑断纤维样物数根（一般 5~7 根）；局部敷以消毒纱布，胶布固定即可。每隔 3 天 1 次。挑刺时有轻微痛感，无其他反应。注：糖尿病，慢性肾炎及营养不良等患者慎用此法。[杨新占. 广西中医药. 1987，10（1）：4.]

脑桥穴

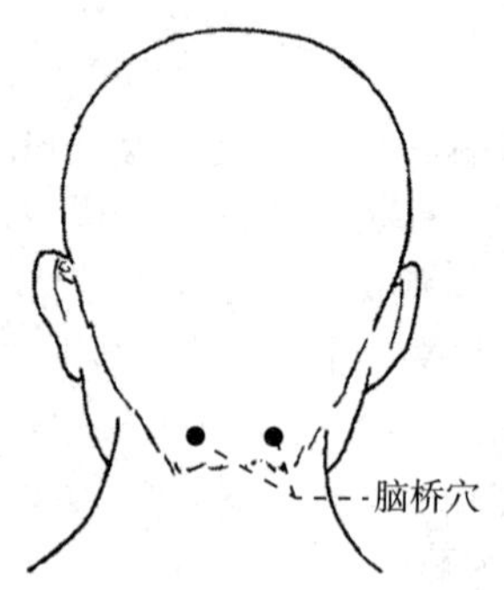

【定位解剖】后发际中点上 1 寸，再旁开 1 寸处。

【功用主治】神经性头痛，足跟痛。

【临床应用】

1. 神经性头痛

姜某某，男，38 岁。1969 年 3 月 1 日初诊。主诉：前额痛已 5 年，病起于 1964 年春季感冒后，前额经常性胀痛，服止痛药、安眠药物、镇静剂均不见效。在某医院神经科诊断为：神经性头痛。服诸药不效，前来针灸。检查：

神经系统未见明显病变，表情痛苦，舌淡红，苔净，脉弦滑。治疗经过：取脑桥穴。端坐位，左手固定穴位，右手持1.5寸针垂直刺入1寸许，行小幅度捻转、提插至多1分钟，不留针，多数患者头颈有些紧迫感，往返提插3次，每次提插9下、捻转9下、上下刮9下，退针时左手拇指压于针孔下方，缓缓出针，针尖至皮下稍停快速拔针，按闭针孔。每日针1次，针第2次时，头痛明显减轻，头胀仍不见好。第3次针时头痛已止，头胀减轻。共针12次，头痛头胀消失，半年门诊复查未复发。[单穴治病选萃：381.]

2. 足跟痛

陈某某，女，50岁。主诉：两足跟痛3年多，3年前因不慎摔倒，在医院拍片：右肩关节脱位，手法复位，留两足酸痛、活动不便。最近1年来，两足痛发展至足跟部位，在某某医院理疗、扎针灸，两足跟痛越来越重，前来我院门诊。取穴：脑桥穴。针后当时足跟部痛减轻。每日针1次，补法，连针5次症状控制。为巩固疗效，共针12次停针，半年后随访未再痛。[单穴治病选萃：381.]

内哑门

【定位解剖】正卧仰首，张口伸舌，咽后壁正中即为内哑门穴（同复音穴）。

【功用主治】清咽利音。主治失语，失音，咽喉肿痛等。

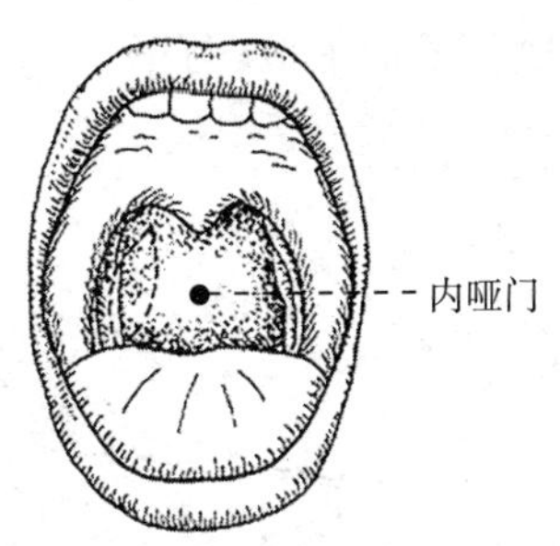

【临床应用】

失语

何某某，男，成人，司机。突然不能说话，经针药治疗3~4天不效，而来门诊求治。当即针灸内哑门穴1次，立刻说“哎哟”一声，数分钟后而恢复说话。

治疗方法：①取穴：患者正卧，仰脸，张口伸舌，令患者作呕状（嘱其作出“啊啊”的声音）使悬壅垂上举，可见咽后壁，正中部位即是内哑门穴，如豆大范围。②先将压舌板和4寸针消毒，再将4寸针顺放在压舌板上面，针尖不要露出压舌板外。令患者张口伸舌，用压舌板轻压舌背，渐渐向舌根后位推进，趁其作呕状见悬壅垂上举时用另一手持针柄，顺压舌板将针向咽后壁（内哑门穴）轻捻刺进针约0.1~0.2cm，反复捻针3~5次。出针后（或出微量血液），令其咳几声，即能恢复说话。[康华运. 辽宁中医杂志. 1980,(3):47.]

扭伤穴

【定位解剖】屈肘，半握拳，阳池

与曲池连线的上 1/4 与下 3/4 交界处取穴。

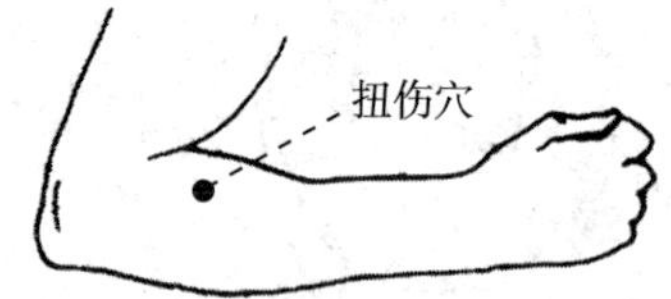

【功用主治】行气活血，通络止痛。主治急性腰扭伤。

【临床应用】

腰扭伤

严某某，男，52 岁。1985 年 6 月 9 日初诊。自诉 2 天前因劳动不慎致腰扭伤，腰部不能活动。查：第 4~5 腰椎棘突压痛。X 线摄片检查无骨质改变。诊断：腰扭伤。当即针刺扭伤穴，5 分钟后患者自觉有温热感向上传导至腰部，腰痛明显减轻。留针 20 分钟，并嘱其作腰部大幅度活动，针后腰痛基本消失，复针 1 次告愈。至今无不适感。

治疗方法：①取穴：双侧扭伤穴。②患者取坐位或卧位，穴位常规消毒后，2 寸毫针快速进针 1~1.5 寸左右，有胀麻等感觉后，即用捻转提插的强刺激手法行针，留针 20 分钟，并嘱患者不断作俯仰、转侧等大幅度活动。少数症状较为严重或经下法治疗收效较慢者，可配委中、昆仑；局部疼痛明显者可配刺血拔罐。[张化南. 四川中医. 1989，7（11）：50.]

疟门穴

【定位解剖】在手背面，中指和无名指之间，赤白肉际。即 3、4 掌骨远端之间。

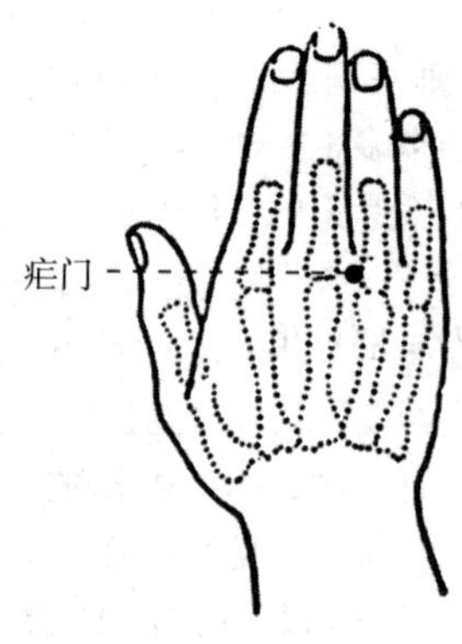

【功用主治】疟疾。

【临床应用】

疟疾

杜某，男，7 岁，学生。因高热、头痛、四肢酸痛，于 1992 年 8 月 3 日就诊。检查：血液厚薄疟原虫涂片及间接血凝试验呈阳性。诊断为疟疾，取疟疾穴（双侧）针刺，治疗 1 次后患者发热、头痛等症状有所好转，又治疗几次后检验疟原虫涂片为阴性，且所有临床症状消失。3 个月后复查血疟原虫涂片为阴性。

治疗方法：嘱患者两手四指并拢，并轻度握拳。暴露疟疾穴后常规消毒，用 2 寸毫针以 15°~20° 迅速刺入 1 寸左右，行捻转泻法，待出现局部酸胀感后留针 30 分钟，每 5~10 分钟行针 1 次，隔日治疗 1 次，6 次为 1 个疗程。轻症只取一侧穴位，重症可取两侧穴位。[常见病信息穴一针疗法：64.]

盆丛穴

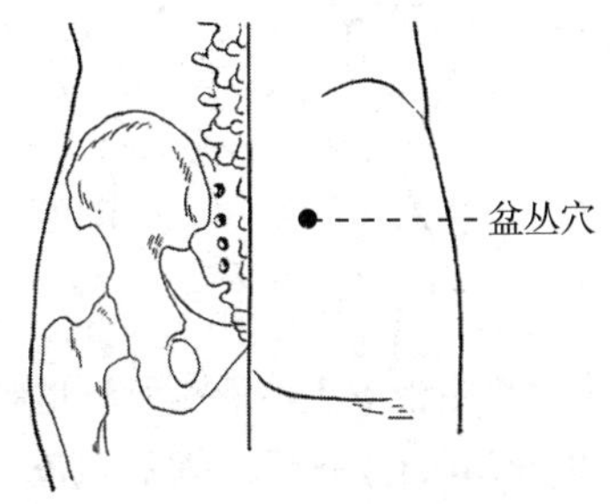

【定位解剖】俯卧，次髎穴旁开，量骶骨中线到骶骨边的距离，此线的中点为盆丛穴。

【功用主治】补肾固摄。主治尿失禁，遗尿，阳痿等。

【临床应用】

1. 尿失禁

（1）冷某某，女，52岁。患尿失禁2年多，每逢咳嗽用力之后则尿液遗出，急去小便，也仅漏出。虽经多方治疗，总未奏效。1974年5月起，来我院就诊，经针刺盆丛，加持续电刺激20分钟，2天1次，6次而愈。2年后随访，一直未复发。

治疗方法：患者俯卧，取28号5寸长针，进针时使针体与皮肤成30°角，缓缓刺入。通过坐骨大孔时，有沉紧的感觉，可继续缓缓进针，深4.5寸时停止进针，此时针尖已达直肠后面，骶骨的前面。如在针刺过程中遇到很硬的障碍感，说明针尖碰到骶骨或髂骨，此时须改变方向，重新刺入，针刺成功后，接通6805电针仪，用断续波给予电刺激。通电时，患者有肛门上提或收缩的感觉，说明针刺盆丛成功。一般电刺激15~20分钟。[马瑞寅. 上海中医药杂志. 1981,(1)：31.]

（2）汪某某，女，56岁。患者1年多来反复出现尿道感染，尿频，尿急。半年来出现尿失禁现象。1980年4月26日起来我院就诊，给予盆丛穴针刺治疗，针刺1次即明显好转，3次治愈。半年后随访，未复发。

治疗方法：同案1（1）。[马瑞寅. 上海中医药杂志. 1981,(1)：31.]

2. 遗尿

李某某，女，26岁，工人。自幼遗尿，10多年中服用各种药物，经多种针灸疗法，均未见明显疗效。1977年春来我院就诊，即用盆丛穴针刺治疗，5次后遗尿停止。给服金锁固精丸，每天2次，每次9g，加以巩固。2年后随访，未复发。

治疗方法：同案1（1）。[马瑞寅. 上海中医药杂志. 1981,(11)：31.]

3. 阳痿

（1）王某，男，46岁。1981年春节结婚时发现阳痿，5月2日起来我科诊治，即用盆丛穴针刺治疗，第2次后，患者称已能完成房事，情况良好。共治6次后痊愈。

治疗方法：同案1（1）。[马瑞寅. 上海中医药杂志. 1981,(11)：31.]

（2）杨某某，男，51岁。发现阳痿2个月。1980年4月用盆丛穴针刺治疗，仅针1次，即告痊愈。随访未复发。

治疗方法：同案1（1）。[马瑞寅.

上海中医药杂志. 1981,(11): 31.]

奇穴

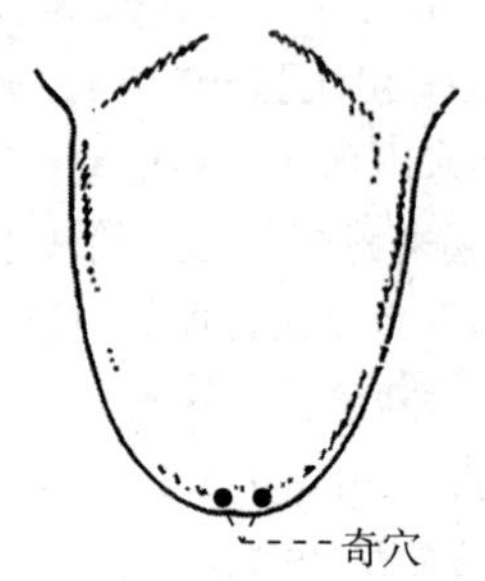

【定位解剖】张口伸舌，于舌尖两侧各旁开 0.1 寸取穴。

【功用主治】通窍利音。主治癔症性失语等。

【临床应用】

癔症性失语

庆某某，女，19 岁。患者于 3 天前，因受精神刺激突然失音，间接喉镜检查：声带色泽形态无异常，吸气时声带能外展，声门可以张开，但在发"衣"时声带不能向中线合拢，令患者咳嗽或发笑，可见声带向中线靠拢，诊断：癔症性失音。经针奇穴（舌尖两侧各旁开 0.1 寸），2 次而愈。[高国上，等. 针灸学报. 1992,(6): 50.]

牵正

【定位解剖】正坐或侧伏，于耳垂前方 0.5 寸，与耳垂中点相平处取穴。寻找结节或敏感点。

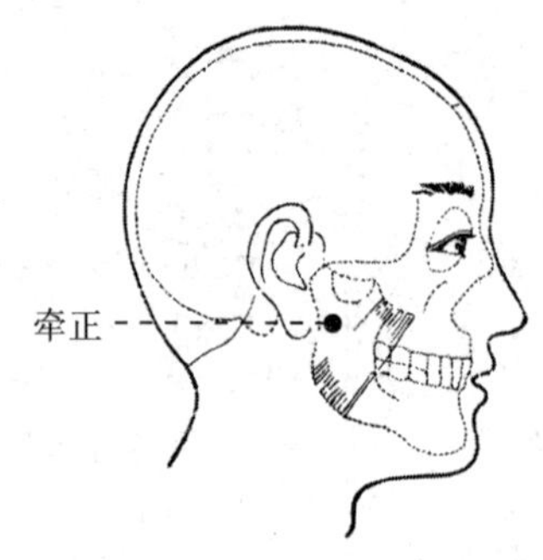

【功用主治】主治面瘫所致口眼歪斜，以及阳明有热所致口臭，口疮，下牙痛等。

【临床应用】

面神经麻痹

李某某，男，6 岁。1989 年 3 月 18 日初诊。半月前清晨起床后，患儿母亲发现其右眼不能闭合，口角向左侧歪斜，在当地医院服中西药治疗无效。检查：右侧额纹消失，不能蹙额、皱眉，闭眼时右侧眼球向上外方转动，露出白色巩膜，眼裂扩大约 2.5mm，右侧鼻唇沟变浅，人中沟斜向左侧，右口角下垂，露齿时口角歪向左侧，鼓气时右侧口唇漏气，心肺无异常，诊为右侧周围性面神经麻痹。治疗：取牵正穴羊肠线穿线，第 1 次穿线后症状明显好转，10 天后再行第 2 次穿线，经 1 个疗程，症状全部消失，于 1990 年 2 月随诊，一切正常。[段月娥，等. 上海针灸杂志. 1992,(2): 24.]

球后

【定位解剖】正坐仰靠或仰卧，嘱

患者轻轻闭目，目平视，于眶下缘的外1/4外取穴。

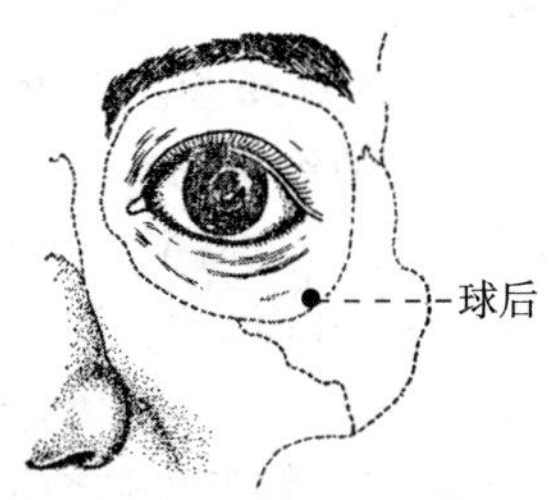

【功用主治】明目。主治目疾，如视神经炎，视神经萎缩，视网膜色素变性，青光眼，早期白内障，近视，复视等。

【临床应用】

1. 复视

（1）徐某，男，42岁。2个月前因劳累、受风寒出现右侧口眼歪斜，伴右侧耳区疼痛，自发病20天后出现视物成双，检查发现左眼不能外展，并作头颅CT检查未发现异常，于当地医院诊为“周围性面神经麻痹（右）”“外展神经麻痹（左）”。给予针灸、静脉滴注低分子右旋糖酐、肌内注射维生素B_1、B_2等治疗无效，于1989年10月16日由内蒙古来我科诊治。查：血压17.33/10.67kPa（135/80mmHg），右侧额纹变浅，闭目露睛，睑裂约3mm，流泪，耸鼻不能，鼓腮漏气，饮水外溢，右颊存食，左眼外展不能，正面及左侧面视物重影，舌淡苔薄白，脉弦。常规取穴治“面神经麻痹（右）”，单取左侧球后穴治“外展神经麻痹（左）”所致的复视，2天1次，10月23日回诊时复视明显减轻，视近物时偶有，已能阅读，10月25日五诊复视完全消失，双眼各方向活动充分，对称而痊愈，面瘫亦明显改善。

治疗方法：①取穴：于患者患侧眼眶下缘弧线的外1/4折点处按常规取球后穴。②嘱患者闭目上视，术者押手食指轻轻将眼球往上推，以爪切手法进针，沿眼球与眶缘之间略向上刺1.5寸，小幅度捻转，以患者觉整个眼睛发胀为度，留针30分钟。［赖芳山．中西医结合杂志．1991，（2）：104.］

（2）卢某某，男，47岁。视物重影40天。眼睛易疲劳，阅读不能持久，视字迹模糊，曾在外院眼科查诊为“右上斜肌麻痹”，多方治疗无效，1989年12月12日就诊。查：各方位视物重影，双眼视力1.2，舌红，苔白少津有齿痕，脉弦滑。行球后穴（右侧），针刺治疗2天1次，治疗3次后眼正位时无复视，能短时间阅读，右眼上转亦有改善，治疗第5次后复视消失，右眼活动各方位不受限，但眼仍疲劳，阅读不能持久，再针2次，症消病愈，工作如常。［赖芳山．中西医结合杂志．1991，（2）：104.］

2. 近视

吴某，男，23岁。双眼视物不清3年，伴见头痛、头晕。查：远视力双眼0.7，近视力双眼1.5。针刺治疗1个疗程后，双眼远视力均达1.5，半年后复查双眼视力均保持正常。

治疗方法：①取穴：如左眼近视者，取右眼球后穴；右眼近视者，取左眼球后穴；双眼都近视，则先取视力较好的一侧，后取视力较差的一侧。②患者取仰卧位，医者先用食指指甲在患者眼眶下缘外侧1/4和内侧3/4交界处压痕做记号，然后进行局部消毒。进针时令患者眼向上看，医者用右手持毫针柄，对准穴位，以左手拇食二指掐住针身下端，然后捻转进针，针尖略向上方，朝视神经孔的方向刺入，若进针0.5~0.6寸受阻时，可稍把针提起改变方向进针。当患者整个眼球有胀感和触电感时，应立即停止进针。进针到1寸深止，不要提插。对一般敏感患者，针后即有酸胀感，若再加捻转其胀麻感更明显。③留针和疗程：对敏感度高，或有晕针现象者不必留针。中度敏感或病情较重的可留针30分钟。敏感度迟钝而视力极度下降者，可用“虎头摆针”手法（即轻弹针柄），以加强刺激。拔针要缓慢，拔针后轻压针孔处以免出血。若针后出血，则见眼睑青紫，10天左右可逐渐消退。[赵庭富. 广西中医药. 1981,(3): 47.]

腮中穴

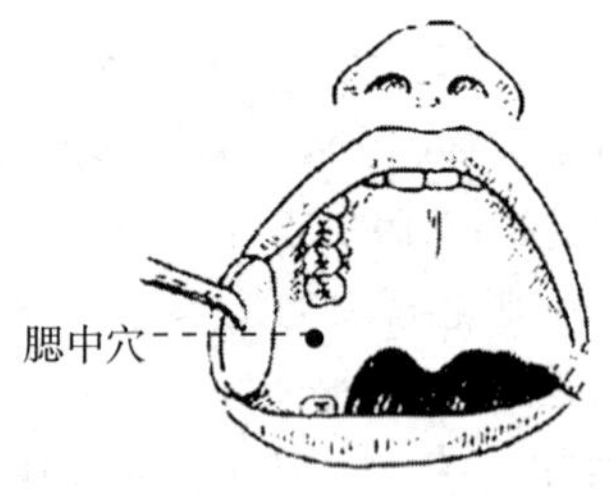

【定位解剖】口腔黏膜内，腮腺孔前0.5分处取穴。

【功用主治】清热解毒，降逆止呕。主治腮腺炎，呕吐等。

【临床应用】

呕吐

傅某某，女，50岁。自诉3天前因与家人生气而致胃脘疼痛，呕吐不止，不能进食。呕吐吞酸，嗳气频繁，胸闷胁胀，甚则作痛，善太息，烦闷不舒，舌边红，苔薄腻，脉弦。证属肝气不舒，横逆犯胃，胃失和降之呕吐，按下法治疗1次后呕吐消失。

治疗方法：患者仰卧，术者以一手拇、食指捏住一侧口角使之微向外翻，暴露穴位，选准穴位后，用红汞棉球消毒穴位局部黏膜，然后，另一手持消毒的2寸长28号不锈钢毫针（或用消毒的三棱针亦可），针刺穴位，深度以刺出血为宜，不出血者可再刺之，不留针，出针后仍用红汞棉球消毒针孔，同时嘱患者闭嘴用力吸吮，促进针孔出血。一般呕吐轻者，可针刺一侧穴位，若呕吐严重者，可同时针刺双侧穴位。每天针刺1次，3次为1个疗程。一般可在1个疗程内痊愈。[宋国英. 中国针灸. 1991,(4): 6.]

三叉神经痛穴

【定位解剖】三叉神经的第一支为眼支，第二支为上颌支；第三支为下颌支。第一支取穴相当于经外奇穴鱼腰穴。《针灸选穴手册》中载：在眉毛的中心。第二支取穴相当于传统腧穴四白穴。《医宗金鉴》中载：从承泣直下三分，颧空骨内，亦直瞳子取之。第三支取穴相当于传统腧穴承浆穴。《针灸甲乙经》中载：在颐前唇之下。第一支鱼腰穴，正坐位，两目正视前方，在眉毛中心，直对瞳孔处取之。第二支四白穴，正坐位，两目正视前方，瞳孔直下1寸，当眶下孔凹陷中取之。第三支承浆穴，正坐仰头，在颏唇沟的正中凹陷处取之。

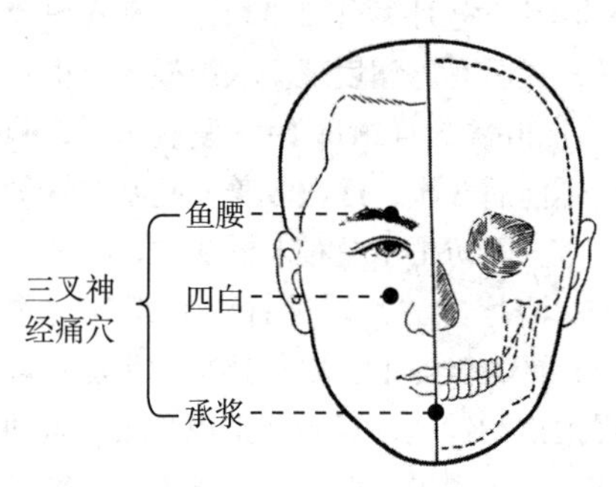

【功用主治】具有清热镇痛、疏通经络的作用。主治三叉神经痛及眉棱骨痛。

【临床应用】

三叉神经痛

孙某，女，48岁，家庭妇女。1998年1月21日就诊。患者因3天前被偷窃了钱包生气而导致右侧颜面部肌肉抽痛，呈阵发性剧痛，常波及眼部、上颌及上牙床部，每日出现5~6次，每次持续数分钟，服用止痛药无效，曾去医院打止痛针尚不能止痛。检查：患者呈急性痛苦面容，右侧面肌呈痉挛状，右眉毛中心及四白穴处压痛明显，舌苔略黄，脉弦数。确诊为第一、二支三叉神经痛（右）。用上述方法治疗1次后，疼痛略有减轻；第二次除了上述治疗外，配用上关、下关、三叉神经第二支（四白穴），火针点刺数针，针后患者觉得疼痛大减；治疗第5次，疼痛减少至每日1次，且不服用止痛药尚可忍受，连续治疗12次后疼痛消失。3个月后随访未见复发。

治疗方法：第一支眼支痛，取鱼腰穴，从此穴下方刺入孔内（0.3~0.5寸），行捻转手法，待有触电样针感传至眼区与前额部时留针30分钟。第二支上颌支痛，取四白穴，从此穴斜向上方45°刺入孔内0.5~0.8寸，行捻转手法，待针感如触电样传导至上唇或上牙处时留针30分钟。第三支下颌支痛，取承浆穴，由此穴刺入孔内0.8~1寸，行捻转手法，待有触电样针感传导至舌部或下颌处时留针30分钟。如果第三支痛或第二支同时发病者可加取下关穴进行强刺激。取患侧穴，每5分钟行针1次，每1~2日治疗1次，10次为1个疗程。

［常见病信息穴一针疗法：50.］

三角灸

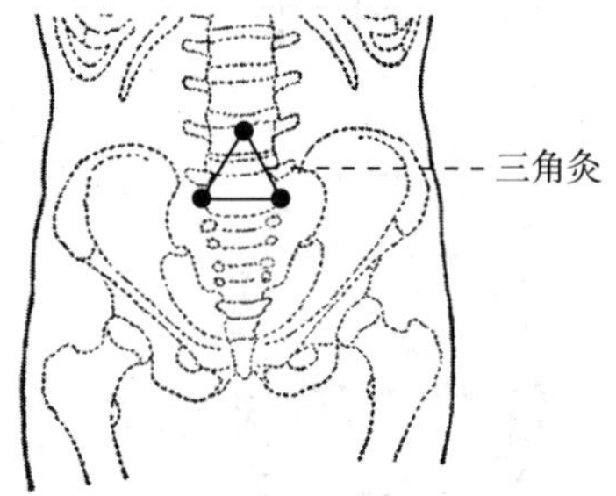

【定位解剖】仰卧，以患者两口角的长度为一边，作一等边三角形，将顶角置于脐心，底边呈水平线，于两底角

处取穴。

【功用主治】温补下元。主治疝气，奔豚，绕脐腹痛，腹泻，不孕等。

【临床应用】

不孕症

单某，女，27岁。1986年5月1日初诊。自诉结婚4年未孕，平素少腹怕冷，自觉精神欠佳，腰酸，四肢疲惫无力，纳呆，经期延后，行经腹痛，量少质稀，带下色白量多。经妇产科诊断为盆腔炎，曾用抗生素治疗无效，特来我科要求针灸治疗。检查：舌淡，苔白滑，脉沉细而缓。证属肾阳虚衰，冲任失养。治宜温肾暖宫，益气调经。

治疗方法：采用艾条灸，取穴“三角灸”，每次灸30分钟，每天1次，10次为1个疗程。灸治8次，行经腹痛减轻，连续施灸3个疗程，月经按期而行，白带明显减少，行经色鲜，诸症消失，于当年怀孕，翌年5月生一男婴，母子健康。[张阳民. 山东中医杂志. 1990, 9（5）: 49.]

山根

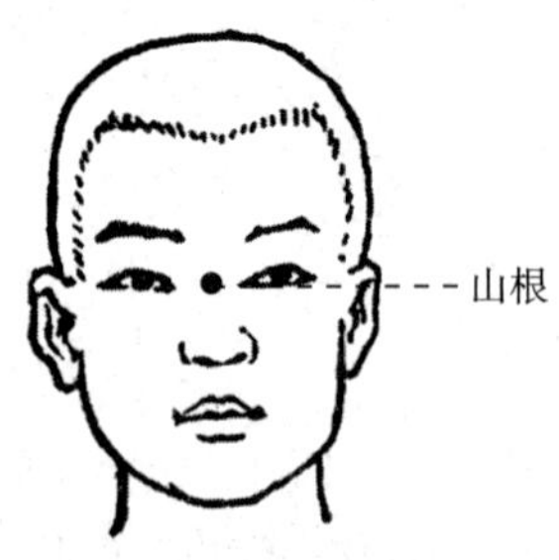

【定位解剖】双眼内眦部连线与督脉交点上。

【功用主治】癫痫，偏头痛，各种神经衰弱。

【临床应用】

1. 癫痫

洪某某，男，20岁。1985年5月初诊。主诉：突发性人事不省，口吐白沫，两目上吊，四肢抽搐，小便失禁已5年多。每月发作2~33次。脑电图异常，提示有癫痫表现。取山根穴以推针治疗28次，且约每10天复查1次，脑电图前后3次，逐次改善，至基本恢复正常，随访1年左右未再发作。

治疗方法：用推针法轻点在穴位上，针尖微向上，以平补平泻手法，慢慢地推刮针柄，至局部出现酸胀及震动感，并向周围扩散。连续刺激5分钟以后，每隔10分钟再重复刺激2次，作为1次治疗量。7~10次为1个疗程，间隔3~5天第2疗程开始。要求：山根穴定位必须准确，即在鼻梁根部督脉上，同时运针时也不能偏离经线。刺激手法要保持相对恒定，以震颤手法使患者感到舒适为度，才能起一腔四窦共振作用，达到预期目的。坚持弱刺激，不能使患者有刺痛等不适之感，以免造成不良反应。

按语：山根穴是督脉经上一个奇穴，它同样具备该经临床上主要治疗头、颈、项部病症、热病、神志病的功能。该穴所处的部位是一个特定位置，在该穴的下方是鼻咽腔，而鼻咽腔与上颌窦、筛窦、额窦、蝶窦有着直、间接联系，所以山根穴实质上是连结一腔四个窦的重要枢纽，故在山根穴施以一定刺激，而这个刺激是以推刮针柄的弱刺激所产生的颤动，通过一腔四窦共振作用，又直、间接地对颅底韦立氏动脉环起刺激作用。所以尽管患者感到局部只是比较轻微的弱刺激，但内在的效应波及范围却相当广泛，达到有效刺激量值，从而改善了脑部的血液循环和功能。大约从1979年起，应用山根穴由治疗一般性头痛、失眠、神经衰弱、目眩的配合用穴到成为主穴，最后作为疗癫痫、偏头痛的特效穴。我们在近3年来用该单穴治疗癫痫、头痛、头晕、神经衰弱等症状为主的患者2千多人次，其中癫痫12例，脑震荡后遗症21例，偏头痛32例，颈椎病头痛3例，经山根穴治疗均取得显著疗效。其中2例癫痫患者在针刺山根穴前后进行脑电图连续性动态观察，从脑电波的改善情况证实了该穴的治疗作用。而16例偏头痛患者对比针前针后脑血流图描记情况，15例治疗前后有较大变化，主要表现在以下几个方面：0波幅增高；流入时间缩短，外周阻力指数下降；左右波幅差由异常转至正常范围。[单穴治病选萃：411.]

2. 偏头痛

利吉娜，女，35岁，赞比亚籍。偏头痛，每月发作1~2次7年。每予劳累、月经期诱发，发病以来，均以药物止痛及卧床休息而暂时缓解。1987年9月，第1次接受针灸治疗，取山根穴，用推针平补平泻手法，连续刺激5分钟，每10分钟重复1次。前后经5次治疗，头痛消失，随访17个月未发。

治疗方法：同上案。[单穴治病选萃：412.]

上都

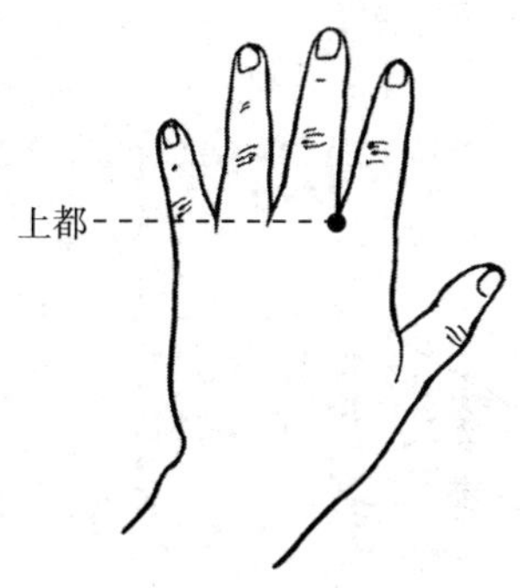

【定位解剖】位于手背侧，第2、3指间，指蹼缘后方赤白肉际处，左右计2穴。浅层布有正中神经的指背神经。

【功用主治】主治手臂红肿，热病头痛，急性腰扭伤，坐骨神经痛等。

【临床应用】

崩漏

孙某，女，44岁，个体经营者。因月经过多3周，于1998年3月10日就诊。患者自诉3周前开始出现月经增多现象，至今不停，并伴有头晕目眩、腰膝酸软、脉细弱、舌质稍淡、无苔。诊断为崩漏，经针灸崩漏穴3次后，出血有所减少。同时加用中药，给予生黄芪20g，大黄12g，海螵蛸15g，三七20 g，生地黄12g，7剂，水煎服。再针灸4次而愈。随诊3个月未见复发。

治疗方法：取崩漏穴（上都穴）常规消毒后，用2寸毫针迅速刺入1.5~1.8

寸，行平补平泻手法，留针 30 分钟，每 5~10 分钟行针 1 次，且要导出针感。留针期间可取艾卷点燃后熏灸 10~20 分钟。病情轻者取一侧穴位，每 2~3 日治疗 1 次；病情重者取两侧穴位，每日治疗 1 次，10 次为 1 个疗程。［常见病信息穴一针疗法：133.］

十七椎

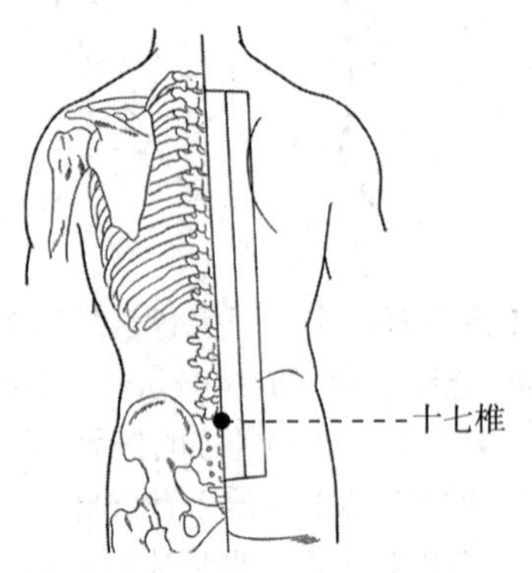

【定位解剖】俯卧位，于第 5 腰椎棘突下凹陷中腰骶关节间。

【功用主治】痛经，崩漏，腰腿痛。

【临床应用】

1. 痛经

刘某，女，19 岁，大学生。1998 年 12 月 11 日就诊。主诉经期腹痛 2 天。患者于 2 天前来月经后自感小腹部隐隐作痛，并伴有头痛、头晕，曾服止痛药未见效。既往有痛经史。检查：发育正常，营养良好，腹部平软，脐下有压痛，无反跳痛。诊断为痛经，取痛经穴行强刺激手法，待患者感觉小腹酸胀时停止运针，并点燃艾条熏灸此穴约 15 分钟，3 分钟后患者自觉腹痛减轻，次日又针灸 1 次而痛止，患者继续治疗 4 次。半年后随访未见复发。

治疗方法：患者取俯卧位，暴露腰椎部，选取第 5 腰椎棘突下之压痛点痛经穴（十七椎穴）。局部常规消毒后，用 2 寸毫针以平行于棘突的方向刺入 1 寸左右，行捻转手法，使针感传至小腹部，留针 30 分钟，每 5~10 分钟行针 1 次，隔日治疗 1 次，或每周治疗 3 次，10 次为 1 个疗程。对伴有寒证者；可加用艾灸 15~20 分钟。［常见病信息穴一针疗法：123.］

2. 月经过多

饶某某，女，38 岁。主诉，月经过多及头昏已 2 天，患者近数月来每月经血量增多，且时间延长至 8~9 天，并引起头晕，精神困乏，这次来月经已 2 天，经血量尤多，头晕较重，思睡，全身疲乏，食欲不振。检查：面色苍白，眼睑及指端贫血状，上仙穴有压痛，余无异常。

治疗方法：①取上仙穴（十七椎），该穴在腰部第 5 腰椎下，为督脉所循环之穴。②患者取俯卧位，在上仙穴灸 20 分钟，约 2 小时出血已很少，一般情况迅速改善，这次来经共 5 天，随访 4 个月经血均属正常。［袁良. 江西医药. 1965，(7)：908.］

十宣

【异名】鬼城。

【定位解剖】仰掌，十指微屈，于

十指尖端去指甲缘约0.1寸处取穴。

【功用主治】清热开窍。主治昏迷，晕厥，中暑，热病，小儿惊厥，咽喉肿痛，指端麻木，癫狂等。

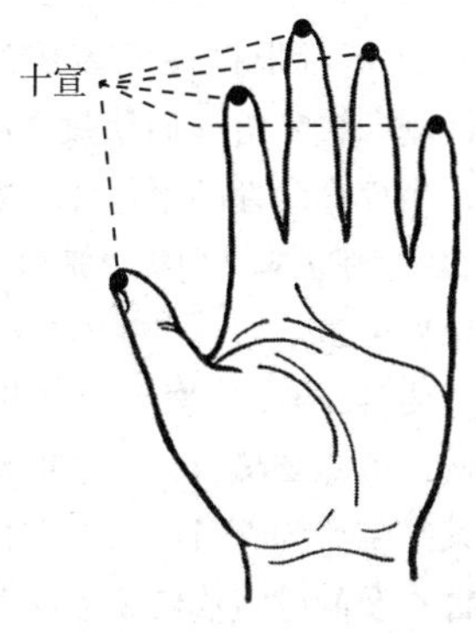

【临床应用】

癫痫

长山徐妪痫疾，手足颤掉，裸而走，或歌或笑。汉卿刺其十指端出血而痊。[历代针灸名家医案选注：44.]

四缝

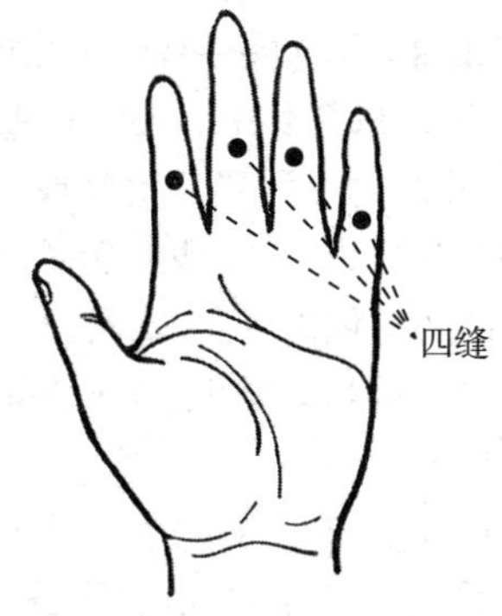

【定位解剖】仰掌伸指，于食、中、环、小四指掌面近侧掌指关节横纹中点取穴。

【功用主治】助脾胃，疗疳积。主治疳积，百日咳，肠虫症，小儿腹泻，咳嗽，气喘，带状疱疹等。

【临床应用】

1. 带状疱疹

徐某某，男，52岁。1985年1月18日初诊。右侧腰肋区出现簇集状疱疹2天。疱疹排列呈带状，伴有灼热疼痛及全身不适。采用下法治疗3次痊愈。

治疗方法：取双手四缝穴，常规消毒，选用三棱针，快速点刺出血，每天1次。3~5天为1个疗程。[陈子如，等. 中原医刊. 1986,(6)：33.]

2. 呃逆

芦某某，男，34岁。1986年8月11日就诊。诊断：呃逆。证属寒邪犯胃、胃气上逆。患者发病5天，除偶因睡眠后或饮酒后可暂停呃逆外，其余时间均时轻时重常有呃逆发生，经中西药物、民间疗法治疗多次，有时可暂停1~3小时，但又复发，不敢进餐，饭后常有因呃逆发作而随之呕吐。查：患者面色苍白，消瘦，痛苦面容，精神萎靡，呃声连连，脉沉而迟细，舌苔白腻。予刺中缝（四缝穴中位于中指的穴位），行针2分钟呃逆停止，留针30分钟，一次治愈。

治疗方法：用28号或30号1寸毫针针尖向上斜刺进针，深近骨膜，反复捻转约1~2分钟，至呃逆停止后每5分钟捻转1次，留针30分钟。

按语：中缝穴治疗呃逆是治疗一位患有顽固呃逆的患者右手中指伤筋时所

发现。患者因右手中指碰伤肿胀疼痛、屈伸困难，据以痛为腧取穴中缝，留针期间顿感呃逆终止，胸脘宽舒，受此启发而发现此穴可治呃逆。因其部位正在中指中间节横纹故命名中缝。本穴为手厥阴经所过，本经“起于胸中，出属心包络，下隔，历经三焦”，故与中焦（脾胃）相沟通，笔者认为中缝穴可通达中焦、和胃降气、利肠止呃，是治疗呃逆的经验效穴。从1969年以来用中缝穴治疗呃逆37例，1次治疗痊愈32例，治疗1~3日内又复发5例，经第2次或第3次治疗均获痊愈。[单穴治病选萃：471.]

3. 丹毒

吴某，男，50岁。因左手背红肿热痛2个月，于2003年12月3日就诊。检查：左手背部肿胀如馒头大，局部充血，压之退色，有压痛感。按丹毒给予患侧的丹毒穴（四缝穴）点刺放液，同时配合局部火针点刺3~4针，经8次治疗后基本痊愈。2个月后复诊。

治疗方法：取丹毒穴（四缝穴）常规消毒后，用一次性无菌三棱针速刺1~1.5mm，然后分别挤出少许黏液，隔日或3日治疗1次。轻症只取中指1穴，重症刺4指，每次治疗时可两手交替进行。此外，还可配合火针点刺阿是穴（即丹毒中心区域）3~5针，每次间隔一定的距离。针刺后，用拔火罐吸出淡红色液体为佳。最后用75%乙醇棉球严格消毒患处，结束治疗。[常见病信息穴一针疗法：183.]

4. 百日咳

（1）张某某，男，2岁6个月。患阵发性痉挛性咳嗽已20余天，咳后有类似公鸡啼后的吼声，常伴有呕吐，尤以夜间为甚。曾用鸡苦胆、百日咳片及注射链霉素，均未效。昨日起痉咳时伴有鼻出血，检查舌下系带溃疡，此系典型之百日咳。笔者根据民间流传的验方，采用针刺四缝穴治疗而获效。仅用此法1次，当夜痉挛性咳嗽停止，次日愈。未再发。[蒋立基. 安徽中医学院学报. 1982,(1)：10.]

（2）张某某，男，4岁。1985年12月7日初诊，患儿咳嗽月余，咳时泪涕俱出。经某医院诊为百日咳。经肌内注射青、链霉素及静脉点滴红霉素半月无效。近日阵咳加剧，咳时弯腰弓背，涕泪俱流，颈部静脉怒张，面红及眼睑浮肿，时而鼻流鲜血，咳后深吸气时如鸡鸣尾声，舌红苔薄黄，脉滑数。白细胞18×10^9/L，淋巴0.65。诊断：百日咳（顿咳）。治疗：隔日针刺四缝穴1次，3次而获痊愈。

治疗方法：①取穴：四缝穴。②患者取坐位，仰掌伸指，穴位局部及针具严格消毒，医生左手握住患儿指尖，右手持针，按食、中、环、小四指的顺序，用28号1寸不锈钢针或三棱针点刺0.1~0.2寸，挤出少量黄色透明样黏液或血液，隔天1次，3次为1个疗程，一般1个疗程即可获愈[李明山，等. 吉林中医药. 1987,(6)：33.]

（3）齐某，男，7岁。因慢性咳嗽1个多月，于1999年8月25日就诊。患儿1个月前突然出现阵发性痉挛咳嗽，反反复复，阵发性加重，其咳声类似鸡鸣一般，时有咳痰，呈浅黄色，舌质红，苔黄腻，脉细滑。诊断为百日咳，取百日咳穴三棱针点刺治疗。经针刺3次后，鸡鸣声有所减少，治疗5次后，咳声顿减，咳痰停止，治疗7次后诸症消失。3个月后电话随访未见复发。

治疗方法：取百日咳穴（四缝穴）常规消毒后，用三棱针迅速点刺5分左右，然后放出少许组织液或血水，再用干棉球轻压片刻即可。每次一手4次，两手交替进行，10次为1个疗程。［常见病信息穴一针疗法：142.］

5. **小儿哮喘**

（1）刘某某，男，5岁。1961年10月4日初诊。患儿哮喘4年多，反复发作，每年立秋以后发作频繁，每3~7天发作1次，常因天气变化，或冷或热、刮风下雨，吃咸、吃鱼、吃虾、螃蟹、海产物等因素诱发，发作时患儿氨茶碱已用到0.1g，异丙嗪15mg，醋酸泼尼松5mg，哮喘才能暂时缓解，经挑四缝穴1次，挤出较多白色黏液，当晚哮喘减轻，停服上述西药，并嘱咐忌生冷油腻及上述食物，经挑1次而愈，哮喘从未发作，身体健壮。［陈林才．天津中医．1989，（5）：44.］

（2）小儿支气管哮喘

贾某，女，5岁。1965年10月7日就诊。因喘息胸闷，口唇发绀而就诊。其母云：因过食咸味而得此病已3年，每年发作5~10次，每因食咸或受凉而诱发。症见张口抬肩，呼吸困难，咳吐黏痰，不能平卧，胸部突起。检查：心肺正常，用耳即可听到哮鸣音，体温37℃，肝脾未触及。诊断为小儿支气管哮喘。点刺四缝穴1次即显著减轻，共治疗4次而愈。随访10年未复发。

治疗方法：患儿手掌向上，五指并拢伸直。医者左手拇、食指夹住患儿手指尖端，使被刺指成弓形（点刺部位凸起）。局部常规消毒后，右手持消毒三棱针点刺，或0.5寸长毫针迅速刺入0.5~1分，再将针捻转3~5次快速拔出，挤出黄白色透明状黏液即可。重者每天1次，轻者隔天1次，针至症状消失。一般3~5次即愈。

治疗时应注意：①点刺前须做详细检查，排除心脏性哮喘或肺内炎症等其他病症引起的呼吸困难，以免延误病机；②点刺部位务必严格消毒，以防感染；③治疗期间忌食咸味。［孙学全．针灸临证集验：219.］

6. **小儿厌食**

（1）宋某某，女，8岁。因左侧中耳炎引起头痛呕吐，高热40℃，四肢抽搐，角弓反张，眼向上翻，诊为“化脓性脑膜炎”。住院治疗3天体温正常，神志清醒。但软弱无力，食欲差，针四缝3次而愈。

治疗方法：将患儿手指消毒后，用消毒针头（一般用6和7号注射针头）在四缝穴（位于手掌食指、中指、无名指、小指的第1指关节掌侧横纹中点，针刺时避开血管）处迅速刺入皮下又迅速抽出，一般严重的患儿会随针头抽出自动流出多量的黄白色透明黏液来。然后用两拇指头在针眼上下端挤压，直至挤出少量血为止，再用消毒棉球擦干净，血多用消毒棉球压迫一下。一般隔天针1次，直至刺后无黄色液体流出为止。[王太鑫. 中国乡村医生. 1991,（9）: 28.]

（2）王某某，女，5岁，1989年10月5日初诊。厌食1年余，形体消瘦，面色萎黄，神情焦虑，默然少言，毛发细黄，脘腹胀满，按之柔软，舌淡红，苔薄白，脉弦细，经多方医治无效，故来我所求治，治疗2次后患儿饮食增加，精神尚可，共治疗6次，同时配足三里用1寸毫针针刺，不留针，施平补平泻手法，诸症愈。

治疗方法：患儿取自由舒适体位，两手掌面向上伸平，充分显现两手四缝穴（第2、3、4、5掌面近端指间关节横纹中点），以75%酒精棉球常规消毒局部后，医者取消毒后6号肌内注射针头避开血管刺入穴位，深度2~3mm，刺入后左右捻转2次即出针，再用两拇指挤压针点，当即溢出胶冻样液体，擦去溢液，据病情刺2~6次，隔天1次，多数3次痊愈，少数患儿病程长，症状明显者刺6次（同时加足三里用1寸毫针不留针，平补平泻）。[于淑珍. 内蒙古中医药. 1990,（3）: 32.]

7. 小儿疳证

（1）张某，男，16个月。家长诉：患儿病已2月，食欲亢进，争索食物，甚至泥土亦为所喜，咬牙吮指，流涎烦躁，日夜吵闹，精神萎靡，表情淡漠，毛发稀松，拔之不痛，腹泻每天3~4次，有不消化食物。曾经治疗，但未效。检查：体重7.5公斤，发育迟缓，营养不良，皮下脂肪缺乏，前囟骨缝未合，淋巴肿大，口唇干燥，苔厚，肋骨突出，腹部膨胀，肝在肋下2cm，脾在肋下1cm，膝反射迟钝。实验室检查：轻度贫血，大便中有不消化物，小便正常，结核菌素试验阴性。

治疗方法：针刺四缝穴2次后，腹泻减少，夜间安睡，拔发知痛。针刺4次后，精神好转，腹软，大便正常，苔厚亦化。针刺8次后，食欲正常，咬牙吮指现象消失，一般症状亦消除，体重增加1公斤。[金霖森，等. 上海中医药杂志. 1962,（3）: 10.]

（2）许某，男，10个月。家属谓：患儿出生后9个月断乳，断乳后日见瘦弱，食欲亢进，争食，不知饥饱，精神萎靡，烦躁不安，腹胀大，大便溏薄，四肢冷，毛发稀松，拔之亦不觉疼，虽经多次治疗，未见效。

检查：体重5.5公斤，发育迟缓，营养极度不良，面色苍白，精神萎靡；皮下脂肪缺乏，但无脱水现象，淋巴肿大，头部骨缝前囟未合，发稀枯黄，苔厚，颈软。心、肺听诊正常。肋骨突出，腹部膨胀，肝在肋下3cm，脾在肋下1cm，膝反射亢进。X线透视：心肺正常。实验室检查红细胞2.86×10^{12}/L，血红蛋白95g/L，红细胞沉降率1小时内52mm，白蛋白42g/L，球蛋白28g/L，白蛋白球蛋白比例1.5∶1。结核菌素试验（1∶10000）（-）。大便中有少许不消化物，无寄生虫卵。小便中有蛋白质少许，上皮细胞少许，白细胞（++）。

治疗经过：根据作者介绍的方法

针刺，不服其他药物。针4次后四肢已温，烦躁现象消失，精神好转，能安睡，饮食知饥饱，拔发知痛。针刺6次后，腹胀消失，精神活泼，面色转红润，体重增0.5kg。实验室复查：红细胞3.65×10^{12}/L，血红蛋白101g/L，细胞沉降率34mm/h，小便中白细胞（++），上皮细胞（+），其余均正常。

取穴：①四缝穴位于食指、中指、无名指、小指四指的中节横纹。②上四缝穴位于上述四指的第一节横纹。③下四缝穴位于上述四指的第三节横纹。

针刺方法：取钢针1枚，刺上述各穴（左右同刺）约1分深，以出黄色液体为度。每天刺1次，至痊愈为止，一般刺7~8次即可。不服其他药物。[金霖森，等：上海中医药杂志，1962，(3)：10.]

（3）康某某，女，4岁。腹泻4个多月，症见食少，腹胀，腹泻（每天泻溏便4~5次），面色苍白，肚大，青筋暴露，舌苔薄白，质淡红，嗜食泥土异物。经中西药治疗未见效。连续针刺四缝穴8次后，症状逐渐消失，饮食日趋正常。3个月后随访，患儿已完全恢复健康。

治疗方法：先将穴位以酒精局部消毒。医者以左手拇、食二指捏挤患儿穴位两侧，使穴位处的肌肤突起充盈，随后以右手持0.5寸长的较粗毫针（如26号针）刺入约0.1寸深，并略挤压至黄白色黏性透明液体流净为度，再以消毒棉球擦去黏液即可。每天可刺1次，每次两手共8穴，7次为1个疗程。在针刺四缝穴的同时，酌配足三里效果更好。治疗中患儿禁食油腻、生冷和难以消化的食物，且要防止饮食不调或感冒。[余重九，等. 赤脚医生杂志. 1975，(1)：37.]

（4）陈某，男，6岁，学生。因消化不良于2001年10月27日就诊。患儿生来瘦小，面黄肌瘦，精神不振，大便稀软，脉细弱，舌质红，苔白腻。诊断为疳积，取疳积穴（左侧）三棱针点刺，每次治疗两手穴位，交替使用，每周治疗2次。经治疗2次后，患儿大便成形，食欲增加，治疗5次后，患儿面色红润，精神好转，治疗8次后临床治愈。半年后随访未见复发。

治疗方法：患儿手掌心向上，助手帮助固定患儿手腕部，医者常规消毒疳积穴（四缝穴）后，取三棱针迅速点1分左右，挤出组织液及血液2~3滴，然后用干棉球擦干即可，每周治疗1次，连续治疗5~10次为1个疗程。任取一手4穴，两手交替进行治疗。[常见病信息穴一针疗法：143.]

8. 小儿口疮

刘某某，男，3岁。于半月前患小儿消化不良，愈后即口舌生疮，逐渐加重。曾用青、链霉素及核黄素类药物治疗1周，未见好转。查见患儿口腔内有数个溃疡点，大者直径0.5cm，口流涎水不止，不能哺乳及进食。用三棱针点刺双四缝穴，放出少许黄黏液。3天后来诊时已明显好转，口腔黏膜及舌溃疡等明显缩小，口内流涎水减轻。经点刺3次而获治愈。

治疗方法：以三棱针点刺进皮下后，迅速捻转1周即拔针。放出黄黏液

少许。[李士杰．辽宁医药．1976,(2):70.]

按语：四缝当第2~5手指掌侧，近指关节的中央，一侧四穴。本穴消食化积，止咳平喘，主治小儿疳积、百日咳、腹泻、肠寄生虫症、咳嗽气喘等。用三棱针或毫针点刺，挤出少量黄白色透明样黏液或出血。临床研究表明，刺四缝穴对小儿确有影响。据报道，以四缝针治小儿营养不良合并佝偻病，可使患儿血清钙、磷代谢乘积增加，从而促进骨骼的发育生长。以四缝穴针治小儿蛔虫病患者，可使小儿肠分泌功能增强，肠中胰蛋白酶、胰淀粉酶和脂肪酶含量升高。

四神聪

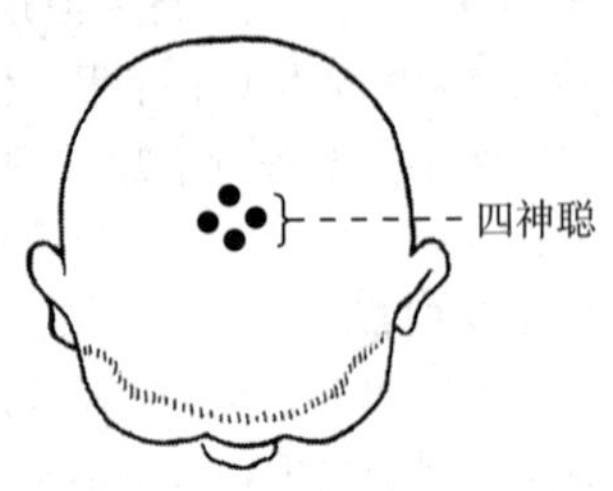

【异名】神聪、神聪四穴、四穴。

【定位解剖】正坐，先取百会，于其前、后、左、右各开一寸取穴。

【功用主治】醒脑开窍，安神定惊。主治头痛，眩晕，失眠，健忘，癫狂，痫证，偏瘫，脑积水，大脑发育不全等。

【临床应用】

1. 小儿癫痫

王某某，男，8个月。患儿自今年3月份出现抽搐，口吐白沫，两眼直视，抽后昏睡，苏醒后如常人。发作时间不定，2~3天发作1次。经当地医院诊断为“癫痫”，用中西药治疗效果不显。于1974年7月来我科诊治。检查：发育正常，体质强壮，脉象细数，舌质淡苔白。诊断：癫痫。

治疗方法：取刺四神聪穴，发作时加刺人中穴。经过10次治疗后，发作次数减少，共针刺3个疗程，月余未发作，返回郑家屯，1年后随访，从未复发。[纪青山，等．吉林中医药．1982,(1):41.]

2. 晕厥

尚某某，男，39岁。因头痛、心悸、失眠等，于1986年3月4日入院。住院期间因情志不遂，突然晕倒，小便失禁，鼾声大作，处于昏迷状态，中医辨证为痰湿中阻，痰迷心窍所致。即给针四神聪穴，留针10分钟后，患者清醒，能正确回答问题，但自觉乏力，余无不适。[徐以经，等．内蒙古中医药．1988，7(4):25.]

3. 围绝经期综合征

周某某，女，45岁，干部。患者心慌，烦躁，入睡困难，月经周期改变4个月。以“围绝经期综合征”收入院。应邀针治，取四神聪，留针1小时，当夜眠安。针3次，心宁眠实，精神好转，妇科调治10天出院。

治疗方法：取穴时，患者以坐位为主，取28~30号针，长1寸半，针尖向百会，沿皮刺入，进针寸许，稍加捻转，待针下有紧缩感，便可停下，使患者有重、胀感亦可。留针30~60分钟，

期间可捻转数次。[张滨农. 中医杂志. 1991，32（1）：58.]

4. 遗尿

高某某，男，6岁。患遗尿症，每晚尿床1~2次，唤之不醒，即或呼唤催促亦不能清醒排尿，需一定时间才能清醒排尿。于1973年6月来我科诊治。检查：小儿体健，发育正常，脉象沉细，舌质淡苔白。诊断：遗尿症。

治疗方法：①取穴：四神聪。②采用押入式进针法，针尖向前、后均可。针刺前作常规消毒，然后持针，使针体与头皮呈15°角，刺入帽状腱膜下0.3~0.5寸。用平补平泻手法，使患者有酸胀或麻木的感觉即可。留针期间要行针或加用电针，一般留针时间为20~30分钟，起针时要用干棉球压迫穴位，防止出血。每天针1次，10次为1个疗程。[纪青山，等. 吉林中医药. 1982，（1）：41.]

手陷谷

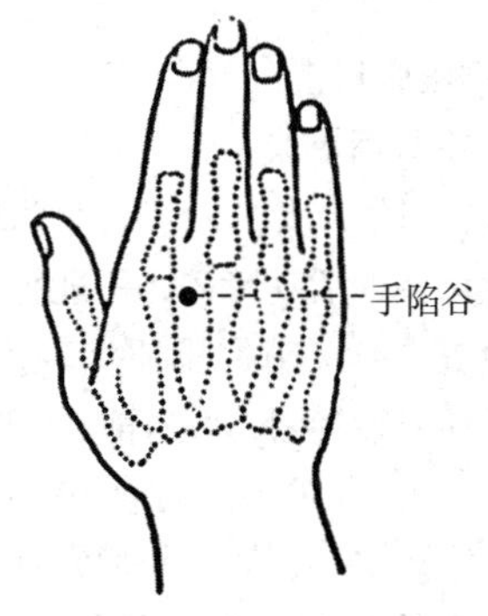

【定位解剖】 于手背第2~3掌骨间，第2~3掌指关节后凹陷中。

【功用主治】 清热止牙痛，主治牙痛，口舌肿痛，口疮等。

【临床应用】

牙痛

李某某，女，64岁。1964年2月14日初诊。右侧上牙痛2天，疼痛难忍，彻夜不眠，不能进食，吃止痛片、土霉素均无效。齿根红肿，口渴，口臭，便秘，尿黄赤，舌红苔黄，脉洪大。诊断：胃火牙痛。治则：通络止痛，清泄胃火。治法：针右手手陷谷穴用泻法，疼痛立止。留针5分钟，上下牙相咬已不觉疼痛，为巩固疗效，留针15分钟，中间行针1次，痛止起针，次日随访，针刺后再无疼痛。

治疗方法：①取穴：在手背第2~3掌指关节后的掌骨间，2~3掌骨小头后方陷中，握拳取穴。②左侧牙痛取左手手陷谷穴，右侧牙痛取右手手陷谷穴，选定穴位后局部消毒，以1寸毫针，针尖向腕斜刺入穴位，进针0.3~0.5寸，针刺手法用重提轻插，配合吸气时进针，呼气时提升的泻法，留针10~20分钟，中间行针1次。牙痛消失或减轻出针，每天针刺1次。一般针刺1次疼痛可止，疼痛不止者，次日即可针第2次。[冯儒. 河南中医. 1992，12（2）：89.]

睡眠

【定位解剖】 手背第1、2掌骨之间，合谷穴和三间穴连线中点处，手阳明大肠经上。

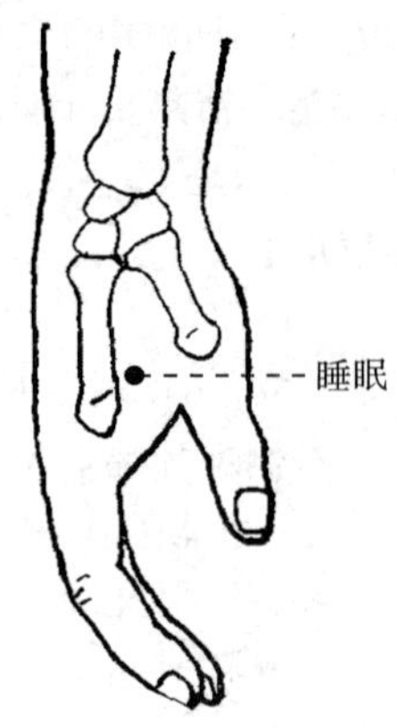

【功用主治】顽固性失眠。

【临床应用】

失眠

冯某某，女，48岁。高血压病史10余年，血压在23.94~26.60/13.30~15.96kPa（180~200/100~120mmHg）之间，经常头晕。1977年11月2日因脑出血，说话不清，左侧肢体瘫痪，入某某医院治疗。患者失眠，经服地西泮、苯巴比妥钠、司可巴比妥钠、安眠酮和注射氯丙嗪等，仍不能入睡，烦躁不安，与医生争吵。12月6日邀余会诊治疗，见其烦躁易怒，头晕头痛，目赤耳鸣，口苦，流涎，左侧半身不遂，舌苔薄黄，脉弦数，一派肝火上扰之证，当即用28号1寸毫针针刺双睡眠穴，行泻法1分半钟出针，当晚熟睡，直到8日晨方醒来，失眠得愈。

治疗方法：用1寸毫针捻转进针，可刺0.5~0.8寸。心脾两虚者用毫针行补法、轻刺激，1~2分钟后出针；肝火上扰或胃腑不和等实证用较粗毫针，行泻法，重刺激，留针时间可稍长些。以睡前针刺为宜。近15年来运用此穴治疗顽固性失眠50余例，每日针1次，一般1~2次，重者4~5次即愈。[单穴治病选萃：479.]

松肩穴

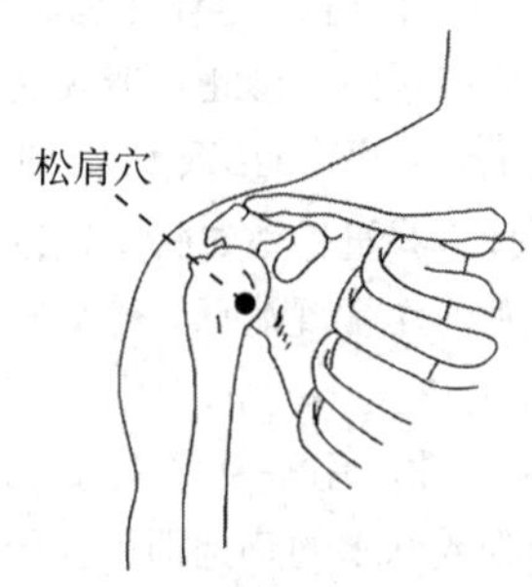

【定位解剖】患者端坐，双肩自然下垂，掌心向前，以肩胛骨喙突顶点为中心，先划一条水平线，然后再通过喙突顶点划一条垂直线，与水平线相交而形成“+”字，从两线交点沿外下方直角的平分线向下2cm处即是松肩穴。

【功用主治】舒筋活络，解除粘连。主治肩关节疼痛、活动不利，上肢痹痛等。

【临床应用】

肩关节周围炎

（1）刘某，女，59岁。双侧肩关节渐进性疼痛，活动障碍，不能梳头3月余。检查：肩关节周围肌肉轻度萎缩，功能活动明显受限，右肩前屈45°，外展30°，后伸10°，内收10°，内旋35°，外旋35°，双侧松肩穴处均有压痛，左肩关节活动度比右肩关节稍大，但不能梳头，X线片：双肩均未发现骨与关节损伤或破坏性病变。血沉正常，类风湿因子（–），诊断为双侧肩关节粘连，用指压治疗，左侧 1 分半钟，右侧 2 分钟，双侧肩关节活动基本正常，双上肢高举 180°，1 周后复查疗效巩固，3 周后双肩关节疼痛完全消失，活动正常。

治疗方法：患者端坐，肩部自然下垂，肌肉完全放松，掌心向前，医者用拇指末节指腹按压于此穴上，其余 4 指自然放于肩关节外侧，由轻到重压 2~5 分钟，以患者能忍受为度，最后轻轻放松，每 3 天治疗 1 次。［祝波. 中医正骨. 1990，2（3）：5.］

（2）张某某，男，53 岁，台湾省医师。右肩疼痛伴有进行性活动障碍 6 个月。在台湾曾拍 X 线片检查，右肩关节未发现关节破坏性病变，血常规、血沉均正常。诊断为肩关节粘连。经推拿理疗未见明显改善。检查：右肩三角肌轻度萎缩，右上肢上举 130°，后伸 25°，外展 70°，内收 30°，内旋 30°，外旋 10°，按压松肩穴 1 分钟，患者感觉有一股热流向颈部和肘部放散，随即局部疼痛消失，当即复查，上举 175°，与健侧相等，外展 130°，外旋、内旋均正常，基本恢复正常，第 4 天复查，疗效巩固，嘱患者加强功能锻炼，尽快恢复。

治疗方法：同前案。［祝波. 中国骨伤. 1991，4（4）：22.］

太阳

【异名】前关。

【定位解剖】正坐或侧伏，于眉梢与目外眦连线中点外开一寸的凹陷中取穴。

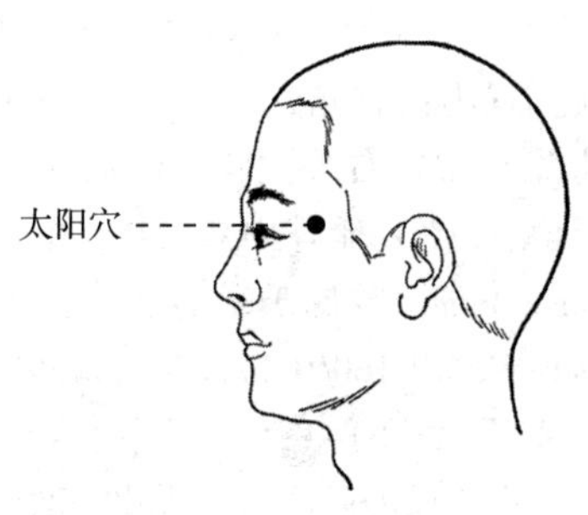

【功用主治】疏风清热，定眩止痛。主治偏正头痛，目赤肿痛，目眩，目涩，麦粒肿、视网膜出血、玻璃体积血、视神经萎缩、口眼歪斜，牙痛，三叉神经痛等。

【临床应用】

1. 头痛头晕、失眠

齐某某，女，45 岁。1991 年 4 月 10 日初诊。主诉：经常头痛，头晕，失眠多梦 2 年余。患心脏病多年，2 年前在上级医院做心脏瓣膜修补术，从此后引起头痛，眩晕，失眠，在当地医院诊治多次罔效。治疗：经双侧太阳穴埋针 3 次，头痛、头晕消失，失眠明显好转。1 年后随访未复发。

治疗方法：选用 30 号 1 寸毫针 2 支，取双侧太阳穴，进针时让患者感到无疼痛及酸麻，由太阳穴向下成 15° 角刺进，针体进入皮下，然后放置针眼处 1 小块酒精棉球，用胶布固定，埋针 12 小时后起针，间隔 6~7 小时再针刺。［姜龙友. 中国针灸. 1993,（1）：10.］

2. 玻璃体积血

吴某，男，58 岁，工人。患者因右眼突然视物不见，眼科门诊诊为“玻璃体积血”（右）：于 1990 年 7 月 7 日住院。视力：右光感，左 1.0。双眼外眼未见异常。右眼散瞳查眼底仪见红光反射。B 超：眼球内絮状物，范围为 15mm×4mm，诊断玻璃体积血。血压 21.3/13.3kPa（160/100mmHg）。心电图：左心室肥大，ST–T 改变。余（–）。入院后予血栓通静脉滴注，服化瘀散结中药。9 月 1 日检查视力无改善，散瞳检查见玻璃体桔黄色，大量絮状物。于同侧太阳穴注射透明质酸酶，15 次后视力 0.1，11 月 9 日出院时视力 0.1，散瞳视力 0.2，门诊继续注射 15 次，并服杞菊地黄丸，视力 0.4。半年后复查右眼视力 0.7，玻璃体尘样混浊，眼底可见。［唐忠鲁，等. 广西中医药. 1992，11（2）：18.］

3. 麦粒肿

崔某某，男，34 岁，工人。1986 年 5 月 16 日初诊。左眼下睑肿痛，有异物感 2 天。查：左眼睑下缘有豆粒大小硬结，伴触痛。诊为左眼麦粒肿。遂用下法治疗 1 次。针后患者言其左目感觉轻松凉爽，第 2 天肿痛消退。共刺 2 次而愈。随访至今未复发。

治疗方法：取患侧太阳穴，双目同发者，取双侧太阳穴。患者取仰卧位或坐位。局部常规消毒后，医者用 26 号或 28 号 1.5 寸毫针，斜下刺入太阳穴，进针 0.5~1 寸左右，得气后，行强刺激泻法，捻转数下后，不留针，缓缓出针，渐退渐摇。出针后勿按针孔，用手挤压穴位周围，使针孔流出小滴血液即可。一般视病程长短，出血 2~5 滴左右。挤出血后，用干棉球轻揉针孔片刻。隔天针刺放血 1 次，3 次为 1 个疗程。［张化南. 广西中医药. 1989，12（5）：2.］

通脉

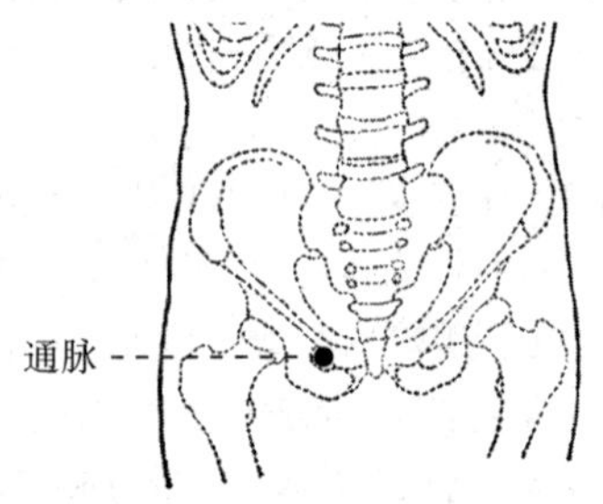

【定位解剖】俯卧或侧卧，先由白环俞穴向下划一直线，再由环跳穴处划一横线，两线交点处是穴。

【功用主治】通络止痛。主治臀后部痛，下肢酸痛，无力等。

【临床应用】

坐骨神经痛

张某，女，21 岁。1991 年 5 月 18 日初诊。腰痛 1 年余，因剧烈运动，引起坐骨神经痛 3 天。来诊时步履艰难，直腿抬高试验：右 90°，左 30°。笔者采用针刺“通脉”穴（由老中医王乐善命名）治疗坐骨神经痛，取得满意疗效。

治疗方法：选用 26 号长 4 寸的毫针，取患侧通脉穴，向下垂直进针，针感达到放电式感传，不留针。嘱患者做腰部运动，片刻，患者下床，即觉疼痛减轻，能下蹲，左腿抬高 50° 。每天针 1 次，7 天痊愈。左腿抬高 85° ，恢复正常工作。随访 3 个月，未见复发。[崔玉琴，等. 中医函授通讯. 1991，10（6）：35.]

头痛 1 号穴

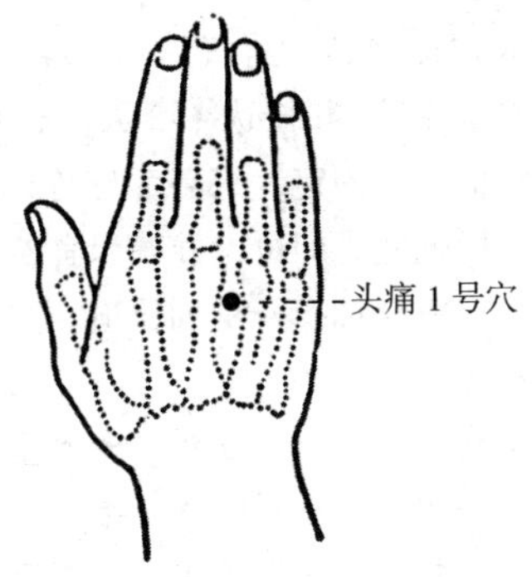

【取穴】在手背，第 3~4 掌骨间，掌指关节后 0.5 寸处取穴。

【功用主治】止头痛。主治偏、正头痛。

【临床应用】

偏头痛

冯某，女，20 岁，学生。1986 年 8 月 3 日初诊。主诉：右侧头痛 2 个月，时轻时重，经中西药及针灸治疗效果不佳，心烦易怒，情志不遂后头痛即可加重，食欲正常，睡眠尚可，舌尖边红，苔薄白，脉细数。诊断：偏头痛。针刺头痛 1 号穴（左手），留针 40 分钟，针刺 1 次头痛消失，随访 2 年未复发。

治疗方法：①取穴：头痛 1 号穴；②取 2 寸毫针，呈 30° 角，针尖向手腕斜刺，进针 1~1.5 寸，得气后留针 40 分钟。[张文元. 山西中医. 1990，(3)：29.]

臀痛穴

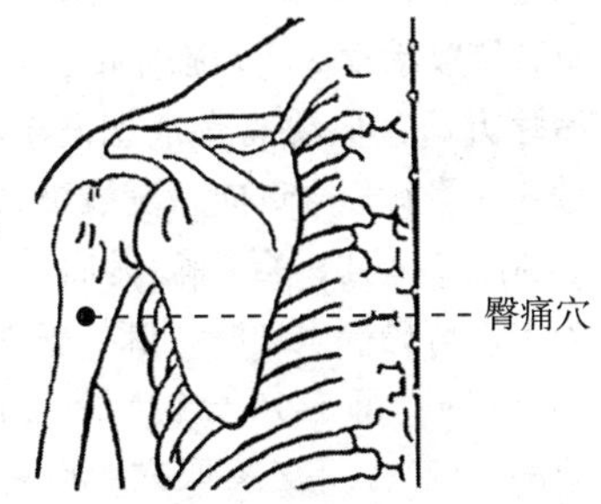

【定位解剖】位于腋外线中点处。正坐或俯卧位。上臂自然下垂或贴于臀部，自肩峰与腋后襞顶点划一连线的中点即为本穴。

【功用主治】具有活血化瘀、消炎止痛的作用。坐骨神经痛、梨状肌损伤、臀上皮神经炎及臀肌扭伤等。

【临床应用】

腰椎间盘脱出坐骨神经痛

江某，男，49 岁，工厂干部。因右侧腰腿痛于 1990 年 7 月 23 日就诊。主诉右下肢放射性疼痛半年余，休息及夜间加重，活动后好转。检查：痛苦表情，步态大致正常，腰部形态正常，腰椎活动弯腰 45° ，后伸 30° ，右侧腰肌压痛（+），腰 4.5 间隙压痛（+），右腿直腿抬高试验 50° ，右跟腱反射减弱。X 线拍片示腰 4、5 椎间隙略狭窄，腰椎曲度变直。初诊为腰椎间盘脱出继发性坐骨神经痛，针刺左侧臀痛穴，配方中渎穴及腰痛穴，用泻法。然后找出腰臀处的压痛点，并施以点按揉推等手法 20 分钟，治疗结束后，患者顿感腰痛减轻。治疗 2 次后，患者弯腰可达到 70°，直腿抬高达到了 5°。治疗 7 次后，患者弯腰 90°，无明显疼痛，直腿抬高可达到 85°，无痛。为巩固疗效，嘱咐患者继续治疗 2 次，临床治愈。

治疗方法：取臀痛穴常规消毒后，用 8 号 3 寸毫针以 45° 向腋窝或极泉穴方向斜刺 2.5~3 寸，行捻转提插手法，以泻为主，待局部出现酸、麻、胀感时留针 30 分钟，每 5~10 分钟行针 1 次，10 次为 1 个疗程。交叉取穴，以针刺健侧穴位为佳。[常见病信息穴一针疗法：112.]

完上

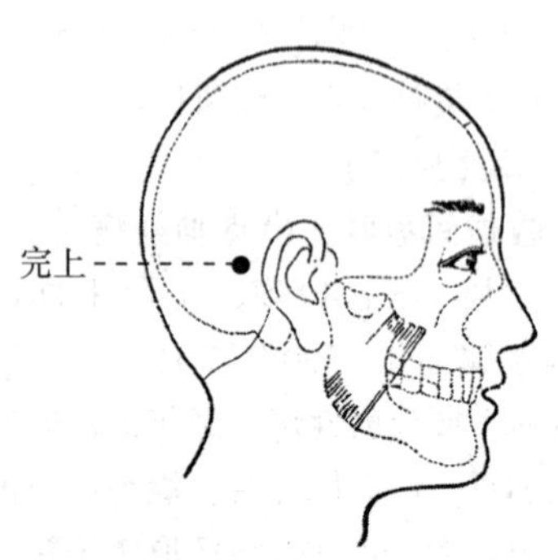

【定位解剖】乳突上凹陷中。耳根上缘与枕骨外粗隆连线中点下移 0.5 寸。

【功用主治】神经性头痛、偏头痛。

【临床应用】

偏头痛

周某某，女，58 岁。1985 年 7 月 12 日就诊。诊断：神经性头痛、偏头痛。患者头痛 20 余年，终年头缠头巾，遇冷或气候变化便疼痛难忍，尤以左侧为甚，曾多方医治无效。当日针刺完上穴，留针半小时。次日疼痛大减，嘱其回家解掉头巾，洗头后再治（因多年不洗头，污垢甚厚）。如下法刺之，留针 2 天，痊愈。随访近几年未再复发。

治疗方法：用 28 号或 30 号 1 寸毫针，针尖向脑后斜下进针，沿皮平刺，缓慢大幅度捻转，得气后留针半小时。病情严重留针可长达 1~3 天，长留针者，针柄不用固定，只需针身与头侧平行，不影响侧卧即可，并嘱患者若有不适可自行将针抽掉，稍加压迫。左痛刺左，右痛刺右。

按语：采用此穴治疗各种类型偏头痛 500 余例，均收到特佳效果。一般初发患者，针刺 1 次即可痊愈，顽固性反复发作者留针 1~3 天，亦大多 1 次而愈。[单穴治病选萃：416.]

小野寺点

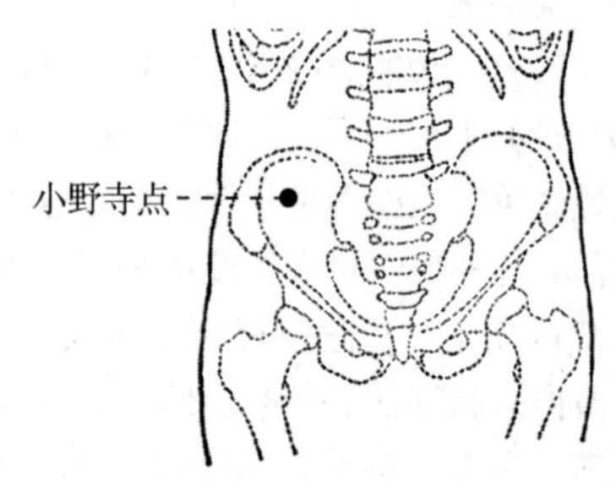

【定位解剖】从髂骨前上嵴与骶髂关节上端连一直线，再从髂骨最顶缘中

心向该线作垂直线，交点即该穴。

【功用主治】主治胃中冷痛等。

【临床应用】

胃脘痛

（1）谢某某，女，72岁。主诉：进生冷食物后，上腹部即出现疼痛，经热敷、服藿香正气丸无效，胃脘疼痛遂发展到难忍程度。检查：患者面色苍灰，双手抱腹，辗转不安。血压：13.87/8.53kPa（104/64mmHg）[患者素有高血压病，一般在24/13.33kPa（180/100mmHg）左右波动]；舌苔灰白，质暗淡，脉细数。心律齐，剑突下扪及较硬包块，边缘清晰，压痛明显局限。诊断：急性胃痉挛。立即按揉右侧小野寺点，当按揉效应和感传出现后，胃脘部剧痛随即解除。观察20分钟未复发，血压20.53/11.47kPa，剑突下包块消失，患者疲惫思眠。

治疗方法：取小野寺点，治疗时用右侧点较左侧点敏感，定准此点后，用拇指腹以顺时针方向用力按揉，该点局部即出现有酸痛麻胀的按揉效应，并可向下肢感传，当针感传达到小腿、足跟部时，胃痉挛的剧痛可即刻缓解。[谢文宗. 上海中医药杂志. 1986，(3)：23.]

（2）张某某，男，8岁。主诉：课外活动时，喝凉自来水后不久，就开始腹痛。走回家中，剧痛发作，翻滚不安，患儿向家长要求迅速求医。检查：患儿在家长怀中，哭闹不安。问其痛处，手指胃脘部。扪压此处，痛明显局限。随即按揉右侧小野寺点，当按揉效应和感传发生后，剧痛即刻消失。患儿下地，自行走回家中。

治疗方法：同前案。[谢文宗. 上海中医药杂志. 1986，(3)：23.]

哮喘穴

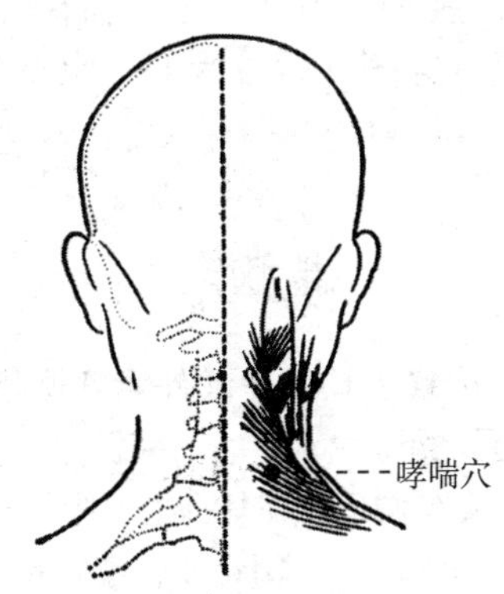

【定位解剖】于第7颈椎旁开1.5cm处取穴。

【功用主治】定喘止咳。主治咳嗽，气喘等。

【临床应用】

哮喘

曾某某，男，4岁。家长代诉：患儿自1岁起经常患感冒，并反复出现咳嗽、气喘，每次发作历时4~5天。近来哮喘发作频繁，病情加重。哮喘发作时，气促，口唇紫绀，口吐痰涎，大汗淋漓。曾在当地医治无效。检查：神清，胸廓无畸形，两胸可闻及大量哮喘音，锁骨上窝，胸骨上窝，剑突窝均随哮喘发作上下移动，心率稍快，律齐。其他未见异常。经按下述方法治疗1次后，病即告愈，3年多来未见哮喘复发。

治疗方法：先用普鲁卡因作皮试，

然后在第 7 颈椎旁开 1.5cm 处取哮喘穴（双），用 2%普鲁卡因作局部麻醉，用三棱针于哮喘穴作纵行挑割（长约 1.5cm，深至皮下组织为度），7 号缝线或羊肠线埋入穴位处的皮下组织，敷上消毒纱布包扎即可。一般只作 1 次挑治埋线即愈。个别作了一次后尚有轻度哮喘者，可再作 1 次。［张高球．中医教学．1976,（4）：48.］

醒脑穴

【**位置**】相当于经外奇穴听敏穴，在耳垂之下。

【**定位解剖**】在耳垂根下缘处直 0.3 寸旁开 0.5 寸，下颌骨外后缘处取之。

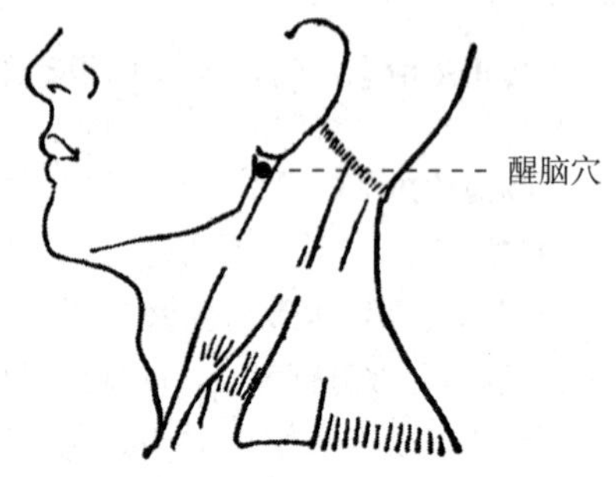

【**功用主治**】具有安神镇惊、醒脑通窍的作用，主治神志不清、昏厥。

【**临床应用**】

晕厥

汤某，男，50 岁，工程师。于 1999 年 7 月 20 日在一列火车上突然发病就诊。该患者在乘车过程中突然昏倒，不省人事。检查：患者面色苍白，神志不清，伴有冷汗，脉细数，心率每分钟 110 次，心律整齐，舌尖红，苔白厚。诊断为神志不清，立即指压患者之醒脑穴，大约半分钟后，患者苏醒并能讲话。然后点压内关穴 3 分钟，大约 5 分钟后患者自觉症状明显好转，心率由每分钟 110 次降至每分钟 88 次。

治疗方法：正坐或仰卧位。取醒脑穴常规消毒后，用 1 寸毫针迅速刺入 0.5~0.8 寸，强刺激，使针感传至同侧牙床或内耳深处时，留针 10~15 分钟，每隔 3 分钟行针 1 次，直至苏醒。如果手中没有针灸针，也可以指代针进行指压治疗。具体方法是用示指指尖压此穴，向内上方压，以局部出现强烈的酸、胀、痛感并向周围放射为宜，一般持续按压 20~30 秒钟，患者即可苏醒。先取一侧穴位，男左女右，如一侧穴位治疗后患者还未苏醒，再取双侧穴位，可针刺也可点压。［常见病信息穴一针疗法：34.］

新都穴

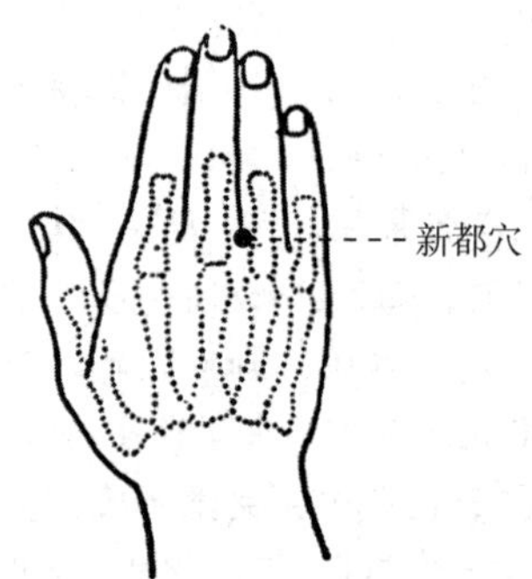

【**定位解剖**】微握拳，在第 3~4 指间，指蹼缘背面赤白肉际交界处。

【功用主治】主治视力下降，耳聋，嗅觉障碍，咽喉疼痛等。

【临床应用】

1. 急性球后视神经炎

张某某，男，41岁，农民。于1972年11月22日晚急诊。双目微有光感，经检查确诊为急性球后视神经炎。入院后即针刺双侧“新都穴”，经上下均匀提插，针感以热流出现，渐传导至双眼，视力立见好转，提插持续5分钟，起针后做检查，视力即有所恢复，左眼可见眼前手动，右眼见一尺外手指。如此针刺1个疗程后，双眼视力恢复达1.5，痊愈出院。

治疗方法：①取穴：在第3~4指间，指蹼背面赤白色交接线中点。②垂直进针，针尖稍斜向掌面，刺入深度可达0.5~1.5寸，用捣针式手法上下提插，一次治疗2~5分钟，每天1次，10次为1个疗程。[兰更认. 北京中医. 1992,(3)：33.]

2. 暴聋

胡某某，男，34岁，农民。于1980年5月5日晨6时急诊。于睡眠中觉右耳内发胀、塞满感，有哗哗流水声，听力丧失。经专科检查诊为右耳“突发性暴聋”。即刻针刺右侧“新都穴”，待有感传后，症状减轻。持续治疗1周后，听力明显增强，堵塞左耳能与人对话。

治疗方法：同案1。[兰更认. 北京中医. 1992,(3)：33.]

3. 突发性嗅觉障碍

旭某某，男，43岁，干部。1974年3月19日初诊。4天来闻不到香、臭味，专科检查诊为原因不明的突发性嗅觉障碍。给予针刺双侧“新都穴”，2个疗程后，能渐闻及汽油、酒精和醋味。

治疗方法：同案1。[兰更认. 北京中医. 1992,(3)：33.]

4. 咽喉痛

武某某，男，38岁，教师。1979年9月21日晚初诊。喉部发痒刺痛，向左侧耳部放射，吞咽时加剧，授课艰难。专科检查印象为喉部神经痛。给予针刺左侧“新都穴”，上下提插2分钟，喉痛消除，吞咽无不适，讲课良好。

治疗方法：同案1。[兰更认. 北京中医. 1992,(3)：33.]

新环跳

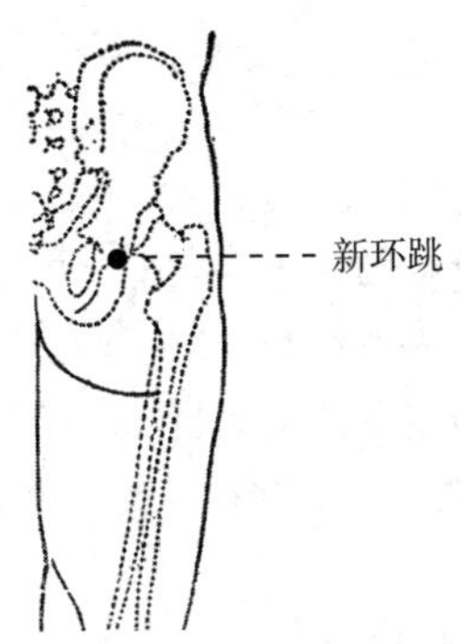

【定位解剖】臀裂旁开3寸。

【功用主治】坐骨神经痛。

【临床应用】

坐骨神经痛

马某某，男，48岁。1985年6月20日就诊。主诉：因抬家俱而致腰腿痛1年余。曾用中西药物治疗无明显疗效。针灸1次后当日减轻大半，翌日症状全消。

治疗方法：用1mm粗、6~8寸长针，直刺进针，得气后用泻法运针，有触电感较重放射至足尖。留针5~10分钟或不留针以强制激半分钟。

按语：近20年来以此穴用粗长针治疗坐骨神经痛所致下肢痛和偏瘫，疗效满意。［单穴治病选萃：452.］

新明

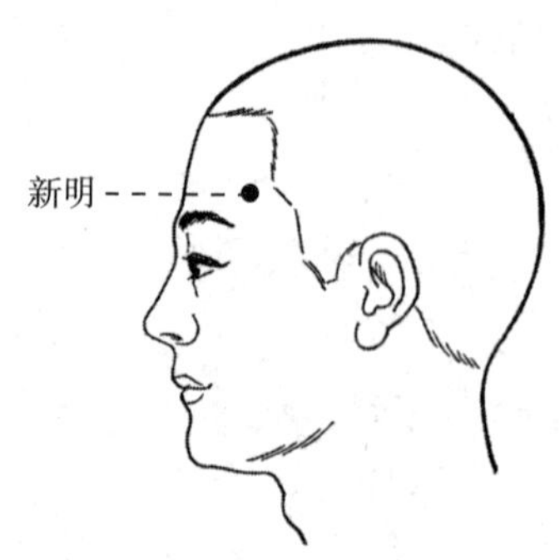

【定位解剖】 在额部，眉外端直上1寸，外开0.5寸凹陷处取穴。

【功用主治】 明目。主治目疾，如视网膜炎，急性视神经炎，角膜炎，结合膜炎等。

【临床应用】

1. 单纯疱疹性角膜炎

王某某，女，60岁。1年半来，右眼球结膜一直发红，黑睛生白翳在某医院诊为角膜炎。先后以抗病毒药液及激素类药物滴眼，红赤仍不退，并碜涩疼痛，羞光流泪而常带眼罩。视力：右0.4，左1.2。右眼球结膜睫状充血（++），刺激症状明显，角膜中下方有点及片状灰白色混浊，荧光素染色（+）。诊断：右眼单纯疱疹性角膜炎。针刺新明穴。5次后，自觉症状明显好转，睫状充血轻度，角膜荧光素染色浅。1个疗程结束，右眼视力恢复至0.8，弃眼罩，刺激症状完全消失，无睫状充血，角膜荧光素染色阴性。为防眼病复发，继续治疗1个疗程，以巩固疗效，后未见复发。

治疗方法：①取穴：新明穴；②针刺时，针尖向额部水平刺入皮下0.5~0.8寸，得气后，捻转半分钟，留针1小时。每周3~4次，12次为1个疗程。若需进行第2个疗程，中间休息3~4天。伴有头痛时可加用太阳穴及头维等穴。［周令娴. 四川中医. 1989，7（8）：49.］

2. 中心性浆液性视网膜炎

李某某，女性，50岁。山西太谷县人，于1989年右眼患中心性浆液性视网膜炎，治疗3个月，半年后视力仍为0.5。经针刺新明穴10次，视力提高到1.2，自觉眼前暗影消失。眼底检查：黄斑有少数散在黄色小点。［赵秀贞，等. 山西中医. 1990，6（6）：29.］

按语：本案新明穴之定位与《中国针灸大辞典》（张大千主编）中新明2之定位相同。本穴为治疗目疾的有效经验穴。主治视网膜炎、急性视神经炎、角膜炎、急性充血性青光眼、结合膜炎等。本穴多向额部平刺5~8分，使针感向眼球传导。刺激量根据病情的不同而不同，急性眼病，以中等强度刺激，病情恢复阶段，以轻度刺激；慢性眼病，开始用强刺激，逐渐给以轻刺激。临床观察表明，疗效与针感有关，针感较强，维持时间较长者，病变消退快，视力提高也快。

心穴

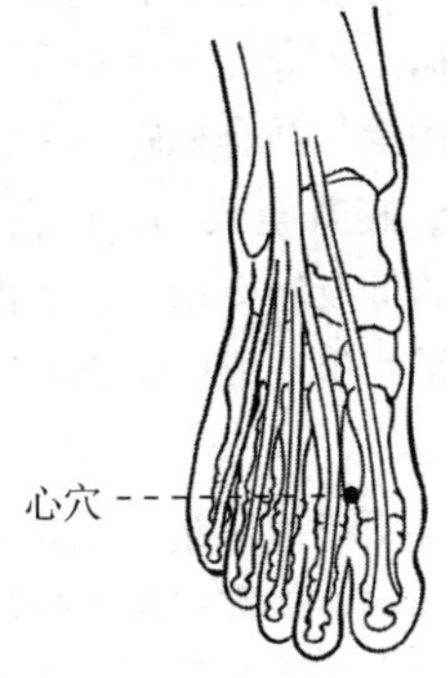

【定位解剖】在太冲与行间穴之中点取穴。

【功用主治】止心痛。主治心绞痛、胸痛等。

【临床应用】

心绞痛

毛某某，女，46岁，退休职工。因心绞痛发作，大汗淋漓，即给予针刺心穴（此穴在太冲穴和行间穴之中点）行泻法，针后1分钟许，疼痛即止。[徐以经，等. 内蒙古中医药. 1988，7（4）：25.]

牙痛穴

【定位解剖】在手掌面，中指与无名指指缝至掌横纹的1/2处，即第3~4掌骨小头近侧端之间取穴。

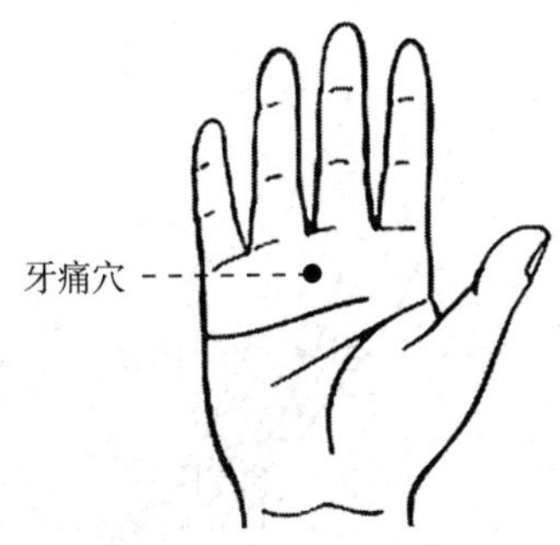

【功用主治】主治牙痛等。

【临床应用】

牙痛

熊某某，男，31岁。患牙痛4天，左侧下齿龈红肿，吃饭、饮水疼痛更甚，曾服止痛片及针刺合谷、内庭、颊车、下关等穴，牙痛未止。经针牙痛穴后，疼痛即止。第3天随访，牙痛未发，牙龈红肿亦退。

治疗方法：取用26~28号毫针，进针0.3~0.5寸，采取患侧针刺法，即左侧牙痛针左侧，右侧牙痛针右侧，若两侧均痛者，则针两侧。进针得气后，施捻转泻法，留针至牙痛消失后起针。[林起铨，等. 上海中医药杂志. 1966,（5）：169.]

按语：牙痛穴位于手掌面，其临近心包经的"劳宫"穴。主治牙痛、下颌关节痛。心包为心之外围，针泻"牙痛穴"可清泻心火，疗心（胃）火上炎所致牙痛。

阳合

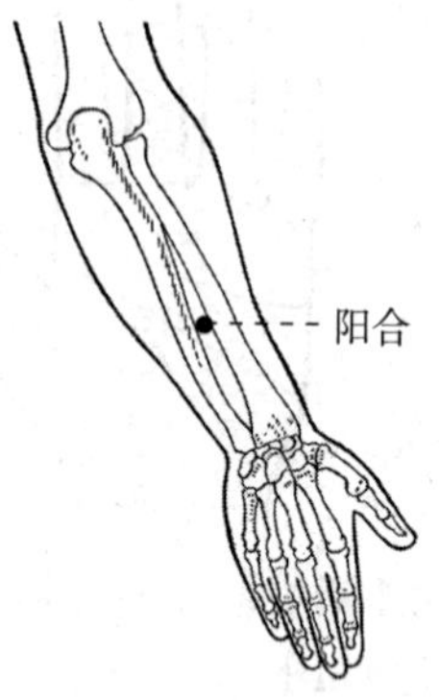

【定位解剖】肘前外侧尺骨桡侧缘2~6寸间的压痛点上，左右臂不拘，取按之痛甚者。

【功用主治】闪挫腰痛。

【临床应用】

闪挫腰痛

晚某，男，28岁。于1965年7月18日就诊。主诉：腰痛，不能活动2天，患者昨天搬动石块用力过猛，粗闪了腰部，行动困难，不能翻身转动，咳嗽时痛甚，已服止痛药及贴敷药物等，疗效不著。检查，患者脊柱直，4、5腰椎及其旁侧寸许有明显固定压痛，下肢沿足太阳经无明显固定压痛，腰前俯困难，不能着袜拾鞋。直腿抬高：右70°，左90°，舌苔薄白，脉象沉滑。处方：阳合穴（按其前臂，以左肘前4寸尺骨桡侧缘痛甚，即定此处为阳合穴），治疗经过：针刺阳合穴1.2寸，得气，患者自觉小臂酸胀，主动诉说至手腕后，于患者呼气时做小幅度提插结合捻转，患者反应一般。增加捻转角度及提幅度后，患者反应较强，如此施术2分钟，提针至天部，嘱患者咳嗽，谓已不大痛，又运针1分钟，再令其大力咳嗽，谓已不痛。又令其站立，试行俯仰、转体，动作自如，均可达正常范围。又运针2分钟，留针15分钟起针，患者高兴而去。

治疗方法：用28号1.5寸毫针，切准穴位后，沿皮肤向下垂直刺入1.2寸，得气并有向下传导的酸沉胀重感后，在呼气时运用提插结合捻转2~3分钟。手法终止后，提升至天部，让患者起立，做腰部的俯仰及转体动作，获得即刻效果后，再采用坐位或卧位依下法再运针2次。

按语：经临床观察，凡患急性腰痛的患者，其肘前外侧、尺骨桡侧缘均有压痛，最近者2寸，最远者6寸，以压痛最敏感处为穴。查此穴虽不见经书，但其位置与手太阳经所行之处相近，据经脉流注的相交相贯规律，当与足太阳经相合。为针刺时记载方便，故代替师将其命名为阳合穴。此穴治疗急性腰痛效果极佳。自1963年杨济生老师传授以来，凡治疗急性闪挫腰痛用此穴立见功效，现已治愈200余例，无不验者。［单穴治病选萃：458.］

腰奇

【定位解剖】俯卧，尾骨尖端直上2寸，在第2、3骶椎棘突之间近下方处取穴。

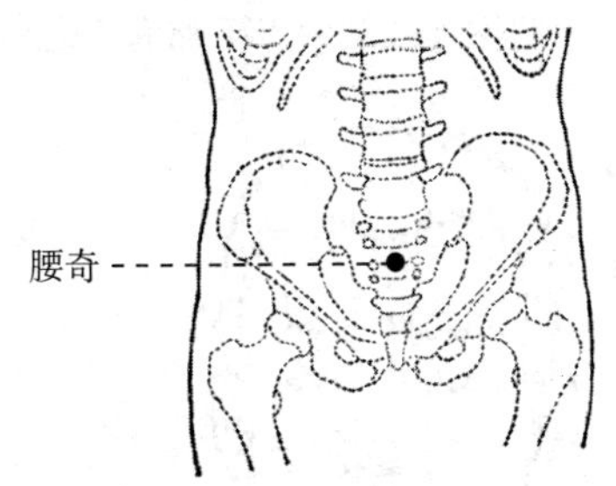

【功用主治】定痫止痛。主治癫痫，头痛，失眠，便秘，痔疾等。

【临床应用】

1. 癫痫

（1）郭某，男，21岁，工人。1959年4月突然晕倒，口吐白沫，抽搐，经某县医院诊为“癫痫”，由此或半月一发，或一月一发，就医多处未能制止其发作。次年来西安就医，经我科检查：体质尚壮实，脉沉弦滑。主诉：每逢做恶梦，次日即头晕，1~2天必犯癫痫。治疗以独取腰奇穴，进针后，转动针体，沿脊柱正中向上平刺3寸，针感由腰骶部向上传导直达颈部。共治疗7次，每周1次，其中有2次针感传至头顶的百会穴。自第1次针治开始癫痫停发，因将近2个月未再发作而返家。2年后来院告之旧病未发。[魏翼. 陕西中医. 1986，7（8）：381.]

（2）连某，男，12岁，学生。于1998年7月21日就诊。据患者父亲代诉，患者从5岁起经常发生短暂性抽搐，意识丧失，经服用西药后抽搐症状得到改善，但仍有意识丧失。检查：患者发育欠佳，营养中等，大脑思维正常，脉浮大，舌质淡红，苔厚腻。初步诊断为癫痫，取癫痫穴针刺，强刺激，用泻法后连接脉冲电针灸仪治疗30分钟，同时，配合止痫散：钩藤6g，胆南星3g，天竺黄6g，牛角12g，地龙8g，珍珠母10g，水煎服，每日1剂。经上述方法连续治疗3个月后痊愈。随访3个月后未见复发。

治疗方法：取癫痫穴（腰奇）常规消毒后，用3寸毫针点刺进入皮下后改成15°，使针尖沿着正中向上平刺，可刺入2.5寸，先转后提插，使针感向骶尾部和小腹部放射，留针30分钟，每5分钟行针1次。隔2~3日治疗1次，10次为1个疗程。对个别病情顽固者，配合使用脉冲电连接腰奇穴与大推穴之针体。[常见病信息穴一针疗法：32.]

2. 子宫脱垂

（1）于某，女，27岁。1966年在初产时因接生不当，产后出现子宫脱垂，经当地医院妇产科检查，确诊为子宫脱垂。独取腰奇穴针刺治疗，进针后沿脊柱向下平刺缓捻，针感由腰及背肩，在行针中患者诉说：“在腰处（相当于肾俞处），有气斜窜至少腹，全身顿觉发热。”每3天治疗1次，共治疗5次，从第1次治疗后即未再脱垂，随访8年未再复发。

按语：腰奇穴为治癫痫的经验穴，针尖向上刺。笔者发现针刺方向改向下刺，对痔血、子宫脱垂效果十分显著。30多年来以此治疗痔疮、癫痫、子宫脱垂甚多，尤其对痔疮、子宫脱垂的治愈率比癫痫的治愈率更高。[魏翼. 陕西中医. 1986，7（8）：381.]

（2）夏某，女，32岁，工人。因下腹及会阴部坠胀感1年余，于1997年3月18日就诊。患者经B超检查及妇科专家会诊断为子宫下垂I度，服黄芪升麻饮2个月未见效，改用针灸治疗。取子宫脱垂穴深刺，行捻转手法，每周治疗2次。经5次治疗后，患者自诉症状有所减轻，从第6次起，除了针刺子宫脱垂穴外，并加用艾灸百会穴，每次20分钟，共治13次，患者症状全部消失，脱垂子宫已复位。经1年随访未见复发。

治疗方法：取子宫脱垂穴（腰奇）常规消毒后，用28号4寸毫针直刺至骶骨后，再使针尖向上与脊柱平行进针，刺入3寸左右。行快速捻转手法，每5分钟200转，待针感传至腰背部时留针30分钟，每5分钟行针1次，10次为1个疗程。一般情况下，多数患者在半个疗程后见效，如果疗效不足时，可配合艾灸百会穴20分钟，可明显提高疗效。［常见病信息穴一针疗法：129.］

3. 痔疮

孙某，女，47岁。因患有混合痔多年，反复出血近2月，于1985年7月入院。独取腰奇穴，针芒向下，针达尾骨尖处，针感遍及会阴及双下肢内侧，当夜即血止肿痛消失，症状缓解。［魏翼．陕西中医．1986，7（8）：381.］

腰痛穴

【定位解剖】位于督脉的循行路线上，两眉中点上一寸处。正坐或仰卧位。于两眉连线的中点至神庭穴之中。

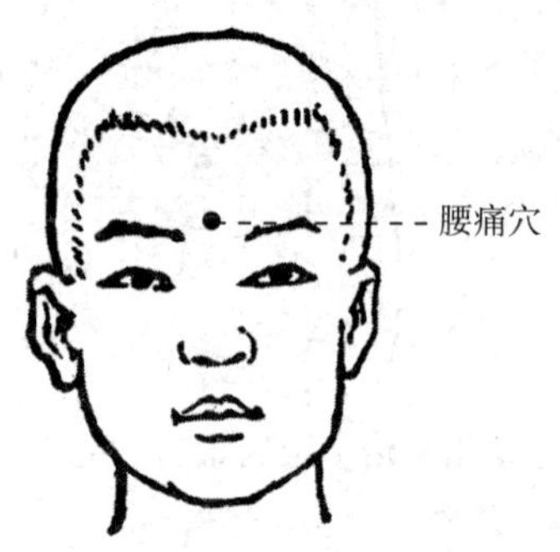

【功用主治】具有通调督脉、舒筋利骨的作用。急性腰扭伤、腰椎骨痛、棘间韧带损伤等。

【临床应用】

腰扭伤

王某，男，37岁。1999年7月3日就诊。因搬重物不慎扭伤腰部2小时。当时自觉腰痛难忍，活动受限，在朋友接扶下乘车来到诊所。检查：腰部活动严重受限，弯腰15°，后伸10°，腰3、4与腰4、5间有明显压痛感，双腿直腿抬高80°（+），腱反射（-）。初诊为腰椎小关节错位，针刺腰痛穴，行强刺激手法。边行针边嘱咐患者活动腰部，然后于腰部施以按摩点揉手法放松肌肉15分钟。最后令患者侧卧位，行侧扳手法，两侧交替，可听到“喀喀”之小关节复位的响声。起针后再令患者活动腰部，患者感觉腰痛大减，随即可以弯腰至80°，后伸25°，并自行走出诊所。

治疗方法：取腰痛穴常规消毒后，用20号1.5寸毫针，快速针疗法斜刺于内1~1.2寸，行捻转提插手法，连续快速行针10秒钟，待出现针感传至腰部时留针20~30分钟，每5分钟行针1次，急性扭伤可留针10分钟，隔日治疗1次。急性痛3次为1个疗程，慢性痛10次为1个疗程。行针期间可令患者活动腰部，对引发经气，消除疼痛具有重要作用。［常见病信息穴一针疗法：106.］

腰眼

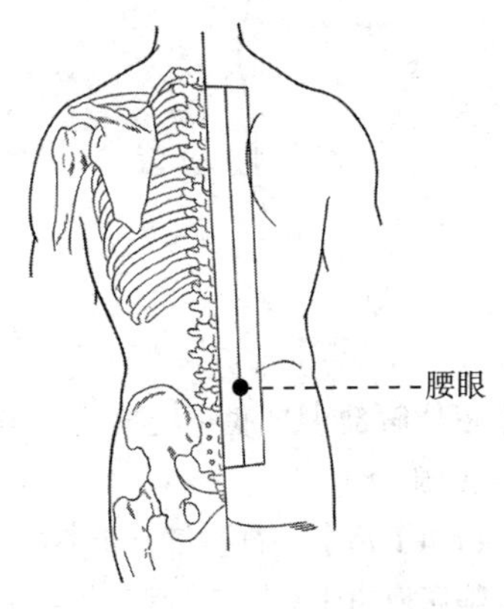

【定位解剖】俯卧，当第4腰椎棘突下旁开3.5~4寸凹陷中取穴。

【功用主治】补肾壮腰。主治腰痛，尿频，消渴，虚劳及妇科疾患等。

【临床应用】

1. 腰痛

（1）吴某某，男，32岁。因夏季收麦时，持重跌仆，扭伤腰部，难以转侧俯仰而就诊。立即采用腰痛奇穴，外敷腰眼，每天1次，每次热敷5~6小时，3天见效，1周痊愈。

治疗方法：①药物：当归50g，乳香20g，没药20g，醋300ml，川牛膝15g。②制法：将诸药放入醋内，浸泡4小时，放锅内加热数十沸。③用法：以纱布放醋内浸透，乘热外敷穴位，如冷再换，每天1次，每次4~6小时。［穴位贴药疗法：49.］

（2）刘某某，男，32岁。患腰痛年余，绵绵不绝，卧则减轻，劳则痛甚，腰膝酸软无力，面色苍白，手足不温，舌质淡，脉沉细。诊为阳虚精亏之证，以暖腰散装入纱布袋内，贴于腰眼，以绷带固定，睡时垫于腰部。20余天，诸症明显减轻，50余天痊愈。

治疗方法：①用药：广木香、川椒、大茴香（炒）、补骨脂、升麻各30g，附片15g，肉桂30g，川楝子30g，葱姜汁适量。②外敷法：将诸药混合粉碎为末，过筛，装入纱布袋内，贴于腰眼，以绷带固定，睡时垫于腰部。③灸法：每次取药粉20g，加葱姜汁调膏，放于穴位上，上盖净布，以艾炷放膏上点燃灸之，见效迅速。［穴位贴药疗法：49.］

2. 痨瘵

一妇染瘵疾骤剧，偶赵道人过门，见而言曰："汝有瘵疾，不治谓何。"答曰："医药罔效耳。"赵曰："吾得一法，治此甚易，当以癸亥夜二更，六神皆聚之时，解去下体衣服，于腰上两弯微陷处，针灸家谓之腰眼，直身平立，用笔点定，然后上床合面而卧，每灼小艾炷7壮，劳虫或吐出，或泻下，即时平安，断根不发，更不传染。"如其言获全。［续名医类案：148.］

夜尿点

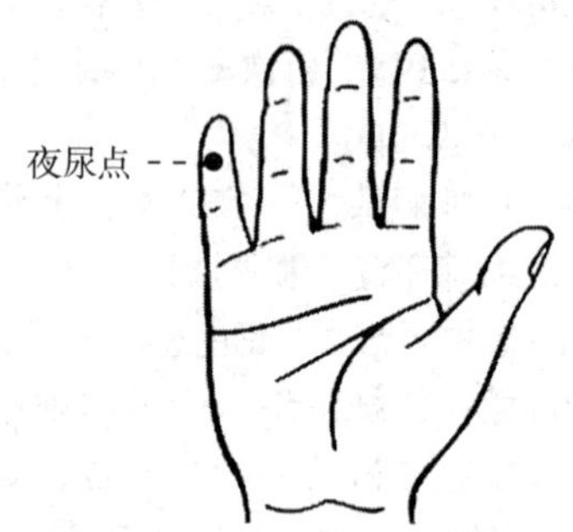

【定位解剖】手掌向上，小指伸直，手小指第 1~2 指间关节横纹中点是穴。

【功用主治】主治遗尿症。

【临床应用】

夜尿症

马某某，男，17 岁。1977 年 4 月 21 日初诊。主诉：夜间睡觉中不自觉夜尿 10 余年，伴头昏腰酸。10 年前患者不明原因引起夜尿，以后多在晚上睡觉中不自觉夜尿，一夜少则 1 次，多则数次。近年来头昏腰酸，体倦无力。查：脉沉迟无力，舌苔薄白，质淡红。诊断：夜尿症。辨证：肾为先天之本，主司二便。该患者因肾气不足，气化失常而致夜尿。治疗：采用下述方法针“夜尿点”，施平补平泻手法，经 10 次治疗而获痊愈，随访 1 年无复发。

治疗方法：①取穴：将患者双侧手小指伸直，手小指掌侧第 1~2 关节间即为夜尿点。②令患者将双手心向上，手小指伸直平放。取 0.5 寸或 1 寸毫针 2 支，皮肤经常规消毒后分别将 2 针刺入两侧“夜尿点”0.2~0.3 寸深，施平补平泻手法，15 分钟行针 1 次，留针 45 分钟。每天 1 次，一般 10 次左右即可痊愈。[王振龙. 山西中医. 1990，6（4）：38.]

遗尿穴

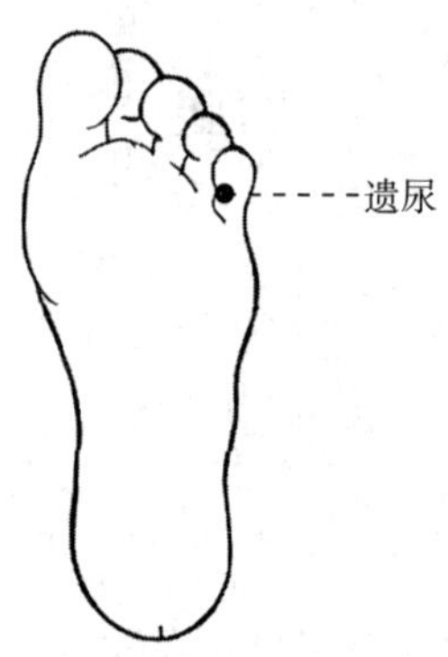

【定位解剖】足底小趾最后一条横纹中点，俯卧取穴。

【功用主治】补肾益气，止遗尿。

【临床应用】

遗尿

张某，女，15 岁，学生。1999 年 10 月初诊，自诉夜间经常梦中遗尿 3 年余。患者自 3 年前无诱因出现夜间尿床，尿后醒来常伴有虚汗及恐惧感，有时一夜遗尿 2~3 次，且尿后很难入睡，故经常感到头晕、乏力、记忆力下降、注意力不集中，曾在某医院针灸治疗及服用中药等。检查：发育正常，营养中等，心、肝、肾未见异常，脉沉细，舌尖略红，苔薄白。初诊为遗尿症，取遗尿穴针刺，隔日 1 次，两侧交替针刺，共治疗 5 次而痊愈。随访半年未见复发。

治疗方法：取遗尿常规消毒后，用 1 寸毫针直刺 3~5 分，行补泻手法，待局部产生酸胀感时，留针 30 分钟，期间每 5 分钟行针 1 次，隔日或 3 日治疗 1 次，10 次为 1 个疗程。病情轻者只针刺一侧穴位，病史久而重者可针刺双侧穴位。对个别幼儿不能耐受针刺者可用皮内针代替针刺，行皮下埋针法，每 3 日治疗 1 次，两侧交替进行。[常见病信息穴一针疗法：144.]

翳明

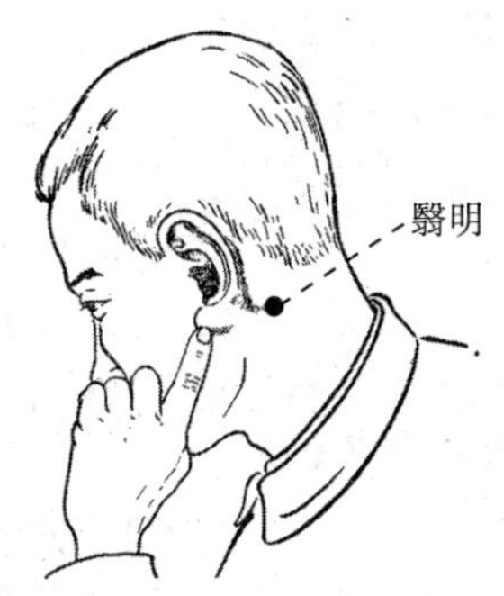

【定位解剖】正坐俯首或俯卧，穴在翳风后 1 寸，在翳风与天牖之间，乳突直下 1 寸处。

【功用主治】清翳明目。主治目疾，如视力模糊，白内障等，也可用于耳疾，如耳鸣，耳聋等。本穴亦有安神作用，用于失眠，头痛。

【临床应用】

1. 暴聋近视

李某某，女，因突然耳聋来我院求治。当即施针于翳明穴，先从左侧施针，刺入 0.5~0.6 寸后，患者立感酸麻，同时左眼亦立觉清晰（患者系近视，1 米以外视物不清，并看不清自己的掌纹），同时能看清自己的掌纹，针右侧时右眼亦同时看清，用此法施治，隔天 1 次，复诊 2 次，不但耳聋痊愈，近视也同时大有好转。翳明系我们发现之新穴，位于翳风与天牖两穴之间，位于耳后乳突直下 1 横指处。[王文启. 中华医学杂志. 1956,（6）：535.]

2. 白内障

朴某，女，56 岁。1955 年 5 月间来我所求诊。主诉患白内障 5 年之久，曾多方治疗无效。当时取翳明穴左右各刺 1 针，留针 50 分钟，患者除有酸麻之感，余无不适。因路途遥远，未能复诊。3 个月后，其子来信说：其母双目已能辨出 2 米以内衣服颜色及面部轮廓。[王文启. 中华医学杂志. 1955,（6）：536.]

翼腭窝

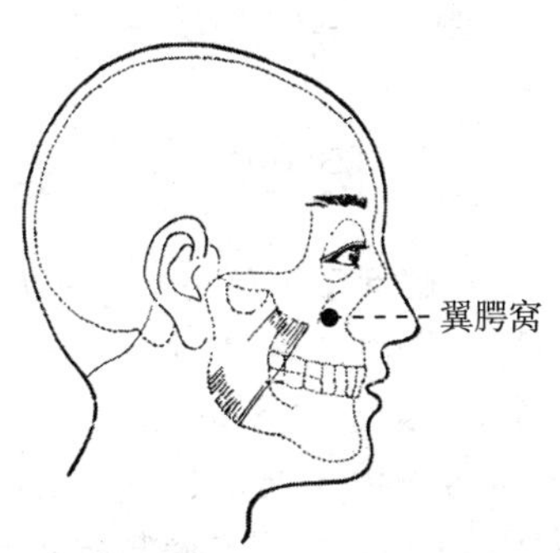

【定位解剖】仰卧，于颧弓下缘与

咬肌前缘交界处取穴。

【功用主治】通鼻窍。主治过敏性鼻炎引起的鼻塞，鼻流清涕等。

【临床应用】

过敏性鼻炎

贝某某，女，20岁，农民。反复发作鼻塞、流清水样涕3年。几乎每天上午都要打20~30个喷嚏，鼻痒，每次要用3~4块手帕，曾往苏州、杭州等医院，经激素、中药及鼻甲封闭等治疗，均无明显疗效。检查：鼻黏膜苍白水肿，鼻腔内有大量清水样分泌物，鼻分泌物嗜酸细胞涂片阳性，给予针刺双侧翼腭窝，得气后留针20分钟，第3天仅打2~3个喷嚏，鼻腔分泌物明显减少，针刺4次后鼻分泌物嗜酸细胞涂片转为阴性，上述症状全部消失，随访1年半无复发。

治疗方法：在颧弓下缘与咬肌前缘交界处，用2寸长银针垂直刺入皮下，然后将针尖向后向内并稍向上进针，直达翼腭窝，深约1.2~1.5寸，患者局部有酸胀或发麻之感即可，留针20分钟，每天1次（双侧），5次为1个疗程。[倪爱民. 上海针灸杂志. 1992,（4）：26.]

阴上穴

【定位解剖】于阴陵泉穴上方1.5寸，股骨内髁高点下方，约在内膝眼与腘窝横纹头连线的中点取穴。

【功用主治】通络止痛。主治膝关节痛，下肢内侧痛，同侧肘关节疼痛等。

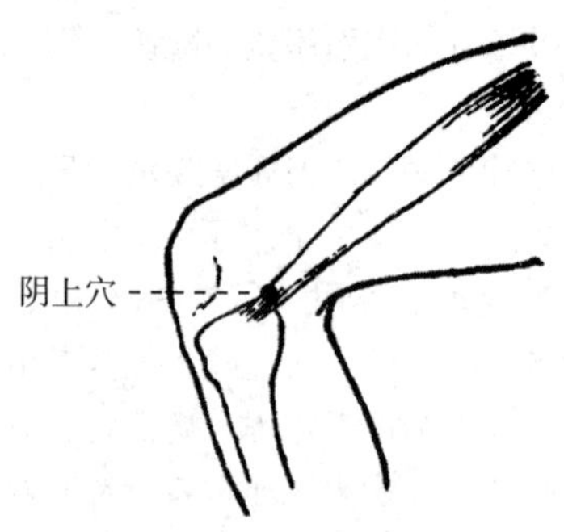

【临床应用】

肱骨外上髁炎

陈某，男，64岁，干部。右肘关节疼痛1年半余。患者于1987年11月24日因劳动后受寒而出现右肘关节部疼痛，逐渐加重。近来右上肢活动极度受限，患肢不能劳动，如提水、切菜、洗衣服等。用醋酸泼尼松封闭3次，按摩8次，仍不奏效。检查：右肱骨外上髁稍肿胀，压痛明显，前臂内外旋转受限，不能握拳。诊断：右肱骨外上髁炎。针刺同侧阴上穴，留针30分钟，起针后关节活动恢复正常，疼痛全部消失。2年后随访未复发。

治疗方法：取同侧阴上穴，找到敏感点，常规消毒后，用1寸毫针快速刺入穴位，针尖向上斜刺，得气后留针30分钟，每天1次。针留5分钟后令患者前臂做内外旋转，握拳动作。[侯士文. 广西中医药. 1991，14（1）：24.]

按语：本穴为作者自拟穴，用该穴治疗肱骨外上髁炎，其治病机制还待进一步探讨。

印堂

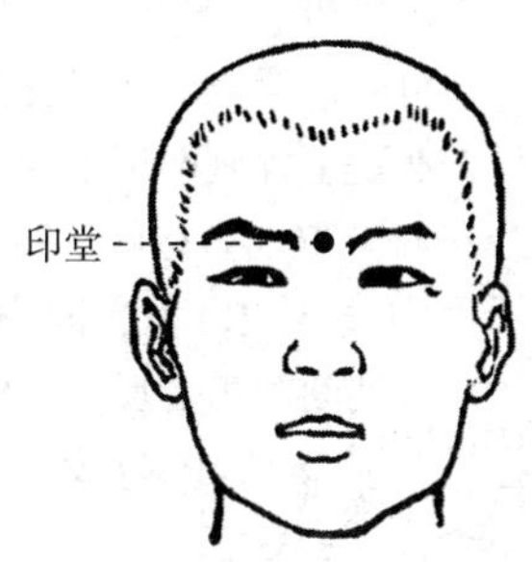

【定位解剖】正坐仰靠或仰卧，于两眉点中点取穴。

【功用主治】醒脑开窍，镇惊安神。主治头痛，眩晕，失眠，鼻渊，急、慢惊风，急性腰扭伤等。

【临床应用】

1. 胃脘痛

张某，男，50岁，教师。于2002年9月27日就诊。胃部隐痛不适2年余，近1个月病情加重，经胃镜检查诊断为慢性浅表性胃炎急性发作。经服用多种消化系统药治疗无明显疗效。检查：舌质淡红，苔白厚，脉沉弦。诊断为胃炎，取胃炎穴针刺，行泻法，经30分钟的治疗，患者即感觉胃部胀痛好转，继续治疗8次，患者诉说胃脘胀痛、不适等症状完全消失。3个月后随访未见复发。

治疗方法：选胃炎穴（印堂）常规消毒后，用1寸毫针，左手捏起局部皮肤，右手持针迅速向下斜刺入5~8分，行提插捻转手法，得气后留针30分钟，每5~10分钟行针1次，10次为1个疗程。值得注意的是，胃炎穴周围有丰富的血管，故出针后一定要用干棉球压迫针眼1~2分钟，以防局部出现皮下血肿或出血。针入1.5寸左右，行捻转手法，平补平泻，待出现针感后留针20~30分钟，期间每5分钟行针1次，行针时间以半分钟为宜。待胃痛明显好转后，令患者呼气收腹，再慢慢放松腹肌，如此反复进行5~10次。如身边无针，可以指代针压此处3~5分钟，同样可以起到止痛的作用。［常见病信息穴一针疗法：68.］

2. 头痛

（1）肖某某，男，42岁，工人。前额痛已5年，曾用过中西药物效果不显，于1977年6月来我科就诊。患者面容憔悴，自述前额绵绵作痛不断，午后尤甚。剧痛时延及颠顶和项部，头重不举，目胀，耳鸣，眩晕，嗜卧，睡眠差，多梦，精神疲乏，时有恶心呕吐，食欲不振。脉弦涩，舌质紫红。诊断为血瘀挟湿兼风之头痛。针太阳、印堂、头维，术中患者自觉痛失，出针后疼痛依旧。采用印堂穴揿针埋藏3天，头痛若失。随访5年未见复发。［胡月樵. 中国针灸. 1983，3（1）：12.］

（2）王某某，男，52岁，干部。头痛已3年，中西药治疗无效，1979年10月来我科就诊。自述前额及眉心呈持续性闷痛，每天发作数次，午后尤甚。恶心，纳呆，面色萎黄，神倦乏力，经常重力叩额，坐卧不宁。遂采用下法，印堂穴埋针1天显效，3天头痛完全消失，随访至今未发。

治疗方法：①取印堂穴；②针具：

不锈钢耳针数枚，用消毒酒精浸泡备用；③穴位皮肤按常规消毒。术者右手持止血镊子，挟住圆形针身，左手拇、食二指压住两眉头向外撑，直刺进针 3 分，使针体全部入内，随后用胶布固定；④治疗时间春夏季节 3~5 天，秋冬季节 5~7 天为 1 个疗程。嘱患者每隔 1~2 小时自己做小幅度旋转揉动（用力要轻微），自觉有针感放散即可。［胡月樵：中国针灸，1983，3（1）：12.］

3. 癔症

吴某某，女，24 岁。2 天前与其夫发生口角而失眠，头晕，头痛，次日突发仰面大笑，胡言乱语，时或不语，呼吸微弱，时或四肢肌肉抽搐，角弓反张，经当地医院针刺及注射地西泮、盐酸氯丙嗪亦不能入睡，或少眠即醒，醒后病状不减，急来就诊。患者两眼不断眨动，拨开眼睑可见眼球上下转动，余未查见其他阳性体征。诊断为癔症。细致的疏导工作配合暗示之后，针刺人中、内关、间使、三阴交、涌泉、合谷、太冲、百会等穴，无效。起针后试用印堂穴，挟持进针，向下平刺 0.5 寸，强刺激，持续提插行针半分钟，提插幅度 0.3 寸左右，先泻后补。一针刺入，患者两眼紧闭，随即入睡，50 分钟后醒来如常人。第 2 天又针印堂 1 次。住院 7 天针刺印堂 8 次，失眠、多梦、头晕、头痛、乏力症状减轻，疾病好转。随访 3 年，未再复发。［罗永山．四川中医．1991，9（12）：41.］

4. 腰扭伤

（1）陈某，男，42 岁。1990 年 4 月 8 日初诊。2 天前劳动时不慎致腰部扭伤，活动受限，不能弯腰、下蹲，行走时疼痛增剧，自服止痛片、外贴麝香虎骨膏均无济于事。经刺印堂穴后疼痛消失，活动自如，至今未见复发。

治疗方法：毫针刺两眉中间，向下深入 1 寸左右，得气后捻转，每次 1~2 分钟，可重复 2~3 次，每次间隔 10 分钟左右。留针期间令患者反复下蹲、站起，并左右扭动腰部。［周庆文．浙江中医杂志．1992，（7）：325.］

（2）徐某某，男，63 岁，工人。1980 年 4 月 24 日初诊。主诉：今日午前搬运重物品不小心将腰扭伤。当时疼痛难忍，腰不能直，亦不能弯，行走困难，动则疼痛加重。查：患者不能直腰，呻吟不止，需人扶持。腰 4~5 椎体外两侧软组织均有压痛，但以腰 4~5 椎体处疼痛明显。诊为急性腰扭伤。当即针刺印堂穴，行强刺激，留针 10 分钟。留针期间患者作前俯、后仰、左右旋转动作，5 分钟后疼痛大减，已能直腰。给予行针 1 次加强针感 10 分钟后，自述疼痛大减，活动基本正常，次日即上班工作。

治疗方法：患者取坐位或立位，穴位常规消毒后，左手拇、食指将穴位处皮肤（印堂穴）捏起，右手持 1.5 寸毫针快速由上向下（鼻尖）方刺入，进针 1 寸左右，患者有针感后，行强刺激 1 分钟（以患者能忍受为度），再留针 10~15 分钟。留针期间嘱患者做腰部左右旋转、前俯后仰及下蹲等动作。亦可以小跑步使身上出汗效果更好。不少患者1次可治愈。如不配合自身运动或运动轻者效果较差。对少数患者在留针期间可行针1~2次。经上述治疗，还有余痛，或疼痛仍不减者，可配合局部取穴。[张玉春. 中国针灸. 1984，4（2）：26.]

5. 慢性鼻炎

赵某某，女，47岁，干部。患慢性鼻炎8年，反复发作，于1979年10月21日前来治疗。当时症状：鼻塞，多脓性分泌物，经下法治疗11次而愈，随访7年，未复发。

治疗方法：①取印堂穴，快速进针，捻转得气后退至皮下，沿皮下向鼻根捻转透刺0.4~0.6寸，得气后继续捻转10~20分钟，鼻根部呈持续性酸重胀感觉后留针30~40分钟，每隔10分钟行针1次，以加强刺激。透刺时，如左侧鼻塞，针尖稍偏向左侧，右侧鼻塞，针尖稍偏向右侧；如两侧鼻塞，透刺时先稍偏向一侧，后再稍偏向另一侧，得气后留针。②用艾条温和灸鼻根部30~40分钟，上述方法隔天1次。[陶正新. 中国针灸. 1989，9（1）：13.]

6. 鼻衄

崔某，女，8岁，学生。1977年8月15日初诊。患者于半小时前，无明显诱因，突然双鼻孔流血不止，用棉球堵塞，血便由咽喉而下。虽经用苯巴比妥钠0.1g肌内注射、云南白药吹鼻、肾上腺素棉球充塞，但仍血流不止。急针刺印堂穴，约5分钟血流止，15分钟后去掉棉球未见血从鼻孔流出。[李营贵. 陕西中医. 1985，6（3）：128.]

按语：印堂穴位于额部，当两头之中间取穴。本穴虽为经外奇穴，但其位于经脉上，脉行于脊里，属于脑。故本穴具有醒神志、利鼻窍和通调督脉经气之功效。主治头痛、目眩、失眠、鼻渊、鼻衄、目赤肿痛、前额痛、急慢惊风、急性腰挫伤等。针刺时，应提起局部皮肤，向下斜刺0.5~0.8寸；或以三棱针点刺出血；也可根据所治疾病的不同，而采不同的针刺方向。如治疗目疾可透向攒竹、鱼腰，或透向睛明。刺激量以病情的虚实而定，实证多强刺激，虚证多轻刺激。治腰扭伤时，应嘱患者不断活动腰部。

鱼腰

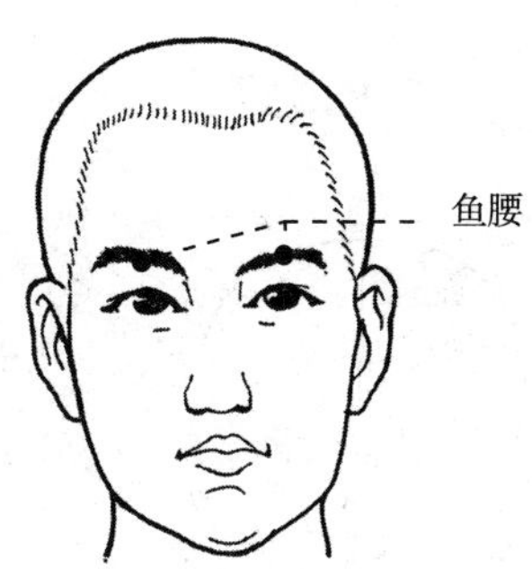

【定位解剖】正坐或仰卧，两目平视，于眉毛中间与瞳孔直对处取穴。

【功用主治】主治目疾，如目赤肿痛，目翳，眼睑下垂，口眼下垂，口眼㖞斜，眶上神经痛，心悸等。

【临床应用】

室上性阵发性心动过速

李某，女，44岁，工人。1989年

12月10日初诊。自觉心悸、心慌伴气短5小时，继往有“高血压”及“冠心病”史。查：急性痛苦面容，神清，心尖前区随心脏收缩呈抬举性搏动，第一心音强弱一致，心尖部可闻及收缩期吹风样杂音，心率172次/分，律齐，血压为25.95/13.3kPa（200/100mmHg），四肢抽动不安。心电图示：室上性阵发性心动过速，左心室高电压。按下述方法针刺双侧鱼腰穴。2分钟后心率开始减慢，10分钟后心率95次/分，症状明显减轻。

治疗方法：取双侧鱼腰穴（眉毛的中心），用1.5寸毫针平刺入皮下0.5寸，得气后留针3分钟，中间行针1次，中度刺激。[王新建. 河南中医. 1991，11（6）：36.]

止呃穴1

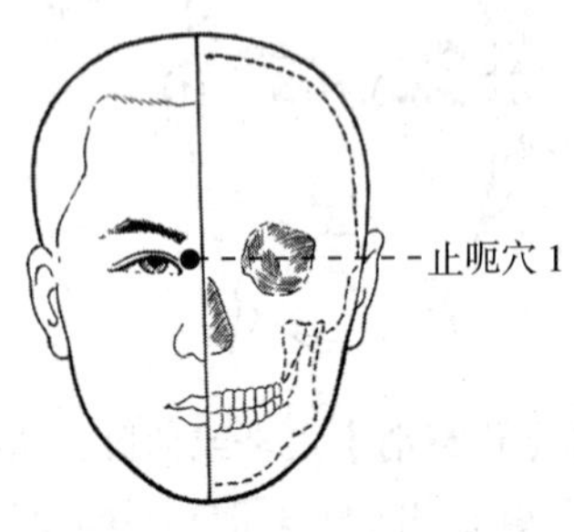

【定位解剖】正坐仰靠或仰卧，于睛明穴与攒竹穴连线的下1/3折点处取穴。

【功用主治】降逆止呕。主治呃逆，呕吐，反胃等。

【临床应用】

呃逆

刘某某，男，46岁，干部。1984年10月21日初诊。主诉：午饭后，突然呃逆持续4小时，服镇静药无效。检查：面带苦楚，呃逆声高而频，连续不断，语不成句。诊断：呃逆。遂按下法点按“止呃穴1”治疗，点穴后呃逆立即停止，唯胸膈部位有紧胀、闷憋不适之感，嘱其用气功导引。深呼吸3次后，胀闷减轻，5次后胸膈宽畅，气机条达，诸症消失。前后共治疗4分钟，1次痊愈。随访半年未复发。

治疗方法：①取止呃穴1；②患者取自然坐或站式，两目轻闭，医者用食、中两指同时点按患者目内眦旁的“止呃穴1”，以局部产生酸、麻、胀、重感觉，并传导至整个眼球为佳。（有青光眼，眼压升高者，禁止使用本法）。③导引：令患者全身放松，排除杂念，意守两目，缓慢深吸气。然后用意念将胸中吸入之气提升至两目，稍停数分钟，缓缓将气由两目沿承泣穴而下，经地仓、承浆两穴，循任脉（胸腹中线）直下神阙穴（肚脐部）；再分别循两大腿内侧、小腿内侧，至足大趾、二趾间大敦穴而出。如此反复数次，至胸壁部宽畅、无不适感结束。[宋振之. 按摩与导引. 1987,（4）：16.]

止呃穴2

【定位解剖】侧卧，于瘈脉穴的前下方，翳风穴的前上方，耳廓后耳垂的根部取穴。

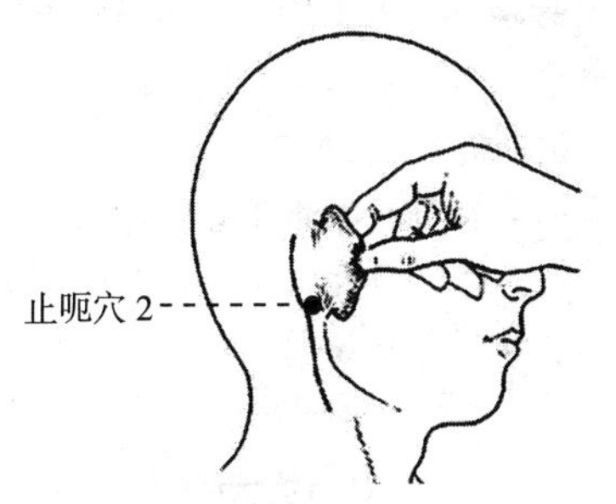

【功用主治】降逆止呕。主治呃逆，反胃等。

【临床应用】

呃逆

（1）马某某，女，35岁，护师。1991年3月31日初诊。因食后呃逆不止4小时，服用“胃药”后效果不显，即就诊于余。察之呃逆连声，不能自止，烦躁不安，诊为呃逆。当即用垂手法按压双侧止呃穴2，大约8秒后呃逆消失，随访1周未复发。

治疗方法：患者正坐或仰卧，医者以双手食指或中指分别按压两侧止呃穴2，两手指相对用力，先轻后重，以患者能耐受为度。指压下，局部即有酸、胀、麻、痛的感觉。治疗时间从几秒钟到几分钟不等。[王家顺. 新中医. 1992, 240（2）：32.]

（2）严某某，男，57岁，教师。1988年7月20日初诊。诉患“十二指肠球部溃疡”20余年。呃逆反复发作10余年，呃逆时少则数日，多则10余天方休，曾服多种中、西药物收效不显。近1周来因饮酒过多，致胃脘作痛，每隔数秒钟即呃逆一声，影响正常作息，甚感苦恼。便邀余治疗，诊为呃逆。当即按压双侧止呃穴2，大约1分钟后呃逆停止。6天后呃逆复作，照前法治疗2分钟治愈。以后每遇呃逆发作，便教其自行按压止呃穴2，无不应手而瘥。[王家顺. 新中医. 1992，24（12）：32.]

止咳穴

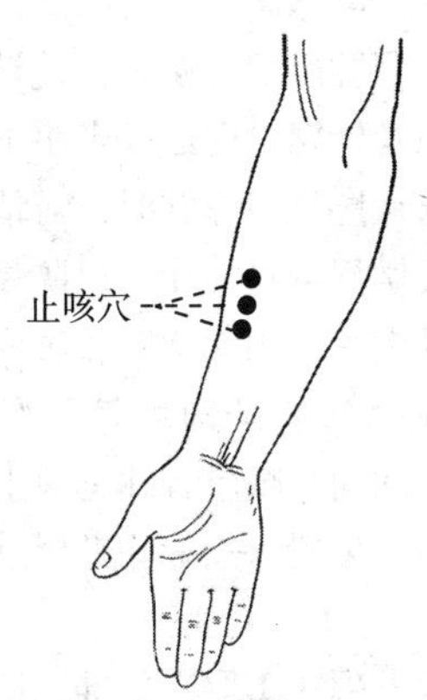

【定位解剖】伸臂仰掌，于手太阴肺经上，腕横纹上方2~4寸之间的任意一点取穴。

【功用主治】宣肺止咳。主治咳嗽，气喘，胸闷等。

【临床应用】

咳嗽

刘某某，女，36岁，教师1989年4月13日初诊。自述：咳嗽、咳黄痰已2个月有余，夜重昼轻，严重影响休息，更不能登台讲课。曾在本院卫生所肌内注射青霉素(80万u/次，2次/日)，及口服中西药均无效，特邀余针治。当晚行埋针之法，次日来述，埋针后整夜仅咳1次，且无咯痰现象，但白天干咳3次。又行埋针1次，诸症便除。随诊：其每年冬春之际，必咳嗽2个月有余（每发作1次）。自埋针后，迄今未复发。

治疗方法：取患者一侧止咳穴（一般多选用活动较少之侧），常规消毒后，医者一手固定施术部位。另一手持1枚28号3寸或3.5寸毫针，用扶持进针法，以15°角迅速刺入皮肤下，然后继续沿手太阴肺经缓慢刺入，使针尖达肌层，以患者针感过肘或医者手下沉紧为度，要求针感强。埋针时，对情绪不稳定者，要做好解释工作，以防晕针，达到针感要求后，用无菌胶布牢固固定针身及针柄。每晚睡前埋针，次日晨起针。埋针期间，嘱患者睡觉时上肢放置于针感最小位置，一般除针感外，别无不适。

注意事项：①取穴要准，即进针点可选腕横纹上2~4寸之间任意一点，但这个点不能偏离肺经，否则，即使有要求针感，也难以奏效。②针尖所达深度一定要合适，一般为触及骨膜，否则也难以获效。③埋针时间应足，一般最少4小时以上。否则，效果往往不佳。[孙瑜，等．针灸学报．1993，9（1）：12.]

按语：本穴为医者自拟穴，但其分布仍在手太阴肺经上，肺主气，主宣发肃降，肺气失宣，肺气上逆则咳嗽。离穴不离经，直接沿经脉刺，也可激发经气，达到调降肺气、止咳平喘的目的。此法的应用类似于踝腕针疗法，进针点相当于上3区。只是此疗法强调针感，且向上传导，腕踝针不强调针感。

《中国针灸大辞典》所载“止咳穴”位于手掌桡侧缘，第1掌骨基底凹陷后5分处，约鱼际后5分。此穴也位于手太阴肺经循行路线上。

止呕穴

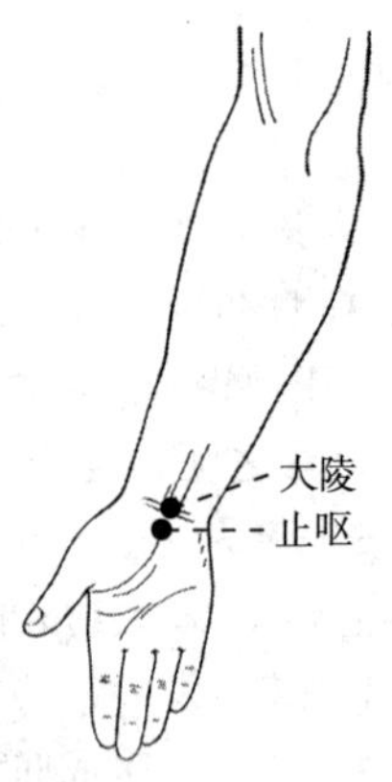

【定位解剖】伸臂仰掌，腕横纹正中点（大陵）穴下0.5寸处取穴。

【功用主治】宽胸利膈，和胃降逆。主治呃逆，呕吐等。

【临床应用】

呕吐

张某某，女，1岁，呕吐泄泻2天，日夜泻10余次，呕吐20余次，发热、厌食，食物药水均难下咽，诊时已呈重度脱水，体质极差，经刺两侧止呕穴，强刺激，不留针，1次呕吐消失，服药饮水不再吐出，经补液服药治愈。

治疗方法：本穴位于手掌面，腕横

纹正中区下 0.5 寸处（同身寸），即大陵穴后下 5 分，两手共 2 穴。针法：用 1~1.5 寸毫针斜刺，针体呈 15°~30° 角，针尖刺向中指端，即透向手针疗法穴位“胃肠点”，大幅度捻转强刺激，留针 10 分钟左右，小儿患者可不留针，呕吐轻者刺一侧，重者刺两侧。[李珍杰. 辽宁中医. 1979,（1）：31.]

按语：本穴为作者自拟穴，其临近手针疗法中的“胃肠点”和小儿推拿中的“小天心”穴，与经脉的关系是：其位于手厥阴心包经的循行路线上，心包与三焦经相表里，刺激该穴可理气和中，降逆止呕。本穴可以针刺也可以手指掐揉。

止泻穴

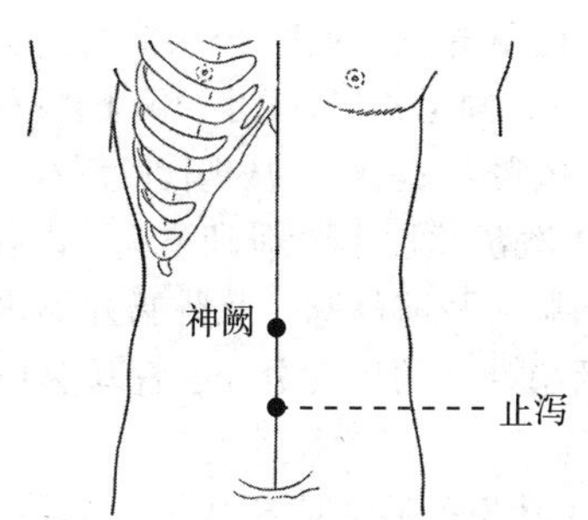

【定位解剖】仰卧，于前正中线上，脐下 2.5 寸处取穴。

【功用主治】健脾化湿，止泻。主治泄泻。

【临床应用】

小儿泄泻

张某某，男，7 个月。因多吃硬饼干而致消化不良，引起腹泻，每天 6~7 次，黄水样便，伴呕吐腹胀。治前检查体温 38.1℃。诊为婴幼儿腹泻。用该法治疗 1 次，当日呕吐止，腹泻 2 次，第 2 天腹泻止，体温恢复正常，痊愈。

治疗方法：患者仰卧床上，助手以两手扶住其腹部两侧。取止泻穴（腹中线，脐下 2.5 寸）：局部常规消毒，针头垂直刺入皮肤，深度为 0.5~1.0cm。快速推入药物。每次注射 1~2ml（黄连素 1~2mg），拔针后按压针眼片刻，以防药液外溢或出血。每天 1 次，每次错开一点针眼，可连续注射。[孙岳山. 辽宁医药. 1977,（3）：47.]

中魁

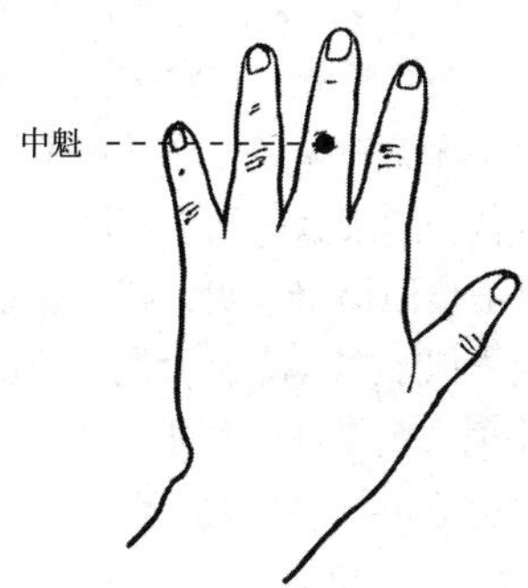

【定位解剖】握拳，掌心向心，于中指背侧近端指骨关节横纹中点取穴。

【功用主治】和胃降逆止呃。主治噎膈，翻胃，呕吐，呃逆，牙痛，鼻出血，白癜风。

【临床应用】

1. 呃逆

（1）郑某某，男，62 岁。1982 年 9 月 9 日入院。原有左侧肺癌史，因咳嗽气喘间歇发热 8 个月而入院。患者于 10 月 2 日诉呃逆，动则气喘，曾用多种疗法无效，于 10 月 5 日邀我们会诊。症见呃逆连声，形体消瘦，病情日趋恶化，脉沉细，舌质红无苔。此津液枯耗，阴精亏损，肾不纳气，上逆为呃，治以灸中魁 7 壮，每天 1 次，共灸 6 次而止。[华延令，等. 上海针灸杂志. 1984,(1)：18.]

按语：中魁位于手中指背侧，当近端指节的中点取穴。本穴具有理气和中功效。主治呕吐，呃逆，翻胃，牙痛，鼻衄等。临床多采用灸法，也有用线捆扎该穴治疗鼻衄的方法，每多灵验。

（2）金某某，男，49 岁，干部。入院日期：1982 年 8 月 20 日。发现肺癌 20 个月。9 月 18 日因呃逆不止，经用针刺、药物治疗其症状未减，遂邀我们会诊。症见呃逆频作，其声不扬，舌质红少苔，脉细数。初诊有阴虚内热之象，复由痰浊稽留太阴，肺气虚惫，发为呃逆，拟予顺气降逆为先。用麦粒大小艾炷灸中魁 7 壮，每天 1 次，共治 3 次，呃逆即止。[华延令，等. 上海针灸杂志. 1984,(1)：18.]

2. 鼻衄

姜某某，女，13 岁，学生。1982 年 2 月 19 日在放学回家路上，突然两鼻出血不止，余出诊相遇，将双手中指中节紧扎后，鼻出血即由少渐无。

治疗方法：用绳扎紧中指中节，左鼻出血扎右手，右鼻出血扎左手，两鼻出血则两手同时扎，血止片刻（约 10 分钟），则需解开。[陈小勇. 四川中医. 1983,(4)：41.]

中平穴

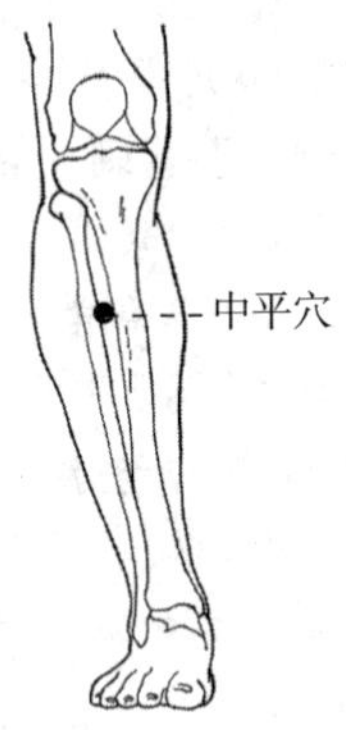

【定位解剖】又称肩周穴，系经外奇穴之一，位于小腿腓侧，腓骨小头与外踝高点之连线上，或髌骨中线与踝沿连线之中上 1/3 点，即阳明胃经小腿部之循行经线上，即膝下 5 寸，足三里穴下 1 寸，阑尾炎穴上 1 寸，偏于腓侧处，上巨虚穴上 2 寸处。从现代解剖看，此穴位于胫前肌，趾长伸肌之间，内有胫前动脉，胫前静脉，及腓肠外侧皮神经及隐神经的皮支分布，深层为腓深神经。

【功用主治】对肩周炎有较强的镇痛作用，而且对循环系统的心绞痛，消化系统的溃疡病，胃炎胆囊炎、阑尾炎，神经系统的头痛，肋间神经痛，痛经也有明显的镇痛作用，此外对颈椎综合征，坐骨神经痛，颈肩肌筋膜炎，肩袖损伤，胸廓出口综合征，肱骨外髁炎等亦有一定的镇痛作用。

【临床应用】

肩关节周围炎

（1）赵某某，女，48岁，工人，1985年4月10日就诊，主诉右肩关节疼痛3个月。自述因劳累后受凉有关，检查上举100°，外展60°，外旋0°，X线拍片未见骨质异常，化验血沉正常。西医诊断为肩周炎，采用针刺肩周穴补泻交替，一次疼痛消失，功能恢复满意。

治疗方法：针刺方法为交叉取穴，左肩发病针右侧穴位，右肩发病刺左侧穴位，双肩发病取双侧穴位。患者取坐位，局部常规消毒，采用28号毫针2.5~5寸（4~10cm）取穴准确后，行直刺法，大幅度提插捻转。患者可感酸麻胀向下传导至外踝关节、脚面或脚趾，或向上传导膝关节以至大腿内侧，个别患者针感可传导患侧肩部。令患者活动患肢，做上举，外展，内旋，外旋等功能锻炼；如果患侧痛点明显，可用毫针针刺健侧相应的痛点部位，不留针。

按语：对急性期，因疼痛引起的功能障碍，没有形成严重粘连，针刺后疼痛消失，肩关节功能恢复正常者，可不留针，对后期粘连较重，可留针20~30分钟，5~10分钟行针一次，一般20分钟或半小时即可，7次为1个疗程。体质好每天1次，年老体弱者隔天1次或每周两次。对于后期患者，粘连较重，应配合局部按摩，普鲁卡因封闭效果较好。对体虚久病患者于法易补泻结合，以补为主。

注意事项：明确诊断，提高疗效，排除颈椎骨质增生压迫神经引起的颈肩综合征，以及其他疾病引起的肩凝症；取穴准确，防止出血，此穴分布离股前动脉、静脉较近，故针刺时偏于腓侧，避免针刺于血管上，引起出血；小腿肚胀痛解除方法：有的患者针刺到胫神经，往往引起小腿肚胀痛，不敢行走，可以针刺上肢对侧曲池穴，一般以针刺腓深神经即可。［肩周炎一针疗法：38.］

（2）轿云，男，60岁，化学工业部干部，于1987年11月29日就诊。患者自述右肩疼痛10年了，于9月初症状加重，影响工作，生活自理困难。检查：上举110°，外展30°、三角肌压痛明显。化验抗欧，血沉未见异常。脉沉细，舌质淡红苔，中医证属风寒痹，西医诊断为肩关节周炎。治则疏经通络，活血止痛，取中平穴，手法行强刺激，用力提插捻转，同时活动上肢。立时疼痛减轻，留针20分钟，行针3次，患肢功能基本恢复正常，为巩固疗效令7天后再扎1次。

治疗方法：同案（1）。［肩周炎一针疗法：41.］

（3）潘建华，女，51岁，北京国棉三厂退休工人，于1987年1月13日初诊，自述右肩疼痛一年，夜间加重，肩背酸痛，遇冷加重。检查高冈，肩胛，三角肌压痛，上举100°，外展30°。曾在北京某某医院诊断为肩关节周围炎，经用中西药治疗、效果不甚明显，故来针刺治疗。笔者用一根3寸毫针，直刺中平穴，行强刺激与弱刺激相结合，患者感到针感顺腿向上传导，活动上肢疼痛消失，恢复正常。

治疗方法：同案（1）。[肩周炎一针疗法：41.]

（4）宫某某，男，58岁，离休干部，1987年7月就诊，主近左肩关节疼痛半年，经某某医院封闭理疗效俱不佳。检查上举110°，外展50°，肱二头肌短头肌腱、三角肌压痛（+++），夜间疼痛难忍，临床诊断为肩关节周围炎，治疗采用28号毫针3寸一根，针刺患者右下肢中平穴，行强针刺法，患者针感明显传导至脚尖，同时令患者活动患肢，疼痛明显减轻，功能明显改善，两天后针刺二次病告痊愈。1988年11月随访功能完全正常。

治疗方法：同案（1）。[肩周炎一针疗法：47.]

（5）赵某某，女，32岁，北京丰台区某某小学教师。1988年3月就诊，主诉左肩疼痛4个月，检：上举50°，外展45°，内收35°，后伸35°，三角肌、肱二头肌腱压痛。经诊断为肩关节周围炎。经针刺右下肢中平穴，患者自述针感明显向下传导，令患者活动患肢，立感疼痛减轻，关节功能明显改善，经行针两次，疼痛基本消失，关节功能正常。

治疗方法：同案（1）。[肩周炎一针疗法：50.]

（6）一瑞士外宾，女，教员，右肩关节疼痛2个月，影响写字，影响睡眠，经宾馆翻译介绍来我院。检查肱二头肌腱压疼，功能未见明显障碍，针刺左下肢中平穴，行针20秒，患者感明显下传，令患者活动患肢，疼痛消失，反复试举，写字均正常，立即起病告痊愈。

治疗方法：同案（1）。[肩周炎一针疗法：50.]

中泉

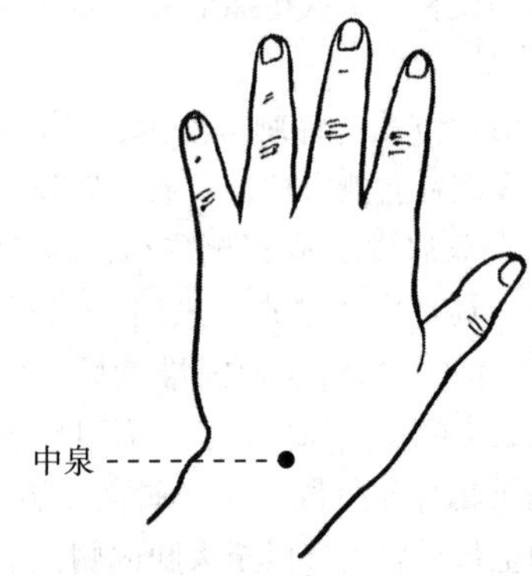

【定位解剖】伏掌，于手腕背侧阳溪穴与阳池穴连线的中点，指总伸肌腱桡侧凹陷中取穴。

【功用主治】舒筋通络。主治腕部、手背疼痛，掌中热，手指拘挛，也可用于胸胁胀痛，咳嗽，气喘等。

【临床应用】

手指抽搐

刘某某，女，16岁。左手食指、中指、无名指及小指均发生抽搐，每分钟抽动约30次。经某医院诊断为指末稍神经炎，针灸和用药数月均无疗效。于1976年10月11日初诊。经四诊合参，诊为手指瘈疭。治则：循经取穴，舒筋养脉。取穴：合谷、内关、外关、养老、曲池、尺泽、阳池、少海穴，均用刺法，针治7次，毫无效果。我思索良久，选取奇穴中泉，刺入0.3寸，得气后，瘈疭立即消除。至今未再复发。［王选伟. 陕西中医. 1985（1）：7.］

按语：中泉别名池泉，其位于腕背侧横纹中，当指总伸肌腱桡侧的凹陷处。本穴可治胸胁胀满，咳嗽，气喘，胃脘疼痛，掌中热，手指拘挛，腕关节痛等。

阿是穴

1. 眩晕

（1）有人苦头眩，头不得举，目不得视积年，佗[①]使悉解衣倒悬，令头去地一二寸，濡布[②]拭身体，令周匝，候视诸脉，尽出五色。佗令弟子数人以铍刀[③]决脉五色血尽，视赤血，乃下，以膏摩被覆，汗自出周匝，饮以葶苈犬血散，立愈。［历代针灸名家医案选注：26.］

按语：①佗：指华佗。②濡布：湿布。③铍刀：指铍针。

（2）帝[①]头眩不能视，待医张文仲、秦鸣鹤曰："风上逆，砭头血可愈。"后内幸帝殆，得自专，怒曰："是可斩，帝体宁刺血处耶？"医顿首请命，帝曰："医议疾，乌可罪？且吾眩不可堪，听为之。"医一再刺，帝曰："吾目明矣！"言未毕，后帘中再拜，谢曰："天赐我师"，身负赠宝以赐。［历代针灸名家医案选注：27.］

按语：①帝：指唐高宗皇帝。

2. 偏头痛

李某，女，30岁。右头颞部疼痛反复发作10余年。常呈搏动性钝痛或刺痛，痛势剧烈时累及前额，伴右眼胀痛、畏光、恶心，常在劳累、紧张、睡眠不足或经期时发作。近因劳累太过，情绪激动而诱发，已10余天，每2~3天发作1次，每次持续5~6小时不等，甚至更长。伴恶心，右眼眶部胀痛，视物模糊，昨经水来潮，量少，色紫暗，苔薄，脉弦。经脑电图检查未见异常。按下法治疗1次头痛明显减轻，恶心消失，右眼眶胀痛好转，1个疗程后，头痛完全消失，为巩固疗效，用针刺法继续1个疗程。随访半年，未见复发。

治疗方法：取头颞部浅表怒张之静脉，先用2.5%碘酒棉球，然后再用75%酒精棉球消毒后，选7号注射针用轻浅手法，快速刺入，并摇大针孔，使之出血0.5~1ml。如未见出血，则可用拇、食指轻轻挤捏，务令其出血为度，每隔3~5天治疗1次，7次为1个疗程。

注意事项：①治疗时当避开粗大动脉，形体肥胖、体质壮实者，出血量可稍多；形体瘦薄、体质虚弱者，出血量宜少。②属肝阳上亢型者效果尤佳。③有原发性出血倾向者，不宜使用本法。［杨善杏. 浙江中医学院学报. 1993，17（1）：48.］

3. 甲状腺功能亢进

齐某，女，44岁，技术工人。因甲状腺肿大伴突眼、发脾气2个多月，于1990年8月14日就诊。检查：患者体形略瘦，表情急躁，双眼略突，心率每分钟40次，心律整齐，血压18.62/10.64kPa（140/80 mmHg），甲状腺略肿大，无触压痛，未触及实质性包块，脉弦数，舌质红，苔厚白，其余未见异常。诊断为甲亢，取甲亢穴（双侧）针刺，治疗2次后，患者自感情绪好转，睡眠改善；治疗6次后，心慌、乏力明显好转；治疗14次后，自觉症状基本消失，突眼亦明显好转，T3和T4指标检验全部正常，临床治愈。半年后随访未见复发。

治疗方法：取双侧甲亢穴常规消毒后，用2寸毫针垂直刺入0.5~1寸，先行小幅度提插，然后再行快速捻转手法，以泻为主，但手法宜轻不宜重，以免伤及腺体内的大血管。配穴：对突眼者，可配针刺睛明、四白、鱼腰、丝竹空穴；心慌、气短者，配内关、神门；消瘦、多汗者，配三阴交、足三里穴。隔1~2日治疗1次，12次为1个疗程。对重症甲亢或出现甲亢危象者，应建议去专科医院进行治疗。[常见病信息穴一针疗法：65.]

4. 单纯性甲状腺肿

崔某某，男，23岁，工人。3年前发现颈部一硬结，后逐渐增大，但未见其他不适。曾认为系肿瘤而去某医院诊治，经检查确诊为单纯性甲状腺肿。用药甚多未能控制其生长。近几个月来发现其增长迅速而求针刺治疗。检查：颈部有一如鹅蛋大肿物，触之较硬，按压无疼痛，可移动，身体其他检查未发现异常。诊断：单纯性甲状腺肿。

治疗方法：①取穴：阿是穴；②选1.0mm直径粗针直刺肿块。从不同角度针4针，留针半小时，出针时压迫针孔片刻。三诊时甲状腺肿块明显减小，状如鸡蛋大；八诊甲状腺肿如桃核；十二诊甲状腺如杏核大；十七诊甲状腺肿消失。2个月后随访，未见复发。笔者采用此法治疗该病10余例，均将肿块消除。[粗针疗法：26.]

5. 颞颌关节炎

晏某某，男，38岁，驾驶员。1984年11月5日初诊。主诉：右侧颞颌关节疼痛、肿胀，进行性加重2月余，在当地医院未予确诊，仅按一般炎症治疗，先后服用吲哚美辛、穿心莲及10余剂中药，肌内注射庆大霉素仍无好转。经采用下述方法治疗2次后疼痛大减，4次后症状基本消失，患者大喜。

治疗方法：切生姜1片约0.3cm厚，置于患处，点燃艾炷，其温热至患者能忍受为度，每天2次，每次15分钟，3天为1个疗程。[陈长银．中医骨伤科．1986,(3)：28.]

6. 肱骨外上髁炎

（1）吴某某，女，35岁，农民。1991年12月10日初诊。自述右肘酸痛，端物困难年余，曾作醋酸氢化可的松局封2次，症状消失1个月后复发。以后又做过3次局封，病情无改善。检查：右侧肱骨外上髁略肿，压痛明显，屈腕旋转试验阳性。局部压痛点麦粒灸7壮。40天后疮痂脱落，症状、体征完全消失。半年后随访，无复发。

治疗方法：患者坐位，屈患肘，在肘部痛处找明显压痛点，放赤豆大小艾炷点燃，连续灸5~7壮，使局部灼伤。灸疮除保持清洁外，无需做特殊处理。[吴爱莉，等．浙江中医杂志．1993,(3)：133.]

（2）刘某某，女，47岁，工人。1983年4月19日初诊。自述右臂及肘关节疼痛4年，用力握拳及旋转前臂时疼痛加剧，经中西药、电针、封闭等治疗均无效，现已无法劳动。检查：右上肢无红肿、结节，唯肱骨外上髁压痛明显。治疗，将艾炷置于痛点上，如下法灸之。隔5天在原疤附近选点再灸，共3次治愈。近访，自灸治后疼痛完全消失，已从事劳动2年余。

治疗方法：①原料：按通用“太乙神针”配方，即硫黄6g，乳香、没药，松香、桂枝、杜仲、枳壳、皂角、细辛、川芎、白芷、独活、雄黄、丁香、全蝎各3g，将上药碾为细末，加麝香3g，与上等陈艾绒90g和匀密闭。或购市售有药之艾条，将药艾绒中杂物去除，碾细，加入麝香少许和匀待用。②根据艾灸部位和疾病不同，可将艾炷搓成大小不等的圆锥体。注意艾绒宜用力搓紧，达到掷地不散，先搓成纺锤状，然后压平一端即成，治疗时将艾炷放于灸治穴位或痛点上，点燃艾炷，徐徐按压附近穴位以减轻灼痛，当艾炷燃烧将尽，患者灼痛难忍时，急用先备之金属盒（小针盒之类）速压至灭。[卢静．新疆中医药．1988，23（3）：35．]

7. 桡骨茎突部狭窄性腱鞘炎

王某某，女，38岁，干部。1981年5月7日初诊。自述右手腕疼痛2个月，日渐加重，拇指无力，握拳外展时出现剧痛，手腕动作不灵，常因握物不稳而打碎物品，其他方法治疗多天无效。检查：桡骨茎突部（列缺穴处高骨）肿大，有明显压痛。治疗：搓艾炷如枣核大，置高骨上灸之，1次痛大减，2次而愈。1年后随访，未再复发。

治疗方法：①原料：按通用“太乙神针”配方，即硫黄6g，乳香、没药，松香、桂枝、杜仲、枳壳、皂角、细辛、川芎、白芷、独活、雄黄、丁香、全蝎各3g，将上药碾为细末，加麝香3g，与上等陈艾绒90g和匀密闭。或购市售有药之艾条，将药艾绒中杂物去除，碾细，加入麝香少许和匀待用。②根据艾灸部位和疾病不同，可将艾炷搓成大小不等的圆锥体。注意艾绒宜用力搓紧，达到掷地不散，先搓成纺锤状，然后压平一端即成，治疗时将艾炷放于灸治穴位或痛点上，点燃艾炷，徐徐按压附近穴位以减轻灼痛，当艾炷燃烧将尽，患者灼痛难忍时，急用先备之金属盒（小针盒之类）速压至灭。[卢静．新疆中医药．1988，（3）：35．]

8. 肩胛骨疼痛

唐某某，女，62岁。患者因左大腿外侧包块于1991年10月23日入院准备手术治疗。住院期间，某日突发右侧肩胛部剧烈疼痛，见其表情痛苦，呻吟不止，辗转于床，立即给予口服止痛片，肌内注射复方氨林巴比妥等措施，然痛苦未解，于是改用针刺治疗，在肩胛部寻找明显压痛点，行“四花刺”持续提插捻转泻法1次即愈。3天后患者左侧胸大肌部又出现剧烈疼痛，用同样方法针刺，也1次收效，未见复发。

治疗方法：穴位常规消毒，用4根2寸长不锈钢针在阿是穴处进针，分别向上下（或前后）左右方向斜刺，每根毫针均斜向对侧刺，使针身至相交叉成“四花”状，行提插捻转泻法，持续治疗3~5分钟，然后留针30分钟，并可间歇运针。[周建伟．四川中医．1992，（6）：49．]

9. 肩关节周围炎

阚某某，男，36岁，干部。右肩背疼痛5~6年，经针灸、理疗等治疗而愈。就诊半月前因受凉而复发，右肩关节酸痛并放射至右背，夜间为重，有时影响睡眠，肩关节活动受限，以下法治疗 5 次而愈。

治疗方法：正坐垂肩，医者先在三角肌前后缘按压寻找压痛点。于压痛点处呈 45° 角向下斜刺 1~1.5 寸，行提插捻转手法，短促行针，起针后视局部具体情况，选用口径适当之火罐拔 10~15 分钟，每天治疗 1 次。[针灸临证集验：164.]

10. 胸膜炎后肋间神经痛

乔某，女，32 岁。主诉：3 年前患左侧胸膜炎，愈后遗肋间神经痛，近月来疼痛加剧，为持续性刺痛，甚则不能安眠及深呼吸，时向背部放射，服镇痛药等治疗不佳，前来就诊。检查：左侧胸廓下陷，在腋前线第 6 肋骨缘有压痛，刺“皮三针”后令其带针做深呼吸及躯体活动，10 分钟后疼痛减轻，为巩固疗效，用胶布固定针柄到睡前取针，每天 1 次，计 3 次后胁肋疼痛完全消失。1 年后随访未见复发。

治疗方法：针刺前沿肋找准痛点，用 75% 的酒精棉球进行常规消毒。以拇、食两指挟持针柄，中指挟持针身，针柄与皮肤呈 5~15° 角，针刺方向以顺沿肋间横刺为原则（与经络循行呈“+”字型），针柄置于与皮肤呈水平线，然后以直刺法向前推进 1~3cm，必要时施捻转手法得气。注意：进针深度以刺于皮下隔皮可触为度。过浅可引起疼痛，过深则影响活动。如有不舒可将针拔至皮下再刺入，针好后以不痛又不影响活动为佳。一般留针 30 分钟，严重者可用胶布固定针柄，留针可达数小时或更长时间（注意消毒，以防针孔感染）。在留针期间可捻转针柄 1~3 次加强刺激。如果痛点转移，可在新痛点如法再刺，此谓跟踪追刺。每天 1 次或隔天 1 次。[郑英斌. 上海针灸杂志. 1993，12(1)：34.]

11. 肋间神经痛

刘某某，男，19 岁，木工。1980 年 5 月 6 日初诊。自述右侧胸痛 20 多天，在深呼吸和跑步时加重，否认有外伤史。检查：右锁骨中线外侧 2cm 处，当第 5 肋间隙有明显压痛，压痛点范围 2cm × 3cm，深呼吸时疼痛加重。诊断：肋间神经痛。

治疗方法：取左侧第 5 肋间，寻得与右侧痛点相对称的点，即对应阿是穴，得气后针感向穴周扩散，使针感持续约 2~3 秒钟后，患侧疼痛消失。再令患者做深呼吸，不再疼痛，压痛消失。5 月 7 日二诊，胸痛消失。8 月 20 日随访，未见复发。[何友信. 中医杂志. 1982，23（10）：57.]

12. 腰痛

（1）有妇人久病而腰甚痛，腰眼忌灸，医以针置火中令热，缪刺痛处，初不深入，即而痛止。[历代针灸名家医案选注：12.]

（2）王某，男，38 岁，工人。1978 年 9 月 4 日初诊。3 天前晨起始感腰胀痛，弯腰伸腰均困难，且伴右髂后痛。检查发现右侧腰 3 横突尖压痛明显，右臀上皮神经有压痛。作右腰 3 横突尖点按 1 次，次日痛减轻，第 3 天腰部活动正常，痛减大半，7天后疼痛完全消失。

治疗方法：①取穴：腰部肋背角与髂背角两点联线的中点向外移至与骶背肌外缘的交点处，在此点上用拇指尖向前内方深压即可触及第3腰椎横突尖。②患者俯卧，全身肌肉放松，医者拇指从患侧压住腰3横突尖，保持接触固定不移，在局部作旋转按压，由轻渐重达到患者能忍受的限度为止，时间一般2分钟，结束时局部发红、凹下，做肌肉皮肤一般按摩。[巫光祥. 雅安医药. 1980,(4)：23.]

(3) 李某某，男，32岁，工人。1989年4月11日初诊。自述1个月前闪伤腰部，当时腰痛剧烈，活动困难。经外用痛肿灵及伤湿膏后疼痛稍减轻，但1个月后仍感疼痛，活动不利，遂来我科诊治。症见腰痛，活动不利，尤以前屈及右侧弯明显。检查：右侧腰肌紧张、压痛，以第3腰椎横突处及第12肋下缘处明显。拟诊：右腰肌劳损。给予下述推拿手法治疗，隔天1次，经3次治疗后，症状消失，功能正常，随访半年未见复发。

治疗方法：先检查压痛点，并寻找压痛最明显的激痛点。用手掌按揉或滚3~5分钟，然后用拇指或肘尖在压痛点处按压弹拨强刺激，根据患者年龄、体质和部位不同手法用力而异，以达到强刺激为度，最后用手掌揉局部结束手法。每天或隔天治疗1次。[裴龙丰. 广西中医药. 1993，14(2)：60.]

13. 急性腰背痛

白某某，女，54岁。昨晚因弯腰端水盆而致背部剧痛，并向前胸呈放射性刺痛，俯仰活动明显受限，深呼吸时疼痛加剧。检查：腰背部呈板状，第5~6胸椎后关节紊乱。按下法治疗并配合深呼吸运动后，当即症状消失而愈。

治疗方法：取穴：曲池下2寸，手三里穴旁开5分，压痛敏感处是穴。医者以拇指在敏感区探压寻找最痛点，然后由轻渐重用力按压，顿时患者感到全身冒汗，旋即腰背放松，疼痛锐减，此时可嘱患者俯仰转侧活动腰背部，如此持续3~5分钟，患者感腰背痛消而愈。[李兆榜. 按摩与引导. 1992,(5)：28.]

14. 股外侧皮神经炎

石某某，男，16岁，学生。1974年6月27日初诊。患股外侧皮神经炎2年，左腿股外侧麻木、酸胀，知觉减退，左腿沉重，不能走远路，受寒或劳累后症状加重。用皮肤针叩打阿是穴后，再用艾条灸烤60分钟，隔天1次。治疗5次，麻木感即减轻，左腿走路较前有力。共治疗13次症状消失。

治疗方法：局部常规消毒后，用皮肤针叩打，先从异感区与正常感觉区交界处开始，由外向内旋转式叩打至异感区中心为止，如此反复至皮肤红润并微出血为度，再用艾条灸30~60分钟，隔天治疗1次。[针灸临证集验：159.]

15. 急性淋巴管炎

(1) 王某某，男，46岁，干部。1977年4月21日初诊。患者因畏寒、头痛、恶心而就诊。检查：体温38℃，脉浮数，从列缺处起一红线沿前臂上行，经上臂内侧至中府，局部热痛，腋窝淋巴结肿大。诊断为急性淋巴管炎。挑刺阿是穴 2 次而愈。

治疗方法：从病灶处沿红线上行，寻找红线尽头，红线尽头找到后，将整条红线常规消毒。医者左手拇、食二指先捏起红线尽头并提起，右手持消毒三棱针刺使其微出血。然后每隔 1 寸左右挑 1 针，挑至原发病灶附近为止，均刺出血，挑刺完后，再用紫药水涂擦针孔即可。[针灸临证集验：177.]

（2）张某某，男，44 岁。于 1975 年 6 月 18 日初诊。自述 2 天前因指挥水库施工，不慎被石头撞伤左跗趾，随即由工地医务所包扎，注射青霉素 2 天，效果不显，今晨又觉左腿内侧抽掣疼痛，检查发现从伤口至大腿内侧有一条红线向上蔓延，即来求治。诊见：一条红丝自左足拇指外侧大敦穴处起，沿足厥阴肝经向上走窜，延伸到阴包穴上 1 寸处，在其尽头处压痛明显，左侧腹股沟淋巴结肿大，脉弦数，舌质红，苔黄。归经辨证：此属足厥阴肝经病候，乃感染病毒，走窜经脉之疔毒，治宜泄热，解毒，通瘀。遵下法，针刺 1 次，用强刺激泻法，留针 10 分钟后，其红丝逐渐消退，左腿抽痛已轻。第 2 天来复诊，红线全失，伤口基本痊愈，半月后随访未再复发。

治疗方法：在发于上肢或下肢的红丝疔尽头处，以针柄压之剧痛部位为“阿是穴”，经行局部常规消毒，用 2 寸 28 号针 1 枚，以套管进针法在其顶头处快速进针，施提插捻转法，平补平泻法或单用泻法，予以中等或强刺激，针深 1~1.5 寸，得气后，视红线消退的快慢，酌情留针 5~15 分钟，留针时每 3 分钟运针 1 次。每天针刺 1 次，1 次不愈者，可连续针 2~3 天。[刘贵仁. 江西中医. 1986,(1)：43.]

16. 手背肿痛

邓某某之妻，47 岁。1977 年 5 月初诊。患者于 5 天前触伤右中、食指，当即手背肿大，自称小伤，不日自愈，谁知愈肿愈大，始来就诊。检查见右手背及中、食两指肿大如发面，无青紫红斑，无骨折、脱位。自述患部胀痛不适，中食二指因肿胀而不能弯曲。为其在左脚背“阿是穴”对应处刺一针，嘱自行活动两指，留针 10 分钟后，患者惊奇地告诉“肿已全消退，手指也能弯曲了”，视之果然，再留针 10 分钟出针，以后未复发。[欧阳配章. 中医骨伤科. 1986，2（3）：60.]

17. 肿毒

（1）一男子右腿赤肿痛，脉沉数。用当归拈痛汤，四肢反痛，乃湿毒壅遏。又沉下部，药难达，非药不对症，遂砭患处，去毒血，仍用前药，1 剂顿减，又 4 剂而消。[历代针灸名家医案选注：67.]

（2）一男子患丹毒，焮痛便秘，脉数而实，服防风通圣散不应，令砭患处，去恶血，仍用前药而愈。[历代针灸名家医案选注：67.]

（3）一老人冬月头面耳项俱肿，痛甚，便秘，脉实。此表里俱实病也。饮防风通圣散，不应。遂砭患处，出黑血。仍投前药，即应，又以荆防败毒散而瘳。盖前药不应者，毒血凝聚上部经络，药力难达故也。恶血既去，其药自效。或拘用寒远寒，及年高畏用硝黄，而用托里，与夫寻常消毒之剂，或不砭泄其毒，专假药力，鲜不危矣。[历代针灸名家医案选注：66.]

18. **发背**

一男子年逾五十，患发背已五日。肿大痛，赤晕尺余，重如负石，势炽甚。当峻攻，察其脉又不宜，遂先砭赤处，出黑血碗许，肿痛顿退，背重顿去；更敷神功散，及服仙方活命饮二剂，疮口及砭处出血水而消。大抵疮毒势甚，若用攻剂，怯弱之人必损元气，因而变证者众矣。[历代针灸名家医案选注：85.]

19. **悬痈**

（1）一男子患悬痈，脓熟不溃，胀痛，小便不利。急针之，尿、脓皆利。更以小柴胡汤加黄柏、白芷、金银花，4剂痛止，以托里消毒散，数剂而愈。常见患者多不肯用针，待其自破，殊不知紧要之地，若一有脓，宜急针之，使毒处发，不致内溃。故前人云："凡疮若不针烙，毒结无从而解，脓瘀无从而泄。"又云："宜开户以逐之。"令之患者，反谓地部紧要，而不用针，何其相违之远矣！[历代针灸名家医案选注：76.]

（2）一弱人患囊痈，脓熟胀痛，大小便秘，急针之，脓出3碗许，即鼾睡，觉后神思少健，但针迟，虽敷解毒药，亦溃尽矣，故用托里药，30余剂始瘥。大抵此证，属阴道亏，湿热不利所致，故滋阴除湿药不可缺。常治肿痛小便秘涩者，用除湿为主，滋阴佐之；肿痛已退便利已和者，除湿滋阴药相兼治之；欲其成脓，用托里药为主，滋阴佐之；候脓成，即针之，仍用托里滋阴；湿毒已尽者，专用托里；如脓清，或多，或敛迟者，用大补之剂，及豆豉饼，或附子饼灸之。如卢武选封君年五十患此，疮口年余不敛，诊之微有湿热，乃以龙胆泻肝汤治之，湿热悉退；又以托里药及豆豉饼灸之而愈。次年复患，湿热颇盛，仍用前汤4剂而退，又以滋阴药而消。若溃后，虚而不补，少壮者成漏，老弱者不治。脓清作渴，脉大者，亦不治。[历代针灸名家医案选注：74.]

20. **疖肿**

（1）徐某某，男，31岁，炊事员。1984年12月5日初诊。患者于2天前发现右腋下有一肿物，局部红肿热痛明显，并感发冷发热，全身不适，影响工作和睡眠。检查：右腋下有一直径4cm×4cm疖肿，触痛，病灶肿胀。嘱患者左侧卧位，先用艾条悬灸疖肿7分钟，然后用剑突对准疖肿中心发放外气20分钟，术后痛减。第2次复诊，疖肿消退大半，继前法治疗3次，肿物消退只剩黄豆大小，诸症消失。[张凤翔，等. 中国气功. 1987,(2)：43.]

（2）孙某某，男，35岁。右小腿前外侧中部生一疖肿，局部红肿、疼痛，曾用来苏水清洗局部并注射庆大霉素，未见好转。来诊时，局部已破溃，疮口如黄豆大小，深陷，疮口四周皮肤糜烂，颜色暗红，疮口内有少许稀薄脓液。即用下法灸治。第1次灸后疮面颜色转红活；第2~4次由患者自行灸治；第5次来诊时，局部已消肿并结痂，又5天后痂脱而愈。

治疗方法：①灸前准备：a. 蟾蜍皮：活蟾蜍若干只，洗净泥污后，剥取其皮，置玻璃平皿内，藏于冰箱，以便随时取用；没有冰箱时，可将蟾蜍皮放入盛有生理盐水的棕色广口瓶内，存于阴凉处（但不宜存放过久，以防腐烂）；在农村亦可现取现用。b. 对已化脓未溃破者，用生理盐水棉球擦洗患处后，再用三棱针挑破疖顶，揩去脓液；若已化脓破溃者，要揩净溃部的脓液。②取略大于病灶范围的蟾蜍皮一块，将其皮里对着疖肿平铺于上。然后持燃着的艾条，置蟾蜍皮上方的适当高度进行熏灸，以病灶区呈现温热感为宜。每天灸1次，30~60分钟。③灸后处理：a. 对未化脓者，灸后无需任何处理。b. 对已化脓破溃者，灸后局部放油纱条，再敷以无菌纱布块，用胶布固定之。

注意事项：①在清除脓液时，不要挤压局部。②施灸时，要使火力保持在患处有温热感的程度；防止因火力太过，烫伤局部皮肤。③在施灸过程中，当蟾蜍皮呈现干燥现象时，可用生理盐水润之。④灸后嘱患者注意保护局部，未化脓的应避免撞击，已破溃的要防止感染。［魏明丰. 赤脚医生杂志. 1979,（6）: 20.］

21. 带状疱疹

（1）李某，女，34岁，工人。因右胸肋处出现疱疹3天，于2000年5月27日就诊。检查：体温37℃，心率每分钟88次，面色赤红，精神焦虑，右乳房外侧可见数目不等的呈带状分布的水泡。初诊为带状疱疹，用三棱针点刺带疹穴放出鲜血5滴，然后用海螺、蜡粉、醋调外敷于疱疹处，外用胶布固定，每2日换药及针刺1次，2次后患者诉说疼痛大减，治疗4次后带状疱疹结痂而愈合。1周后复诊未见复发。

治疗方法：取带疹穴常规消毒后，用三棱针迅速刺入0.4分左右，挤出2~3滴鲜血，然后用干棉球压迫穴位。病情轻者可刺一侧穴位，病情严重或病史长者可选双侧穴位。隔日或3日治疗1次，5次为1个疗程。［常见病信息穴一针疗法: 181.］

（2）何某某，女，64岁。1983年2月10日来院初诊。据述2天来，右肋出现红点及水疱多处，灼热刺痛难忍，夜难入眠。诊见患者右胸肋部至背部有密集的丘疹，中间分布一簇簇绿豆大小的水疱，色透明，基底鲜红，带状分布。体温37.4℃，血压20/12kPa（155/95mmHg），舌红苔黄，脉弦细数，诊断为蛇串疮（带状疱疹）。用28号0.5寸毫针在疱疹周围及疱疹间隙的健康皮肤处，常规消毒后进行点刺。二诊时疼痛大减，夜间能眠。三诊后疱疹结痂，1周后完全脱痂痊愈。

治疗方法：不论患者病程长短，不论皮损发于何处，也不受疱疹期（或初期，或疱疹透明期，或疱液浑浊期）的局限，均在疱疹周围及疱疹间隙中的健康皮肤施针，常规消毒后，用28号，0.5寸毫针进行点刺，垂直进针0.4寸，快速进退，不提插，不捻转，不留针，每天1次，5天为1个疗程。［孙应亮．新疆中医药．1990，29（1）：37.］

（3）李某，女，60岁。1978年10月17日初疹。右侧第6~7及7~8肋间起绿豆大成簇丘疱疹，并有灼痛感已3天，疱疹呈带状沿肋间神经分布，疱壁紧张发亮，外周有红晕。诊断为带状疱疹。采用此法治疗，在6~7及7~8肋间各刺2针，均进针1.2寸，留针2小时，并用红外线照射30分钟，每天1次。次日复诊：部分疱疹开始萎缩，灼痛减轻，治法同上。19日三诊：部分疱疹已萎枯消退，痛感明显减轻，仍按下法治疗，每天1次，又治疗3次，诸症消失而愈。

治疗方法：取仰卧位或侧卧位（患侧在上），根据受累范围大小，在患病部位，呈15°角沿肋骨方向刺3~5针，进针1~1.5寸，进针至一定深度后，留针1~2小时，并用红外线照射30~60分钟，每天治疗1次。［针灸临床集验：275.］

22. 弹响指

董某某，女，49岁，工人。右手拇指患弹响指1年余，经某医院用各法治疗不效，1977年10月初来诊。用下法治疗1次后当即伸展自如，弹响消失，随访1年，患指功能正常，未见复发。

治疗方法：患者手放平，施术者在患指的掌指关节前掌横纹处可以触及豆粒大小有压痛的硬块，其硬结可随患指的屈伸而活动。常规消毒，然后用三棱针迅速经皮肤刺入硬块，沿肌腱走向上下挑划，当挑划腱鞘时有“吱吱”声响，此时令患指作屈伸运动，便觉灵活自如，弹响声不再出现，立即拔针。［贾世明．辽宁中医杂志．1981，（5）：45.］

23. 腕部腱鞘囊肿

（1）任某某，女，32岁，农民。1980年11月16日初诊。左手腕部背面正中，有突出表皮如核桃大（3cm×3cm）肿块一枚已3年。呈圆形，有弹性，推之能动，表面光滑，手腕酸痛乏力，阴雨天加重，活动不便，局部有轻微压痛。诊为腕部腱鞘囊肿。用局部针刺法，刺出胶冻状黏液约5ml，当即肿块消失。针孔消毒后，外盖5分消毒硬币，绷带加压包扎，7天痊愈。随访3年未见复发。

治疗方法：囊肿局部常规消毒后，术者左手固定囊肿，右手持大号三棱针对准囊肿最高点，迅速刺入，捻捣2~3次，立即出针，同时双手拇、食二指用力挤压肿块，务使囊内胶性黏液从针孔全部排出，酒精棉球擦净局部，绷带加压包扎即可。［杨介宾．四川中医．1985，3（6）：45.］

（2）孙某，女，36岁，职员。因右手腕部囊肿，于2001年8月3日就诊。检查：右手腕背侧可见一个2cm×1.5cm大小的肿物，压之较硬，基底部可移动，压痛不明显。诊断为腱鞘囊肿，用三棱针加艾灸治疗，共治疗4次肿物消失，随访3个月未见复发。

治疗方法：三棱针点刺加灸法。取

囊肿穴常规消毒后，用三棱针于囊肿最高点中心刺入囊肿2/3深左右，然后改变针方向，各斜刺一针，尽量不要伤及对侧之囊壁。治疗中要求手法轻巧，用力适度，避免伤及周围的血管和神经组织而引起剧痛。出针后用干净纱布挤压囊肿使之排出其内容物，待出血停止后，用艾条熏灸囊肿中心部位20分钟左右，隔日灸治1次，每7日针刺1次，直至囊肿消失。如果此法奏效很慢或无效时，亦可采用中粗号火针点刺囊肿中心处3~5针，再挤出内容物，术后消毒并用棉球包绕5分钱硬币压在囊肿上方，外加绷带包扎3天左右。如此反复治疗2~3次，多数患者可以治愈。［常见病信息穴一针疗法：91.］

24. 足背腱鞘囊肿

孙某某，女，49岁，工人。1978年6月2日初诊。右足背解溪、冲阳之间隆起肿块已3年。呈椭圆形，直径2cm×3cm，表面光滑无压痛，足部酸软，活动轻度受限，诊断为胶瘤。用下法针刺，挤出透明胶状物约4ml，当即局部平塌，肿块消失。针口垫以酒精薄棉，5分硬币消毒覆盖，绷带包扎3天痊愈，至今已7年未再复发。

治疗方法：囊肿局部常规消毒后，术者左手固定囊肿，右手持大号三棱针对准囊肿最高点，迅速刺入，捻捣2~3次，立即出针，同时双手拇、食二指用力挤压肿块，务使囊内胶性黏液从针孔全部排出，酒精棉球擦净局部，绷带加压包扎即可。［杨介宾. 四川中医. 1985，3（6）：45.］

25. 髌下脂肪垫劳损

王某某，男，32岁。右膝外伤2年，伸屈疼痛，走路不便，可听到“嘎嘎”响声，感觉凉而沉重，经药物治疗未愈，1986年10月31日初诊。右膝髌骨下内缘压痛，针灸治疗，当时痛止，凉感消失，走路轻松，1年未复发。

治疗方法：以指甲痕交叉法定位进针点，碘酒、酒精消毒，2%普鲁卡因皮下局部封闭，选用较大直径的银质针，右手持针柄，左手用无菌棉球或纱布挟持针柄，针尖紧贴髌骨下缘进针，有明显疼痛后再刺入1~2mm，以防松手后因组织弹性挟针脱出，影响疗效。再以灸火直接灼烤针柄，使患者感到温热为宜，出针后用酒精棉球外敷针眼，并以胶布粘贴于皮肤，留置1~2天，针灸后立即下地活动，疼痛消失，伸屈轻松。［雷巨. 中国中医骨伤科杂志. 1989，5（4）：14.］

26. 背部粉瘤

刘某，男，70岁，退休职员。因背部生有一核桃大小的肿物，于1997年3月1日就诊。检查：后背右肩胛骨内缘处可见一个3cm×2.5cm大小的圆形肿物，触之硬中带软，无压痛，基底固定无移动，瘤体与皮肤粘连。诊断为粉瘤，用三棱针加火针治疗。1次治疗后肿物已看不到，2次治疗后，局部触诊皮下组织修复良好，大约3周愈合。4个月后复诊未见复发。

治疗方法：三棱针加火针。取粉瘤穴常规消毒后，用三棱针刺入（阿是穴）瘤体约2/3深，然后退出少许，再以不同的角度或方向刺向四周，出针后，挤出瘤体内容物，务求挤干净。再次消毒后用火针点刺瘤体 3~5 针，其深度以不穿透瘤体为宜，每针间距为 3~4mm。术后加压包扎 3~4 天，如此反复治疗 2~4 次即可治愈。值得注意的是，在用三棱针刺治疗时，一定要掌握深度，避免伤及大血管及神经组织。这是针刺治疗取得成功与否的关键。[常见病信息穴一针疗法：89.]

27. 腹股沟斜疝

李某，男，16 岁，学生。因右大腿根处包块 2 年余，于 1993 年 2 月 19 日就诊。检查：患者站立位时，可见右腹股下段接近阴毛处有一个 6cm × 8cm 的包块，未进入阴囊内，触之柔软，有气泡感，无压痛，令患者咳嗽时可见其包块增大，平卧后用手法可以还纳。听诊包块内有轻度的肠鸣音。初诊为腹股沟斜疝，取疝气穴（患侧）针刺，行捻转补泻，留针 30 分钟，每 5 分钟行针 1 次。期间配合艾绒浸醋局部加压包扎，每 2 日换药 1 次，隔日针刺 1 次。经 3 次治疗后，患者自觉肿块缩小，5 次治疗后，肿块脱出后能自行还纳，8 次治疗后完全治愈。随访 6 个月未见复发。

治疗方法：取患侧疝气穴常规消毒后，用 2 寸毫针直刺 1~1.2 寸，行捻转手法，以补为主，每 5 分钟行针 1 次，留针 30 分钟，隔日或 3 日治疗 1 次，8 次为 1 个疗程。值得提醒的是，针刺疝气穴时一定不要过深、过猛，以免伤及周围的腹壁下动脉和肠系膜动脉而引起局部出血。[常见病信息穴一针疗法：86.]

28. 冻疮

陈某，女，24 岁，学生。因外出旅游冻伤右手背部 1 周，于 2002 年 2 月 27 日就诊。检查：右手背部有 4cm × 3cm 大小的皮肤出现肿胀、瘀血，呈紫色，有压痛感。诊断为冻疮，取局部阿是穴火针点刺 3 针，然后拔火罐 10 分钟，经治疗 3 次痊愈。6 周后随访未见复发。

治疗方法：局部常规消毒后，在病变部位中心取 4 个点，用中号火针点刺 3~4mm，每针间隔 0.3cm。然后用大于病损部位的火罐在皮损部位拔罐，待拔出少许暗褐色血液或皮肤变成深紫色时将火罐取下，再用 75% 乙醇棉球消毒皮肤，对有溃疡的部位也可以用火针点刺，最后于溃疡的中心部位用三棱针点刺，放出 3~5 滴血液即可。每周治疗 1~2 次，3 周为 1 个疗程。[常见病信息穴一针疗法：176.]

29. 毒蛇咬伤

甘某某，女，10 岁。患儿晚间在草堆里玩耍时，被蛇咬伤左足内踝下方，即来求诊。查：伤处有 4 个明显的粗而深的毒蛇齿痕，局部青紫肿痛，为进一步判断是否毒蛇咬伤，即让患儿咀嚼烟丝，患儿口中毫无辣味，诊断为毒蛇咬伤。即用带子将伤口上方扎紧，并用三棱针刺其伤口和周围，再用小口径火罐拔出恶血，然后用枣核大小艾炷直接灸伤口 5 壮，继之又切 5 分钱币大小蒜片贴伤口处，再灸 7 壮，疼痛即止，继续留在医务室观察半小时，病情稳

定，嘱其回家休息。次日访视，患儿已玩耍自如。[王永生. 赤脚医生杂志. 1979,(2)：15.]

30. 痛经

王某某，24岁，未婚，工人。1967年9月7日初诊。痛经3年，经期后痛，有时呈剧烈性疼痛，遇寒加剧，得温则减。此次因持续性剧烈疼痛30分钟而就诊。检查：体质瘦弱，经行3天，经水量少色淡，腹痛喜按，脉细缓，苔薄白。曾经妇科检查无异常发现。诊断：痛经。灸腹痛部位10分钟痛止，嘱其每次月经来潮前2~3天开始灸烤，每次15~30分钟，灸至行经期后。按此法治疗3个月，痛经未再发作。

治疗方法：①取穴：腹痛部位。②取仰卧位，下肢屈曲。医者手持点燃之艾条，用平行移动法灸烤腹痛部位，每次灸烤30~60分钟，灸至腹痛减轻或消失为止。每天灸1次。行经腹痛患者，可在来潮前2~3天开始施灸，每次灸15~30分钟，可控制发作或减轻症状。亦可让患者自己灸烤。[针灸临证集验：205.]

31. 不射精症

冯某，男，27岁。自述平素体健无恙，婚后半年房事正常，但无精液射出，甚感不快，而平时夜间有遗精现象，未发现有神经内分泌及泌尿生殖系统之器质性病变。除不能射精外亦无其他不适，心肺均无异常。依法施治，嘱其于晚8时许静止平卧，充分裸露龟头及冠状沟，将艾条点着的一端，对准冠状沟与脊侧阴茎交界处，一上一下像雀啄食似的垂直施灸，始终保持一定距离而不触及阴茎，每晚49次（上下为1次），使局部潮红并有灼热感，然后用手顺阴茎自上而下频频抚摸数次，术后平卧片刻即可。灸3次后，自述在性交时有一种排精至龟头的感觉，又经2次治疗后射精正常，快感倍增，以后性生活一直和谐美满，翌年喜得一子。[陈见妍. 辽宁中医杂志. 1990,(1)：31.]

32. 流行性腮腺炎

郭某某，女，9岁。患儿发热畏寒，恶心呕吐，厌食，两耳垂周围肿胀4天，在某医院门诊注射青霉素、输液、服麦迪霉素见效不佳来诊。查：体温39℃，两腮肿大、压痛，舌质红，苔黄，脉洪数。取双侧腮腺肿大处埋入揿针各1枚，3天后来院起针时肿胀、疼痛已消。

治疗方法：先将揿针浸入75%酒精中消毒，取腮腺肿胀最高峰处，将揿针压入，用胶布固定，留针48小时，不需用药，一般24小时内止痛，24小时后肿胀开始消退，待肿胀开始消退后即可起针，3~5天痊愈。治愈率为100%，并可缩短病程5~7天。[刘建礼，等. 甘肃中医. 1992，5(3)：17.]

33. 疥疮

一男子患疥，下体居多，掀痛，日晡尤甚，腿腕筋紫而胀，脉洪大。此血热而然也。就于紫处刺去瘀血，以四物汤加芩连、地骨皮、柴胡。4剂而安。患在上体，若臂、腕筋紫胀，亦宜刺去其血，以前汤加柴胡、黄芩即愈。[历代针灸名家医案选注：117.]

34. 荨麻疹

沈某，女，11 岁，学生。常发风疹，瘙痒难忍，影响学习。服西药后则欲睡不能上课，此次发作半天即来求诊。查：全身有明显红疹块及搔痕，舌红，苔薄黄，脉浮数。按下法在双耳背中部同时放血，当即止痒，次日风疹消退而愈。随访 5 年未再复发。

治疗方法：在耳背毛细血管显露部位，先轻轻揉按耳廓 2~3 分钟，然后用三棱针刺挑放血 3~5 滴，或稍多，不按压针孔，让其血自流而干，以达清泄血热之功。［许人华. 湖南中医学院学报. 1988，8（2）：41.］

35. 鸡眼

（1）陈某，男，38 岁，木工。2001 年 8 月 3 日就诊。检查：患者右食指桡侧长有一黄豆大小的肿物，突出于体表，触之较硬，不活动，表面皮肤粗糙，有明显压痛，用手术刀片削除硬皮之后，可见黑色如鸡眼睛一样的肿物。诊断为鸡眼，用火针点刺 2 针，共治疗 2 次而愈。至今年未见复发。

治疗方法：用刀片削除局部表面之硬皮，露出鸡眼之中心点，常规消毒后，用 0.5~1 寸毫针，迅速刺入鸡眼中心先行捻转手法，再行提插手法，留针 25 分钟，每 5 分钟行针 1 次，5 次为 1 个疗程。一般情况下治疗 3 次疼痛即可消失，3 周左右鸡眼可自行脱落。如 3 周后未愈者，再针同样有效。火针疗法：术前准备同上。用 1 寸中号短针，烧红后迅速刺入鸡眼中心 4~5mm，不留针。小的鸡眼可针 1 针，大的鸡眼可针 2~3 针，术后敷以创可贴保护创面以防感染。每周针 1 次，连续针 2~3 次即可治愈。［常见病信息穴一针疗法：177.］

（2）程某，男，35 岁。1 年前左脚底前端患鸡眼。经手术切除后 3 个月复发；再行手术切除，半年后又复发，遂来诊。诊见：左足底相当第 1 跖骨处，有一 2.5cm × 3cm 的鸡眼，触之较硬，有明显压痛，经用下法连续治疗 5 次，鸡眼逐渐消失，随访 2 年未见复发。

治疗方法：患处用 75%酒精消毒，将经过酒精灯烧红的三棱针对鸡眼角质层由浅入深进行烧灼，使其成焦痂，鸡眼的根部即角质栓的尖端要另行刺入烧灼 1 次。烧灼后局部再用酒精棉球消毒 1 次，然后盖上消毒纱布以胶布固定。如 1 次治疗未能痊愈，可间隔 3~5 天再用同法治疗一至数次。［陈英炎. 广西中医药. 1981，（1）：49.］

（3）游某某，男，28 岁，干部。1977 年初，右脚掌前部长鸡眼一个，后来越长越大，连早操也不能参加，走路时倍觉痛苦，曾用鸡眼膏腐蚀 1 个月无效。于 1978 年 12 月 15 日来院治疗。检查：右足底前 1/3 中点处有黄豆大之硬结，稍隆起于皮肤，按之痛。诊断：鸡眼。治疗：用火针在鸡眼中心刺至根部，出针后局部涂碘酒，贴上胶布。患者于 1979 年 10 月 24 日来信说，针治后头几天有些麻痛，约 1 个月后鸡眼便自行脱落，至今未发。

治疗方法：①用具：钨丝针（直径为 1mm）1 支，酒精灯 1 个，碘酒，纱布。②将针烧红，对准鸡眼基底部中心，快速将烧红的针尖刺到鸡眼的根部，待患者感到疼痛时针已拔出。出针后用碘酒棉球消毒，敷以纱布，外面贴上胶布，防止感染。一般针治 1 次，鸡眼即可自行脱落。如针刺后 1 周至 2 个月尚未脱落者，可再次重复针刺治疗。[徐笨人，等. 中医杂志. 1981，22（5）：13.]

（4）李某，男，36 岁。因右手拇指寻常疣 3 年余于 2002 年 5 月 14 日就诊。检查：右拇指第一、二指关节背面长有黄豆大小的肿物，表面粗糙，无触压痛，质地坚硬，可随皮肤移动。诊断为寻常疣，取阿是穴针刺，治疗 2 次后肿缩小一半，治疗 4 次后肿物消失，无遗留瘢痕。6 个月后随诊未见复发。

治疗方法：取寻常疣穴常规消毒后，用 1 寸毫针于疣母中心处垂直进针，进针时医者可用左手捏紧母疣基底部并向上提，使之苍白，这样可以明显减轻痛感，进针深度寻常找疣母中心点，以达到母体的基底部为宜。然后进行快速提插和捻转手法 40~50 次，最后再向四周方向斜刺，并扩大针眼，放出 2~3 滴鲜血。术后进行局部消毒，用干棉球压迫针眼，每周针 2 次，3 周为 1 个疗程。一般 2~3 周即可治愈。对难以治愈的寻常疣或母疣复发者，可用火针点刺疣中心 2~3 针，一般治疗 2 次即可治愈，且治愈后很少复发。[常见病信息穴一针疗法：179.]

36. 头癣

邬某某，男，52 岁。主诉：头癣瘙痒 20 余年，加重半年。自述 20 余年前，头部长“疖子”，未经治疗，逐渐结痂，而成为头癣。近半年来加重，奇痒难忍。既往有嗜烟酒史，舌红苔黄厚腻，脉滑数。检查：皮癣呈鳞屑状，不规则分布于头部发际内，大者如蚕豆，小者如米粒，圆形，色黄褐，边缘清楚并隆起，表面粗糙。证属湿热上蒸，血热壅塞，肌肤失养之癣证。治以祛风解毒，活血化瘀，清热利湿止痒。

治疗方法：病患处以梅花针轻叩出血，隔蒜米粒灸 50 壮。每天 1 次，10 次为 1 个疗程。每个疗程之间休息 2~3 天。经 2 个疗程治疗，完全治愈。嘱饮食清淡，少饮酒为宜，随访 3 年未发。[许建阳. 成都中医学院学报. 1991，14（2）：29.]

37. 神经性皮炎

李某某，男，42 岁。1976 年 9 月 8 日初诊。右小腿前外侧中下段局限性神经性皮炎，皮损区约 1.5cm × 2cm，边缘清楚，皮损区皮肤粗糙隆起，淡褐色呈苔癣样改变，极痒难忍，伴有色素增加，鳞屑抓痕。患者自述患神经性皮炎 10 余年，曾多处寻方治疗，均未治愈。采用阿是穴局部叩刺、艾灸法，每天 1 次，治疗 3 次痒感即明显减轻，仅偶尔有时微痒，多治疗 5 次，痒感即消失，共治疗 2 个疗程，症状全部消失。

治疗方法：局部常规消毒后，先用皮肤针沿皮损区边缘，旋转式向皮损区中心处叩刺，每次如此叩刺 2~3 遍，叩刺至皮损区微出血为度，后用艾条灸烤叩刺部位。一般开始灸时患者无痒感，灸 5~15 分钟后，可产生痒感或极痒感，再继续灸之痒感消失；若开始灸即有痒感时，应灸之不痒为止。每天治疗 1 次，7 次为 1 个疗程，疗程间间隔 2 天，如此治疗 1~2 疗程，症状减轻后，再隔天 1 次，直至治愈为止。[针灸临证集验：272.]

38. 乳蛾

（1）一人患乳蛾，其色已绝，心头尚温，急针患处，出黑血即苏，如鲍符卿、乔侍御素有此证，每患皆以针去血即愈。[历代针灸名家医案选注：149.]

（2）一男子咽喉肿痛，余欲针之，以泄其毒。彼畏针止。服药，然药即熟，已不能下矣。始急针患处，出毒血，更饮清咽消毒药而愈。[历代针灸名家医案选注：149.]

39. **急性扁桃体炎**

白某某，男，45 岁，医师。1981 年 9 月 9 日患感冒后咽疼，吞咽痛甚，来我科就诊。查：右侧扁桃体肿大，有脓点。诊为急性扁桃体炎。采用下法治疗，当晚未发热，安眠。次日吞咽略感不适，脓点（-），扁桃体肿大小于 I°，2 次告愈。

治疗方法：①采用氦氖激光，其发射波长 632.8nm，输出功率 2 毫瓦，聚焦光柱直径 0.2cm。照射部位为阿是穴（即肿大的扁桃体上）。②患者侧卧，张口。开启激光针器电源，调节激光柱使之直接照射在扁桃体部。用压舌板压舌，充分暴露扁桃体。每侧照治 3~5 分钟。激光发射口离病灶 20~30cm，术者戴防护眼镜。[史国章. 内蒙古中医药. 1986,（2）：32.]

40. **吐舌**

一大贾[①]失惊吐舌，不能复入，经旬[②]，食不下咽，羸瘦日甚。国医不能疗，其家忧惧，榜于市曰：“有治之者，当以千金为谢。”贶[③]应其求，至病家，见贾状，急针舌底，抽针之际，其人若委顿状，顷刻舌遂伸如平时矣。[历代针灸名家医案选注：153.]

按语：①大贾：大商人。②经旬：过了十几天。③贶：王贶，字子亨，宋朝人，著《全生指迷论》。

41. **舌肿**

尝[①]治一妇人，木舌胀[②]，其舌满口，令以铍针锐而小者砭之五七度，三日方平。计所出血几盈斗[③]。[历代针灸名家医案选注：152.]

按语：①尝：曾经。②木舌胀：又名木舌、木舌风、死舌，病证名。由心脾积热而致，多见于小儿。症见面肿胀，木硬满口，不能转动，无疼痛。③几盈斗：几乎满斗。

其他穴位

其他穴位指耳针、头针、腕踝针等针法常用到的穴位。这些疗法及穴位是在传统针刺方法的基础上，经过临床工作者的不断创新、实践、总结发展而来，并自成系统。它们的临床疗效显著，施用安全、方便，使古老的针灸学内容更加丰富，手段更加多样化，但限于篇幅，有关这些疗法的具体方法与内容不作详细介绍，请读者参阅有关书目。

（一）耳部穴位

耳针耳尖穴

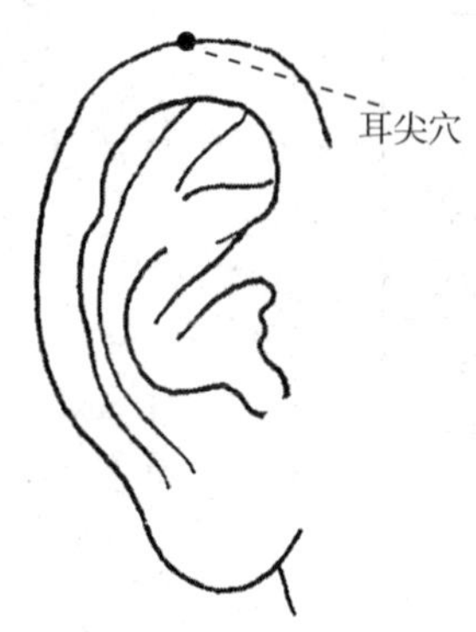

1. 急性结膜炎

（1）洪某某，男，59岁，农民。1985年1月25日初诊。自述两目红肿涩痛、流泪、畏光10余日。在当地医院诊治多次无效。近日在本医院五官科诊为“急性结膜炎”（红眼病），经注射青霉素、点眼药等均无效。25日转我科治疗，即用三棱针点刺双侧耳尖穴，出血数滴，当时患者自觉涩痛减轻，二诊后双目红肿消退，视物如常，告愈。

治疗方法：以酒精消毒，持三棱针，迅速向耳尖穴刺入0.1寸深，再快速退出，挤3~5滴血即可。[胡宏英. 中国针灸. 1987,（4）：32.]

（2）郝某，男，32岁。双眼红肿1天，伴分泌物多，涩痛发胀，怕光，视物模糊。于患病次日就诊。行双侧耳尖穴点刺放血治疗。放血1分钟后，涩疼、眼胀皆减轻，视物较点刺放血前清楚（耳尖穴点刺放血前检查视力：左、右眼均为0.6；耳尖穴点刺放血1分钟后再测视力：左、右眼均为0.8）。且在耳尖穴点刺放血后次晨随访：眼分泌物明显减少，已无异物感，充血消退，眼睑不肿，基本痊愈。

治疗方法：①取穴：将耳廓向耳屏对折，耳壳上面的尖端处即为耳尖穴。②患者取端坐位，用75%酒精消毒耳尖穴周围皮肤后，用三棱针在耳尖穴轻轻点刺0.5~1mm，放血5~7滴，边放血边用消毒棉球将血擦拭干净。一般只点刺一侧耳尖穴。若自觉症状及体征重者，点刺双侧耳尖穴。每天1次，轻者1次即可，重则2次。[赵广智. 中级医刊. 1989，2（12）：50.]

（3）何某，男，21岁。1990年5月14日初诊。患者突感左眼砂涩灼痛、刺痒发作，怕热羞明，热泪频频，伴有轻微恶寒，发热等症状。检查：眼睑肿胀，结膜充血。即在左耳尖放血疗法后离去。第2天再诊，患者诸症明显减轻，又在右耳尖放血治疗数日后。随访，已痊愈。

治疗方法：①取穴：耳尖（耳轮顶端，将耳轮向耳屏对折，耳廓上端折痕处）。左、右耳均可。②先用碘酒棉球局部消毒，再以75%的酒精棉球脱碘。然后用三棱针迅速在耳尖点刺出血数滴，若出血较少者，可用手指挤压，然后用消毒干棉球擦净血迹即可。每天1次，左、右耳交替施治，一般2~3次

即可治愈。[华毅敏. 云南中医杂志. 1992, 13(2): 40.]

2. **麦粒肿**

曹某某，女，40岁。1991年11月2日初诊。右眼睑发麦粒肿4天。右眼红疼痛，白睛浮肿，状如鱼泡，耳前淋巴结肿大，伴恶寒、发热(体温38.5℃)、头痛等全身症状。行双侧耳尖穴点刺放血疗法。第2天下午复诊时言治疗半天后眼部肿胀开始减轻，浮肿开始消退，体温逐渐降至正常，患侧耳尖穴再施治1次，5天后痊愈。

治疗方法：患者端坐位，患侧耳廓消毒，用三棱针在耳尖穴直刺1.5mm深，挤出2~4滴血，边放血边用酒精棉球将血擦干净。要注意无菌治疗，严防感染。术前要将整个耳廓用2%的碘酒和75%的酒精消毒2次。耳尖部有冻伤和炎症者禁用此法，有习惯性流产史的孕妇不宜采用此法。如病情较急，全身症状明显者，可加施健侧耳尖穴见效更佳，亦可多放血数滴，以增强疗效。[何琦. 四川中医. 1992,(7): 52.]

3. **急性化脓性扁桃体炎**

张某，女，3岁。1987年4月20日初诊。咽疼、恶寒、发热4天。曾服土霉素、对乙酰氨基酚、注射青霉素等，症状无明显缓解而就诊。刻诊：咽疼，咳嗽逐日加剧，扁桃体Ⅲ度肿大，压痛，并有头痛，恶心，体倦懒言，口渴喜冷饮，体温39℃，舌红苔黄腻，脉滑数，指纹色深红在气关。实验室检查：白细胞14×10^9/L，中性0.87，淋巴0.13。诊断：急性化脓性扁桃体炎。综合脉证分析，为风热邪毒侵袭咽部、壅滞肺胃、气逆痰结而发以上诸症。治以疏风清热，解毒利咽。予点刺“退热穴”。次日体温降至37.2℃，咽部疼痛明显减轻，扁桃体仍红肿，表面渗出物减少，头痛、恶心减轻，仍乏力，食欲不振，舌红苔黄薄腻，指纹深红色变浅，在气关，但由于热毒壅结得色，前后点刺3次，诸症获愈，随访1周未复发。

治疗方法：①取穴：本穴在耳尖下0.5寸处，取穴时用左手食指压上耳根，拇指按压中耳根，耳背部折叠后耳轮最尖端处即是本穴。②刺前先用手指推揉半分钟，使血液汇聚于针刺部位，继之常规消毒，用一手的拇、食、中3指固定，另一手持三棱针，刺入0.1~0.2寸时，随即将针迅速退出，挤压周围，使出血少许，然后用消毒干棉球按压针孔1~2分钟，血止即可。[汪俊著，等. 辽宁中医杂志. 1990,(3): 31.]

4. **流行性腮腺炎**

张某，男，7岁。1988年12月3日初诊。因双侧耳垂周围肿胀疼痛，咀嚼困难，伴发热、头痛3天来就诊。2天前曾去某职工医院诊治，被诊为“流行性腮腺炎”，给予“青霉素”“复方大青叶注射液”治疗后体温仍然持续39℃，双侧耳垂周围肿胀未见消退。立即予以施灸双侧耳尖穴。次晨体温降至正常，头痛亦除。下午复诊时，见患者双侧耳垂周围肿胀明显消退，咀嚼已不受限制。

治疗方法：取灯心草一段，约

3~5cm 长，粗者为佳，蘸麻油少许（其他食用植物油亦可），点燃后迅速对准患侧耳尖穴灸之。以听到“啪”的响声为准，不响者为取穴不准，应重新灸。灸后耳尖处可见一小烧灼点，无需处理。一般灸 1 次即可热退肿消，如果灸后肿胀、疼痛、发热未全消退时，次日可重灸 1 次。

治疗方法：过程中蘸油不宜过多，以浸透为度。[岳耀华，等. 中国乡村医生. 1992,（2）：26.]

耳背静脉穴

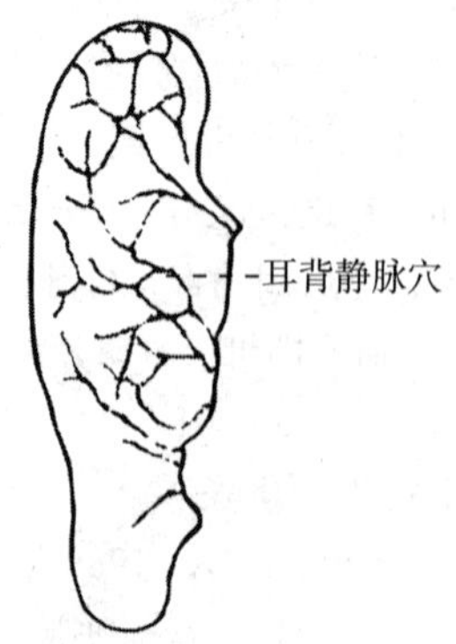

1. 急性结膜炎

（1）李某某，女，24 岁，农民。3 天来两眼疼痛，怕光，眼眵多。检查：两上眼睑肿胀，眼球结膜高度充血，角膜周围充血，并有大量脓性分泌物。诊断：急性结膜炎（双）。用下法治疗 2 次后诸症悉除。

治疗方法：患者取坐位或侧卧位，术者将患侧耳廓向面部叠倒，用 75% 的酒精消毒耳后皮肤，再用消毒过的三棱针刺破浅静脉，轻轻挤压针孔，流出 2~3 滴血液，用消毒棉球拭去即可。每天 1 次，两眼同时患病，即刺两侧。[王新国. 中医杂志. 1962,（4）：4.]

（2）林某某，男，30 岁，干部。双侧眼红肿已 3 天。因某地区流行“红眼病”，自述 3 天前开始双眼发痒和异物感，继则红肿胀痛，怕光、流泪，但无明显畏寒、发热。检查：双侧眼睑浮肿，结膜明显充血，眼内眦有少量淡黄色分泌物，脉弦数，苔薄黄。治取双侧耳后三角窝，经局部皮肤消毒后，用三棱针点刺紫络出血。次日双侧眼部浮肿、疼痛均减轻，异物感消失，治疗 3 次而愈。[方金榜. 福建中医药. 1989，20（1）：11.]

2. 慢性咽炎

患者，女，65 岁。苦于吞咽困难。开始吃馒头困难，继而稀饭也难下咽，就诊时已 3 天没有进食，患者及医院疑为食道癌，但经做上消化道钡餐透视，胃及食管均正常，用中西药物治疗均无效。后经笔者检查，患者咽腔严重充血，后壁和两侧布满小米粒大小的颗粒状滤泡，遂用此法割治，第 2 次而能进食，治疗 3 次后痊愈。

治疗方法：人的耳背上方有 3 条并列的血管，对血管充盈良好的患者，用左手食指在耳前方，拇指在耳背上方将耳朵按压固定，使血管更加充盈显露，尔后做常规消毒，用手术刀片割断第 1 条血管（对血管充盈不足者，需先用拇指在血管处揉搓，使之充血显著后再消毒割断），使其流出 0.5~2ml 的血液，血流不畅者，可从耳朵根处挤压血管，等到血液不自然流出时，再压一酒精棉球，用胶布固定 3~5 天取掉，半月割治 1 次，先治 3 次，按顺序每次割断 1 条血管。治疗期间，患者忌吃酸、辣等有刺激性食物。[孙祖华. 国医论坛. 1988,(1): 42.]

3. 小儿急性扁桃体炎

胥某某，男，4 岁。患儿因发热、吞咽困难、哭闹不安来院就诊。检查：体温 39℃，急性病容，双侧扁桃体红肿达Ⅱ°，上有少数白色脓点，余无异常。实验室检查：白细胞 14.2×10^9，中性 0.80、淋巴 0.20。诊断：小儿急性扁桃体炎。即给予双耳背静脉上点刺，挤血 4 滴，当时患儿哭闹挣扎，全身出汗，半小时后体温降至 37.8℃并能进食，后即安静入睡。次日复诊体温正常，两侧扁桃体肿大已减至Ⅰ°，又按下法治疗 1 次，第 3 天扁桃体肿大消失而愈。

治疗方法：①部位：耳背上部之静脉，呈树枝状（解剖部位为耳后静脉分支）。②先用手轻揉患儿患侧之耳部，使其局部充血，再在耳后寻找其静脉，行局部常规消毒后，用 1 寸毫针于耳后静脉点刺，挤出血液 3~5 滴，即用酒精棉球按压针孔。每天施治 1 次，第 2 次在患侧耳背施术部位下方寻找静脉点刺，第 3 次则仍在第 1 次部位上点刺出血。[顾天培. 新医药学杂志. 1975,(7): 48.]

耳针眼区穴

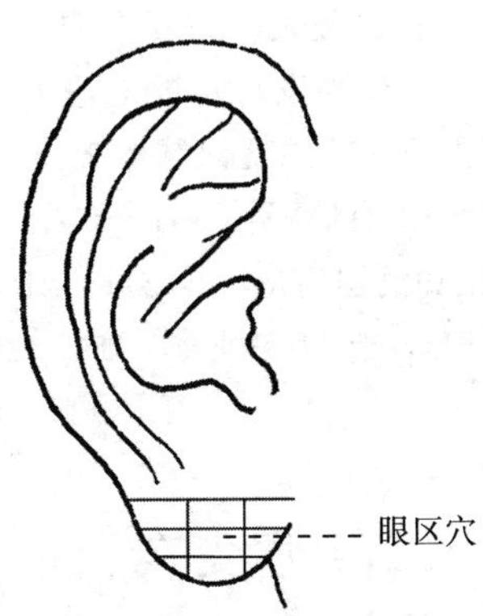

1. 急性眼结膜炎

王某某，男，12 岁，学生。1978 年 9 月 16 日初诊。患者自述于 1978 年 9 月 15 日中午发现双眼赤红，自觉发痒并有轻度砂涩和烧灼感。查：双眼结合膜和球结膜中度充血。诊为急性结合膜炎。采用双耳垂背面眼区穴放血疗法，2 次即愈。

治疗方法：选取患侧耳垂背面眼区穴，在常规消毒下，用三棱针（注射针或缝衣针亦可）速刺放血 1~3 滴，然后用干棉球压迫止血。每天 1 次。[王建勋. 甘肃中医. 1984,(9): 30.]

2. 麦粒肿

（1）李某某，女，20 岁，学生。以左下眼睑痒痛就诊。检查：腋下体温 37.5℃，左下眼睑红肿并有一麦粒形肿物，球结膜轻度充血、水肿。诊断为麦粒肿。经用耳穴眼区放血，配合超短波治疗 1 次而痊愈。[高振霞，等. 针灸学报. 1992,(2): 28.]

（2）徐某，男，39 岁。向罹麦粒肿，有时 1 年复犯数次，经常用抗生素等药治疗，虽能治愈，但易反复。1980 年 4 月 12 日又复发。诊见左眼下睑有一小硬结，红肿发痒。即取患侧耳垂眼穴，用 75%的酒精棉球常规消毒后，三棱针或 1 寸针灸针点刺，放血 4 滴，第 2 天红肿消退告愈，至今 1 年未再复发。[解雅保，等. 陕西中医. 1981，2（5）：32.]

耳针屏尖穴

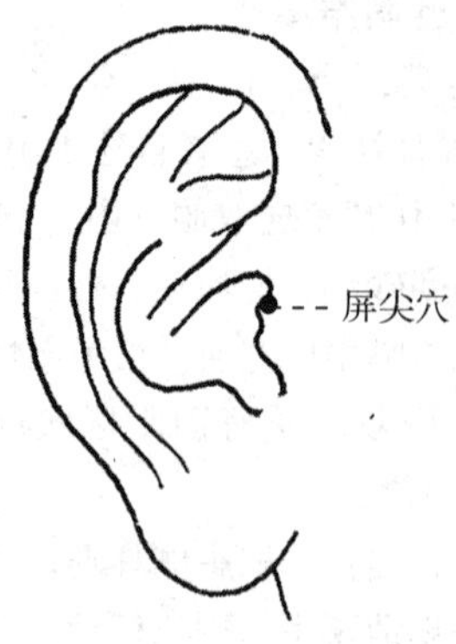

流行性腮腺炎

姜某某，男，8 岁。主症：两侧腮颊明显肿大，坚硬，胀痛拒按，吞咽咀嚼不便，咽喉肿痛，发热，头痛，溲赤，舌质红，苔黄，脉滑数，指纹红紫。诊断：流行性腮腺炎。遂按下法取双侧“屏尖”穴速刺之，经治 5 次，诸症消失，痊愈。

治疗方法：①取穴：屏尖穴（在耳屏对侧面上 1/2 处）。②选准穴位后，用 75%的酒精棉球消毒穴位局部皮肤，然后术者以左手拇、食指挟持耳屏尖，拇指指切耳屏尖上缘，右手持 30 号 1 寸长不锈钢毫针垂直刺入穴位，深度以不刺透屏尖穴内侧皮肤为度，捻转得气后，急速出针。出针后随即用 75%的酒精棉球消毒针孔。一般单侧腮腺肿胀疼痛，可取患侧穴刺之，如双侧腮腺患病，则取双侧穴刺之，每天针刺 1 次，5 次为 1 个疗程。[宋国英. 中国针灸. 1988，8（1）：7.]

耳针心穴

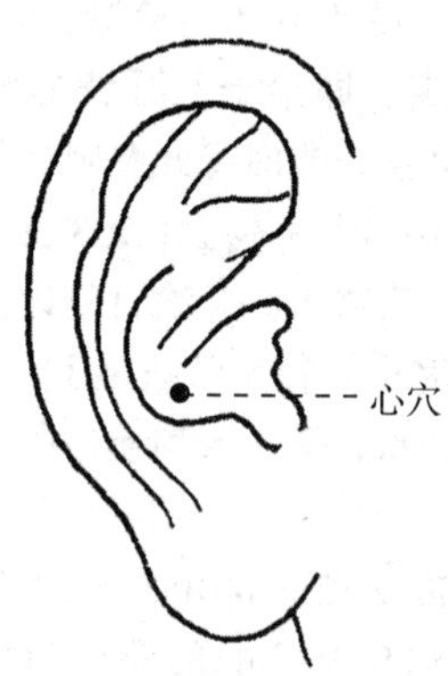

高血压

吴某，男，71 岁。患者于 1990 年元月 1 日上午 11 时大便后感左侧肢体发麻、无力，当即倒地，无呕吐、抽搐、二便失禁、神志昏迷等现象。当日下午到某医院住院治疗，诊断为“中风”（脑溢血）。予脱水、降压、支持疗法 30 天后，病情稳定，患者要求针刺治疗。2 月 5 日来我院针灸门诊诊治，以“中风后遗症”收住院。刻诊：形体消瘦，神志语言清楚，左侧上下肢瘫痪不能活动，肌力I级，高血压病史42年，曾在1974年患“中风”（脑血栓）住院治愈。血压长期在26.6~23.94/15.96~13.3kPa（200~180/120~100mmHg）间波动，且需每日早晚各服复方降压片1片方可维持，否则高达31.92/17.28kPa（240/95mmHg）。住院治疗24天，血压持续在23.9/14.63kPa（180/110mmHg）。于2月28日上午9时采用耳针治疗，电针刺激耳穴“胃”30分钟，取针后30分钟测得的血压与治前无变化，60分钟测得的血压为23.4/14.63kPa（175/110mmHg），没达到降压目的，11时采用电针刺激耳穴“心”治疗30分钟，取针后30分钟测血压22.87/13.3kPa（175/100mmHg），60分钟测得血压为22.08/13.3kPa（175/100mmHg）。次日清晨测血压为23.94/12.5kPa（180/96mmHg），又经前法治疗，取针后60分钟测血压为19.95/11.2kPa（150/85mmHg）。经过连续60天的调治，血压稳定在21.28~17.29/13.30~10.64kPa（160~130/100~80 mmHg）间。通过配合体针和按摩治疗，下肢肌力提高到Ⅴ级，可自由行走，上肢肌力提高到Ⅱ级，5月1日出院。嘱其出院后按稳固法坚持1个月治疗，日前追访，血压正常，生活自理。

治疗方法：用0.5寸或1寸长毫针针刺双耳心穴（耳甲腔中央），进针约0.2~0.3寸左右，施以轻微的提插捻转，以耳廓有烧灼感或脱落感为佳，若无此感觉或患者拒绝提插捻转，则将G6805治疗机的两极分别连在双耳针柄上，通上直流脉冲电（连续波），留针30分钟，每天1次，30次为1个疗程。治疗过程中，停服一切降压药。[黄河清，等. 湖北中医杂志，1991,（1）：34.]

耳针肺穴

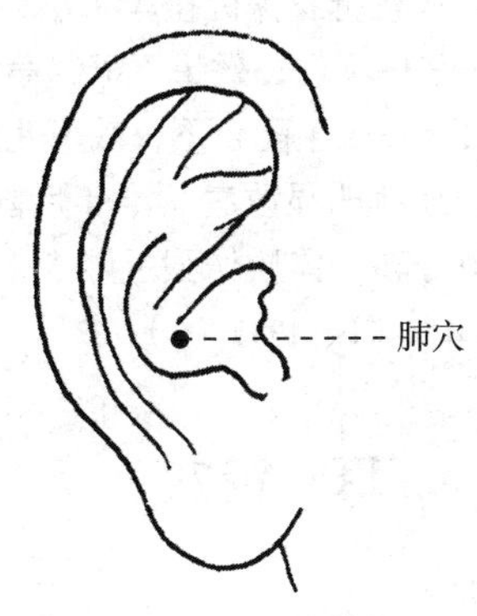

1. 便秘

何某某，女，23岁，工人。患习惯性便秘1年余。5~7天排便1次，排便时艰涩不畅，体检无器质性病变，经服药治疗无效。治疗：双侧肺区埋耳针，埋针后次日早晨大便1次，再治2次，大便正常每天1次，随访8个月未复发。

治疗方法：取肺区双侧。找准穴位后，用75%的酒精消毒，右手持镊子将已消毒的耳针刺入肺区，深度以穿刺耳软骨而不透过对侧皮肤为度，外贴以胶布固定，埋针保留3天，嘱患者每日用指压按耳针4~5次，3天后将针取出，隔2天后可接受第2次治疗，可进行多次埋针，但要严格消毒，防止感染。[刘炳权. 基层医刊. 1984，4（4）：32.]

2. 低热体弱

张某某，女，8岁半。患儿从1978年秋开始发低热，体温在37~37.8℃之间。精神萎靡，头昏，肢软，胃纳不佳，逐渐消瘦，住多家医院治疗无效。于1982年6月见“武汉科技报”刊有耳穴保健按摩防治疾病的消息后，其母专程来院求教自我保健按摩手法，前2月因方法掌握不好，效果不显，第3个月后，其母在医生配合下，教患儿按摩“肺穴”，症状明显改善。半年后随访，患儿病情好转，体质增强。[李春生. 武汉市中医医院院刊. 1983,(1): 28.]

耳针肾穴

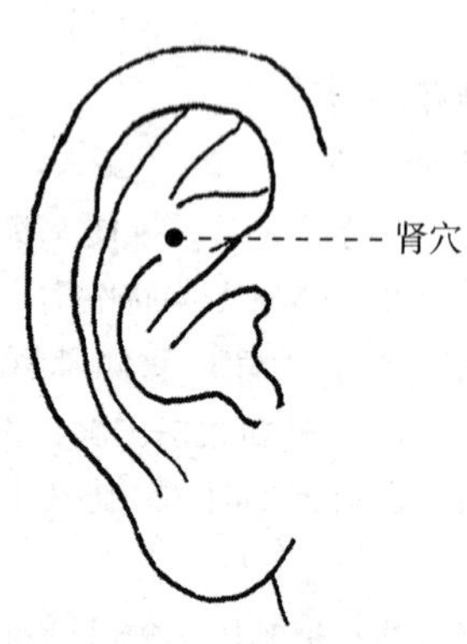

肾绞痛

杨某某，男，25岁。1991年2月1日初诊。自述右侧腰部绞痛，反复发作年余。曾经摄片检查“右肾见0.8cm×0.6cm阳性结石1枚”。半小时前右侧腰部疼痛如刀割样，痛处拒按，甚则呕吐，汗出，小便频急量少，色如洗肉水样，大便干结，舌质红，苔黄腻，脉弦数。检查：痛苦面容，被动体位，血压11/8kPa（85/60mmHg），速用下法治疗，按压患者右侧耳穴肾点，1分钟后疼痛有所缓解，按至3分钟时，疼痛消失，诸症缓解。

治疗方法：用未用过的火柴棒1根，用75%酒精消毒，再将患者耳穴肾点部位进行常规消毒。然后用火柴棒头按压耳穴肾点，用力程度以患处有痛感为度。[刘绪成. 四川中医. 1992,(7): 53.]

耳针除颤穴

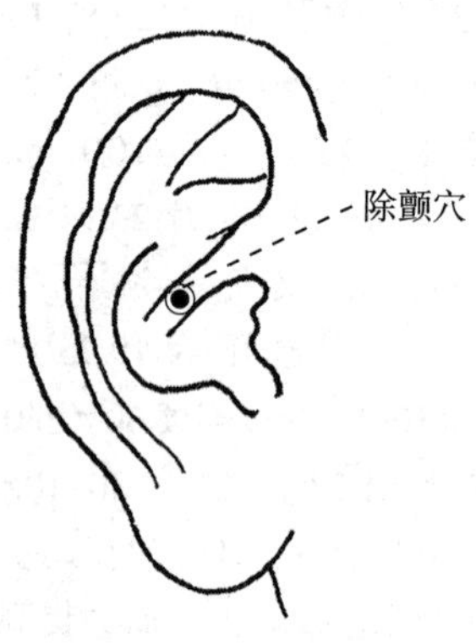

心律失常

郝某某，男，56岁，干部。因心慌发作6小时于1990年5月17日就诊。既往患冠心病5年，就诊前自服双嘧达莫2片、复方丹参片3片，无效。查：心率118次/分，脉搏96次/分，心律不齐，心音强弱不等，心电图报告：心房纤颤。患者焦虑不安，惧怕毛花苷丙注射液副作用，不愿静脉注射，要求另想其他方法，决定使用耳穴点压法治疗。以酒精棉球消毒局部皮肤及火柴杆后，用火柴杆在“除颤点”按压3分钟后，解除按压。解除按压后10分钟复律，复查心电图正常。

治疗方法：在耳轮脚上，耳穴膈附近找敏感点（定名除颤点），用火柴杆或大头针帽压迫“除颤点”3分钟后解除压迫，观察患者心律、心率及其他反应。［刘秀婵，等．山西中医．1993，(1)：26．］

耳针胃区穴

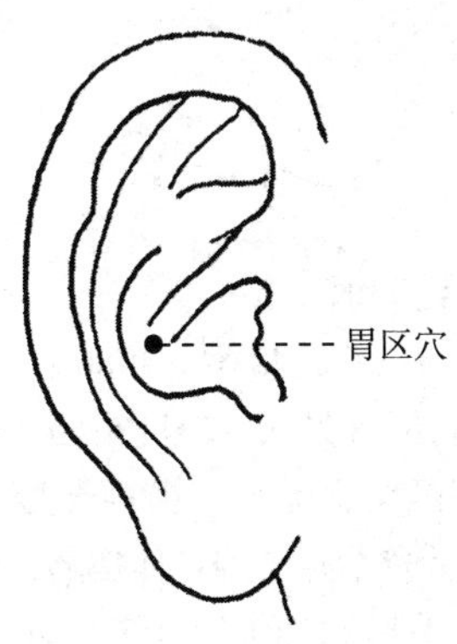

食欲不振

罗某某，女，46岁。因于1974年12月患流行性出血热，经住院治疗21天痊愈出院。出院后自觉头晕，全身酸困乏力，面色苍白，食少无味。曾用过许多中西药及营养滋补品，但一直疗效不佳，以致使患者不能从事家务工作，而于1975年10月8日来我站求治。根据中医学中“胃主受纳”“人以胃气为本”的理论，按下述方法取患者一侧耳穴的胃区敏感点埋针。2天后自觉食欲渐增，精神也较前显著好转。7天后取针，身体很快恢复健康。

治疗方法：于一侧耳部的“胃区”找到敏感压痛点后，常规消毒，埋耳环针1枚，用胶布贴敷固定即可。一般于埋针2日开始显效，1周左右取针。［张政权．赤脚医生杂志．1978，(2)：10．］

耳针膈区穴

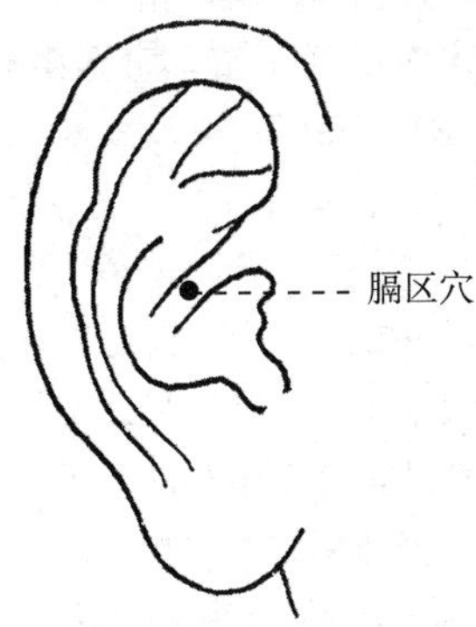

呃逆

（1）金某某，男，48岁。1979年9月28日初诊。呃逆1天，呃声连续，服中西药均无效。即针刺其右耳膈点，针入软骨后，微加捻转，其呃即止。留针5分钟以巩固疗效，痊愈而去。［胡化铭．四川中医．1986，4(4)：52．］

（2）陈某某，女，25岁，干部。1983年1月5日上午偶发呃逆，即来我院求治，经用探针强刺激，压迫耳穴膈区点1分钟左右，呃逆顿消。［李太峰．中原医刊．1984，(1)：28．］

（3）傅某，男，67岁，干部。1989年7月24日入院。因心悸气短加重10

天来我病区住院，既往有“冠心病”史19年。经入院检查确诊为高血压，冠心病，心房纤颤，房室传导阻滞，多源性室性期前收缩，二尖瓣脱垂，心功能不全I°。住院期间，病情一度好转，但于住院第60天突然发生脑梗死、脑疝，经降压、降颅内压、吸氧、抗感染、改善脑细胞代谢等抢救措施，病情明显好转，但继之出现声短而频，不能自止的连声呃逆。虽经针刺内关、膈俞等仍不效，遂在耳廓膈区贴压王不留针籽1粒，当时呃逆缓解，直至第90天出院未复发。[巩庶琴，等. 吉林中医药. 1990,(4)：22.]

（4）黄某某，男，44岁，干部。1987年11月2日初诊。患者当天中午12时许，突然呃逆不止，发作频繁，十分难受，持续近3个多小时。下午3时许来就诊。当即用右手中指按压其左侧耳部之“膈穴”约15秒钟，呃逆间歇时间延长。继之在此穴上按揉1分钟，呃逆停止，以后未复发。[朱全栋. 按摩与导引. 1990,(3)：47.]

（5）蔡某某，男，47岁。患者1981年9月30日中风，左侧偏瘫，语音欠清，半昏迷状态，抢救4天呃不止，烦躁不安，不能入睡，呃声洪亮，连续不断。经针刺内关、中脘、足三里无效。肌内注射溴米那普鲁卡因注射液仍不见效。在膈区埋菜子，用力按压，大约5分钟时膈声间歇，每分钟7~8次。10分钟后停止呃逆，以后未再发作。

治疗方法：耳轮脚中点（膈穴）。以王不留行籽压于膈点，以耳部红晕充血为度。在临床遇呃逆病人用膈点效果满意，均1次见效。[单穴治病选萃：498.]

耳针神门穴

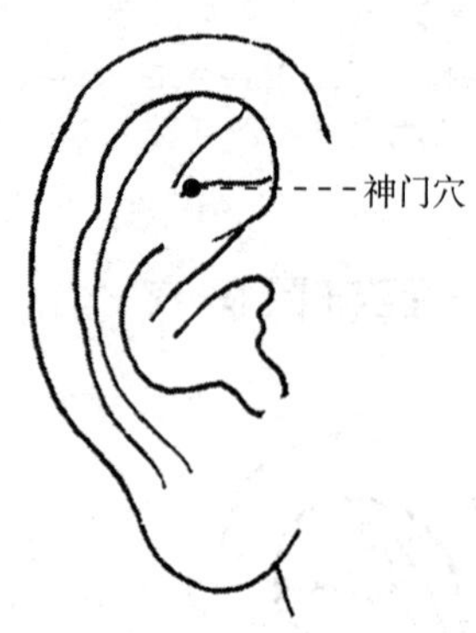

1. 神经衰弱

娄某某，女，48岁。1980年10月6日就诊。经常失眠，轻度头痛，时好时犯，平素饮食无味，精神萎靡已数年，要求针灸治疗，查：体瘦弱，舌淡苔薄，两手尺脉细弱。诊断：神经衰弱，失眠。取耳穴神门埋王不留行籽，每晚睡前30分钟自行按压15分钟。首次即效，共治8次痊愈。复查脉正常，精神好转，体重增加。

治疗方法：在耳廓三角窝部对耳轮上、下脚分叉处取之（神门穴）。用此法治疗各种失眠，尤其治疗神经衰弱疗效甚好。每日1次，最好于晚上睡前30分钟开始按压10~20分钟，即能慢慢入入睡。两耳交替埋压，3日1次，7次为1个疗程。耳与脏腑经络有着密

切联系，耳穴可以治疗多种疾病。耳穴神门具有宁心安神、调整脏腑之功，故对于神经衰弱疗效甚捷。[单穴治病选萃：498.]

2. 腰扭伤

患者，女，31岁，工人。1985年9月21日初诊。患者随其爱人外出买沙发床，因搬床用力过猛，发生急性腰扭伤，当时行走困难，腰部疼痛难忍，由其爱人搀扶来我院，乃予耳针“神门”穴治疗，痛点进针，中度刺激2分钟后，疼痛明显缓解；5分钟后，疼痛消失，活动自如，自已走出保健站。

治疗方法：①取穴：耳部“神门”穴，此穴在耳廓的三角窝中。②用0.5寸毫针，在“神门”穴的附近找痛点进针，行中强刺激3~5分钟，得气后有酸胀感觉，如痛减轻不明显，可留针10分钟，并在留针期间加强刺激。[窦庆连. 天津中医. 1990,(2)：20.]

3. 踝关节扭伤

吴某，男，12岁。一次打球时不慎扭伤左踝关节，疼痛不能行走，活动障碍，半小时后，由人背来就诊。查：耳穴神门区（对耳轮上脚中下1/3处）明显压痛，于此穴向上下针刺2针，频频捻转1分钟后，患踝部疼痛消失，功能活动改善，留针30分钟后，即可自己行走回家。

治疗方法：用耳穴探测仪或探棒找准神门穴，用碘酒、酒精严格消毒后，取0.5寸毫针，沿皮透刺2~3针，捻针时嘱患者频频活动扭伤的关节，3~5分钟即可止痛，反复捻转，适当留针。[许人华. 湖南中医学院学报. 1988，8（2）：41]

4. 遗尿

某女，13岁，学生。自幼遗尿，每晚尿床1~2次，针刺双侧耳神门穴后，针感均沿任脉下行直达关元和生殖器。针刺2次，不再出现遗尿，随访2年未发。[蔡宗敏. 上海针灸杂志. 1987,(2):1.]

5. 小儿惊厥

许某某，男，5岁。因发热、惊厥而急诊。在做体检时，患儿突然眼球斜视，手足抽动，呼之不应，即用“耳穴神门点压”法，顿时症状解除。后诊断为疟疾，配合抗疟药治疗而愈。

治疗方法：耳穴神门点压法，即取身边的任何尖钝小棒（如火柴杆、探针、毫针等均可）。对准耳壳上方小三角尖内的神门穴施行点压。治疗时，要以均匀适当的指力，持续或阵阵加压，得效为度。[孔押根. 中级医刊. 1985，20（8）：55.]

耳针三叉神经痛穴

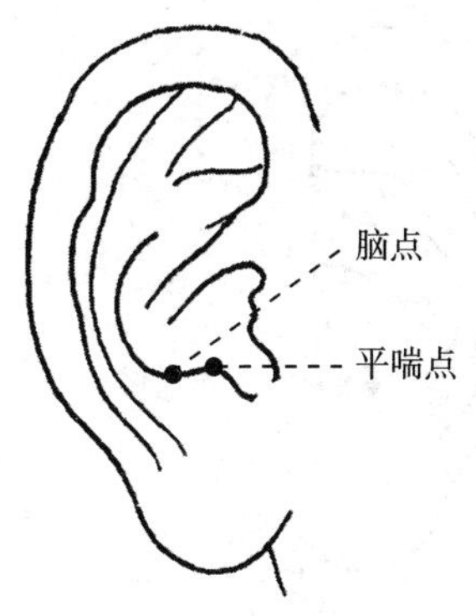

三叉神经痛

患者，男，56岁，香港商人。以右头面部发作性闪电样痛8年，病情加重半年为主诉于1985年8月20日入院。入院前曾多方求治，诊断为原发性三叉神经痛（第3支受累），经中西药治疗效果不佳。近月来发作频繁，日发作达140余次，每次持续1~2分钟。并诉间歇期间左对耳屏有痛感。因疼痛难忍，迫切要求作射频疗法或外科手术。体检发现左侧对耳屏脑点与平喘点之间有明显的压痛点。试用针刺、维生素B_1、B_{12}穴注，自觉疼痛次数减少。为了提高疗效，改用盐酸利多卡因耳穴封闭后，疼痛次数明显减少，从日发作百余次，减少至30余次，疼痛程度也减轻到可以忍受。连续治疗5次，病情明显好转出院。8个月后病情复发，用同样方法治疗，仍可缓解疼痛。[严善余. 福建中医药. 1990，21（1）：61.]

耳针精神穴

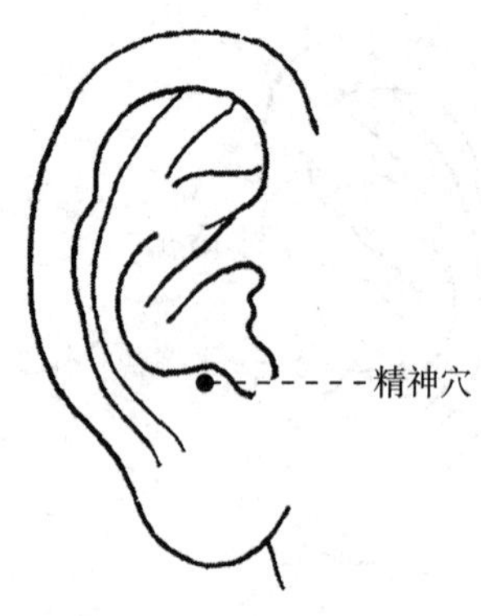

1. 精神失常（幻听）

赵某，男，14岁，2年来经常发呆、傻笑，幻听夜眠多梦，饮食日差，不能坚持学习。经用药物和针灸治疗不理想，予针刺“精神穴”，1次后幻听次数减少，10次幻听消失，恢复学习，活动正常。

治疗方法：在对耳屏处，平喘下方，从屏间切迹最低处（皮质下、内分泌）与对耳屏屏轮切迹最低处（脑点）联成横线，再从屏尖向下垂直联成纵线，纵横两线的交点即是“精神”穴。实属脑点与皮质下中间部位。医师针刺时左手执患者耳垂，右手执26号2寸不锈钢毫针，直刺入穴，循耳道后下方皮下疏松组织缓缓前进，不可有阻力，避免刺伤耳软骨，也避免穿通皮肤，一般可深达1.5~2寸。针刺后患者局部有发胀发热感向额部扩散，患者顿觉头脑清醒，有舒适感觉。为加强刺激，医师可采用指甲刮动针柄发生震颤，或在针柄上通电，按患者的敏感反应适量刺激。强刺激时一般可引起面肌的痉挛发作，通电约1秒至1分钟。弱刺激一般只引起面肌震颤，通电约5~30分钟。运用此穴治疗精神病幻听及各种听觉障碍（耳鸣、耳聋）效果甚好。每日针1次，经治170例，轻者1~3天治愈，重者10天左右显效或痊愈。用此穴经治癔症2285例，多能1次治愈。此穴对失眠、头痛、眩晕也有效。[单穴治病选萃：499.]

2. 癔症失明

孙某某，男，30岁。14个月前与同事争吵生气，突两眼发黑看不见物体。经当地医院检查疑“青光眼”所致，经治无效，来南京某某医院眼科就诊。检查：眼压不高，视力双均为“0”，角膜透明，瞳孔等大，对光反应敏感，眼底正常，经用药物、针灸治疗无效，转来诊治。为刺双“精神”穴电针1次，即时能看见周围东西，复检双视力均为1.5。

治疗方法：同“1. 精神失常（幻听）”案。［单穴治病选萃：499.］

3. 经期烦躁

吴某某，女，23岁。多年来学习紧张，夜眠多梦，白天头昏目眩，善忘，周身乏力，经期烦躁不安，经针灸及药物、理疗等无效。检查，营养差，消瘦，神经系统无异常，经取“精神”穴针刺，10次痊愈。

治疗方法同“1. 精神失常（幻听）”案。［单穴治病选萃：499.］

耳针宗脉穴

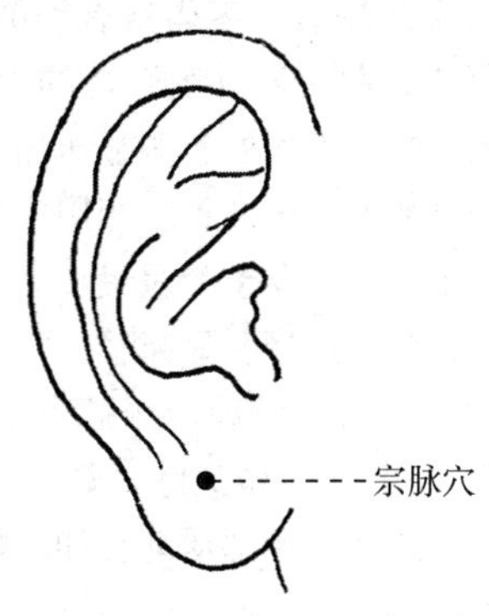

失明

周某某，女，28岁。5天前因心情不畅，当晚双目逐渐丧失视力。该患者性情急躁，因3个月前小孩病死，情志不畅，两胁胀痛，5天前因与人吵架，以致肝失条达，气机不畅而得病。取双侧宗脉穴，予以强刺激手法，双目顿时复明。半年后随访，疗效巩固，未复发。

治疗方法：宗脉穴位于耳的对耳屏和耳垂之间，将耳垂微微折向对耳屏，中间出现一条斜沟，该穴在斜沟的中点（相当于耳针的太阳穴处）。左手拇、食二指夹持耳廓的下部，右手持针。进针后，使针沿着耳软骨的下方，向着外耳道的后下方刺入1.5~2寸深。针刺得气后，可根据病的虚实，施行补泻手法。如做快速大幅度捻转（泻法）时，可在同侧的耳部出现强烈的酸、麻、胀感。

按语：临床上应用宗脉穴治疗癔病、精神分裂症、神经官能症等有较好的效果。特别是癔病，多为1次治愈。另外也可鉴别是否是癔病。［单穴治病选萃：498.］

耳针内分泌穴

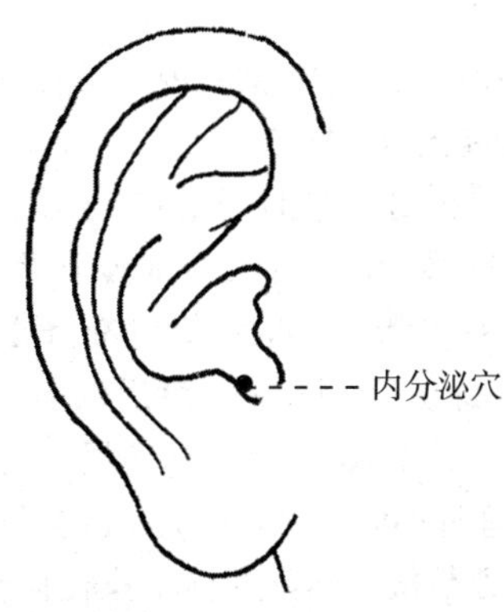

痤疮

（1）张某某，女，21岁。患粉刺4年。面部满布黄豆、绿豆样大小不等的粉刺，埋针3天后即觉痒感、热轻；5天后粉刺由大变小，由红变粉，由硬变软，2个疗程后痊愈。

治疗方法：①取穴：内分泌穴（位于屏间切迹处）。②取消毒揿针1枚，用针尾在穴位上压痕作标志，然后在穴区进行常规消毒。待皮肤干后，将揿针紧按在穴位的凹痕上，再用橡皮膏贴在揿针及其周围皮肤上，用手指按压10秒钟加强固定，埋针15天为1个疗程。起针后消毒穴区，即可在另一侧耳穴，进行下1个疗程。埋针期间每天按揿针3~5次，以加强针感，提高疗效，同时忌食辛辣腥腻食物。[史秉才，等. 四川中医. 1986，4（4）：53.]

（2）王某某，女，24岁，教师。患者于1978年面部、上胸部生痤疮，曾服用中西药物和外用药物无效，因而心情烦恼，饮食减少，月经紊乱，前来我处治疗。取双耳内分泌穴埋针3个疗程痊愈。随访月经正常，痤疮未见复发。

治疗方法：①取穴：内分泌穴（在耳屏切迹内面约0.2cm处）。②针具：揿针式皮内针，平时浸泡在75%酒精中消毒备用。③耳部穴位常规消毒后，用镊子夹住针圈，将针头对准选定穴位，稍捻转一下再揿入，然后以小胶布粘贴固定，7~10天为1个疗程。注意事项：埋针期间，患者每天早晚自行按压埋针处数次。不能在面部搽任何膏、脂之类，忌辛辣、酒等刺激物。埋针处不能受潮。[姚国祥. 中医杂志. 1982，23（5）：31.]

耳针腰骶穴

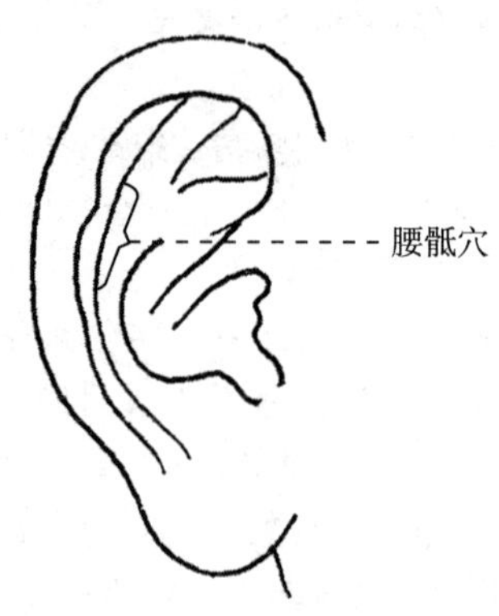

腰痛

（1）刘某某，女，60岁。于1986年5月20日初诊。因5天前从四级楼梯上跌下，致两膝、胫部疼痛，并见青紫瘀斑，2天后左侧腰部开始疼痛，逐渐加重，坐立困难，腰部活动受限，针刺背俞穴及拔罐后，疼痛略有缓解。2小时后复作，服药和外敷膏药均无效。检查：患者髂后上嵴处有明显压痛，同侧耳廓的腰骶部有压痛点，即用火柴棒压迫痛点1分钟，令患者缓慢加大幅度活动腰部，即感疼痛明显减轻，腰部活动幅度增大。每5分钟加压痛点1次，15分钟后，患者疼痛消除，髂后上嵴处已无明显压痛，腰部活动自如，随访1周未发。[包国庆. 上海针灸杂志. 1987，（1）：38.]

（2）施某，男，55岁，锅炉工。

因弯腰拿煤铲，只听腰部“咔嚓”一声响，当时右腰部牵及臀部剧烈疼痛，身体辗转困难，全身直冒冷汗。被同事抬送医院，经X线摄片检查，腰椎正侧位片未见异常。诊断为急性腰扭伤。给予针刺阿是穴、委中等穴，红外线照射，口服镇痛镇静剂、三七片等药后，疼痛不止，咳嗽、呼吸时加重，翻身不能，坐立不安，彻夜未寐。次日下午来我处诊治。查：症状如前，见右耳对耳轮上下脚起始部有芝麻大小的突起物，以火柴头触之，患者反应疼痛异常，给予针刺该点（腰痛点），捻针1分钟后，患者只觉患部发热，腰部如卸下重物。半小时后出针，患者诸症解除。[何通道. 中医杂志. 1990，31（8）：37.]

耳针肩穴

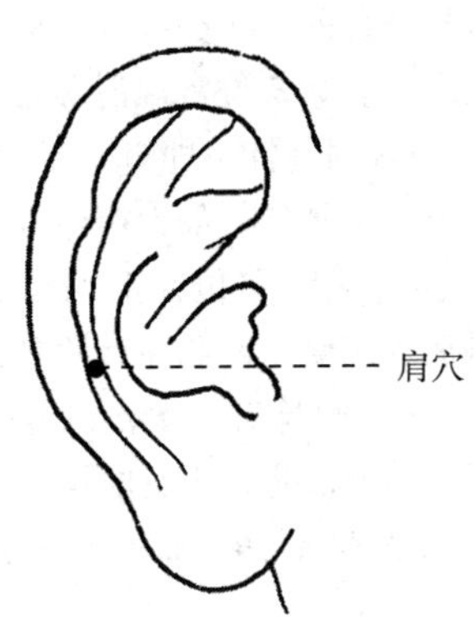

肩关节扭伤

黄某某，女，18岁。患者于1977年11月20日上午，行走不慎跌倒，左肩关节着地后，即感疼痛，功能活动受限，不能参加劳动已3天，前来诊治。检查：左肩关节局部微肿，按之有明显压痛，功能活动受限，动则痛甚，外展小于70°，无骨折及肩关节脱臼征象。诊断：左肩关节扭伤。治疗以按摩相应耳穴法治之，在耳舟下部相应的肩关节处，予以耳穴按摩，常规治疗，顿时疼痛减轻，功能活动好转，外展小于90°，二诊后，外展小于150°，三诊时疼痛基本消除，功能恢复正常。

治疗方法：取准耳穴后，以轻巧、柔和的手法按摩，每次按摩半分钟到1分钟，休息1分钟，连续按摩3次，然后将准备好的0.5~0.8cm见长的小胶布，中心放一粒小丸，贴在所按摩的耳穴上，令患者每天自己按摩药丸处3~4次，每次1分钟。[吴春生. 武汉市中医院院刊. 1979,（2）：55.]

耳针肩举穴

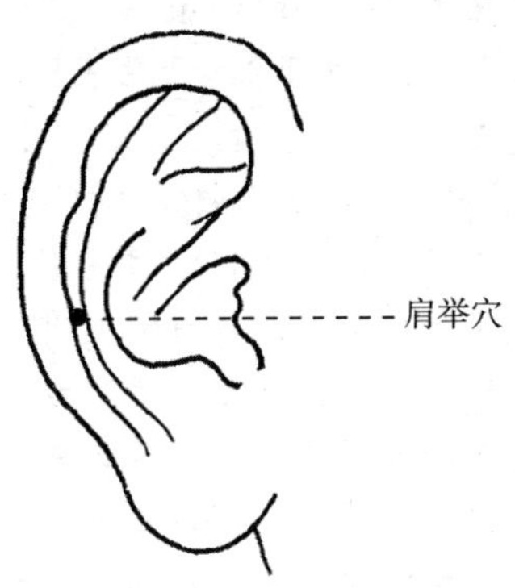

手臂不举

边某某，男，67岁。1983年就诊，患者因赶马车多年，风餐露宿，肩部疼痛多年，左手臂不能上举过头，经服中药、针灸、理疗均无效，诊断为漏肩风，当针刺肩举穴时，患者感到肩部发热。经捻转 3 次、推拿 3 次约 15 分钟后，患者立即手臂高举过头，活动自如，肩痛减轻。1 年后随访已恢复正常。

治疗方法：耳舟中部，在耳穴肩点和肩关节点连线中点（肩举穴）。取患侧耳部，消毒后，用 28 号 5 分毫针直刺入耳穴，注意不要刺透。左右捻转数下后，留针，然后用推拿手法活动患者肩部，活动约 1 分钟，再左右捻转耳针数下，然后再推拿肩部。一般情况捻转耳针 3 次，推拿 3 次。最后，让患者自己活动上肢即可出针。

按语：近 20 年来运用此穴治疗手臂不举 45 例患者，适当配合推拿，全部均 1 次治愈，手臂立即上举，肩痛也减轻或消失。注意事项：勿刺过深，体弱者可采用侧卧位。耳部有许多经脉聚会。过肩部的手三阳经循行都通过耳部。手三阴经和手三阳经互为表里，而阳经的经别都是复合于它原来经脉的，通过经别的传注，手三阴经也和耳部有联系。手六经脉循行都经过肩部，所以针刺耳部肩举穴，对肩部疾患作用十分显著。配合推拿是由于患者肩周围软组织出现纤维化和粘连，关节囊挛缩，加以活动肩部疗效更佳。故能达到 1 次治愈的良效。[单穴治病选萃：500.]

耳针颞颌穴

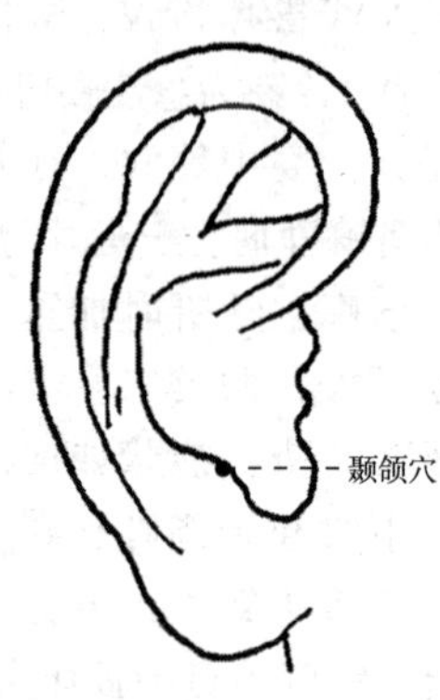

颞颌关节炎

（1）陈某某，女，27 岁，工人。左颞颌关节处痛响，活动受限 2 个月。检查：张口受限伴有响声，有明显压痛，针耳颞颌穴后，以上症状基本消失，以后未复发。

治疗方法：①取穴：在患侧对耳屏处耳软骨弯曲部的边缘突出处，平喘穴与腮腺穴之间。②穴位常规消毒后，用 30 号毫针，直刺进针，即有明显疼痛，疼痛越明显效果越佳。如无疼痛可在原位提针，使针向略移位，探到痛点为止。一侧痛针患侧，两侧痛针两侧，留针 20 分钟，中间捻针 1 次，捻针强度按各人耐受情况决定，出针时注意有无出血情况。[朱长生，等. 上海针灸杂志. 1985,（1）：33.]

（2）倪某某，女，61 岁。右颞颌关节痛响 20 天，原因不明。检查，右颞颌部外形无异常，张口宽度约 3cm，颞颌关节有明显压痛，右耳穴处有明显芝麻大小的小丘疹突起，并有触痛。经针后张口明显增大，痛响大减，以后未发。

治疗方法：颞颌穴在患侧对耳屏处耳软骨弯曲部的外缘突出处，平喘穴与腮腺穴之间。下颌关节功能紊乱者，在颞颌穴范围处，常可看出明显突起的芝麻大小丘疹，色泽与周围稍有差别。凡有反应点者，可直接针刺反应点，其效果极佳。颞颌关节脱位者耳垂部未发现有反应点。在穴位处消毒后，用30号0.5寸毫针，直刺进针，即有明显疼痛，疼痛越明显效果越佳。如无疼痛可在原位置提针，使针尖略移位，探索到疼痛点为止。针刺病痛一侧穴位，两侧痛即针刺两侧。留针20分钟。中间捻针1次，捻针强度按各人耐受情况决定。出针时注意有无出血情况。

按语：下颌关节功能紊乱属于口腔科常见疾病之一。我们通过临床实践，用耳穴之颞颌穴治疗此病，收到了满意的疗效。30例病人均系门诊病人，其中男11例，女19例。年龄最小18岁，最大70岁，中年人发病较多。病程最短4天，一般为2个月至1年以上。发病部位左侧13例，右侧12例，双侧5例。每隔2天针1次，3次为1个疗程，其中痊愈为14例，有效16例。[单穴治病选萃：503.]

耳针无名指穴

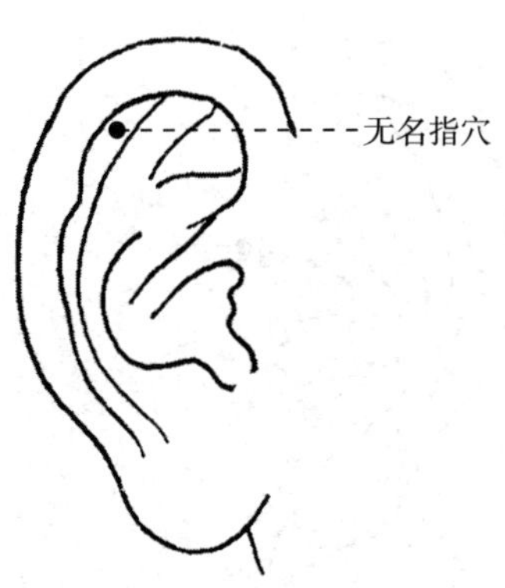

指关节扭伤

张某某，男，13岁，学生。患者于1977年8月8日晚上在床上玩时，其弟跳起来用脚踩在患者右手无名指末节上，当即肿胀疼痛，屈指功能受限，经外科敷药8天未愈故来诊治。检查：右手无名指末节红肿，有瘀血，呈跳动性疼痛，指甲根部已化脓，曾拍侧位片诊断为右手无名指末节骨骺轻度分离。诊断：①右手无名指末节扭挫伤，②右手无名指末节骨骺轻度分离，合并感染。

治疗方法：在耳舟中上1/3相应的无名指处予以耳穴按摩，常规治疗，顿时右手微出汗，红肿稍减。二诊后，手指根部化脓，手指红肿明显消退，手指变细，跳动性疼痛消除。四诊后症状基本消除，功能活动恢复正常。[吴春生. 武汉市中医院院刊. 1979,(2)：54.]

耳针聤耳穴

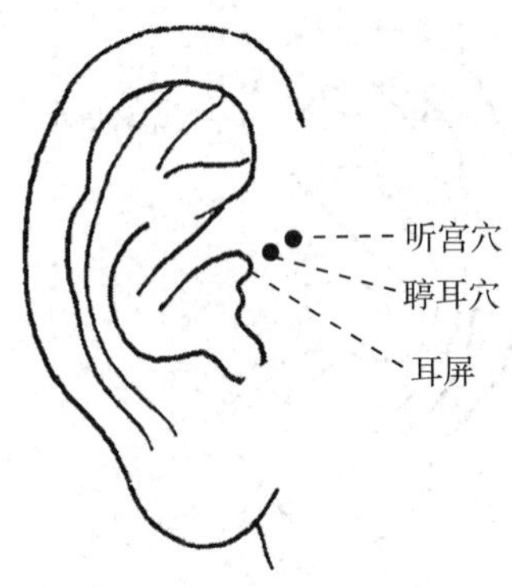

中耳炎

王某，女，4岁。因左耳流脓2天，于1988年1月6日初诊。1周前曾患感冒，服药后好转，2天前始左耳流脓，发热耳痛，烦躁啼哭，用“滴耳油”及肌内注射青霉素等效果不显，遂来就诊。查：体温38.5℃，左耳外流黄白色脓液，外耳道有脓痂。耳镜检查见外耳道及鼓膜充血，并见鼓膜穿孔。治疗用半刺法针刺左侧耳穴，次日复诊脓液大为减少，耳痛消失，体温正常，再针1次，2周后随诊未复发，耳镜检正常。

治疗方法：①取穴：患侧“聤耳”穴（自拟点），位于耳屏与听宫穴间外1/3处。②常规消毒后，用30号0.5寸毫针直刺，针刺深度为小儿同身寸0.1寸；浅刺而疾出针，出针后不按针孔，每天1次，3次为1个疗程。［刘靖宇．新疆中医药．1991，33（1）：34．］

耳针牙痛穴（Ⅰ）

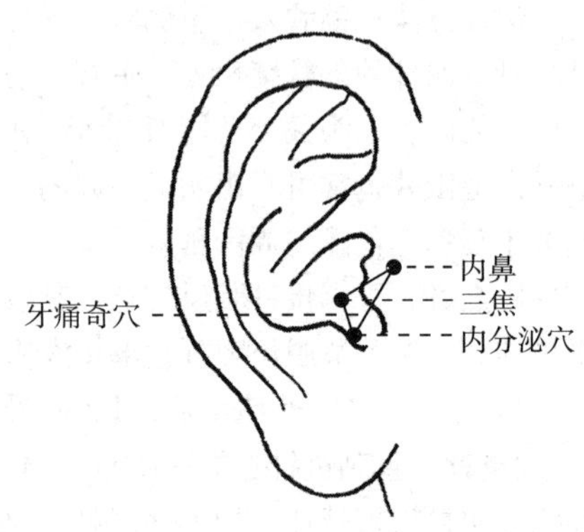

牙痛

（1）朱某某，女，39岁。自述右上牙痛已3天，痛剧难忍，坐卧不宁，不能进食，服止痛片及清胃之中药均无效。齿龈红肿，口苦口臭，舌质红，苔黄腻而燥，脉洪大。诊断为胃火牙痛。治疗选右上牙痛奇穴，依下法给以点刺10分钟，当即痛止，并自觉原牙痛处有凉感。随后在牙痛奇穴、牙、三焦等穴按压王不留行籽贴敷。治疗2次牙痛痊愈。

治疗方法：①取穴：牙痛奇穴（在内分泌、三焦、内鼻三穴的中间，在此区域内寻找敏感点）。取探棒或多功能探诊仪检测穴位，并在牙痛奇穴处进行点刺治疗10分钟。风火、实火牙痛给以重刺激，虚火牙痛给以轻刺激。进行穴位点刺后，牙痛即止。然后给以王不留行籽耳压穴位贴敷，每天定期按压3~5次，每次3~5分钟，以巩固疗效。［李焕斌．陕西中医函授．1988，（6）：35．］

（2）方某，男，50岁，干部。左侧后下牙隐隐作痛1周，阵发加剧，日轻夜重。查：齿龈不红，微肿，左下智齿松动，有龋孔，舌红绛少苔，脉细数。按下法在左耳面颊区敏感点探压时，牙痛即缓解。为巩固其疗效，再如法粘贴火柴棒，1次即愈。随访2个月未发。

治疗方法：于面颊区寻找敏感点，然后用2~3cm长的火柴棒，粘贴于胶布上压迫穴位，根据牙痛轻重定按压轻重和次数，每天不少于5~6次。［许人华. 湖南中医学院学报. 1988，8（2）：41.］

耳针牙痛穴（Ⅱ）

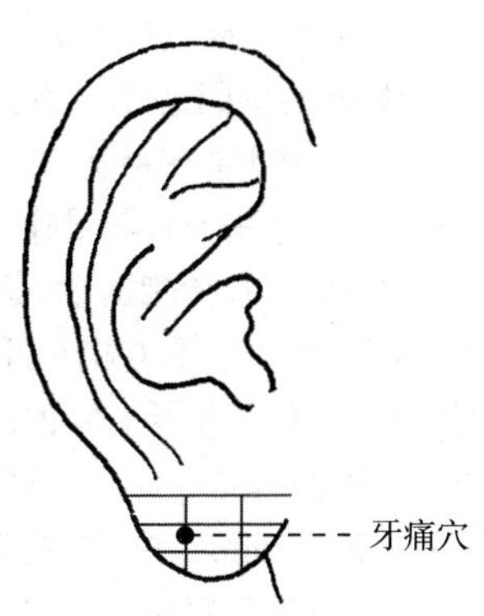

急性牙髓炎

赵某某，男，30岁。1989年12月9日因右下牙疼痛3天就诊，疼痛以夜间为重，呈跳痛及闪电样疼痛并向患侧太阳穴处放散。服止痛片只能镇痛1小时左右。口腔科诊为：急性牙髓炎。耳穴视诊：牙痛穴处有片状红晕如小米粒大小，健侧呈淡红色，红晕伴有光泽。触诊：患侧凹陷水肿明显，压痛强阳性反应，针1次立即止痛。1989年12月11日随访疼痛未作。注意事项：病人取坐位，找阳性反应物时注意光线充足，禁忌擦洗耳部。

治疗方法：在对耳屏内侧面，以对屏尖穴与脑干穴的连线为等边三角形的底边，再向对耳屏内侧面划一等边三角形。该三角区即为牙痛点。在患者两耳痛穴处，寻找片状红晕并有光泽的阳性反应点（患病侧耳廓明显）。用探棒以同等压力触压两侧红晕处的皮肤，此时出现凹陷性水肿（患侧明显伴疼痛）。再将探棒向对耳屏边缘方向重压，此时疼痛难忍处即为此穴。

按语：耳穴牙痛点是在临床中摸索出的经验穴，该穴位于耳屏内侧面，恰是耳穴皮质下的区域。耳穴皮质下具有较强的镇痛作用。通过80例的耳廓视诊观察，在该穴区内均可看到片状红晕并且有光泽的阳性反应。此阳性反应以急性痛症多见。因此，针刺穴位中的阳性反应区可收到较强的镇痛效果。近7~8年临床治疗急性牙髓炎引起的牙痛80例，用上述穴、法治疗立即止痛78例，2例针后明显好转，再隔2分钟加强刺激，反复5次均收到止痛效果。经随访（与本院口腔科协作）无1例复发。［单穴治病选萃：502.］

耳针万应穴

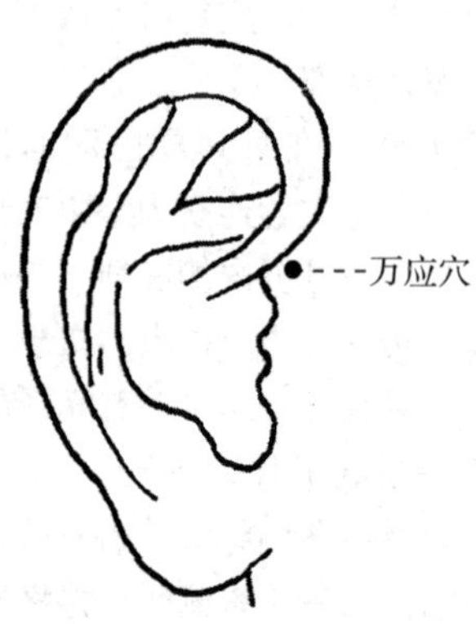

牙痛

郭某某，女，43岁。1980年12月20日就诊。自诉右侧下臼齿齿痛20天。视局部红肿，舌红绛，苔薄黄，六脉洪大。诊断为胃火牙痛，针万应穴，深3分，泻之，留针1小时，疼痛立止。

治疗方法：压痛万应穴（耳屏上切迹与耳轮脚之间的横纹尽头），若无自然横纹可轻轻挤压外耳上下即可出现，若出现上下双横纹则以下纹为准，从外耳道口到横纹尽头长度约为0.5~0.8cm。用28号1寸毫针，取患侧穴，直刺3~5分，若针刺得气，患者可感局部酸麻困胀。根据现证施以补泄手法，30分钟行针1次，留针1小时。注意事项：取穴要准确，否则不能达到应进之深度，达不到治疗之目的。

按语：牙痛与足阳明经有关，肾主骨生髓，开窍于耳，齿为骨之余，故该穴可以治疗各种牙痛。针刺该穴治各种牙痛250例，针刺1次止痛者200例，2、3次止痛者分别为30和20例。［单穴治病选萃：501.］

耳针复音穴

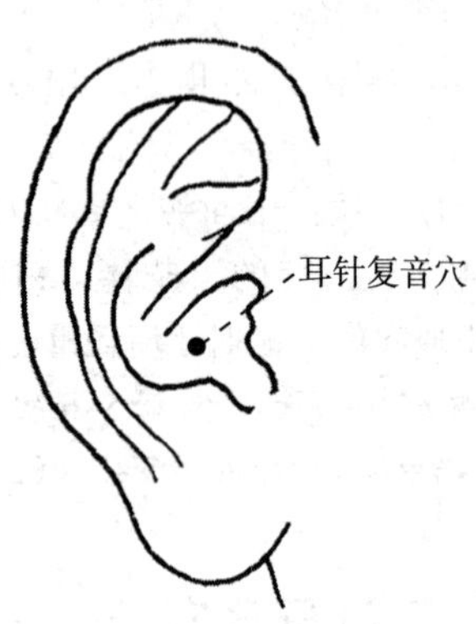

声音嘶哑

（1）方某某，男，23岁。1969年9月12日无明显诱因恶寒、发热，体温达38.6℃，因咽痛在某医院诊为感冒，经服去痛片、润喉片等治疗，体温虽降至正常，但声音嘶哑加重，经5个月治疗不见好转，于1970年2月22日住我院五官科。经喉镜检查：假声带肿胀，发音时声带中部闭不合。诊断为功能性声音嘶哑，入院后第4天接受耳针治疗，针后发音即恢复正常，次日喉镜检查时声带已闭合良好，住院6天痊愈出院。1973年1月18日来信说，已复员回家，3年中曾几次感冒，但未发生声音嘶哑。

治疗方法：①选针：取28号0.5~1寸不锈钢针2支。②取穴：复音穴（位置在原耳穴心与气管之间），取单、双穴均可。令患者坐在靠椅上，穴位常规消毒，如针右耳复音穴，站在患者右侧后方，右手挟托患者右后枕部，这样以助进针成功，以快速进针，大弧度捻转，进针同时令患者发“啊”音，针刺深度0.05~0.08寸，留针15~30分钟。[杨春茂. 黑龙江中医药. 1988,(5): 31.]

（2）郭某某，男，25岁，战士。半月前因感冒致声音嘶哑，服安乃近、润喉片不见效，于1979年12月28日来院就诊。经喉镜检查：会厌、假声带和声带均有轻度充血，但无水肿，声带运动欠佳，无息肉及结节。诊断为功能性声音嘶哑。经1次“复音穴”耳针治疗20分钟，发音基本正常，但在读报时声音有些嘶哑，29日复诊时，声音完全恢复正常。

治疗方法：同上案。[杨春茂. 黑龙江中医药. 1988,(5): 31.]

（二）手部穴位

全息胃穴

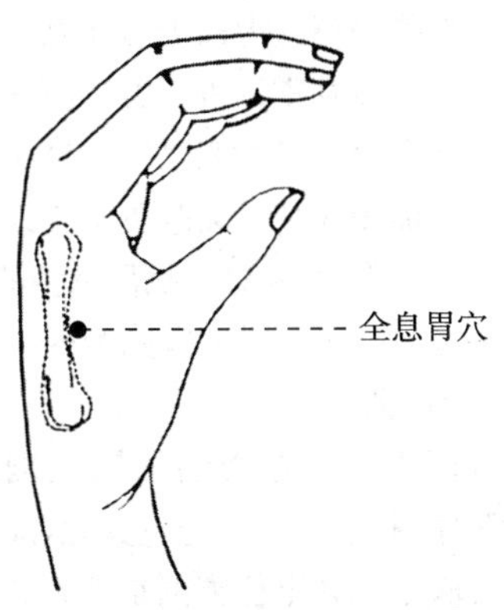

胃脘痛

姜某某，男，21岁，战士。1989年1月4日初诊。无明显诱因上腹部突然剧烈疼痛，无恶心、呕吐及腹泻。20分钟后就诊。既往有类似病史。经检查，排除器质性病变，诊断为胃痉挛。予以全息穴位疗法治疗。取双手第2掌骨桡侧胃穴，轻按有疼痛反应。用按揉法刺激1分钟后，自觉上腹部疼痛明显减轻，3分钟后疼痛消失，5分钟后上腹出现温热感，乃停止刺激。数日后，类似症状再次出现，患者本人自用此法5分钟内治愈。[赵昆明，等. 按摩与导引. 1991,(4): 11.]

全息头穴

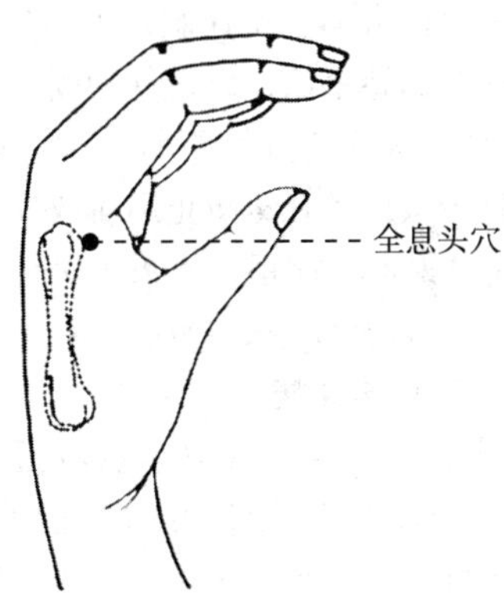

1. 偏头痛

陈某，女，51岁，干部。1989年4月17日初诊。反复双颞侧头痛13年余。伴恶心欲吐，时有目眩，畏光流泪，无耳鸣及晕厥，月经前期发作频繁而剧烈，曾服去痛片、米格来宁，但效果不显。否认外伤及癫痫发作史。检查：痛苦面容，神清，检查合作，颅神经(－)，神经系统检查无阳性发现，脑电图检查无异常。诊断：偏头痛。治疗：针刺全息头穴(双侧)隔天1次，每次30分钟。第1次治疗取针后，患者即感头痛减轻许多，全身轻快；第2~3次治疗后头痛程度和发作次数显减；第4次治疗患者述先前症状完全消失，生活如常，痊愈而出院。后经半年多随访均未复发。

治疗方法：患者取坐位或平卧位，双手肌肉自然放松，如松握鸡卵状，虎口朝上，医者以左（右）手拇指指尖在患者右（左）手指第2掌骨拇指侧头穴区，以适中的压力揉压，患者自觉酸、胀、重、痛甚至不可忍受的躲闪、抽手，此为压痛点。在压痛点周围进行常规消毒，以26号1寸毫针，沿第2掌骨轴垂直的方向，快速刺入1.5~2.0cm，行提插或捻转手法，以得气为度。留针30分钟，每隔5分钟行针1次，取针后用棉球按压针孔，防止出血或皮下血肿。6次为1个疗程，隔天1次。[乔晋琳. 贵阳中医学院学报. 1991,(4)：42.]

2. 三叉神经痛

刘某某，男，28岁。患者近2年来经常额部剧痛，反复发作，曾用止痛片但不能完全治愈。近1个月来，发作频繁，严重影响工作和休息，于1990年12月20日由于头痛剧烈抱头就诊。经查诊为三叉神经痛。即按下法按摩，4分钟后疼痛消失，经随访至今未复发。

治疗方法：用拇指尖在患者双手第2掌骨侧全息胚头穴按摩，以穴为着力点，作一定压力的小圆周运动，按压要有力，以达到穴位深部组织有较强的酸、木、麻、胀感为宜。每按揉旋转一周为1次，一般每次按摩160~400次(约3~5分钟)，每天1次，7次为1个疗程。[景光洲. 按摩与导引. 1992,(3)：21.]

全息肺穴

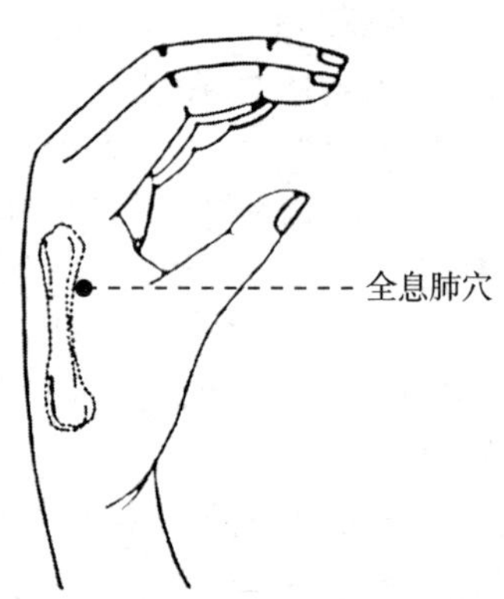

胸肋挫伤

艾某，男，53岁。1984年11月5日初诊。1天前从3米高梯上跌下，当时胸肋部感到闷胀不舒，第2天胸部症状加剧，胸闷咳嗽，呼吸不畅，疼痛无固定位置。检查：胸部、肋部均未发现肿胀和青紫瘀斑，无固定压痛点，胸廓压痛（－)，脉弦紧，舌薄苔白而腻。诊断：胸肋部挫伤（气滞型)。治疗投以柴胡疏肝加味3剂，无改善。二诊改用下法，在同侧手掌肺穴找压痛点按摩，施行手法后胸闷消失，疼痛减轻，治疗3次，诸症消失。

治疗方法：选受伤的同一侧，按第2掌骨侧穴位群，以全息律六部穴位排列法取穴，其定位解剖是从第2掌骨桡侧远端开始依次为头、肺、肝、胃、腰、足，自远端到掌骨的近端，依次施以按摩手法，疼痛部位是穴，然后在穴位处施以按摩直至疼痛减轻或消失。[王佃珍. 光明中医骨伤科杂志. 1985,(11):39.]

全息腰穴

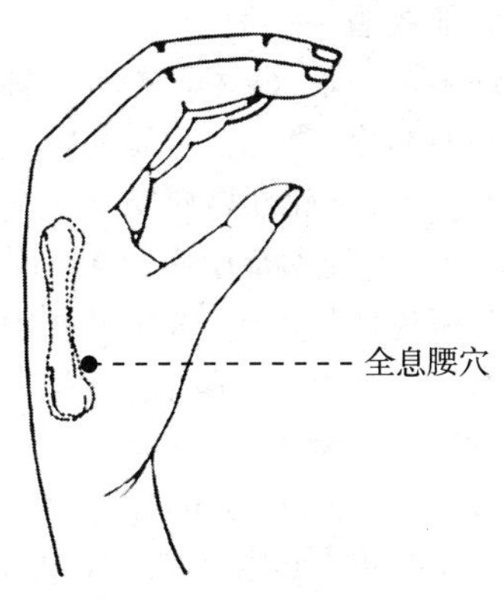

腰扭伤

韦某某，男，32岁。1983年6月10日初诊。自诉昨天插秧时，不慎闪腰，当时不能直腰，感到腰部胀痛，呼吸不畅，由他人送到当地卫生院治疗，后转来我院求诊。检查：跛行，腰椎向左侧弯，两侧腰骶棘肌紧张，尤以左侧为甚，前屈、后伸、左右侧屈运动受限，腰椎两侧有明显酸胀压痛点，直腿抬高试验阴性，X线片检查正常。诊断：急性腰扭伤。

治疗方法：采用全息定位法点按患者左手第2掌骨侧穴位群的腰穴，并同时发放“外气”，3分钟后，患者诉左手出现触电样感，遂嘱其左右转动腰部配合施治，续发功点按3分钟，患者全身发热，汗出涔涔。术毕，疼痛大减，功能活动基本恢复，唯身体前俯时腰部仍有轻微的酸胀感，嘱其每天来诊1次，共治疗5次痊愈。[莫文丹. 按摩与导引. 1987,(1): 15.]

（三）头部穴位

头针胸腔区穴

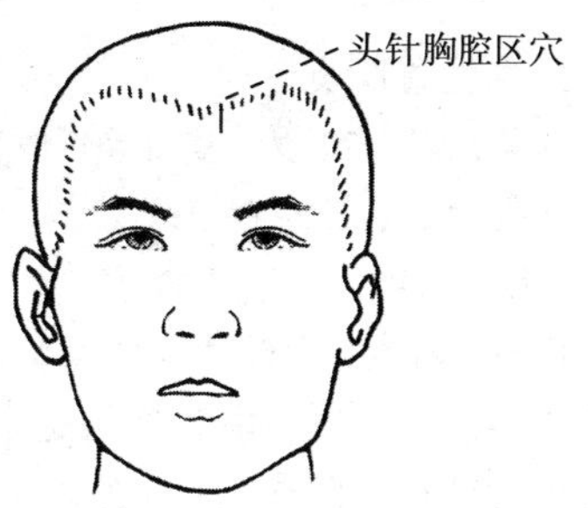

心律失常

张某某，男，34岁。以发作性心慌10天入院。原无心脏疾患，10天来几乎每天都在夜间醒来时突发心慌，自测脉率160次/分以上，可自行缓解，发作持续半小时至数小时不等。入院后发作时急查心电图诊为室上性心动过速。立即给予双侧胸腔区针刺捻转，捻转中症状消失，复查心电图为窦性心律。

治疗方法：①取穴：在瞳孔直上入发际处，此点与前后正中线之间，发际上下各引2cm长直线为胸腔区。②用2寸毫针，与头皮呈30° 夹角刺入双侧胸腔区，每分钟捻转240~270次，持续捻转3~5分钟，间歇3~5分钟后再捻。

［祁锡玉，等. 针灸学报. 1992，(6)：34.］

头针胃肠区穴

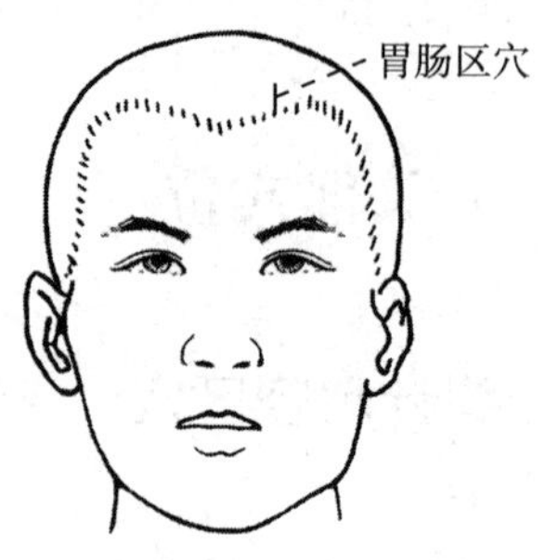

1. 急性胃肠炎

周某，男，22岁。夏日晚饭吃凉拌菜，于夜间2点钟左右出现恶心、呕吐3次，腹泻2次，胃脘部疼痛，频发难忍，自服土霉素、莨菪片、维生素B_2无效。于早晨4点钟，由其父护送来诊。当时患者恶心、腹痛，痛苦而晕，头顶办公桌倦坐，不敢动，不敢说话，片刻又呕吐1次，舌质淡红苔白腻，脉沉细。

治疗方法：取双侧胃区。部位在瞳孔上方引平行于前后正中线的直线，从发际向上取2cm进针，使针尖沿线向下，斜刺约1.5cm，捻转针柄，每隔10分钟行针1次，留针1小时，进针5分钟时大便1次，腹痛亦减轻，可诉说病情，起针时，能站立行走，回家后，便能很快入睡，至翌日未吐未泻，治疗过程中未服用其他药物。［符宝第. 辽宁中医杂志. 1991，(9)：34.］

2. 急性肠炎

赵某某，女，49岁，农民。1986年4月30日初诊。患者突发阵发性腹痛，泄泻多次，身热口渴。检查：脐周压痛，肠鸣音亢进。大便常规检查：水样便，白细胞少许。苔黄微腻，脉濡数。诊断为急性肠炎。

治疗方法：针刺额旁2线，行抽气法，留针4小时，针后腹痛和泄泻即止。第2天再针1次，后未见复发。［朱明清，等. 上海针灸杂志. 1987，(4)：17.］

3. 胆绞痛

许某某，女，68岁，农民。1986年4月25日初诊。患者患“胆石症、胆囊炎”2年余，上腹部疼痛反复发作。22日晚又突发中上腹部剧痛，急诊收入丽水县某医院。今日上午8时，中上腹部胀痛加剧，呼吸、咳嗽后尤甚。检查：痛苦面容，心肺（–），心率72次/分，血压11.87/9kPa（85/65mmHg），剑突下压痛明显，墨菲氏征阳性，下肢浮肿，舌苔白，脉弦数。诊断为急性胆绞痛。

治疗方法：取左侧额旁2线2针，行泻法。针后疼痛立止，留针2天，未复发。［朱明清，等. 上海针灸杂志. 1987，(4)：17.］

头针运动区穴

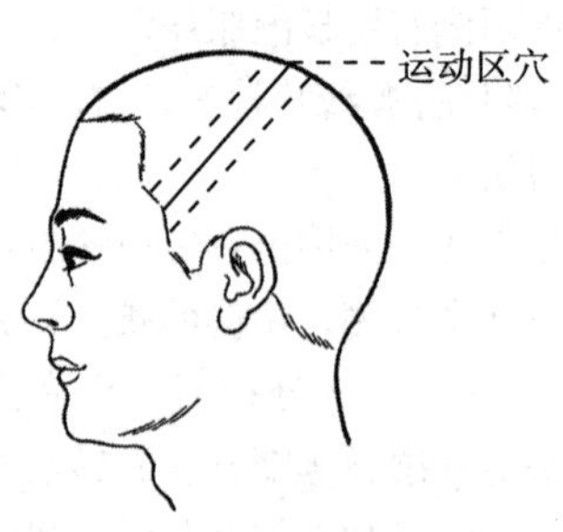

中风后遗症

孔某，男，82岁。近2个月自觉疲乏无力，有时右侧肢体麻木，但不影响正常功能活动，于1991年1月20日晨，其女发现其半身不遂。刻诊：血压13.5/11kPa（101.3/82.5mmHg），神志清楚，言语稍欠利，右手不能持物，右腿上抬受限，只能足跟离地，足尖不能抬起。舌质淡红，苔薄白，脉弦。取双侧运动区。部位：上点在前后正中线中点向后移0.5cm处，下点在眉梢和鬓角发际前缘相交处，上下两点的连线为穴。针刺该区上1/5和中2/5处，进针后稍加捻转，每天1次，每次留针2小时，第1次治疗后，患者肢体即有轻松感觉；第2次治疗后，便能拿住手杖，动作缓慢并能穿衣扣；第3次治疗后，语言清晰度已恢复正常，能挟起咸菜、面条等，自己吃饭，右腿活动度好转，稍有擦地现象，但需别人扶助走路，针第6次后，已能独立行走，生活自理，治疗过程中未加用其他药物。[符宝第. 辽宁中医杂志. 1991,(9)：34.]

头针颞后线穴

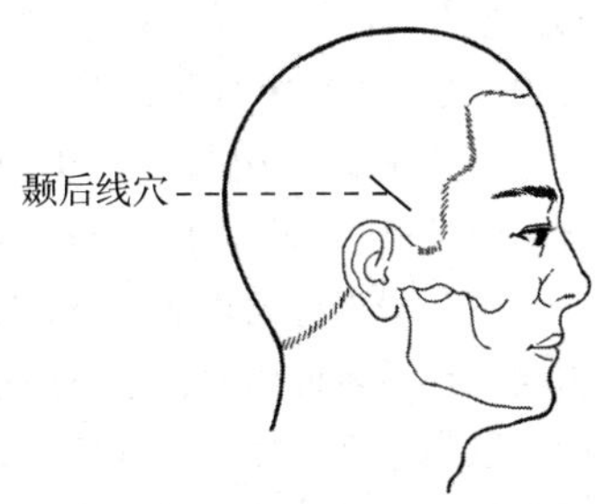

偏头痛

周某，女，29岁，农民。左侧偏头痛2年余。近日来症状明显加重，每逢劳累紧张时易发作，经服止痛药效果不显。神经内科诊断为：左侧血管性头痛，特转来我科治疗。检查：神志清楚，左侧头部压痛明显，焦虑，面色少华，舌质紫黯，脉弦，心肺（-），腹软，肝脾未及，血压14.67/9.33kPa（110/70mmHg），脑电图检查无异常波型。治拟平肝祛风通络为主，取穴：针刺同侧颞后线（在头部侧面，颞部耳尖直上方，即从率谷至曲鬓，归属足少阳胆经），即从上向下连针4针，用抽气法，留针5小时，期间运针3次，并让患者自由走动，经针7次后症状明显减轻，10次后症状基本消失，随访6个月，未发。[邓方土. 针灸学报. 1992,(5)：4.]

头针言语区穴

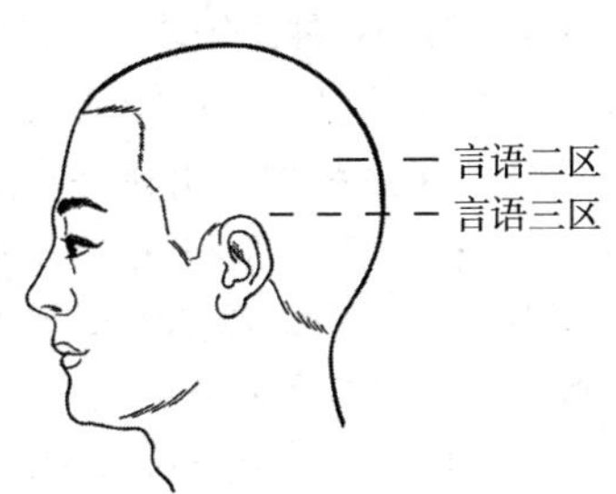

颅脑外伤失语

（1）张某某，男，47岁。1978年10月28日因跌伤急诊入院。患者从1米高处摔下，左侧头部先着地，当即昏迷，呕吐过1次，左耳道流血3小时。检查：一般情况差，神志不清，烦躁不安，瞳孔等大，对光反射存在，左耳道流血。诊断：颅底骨折脑挫伤。经抢救治疗5天神志清醒，但不能讲话。于11月2日进行头针治疗，针至第4次患者开始讲话，但不清楚，共针10次失语症痊愈。

治疗方法：①取穴：双侧面运区。②针具：一般选用28号，2~3寸长的不锈钢毫针。体位：坐、卧位均可。方法：选好刺激区，酒精棉球消毒，沿头皮斜刺进针深达1~1.5寸，再用G6805型治疗仪，将输出电流线接到两侧面运区的针柄上，然后开启电源，用连续波，频率调到每分钟200次，输出量调节到以患者能耐受为止，持续1小时起针。疗程：每天1次，10次为1个疗程，休息3~5天后，再继续下一个疗程。[吕会文，等，山东中医学院学报. 1980,(2)：57.]

（2）何某某，女，20岁。1978年10月11日颅脑外伤急诊入院。因修烟筒被从20米高处掉下的木头砸伤头部，当时昏迷。检查：神志昏迷，前额中部发际2cm处横形皮肤裂口1cm×3cm，颅骨裂开，深达颅内，出血并有脑组织溢出，此伤口上方和左上方各有1cm×2.5cm的伤口，深达颅骨，双侧瞳孔等大，对光反射存在，心肺（-），腹（-）。诊断：粉碎性颅骨骨折脑挫裂伤。经手术抢救后转危为安，但不能讲话。12月9日开始用头针治疗，经3个疗程无效。在第4个疗程的第3次治疗中，患者开始讲话，共头针治疗40次失语症痊愈。

治疗方法：同上案。[吕会文，等. 山东中医学院学报. 1980,(2)：57.]

头针顶颞线穴

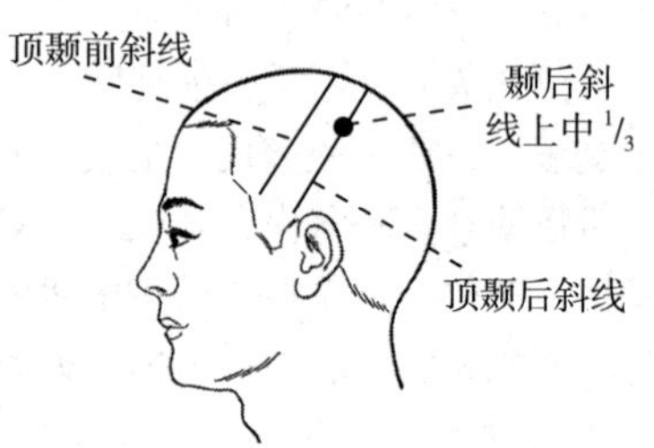

1. 肩关节周围炎

沈某某，女，50岁，农民。于1985年11月起，右侧肩部疼痛，活动受限，并逐渐加重，洗脸、梳头、穿衣、睡眠等均受影响，痛以静止痛为特点，晚上睡眠时常要痛醒，起床活动后又稍减，于1986年4月来本院针灸科就诊。检查：肩部周围有广泛压痛点，肩关节主动和被动上举、后伸、外展等动作均受限制。遂予头皮针治疗，进针后行抽气法，患肩痛锐减，令其作上举、后伸等运动，幅度越来越大。针治1个疗程后，痛和静止痛消失，上肢活动正常。

治疗方法：①取穴：顶颞前斜线（前顶穴至悬厘穴的连线及该连线旁开0.5cm的宽带）中1/3节段，单肩针对侧，双肩针双侧。②用28~32号1.5寸的不锈钢毫针，在施针部位进针约1寸，针尖方向根据患肩疼痛部位，在前者向阴面，在后者向阳面，手法用抽气法运针，以当患部疼痛消失或减轻为得气，每间隔10~30分钟运针1次，留针

1 小时以上，留针时间越长越好，隔天 1 次，10 次为 1 个疗程。③运动方法：在运针和留针期间，患肩作上举、后伸、内收、外展、内旋等运动，运动幅度由小到大，越大越好。［孔光其. 新疆中医药. 1987,（2）：42. ］

2. 荨麻疹

赵某某，女，38 岁，农民。患者发全身性荨麻疹，瘙痒难忍 2 天。经中西医抗过敏和清热凉血，疏风止痒等法治疗无效。检查：面部、四肢及躯干均有大小不等的疹块隆起，其色鲜红，状如云片，疏密不一，奇痒难忍，触之有灼热感，伴腹部隐痛，无腹泻，苔白，脉浮数。诊断：荨麻疹。遂予曲池、血海针治，用泻法。留针 30 分钟，瘙痒顿减，疹块亦隐，但至晚上 8 时许又复发如前。翌日二诊，停止一切中西药，针顶颞后斜线上中 1/3（双侧），针后 5 分钟瘙痒已减，疹块稍敛，嘱留针返家。至下午 2 时，全身无一瘾疹，肤色如常，瘙痒全除，继留针 12 小时获愈，随访未发。［朱明清，等. 上海针灸杂志. 1987,（4）：17. ］

头针足运感区穴

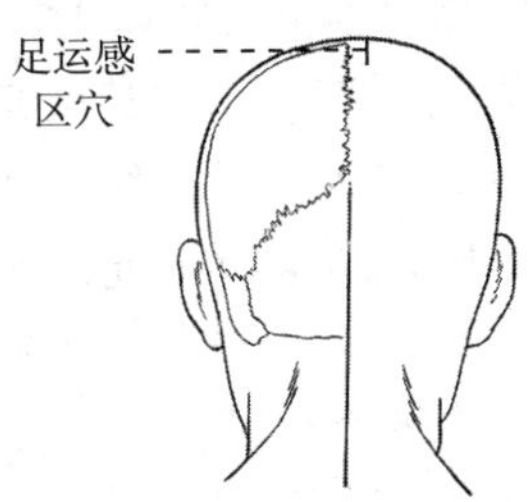

1. 尿频

沈某，男，5 岁。1986 年 2 月 4 日初诊。患者自幼小便频数，嗣后小便白天不禁自遗，衣裤常湿。经多方治疗无效，到北京儿童医院检查，尿常规及尿液培养均无异常，就诊时症状如初，施以头皮针足运感区 1 次见效，2 次小便自禁，后又针 3 次以资巩固，至今未有复发。

治疗方法：患者端坐，取双侧足运感区，穴位常规消毒，用 1.5 寸针灸针沿皮向后刺，进针后两针交替捻转，一般留针 60~90 分钟。［张连城. 陕西中医. 1989，10（2）：79. ］

2. 遗尿

杨某，男，16 岁。1985 年 3 月初诊。患者自幼小便频数，尤以夜间为著，每晚尿床 1~2 次，更医甚多，鲜有微效。近日因考入中学需住校，本人情绪甚窘，找余延诊，遂施以头皮针足运感区治疗，只针 1 次，当晚未尿床，共针 6 次治愈。

治疗方法：同上案。［张连城. 陕西中医. 1989，10（2）：79. ］

（四）腕踝部穴位

腕踝针上 1 区穴

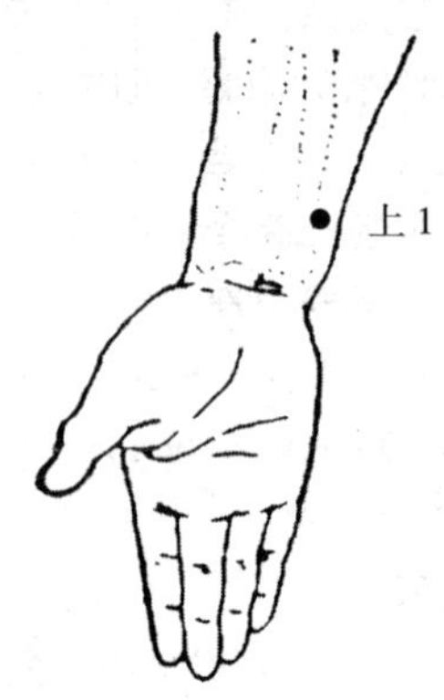

1. 失眠

刘某，女 30 岁。1986 年 10 月 5 日初诊。自述失眠、头痛、纳呆 3 周余，每晚只睡 4 小时，精神疲倦，全身乏力，神志恍惚，健忘，心情烦躁，严重影响正常生活。曾在某医院就诊，服地西泮等效果不显。查：面色萎黄，形体消瘦，舌淡，苔白，脉沉细。血压 17.33/9.33kPa（135/70mmHg），红细胞 3.6×10^{12}/L，血红蛋白 125g/L。取双上肢 1 区，常规治疗。7 日述针后当晚睡眠正常，精神好转，食欲转佳。[杜元灏，等. 陕西中医函授. 1990,（1）：35.]

2. 眼睑跳动

张某，男，30 岁，工人。1987 年 5 月 6 日初诊。自述左下眼睑跳动持续 1 周。入睡后止，醒后复发，令患者心烦意乱，严重影响工作。曾于本厂卫生所治疗，服地西泮、维生素 E，效果不显，随来求诊。查：眼球活动自如，上下眼睑无红肿，结膜稍红，舌淡，苔薄白，脉滑数。

治疗方法：以腕踝针治疗，取左上 1 区。该部常规消毒，选 1.5 寸毫针，平刺，快速刺入皮下，针体贴近皮肤表面，以针下有松软感，患者无酸、麻、胀、沉、痛等感觉为宜，将针体全部刺入皮下。下针后，患者眼睑睛动立即停止。为巩固疗效，将针柄用胶布固定，埋针 2 天。8 日复诊，自述埋针后眼睑再未跳动。[杜元灏，等. 陕西中医函授. 1990,（1）：35.]

3. 胁痛

陈某某，男，24 岁，工人。1988 年 4 月 23 日初诊。半年前因感冒后出现右侧胸痛，无发热、咯血和外伤史，曾在当地医院就医，胸部 X 线检查无异常发现，经对症处理时好时差，于 1989 年 10 月来本院求医，经心肺及其他脏器检查均无特殊发现，以肋间神经痛转来本科治疗。根据患者胸痛的相应部位，选用右侧腕横纹上 2cm 处上 1 区给予针刺治疗，针后令患者深呼吸，当即感到胸痛大减，嘱其留针 2 小时以上自行起针，若针刺部位无任何不适，可适当延长留针时间，针刺当天患者留针 6 小时。次日复诊，自述胸痛已减轻 80%。按原方法重复治疗，第 3 天复诊，胸痛基本消除，先后治疗 4 次，自觉症状完全消失，半年后随访未发。[王荣春，等. 针灸学报. 1992,（4）：32.]

腕踝针上 3 区穴

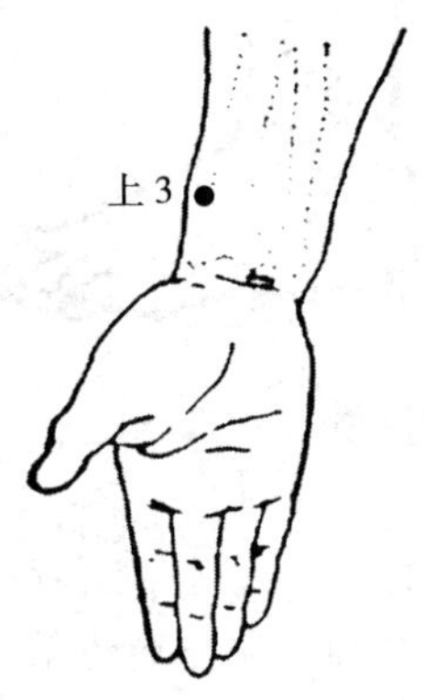

牙痛

杨某，男，61 岁，干部。连日来牙痛难忍，入夜尤甚，服清凉消炎药不效。查：无龋齿，唯左侧牙龈略肿，延及患侧头痛，余试循手太阴经（上 3 区）埋针 1 次，针入痛止。嘱其常嗽口刷牙，注意口腔卫生，注意饮食，使虚火不升，1 次病愈，至今 1 年未出现牙痛。［徐光华．陕西中医．1990，11（5）：230.］

腕踝针下 1 区穴

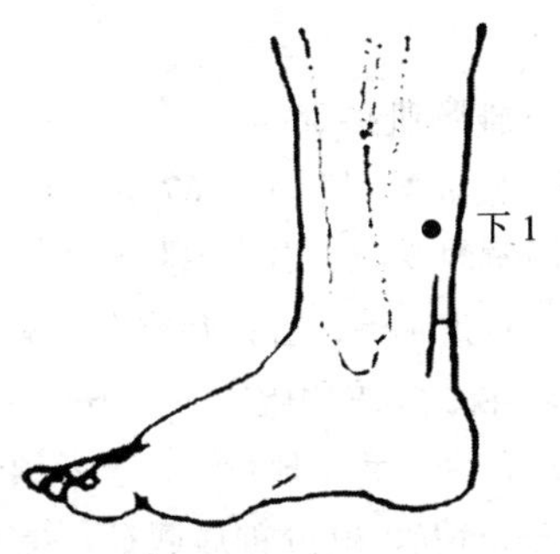

遗尿

肖某，女，19 岁，学生。1987 年 2 月 5 日初诊。自述 1 个月前某晚由于惊吓，随后每晚做噩梦，并发生遗尿，严重影响学习，精神负担很大。曾多方中西医结合治疗，效果不显，遂来针刺治疗。查：神志清楚，对答切题，身体营养中等，发育良好，神经系统检查（–）。选下肢 1 区，当晚梦止且未遗尿。埋针 1 次，随访至今未复发。［杜元灏，等．陕西中医函授．1990,（1）：35.］

腕踝针下 2 区穴

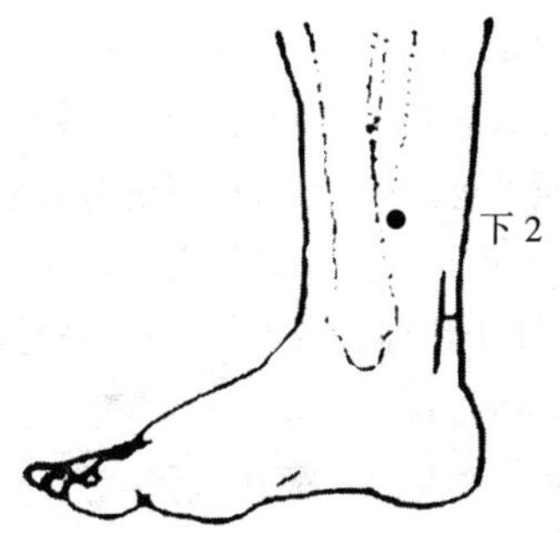

1. 胁痛

邓某，男，40 岁，教师。1986 年 8 月 2 日初诊。自述左侧胸胁部胀痛 4 天，咳嗽加重。否认外伤史。查：心肺（–），胸胁部无固定压痛点，胸胁部无红肿，舌淡，苔薄白，脉滑。诊断：胁痛。选左下肢 2 区，常规治疗，令患者咳嗽，立无痛感，1 次而愈。［杜元灏，等．陕西中医函授．1990,（1）：35.］

2. 痛经

刘某某，26 岁，已婚，工人。1982

年5月6日初诊。自述上环后每次行经期及经后小腹疼痛，月经色淡量少，腰膝酸软，头晕目眩，舌淡，苔薄少，脉沉。经多方治疗无效。后用腕踝针取双下2区，针3次后，小腹疼痛明显减轻，继续用针3次，诸症悉除，下次月经期及经后已无腹痛，其他症状消失，随访1年，未复发。

治疗方法：①取穴：取双下2区（在内踝高点上3横指，靠胫骨后缘）。②患者取仰卧位，采用32号1.5寸毫针，针体与皮肤表面成30°角，轻旋针柄，使针尖通过皮肤，进针后将针放平，针尖向上，贴近皮肤表面，顺直线沿皮下表浅进针1.4寸，留针30~60分钟，进针时如遇有阻力或出现酸麻胀痛等感觉，这表明针已进入深部肌层，应将针退至皮下，重新刺入，每天1次，7次为1个疗程。[崔大康，等. 针灸学报. 1992,（6）：36.]

腕踝针6区穴、4区穴

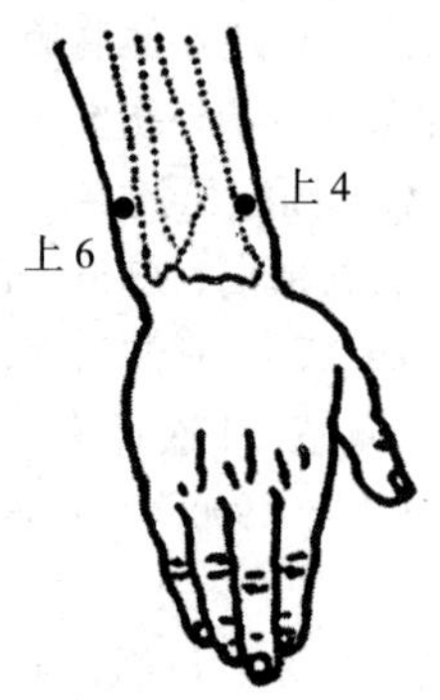

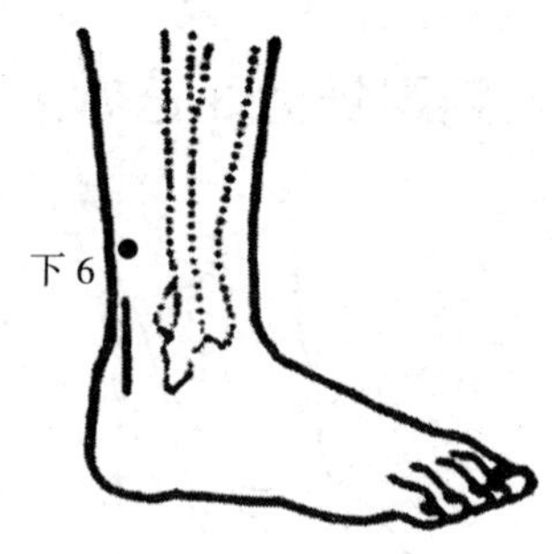

1. 腰扭伤

王某，女，48岁。晨起即感腰痛难忍，如针刺、刀割，不能翻身活动，下床更是艰难，服止痛药无效，贴膏药、按摩亦无明显效果。查：腰脊有捻发音，臀中肌压痛明显。诊断：腰扭伤（臀中肌损伤）。取手足太阳经埋针（上6区及下6区），1次即愈。[徐光华. 陕西中医. 1990，11（5）：230.]

2. 肩关节周围炎

杨某，74岁。患右肩痛数年，抬举伸缩诸多不便，梳头、穿衣亦颇困难，影响睡眠，痛苦异常，邀余出诊。诊断：肩周炎。试在手太阳经穴处埋针（上6区），1次即有显效；后又在手阳明（上4区）、手太阳处交替埋针，5次治愈。[徐光华. 陕西中医. 1990，11(5)：230.]

3. 腓肠肌痉挛

（1）毕某某，女，67岁。自诉因晚上睡觉时受凉，右小腿腓肠肌抽搐后痛甚，行走不便，曾针刺委中、承筋穴无效。第2天改用腕踝针下6区治疗，刺入后，令患者下地行走，患者顿感下肢轻松，留针30分钟后起针，患者行

走如常，次日随访未发。[许培琪. 上海针灸杂志. 1987,(2)：47.]

(2)王某，女，20岁，学生。1988年8月20日初诊。自述1个月前游泳时，突然发生腓肠肌痉挛，幸被同学帮助上池。随后间断发作，疲劳及遇寒频发且重，曾多次求治，效果不佳。查：神经系统体征(－)。选取下6区，常规治疗。进针后让患者行走，1次而愈。又埋针1次，巩固疗效。随访至今未复发。[杜元灏，等. 陕西中医函授. 1990,(1)：35.]

中医病证名索引

中医内科

肺系病症

心系病症

脑系病症

脾胃系病症

肝胆系病症

肾系病症

气血津液病症

肢体经络病症

其他

中医外科

中医妇科

中医儿科

中医五官科

西医病症名索引

西医内科

呼吸系统疾病

循环系统疾病

消化系统疾病

泌尿系统疾病

血液系统疾病

内分泌系统和营养代谢性疾病

风湿性疾病

其他

西医外科

西医妇产科

西医儿科

西医五官科

后　记

《针灸单穴应用大全》就要付梓印刷了！这本书是《中医单方应用大全》的姐妹篇，历经各种艰难和努力，30 年的夙愿终于得到实现，我的心中充满了大大的欣慰和满足！借着书成付梓的机会，向与我同甘共苦的家人，向提供过支持和帮助的老师、同学、朋友致敬！

正如在《中医单方应用大全》一书后记中所述，本书的构思和准备工作早在 1991 年本人就读南中医硕士研究生时期就开始了。借此机会，回忆一下我在攻读研究生期间的经历。1991~1994 年，我在南京中医学院攻读俞荣青教授的中西医肝胆专业硕士研究生。当时报考研究生的人并不多，记得当年全校总共录取了 13 个硕士研究生、5 个博士研究生。当时写书和发表论文在研究生中是一种潮流，我记得当时有两个师兄，吴成博士和刘新旺博士，一年就写出数万字的书稿或论文！那时是我们膜拜的偶像级学霸！其实，当时写作是一件非常辛苦的事情，没有电脑，没有复印机，没有扫描仪，必须用方格纸一个字一个字地去写，当时称之为“爬格子”，有许多人因为握笔写字在手指上留下厚厚的老茧！不过，苦尽甘来，那时在一起读硕士、博士研究生学生中，有不少人现在都已成为国内中医界的大家了，包括刘力红（《思考中医》的作者）、符仲华（《浮针医学》的作者和浮针发明人）、刘农虞（《经筋针法》的作者及经筋针法的发明人），还有中医伤寒、经方领域的领军人物刘志龙、王振亮教授等等，几乎都是我的上下届同窗学友。

回顾当初写书的初衷，因为在大学实习及以后工作中，通过阅读文献和临床实践，发现许多中医单方和针灸单穴有着非常惊人的疗效，所以一心想写一本关于单穴、单方应用方面的书。虽然理想非常丰满、热烈，但现实却非常骨感、凛冽——没有经费，没有人员，没有出版社，不知从何做起。幸好，当我把要写书的想法与几位志同道合的同学沟通后，便开始全力以赴地行动起来。后来又与大学生科协合作，找了一批热心的本科生帮助收集资料，然后再与大学图书馆沟通，允许我们查阅古代线装文献等等，经历 3 年寒暑，在没有一分钱的经费资助下，收集整理了近 300 万字的包括中药和针灸的单方医案文稿。此后关于书稿、出版等经历的“悲、欢、离、合”在《中医单方应用大全》一书的后记中都有叙述，这里不再重复。在此，真诚地感谢所有相关书刊杂志作者所提供的针灸单穴临床应用的信息和经验！

最后，再次感谢所有帮助过这本书最终出版的朋友们！感谢丁仁祥、沈美兰、戴国强、张华等在以前资料整理工作中所给予的帮助；感谢景冉女士在插图工作中所付出的辛劳；感谢黄菡女士在插图、目录及索引整理方面所付出的努力；感谢吕茹茵医生在后期资料收集方面所作的贡献。特别感谢南中医校友、世界著名书法家、澳大利亚尤本林老师给本书题写书名！更要感谢我的夫人及两个孩子在生活、工作各方面所给予我的毫无保留的爱、支持和帮助！

感谢出版社的范志霞老师，李超霞老师在编辑、审稿、校对等工作中给我的帮助和支持！

黄国健

2019 年 8 月

安康中医药针灸康复中心，温尼伯，加拿大